DICTIONNAIRE ENCYCLOPÉDIQUE

DES

SCIENCES MÉDICALES

PARIS. — TYPOGRAPHIE A. LAHURE
Rue de Fleurus, 9.

DICTIONNAIRE ENCYCLOPÉDIQUE

DES

SCIENCES MÉDICALES

COLLABORATEURS : MM. LES DOCTEURS

ARCHAMBAULT, ARNOULD (J.), AXENFELD, BAILLARGER, BAILLON, BALBIANI, BALL, BARTH, BAZIN, BEAUGRAND, BÉCLARD, BÉHIER, VAN BENEDEN, BERGER, BERNHEIM, BERTILLON, BERTIN, ERNEST BESNIER, BLACHE, BLACHEZ, BOINET, BOISSEAU, BORDIER, BOUCHACOURT, CH. BOUCHARD, BOUISSON, BOULAND (P.), BOULEY (H.), BOUREL-RONCIÈRE, BOUVIER, BOYER, BROCA, BROCHIN, BROUARDEL, BROWN-SÉQUARD, BURCKER, CALMEIL, CAMPANA, CARLET (G.), CERISE, CHARCOT, CHARVOT, CHASSAIGNAC, CHAUVEAU, CHAUVEL, CHÉREAU, CHRÉTIEN, COLIN (L.), CORNIL, COTARD, COULIER, COURTY, COYNE, DALLY, DAVAINE, DECHAMBRE (A.), DELENS, DELIOUX DE SAVIGNAC, DELORE, DELPECH, DENONVILLIERS, DEPAUL, DIDAY, DOLBEAU, DUCLAUX, DUGUET, DUPLAY (S.), DUREAU, DUTROULAU, ÉLY, FALRET (J.), FARABEUF, FÉLIZET, FERRAND, FOLLIN, FONSSAGRIVES, FRANÇOIS FRANCK, GALTIER-BOISSIÈRE, GARIEL, GAYET, GAVARRET, GERVAIS (P.), GILLETTE, GIRAUD-TEULON, GOBLEY, GODELIER, GREENHILL, GRISOLLE, GUBLER, GUÉNIOT, GUÉRARD, GUILLARD, GUILLAUME, GUILLEMIN, GUYON (F.), HAHN (L.), HAMELIN, HAYEM, HECHT, HÉNOCQUE, ISAMBERT, JACQUEMIER, KELSCH, KRISHABER, LABBÉ (LÉON), LABBÉE, LABORDE, LABOULBÈNE, LACASSAGNE, LAGNEAU (G.), LANCEREAUX, LARCHER (O.), LAVERAN, LAVERAN (A.), LAYET, LECLERC (L.), LECORCHÉ, LEFÈVRE (ED.), LE FORT (LÉON), LEGOUEST, LEGROS, LEGROUX, LEREBOULLET, LE ROY DE MÉRICOURT, LETOURNEAU, LEVEN, LÉVY (MICHEL), LIÉGEOIS, LIÉTARD, LINAS, LIOUVILLE, LITTRÉ, LUTZ, MAGITOT (E.), MAHÉ, MALAGUTI, MARCHAND, MAREY, MARTINS, MICHEL (DE NANCY), MILLARD, DANIEL MOLLIÈRE, MONOD (CH.), MONTANIER, MORACHE, MOREL (B. A.), NICAISE, OLLIER, ONIMUS, ORFILA (L.), OUSTALET, PAJOT, PARCHAPPE, PARROT, PASTEUR, PAULET, PERRIN (MAURICE), PETER (M. PINARD, PINGAUD, PLANCHON, POLAILLON, POTAIN, POZZI, RAYMOND, REGNARD, REGNAULT, RENAUD (J.), RENDU, REYNAL, ROBIN (ALBERT), ROBIN (CH.), DE ROCHAS, ROGER (H.), ROLLET, ROTUREAU, ROUGET, SAINTE-CLAIRE DEVILLE (H.), SANNÉ, SCHÜTZENBERGER (CH.), SCHÜTZENBERGER (P.), SÉDILLOT, SÉE (MARC), SERVIER, DE SEYNES, SOUBEIRAN (L.), E. SPILLMANN, TARTIVEL, TESTELIN, TILLAUX (P.), TOURDES, TRÉLAT (U.), TRIPIER (LÉON), TROISIER, VALLIN, VELPEAU, VERNEUIL, VIDAL (ÉM.), VIDAU, VILLEMIN, VOILLEMIER, VULPIAN, WARLOMONT, WIDAL, WILLM, WORMS (J.), WURTZ, ZUBER.

DIRECTEUR : A. DECHAMBRE

PREMIÈRE SÉRIE

TOME VINGT-TROISIÈME

CRE — CRU

PARIS

G. MASSON
LIBRAIRE DE L'ACADÉMIE DE MÉDECINE
Boulevard Saint-Germain, en face de l'École de Médecine

P. ASSELIN
LIBRAIRE DE LA FACULTÉ DE MÉDECINE
Place de l'École-de-Médecine

MDCCCLXXIX.

DICTIONNAIRE

ENCYCLOPÉDIQUE

DES

SCIENCES MÉDICALES

CRÈCHES (Eaux minérales de), *athermales*, *sulfatées calciques et ferrugineuses faibles*, *carboniques faibles*, dans le département de Saône-et-Loire, dans l'arrondissement de Mâcon et à 4 kilomètres de cette ville, émergent les trois sources de Crèches que l'on désigne ainsi : *source n° 1* ou *source au-dessous du pont; source n° 2* ou *source au-dessus du pont* et *source n° 3* ou *source du déversoir*. Ces trois sources émergent dans une prairie et au bord d'un ruisseau; leur captage est récent.

M. Rivot a trouvé dans les eaux des trois sources de Crèches une composition élémentaire à peu près identique. Ce chimiste s'est contenté d'indiquer pour l'eau de la source n° 1 ou d'au-dessous du pont les résultats de l'analyse qualitative des divers acides et des diverses bases contenus dans 1000 grammes de cette eau minérale. Le clinicien regrette de ne pas trouver dans le travail de M. Rivot une analyse quantitative qui eût fait connaître la combinaison probable des substances par lui rencontrées. Il est fâcheux aussi que M. Rivot n'ait pas parlé de la silice et de la matière organique que toutes les eaux minérales renferment, et ait omis de s'enquérir si les eaux de Crèches contiennent ou ne contiennent pas de l'iode ou de l'arsenic. Espérons que ces lacunes seront comblées au moment où les eaux de Crèches prendront dans la thérapeutique le rôle auquel elles sont en droit de prétendre. Quoi qu'il en soit, telle est la composition actuellement connue de l'eau de la source n° 1 de Crèches.

Acide carbonique	0,270
— sulfurique	0,071
— chlorhydrique	0,022
Protoxyde de fer	0,023
Chaux	0,130
Magnésie	0,021
Soude	0,040
Total	0,577

Les eaux des trois sources de Crèches sont administrées en boisson seulement.

Ces sources sont fréquentées par les personnes du pays qui viennent s'y traiter d'accidents reconnaissant pour cause une anémie ou une chlorose, que ces eaux toniques, analeptiques et reconstituantes parviennent assez promptement à soulager, et la plupart du temps à guérir. A. R.

CREDO (Eau minérale de) *athermale, bicarbonatée et crénatée ferrugineuse faible, carbonique faible,* dans le département de la Gironde, dans l'arrondissement de Bazas, dans le canton de Villandrault, célèbre depuis qu'il a donné naissance au pape Clément V, qui y fit bâtir une église et un château dont on ne manque pas de visiter les ruines. La source de Credo est, avec l'eau de Cours (*voy.* ce mot), celle qui jouit de la plus grande réputation de toutes les eaux minérales du département de la Gironde. Son eau est claire, limpide, transparente, et cependant elle laisse déposer sur les parois intérieures de sa fontaine une couche d'un dépôt ocracé d'une couleur jaune rougeâtre assez foncée. Elle n'a pas d'odeur; sa saveur est manifestement ferrugineuse, sa température est de 13° centigrade. M. Fauré a fait son analyse chimique, et a trouvé dans 1000 grammes de l'eau de Credo les principes salins et gazeux qui suivent :

Carbonate de chaux	0,137
— fer	0,012
Crénate de fer	0,018
Sulfate de chaux	0,014
Chlorure de sodium	0,033
Acide silicique et matière organique	0,016
Total des matières fixes	0,230
Gaz { acide carbonique	quant. indét.
Gaz { air atmosphérique	quant. indét.

L'eau de Credo est exclusivement employée en boisson par les personnes de la contrée qui ont des accidents occasionnés par une affection au traitement de laquelle convient l'emploi d'une eau minérale naturelle à la fois bicarbonatée et crénatée ferrugineuse. A. R.

CREEKS (Les). *Voy.* Amérique.

CRÉGUT (Frédéric-Chrétien). D'une famille réfugiée, comme tant d'autres, en Allemagne, lors de la réformation, le médecin qui porte ce nom, naquit à Hanau le 13 février 1675. Il fit ses études médicales à Bâle, où il fut reçu docteur en 1696 et revint dans sa ville natale pour y exercer la médecine. Nommé médecin pensionné, professeur de physique et conseiller aulique, il est l'auteur d'un essai de bibliographie générale, de biologie ou d'anthropologie, comme l'on disait alors, bien ignoré aujourd'hui. Il est mort à Hanau en 1758. On connaît de lui :

I. *Dissertatio de ægritudinibus infantum ac puerorum, earumque origine et curâ.* Bâle, 1696, in-4°; ibid., 1706, in-4°. — II. *Meditatio physiologica de hominis ortu.* Hanau, 1697. in-4°. — III. *Meditatio medica de transpiratione insensibili et sudore.* Hanau, 1700, in-4°, — IV. *Sciagraphia novi systematis medicinæ practicæ sistens.* Hanau, 1700, in-4°. — V. *Dissertatio de motibus corporis humani variis.* Hanau, 1701, in-4°. — VI. *Dissertatio medico-theoretico-practica de dysenteriâ.* Hanau, 1705, in-4°. — VII. *Höchstnöthige und abgedrungene Ehrenrettung durch Publicirung eines Casus medici.* Offenbach, 1723, in-4°. — VIII. *De anthropologiâ, ejusque præcipuis tam antiquis quam modernis scriptoribus.* Hanau, 1737, in-4°. — IX. *Gründliche Widerlegung eines ungegründeten Facti, mutilati responsi irrigen und nichtigen Decise,* welches unter dem Titel : *De sodomiâ* vor einiger Zeit herausgekommen. Francfort-sur-le-Mein, 1743. — X. Crégut a encore publié une nouvelle édition de la *Physiologia medica* de J.-G. de Berger. Hanau, 1737, in-4°.
A. D.

CRELL (Joh.-Fried.), né à Leipzig le 6 janvier 1707 ; il fit ses études médicales et prit le bonnet de docteur dans sa ville natale en 1732. Le mérite dont il fit preuve lui valut, en 1737, sa nomination à une chaire de médecine à Wittemberg, où, paraît-il, il avait fixé sa résidence; quatre ans après, 1741, il était appelé à Helmstædt pour y enseigner l'anatomie, la physiologie et la pharmacie. C'est dans cette ville que la mort vint le surprendre le 19 mai 1747, dans sa quarante-unième année. Ce médecin a beaucoup écrit ; mais la plupart des productions de sa plume, sont de ces dissertations académiques qui surchargent si lourdement le bagage scientifique de la plupart des médecins de ce temps. Nous citerons seulement les suivantes qui pourraient offrir quelque intérêt :

I. *Observationes in partibus corporis humani morbidis ad illustrandam corporis sani œconomiam temere applicandæ.* Wittemb., 1733, in-4°. — II. *De valvula venæ cavæ Eustachiana.* Ibid., 1737, in-4°. — III. *De tumore fundo uteri adherente.* Ibid., 1739, in-4° et in *Coll. diss.* de Haller. — IV. *De motu synchrono auricularum et ventriculorum cordis* Ibid., 1740, in-4°. — V. *De glandularum in cæcas et apertas distinctione.* Ibid., 1741, in-4°. — VI. *De anatome viventium necessitate.* Helmstadii, 1742, in-4°. — VII. *De tumore capitis fungoso post cariem cranii enato.* Ibid., 1743, in-4°. — VIII. *De viscerum nexubus insolitis.* Ibid., 1743, in-4°. — IX. *De sectione puellæ gibbosæ.* Ibid., 1745, in-4°. — X. *De ossibus sesamoïdeis.* Ibid., 1746, in-4°. — XI. *De cortice simaruba.* Ibid., 1746, in-4°. — XII. Un certain nombre d'observations dont quelques-unes très-intéressantes, insérées dans les éphémérides des curieux de la nature. Nous citerons entre autres une double luxation (congénitale) de la hanche trouvée chez une femme boiteuse, t. IX, obs. 62. E. Bgd.

CRÉMAILLÈRE. Un des noms donnés à la Cuscute (*voy.* ce mot). Pl.

CRÉMASTER. Ce nom est grec (κρεμαστὴρ, suspenseur). *Musculus testis; Hodenmuskel* All. C'est un muscle à fibres striées qui, inséré près de l'orifice et à l'intérieur du canal inguinal, en haut, engaîne en descendant la tunique fibreuse du cordon et du testicule et se termine sur cette tunique en formant des anses bien disposées pour suspendre et relever la glande génitale.

Le crémaster dérive probablement du *Gubernaculum testis* qui, pendant la plus grande partie de la vie intra-utérine s'étend du fond des bourses (axe ou portion centrale) et du canal inguinal (portion périphérique ou engaînante, fibres musc. striées) jusque dans le ventre où se développe le testicule avant d'effectuer sa descente (v. testicule).

Ainsi compris, le gubernaculum par ses deux portions est capable d'attirer le testicule fœtal jusque dans le canal inguinal. L'on a coutume d'admettre que la partie centrale ou scrotale, continuant à se raccourcir et agissant comme le bras introduit dans un bas pour le retourner, retourne la partie engaînante ou inguinale du gubernaculum et entraîne dans ce tube musculaire le testicule et tous les éléments du cordon. Cette théorie trouve un certain appui dans ce qui se passe chez les rongeurs et les autres animaux adultes dont les testicules peuvent rentrer et sortir facilement et sont logés, suivant les circonstances, tantôt dans le ventre, tantôt dans les bourses. Si elle est vraie, et Curling n'en doute pas, le crémaster n'est pas autre chose que la partie périphérique du *gubernaculum testis*.

J. Cloquet a pensé que les anses musculaires qui embrassent le cordon et le testicule n'étaient que des fibres du muscle petit oblique, très-allongées, dont le testicule s'était coiffé en perforant la partie abdominale pour effectuer sa descente. Il existe, en effet, généralement devant la racine du cordon, des anses d'une flèche très-courte, qui paraissent appartenir nettement au muscle petit oblique ; et, l'on explique les variétés que l'on remarque dans le nombre des faisceaux du crémaster, en disant que le testicule a pu sortir, soit au-dessous du muscle petit oblique, entraînant à peine quelques-uns de ses faisceaux inférieurs, soit un peu plus haut, mais alors en se coiffant, en avant, en dessous et même en arrière avec les fibres des muscles transverse et petit oblique.

Quelles que soient les relations d'origine du crémaster avec le gubernaculum et les muscles abdominaux, lorsqu'on examine le cordon d'un jeune adulte bien musclé, on rencontre des faisceaux qui semblent bien former un muscle spécial. Il en est de même chez les grands animaux domestiques, chez le cheval, par exemple, dont le crémaster est une bandelette de fibres rouges attachée à l'aponévrose lombo-iliaque, qui longe le côté externe du cordon et s'étale sur la face externe et inférieure de la tunique vaginale qu'elle double d'une vraie tunique *erythroïde* (ἐρυθρος, rouge).

Chez l'homme, le crémaster est généralement pâle et la tunique érythroïde l'est encore d'avantage, car elle résulte de l'éparpillement des fibres du muscle et de leur confusion avec la tunique dite fibreuse, confondue elle-même avec la séreuse pariétale.

Au niveau de son origine inguinale, le crémaster de l'homme se compose de deux faisceaux dont le plus petit, l'*interne*, s'insère au voisinage de l'épine du pubis et à l'aponévrose du grand droit, dont le plus volumineux, l'*externe* ou *postérieur*, naît, dans l'intérieur même du canal inguinal, de la face concave ou supérieure de l'arcade crurale, comme les dernières fibres du petit oblique et du transverse.

Ces deux faisceaux ne forment pas une gaîne complète au cordon ; cependant, à mesure qu'ils descendent vers le testicule, ils s'élargissent, s'étalent et se dissocient pour s'envoyer des fascicules qui s'unissent par entrecroisement ou anastomose et forment des anses musculaires étagées devant le cordon, devant et sous le testicule.

Toutes les fibres que s'envoient les deux faisceaux du crémaster n'arrivent pas à se rencontrer ; il en est beaucoup qui se fixent sur la tunique fibro-séreuse sous-jacente comme les anses parfaites elles-mêmes. Et de là résulte que l'épanouissement péri-testiculaire du crémaster c'est-à-dire la tunique érythroïde adhère d'une manière absolue aux tuniques sous-jacentes. (V. Scrotum).

Telle est la disposition du *vrai crémaster*, du *crémaster externe*.

Il existe dans l'épaisseur du cordon, autour du canal déférent et dans l'intervalle des autres vaisseaux, un certain nombre de faisceaux musculaires à fibres lisses, visibles à l'œil nu, dont l'ensemble a reçu de Henle le nom de *crémaster interne* et fait l'objet d'un travail de Lannelongue (*Arch. de physiol.* 1868). Il est impossible de préciser les insertions supérieures du crémaster interne. En bas, il se dissocie et jette des fibres autour de l'épididyme, sur l'albuginée du testicule et sur la tunique vaginale. Le crémaster interne semble donc par sa nature et sa disposition, destiné, en comprimant modérément et longtemps le testicule et les vaisseaux du cordon à faire progresser le contenu des voies spermatiques. Ce serait un de ces appareils musculaires de la vie organique que Rouget a signalés et qui sont annexés aux organes génitaux des deux sexes.

Le crémaster externe, muscle strié, ne peut avoir que des contractions brusques il n'est pas soumis à la volonté. Sur les jeunes sujets, lorsque l'on chatouille la peau de la cuisse ainsi que dans maintes autres circonstances (vomissement, coït, effort), on voit le testicule entraîné par le crémaster, remonter brusquement vers l'anneau tandis que le scrotum reste pendant, flasque et vide ; le testicule redescend bientôt. J'ignore s'il a été observé des contractures de ce muscle. Malgaigne a remarqué, sur les hernieux, qu'il suffit de provoquer la toux pour voir le crémaster soulever le testicule avec une vigueur très-variable puisque tantôt la glande s'élève de 12 à 15 centimètres, tantôt de quelques centimètres et même de quelques millimètres seulement. L. H. FARABEUF.

CRÉMATION. Nous divisons notre sujet en trois parties principales :

1° Nous faisons d'abord l'historique de la crémation. Nous montrons les causes qui l'ont fait naître, et ce qu'elle a été dans l'antiquité ;

2° Nous exposons ensuite à quelles préoccupations hygiéniques obéissent ceux qui veulent la faire adopter de nouveau, et les moyens qu'ils ont proposés et mis en œuvre depuis un petit nombre d'années ;

3° Nous disons enfin quel nous semble devoir être l'avenir de la crémation, dans quelle mesure elle peut être utile, en quoi il y a lieu de l'encourager ou de la restreindre.

I. **Historique de la crémation.** Les auteurs qui nous ont précédés dans cette étude, se sont en général bornés à rapporter fidèlement tout ce qu'ils ont trouvé dans les historiens de l'antiquité. Les pays où la crémation fut mise en pratique, les cérémonies dont on l'entourait, la manière de construire le bûcher et les parfums que l'on brûlait autour du corps : tels sont les renseignements précieux, mais à notre avis insuffisants, que nous rencontrons dans leurs livres. D'ailleurs, si ce luxe de détails a son intérêt, nous remarquons que dès 1581 Claude Guichard faisait paraître son *Traité des funérailles et diverses manières d'ensevelir des Romains, Grecs et autres nations tant anciennes que modernes*, auquel ses successeurs ont peu ajouté.

En un tel sujet l'érudition seule ne suffit pas. Dans une étude semblable, à propos des unions consanguines, l'un de nous a montré quel parti on pouvait tirer de la filiation historique, et, étudiant les unions entre parents à travers les âges de l'histoire et dans différents milieux sociaux, il a prouvé que l'un des plus grands actes de la vie humaine, le mariage, loin d'avoir été réglé d'une façon en quelque sorte arbitraire par les différentes sociétés humaines, avait subi partout les mêmes changements successifs, s'était, en un mot, modifié suivant une loi naturelle et constante.

L'étude que nous allons faire de la crémation est une conséquence de principes semblables. Nous nous plaçons au même point de vue philosophique.

L'histoire de la crémation, comme toute autre histoire partielle, ne saurait être complétement isolée de l'histoire plus générale dont elle fait partie. Tout s'enchaîne trop fortement dans la succession des faits sociaux pour que l'on puisse se rendre un compte exact de quelqu'un d'entre eux, si l'on n'a d'abord bien apprécié tout l'ensemble.

Nous prendrons donc la question par ses grands côtés, et esquissant rapidement la suite des rites funéraires, nous chercherons à mettre en lumière l'ensemble des circonstances à l'influence desquelles il faut attribuer l'origine de la crémation et les causes d'une coutume si extraordinaire.

1° DES PROCÉDÉS FUNÉRAIRES QUI PRÉCÉDÈRENT LA CRÉMATION. Un premier point hors de toute contestation est le suivant : *En quelque pays que ce soit, les hommes n'ont point commencé par brûler leurs morts.*

Brûler les morts implique en effet deux choses : 1° le moyen de les brûler, 2° des sentiments, des opinions qui ne soient pas contraires à une telle pratique. Examinons successivement ces deux points. Il est absolument certain que les moyens de se procurer du feu ne devinrent usuels que dans un âge relativement avancé de l'humanité. Sans doute, les hommes ont connu le feu dès l'origine, et dans les pays tropicaux, par exemple, leurs yeux ont dû plus d'une fois être frappés par le spectacle des forêts embrasées. Mais comment faire naître cette flamme à volonté, ou même comment la garder, une fois produite? Bien des siècles s'écoulèrent avant que le hasard et l'expérience apprissent à l'homme primitif que l'étincelle jaillit du choc de deux pierres ou du frottement de deux bois. Les recherches ethnologiques nous renseigneront-elles un jour sur ce point? Nous l'ignorons ; mais ce qui est certain, c'est que la découverte fut si tardive et la conservation de cette flamme précieuse si difficile, que l'un des premiers soins, le premier soin peut-être, de toutes les théocraties naissantes (ce qui suppose déjà des milliers d'années depuis l'apparition de l'espèce), fut de constituer une corporation spécialement chargée de la garde du feu sacré; tant on craignait de laisser échapper cette conquête que l'on avait, à n'en pas douter, déjà perdue et recouvrée plusieurs fois !

Donc, à l'origine, les hommes ne pouvaient user envers leurs morts d'une pratique qui exigeait l'emploi d'un moyen encore à découvrir. Mais cet obstacle matériel n'était pas le seul, et il existait en outre des obstacles moraux et intellectuels, tellement graves à notre avis, que ces premiers peuples, alors même qu'ils eussent possédé le feu, n'auraient jamais songé à s'en servir pour brûler leurs morts.

Voyons, en effet, quels pouvaient être, en présence du cadavre, leurs sentiments et leurs pensées.

S'imaginèrent-ils, dans un élan de métaphysique transcendante, qu'ils avaient sous les yeux un corps périssable dont une âme immortelle venait de s'échapper? Ou, raisonnant comme de graves matérialistes, supposèrent-ils que tout était fini pour celui qui venait de mourir et que son corps allait rendre à la terre les éléments qui l'avaient fait vivre, aimer, agir et penser? Certainement non. Les hommes d'alors, parfaitement étrangers à des théories aussi savantes, se firent du cadavre l'idée qu'ils se faisaient de toutes choses, ainsi que nous allons l'expliquer.

Dans la belle théorie qu'il a donnée du fétichisme, Auguste Comte démontre qu'aux yeux du fétichiste il ne peut exister de nature inanimée. L'homme qui ne connaît encore qu'une chose : son être, avec ses sensations, ses besoins et ses passions, obéissant à cette loi naturelle de l'esprit humain qui veut que l'on fasse toujours l'hypothèse la plus simple, que l'on aille du connu à l'inconnu, suppose que tout dans la nature est composé comme lui-même, et attribue généreusement à ce qui l'entoure des sensations, des besoins et des passions. L'eau coule et mugit parce qu'elle veut couler et mugir, l'arbre se courbe parce qu'il lui plaît de se courber, la foudre qui l'écrase a été lancée par un nuage ennemi, le rocher s'est détaché volontairement de la montagne pour détruire la cabane qui l'abritait. Le monde inorganique n'a pas seulement de l'activité : il a de la vie, il sent, il aime, il veut. De là ce respect, rempli de haine ou d'amour, pour les objets animés ou inanimés, selon qu'ils produisent le mal ou le bien. De là ce culte timide et craintif envers tout ce qui est dangereux ou redoutable, depuis le serpent qui se glisse dans l'herbe, jusqu'au nuage, chargé de tonnerres, des jours d'orage.

Cet homme n'aura pas d'autres idées et ne pensera pas autrement, lorsqu'il se trouvera devant un cadavre. Pour lui, ce corps mort n'est pas plus inanimé qu'aucune autre chose. Ces restes d'un être qui a partagé sa vie, qui a senti comme lui, subissent une certaine transformation; mais l'individu qu'elles représentent vit toujours; il vit d'une autre manière, voilà tout. Pour peu même que son souvenir vienne troubler le sommeil ou la veille de ceux qu'il a connus, et dont l'imagination est d'autant plus active qu'elle seule est en exercice constant dans les cerveaux de ces peuples enfants, le mort grandit vite aux yeux de ceux qui lui survivent, et son misérable cadavre, pâle, rigide, au regard terne, devient une puissance supérieure dont on implore la protection ou dont on redoute le courroux.

Ce bref aperçu des opinions humaines dans l'âge fétichique était indispensable pour faire apprécier les pratiques funéraires de ces premiers temps et expliquer les cérémonies plus ou moins étranges que les voyageurs rencontrent encore de nos jours en Chine, en Afrique ou dans quelques îles de l'Océan.

Si nous assimilons ces deux ordres de faits, c'est qu'ils s'éclairent mutuellement, et qu'en l'absence de renseignements directs sur les usages des époques préhistoriques, nous en trouvons une source inépuisable dans l'observation judicieuse de ces quelques sociétés de forme primitive qui se sont perpétuées jusqu'à nous, et que l'envahissement croissant de peuples plus civilisés ne tardera pas à faire disparaître.

Étant donnée cette manière de penser et de sentir, il est facile de prévoir comment l'homme traitera ce corps, inanimé en apparence, mais qui pour lui n'a pas cessé d'être. A coup sûr, il ne songera pas à le brûler, non-seulement parce que le feu n'est peut-être pas encore à sa disposition, mais surtout parce qu'il craindrait d'infliger le plus horrible supplice à un être qu'il aime et qu'il respecte toujours. Si ce corps cependant n'est pas brûlé, va-t-on le laisser pourrir sur place, l'inhumer, le jeter à l'eau ou bien le manger?

Pour bien apprécier la manière de se conduire à l'égard des morts, chez les premiers peuples, il faut distinguer nettement les cérémonies qui accompagnent la sépulture ou, si l'on veut, le rituel funéraire d'avec la sépulture elle-même. (Nous employons ce mot de *sépulture*, faute de mieux, car il traduit imparfaitement notre pensée; il nous sert à désigner la façon quelconque dont on en use envers le cadavre, ou, comme dit Pline, les derniers devoirs rendus de quelque manière que ce soit.)

Cette distinction est tellement importante, qu'il nous sera possible de montrer que dans tout ce qui regarde les cérémonies funèbres proprement dites, c'est-à-dire les cérémonies qui accompagnent la sépulture, il y a eu entre tous les peuples de la terre la plus complète uniformité; tandis que pour ce qui concerne la sépulture elle-même il y a eu, au contraire, de nombreuses variations. Et cela devait être. Les hommes dans leurs usages funéraires obéissent, en effet, à deux sentiments également pressants, qui, par malheur, ne s'accordent pas toujours: un sentiment de respect et d'affection qui les attache au mort, et un sentiment de préservation personnelle qui les en éloigne. Ce dernier s'accrut avec les progrès de la civilisation et à mesure que le danger résultant de la présence du cadavre fut mieux démontré.

Il y a donc en cette question un côté moral et un côté matériel. Les cérémonies funèbres se trouvant sous la dépendance d'idées et de sentiments identiques ou peu s'en faut chez tous les hommes (l'espèce était à ses débuts, et les différences physiologiques n'avaient pu encore s'établir), il était naturel que ces cérémonies prissent un caractère uniforme chez tous les peuples. Tandis que la sépulture proprement dite, c'est-à-dire la manière de parer au danger que pouvait présenter le cadavre, varia avec les climats et suivant les moyens que les hommes rencontrèrent à leur portée.

Étudions successivement ce que furent ces moyens de sépulture et ces cérémonies funéraires.

La conséquence évidente de la théorie que nous venons d'exposer est que la conservation du cadavre à domicile, partout où la chose était possible, fut la règle au début. Quoi de plus naturel, en effet, que de conserver à leur place ordinaire ceux qui n'étaient plus, mais qui, sous une autre forme, n'en continuaient pas moins à s'intéresser aux choses de la vie? L'hypothèse est-elle invraisemblable? Aucunement. Quelques pays jouissant d'une constitution atmosphérique exceptionnelle, tels que l'Égypte, la Perse et quelques contrées de l'extrême Asie et de l'Amérique, favorisèrent, à n'en pas douter, le développement d'un tel usage.

L'état ordinaire du climat de l'Égypte est tel que la conservation des cadavres, avant même qu'aucune préparation y vienne ajouter son effet à celui de l'atmosphère et des vents, y semble une chose toute naturelle. Volney, qui a longtemps habité le pays et le connaissait bien, ne tarit point sur les propriétés qu'il attribue à cette merveilleuse siccité de l'air. « Elle est si grande, dit-il en un passage de sa relation de voyage, que les viandes exposées, même en été, au vent du nord, ne se putréfient point, mais se dessèchent et se durcissent à l'égal du bois. Les déserts offrent des cadavres ainsi desséchés, qui sont devenus si légers qu'un homme soulève aisément d'une seule main la charpente entière d'un chameau. »

Dans de telles conditions climatériques, le cadavre n'étant plus une cause de danger, l'essor des sentiments pieux avait toute liberté pour se satisfaire, et les hommes pouvaient sans crainte garder à domicile des restes aimés.

Les procédés de momification adoptés plus tard par les Égyptiens ne furent qu'une sorte de perfectionnement de ce premier usage. Ces procédés s'imposèrent lorsque les grandes cités surgirent et que le nombre des morts ne permit plus à toutes les familles de les conserver au milieu d'elles. Il fallut rassembler ces restes en un même lieu et par conséquent obvier au danger plus appréciable de toute grande accumulation. Il est au moins douteux que les fameux bains de natron, durassent-ils soixante jours, fussent suffisants pour préserver à jamais le corps de toute destruction, si un état particulier de l'air égyptien n'était venu compléter un procédé de conservation aussi imparfait.

Les propriétés peu différentes du climat de la Perse ont dû certainement permettre aux hommes des pratiques semblables. Tous les observateurs, et en particulier Chardin, montrent combien la putréfaction y est peu redoutable. « Je crois avoir remarqué, dit-il, que la sécheresse de l'air de Perse, et surtout d'Ispahan, est si grande, qu'il consume les cadavres en peu de temps et qu'il en empêche l'infection. J'ai fait divers tours dans ce sépulcre (la tour mortuaire d'Ispahan), et j'admirais qu'il n'y sentît pas mauvais. J'y vis des corps encore frais; il n'y avait rien de gâté aux mains et aux pieds, qui étaient nus; mais le visage l'était beaucoup, parce que les corbeaux qui remplissent les cimetières, et qui sont par centaines aux environs, se jettent d'abord sur cette partie. » C'est seulement dans la suite, et pour éviter sans doute l'encombrement dans les grandes cités, que les Perses auraient pris l'habitude d'exposer les cadavres sur la plate-forme de vastes tours servant de cimetières.

Rien ne nous affermit davantage dans l'idée que nous nous formons de ces premiers usages funéraires de l'Égypte et de la Perse, que ce que nous racontent les voyageurs des mœurs de quelques peuples du nouveau monde ou de l'extrême Orient, jouissant d'immunités climatériques à peu près semblables. Nous voyons en effet dans ces récits que plusieurs de ces populations avaient encore, il n'y a pas un siècle, la coutume de conserver auprès d'eux leurs morts durant un temps qui variait de quelques semaines à plusieurs années, avant de procéder à l'inhumation. En Corée, par exemple, l'habitude était de n'inhumer que deux fois par an, à l'automne et au printemps, et de faire alors des funérailles générales, auxquelles s'associait toute la population. La conservation perpétuelle des corps, naturellement desséchés par le climat, aurait même été d'un usage très-répandu dans les îles de la Polynésie et dans quelques parties de l'Amérique.

A côté de ces pays à dessication rapide, nous pouvons placer les pays glacés, dans lesquels on voit les corps, soumis à un froid assez prolongé, se conserver indéfiniment.

D'ailleurs, si l'on pouvait garder quelque doute sur cette répugnance invincible de nos premiers ancêtres à se séparer de leurs morts, il suffirait de rappeler combien de peuples, à une époque beaucoup plus tardive, en pleine phase polythéique, continuaient, non pas, il est vrai, de les conserver à l'air libre, mais de les enterrer dans le sol même de la maison. Il a fallu des fléaux terribles, une peste à Rome, nous dit le grammairien Servius, pour obliger les habitants à donner la sépulture hors de la ville.

Il faut cependant convenir que si cette conservation du cadavre a pu se pratiquer en quelques endroits où elle était favorisée par des conditions particulières, l'insalubrité de beaucoup de climats a empêché la plupart des hommes de se conformer à cette coutume.

Voyons donc ce qui se passa dans le plus grand nombre des cas chez les peuples habitant des cavernes ou chez ceux qui n'avaient pour abri que des cabanes de feuillages.

L'homme, placé entre le désir de garder près de lui les restes de ses proches et la nécessité de se préserver d'une infection et d'un contact menaçant, eut recours à plusieurs moyens pour éviter le péril sans froisser outre mesure ses propres sentiments.

Que l'habitant des cavernes ait laissé d'abord la place au mort, et cherché pour lui-même une nouvelle demeure, cela ne semble pas douteux ; mais il est certain aussi qu'à force de loger trop bien ses morts, il dut se trouver un jour sans domicile et se demander si l'on ne pouvait placer côte à côte, en un même lieu, un certain nombre de ces cadavres appartenant à une même famille ou à une même tribu. Or, comme dans tous les cas semblables les hommes n'ont jamais manqué de bonnes raisons pour arriver à leurs fins, il dut advenir un moment où certaines cavernes furent transformées en de véritables cimetières. C'est ce que confirment les plus récentes trouvailles archéologiques. Tantôt, en effet, le squelette que l'on rencontre est isolé ; tantôt, au contraire, comme dans la grotte d'Aurillac, ou dans les grottes récemment découvertes dans la vallée du Petit-Morin, on trouve une véritable accumulation de squelettes (dix-huit dans la première, près de deux cents dans les dernières), et à moins de supposer que les peuples qui y ont vécu ont péri là dans une catastrophe commune, il faut bien admettre que ces restes y ont été intentionnellement apportés. Ce qui le prouve d'ailleurs mieux que toute autre chose, c'est l'état dans lequel on les rencontre : car non-seulement les os ont gardé leurs connexions naturelles, mais les squelettes sont parfois placés eux-mêmes dans une position symétrique, comme ceux de ces deux jumeaux que M. Rivière a découverts dans les cavernes de Menton.

Cela est bien pour l'habitant des cavernes, mais pour celui qui n'avait pour toute habitation qu'une cabane de feuillages, ou tout autre abri artificiel, que se passa-t-il ? Il dut se passer d'abord ce que l'on observe encore aujourd'hui sur quelques points du continent africain : on abandonna le mort dans la cabane, et les vivants furent s'établir ailleurs. Mais la cabane ne préservait point le cadavre comme faisait une caverne, à l'entrée de laquelle il suffisait de rouler une pierre pour soustraire aux bêtes de proie ou aux membres de tribus ennemies ce qu'elle contenait. De ce besoin nouveau naquit le *dolmen* ou tout ce qui lui ressemble, c'est-à-dire l'amas de pierre au centre duquel on a ménagé une sorte de caveau. On le retrouve partout, non-seulement dans nos contrées où il semble avoir été, avec la grotte, la sépulture la plus habituelle, mais dans les îles de l'Océan Pacifique, en Afrique et surtout dans le nouveau monde, où les peuples du Pérou et les tribus de l'isthme de Panama construisaient, sous le nom de *guacas*, des sortes de dolmens plus ou moins perfectionnés, et qui dans le principe étaient à peu près semblables aux nôtres.

Ainsi, dans les climats où la dessication est rapide, par excès de chaud ou de froid, l'on a gardé les corps à domicile. Dans ceux où l'insalubrité atmosphérique ne permit pas une telle pratique, on donna aux morts une demeure particulière, en tout semblable à celle des vivants. Enfin, dans quelques climats, que nous appellerions volontiers intermédiaires, l'homme, avant d'installer dans sa demeure le cadavre de ses proches, leur fit subir au dehors une dessiccation préalable. Telle était autrefois la pratique des habitants de Taïti, visités par Bougainville ; telle était encore celle des peuples de la Floride et de l'île Formose, qui hâtaient seulement par l'action du feu une dessiccation trop lente sans doute à l'air libre.

Dans tout cela, nous ne voyons pas apparaître l'inhumation. C'est qu'en effet l'inhumation, si l'on se rend exactement compte de la théorie que nous avons exposée, ne peut paraître qu'assez tardivement. Le mort, pour l'homme de cette époque, étant quelque chose qui a vie, exige les mêmes conditions ambiantes que le vivant. Il faut autour de lui l'atmosphère respirable ; il ne pourrait supporter sans être étouffé la terre qu'on jetterait sur lui dans sa fosse. « Il dort, » disaient les Taïtiennes en parlant du cadavre auquel elles rendaient de pieuses visites sous le hangar où on l'avait déposé.

Tant que des croyances contraires ne viennent pas battre en brèche la foi primitive de l'humanité, il faut s'attendre à rencontrer partout un mode de sépulture tel, que l'homme pourrait y continuer à vivre, si en réalité il vivait encore. Nous avons donné les cavernes et les dolmens comme des types de ces premières sépultures, mais combien d'autres que nous ne pouvons qu'énumérer, et qui remplissent exactement, et encore de nos jours, les mêmes conditions. Là, on porte les morts dans une gorge écartée de la montagne : c'est ce que des voyageurs ont vu chez les sauvages de la Nouvelle-Calédonie, et ce qui s'observe encore au Thibet ; là, on enferme le cadavre dans un grossier cercueil d'écorces, et on le place au milieu des arbres du bois voisin ; ou bien on le suspend entre quatre pieux élevés de plusieurs pieds au-dessus de la terre et entourés d'une palissade, ainsi que les missionnaires l'ont observé, au siècle dernier, dans les pays qui bordent la baie d'Hudson ou la rivière du Mississipi et chez les peuples du Canada. Lors même que l'inhumation commence à être pratiquée, en vertu d'un simple phénomène d'imitation, chez des peuples encore empreints de la croyance première, ils ne recouvrent pas directement le corps de terre, mais ils laissent subsister une sorte de caveau dans lequel les mouvements du corps seraient libres s'ils étaient encore possibles, ou même ils construisent ce caveau sur l'un des côtés de la fosse qu'ils ont creusée. Nous avons pu constater qu'il en était encore ainsi dans quelques tribus de la province de Constantine : de larges dalles de pierre forment un certain espace autour du cadavre, espace dans lequel les chacals et les renards trouvent toujours un abri.

Une autre raison qui doit nous porter à croire que l'inhumation n'a pu être une forme primitive de sépulture, c'est qu'elle exige les moyens de creuser une fosse, et que ces moyens n'ont été inventés par les hommes que lorsqu'ils ont commencé à travailler la terre, c'est-à-dire lorsque des sociétés agricoles se sont formées.

En résumé, pour ce qui est de la sépulture proprement dite, durant ce premier âge de l'humanité, les hommes, sous l'empire variable du climat, du sol, et même du milieu social, ont adopté des pratiques différentes, bien que toutes tendissent au même but.

Mais la question, avons-nous dit, présente deux côtés à étudier. Si le côté matériel, ainsi que nous venons de le prouver, est susceptible de variations, le côté moral a eu, au contraire, chez tous les peuples, une remarquable uniformité. Quel que soit le mode de sépulture, les cérémonies funèbres qui l'ont accompagné sont restées partout et toujours les mêmes.

Sur ce point, il n'y a plus de doute possible. Si le mode de sépulture ne nous donne qu'imparfaitement l'idée de ce que pouvaient penser de la mort ceux qui l'employaient, ces cérémonies, elles, vont nous l'indiquer avec une merveilleuse clarté.

Pour ceux qui lui survivent, le mort est plus vivant que jamais; on lui parle, on l'appelle, on l'implore, on le sert, comme s'il allait se lever et dire merci à ceux qui l'entourent. On le place dans l'endroit où il doit reposer à jamais, revêtu de l'habit qu'il préférait, et couvert des ornements grossiers dont il avait l'habitude de se parer; on lui a même peint le visage d'une certaine teinte ocreuse, afin de lui rendre une partie des couleurs qu'il a perdues. On met auprès de lui les armes dont il se servait, ainsi que des vêtements de rechange, et les objets auxquels il était attaché. Puis on dispose à ses pieds de la nourriture, et celui qui l'apporte la goûte, afin de lui prouver qu'elle ne contient pas de poison, et pendant longtemps on lui en apportera tous les jours, et çà et là la famille entière viendra prendre son repas à ses côtés. S'il fait froid, on fera du feu auprès du cadavre. Mais ce n'est pas tout. Si celui qui est mort a joué quelque rôle parmi les vivants, s'il a exercé une autorité, s'il a eu des esclaves, il ne peut évidemment se passer des services auxquels il est habitué, et de même qu'on ne le laisse point sans nourriture, on ne le laissera point sans serviteurs. On égorge sur son corps ses esclaves les plus fidèles, on égorge également son cheval préféré, et l'on met le comble à la prévoyance en massacrant parmi ses femmes celles qu'il a le plus aimées. Tout cela va habiter avec lui la même demeure et l'aider à vivre sa nouvelle vie.

Il y a dans tous ces actes une manifestation si certaine de cette idée que la mort n'est que le passage à une autre vie non moins matérielle que la précédente, que nous n'imaginons pas comment certains esprits y ont pu voir les choses extraordinaires qu'ils y ont vu. Il n'y a pas là l'ombre d'une croyance en une âme immortelle et une vie future; et vraiment l'on eût bien étonné ces femmes des tribus canadiennes qui allaient répandre le lait de leurs mamelles sur la tombe de leurs enfants morts, si on leur eût dit que les pauvres petits êtres ne le boiraient point.

II. Chez quels peuples et pour quels motifs la crémation prit naissance. Ce serait sortir de notre sujet que d'expliquer ici, même brièvement, comment la majeure partie des hommes ne purent demeurer dans le fétichisme et subirent une profonde transformation dans leur manière de penser; comment, par une conséquence naturelle, ils changèrent de culte, et, après avoir adoré les astres, ils en vinrent à sacrifier aux dieux. La seule chose qu'il nous importe de connaître c'est le degré d'influence qu'eurent sur les rites funéraires, institués par le fétichisme, des conceptions si contraires à l'ancienne mentalité, d'où ces rites étaient sortis. Il est certain que les hommes, grâce à la foi nouvelle, n'étaient plus tenus envers les morts à des pratiques aussi rigoureuses que par le passé. Les idées de vie future, de récompense et de pénalité *post mortem*, de transmigration des corps, etc., qui surgirent avec les croyances surnaturelles, permettaient évidemment de ne plus traiter le cadavre avec le même respect superstitieux. Du moment que ce corps n'était plus qu'un objet inanimé, il devenait vraiment bien inutile de l'entourer du soin dont on n'entoure que les vivants. Et cependant, chose étrange à dire, l'homme ne se départit de ses habitudes invétérées à l'égard des morts que lorsque la nécessité, une nécessité absolue, l'y força. A l'exemple de ses prédécesseurs fétichistes, il continua à environner le mort du même respect, du même amour, des mêmes attentions.

On est saisi d'étonnement lorsqu'on voit l'Indou faire journellement des offrandes de riz ou de lait aux mânes d'ancêtres qui, dans son opinion, résident maintenant dans d'autres corps, corps de dieux, d'hommes ou de bêtes, suivant la vie qu'ils ont menée; il n'est pas moins curieux de voir le Grec ou le Romain sceptique construire devant la tombe de leur mort le petit foyer où ils préparent les aliments qu'ils lui destinent, ou placer dans le cercueil jusqu'à plusieurs robes neuves, afin de remplacer celle dont on l'a revêtu et qui ne tardera pas à s'user.

Cependant cela fut ainsi, et en vérité il suffit de réfléchir un instant pour s'expliquer des effets, en apparence si contradictoires. Sans même faire remarquer combien la force de l'habitude, et surtout d'une habitude datant non de centaines, mais de milliers d'années, dût être toute-puissante et lutter victorieusement contre des conceptions toujours difficiles à faire adopter quand il s'y glisse une telle part de surnaturel, il faut bien reconnaître que toute révolution philosophique et religieuse, si grande qu'elle soit, si profitable qu'on la juge aux progrès de l'humanité, ne pénètre jamais très-avant dans les profondeurs des couches sociales, et que la foule demeure généralement insensible aux séductions des plus savantes théories. L'élite travaille et se perfectionne, mais la masse demeure au même point. Elle accepte facilement, en fait de théorie, tout ce qui lui vient d'en haut, et se laisse, sans résistance apparente, imposer tous les cultes; mais si l'on va au fond des choses et que l'on cherche ce qu'il y a sous cette apparence, on trouve que l'adepte des religions les plus raffinées est demeuré, sous le rapport des idées, l'homme primitif qui habitait la grotte de l'âge quaternaire, et l'on demeure confondu en constatant quelle faible distance mentale sépare un paysan quelconque de notre Europe d'un sauvage des bords du Tanganika. Le sorcier n'a pas une clientèle moins nombreuse dans certaines provinces de France, d'Espagne ou de Prusse que chez les naturels de l'Oudjidji. Prise dans sa masse, l'humanité est restée ce qu'elle était au début : purement fétichique, et, même chez les hommes les plus instruits et les plus émancipés, il ne serait pas difficile de démêler ce qu'il y a encore dans leurs actes de conforme à ces tendances primesautières, spontanées, invincibles de notre nature.

Ne nous étonnons donc pas si le polythéisme, malgré les idées nouvelles qu'il semait dans le monde, ne put modifier sensiblement les coutumes antiques, au moins sur un point qui tenait tant au cœur des hommes. Le changement le plus important que nous observons alors dans les rites funéraires, c'est que l'*inhumation* proprement dite vint remplacer à peu près partout les divers modes primitifs que nous avons décrits et qui tous étaient plus ou moins des sépultures à l'air libre. Dans les grandes sociétés industrielles et pacifiques, soit théocratiques, comme l'Egypte, soit astrolâtriques, comme la Chine, on se contenta de perfectionner les procédés anciens. N'oublions pas d'ailleurs que de grandes transformations politiques s'étaient accomplies au sein de ces sociétés, à côté et sous l'influence de la révolution intellectuelle et morale; qu'il s'était constitué de vastes agglomérations, des cités populeuses, et qu'il eût été impraticable de suivre en maintes circonstances les vieux errements.

Ainsi l'Égypte fut amenée à construire ses vastes hypogées et à faire subir aux corps cette préparation spéciale de la momification, afin d'empêcher sans doute que l'accumulation dans un même lieu ne vînt contrarier cette dessiccation que le climat seul suffisait jusqu'alors à produire. Ailleurs on organisa les cimetières et l'on apprit l'art d'embaumer les corps. Partout les sacerdoces travaillèrent au même but par des moyens à peu près semblables : conserver le mieux possible les morts en donnant toute sécurité aux vivants. Chez les théocrates persans eux-mêmes, la coutume d'exposer les corps à ciel ouvert, en dehors des villes, sur la plate-forme d'une tour destinée à cet usage, ne semble, au fond, que le prolongement de la pratique fétichique la plus commune, avec cette différence que l'on transporte les corps à quelque distance des lieux habités au lieu de les garder à domicile. Quant à la raison qu'en ont donnée ceux qui pendant des siècles ont obéi à cette coutume que c'était pour ne point souiller la terre qu'ils adoraient concurremment avec le feu, nous ne pouvons y voir qu'un argument inventé après coup, un de ces arguments dont les religions sont si prodigues lorsqu'elles veulent s'approprier des usages qui existent de temps immémorial et tiennent vivement au cœur des populations. Le cas de l'Inde, où s'établit l'usage de brûler les corps, exige des explications spéciales, que nous allons aborder en parlant des modifications, infiniment plus profondes que les précédentes, apportées aux rites funèbres par les *civilisations militaires*.

C'est dans ces civilisations, en effet, que surgit, à un certain moment, cette nécessité inéluctable, dont nous avons parlé en disant que les hommes sortis du fétichisme ne changèrent rien à la manière de procéder envers les morts, à moins qu'ils n'y fussent obligés par les circonstances. Ces circonstances se rencontrèrent dans l'état de guerre continuelle où se trouvaient des peuples condamnés pour vivre à une lutte incessante avec leurs voisins; les massacres épouvantables qui en furent les conséquences, au milieu de populations déjà quelque peu civilisées, durent évidemment soulever une terrible question d'hygiène sociale : que faire de ces monceaux de cadavres? Rappelons-nous que dans le principe au moins ce n'était pas seulement l'armée vaincue qui était anéantie, mais que le peuple atteint par la défaite subissait le même sort que son armée. C'est à une époque déjà tardive de l'évolution polythéique, en pleine guerre du Péloponèse, que les Athéniens condamnaient de sang-froid à la mort tous les Mityléniens adultes pour avoir répudié leur cause et embrassé celle de Sparte. On sait que ces guerres se sont prolongées pendant une longue suite de siècles sans qu'on puisse saisir un instant de véritable trêve ; que si les Grecs ont cessé parfois de lutter contre les monarchies asiatiques, ç'a été pour se livrer aux plus abominables guerres intestines; qu'à Rome, Auguste est le second qui parvint à fermer le temple de Janus; et que dans les cinq cents ans de guerres continuelles que cela représente, il en est qui, comme celle des Samnites ou des Cisalpins, ne prit fin que par l'extermination à peu près complète des vaincus. Bon gré, mal gré, il fallut bien se préserver par un moyen quelconque des dangers que faisait courir à des populations sédentaires le retour quasi périodique de telles accumulations de cadavres. Or les enterrer était impossible, car les vainqueurs n'y eussent le plus souvent pu suffire, et l'on peut se demander, pour arriver à cette fin, quel autre procédé que la crémation ils auraient pu adopter. Le feu était entré depuis longtemps dans le domaine humain et l'on connaissait sa puissance. Le polythéisme n'était plus, comme le fétichisme, un obstacle à l'introduction d'un usage contre lequel les préventions des hommes pouvaient demeurer grandes, mais en faveur duquel ils avaient au moins l'assentiment de la religion. Les croyances officielles, sinon les croyances et les dispositions intimes, ne se révoltaient plus contre l'emploi du bûcher. D'ailleurs, ne pouvait-on du moins se débarrasser ainsi des vaincus si l'on éprouvait encore quelque scrupule à l'endroit des siens? Et même parmi les siens, ne pouvait-on faire un choix? C'est ainsi que Virgile, au livre XI de l'*Énéide*, décrivant les suites d'un combat entre les soldats d'Énée et les Latins, raconte qu'on ne livra aux flammes que le gros des morts, et que ce qui appartenait à des familles respectées fut transporté dans les villes voisines et enterré pieusement.

Mais de telles exceptions devaient inévitablement tomber devant une considération plus puissante, si c'est possible, que le respect du cadavre : devant le désir impérieux de rapporter dans leur patrie quelque chose de ceux qui étaient morts loin d'elle; de rendre aux parents, à la femme, aux fils, la partie la moins périssable des êtres chéris dont ils n'avaient pu fermer les yeux. On brûla les chairs pour ne garder que les os, dont le transport fut aussi aisé que peu dangereux pour l'armée qui les ramenait. C'est de cette façon qu'Athènes rentra en possession de tous ceux que vit périr cette lamentable guerre du Péloponèse. Après chaque campagne elle fit aux morts des funérailles solennelles et ensevelit au Céramique les os de ses défenseurs contenus dans autant de cercueils qu'il y avait de tribus. Thucydide ajoute que tel était depuis longtemps la coutume athénienne en ce qui touchait ceux qui avaient péri sur le champ de bataille, et il donne comme l'unique exception qui soit venue à sa connaissance le cas des soldats morts à Marathon, que l'on ensevelit sur le lieu même, non par négligence ou pas défaut de moyens, mais pour les honorer d'une façon spéciale et leur donner, pour ainsi dire, la possession du sol qu'ils avaient trempé de leur sang.

S'il fallait même s'en rapporter aux légendes populaires de la Grèce, ce serait surtout à ce dernier motif que serait dû l'usage de brûler les corps. Hercule, pour remplir la promesse qu'il avait faite à Lycinius de lui ramener son fils Argius, n'avait trouvé d'autre moyen que de réduire en cendres le corps du malheureux jeune homme, après qu'il eut été tué par Laomédon.

Le désir de se soustraire au danger que tout amoncellement de matière organique en putréfaction entraîne après lui, d'une part; de l'autre, *le besoin de rapatrier les restes des morts*, tels furent, suivant nous les premiers et graves motifs qui poussèrent les hommes à employer la crémation. Qu'à ceux-là il s'en soit joint de nouveaux et qu'on ait trouvé à cette pratique d'autres avantages que ceux que nous venons de citer, comme celui de parer aux profanations de sépulture, nous n'en disconvenons pas; mais ces avantages ne furent en tout cas que secondaires, et n'auraient pu à eux seuls déterminer l'adoption d'un procédé si évidemment opposé aux plus vieilles traditions comme aux tendances les plus intimes et les plus profondes de l'humanité.

Dans un intéressant ouvrage, paru en Angleterre au commencement de ce siècle, et qui a pour titre : *De l'origine de la crémation ou de l'usage de brûler les corps*, l'auteur, M. Jamieson, recherchant les causes qui ont dû amener les hommes à cette pratique, en énumère plusieurs qui, tout inacceptables qu'elles nous paraissent, sont cependant assez curieuses pour qu'il soit intéressant de les signaler :

a. La crémation aurait été, suivant lui, un moyen de réduire le corps à ses principes; c'est l'explication que donnait en faveur d'un usage déjà immémorial Héraclite et son école, qui voyait dans le feu le premier principe de toutes choses, contrairement à Thalès, qui trouvait ce principe dans l'eau. Aussi, tandis que le premier était plus porté à l'usage de brûler les corps, le second donnait la préférence à l'usage de les enterrer.

b. Le monde, suivant l'opinion d'un petit nombre de philosophes qui se réclamaient de Platon, de Zénon et d'Héraclite, était destiné à périr par le feu, et en conséquence il importait peu de conserver des corps qui tôt ou tard devaient être consumés par cet élément.

M. Jamieson fait observer avec beaucoup de justesse que ces deux opinions, malgré toute la renommée et tout le poids dont ont joui ceux qui les ont professées, n'ont dû avoir aucune espèce d'influence sur l'origine ou même sur l'extension d'un usage en vigueur depuis des siècles, lorsque ces philosophes émirent les systèmes qui le recommandaient. « D'ailleurs, ajoute-t-il, il est attesté par une expérience universelle que les théories des philosophes ont eu bien peu d'influence sur les mœurs et les usages du genre humain. Dans beaucoup de cas ils se sont efforcés, à leur manière, d'expliquer certains usages dominants parmi leurs concitoyens, et ont occasionnellement accommodé leurs systèmes à ces modes, qui avaient la sanction de l'antiquité. Mais on peut bien mettre en question si dans aucune circonstance le dogme de l'école la plus célèbre a donné naissance à un rite ou à un usage qui ait été généralement reçu par la multitude. L'influence des philosophes ne s'étendait guère au delà du groupe de leurs disciples, et comme les théories les plus opposées étaient concurremment soutenues par des adversaires jouissant d'une égale autorité et munis de titres égaux, la multitude qui les entourait ne pouvait que demeurer spectatrice, sans se mêler de prononcer sur la controverse. »

Nous ne contredirons certes point à ce raisonnement. Cependant M. Jamieson ne nous semble pas avoir fait porter sa critique là où il fallait. Héraclite, Platon et les autres philosophes n'étaient ni assez naïfs, ni assez suffisants pour avoir la prétention de croire que leur système philosophique était capable de faire naître ou même de développer un usage qui existait si généralement avant eux. Ce que ces philosophes ont cru, — et ils ne sont pas les seuls à avoir eu de semblables illusions, — c'est que dans une époque antérieure à la leur, on s'était déjà formé sur la nature du feu une théorie peu différente de celle qu'ils enseignaient, et que cette opinion avait eu alors assez d'influence pour faire surgir une coutume nouvelle. L'idée que les hommes qui les avaient précédés, par cela seul qu'ils étaient venus plus tôt, n'auraient pu raisonner comme eux ou imaginer les mêmes théories, une telle idée, ne serait jamais entrée dans le cerveau des Grecs.

La notion de progrès, qui nous pousse aujourd'hui à faire la part du moment lorsque nous voulons déterminer quels ont dû être les sentiments, les conceptions, les actes d'une portion de l'humanité, à telle ou telle période de son histoire, est une notion profondément inconnue, non soupçonnée même de l'antiquité. Les sages d'alors pensaient, comme d'ailleurs le pensent encore de prétendus sages de nos jours, que l'intelligence humaine n'est point susceptible de se modifier et de grandir; qu'elle est demeurée à travers les âges ce qu'elle était chez le premier homme; que toutes les conceptions ont été possibles dès le début, ou du moins que rien au monde ne saurait prouver qu'elles n'ont point pris naissance avant l'époque où elles paraissent avoir réellement surgi; qu'il y a, en un mot, plus de résurrections d'idées anciennes que d'éclosions de nouvelles idées. Cette banalité qu'*il n'y a rien de nouveau sous le soleil* n'avait pas moins cours dans l'antiquité que chez nous, et de même que nous voyons aujourd'hui des esprits nullement vulgaires démontrer à grands renforts de preuves que toutes les découvertes de la science moderne se trouvent dans Lucrèce ou dans Démocrite, de même les adeptes des écoles grecques pouvaient supposer que des hommes qui les avaient précédés de mille ans avaient pu n'être pas étrangers à leurs théories.

c. M. Jamieson partage cette même erreur quand il avoue que toutes ses sympathies sont pour la raison suivante, qui, dit-il, si elle n'a pas absolument donné naissance à cet usage, doit avoir singulièrement facilité ses progrès. Le corps était regardé comme impur ou souillé après le départ de l'âme, et l'on croyait conséquemment nécessaire qu'il fût purifié par le feu.

C'est ce qu'avait établi, paraît-il, le grammairien Eustathe dans son commentaire sur l'*Iliade*, où il rappelait qu'Euripide, parlant du corps de Clytemnestre, s'était servi de l'expression *purifié par le feu.* S'il en est ainsi, Euripide, Eustathe et M. Jamieson se sont trompés et ont attribué à ceux qui ont établi la crémation des opinions qu'ils n'ont jamais eues. C'est qu'en effet l'idée d'une âme immortelle, enfermée dans le corps pendant la vie comme en une prison, est une idée relativement récente. Elle apparaît pour la première fois dans les écrits du poëte Phocylide, qui vivait au milieu du sixième siècle avant notre ère, c'est-à-dire presque à la même époque que Thalès. Elle est étrangère aux temps qui ont précédé, et ce serait une erreur profonde que de croire qu'elle doit accompagner nécessairement les conceptions théologiques, que ces conceptions aient un caractère polythéique, comme en Grèce, ou un caractère monothéique comme en Judée. C'est fort tard, alors seulement que les convenances morales de quelques systèmes y poussent les penseurs, que se dégage cette croyance en une substance immatérielle et impérissable qui doit dans un autre monde subir le châtiment mérité par les fautes de l'homme ou recevoir la récompense réservée à ses vertus. Jusque-là, ou bien animant le cadavre, l'homme a cru avec le fétichisme à une vie purement matérielle et sur place au delà de la mort, ou bien cessant d'ajouter foi à cette croyance primitive (nous parlons d'une faible élite, bien entendu), il a pensé que tout était fini par la mort et qu'un sommeil éternel attendait l'homme dans le tombeau.

Chez les Hébreux, par exemple, la notion d'âme n'apparaît qu'à la dernière extrémité, peu de temps avant la naissance du christianisme et encore chez les adeptes d'une petite secte, la secte des Pharisiens, qui très-probablement l'avait empruntée aux Grecs, seuls capables de s'élever à une semblable abstraction. L'idée même de la résurrection des corps, qui répond sous une autre forme à certaines des nécessités morales qui ont fait surgir l'idée d'âme, ne pénètre dans le monde mosaïque qu'après la captivité de Babylone, et, comme beaucoup d'autres conceptions juives de la même époque, provient évidemment d'un contact prolongé avec la civilisation persane. Rien d'analogue dans le Pentateuque, dans le livre des Prophètes, dans tout ce qui est antérieur à la captivité. Pour Moïse et ses premiers successeurs, tout prend fin avec la mort. L'homme a reçu sur terre la récompense ou le châtiment qui lui était dû, et si parfois la colère de Dieu ne s'est point appesantie sur le père coupable, c'est pour mieux persécuter ses enfants. Quant au peuple hébreu lui-même, malgré les efforts surhumains de son premier législateur, disciple des prêtres égyptiens monothéistes, il demeure plus fétichiste qu'autre chose et l'on retrouve les traces de cette croyance primitive en la vitalité du cadavre jusque dans le nom de ses cimetières qu'il appelle : *beth hachaim*, maison des vivants.

De même chez les polythéistes cette idée d'âme ne fut jamais que le tardif privilége d'un petit nombre, et, si l'on était tenté de supposer qu'elle fut d'une influence quelconque dans l'origine de la crémation, il suffirait de rappeler que toutes les pratiques funéraires, instituées par le fétichisme, et qui seraient inexplicables si elles ne se fussent adressées à des corps que l'on croyait toujours doués de vie, se sont, comme nous le verrons tout à l'heure, maintenues scrupuleusement lorsqu'au lieu d'enterrer les morts on les porta sur le bûcher.

Les dernières raisons invoquées par Jamieson : que quelques-uns croyaient par l'action du feu délivrer entièrement l'âme de tous les liens du corps et la purifier de la souillure contractée dans son alliance avec lui, sont des raisons de même ordre que la précédente et la critique que nous en avons faite nous dispense de rien ajouter.

Ce qu'il serait plus logique d'attribuer à ces théories serait l'origine de l'*apothéose* que nous voyons naître et se développer à l'époque de la décadence du monde gréco-romain et que l'on retrouve sous des formes diverses partout où la crémation s'est établie. L'apothéose servait, en effet, à séparer la partie divine de la partie humaine chez les héros et les demi-dieux. C'est cette apothéose que les Romains appliquèrent à leurs empereurs, tandis que les Grecs, plus égalitaires, se contentèrent de la décerner dans le passé aux héros de leurs légendes, dont le premier était Hercule.

Tels sont quelques-uns des motifs invoqués par M. Jamieson pour expliquer l'usage de brûler les corps ; les autres sont ceux que nous avons donnés nous-mêmes. En somme, l'auteur anglais a péché dans son travail, moins parce qu'il n'a pas émis les véritables raisons de l'origine de la crémation que parce qu'il n'a pas montré qu'elles avaient été les plus graves, et surtout parce qu'il a donné le pas à celles qui en réalité étaient les moins décisives.

Si, en effet, toutes les raisons que nous venons d'énumérer avaient une égale valeur, nous ne voyons pas pourquoi tous les peuples du monde, à l'exception peut-être de ceux qui sont demeurés dans le fétichisme, n'auraient pas adopté la crémation. Il est bien certain cependant qu'aucune pratique n'a été plus limitée. En consultant les documents sans nombre légués par l'histoire et les observations des voyageurs, on reste bientôt convaincu que l'usage de brûler les corps ne s'est introduit que chez trois ou quatre peuples, tant de l'ancien monde que du nouveau, dont le caractère militaire est incontestable. Nous en exceptons peut-être le peuple hindou dont le cas particulier peut susciter quelque hésitation, mais chez qui une observation plus attentive montre qu'en somme ce sont toujours les mêmes causes qui ont engendré les mêmes effets.

Dans l'ancien monde, la Grèce et Rome, en dehors de l'Inde, ont seules adopté l'usage de brûler les morts. Là, aucune discussion n'est possible. Ce n'est pas au peuple qui a inventé la guerre abstraite, la guerre faite avec tous les moyens que l'esprit scientifique met en grandissant à la disposition des hommes, c'est-à-dire au peuple grec, non plus qu'à celui qui a su le mieux mettre en œuvre ce que les Grecs avaient si bien inventé, c'est-à-dire au peuple romain, que l'on refusera d'avoir été des peuples avant tout guerriers.

On sera peut-être plus porté à dénier ce titre au peuple mexicain, le seul qui, dans les vastes contrées du nouveau monde, ait introduit dans ses mœurs l'usage de la crémation. Cependant cela ne peut faire doute pour celui qui a tant soit peu étudié l'état de cette grande civilisation au moment où les conquérants espagnols la détruisirent.

Un des plus importants secours que rencontra Cortès dans sa conquête fut l'alliance d'une foule de princes vassaux, qui, écrasés par les caciques, s'empressèrent de se joindre à lui dans l'espoir de recouvrer leur indépendance. Les progrès accomplis par cet empire — et, lors de sa chute, ils étaient déjà remarquables, — offrent le caractère particulier qu'on retrouve chez les autres civilisations militaires. Tout ce qui intéresse la défense et l'attaque, c'est-à-dire l'art de se fortifier, de construire les routes, etc., etc., y était poussé au plus haut degré de culture. On sait quelle surprise s'empara des compagnons de Cortès, lorsque, arrivés en vue de la capitale, ils se trouvèrent en face de ces superbes chaussées sur lesquelles on traversait les lacs qui la défendaient. Mais ce qui plus que tout cela est une certitude du caractère guerrier, et non récemment guerrier de la civilisation des Aztèques, c'est leur constitution politique, qui soumettait les chefs suprêmes à l'élection.

Les empereurs n'occupaient point le trône par droit de naissance ; mais ils étaient choisis parmi les nobles, c'est-à-dire parmi les guerriers, par les nobles eux-mêmes. Or, rien ne peint mieux, comme l'a montré Auguste Comte, l'état militaire chez un peuple, que l'institution élective appliquée aux chefs. Si, en effet, dans une théocratie pacifique, la naissance peut suffire à déterminer la fonction, même la fonction suprême, puisque le titulaire a toujours contre lui, pour l'arrêter dans une voie funeste, l'obstacle invincible des traditions et l'influence prépondérante du sacerdoce, il n'en est plus de même lorsque la guerre devient la constante préoccupation d'un peuple, et que la moindre faute de la part d'un chef, toujours omnipotent sur les champs de bataille, peut compromettre son existence ou tout au moins sa liberté. Alors les droits de la naissance le cèdent de toute nécessité à ceux du mérite, et le soldat qui risque sa vie oublie vite que son général ne descend point des dieux, s'il a, chose préférable, les qualités qui font vaincre : l'intelligence, le courage, la fermeté. De là l'élection qui intervient dans le choix des chefs et remplace l'hérédité. Lors donc que nous voyons les empereurs mexicains soumis au régime électif, nous pouvons affirmer avec certitude que les populations qu'ils gouvernaient étaient toutes adonnées à la guerre, et que les coutumes propres à ce régime, et en particulier la crémation, avaient dû s'implanter là comme ailleurs sous la pression des mêmes circonstances.

La Grèce, Rome et le Mexique, voilà donc trois points du monde où l'usage de brûler les morts a certainement coïncidé avec la prépondérance du régime militaire. Mais ils ne sont pas les seuls où cet usage se soit introduit. En dehors d'eux, il y a l'Inde, et cela mérite explication. Peut-on appliquer sans contradiction à cette vaste société, si évidemment théocratique, la théorie que nous venons d'exposer et dire que chez elle aussi l'usage de la crémation s'est introduit avec les nécessités engendrées par la guerre? L'esprit y répugne d'abord et se sent porté à chercher quelque autre raison plus plausible. Cependant, si l'on veut aller au fond des choses et mettre à profit tous les renseignements qui sont en nos mains, on voit que si l'on ne peut, avec la même certitude que pour le Mexique ou la Grèce, se fonder sur les raisons que nous avons dites, il n'est pas impossible de trouver, pour expliquer le phénomène, des causes non sans analogie avec les précédentes et qui, dans ce cas particulier, eurent la même force et engendrèrent les mêmes effets.

Il n'est pas douteux que jusqu'à la conquête anglaise, l'Inde, pendant un nombre d'années que l'on ne peut même estimer, est demeurée soumise au plus pur régime théocratique. La caste brahmanique chargée du sacerdoce et de l'enseignement fournissait aux rois leurs ministres et leurs conseillers, et si l'on remarque qu'au point de vue politique le pays était excessivement divisé et que toutes ces divisions possédaient des rois indépendants, on s'imaginera sans peine quelle devait être l'influence de ces brahmes, dont la classe était la seule qui eût des intérêts identiques, la seule qui obéît à une même impulsion sur toute la surface de la presqu'île indoue. Il ne peut donc y avoir d'hésitation sur ce sujet et il faut bien reconnaître que l'élément théocratique l'emporte ici sur l'élément militaire.

Cependant ne serait-il pas permis de supposer dans cette civilisation une période militaire antérieure à la phase théocratique ou se prolongeant assez durant son établissement pour que certaines coutumes introduites par les nécessités de la guerre s'y soient maintenues? Pour notre part, nous serions tout portés à croire que c'est là précisément ce qui est arrivé, si toutefois nous nous en rapportons aux trois grands documents qui nous fournissent quelques lumières sur l'histoire indoue : les Védas[1], le Mahabarata[2], le Ramayana[3], pour les citer d'après leur ordre d'apparition. Ce sont des récits de conquêtes qui ont occupé plusieurs siècles.

Or, s'il y a eu guerres et conquêtes, il y a eu des morts, et quel qu'ait été d'ailleurs le régime militaire durant cette période, il faut bien admettre que les dangers causés par l'accumulation des cadavres, surtout dans un pays tel que l'Inde, durent faire surgir les mêmes moyens que partout ailleurs de s'en préserver.

Sans doute, nous convenons que le régime militaire ne semble pas avoir jamais eu dans l'Inde l'intensité et la puissance qu'il a revêtues sous d'autres climats. Et cela tient à deux causes. En premier lieu, il ne pouvait se prolonger indéfiniment, puisque, parvenus à Ceylan, les Aryas n'eurent plus rien à conquérir. Entourés des deux côtés par la mer, et vers le nord par de hautes montagnes et des déserts étendus, il leur fut désormais aussi difficile de porter la guerre chez les autres qu'il le fut aux autres de la porter chez eux. Après l'expédition de Rama, la paix, ou tout au moins une paix relative, que ne troublèrent plus que quelques querelles intestines, devint certainement l'état le plus habituel de la péninsule indoue. En second lieu, il semble, si l'on s'en rapporte surtout au dernier document que nous avons cité, au Ramayana, que ces conquêtes, ou tout au moins la dernière, furent rapidement accomplies, et dès lors qu'entre chacune d'elles il s'est écoulé un long intervalle. Cela nous expliquerait pourquoi le régime militaire, faute d'une continuité suffisante, ne put jamais s'établir là avec le caractère nettement déterminé qu'il eut ailleurs, et comment l'œuvre des brahmes se poursuivit sans relâche malgré les quelques épisodes qui semblaient devoir l'entraver.

Tels sont les motifs sur lesquels nous nous basons pour dire que les causes qui ont amené la crémation dans d'autres contrées l'ont également, bien qu'avec moins de force peut-être, amenée dans l'Inde. Cependant, si ces motifs laissaient des doutes dans l'esprit, nous pourrions en invoquer d'autres qui, joints aux premiers, feraient disparaître toute hésitation.

Ces motifs, nous les tirons de l'état d'exceptionnelle insalubrité de certaines parties de l'Inde, insalubrité telle que de très-bonne heure on dut évidemment prendre des mesures énergiques pour empêcher la décomposition cadavérique de venir joindre ses effets à ceux déjà terribles de la décomposition végétale. Les voyageurs sont unanimes à signaler l'état pestilentiel de la vallée du Gange et de toute la contrée qui s'étend entre l'Hymalaya et Bombay. « La saison pluvieuse arrive, dit l'un d'eux que nous prenons au hasard, et on dit généralement

[1] Les Aryas conquérants, venus d'au delà des monts Indou-Koush, des bords de l'Oxus, pénètrent dans la vallée de l'Indus et luttent pour s'y établir. Les Védas sont des hymnes de guerre dans lesquelles l'homme encore plongé dans le fétichisme invoque toutes les forces de la nature contre ses ennemis. Tout prouve que l'état social est celui d'une civilisation peu avancée : le père de famille est plus ou moins confondu avec le prêtre et le chef politique; seule la caste des brahmanes commence à se dessiner.

[2] Le Mahabarata est le récit d'une guerre civile entre cousins au sujet de la succession du roi Dhritarâstra. La vallée du Gange fut probablement le théâtre de la lutte, ce qui prouve que les Aryas avaient dès lors envahi tout le nord de la péninsule.

[3] Le Ramayana est l'histoire de la conquête par le roi Rama de tout le pays qui s'étend entre le Gange et Ceylan, c'est-à-dire du Dekan. A cette époque la constitution sociale du pays est complète, les castes sont définitivement constituées, le dogme a pris corps, le brahmanisme est fondé. Il y a évidemment un espace de plusieurs siècles entre l'époque que nous présente le Ramayana et celle que nous présentent les Védas.

qu'alors les forêts d'ici à Bombay sont tout bonnement mortelles, l'air putride qui s'y établit pendant les pluies étant empoisonné au point qu'on ne peut se livrer au sommeil dans ces forêts sous peine de mort. Il est défendu de faire marcher des troupes par là à cette époque de l'année (*Lettres sur l'Inde*, par le prince Soltikoff). »

C'est, d'ailleurs, en cette partie du globe qu'est né le choléra, qui partout se produit comme une maladie accidentelle, passagère, sans gravité; mais qui là, s'alimentant à un foyer permanent, revêt une forme aussi redoutable par sa marche rapide que par sa terminaison presque toujours funeste. « Contrairement à une opinion qui a cherché à se faire jour dans ces dernières années, dit M. l'inspecteur Laveran, les causes d'insalubrité auxquelles il faut attribuer l'endémie ne sont pas particulières à notre époque, et si l'épidémie de Jessore (1817) signale le commencement d'une grande irruption du mal en dehors de son foyer originel, on ne peut, sans méconnaître les témoignages fournis par les plus anciens monuments sanscrits, considérer le choléra comme une maladie nouvelle. De nombreux auteurs ont établi sur des preuves multipliées que l'endémicité du choléra dans l'Inde remonte à l'antiquité la plus reculée. Si les fragments des Ayur-Védas, qui contiennent des renseignements sur les connaissances médicales des Indous, ne mentionnent pas le choléra, Wise a trouvé dans les traductions tamoules les traits principaux de la maladie.... » Et plus loin : « Le climat de l'Inde est à la fois excessif par la chaleur et l'humidité. A Madras, à Pondichéry, les maxima du thermomètre oscillent entre 40 et 46 degrés. Au Bengale, il tombe 210 centimètres d'eau. Son sol est formé de plateaux et de plaines basses recouvertes d'alluvions, converties en limon par les inondations périodiques, foyer inépuisable de la végétation la plus luxuriante et de décompositions organiques putrides. Le delta du Gange hérissé de forêts, et qui doit à cette dernière circonstance son nom de Sunderbund est, à cause de ses jungles, le foyer principal des miasmes délétères du choléra. »

En admettant donc que l'Inde n'ait pas eu à combattre les dangers provenant de l'accumulation des morts sur les champs de bataille, ce qui semble difficile à soutenir, il est de toute évidence, par ce que nous venons de citer, qu'elle dut de tout temps se trouver en présence de dangers non moins sérieux : ceux qui résultent de l'amoncellement de cadavres pendant des épidémies meurtrières et quasi annuelles. Que le péril vienne de la guerre ou du choléra, peu importe. Ce qu'il faut d'abord, c'est de se débarrasser de la façon la plus expéditive de cette agglomération de matières humaines en décomposition, et le remède que les populations guerrières ont trouvé pour remplir ce but peut aussi bien avoir été inventé par un peuple décimé par de terribles épidémies. En réalité, ce serait une même nécessité, engendrée peut-être par deux causes différentes, qui a poussé les hommes à employer des moyens semblables. *Ce sont des guerres ou des épidémies meurtrières qui ont conduit les hommes à l'usage de la crémation.*

Nous terminons par l'Inde la liste des pays où la crémation s'est développée spontanément, c'est-à-dire sous l'influence de causes locales, intrinsèques, non empruntées au dehors. Mais on comprend que l'usage de la crémation, une fois établi en certains points, a dû se propager plus ou moins au delà des contrées qui l'avaient vu naître. Tôt ou tard, les vaincus se sentirent portés à suivre l'exemple des conquérants; le prisonnier qu'on emmena dans la cité victorieuse habitua peu à peu ses yeux et son esprit au spectacle du bûcher, et lorsqu'une circonstance favorable lui permit de regagner sa patrie, il eut d'autant moins de peine, sans doute, à y faire pénétrer le nouvel usage, qu'il trouva chez ses compatriotes une tendance naturelle à imiter leurs vainqueurs. La propagande se fit également par les voyageurs et par les marchands qu'attirait le renom de ces nations militaires si puissantes, mais elle se fit surtout par l'habitude que prirent celles-ci de coloniser les pays conquis et de transporter leur genre de vie et leurs coutumes au sein même des populations vaincues.

Il ne faut donc pas s'étonner de rencontrer l'usage de la crémation plus ou moins répandu dans tout ce qui entourait le monde gréco-romain, aussi bien chez les Occidentaux, si longtemps en lutte avec Rome, tels que Germains, Celtes, Gaulois et Ibères, que sur les plages de l'Asie-Mineure, colonisées par les Grecs, ou dans les villes commerçantes, comme Tyr et Carthage, dont les marins sillonnaient les mers de l'ancien monde. De même, autour de la civilisation mexicaine, tout ce qui lui était soumis comme tout ce qui avait avec elle des rapports de voisinage, avait introduit dans ses mœurs l'usage de la crémation, non pour tous les habitants, à la vérité, — ce qui, d'ailleurs, ne se fit nulle part, — mais pour les chefs et les membres des familles nobles. Autour du foyer primitif indou, l'usage se propagea également de brûler les morts, mais pour des causes différentes. Il est remarquable, en effet, que les peuples asiatiques qui ont adopté la crémation sont des peuples qui ont également adopté le boudhisme, d'origine indoue. C'est Siam, c'est le Tonquin, c'est Cambodge, c'est le Thibet, c'est la Birmanie et le Pégou. Dans le reste de l'Asie, la pratique disparaît et devient plus rare à mesure que le bouddhisme devient lui-même moins prépondérant. Il faut donc croire que la coutume s'est ici répandue par les efforts des missionnaires, comme ailleurs par ceux des soldats.

En dehors des nations précédemment citées, et chez qui la crémation fut primitive ou secondaire, tout le reste de l'humanité, c'est-à-dire l'immense majorité de l'espèce, ne connut point l'usage de brûler les morts.

Maintenant que nous savons dans quelles limites cet usage s'est répandu sur la surface de la terre, il faut examiner ce qu'il devint dans les pays qui l'employèrent, le développement qu'il y prit et la manière dont il y fut appliqué.

En premier lieu, ainsi que nous l'avons indiqué pour l'Inde, la crémation, par une extension naturelle, après avoir été un préservatif contre les accumulations des morts sur les champs de bataille, devint un remède contre le même mal dans les temps d'épidémie. Lorsqu'Apollon, pour venger Chrysès, son prêtre, répandit la peste dans le camp des Grecs, l'armée d'Agamemnon s'empressa aussitôt d'élever des bûchers et de brûler ses morts.

Des auteurs ont prétendu qu'une des causes qui contribuèrent le plus à introduire dans Rome cette coutume, que l'on n'avait jusque-là appliquée qu'au dehors, fut la peste qui sévit dans ses murs, trois cents ans environ après sa fondation. C'est au sortir de cette épidémie que défense fut faite aux habitants d'enterrer et de brûler désormais les morts dans l'enceinte même de la cité, et, comme cela avait presque toujours eu lieu jusqu'alors, dans les maisons mêmes; « *hominem mortuum in urbe, ne sepelito, neve urito.* » Le bûcher servit de même à délivrer Athènes de ses morts lorsque la peste, dans cette funeste guerre du Péloponèse, vint aggraver ses maux et lui enlever Périclès. La crémation était un moyen tellement commandé en de pareilles circonstances et si peu susceptible d'être remplacé par un autre, que les Égyptiens eux-mêmes, à ce que l'on prétend, l'employèrent transitoirement, à plusieurs reprises, quand le même fléau s'abattit sur eux.

L'extension que prit cette coutume chez les peuples militaires ne se limita point aux cas de guerre et d'épidémie. L'usage de la crémation, s'introduisant peu à peu dans la vie ordinaire, habitua insensiblement les hommes à accomplir sans répugnance ce que l'on avait fait d'abord par nécessité. Ce devint même une sorte d'honneur que d'être livré aux flammes, car il était naturel d'attacher une haute valeur au rite funéraire réservé à ceux qui mouraient pour la patrie. Ce qui tenait à la noblesse, au patriciat, ce qui avait dans les veines quelques gouttes d'un sang divin, voulut, après la mort, être consumé sur le bûcher, et une idée de déification et d'apothéose se mêla si bien à la crémation, que, dans tous les pays où elle s'établit, quelle que fût d'ailleurs sa pénétration plus ou moins profonde dans les mœurs, il y eut toujours des catégories de personnes auxquelles elle ne put être appliquée : ce furent les suicidés, les condamnés à la peine capitale, les individus frappés de la foudre, instrument de la colère divine, ceux dont le corps était considéré comme impur, comme les lépreux, les femmes mortes en couches, les enfants mort-nés, ou bien encore ceux qui exerçaient une profession déshonorante, comme les esclaves, les bourreaux, les brûleurs de cadavres, les geôliers, les filles publiques.

Ces dernières exceptions pourraient faire croire que la crémation entra bien avant dans les mœurs, là où elle prit naissance, et qu'elle devint plus ou moins tardivement le mode le plus général d'en user envers les morts. Ce serait là, cependant, une grave erreur. Si l'on excepte les quelques pays bouddhiques de l'extrême Asie que nous avons citées : le Tonquin, le Cambodge, le Pégou, la Birmanie et Siam, partout l'usage de brûler les morts est demeuré très-restreint. En Grèce et à Rome, au Mexique et dans l'Inde, ce furent presque exclusivement les castes nobles qui l'adoptèrent, et encore citerait-on à Rome des cas nombreux de familles patriciennes qui se firent toujours inhumer. Sylla fut le premier de l'illustre famille Cornelia qui voulut être porté au bûcher, pour éviter, dit-on, le sort de Marius, dont il avait fait autrefois jeter les restes à la voirie.

En Grèce, un peuple tout entier, celui de Sparte, ne cessa d'enterrer ses morts. Une exception si caractérisée à la loi que nous avons cherché à établir paraîtrait extraordinaire, si l'on ne se rappelait combien tout ce qui tenait à la législation de Lycurgue fut, de la part de cette petite république et jusqu'à sa mort, l'objet d'un respect quasi religieux. A Athènes, comme dans le reste de la péninsule, il semble que la coutume, au moins à partir d'une certaine époque, fut généralement appliquée à tout ce qui était riche et puissant : on ne trouve pas, en effet, dans les renseignements laissés par les auteurs, et principalement par Plutarque, sur les personnages athéniens, un seul cas où la crémation n'ait pas été appliquée. Dans l'Inde, le bûcher ne se dresse que pour les membres de la classe militaire des Xattryas et pour deux sectes seulement parmi les brahmines. Le reste de la population, suivant les différentes régions, inhume les corps ou les précipite dans le Gange, ou les expose, comme dans l'ancienne Perse ou au Thibet. Au Mexique, il n'y eut jamais que le corps des caciques et des nobles que l'on fit passer par le feu. Le commun des mortels était tout simplement inhumé, et comme presque partout, dans l'intérieur même des maisons. Quant aux pays où la crémation s'établit par suite d'importation étrangère, elle y fut, comme on le conçoit, encore plus restreinte ; elle s'adressa exclusivement aux chefs. C'est ce qui ressort avec évidence des renseignements que les historiens nous ont transmis sur les mœurs des Germains, des Celtes ou des Ibères, ou que nous ont laissés les missionnaires qui ont parcouru peu après la conquête toutes les contrées voisines du Mexique. S'il semble que les choses se sont passées autrement dans ce coin de l'extrême Asie qui forme aujourd'hui ce qu'on appelle la Cochinchine, c'est que là, ainsi que nous l'avons dit, la crémation n'a pas été le résultat d'une conquête militaire, mais d'une conquête religieuse, et qu'il était bien naturel de trouver chez tous ces peuples une tendance commune à se conformer en toutes choses à l'exemple du fondateur de leur religion. Ils adoptèrent donc le rite funéraire de la caste des Xattryas, à laquelle appartenait le bouddha Çakya-Mouni.

D'ailleurs, il dut y avoir partout un empêchement de premier ordre à ce que l'usage de la crémation ne prît dans les coutumes une extension très-considérable. Si, en effet, il n'est ni difficile ni coûteux de trouver autour d'une demeure ou autour d'une ville les quelques pieds de terre nécessaires à l'enfouissement d'un cadavre, il en est tout autrement quand il s'agit d'élever un bûcher. Il faut de l'argent pour acheter le bois nécessaire et le transporter à l'endroit voulu. Aussi, ce fut toujours un luxe que ne purent se donner la plupart des hommes, et lorsqu'à certaines époques, comme à Rome vers la fin de la République, ou en certains lieux comme en Cochinchine, on voit la crémation s'introduire assez profondément dans les mœurs, c'est qu'alors on emploie des procédés aussi économiques que peu respectueux pour le cadavre. A Rome, par exemple, on plaçait côte à côte, sur le même bûcher, dix corps d'hommes, et on y ajoutait, disent les auteurs, un corps de femme, par cette raison singulière que la femme, étant d'une nature plus chaude et plus inflammable que celle de l'homme, l'action du feu en était accrue et son œuvre plus vite achevée.

Il est une dernière raison, que nous croyons pouvoir donner, du peu de faveur que la crémation rencontra presque en tous lieux, et qui, pour nous, a tout autant de valeur que la précédente. Nous voulons parler de l'émancipation croissante des classes dirigeantes, comparée à l'attachement presque toujours égal des classes inférieures pour leur foi et leurs sentiments primitifs. Il importait médiocrement aux adeptes de cette société raffinée de la fin de la République, chez qui toute croyance avait disparu, que leurs corps fussent brûlés ou inhumés après la mort. Il y avait même pour eux quelque satisfaction à penser qu'ils n'iraient point pourrir comme le vulgaire et qu'une urne d'or splendidement ornée recevrait leurs cendres. Mais ce n'était là qu'une minorité infime. La masse, elle, n'était pas du tout initiée aux spéculations des philosophes grecs, et c'est tout juste si elle s'élevait à l'intelligence du dogme établi. Son fond fétichique la dominait toujours, et malgré l'exemple qu'elle avait sous les yeux, sa répugnance à changer des habitudes si conformes à sa nature ne demeurait pas moins invincible. Quoi qu'il en soit, ce ne furent, en général, que les classes puissantes, riches, émancipées, en un mot le très-petit nombre, qui adoptèrent la crémation. Il nous reste à voir comment elle fut mise en pratique et de quelles cérémonies on l'entoura.

III. De quelle manière la crémation fut pratiquée. Exposons d'abord comment les choses se passaient chez les Romains, le peuple de l'antiquité qui nous est peut-être le mieux connu.

Il y avait à Rome, comme chez nous, des entreprises de pompes funèbres dont le directeur (*libitinarius*) mettait à la disposition des parents tout l'attirail et le personnel nécessaire aux obsèques du défunt. Il envoyait tout d'abord le *pollinctor*, esclave dont la charge consistait à laver et à oindre le corps, à le préparer, en un mot, pour le bûcher. Si le mort avait été un personnage, il était revêtu du costume de sa plus haute dignité et exposé sept jours durant sur un lit de parade sous le vestibule de la maison; le jour des funérailles arrivé, le cortége qui s'était rendu à la maison mortuaire, se mettait en marche, sous la conduite d'un *designator*, lequel répondait assez bien à notre maître des cérémonies. En tête marchaient les musiciens jouant de la longue flûte des funérailles, et derrière eux les *præficæ*, ou pleureuses à gages, qui, la tête nue, échevelées, donnant les signes de la plus vive douleur, chantaient des hymmes funèbres ou des louanges en l'honneur du défunt; venaient ensuite le victimaire, *victimarius*, qui devait, autour du bûcher, immoler les animaux favoris, chevaux, chiens, etc., et après lui le cadavre du mort, déposé sur une riche bière et entouré de serviteurs portant les images de ses ancêtres, ainsi que les récompenses publiques dont il avait été honoré; un bouffon suivait, cherchant à représenter le défunt et imitant ses allures; puis une longue file d'esclaves conduisant les animaux qu'on devait sacrifier pendant qu'on brûlerait le corps. La voiture du défunt, absolument comme chez nous, fermait la marche.

Lorsque le mort appartenait à quelque famille illustre, la pompe des funérailles devenait magnifique. Avant de porter le corps dans l'endroit où il devait être brûlé, le cortége se rendait au Forum, et là le fils ou, si le fils n'était pas en âge, un proche parent, prononçait l'éloge funèbre. Mais ce qui donnait à tout cela un incomparable éclat, raconte Polybe, c'était de voir rangées autour de la tribune, et paraissant prêter l'oreille aux belles actions de leur descendant, les statues des ancêtres, tirées pour la circonstance de la place qu'elles occupaient au foyer domestique, assises sur des chaises d'ivoire, revêtues de costumes conformes aux dignités exercées, de la prétexte s'ils avaient été consuls ou préteurs, de la robe de pourpre s'ils avaient obtenu la censure, d'un vêtement tout éclatant d'or s'ils avaient reçu les honneurs du triomphe; et devant chacun de ces simulacres les licteurs portaient les haches et les faisceaux et toutes les autres marques des magistratures dont ceux qu'ils représentaient avaient été honorés dans la République. Tout le monde connaît l'histoire de César faisant porter aux obsèques de sa tante Julie l'image de Marius, dont les adversaires étaient alors tout puissants dans Rome, mais que la plèbe romaine n'avait pas encore oublié.

Cette première partie des funérailles étant achevée, on se dirigeait vers le lieu où le bûcher était déjà dressé : c'était le Champ-de-Mars pour les grands, les faubourgs pour la classe moyenne, le mont Esquilin pour les pauvres. Toutefois beaucoup de monuments funéraires appartenant à des particuliers possédaient dans leur enceinte une place réservée à cet usage : c'était *le bustum*. Entre le bûcher d'un riche et celui d'un pauvre il n'y avait de différence que dans la quantité de bois employée; la qualité importait peu. Sur ce bûcher on posait la bière, plus ou moins ornée, suivant le rang et la fortune du défunt, et pour mieux voiler l'appareil funèbre on plaçait entre les piles de bois des images de cire et des draperies; alors, celui des parents du mort qui lui avait fermé les yeux venait les lui rouvrir, afin qu'il regardât le ciel; puis, après l'avoir appelé à plusieurs reprises, il le baisait une dernière fois, répandait sur son corps des huiles précieuses et des parfums, plaçait près de lui, sur le bûcher, ses vêtements, ses parures et ses armes, à quoi les amis zélés joignaient des dons de toute sorte, et quand il avait jeté à profusion sur le cadavre tout ce qu'on avait pu se procurer d'aromates et d'ingrédients propres à combattre l'odeur de la chair grillée, il mettait le feu au bûcher qu'entretenaient les *ustores*. Alors commençait une sorte de spectacle auquel la foule ne se faisait faute d'assister. C'étaient des combats de gladiateurs, qu'on appelait en cette occasion *bustuarii*, parce qu'ils luttaient sur le *bustum*, combats sanglants qui, à partir d'une certaine époque, remplacèrent cette atroce immolation des prisonniers de guerre et des esclaves que connut toute l'antiquité. Si le mort avait commandé les armées, un corps de troupes venait donner un simulacre guerrier et rendre les derniers honneurs à son général. Pendant ce temps, le victimaire sacrifiait une foule d'animaux dont les esclaves présentaient les chairs au feu du bûcher avant de les distribuer aux indigents.

Le temps qu'il fallait pour consumer un corps variait nécessairement avec la quantité du combustible employé et le soin qu'on mettait à entretenir le feu; cela demandait au moins plusieurs heures, mais allait quelquefois jusqu'à une journée entière et même au delà. En général, la combustion demeurait toujours très-imparfaite, et, lors même qu'elle était poussée aussi loin que possible, les restes ou les cendres recueillies après l'opération étaient loin de représenter tout ce qui dans le corps ne peut être atteint par le feu et surtout rien que cela. Si ce n'est pour le petit nombre de ceux qui, au dire de quelques auteurs grecs et romains, avaient été soigneusement entourés au préalable d'un linceul de lin incombustible, ce qu'on appelait « les cendres » contenait un peu de tout ce qui avait été exposé au feu. Il est vrai que la plupart du temps il n'en était pas ainsi, car le feu ne faisait le plus souvent qu'une demi-besogne et l'ossature du mort se retrouvait presque en entier. En ce cas, ou bien on prenait ses os tels quels et on les plaçait dans l'urne ou le cercueil, ou bien, ce qui était le mode le plus fréquent suivant Eustathe, on les pulvérisait d'abord, et après les avoir lavés avec du vin ou du lait, on les enfermait dans le vase funéraire avec des aromates et des fleurs.

La forme et la richesse de ce vase, du nom de *Cinerarium* ou d'*Ossuarium*, était naturellement en rapport avec les ressources de la famille du défunt; mais c'était dans le plus grand nombre des cas une simple jarre de terre appelée *olla* et fermée par un couvercle sur lequel étaient inscrits les noms de la personne dont elle contenait les cendres. Aussitôt l'urne garnie, on la portait dans l'endroit où elle devait être déposée pour toujours. C'était aux abords des villes, le long des grandes voies, que s'élevaient ces monuments funèbres de toute grandeur, depuis le simple cippe, qui n'était qu'une colonne creuse où l'on plaçait l'urne de l'homme peu fortuné, jusqu'aux véritables palais que se faisaient élever les riches. Beaucoup de ces monuments consistaient en une seule chambre funéraire garnies de niches destinées à recevoir les urnes; mais les sépulcres plus somptueux possédaient au-dessus de cette chambre funéraire un ou deux étages contenant des appartements décorés de peinture et de moulures en stuc, qui servaient aux membres de la famille quand ils venaient sur la tombe des leurs accomplir certaines cérémonies religieuses ou prendre le repas qui suivait les funérailles. A côté de ces tombeaux de famille, où l'affranchi des deux sexes avait sa place comme le chef, il existait aussi de véritables sépultures communes pouvant contenir les restes de plusieurs centaines d'individus, appartenant à la même famille ou à des familles différentes. C'étaient de vastes chambres, dont les parois présentaient de nombreuses rangées de niches, régulièrement espacées, dans chacune desquelles on pouvait déposer une couple d'urnes cinéraires, d'où leur nom de *columbaria*. Le propriétaire d'une sépulture de ce genre donnait, vendait ou laissait par testament le droit de disposer d'un certain nombre de ces niches.

Si nous nous sommes un peu étendus sur les rites de la crémation dans le monde romain, c'est pour nous épargner des redites en traitant de ce qui se passait en d'autres pays. Rien, en effet, ne ressemble davantage à ce que nous savons des mêmes rites dans le monde grec. Homère, dans le récit des funérailles de Patrocle, a donné de ces cérémonies funèbres une description qui est demeurée, on peut le dire, exacte tout le temps qu'a duré cette belle civilisation grecque. Depuis les premiers apprêts que l'on fait subir au corps pour le conserver pendant le temps qui le sépare du bûcher, jusqu'aux jeux qui terminent la fête funéraire, nous retrouvons tout dans les détails que nous ont légués les historiens très-postérieurs sur la manière de procéder des générations correspondantes. Il est certain qu'il y a dans la façon dont Achille fit les choses une prodigalité, une profusion, une grandeur dont un demi-dieu seul était capable, et que le plus riche Athénien du temps de Périclès aurait été impuissant à l'imiter. Il est certain qu'en dehors de ces temps héroïques, on ne pouvait prendre l'habitude de faire entrer toute une forêt dans le bois d'un bûcher, et d'immoler en bétail de quoi nourrir une armée entière. Mais ce qui ne l'est pas moins, c'est qu'au degré près les choses continuèrent de se passer ainsi jusque dans la période de décadence, et que les grands hommes de la Grèce mourante étaient honorés après leur mort tout comme les héros de ses premiers jours. Ainsi, c'était un usage répandu en Grèce que quelques-uns des assistants, en signe de regret, se dépouillassent séance tenante de leurs cheveux pour les offrir aux mânes du défunt. Cette sorte d'offrande est déjà signalée dans le récit d'Homère : pour mieux exprimer ses regrets, Achille coupe cette blonde chevelure, qu'il nourrissait pour le fleuve Sperchius. « O Sperchius! s'écrie-t-il, mon père t'avait promis que, rendu à ma patrie, je t'offrirais mes cheveux; que je t'immolerais une hécatombe; que sur l'autel qui couvre ta source j'immolerais cinquante moutons. Inutiles vœux! Je ne reverrai plus les champs de Thessalie; cette chevelure que je ne pourrai t'offrir, un héros mon cher Patrocle, l'emportera dans la tombe. » La place nous manque, sans quoi tout ce qui suit dans la description de l'*Iliade* serait à citer, car on ne peut mieux décrire des rites, dont rien ne semble s'être perdu ou modifié. « Le bûcher s'élève, et le rivage gémit dans la vaste étendue; au milieu, sur un lit funèbre, on dépose en pleurant les restes de Patrocle. Des moutons, des taureaux tombent égorgés; de la graisse de ces victimes, Achille couvre son ami tout entier; ses mains, autour de lui, étendent leurs membres encore palpitants. Des urnes inclinées épanchent sur le lit le miel et les parfums. » On a vu qu'à Rome les choses ne se passaient guère autrement. Vient ensuite le sacrifice des animaux favoris et des victimes humaines : « Achille immole en gémissant quatre superbes coursiers et les jette sur le bûcher. De neuf chiens que sa main a nourris, il prend les deux plus beaux et les sacrifie aux mânes de Patrocle. Égaré par la rage, armé par la vengeance, son bras plonge au sein de douze jeunes Troyens un glaive impitoyable. Enfin, il enfonce dans le bûcher un fer embrasé. » On pourrait se demander si en Grèce, comme à Rome, la coutume d'immoler des victimes humaines s'est poursuivie jusqu'à la fin. Il aurait existé, en effet, suivant Plutarque, une loi de Solon qui réglementait les funérailles et allait jusqu'à interdire le sacrifice d'animaux domestiques, comme le bœuf. Mais lors même qu'on déduirait de là qu'il était défendu d'immoler des hommes, il faudrait croire qu'Athènes à peu près seule a connu une telle exception, car le même Plutarque nous raconte qu'aux funérailles de Philopœmen les prisonniers Messéniens furent lapidés sur son tombeau. Quant aux jeux funèbres, par lesquels Achille termine la série des honneurs qu'il rend à Patrocle, on sait avec quelle fidélité les Grecs demeurèrent attachés à cette façon de rendre hommage à la mémoire de ceux qui avaient le mieux servi la patrie. Un décret, rendu par l'assemblée du peuple, ordonnait que chaque année, au jour anniversaire de la mort, on célébrerait des jeux qui consistaient en concours de gymnastique ou de musique, ou encore en courses de chevaux. Plutarque nous a laissé le texte d'un fort beau décret de ce genre dans la *Vie de Timoléon*.

Nous ne dirons rien des sépultures, qui ne différaient guère des sépultures romaines, soit par la façon dont elles étaient placées en dehors des villes, soit par le plan sur lequel elles étaient construites et aménagées. D'ailleurs il faut bien reconnaître que là, comme en beaucoup d'autres choses, c'étaient les Grecs qui avaient précédé les Romains, et ceux-ci n'avaient guère eu que la peine de les imiter.

Passons de suite à la façon de procéder dans les autres pays où la crémation s'est introduite : l'Inde et le Mexique. Nous empruntons aux auteurs de l'*Univers pittoresque* la description de ce qui a lieu dans l'Inde :

« Les Indous brûlent leurs morts couchés tout au long sur le bûcher ; les membres des ordres religieux y sont apportés assis et les jambes ployées sous le corps. Le mourant près de rendre le dernier soupir est exposé hors de sa maison, sur un lit de gazon sacré. On récite des prières autour de lui ; on le couvre de feuilles de basilic. S'il habite près du Gange, et si la chose est possible, on le transporte sur le bord du fleuve sacré. On dit que les gens pour qui cette cérémonie a été accomplie, et qui parviennent à guérir, ne retournent jamais dans leur famille ; il y a des villages, sur les bords du Gange, qui passent pour être habités par les gens ou par les descendants de gens qui ont subi cette épreuve ; cependant le fait n'est rien moins que prouvé. Après la mort on lave le corps, on le parfume, on le couvre de fleurs et on le porte aussitôt au bûcher. Dans le sud, le cortége funèbre est précédé par des musiciens et le corps est porté la face découverte et peinte avec du carmin ; ailleurs, au contraire, le corps est soigneusement recouvert et il n'y a pas de musique dans le cortége, mais les personnes qui l'accompagnent poussent des cris de douleur.

« Le bûcher d'une personne ordinaire a quatre ou cinq pieds de haut ; il est de bois de santal pour les riches, de fiente de vache pour les pauvres ; on le décore de fleurs ; on jette dans les flammes du beurre clarifié et des huiles parfumées. Quand les cérémonies et les oblations préliminaires de fruits, de riz, de bétel, sont achevées, un parent du défunt met le feu au bûcher, puis, avec les autres parents, il va se purifier dans un cours d'eau voisin et s'assied sur le bord jusqu'à ce que le feu s'éteigne. C'est un triste spectacle de les voir enveloppés dans leurs vêtements mouillés et les yeux fixés sur le bûcher. Cependant la religion ne leur ordonne pas de mouiller leurs vêtements et de se livrer à leur chagrin ; au contraire, elle enjoint de ne pas pleurer et d'adoucir sa douleur en répétant certains versets consacrés des livres saints. Les Indous n'élèvent guère de tombeaux qu'aux guerriers qui meurent sur le champ de bataille et aux veuves qui se brûlent avec leurs maris. Ces tombeaux ont la forme de petits autels carrés. Les funérailles sont quelquefois l'occasion de dépenses immenses. Un journal de Calcutta racontait, en juin 1824, qu'une famille indoue, sans compter les magnifiques et nombreux présents qu'elle avait faits aux plus distingués des brahmanes, avait dépensé aux funérailles de son chef la somme incroyable de 500 000 roupies (1 250 000 fr.) distribuées en aumônes. »

Ajoutons quelques détails oubliés par nos auteurs et que nous ne croyons pas sans importance. Avant de porter le corps au bûcher, on s'assure, par certaines pratiques plus ou moins bien imaginées, que l'individu est réellement mort. A cet effet, on lui pince le nez, on lui presse le ventre, on lui asperge le visage, on sonne à ses oreilles de la trompette; enfin, dernière expérience, on lui emplit la bouche de sable. S'il résiste à tout, on le brûle, et il y a lieu de croire que, soumis à ces différentes tortures, les hommes brûlés vifs ont dû être rares. C'est que malheureusement il n'en fut pas toujours ainsi à Rome. Pline cite de nombreux exemples d'individus portés au bûcher qui n'étaient frappés que de mort apparente; il y a même parmi eux des personnages : un consulaire, Aviola, que la violence des flammes ranima, mais trop tard, car il fut entièrement consumé; un certain Lamia, qui avait été préteur; C. Elius Tuberon, qui avait rempli les mêmes fonctions, etc., etc.

Les auteurs que nous avons cités signalent à peine la vieille coutume indoue suivant laquelle la veuve partage le sort de son mari. Cela pourtant nous intéresse à un haut degré. Il n'est pas douteux que cette coutume, principalement à cause de l'influence anglaise, tend à disparaître de plus en plus; mais il ne l'est pas moins qu'elle a été très-répandue autrefois et qu'elle l'était encore au siècle dernier, au moins dans la caste militaire, la seule où l'usage de la crémation ait été habituel, comme nous l'avons observé. On a beaucoup discuté, et l'on discute encore aujourd'hui sur cette loi de l'Inde brahmanique, sans donner, suivant nous, la seule vraie raison d'une telle barbarie. Il n'y faut voir, croyons-nous, qu'une trace non équivoque de ce vieux fond fétichique qui ne cesse d'apparaître au milieu de toutes les constructions de l'esprit indou. Les Indous continuent de faire, bien qu'arrivés depuis longtemps à un degré de civilisation très-avancé, ce qu'ils ont pratiqué étant fétichistes. Nous avons dit que, voulant assurer au mort, dans cette seconde vie du tombeau dont nous avons parlé, les services auxquels il s'était habitué dans sa première existence, le fétichiste immolait sur le cadavre du chef de famille, la femme, les esclaves, les animaux qu'il avait le plus chéris; eh bien! le plus plausible est que les Indous ont passé au polythéisme sans se débarrasser de toutes leurs coutumes fétichiques et de celle-là en particulier, et qu'une fois intercalée dans le système brahmanique, elle s'y est perpétuée avec la persistance propre à toutes les institutions théocratiques. Il est très-probable qu'à une époque reculée ce n'était point, comme de nos jours, la volonté de la femme qui décidait de son sort : alors, sans doute, elle était forcée de suivre l'époux dans la mort. D'ailleurs l'état d'abjection où, il n'y a pas longtemps encore, elle était reléguée lorsqu'elle refusait d'accomplir ce qu'on regardait généralement comme son devoir, n'était pas une perspective assez souriante pour que l'on pût dire de son choix qu'il fût libre, de son action qu'elle fût volontaire.

On va voir que ce qui se passait au Mexique n'était que la répétition de ce que nous avons observé en Grèce, à Rome et dans l'Inde. Aussitôt qu'un Mexicain avait rendu l'âme (nous supposons un Mexicain d'importance), il était remis aux mains des prêtres, qui, après les lavages usuels, le revêtaient de ses plus riches habits et l'exposaient assis dans le lieu le plus apparent de sa demeure. En cette posture, ses parents et ses amis venaient le saluer et lui faire des présents. Si c'était un cacique ou quelque autre seigneur, on lui offrait des esclaves qui étaient sacrifiés sur-le-champ pour l'accompagner dans un autre monde. Chaque seigneur ayant une espèce de chapelain pour le diriger dans les cérémonies religieuses, on tuait aussi ce prêtre domestique, ainsi que les principaux officiers qui avaient servi dans la même maison, les uns pour aller préparer un nouveau domicile à leur maître, les autres pour lui servir de cortége, et c'était dans le même but que toutes les richesses du mort étaient mises avec ses cendres dans le tombeau. Si c'était un capitaine, on faisait autour de lui des amas d'armes et d'enseignes. Les obsèques duraient dix jours et se célébraient par un mélange de pleurs et de chants. Les prêtres psalmodiaient une sorte d'office des morts, tantôt alternativement, tantôt en chœur, et levaient plusieurs fois le corps avec toutes sortes de cérémonies. Ils faisaient de longs encensements et jouaient des airs lugubres sur le tambour et la flûte. Celui qui tenait le premier rang était revêtu des habits de l'idole que le seigneur mort avait plus particulièrement honorée, et dont il avait été comme l'image vivante, car chaque noble représentait une idole, et de là venait l'extrême vénération que le peuple avait pour la noblesse. Le corps de l'empereur était lavé et parfumé; on lui mettait dans la bouche une grosse émeraude, on le recouvrait des plus riches étoffes. La première victime sacrifiée en son honneur était l'officier chargé des lampes, qui devait l'éclairer dans les ténèbres de l'autre monde. Puis on portait le corps au temple et on le plaçait sur un bûcher déjà allumé. Alors venaient des massacres de prisonniers qu'on immolait par centaines et par milliers, mais dont le cœur seul était jeté dans les flammes. Le feu éteint, on recueillait ce qui n'avait pu être consumé, c'est-à-dire les dents et quelques os, et l'on portait le tout pompeusement sur la montagne de Chapultepec, où était le tombeau des souverains.

De tout ce que nous venons de dire relativement aux rites de la crémation dans le petit nombre de pays où elle a été appliquée, nous ne voulons retenir qu'une chose, c'est cette persistance vraiment incroyable de la plupart des pratiques primitives, jointe à l'emploi d'un procédé qui leur est aussi opposé que celui qui consiste à brûler les corps. Si l'on admet le principe fétichique, rien ne s'explique mieux, comme nous nous sommes efforcés de le démontrer, que ces soins dont on entoure le cadavre, ces appels réitérés, ces présents de toute espèce, ces offrandes de nourriture et d'animaux, et même ces sacrifices de victimes humaines, de l'épouse et des serviteurs. Mais, à quoi tout cela peut-il être utile, du moment que l'on réduit le corps en cendres? L'homme le plus enraciné dans ses croyances ne s'imaginera jamais que quelques os carbonisés ont besoin d'aliments, et qu'il est urgent, comme au Mexique, de tuer un lampiste afin de les éclairer dans l'autre monde. Nous nous trouvons évidemment ici dans une de ces situations contradictoires où l'humanité n'a cessé de se débattre depuis qu'elle existe. Elle éprouve de ces tendances spontanées, qui sont tellement dans le fonds même de sa nature, qu'aucune croyance acquise, qu'aucune nécessité d'ordre quelconque, physique ou morale, ne parvient à les refréner. En vain, sous la pression de nouveaux besoins moraux, les fondateurs de religion s'évertuent à changer les dogmes; la masse se soumet en apparence, mais en réalité, toujours semblable à elle-même, elle garde dans le plus profond de son cœur la foi qu'on veut lui ravir. Moïse enseigne aux Hébreux un Dieu unique et l'entoure d'un appareil terrible; il n'a pas disparu, que son peuple est retourné au Veau d'or et se dirige vers les montagnes pour adorer les bois sacrés. Mahomet, reprend la conception mosaïque et prêche à ses Arabes le dieu d'Abraham; mais il connaît si bien le fond de leur cœur, qu'il ne croit pas pouvoir tout supprimer, et leur permet d'adorer, comme par le passé, la pierre noire de la Kaaba. Même phénomène dans l'Inde, dans la Perse, dans l'Égypte, chez les Aztèques et chez les Incas. Les Manco-Capac, les Brighou et les Zoroastre tirent de leur cerveau les conceptions les plus merveilleuses; ils personnifient, déifient tous les principes qui se confondent dans l'âme humaine, et s'efforcent, par le culte qu'ils en font sortir, d'en régler les mouvements; la foule s'incline et adore, mais n'en continue pas moins d'aller porter ses offrandes à tout ce qu'elle craint ou respecte, à tout ce qui lui sert ou lui nuit, depuis la plante qui guérit les blessures, jusqu'au serpent dont le venin tue, jusqu'à l'oiseau de proie qui fait la guerre au serpent. Est-il besoin de montrer que les choses se sont passées de même manière dans le polythéisme grec et dans le monothéisme chrétien? Nous avons trop de faits présents à l'esprit pour que cela puisse faire discussion.

Dans un ordre d'idées un peu différent, quoique connexe, dans une question de mœurs, toujours associées aux croyances, les hommes ont agi de la même manière. Forcés par une nécessité impérieuse, ils ont courbé la tête et ont accepté de changer les rites qui leur étaient chers, mais sans toutefois aller au delà de ce qu'exigeait cette nécessité. Il fallait brûler les corps: ils les ont brûlés; mais rien ne les forçait, si ce n'est la logique, à ne plus leur rendre les devoirs qu'ils leurs rendaient dans le passé, et au risque de se montrer inconséquents et contradictoires, les hommes ont conservé pieusement tout ce que le soin de leur propre préservation ne les obligeait point à sacrifier. Aussi, dès que les circonstances ou les conditions qui avaient imposé la nouvelle coutume s'affaiblirent ou disparurent, l'humanité revint en arrière et reprit avec amour ses vieilles habitudes. Un jour vint où la guerre étant achevée, la crémation disparut de l'Occident conquis et lorsque l'invasion espagnole l'eut également chassée du nouveau monde, elle ne persista que dans l'Inde, où sans doute les conditions climatériques exceptionnelles prolongèrent plus longtemps que partout ailleurs un usage que les autres conditions sociales n'auraient pas suffi à maintenir.

Ajoutons qu'en Occident, outre que la nécessité première s'évanouissait de plus en plus, une religion nouvelle apparaissait, dont le dogme ne contenait rien, à la vérité, qui poussait directement à abolir la crémation, mais qui se recommandait trop étroitement des traditions contraires pour qu'une telle coutume pût aisément persister. Les idées philosophiques de la Grèce qui vinrent se greffer sur les croyances juives ne pouvaient affaiblir l'influence profonde que ces dernières avaient sur les mœurs. D'ailleurs les fondateurs du christianisme, aussi bien saint Paul que Jésus-Christ, étaient de race juive et devaient tenir aux coutumes de leurs aïeux. Or ces coutumes, quoi qu'on en ait dit, n'admettaient que l'inhumation. Ceux qui ont cru voir dans deux ou trois passages de la Bible, soit à propos de Saül, dans le livre des Rois et les Paralipomènes, soit à propos de Sédécias et de Joram, dans les livres des prophètes Ézéchiel et Jérémie, la trace de coutumes crématoires, nous semblent s'être trompés. Outre que les traducteurs diffèrent sensiblement sur ces points et que si les uns entendent qu'il s'agit de brûler les corps, d'autres entendent simplement qu'il s'agit de brûler des parfums autour du corps, ce qui n'est pas la même chose, il faut avouer aussi que le langage plus ou moins figuré des prophètes dans deux passages, ne saurait aller contre le texte bien autrement décisif du livre des Rois qui, si l'on en excepte le cas au moins douteux de Saül, mort dans des circonstances particulières et enseveli secrètement, n'offre pas un mot, dans tout ce qui concerne les funérailles royales, qu'on puisse interpréter en ce sens, que tous ces princes ne furent pas inhumés. Quoi qu'il en soit, personne n'oserait dire que l'inhumation ne fut pas la seule pratique en usage dans le monde juif lors de l'apparition du christianisme. L'histoire du Christ enseveli par les saintes femmes et mis dans le tombeau est présente à tous les esprits. Or, il arriva pour le christianisme ce qui était arrivé dans les pays voisins de l'Inde pour le bouddhisme. Ses adhérents s'efforcèrent autant que possible d'imiter le fondateur, et si les bouddhistes voulurent être brûlés, comme l'avait été Çakya-Mouni, les chrétiens, sans exception, voulurent être enterrés comme l'avait été Jésus. Aussi, à mesure que la nouvelle religion s'étendit dans le monde, la crémation rétrograda et vers le quatrième siècle de notre ère, disparut pour toujours de l'Occident.

II. **État actuel de la crémation.**

IV. Renaissance de la crémation au dix-neuvième siècle. Voici cependant que l'antique coutume semble renaître, et nous assistons en ce moment à une propagande si active, si ardente, nous dirions presque si enthousiaste en faveur de la crémation, qu'on croirait vraiment avoir plutôt affaire à une religion nouvelle qu'à une vieille coutume qu'il s'agit de rétablir. Elle a ses prêtres, ses docteurs, ses apôtres, elle tient des conciles; elle compte déjà des martyrs. A quoi devons-nous ce réveil inattendu, cette agitation extraordinaire, cette résurrection subite d'une pratique depuis tant de siècles oubliée? Quelles nations et quels hommes y prennent part? C'est ce que nous allons maintenant exposer.

La première fois que l'idée de crémation réapparaît dans le monde moderne, c'est en pleine période directoriale, en l'an V de la République. Un certain nombre de propositions surgirent vers cette époque, ayant pour but de régler les funérailles et de fonder des institutions où le respect des morts se concilierait avec tout ce que pouvait réclamer le salut des vivants. Il ne faut pas s'étonner qu'entre tous ces projets, il y ait eu place pour un souvenir de la Grèce et de Rome, dont l'image obsédait à ce point les législateurs de ce temps qu'ils s'efforçaient de faire revivre dans les institutions, dans les mœurs, et, à leur défaut, dans les noms toute cette antiquité disparue. Comme les Grecs et les Romains brûlaient les morts, certains esprits jugèrent qu'il était indispensable que les citoyens français brûlassent également leurs morts, et, dans la séance du 21 brumaire an V, un rapport déposé sur la tribune du Conseil des Cinq-Cents, proposait que chacun fût libre de se faire porter sur le bûcher après sa mort et se terminait par un projet de loi en deux articles établissant la crémation facultative :

« Art. V. Il est libre à tout individu de faire brûler ou inhumer, dans tel endroit qu'il jugera convenable, le corps de ses proches ou des personnes qui lui furent chères, en se conformant aux lois de police et de salubrité.

« Art. VII. La loi de salubrité défend que le bûcher soit allumé, ou l'inhumation privée faite dans l'enceinte des habitations. »

Renvoyé à la Commission, remanié par elle, repoussé de nouveau, et encore remanié, le projet ne parvint jamais jusqu'au vote définitif. Il n'aboutit pas. Deux ans se passèrent et de nouveau la crémation revint à l'ordre du jour.

Ici ce ne fut pas la législature, c'est-à-dire l'assemblée des représentants de la nation, mais simplement celle des administrateurs du département de la Seine qui revendiqua pour ses administrés la liberté de brûler leurs morts. On va voir, par le rapport du citoyen Cambry que nous allons citer, et par le projet d'arrêté qui le suit, combien les préoccupations hygiéniques entraient pour peu de chose dans ces idées de crémation, combien il n'y avait là que le désir immodéré de reproduire des scènes antiques.

Rapport sur les sépultures, présenté à l'administration centrale du département de la Seine, par le citoyen Cambry, *administrateur du département de la Seine. — An VII.*

Le champ du repos se trouverait à Montmartre; dix hectares de terre seraient acquis, autour desquels on élèverait un mur de quatre-vingt-un centimètres d'épaisseur; dans la construction de ce mur on pratiquerait des voussures (ou *Columbaria*) dans lesquelles on déposerait des urnes cinéraires.

Quatre grandes portes, dédiées à l'Enfance, à la Jeunesse, à la Virilité, à la Vieillesse, serviraient d'entrée à ce grand établissement ; elles conduiraient par quatre routes sinueuses au monument central, image du dernier terme de la vie : ce monument offre une pyramide de vingt-huit mètres de base; un trépied la couronne.

Cette pyramide serait disposée dans l'intérieur, de manière à ce que le travail nécessaire pour consumer les corps pût se faire sans que le public s'en aperçût. La position des fours est telle qu'aucun mélange de cendres ne peut avoir lieu. On n'emploierait pas le bois, devenu si rare, à l'entretien de ces fourneaux, ingénieusement disposés par la chimie moderne.

Dans l'intérieur de ce majestueux monument, on déposerait les cendres des grands hommes, de ceux qui, dans un poste éminent, se seraient sacrifiés pour la Patrie.

Quatre autres bâtiments seraient élevés dans l'intérieur de la commune. On y déposerait les corps sur des tables de marbre, jusqu'au moment où les chars du soir les enlèveraient pour les porter au champ du repos.

La forme de ces bâtiments est analogue à leur destination. Un trépied, des candélabres et quelques ornements légers en forment la décoration; sur le trépied on brûlerait sans cesse des herbes odoriférantes et des parfums.

Des chars conduits par des chevaux, accompagnés d'hommes à pied, précédés d'un commissaire à cheval, recueilleraient les corps, les enlèveraient après une visite qui constaterait les causes de la mort.

Les parents, les amis, auraient la faculté d'accompagner cette marche funèbre jusqu'au lieu de la station.

Ils pourraient prendre toutes les précautions qu'indique la prudence, et qu'il serait facile d'établir pour être certains que les corps de leurs proches seraient respectés.

A la chute du jour, quatre chars, attelés de chevaux couverts, enveloppés de draps de couleur violette, guidés par quatre hommes à pied précédés d'un commissaire, de deux trompettes ou trombones, et suivis de soldats, iraient au pas porter les corps au champ de repos, où l'on pourrait encore les suivre en voiture, à cheval, à pied.

La plus grande décence régnerait dans ces pompes funèbres.

Cet exposé de motifs était suivi du projet suivant :

Projet d'arrêté du département de la Seine, sur les sépultures, adopté dans sa séance du 14 floréal, an VII.

L'administration centrale du département :

Considérant que de tout temps les lieux de sépulture ont été éloignés de l'enceinte des cités, qu'ils ne se sont trouvés renfermés dans Paris que par l'agrandissement successif de cette commune, et que les citoyens n'ont jamais cessé de réclamer contre cet abus funeste, tant sous l'ancien gouvernement que depuis l'établissement de la République;

Considérant que les inhumations doivent être faites avec décence et dignité, et que le lieu des sépultures publiques doit avoir un caractère imposant et convenable à une grande cité ;

Considérant que, dans les temps anciens, la plupart des peuples ont été dans l'usage de brûler les corps, et *que cet usage n'a été aboli, ou plutôt n'est tombé en désuétude que par l'influence qu'ont eue les opinions religieuses;* qu'il est avantageux sous tous les rapports de la rétablir, et que d'ailleurs la faculté de s'y conformer n'empêchera pas celle de rendre les corps à la terre, ainsi que d'autres peuples l'ont pratiqué et le pratiquent encore.

Ouï le commissaire du Directoire exécutif.

Arrête :

ART. 21. Tout individu décédé, qui ne sera pas destiné à une sépulture particulière, sera conduit à la sépulture publique pour y être inhumé ou consumé par le feu, ainsi que ses parents, amis ou ayants cause le désireront, à moins qu'il n'ait lui-même, avant son décès, exprimé par écrit son intention à cet égard.

ART. 22. Les parents ou ayants cause d'un décédé, qui voudront en recueillir les cendres, pourront assister collectivement ou choisir un d'entre eux pour être présent à la consumation du corps.

ART. 23. Les cendres d'un décédé ne pourront être refusées à celui de ses parents ou amis qui les réclamera.

Il en donnera un reçu au concierge du champ de repos.

ART. 24. Il y aura dans l'enceinte du champ de repos un dépôt d'urnes funéraires, parmi lesquelles il y en aura toujours au prix de 1 fr. 80.

Enfin, le 2 frimaire an VII, la même administration centrale prenait l'arrêté suivant :

L'administration centrale du département :

Considérant qu'elle ne peut qu'applaudir aux idées neuves et sentimentales que présente le rapport du citoyen Cambry.

Arrête :

Le rapport susvisé et les projets de l'architecte seront envoyés à toutes les autorités et administrations de la République.

Cependant il s'en fallait que toutes les difficultés fussent résolues, et si l'on avait reconnu l'impossibilité de faire usage du bois pour alimenter le feu funéraire, ce n'était pas avoir fait un grand pas que de déclarer que l'on confierait à la chimie moderne le soin de *disposer ingénieusement* les fourneaux.

D'ailleurs, l'opinion publique se préoccupait vivement des sépultures et l'Institut adressait au Gouvernement un rapport de Baudin sur l'état révoltant des lieux ou les corps des citoyens étaient déposés, afin « de l'avertir que les premiers principes de la morale, de la médecine et de la science sociale, demandaient la plus prompte réforme de l'état dans lequel étaient les inhumations ». C'est alors que le ministre de l'intérieur, par une lettre du 5 ventose an VIII, charge l'Institut au nom du Gouvernement, de proposer pour sujet d'un prix la question suivante : « Quelles sont les cérémonies à faire pour les funérailles, et le règlement à adopter pour le lieu de la sépulture ? » Le prix était une médaille de cinq hectogrammes d'or. Quarante mémoires furent envoyés. L'Institut en distingua deux qui s'étaient fait remarquer « par la modération de leurs projets, la facilité de leur exécution dans toute l'étendue de la République ». Le Gouvernement accorda un prix égal aux deux auteurs couronnés, dans la séance du 14 vendémiaire an 9 : « le citoyen F. V. Mulot, ex-législateur et le citoyen Amaury-Duval, chef du bureau des arts dans le ministère de l'intérieur. »

Ces deux auteurs s'occupent de la crémation, et, d'après Amaury-Duval, cette coutume doit son origine aux deux fléaux de l'humanité, à la guerre ou à la peste.

Nous trouvons aussi dans ces brochures un document intéressant la crémation à Paris. Le préfet de la Seine, Frochot, dans son arrêté du 1er floréal, concernant la demande de la citoyenne Dupré-Geneste, épouse du citoyen Lachèse, à fin d'obtenir l'autorisation de brûler le corps de son enfant, âgé de huit mois, ordonna, par l'article 2, que cette cérémonie funèbre serait faite en présence de l'agent municipal et de l'inspecteur des inhumations, et, par l'article 3, il prescrivit à la citoyenne Dupré-Geneste de justifier au maire de son arrondissemement du certificat de l'agent municipal, constatant que le corps a été brûlé et les cendres recueillies.

En somme, on travaillait à la solution du problème, et sans doute n'était-on pas très-loin de la découvrir (on avait accompli de bien autres prodiges depuis dix ans), lorsque survint le 18 brumaire. Le Consulat amena une recrudescence du culte catholique et la prépondérance de tous les rites qu'il protégeait. On ne parla plus de crémation.

Mais, chose curieuse, sans en parler, ici et là on la mit en pratique. Au milieu de cette furie de destruction qui marqua les premières années de ce siècle, la nécessité se fit plusieurs fois sentir de se débarrasser des morts par un procédé plus expéditif que l'inhumation. Dans cette lamentable campagne de Russie, par exemple, où l'on vit en quelques mois se fondre une armée de plusieurs centaines de mille hommes, les Russes brûlèrent, paraît-il, les monceaux de cadavres, que l'armée française, dans sa retraite précipitée, laissait derrière elle sans sépulture. En 1814, après la bataille de Paris, les Allemands transportèrent à Montfaucon des cadavres, dont une élévation rapide de la température hâtait la décomposition. Placés sur de grands foyers, formés simplement de longues barres de fer soutenus par des pierres, quatre mille corps furent détruits par le feu dans l'espace de quatorze jours. Ce procédé tout primitif coûta environ deux francs par homme.

Pour la troisième fois et sous l'influence des mêmes causes, la crémation reparut de nos jours après la bataille de Sedan. On ne l'avait employée ni durant la guerre de Crimée, ni durant celle d'Italie, ni durant celle de Bohême entre la Prusse et l'Autriche, bien que les occasions d'en faire usage aient dû se présenter plus d'une fois. A Sedan même ce ne fut point au lendemain même de la bataille que la mesure fut prise, mais quelques mois après, lorsque sous l'influence de la chaleur naissante, les fosses remplies jusqu'à fleur de terre, commencèrent à dégager de pestilentielles exhalaisons. Le gouvernement belge, dont les populations toutes voisines étaient le plus en dangers, envoya sur les lieux une commission, qui de concert avec l'autorité française, rechercha les moyens de remédier au mal, et ne trouva rien de plus expéditif, de plus sûr et de plus économique que l'emploi du feu. M. Créteur, le chimiste chargé de la besogne, se proposa d'obtenir l'incinération sur place, sans exhumation, et pour cela il employa le goudron provenant de la distillation de la houille dans la fabrication du gaz d'éclairage, se basant sur ce que certaines résines, en présence des corps gras ont la propriété de produire une remarquable intensité de calorique. Après avoir fait enlever la terre jusqu'à ce qu'on rencontrât la couche noire et fétide, qui recouvrait immédiatement les cadavres, et arrosé cette couche avec de l'eau phéniquée, il mettait à nu la masse en putréfaction. Il la saupoudrait d'abord d'une couche de chlorure de chaux, puis répandait sur elle un flot de goudron qui, grâce à sa fluidité, s'infiltrait aisément entre les interstices laissés par les piles de ces cadavres superposés. Quand la pénétration du liquide lui semblait complète, il l'enflammait au moyen de paille humectée d'huile de pétrole, qui étendait rapidement le feu à toute la fosse. Bientôt la chaleur devenait si intense qu'on ne pouvait approcher à plus de quatre ou cinq mètres du foyer, où se produisait un bruissement semblable à celui des graisses en ébullition. Une immense colonne de fumée noire s'élevait dans l'air sans y répandre la moindre odeur. Cinquante-cinq ou soixante minutes suffisaient à réduire les fosses les mieux remplies, dont le contenu, après l'opération, était diminué des trois quarts. Le résidu se composait d'os calcinés, enveloppés d'une couche de résine, qui les mettait à l'abri de l'influence extérieure. Les terres retirées de dessus les cadavres étaient desséchées par la chaleur et avaient perdu toute odeur cadavérique.

Le moyen mis en pratique par M. Créteur est si peu coûteux, que suivant son estimation, la dépense ne dépasserait pas actuellement quinze centimes par individu, si l'incinération avait lieu immédiatement après la bataille.

Les Allemands voulurent également faire servir le feu à la purification des champs de bataille semés autour de Metz; mais ils employèrent sans doute quelque procédé défectueux, car, après quelques essais, ils durent y renoncer et eurent recours simplement à de nouvelles inhumations. D'ailleurs il semble qu'ils aient éprouvé de la répulsion pour cette manière de se débarrasser des morts; car, comme ils commandaient encore à Sedan lorsque M. Créteur y pratiqua ses opérations, ils manifestèrent leur intention formelle de s'opposer à la crémation des cadavres de leurs compatriotes, tués en nombre considérable à Bazeilles, à Balan, à Givonne, et M. Créteur, malgré l'appui du gouvernement et des populations, dut s'abstenir.

Enfin, pour terminer cette liste des cas de crémation sur le champ de bataille depuis le commencement de ce siècle, nous ajouterons que, dans la récente guerre entre les Turcs et les Serbes, ces derniers à plusieurs reprises employèrent le feu pour se délivrer des morts.

Il y a dans tout cela, il faut bien le reconnaître, un retour très-accusé vers l'usage antique, et, qui plus est, amené et entretenu par des causes semblables. Le péril que font courir des monceaux de cadavres, mal enfouis, à des populations sédentaires de plus en plus compactes, fait revivre le moyen le plus simple et le plus actif que l'humanité ait encore inventé pour le conjurer; et si, d'une part, l'obstacle qu'ont mis durant de longs siècles les croyances monothéiques à la reprise de la crémation va s'affaiblissant avec elles, d'une autre l'industrie et les procédés qu'elle invente chaque jour permettent aux hommes d'exécuter maintenant à très-peu de frais une opération qui, il y a seulement un siècle, eut sans doute été impossible, s'il avait fallu employer les moyens coûteux dont on se servait dans le monde gréco-romain.

Mais jusqu'ici, remarquons-le, nous ne sommes point sortis des limites du champ de bataille, et il faut convenir que si la crémation, durant la première moitié de ce siècle, semble vouloir rentrer dans le monde moderne par la même porte qui lui avait livré passage dans le monde antique, elle ne se hasarde pas encore à se réintroduire dans les mœurs, dans les pratiques de la vie civile. Un seul exemple s'offre à nous durant cette période : c'est le cas de Byron livrant aux flammes le corps de son ami Shelley. Mais cela passa sans doute alors pour la fantaisie sans conséquence d'un génie bizarre, et il ne semble pas que personne ait été tenté de l'imiter.

Cependant un certain travail commençait à se faire, nous ne dirons pas dans l'opinion publique, car jamais aucun projet ne l'a laissée plus indifférente, mais dans quelques esprits militants de la presse médicale. On commençait à revenir aux propositions de la période révolutionnaire et pour des motifs assez différents. Tandis que chez les administrateurs de l'an VII, la préoccupation dominante, telle qu'elle semble ressortir de l'exposé des motifs que nous avons cité et du projet qui le suit, est de rappeler les mœurs d'une époque disparue et de faire revivre des pratiques, qui n'ont été, suivant eux, momentanément abolies que par les efforts combinés de l'ignorance et du fanatisme, ce qui va nous frapper chez les partisans actuels de la crémation, c'est avant tout la préoccupation hygiénique, le désir de mettre pour toujours les vivants à l'abri des dangers que le voisinage des morts leur fait courir. Le mouvement s'accentue définitivement vers les premières années du second empire, et dès cette époque un des vétérans de la presse médicale française qui depuis longtemps combattait en faveur de la crémation, le docteur Caffe, résumait en ces quelques lignes les idées des réformistes :

« Si l'on substituait la crémation, cet antique, noble et digne procédé de conservation des siens, à la dégoûtante et dangereuse méthode de putréfaction par l'inhumation, il est bien certain que le culte de la famille et des morts gagnerait en moralité autant que l'hygiène.

« Le système actuel d'inhumation est reconnu sans contradiction sérieuse, mauvais, embarrassant, préjudiciable à tous les points de vue, contraire à toutes les prescriptions de l'hygiène, attentatoire à la piété envers les morts, aux droits de tous les hommes, répugnant à la civilisation et au cœur humain.

« La crémation est un système funéraire qui réunit à la fois toutes les conditions réclamées par la morale et la religion, par l'hygiène et l'économie domestique. »

Il faut bien dire que ces tentatives n'eurent alors qu'un succès médiocre près du public auquel elles s'adressaient, et que la plus complète indifférence répondit seule aux appels passionnés de quelques écrivains convaincus. Le milieu français était évidemment rebelle.

Vers 1857, le mouvement passa de France en Italie. C'est un professeur de Padoue, Ferdinando Coletti, qui ouvre la marche par la lecture d'un mémoire à l'Académie des sciences et lettres de la même ville sur l'avantage qu'il y aurait pour les populations à brûler les corps au lieu de continuer à les ensevelir : « L'homme, disait-il, doit disparaître et non pourrir. » Le public italien parut d'abord tout à fait insensible aux avantages qui lui étaient proposés, car pendant une dizaine d'années nous ne voyons pas que les idées exprimées par le professeur Coletti aient rencontré aucun écho. L'Italie était alors en travail de transformation politique. En 1866 seulement, au moment où elle se bat encore pour la conquête de sa dernière province, l'attention publique s'éveille et commence à tenir compte des idées qui lui sont soumises. M. Coletti est appuyé. Le docteur Vincenzo Giro, d'une part, dans la *Gazette médicale des provinces vénitiennes*, de l'autre, le docteur Du Jardin, dans le journal *La Salute*, de Gênes, entretiennent leurs lecteurs des dangers croissants que fait courir l'inhumation à la salubrité publique et de l'importance qu'il y aurait à lui substituer la crémation.

L'année suivante, les professeurs Agostino Bertani et Pietro Castiglioni proposent formellement au congrès de l'association internationale de secours aux blessés tenu à Paris, que l'usage de la crémation devienne ordinaire et soit de règle sur les champs de bataille. Déjà, comme on le voit, les partisans de la crémation n'en étaient plus à cette guerre de tirailleurs, à cette guerre d'escarmouches qui se fait par la presse; ils abordaient la grande lutte, celle qui se livre dans les assemblées, où les hommes s'adressent directement aux hommes et où la crainte d'une contradiction trop violente arrête souvent l'orateur qui ne se sent pas assez sûr des dispositions de son auditoire. Dans le cas présent, soit que les deux honorables professeurs eussent pris une confiance exagérée des sentiments de ceux auxquels ils parlaient, soit que leur argumentation ne fût pas assez convaincante, il est certain qu'ils n'obtinrent pas de ce public spécial l'accueil favorable qu'ils en attendaient et qu'aucune décision ne leur donna gain de cause. Mais en 1869, ils posèrent de nouveau la question devant le congrès médical de Florence et il leur fut répondu par un vote unanime de l'assemblée, approuvant et recommandant la crémation.

A partir de ce moment, la cause de la crémation, au moins devant une fraction importante du monde savant, semble gagnée en Italie. Dans toutes les grandes villes, Florence, Milan, Naples, Gênes, Venise, des congrès et des conférences s'organisent, où l'on affirme la nécessité de ressusciter le rite antique. Les feuilles les plus populaires, non-seulement de la presse médicale, mais de la presse politique, publient partout les inconvénients récemment découverts de l'enfouissement et racontent les bienfaits oubliés de la crémation. Des savants de premier ordre, chimistes, physiologistes, hygiénistes, étalent devant les plus nobles assemblées les mystères horribles de la destinée du corps humain confié à la terre, et lui comparent cette transformation pure, rapide et brillante que le feu lui fait subir. Les poëtes eux-mêmes s'en mêlent et chantent sur tous les modes l'art qui permet aux hommes de rentrer dans le néant sans passer par la lente et épouvantable putréfaction.

Il n'est pas jusqu'au hasard qui ne servit cette propagande dans la péninsule. La mort à Florence d'un prince indou, radjah de Kellapore, au mois de décembre 1870, vint donner à l'Italie le spectacle d'une crémation.

A vrai dire, le procédé dont on fit usage, et qui était simplement le procédé antique, encore employé dans l'Inde, n'était pas fait pour vulgariser la pratique. Ce bûcher, surchargé de matières particulièrement inflammables, et qui, malgré l'impétuosité d'un vent propice, mit près de huit heures à dévorer un corps tout enduit de napthaline pure et de substances résineuses, ne dut pas inspirer aux assistants une bien vive confiance dans l'avenir de l'institution. Mais déjà, heureusement pour elle, plusieurs savants distingués se préoccupant de résoudre le problème de l'incinération rapide et peu coûteuse, avaient, comme nous le verrons tout à l'heure, tellement avancé la solution, que désormais ce ne pouvait plus être pour personne une question de savoir si dans un avenir prochain ces deux conditions seraient complétement remplies.

Pour achever sa conquête, il restait à la crémation deux progrès considérables à accomplir : il fallait d'abord que la loi consacrât le nouvel usage; il fallait ensuite qu'il entrât dans la voie de l'application. Quant au premier point, l'année 1873 le réalisa. Au vœu, émis par le congrès de Rome en 1871, demandant que « par tous les moyens possibles on tachât d'obtenir légalement dans l'intérêt des lois d'hygiène que l'incinération des cadavres fût substituée à l'inhumation, » le sénat italien, sur l'invitation du professeur Maggiorani, répondit en insérant dans le nouveau code sanitaire, malgré les scrupules du ministre Lanza, une disposition permettant aux familles de faire brûler le corps de leurs proches, sous la seule condition d'en demander l'autorisation au conseil supérieur de santé.

Quant au second point, l'année 1876 l'a vu remplir. Un riche milanais, le baron Keller, étant mort, laissant à sa ville la somme nécessaire pour la construction d'un monument funéraire destiné à la crémation, sous la seule condition que son corps y serait l'objet de la première expérience, les honorables et vaillants promoteurs de la crémation en Italie eurent, dans la journée du 22 janvier 1876, l'immense joie de se dire, en déposant dans les appareils perfectionnés de MM. Polli et Clericetti la dépouille mortelle du généreux donateur, que le but auquel ils avaient consacré vingt ans d'efforts était atteint.

Il n'est pas douteux que c'est en Italie que l'idée de la crémation, sortie de France, s'est le plus rapidement et le plus complétement installée. Mais il est facile de comprendre que les peuples voisins, qui composent avec la France et l'Italie la grande République occidentale, n'ont pas tardé, avec plus ou moins de hâte toutefois, à s'en emparer, si bien qu'aujourd'hui, en dehors peut-être de l'Espagne, de la Russie et de la Turquie, il n'est pas un pays qui, à des degrés divers, ne compte dans son sein des partisans de la crémation.

En Suisse, où le voisinage immédiat de l'Italie n'a pas été sans influence, le mouvement en faveur de la crémation s'accentue à partir de l'année 1874. Des meetings populaires s'organisent, dont quelques-uns, ceux de Zurich, par exemple, comptent plus de deux mille personnes. Des hommes, pris dans tous les rangs, mais principalement parmi les savants, deviennent les champions de la réforme : ce sont les docteurs Wegmann-Ercolani et Goll, le pasteur Lang, les professeurs Weith et Kinckel. Grâce à leurs efforts, des sociétés se forment ayant pour but d'introduire et de vulgariser dans le pays les meilleurs procédés de crémation ; et sans parler de celles qui sont à l'heure actuelle en voie d'organisation, nous pouvons citer comme définitivement constituées celles de Zurich et d'Aarau (en Argovie).

C'est au moment même où se tenaient dans la première de ces deux villes les grands meetings dont nous venons de parler, que le célèbre chirurgien Thompson, dans deux articles de la *Revue contemporaine* de Londres, répandait pour la première fois dans le public anglais les idées qu'il venait d'aller puiser à Vienne, à la contemplation des appareils crématoires perfectionnés qu'y avaient exposés plusieurs savants italiens et en particulier le professeur Brunetti. Nous ne savons quel est l'avenir de la crémation en Angleterre et jusqu'à quel point pourra lui être utile le nom du praticien justement considéré qui l'a prise sous sa protection. Mais ses progrès jusqu'ici se bornent à la fondation d'une société, dite de crémation, dont font partie, à côté de quelques célébrités médicales, des membres de la plus haute société anglaise.

Si sa visite à l'exposition de Vienne avait pu inspirer à M. Thompson un goût si subit et si vif pour la crémation, faut-il s'étonner que les Viennois, sous le coup prolongé de la même influence, se soient à leur tour épris des appareils du professeur Brunetti? Au début de l'année 1876, le conseil communal de Vienne a donc adopté à l'unanimité la proposition suivante : « ..... A propos des constructions à élever dans le nouveau cimetière central de la ville, l'administration supérieure prendra les mesures nécessaires pour que, dans le plus bref délai, la crémation facultative puisse s'effectuer. »

Dans le moment même où la crémation commençait à faire quelques progrès en Italie, l'Allemagne comptait déjà plusieurs partisans convaincus de la réforme, notamment le professeur Richter, de Dresde; une petite société de crémateurs se constituait même, paraît-il, dans la ville de Gratz. Mais le public, moins facile à entraîner sans doute que le public italien, ne prit fait et cause que lorsqu'il vit ce dernier tout à fait lancé dans la nouvelle voie. Dès lors, il faut le reconnaître, nos voisins allemands ont eu vite rattrapé le temps perdu. Les brochures, les conférences se sont rapidement succédées en quelques mois. Des apôtres, et en particulier le docteur Reclam, se sont multipliés; des ingénieurs, des chimistes se sont mis à l'œuvre pour trouver les moyens industriels les plus propices à l'incinération; et le 10 octobre 1875, à Dresde, les novateurs avaient la consolation d'introduire dans le four de MM. Siemens le corps de Mme Dilke, trois mois avant que les Italiens ne déposassent celui du baron Keller dans les appareils de M. Polli. Continuant son œuvre, l'Allemagne vient de tenir à Dresde, au mois de juin 1876 un congrès international, où il a été pris plusieurs résolutions importantes dans le but de répandre et de faire pénétrer partout les bienfaits de la crémation. Un comité, composé de M. Kinckel pour la Suisse, de MM. Küchenmeister et Stockhausen pour l'Allemagne, de M. Hoogemerf pour la Hollande, de M. H. Thompson pour l'Angleterre, de M. Muller pour la France, a été chargé de la fondation d'un organe de publicité pour l'insertion des recherches scientifiques spéciales et la diffusion des procédés reconnus les plus avantageux. De plus, il a été décidé qu'il serait créé et installé à Gotha, chef-lieu du seul pays allemand où soit depuis peu autorisé l'usage public de la crémation, un monument plus ou moins semblable à celui élevé par les Italiens dans le cimetière de Milan, que l'on doterait des appareils Siemens de Dresde.

Ce monument a été élevé, et dans la *Gazette hebdomadaire* du 27 décembre 1878 on peut trouver le récit d'une première crémation officielle qui a eu lieu à Gotha, le 10 décembre, devant les autorités civiles et religieuses. « A part quelques détails de peu d'importance que ce nouveau mode de sépulture rendait indispensables, les funérailles, auxquelles assistait le clergé protestant, se sont accomplies selon les formalités usitées pour une inhumation ordinaire. Le corps qui devait être incrémé était celui de M. Stier, qui, après avoir acquis une fortune assez considérable, s'était retiré en 1870 à Gotha, où il mourait il y a un an, après avoir exprimé le désir que sa dépouille fût détruite par le feu, dès que les circonstances le permettraient.

« Le gouvernement de Gotha n'ayant point encore autorisé la crémation, on dût enterrer le corps de M. Stier dans le cimetière de la ville et ce n'est que maintenant que le vœu du mourant put s'accomplir, car, si le gouvernement avait autorisé depuis quelque temps déjà la crémation, on avait dû attendre que le four fût terminé.

« Le corps ayant été exhumé la veille en présence de l'officier de l'état civil et de ses adjoints, on procéda donc le 10 courant, à trois heures après midi, aux funérailles, puis à la crémation. Toute la population était sur pied pour être témoin de ce spectacle. Le corps était suivi des parents du défunt, du corps législatif municipal, de quelques représentants du gouvernement, de la presse, du commerce et de l'industrie, de tous les membres de la Société *l'Urne*, qui, son but étant atteint, vient de se dissoudre, puis d'une foule de médecins, d'ingénieurs et de gens de lettres. Plusieurs étrangers, venus de tous les coins de l'Allemagne et même de l'étranger, attendaient le corps au milieu du four crématoire.

« Au nombre des assistants on remarquait M. le baron de Seebach, ministre secrétaire d'État du duc de Gotha. Pendant que la crémation s'effectuait, il prit occasion de faire connaître à quelques personnes qui l'entouraient la manière de voir du gouvernement touchant cette intéressante et en même temps si importante question. Il dit que la nécessité d'établir tous les dix ou quinze ans de nouveaux cimetières forcera bientôt les grands centres et même les villes de moyenne grandeur à suivre l'exemple de Gotha.

« Le corps, couché dans un cercueil de bois, fut descendu dans la chambre crématoire, dont on ferma immédiatement la trappe.

« Un moment plus tard, ceux qui avaient des cartes spéciales descendaient dans le compartiment qui touche à la chambre crématoire afin de voir, au moyen d'une espèce de judas pratiqué dans la porte de la chambre ardente, les progrès de la crémation, et pour y entendre les éclaircissemements techniques que donnait M. Schneider, ancien élève de l'Ecole royale polytechnique de Dresde, sur le procédé crématoire ainsi que sur le four, qui a été construit d'après le système de M. Siemens.

« La crémation du corps de M. Stier a duré deux heures ; c'est à peu près une heure de plus que les crémations de corps humains et de cadavres d'animaux qui ont été faites à diverses époques et en guise d'essai dans le four crématoire de M. Siemens à Dresde. On attribue cette longue durée à la circonstance que le corps de M. Stier était en décomposition. La crémation complétement terminée, on ouvrit la trappe et toutes les ouvertures. Après avoir recueilli les cendres, qui doivent nécessairement toutes tomber dans le cendrier placé au-dessous du gril, on les déposa dans une urne que l'on remit aux ayants droit du défunt, après l'avoir immédiatement soudée.

« Cette inhumation a eu un grand retentissement en Allemagne, et il est probable que l'exemple de M. Stier donnera lieu à de nouvelles crémations. »

A côté de l'accueil presque enthousiaste que reçoit la crémation dans tous les pays circonvoisins, Italie, Allemagne, Suisse, Angleterre, Hollande même, il y a quelque chose d'étonnant à voir la France, qui s'éprend en général si facilement des nouveautés, garder une attitude aussi réservée dans une question de cette importance et demeurer si loin en arrière des nations qui l'entourent, soit par le nombre des partisans que compte dans son sein la nouvelle pratique, soit par l'importance des manifestations d'ordres divers qui s'y sont produites dans ces dernières années. Un écrivain laborieux et convaincu, qui depuis longtemps consacre sa plume à la diffusion de ces idées, M. le docteur de Pietra-Santa, dans un mémoire auquel nous avons emprunté la meilleure partie des détails qui précèdent sur le mouvement de la crémation à l'étranger, s'est plaint du peu de succès qu'a eu jusqu'ici en France la propagande qu'il y conduit à peu près seul aujourd'hui. « Nous ne devons pas nous dissimuler, dit-il, le peu de succès que ces études ont obtenu en France. Avant de paraître dans l'*Union médicale*, ces articles avaient donné lieu au sein du comité de rédaction à des observations où se traduisaient les scrupules des uns, le mauvais vouloir des autres, les hésitations de tous. Dans la presse médicale de Paris, la seule à qui nous ayons adressé notre brochure, un silence significatif s'est fait autour d'elle. Les éminents confrères du conseil municipal auquel nous nous étions empressés de l'envoyer, ne nous en ont pas même accusé réception. La question cependant valait la peine d'être étudiée soigneusement. Pourquoi ne pas provoquer la nomination d'une commission compétente ? Pourquoi ne pas prescrire des études comparatives pour contrôler l'efficacité des divers procédés? Pourquoi tant de dédain en présence des résultats obtenus en Italie et en Angleterre?.... »

Cependant, nous devons, pour tout dire, signaler une manifestation, qui, sans avoir causé en France aucune émotion sérieuse, a eu à l'étranger un retentissement considérable, au point de faire croire à un état de l'opinion qui, suivant nous, n'existe pas. Nous voulons parler de la délibération prise le 14 août 1874 par le conseil municipal de la ville de Paris au sujet de la faculté accordée en principe à tout Parisien de se faire inhumer ou incinérer. « Art. 4. M. le préfet de la Seine est invité à prendre les mesures nécessaires pour ouvrir un concours dont la durée sera de six mois, dans le but de rechercher le meilleur procédé pratique d'incinération des corps ou tout autre système conduisant à un résultat analogue. Le conseil municipal déterminera ultérieurement les conditions et le programme dudit concours, à la suite duquel il y aura lieu de solliciter des pouvoirs publics une loi autorisant l'usage facultatif de la crémation dans la ville de Paris. » Ceux qui s'imagineraient que l'avenir de la crémation a fait en ce pays un grand pas le jour où le conseil municipal de Paris a adopté le projet de délibération ci-dessus pourraient, à notre avis, se faire là d'étranges illusions. Le conseil qui ne comptait dans son sein qu'un très-petit nombre de membres favorables à cette pratique, n'a évidemment introduit dans son projet l'article que nous avons cité que pour ne point paraître s'opposer de parti pris aux instances réitérées de quelques collègues convaincus, et par là se montrer moins libéral que les conseils des capitales étrangères, telles que Milan ou Vienne, ou même que celui d'une petite ville, comme Gotha. Quant à juger par là que la crémation pourrait avoir gagné en faveur auprès de la population française, nous pensons qu'il y aurait témérité à le faire, et d'après quelques indices infiniment plus certains, nous serions prêts à nous ranger à l'opinion diamétralement opposée. Est-ce un bien? est-ce un mal? C'est ce que nous verrons en abordant le chapitre des conclusions [1].

[1] Nous reproduisons, comme document important, le rapport à M. le Préfet de police sur la crémation par le Conseil d'hygiène publique et de salubrité du département de la Seine :

Paris, le 25 février 1876.

Le Conseil municipal de Paris a inséré dans sa délibération du 14 août 1874, relative à l'ouverture d'un cimetière près de Méry-sur-Oise, une disposition par laquelle il invitait le Préfet de la Seine à prendre les mesures nécessaires pour ouvrir un concours dans le but de rechercher le meilleur procédé d'incinération des corps, ou tout autre système conduisant à un résultat analogue.

Sur cette invitation, le Préfet de la Seine a institué, par arrêté du 15 février 1875, une Commission administrative chargée spécialement d'étudier les conditions d'un concours à ouvrir dans les termes de la délibération précitée.

La Commission a, dans sa séance du 16 juillet 1875, adopté le projet de programme suivant :

« Il est ouvert un concours pour la recherche du meilleur procédé d'incinération des corps, ou de tout autre atteignant le même résultat.

Le procédé devra satisfaire aux conditions suivantes :

Article Ier. — Le procédé d'incinération ou de décomposition chimique devra assurer la transformation des matières organiques sans production d'odeur, de fumée, ni de gaz délétères.

Art. II. — On devra garantir l'identité et la conservation totale, et sans mélange, des matières fixes.

Art. III. — Le moyen employé sera expéditif et économique.

V. Arguments invoqués par les partisans de la crémation. Si dans cette courte revue du mouvement imprimé à l'idée de la crémation tant en France qu'à l'étran-

Art. IV. Il ne sera porté aucun obstacle à la célébration des cérémonies religieuses de quelque culte que ce soit.

Art. V. Le concours sera ouvert le..... (*date à fixer*) et fermé le..... (*six mois après*).

Art. VI. Les concurrents mettront à l'appui de leur projet un devis d'établissement, un devis de fonctionnement, et indiqueront le prix de revient des opérations.

Art. VII. Moyennant le paiement des primes ci-après stipulées, la Ville reste propriétaire des projets et procédés, quant à leur application aux services funèbres de Paris, soit dans l'enceinte de la ville soit dans les cimetières extérieurs.

Art. VIII. Le classement des projets n'aura lieu qu'après des expériences comparatives et pratiques. Ces expériences se feront aux frais des concurrents, mais il sera alloué une subvention pour les essais des projets et procédés que le jury aura déclarés admissibles dans un premier examen.

Art. IX. L'auteur du projet classé le premier recevra une prime de 25,000 francs;

Le second, une prime de 15,000 francs;

Le troisième, une prime de 10,000 francs. »

Le 21 août 1875, le Préfet de la Seine vous a écrit, monsieur le Préfet, qu'avant de soumettre ce programme au Conseil municipal, il croyait « devoir prendre votre avis sur la » question qu'il s'agit de résoudre et qui touche, par certains points, aux attributions de » votre administration chargée plus directement de tous les services intéressant la salu» brité. »

Le 17 décembre 1875, vous avez renvoyé ces divers documents au Conseil d'hygiène publique et de salubrité. Aussitôt une commission, composée de MM. Baude, Boussingault, Bouchardat et Troost, a été chargée de présenter un rapport sur la question qui vous est soumise.

La lettre du Préfet de la Seine ne spécifiant aucune demande particulière sur laquelle l'attention du Conseil doive être spécialement attirée, la Commission a cru devoir examiner successivement les points suivants :

1° La possibilité d'opérer l'incinération des corps sans production d'odeur, de fumée, ni de gaz délétères;

2° Les avantages que l'incinération pourrait offrir au point de vue de la salubrité;

3° Les inconvénients qu'elle présenterait au point de vue des investigations de la justice pour la recherche des crimes.

La Commission n'avait pas à s'occuper de la convenance de respecter la célébration des cérémonies religieuses, cette convenance a été reconnue par le Conseil municipal et par la Commission administrative qui a déterminé le programme de concours ci-dessus indiqué.

Il est d'ailleurs bien entendu que l'incinération ne serait nullement obligatoire, mais qu'elle serait simplement facultative, dans des conditions à déterminer par une loi spéciale.

I. — Sur la première question examinée par votre Commission, le rapport peut être très-bref : il n'est pas douteux qu'en ayant recours à des foyers à gaz, analogues à ceux que l'on emploie dans la métallurgie, on aurait une incinération rapide. Il serait possible d'obtenir, sans aucun mélange de matières étrangères, les cendres du corps soumis à la crémation. Il ne se répandrait d'ailleurs aucune odeur fétide, aucune fumée, car ces foyers sont essentiellement fumivores. On n'aurait par suite aucun inconvénient à redouter pour la salubrité publique.

Les conditions du programme présenté au Conseil municipal pourront donc être facilement remplies, sauf peut-être la condition d'économie, car, avec ces foyers, la crémation ne deviendrait économique qu'à l'époque probablement encore éloignée où un four pourrait fonctionner d'une manière continue.

II. — La crémation présenterait des avantages sur le mode d'inhumation dans la fosse commune où un espace insuffisant est réservé à chaque corps. Il peut, en effet, en résulter des émanations fétides et l'altération des eaux souterraines lorsque la terre se trouve saturée de matières organiques en décomposition et que l'air ne peut arriver en quantité suffisante pour déterminer une combustion complète. Mais les plus graves inconvénients des cimetières actuels disparaîtraient le jour où la fosse commune, établie dans des terrains convenablement perméables, ne contiendrait qu'un nombre limité de corps suffisamment espacés et pourrait être rendue à l'agriculture après avoir été fermée pendant un certain nombre d'années : car, les corps inhumés dans un sol perméable sont, en définitive, livrés à une sorte de combustion lente et indirecte qui ne présente aucun inconvénient, tant que les produits intermédiaires et dangereux n'arrivent pas à la surface du sol.

III. — L'inhumation présente pour la société des garanties que l'on ne trouve pas dans

ger, durant ces vingt dernières années, nous nous sommes abstenus de donner le détail des arguments invoqués par les partisans de la réforme dans les différents pays où elle tente de s'établir, c'est que nous n'avons pas voulu nous condamner d'avance à d'inévitables et fastidieuses répétitions. On conçoit, en effet, que partout les mêmes raisons aient été invoquées, les mêmes objections faites au mode actuel d'inhumation et que partout on ait répondu de même à ceux qui contestaient l'utilité et la possibilité de la crémation. Mais ces arguments, ces objections, ces réponses, nous devons maintenant les exposer tels qu'ils ont été présentés par leurs auteurs dans les nombreux travaux auxquels la question a donné lieu. La liste est longue des mémoires et des brochures qui ont paru depuis quelques années sur la crémation, et l'Italie, comme de juste, y tient la place la plus considérable. Mais à côté d'elle, nous aurons également à tenir compte des écrits que la réforme a suscités tant en Allemagne et en Suisse qu'en France et en Angleterre.

Nous prévenons nos lecteurs que dans cet exposé, nous allons nous effacer, disparaître, pour ainsi dire, pour donner la parole aux auteurs. Plus tard, nous entrerons à notre tour dans la discussion et ferons valoir nos objections.

Les novateurs ont dirigé leurs efforts sur deux points :

En premier lieu, ils ont cherché à démontrer que l'inhumation était un procédé

la crémation, si l'on considère la question au point de vue de la recherche et de la constatation des poisons, dont l'existence n'est souvent soupçonnée que longtemps après le décès.

En effet, les poisons peuvent, au point de vue qui nous occupe, être divisés en deux classes :

1° Les poisons que la crémation ferait disparaître;

2° Les poisons qu'elle ne détruirait pas complétement.

Dans la première classe se rangent toutes les substances toxiques d'origine organique et de plus, l'arsenic, le phosphore et le sublimé corrosif, c'est-à-dire les poisons qui sont le plus fréquemment employés. Dans tous les cas d'empoisonnement par l'une de ces subtances, la crémation ferait disparaître toute trace du crime, elle en assurerait l'impunité, et, par suite, en encouragerait le renouvellement.

Dans la seconde classe des poisons se rangent les sels de cuivre et ceux de plomb. Le métal pourrait être retrouvé dans les cendres, mais il est bien évident que les intéressés auraient toujours la ressource de disperser ces cendres ou de les remplacer par d'autres; de sorte que dans le second cas les traces d'un crime seraient généralement aussi faciles à faire disparaître que dans le premier.

Par suite, les criminels pourraient trouver dans la crémation une sécurité qu'ils ne rencontrent pas dans les procédés actuels d'inhumation, et qu'il importe de ne pas leur assurer, car elle serait pour les populations une source de dangers plus graves que l'insalubrité reprochée aux cimetières.

Les objections que l'on peut faire à la crémation seraient levées si la loi exigeait qu'avant toute crémation il fût procédé à l'autopsie du cadavre et à l'expertise chimique de ses organes essentiels, pour y constater la présence ou l'absence de tout poison.

Mais ces expertises, qui n'ont de valeur qu'alors qu'elles sont conduites comme une expérience vraiment scientifique, sont toujours délicates, même lorsque le champ des recherches a été limité par une instruction judiciaire; elles deviendraient extrêmement longues et pénibles, en l'absence de toute indication préliminaire. Aussi, en admettant qu'elles puissent être pratiquées avec la prudence et le talent qu'elles exigent de la part de l'opérateur, tant qu'il n'y aura qu'un petit nombre de crémations, il est bien difficile d'affirmer qu'elles seraient encore sérieusement réalisables le jour où les demandes d'incinération se multiplieraient.

En résumé, monsieur le Préfet, la Commission a constaté la possibilité d'obtenir l'incinération des corps sans dégagement de gaz insalubres; elle a reconnu l'avantage de cette incinération sur l'inhumation dans la fosse commune, au point de vue de l'hygiène, mais elle a trouvé dans la crémation de très-sérieux inconvénients au point de vue de la médecine légale, et par suite, au point de vue de la sécurité publique.

La Commission a d'ailleurs complétement réservé toutes les questions de sentiment et de morale.

de plus en plus insuffisant et dangereux, dont les lois de l'hygiène réclamaient énergiquement la suppression.

En second lieu, ils se sont efforcés de répondre aux objections d'ordres divers que soulevait le procédé par lequel ils prétendaient remplacer l'inhumation.

Nous allons les suivre pas à pas sur ces deux terrains.

« Que fait la nature du cadavre humain? » demande le professeur Polli, dans une des brochures qui ont eu en Italie et à l'étranger le plus de retentissement. Et il répond : « L'organisme humain, quand il a cessé de vivre, subit, si on l'abandonne à lui-même, les lois physiques et chimiques qui ramènent ses composants aux combinaisons plus simples, telles que l'eau, les gaz acides carboniques, hydrogène carboné, ammoniaque, et quelques sels minéraux, dans lesquels entrent principalement la chaux, la magnésie, la potasse, la soude, l'oxyde de fer, salifiés par l'acide phosphorique et l'acide carbonique. Il y a des gaz et des cendres. Tous ces produits, la végétation les utilise. Lorsque le cadavre humain, composé de 75 parties environ d'eau et de 25 parties de matières solides, chair et os, a cédé à l'air toute son eau à l'état de vapeur ainsi que tous ces principes gazeux, il ne reste plus que de la terre et des cendres. La partie matérielle de l'homme retourne ainsi à la masse du globe, et ajoutant au sol des couches fécondes, va servir à l'alimentation de végétaux ou d'animaux d'ordre inférieur, c'est-à-dire qu'il va vivre sous d'autres formes. La *métempsychose*, dans le sens chimique, est une loi naturelle, démontrée jusqu'à la dernière évidence : elle est bienfaisante et hygiénique. »

Voici ce que fait la nature; mais que fait l'homme?

« Poussé par de louables motifs d'affection, ou par de respectables principes religieux, ou même par le souci d'une hygiène mal comprise, il tente de soustraire sa dépouille à ces lois providentielles, il retarde autant qu'il peut cette désagrégation nécessaire; il prolonge indéfiniment ce dépérissement et cette putréfaction avec tous les inconvénients qu'ils entraînent, et fait de son cadavre une inépuisable source de maux pour les vivants. D'immenses emplacements inutilement sacrifiés, de pestilentielles effluves répandues dans l'air, les eaux potables altérées jusque dans leur source, tels sont en effet les funestes et ordinaires résultats de l'inhumation. »

Il n'est plus aujourd'hui une capitale, ou même une ville de quelque importance, disent d'autres auteurs, devant qui ne se pose d'une manière pressante le difficile problème de savoir où elle va bientôt enterrer ses morts. C'est en vain que les administrateurs, qui ont créé les grandes nécropoles actuelles, ont cru faire assez largement les choses pour que les vastes emplacements qu'ils avaient choisis servissent à une suite presque indéfinie de générations. Les villes grandissent, les populations s'accumulent et les morts se pressent de plus en plus dans des espaces trop étroits. On a beau reprendre, après un nombre d'années aussi court que possible, les terrains concédés et demander au sol de nouveaux et continuels efforts; non-seulement, au bout de peu de temps, le sol refuse péremptoirement d'accomplir l'œuvre de destruction, mais ces moyens dilatoires eux-mêmes sont insuffisants et servent tout au plus à retarder de quelques années une solution nécessaire. Une ville de 1,000,000 d'habitants, qui fournit en moyenne 32,000 cadavres par an, dont chacun n'occupe pas moins de 2 mètres carrés de superficie, si l'on tient compte de la place prise par les routes, par les dégagements, par les bâtiments d'administration, etc., réclamerait, en supposant qu'elle ne prît pas d'accroissement et qu'on laissât reposer les corps au moins huit années dans leur fosse, un terrain de 500,000 mètres carrés. Nous mettons huit années, car les cinq que l'on accorde dans les cimetières parisiens sont tellement insuffisantes que lorsqu'on rouvre la fosse pour la troisième fois, on est presque toujours sûr d'y retrouver les corps entiers. Remarquons, en outre, que nous ne tenons pas compte ici de l'espace occupé par les concessions à perpétuité, ni par les concessions temporaires renouvelables, et que nous supposons que tous les morts sont enterrés en concession gratuite, ce qui n'a lieu que pour les deux tiers.

Mais nous faisons ici une hypothèse irréalisable : quelle capitale, quelle ville ne va pas s'agrandissant tous les jours et ne voit augmenter la population qui vit dans ses murs ? Si large qu'autrefois ait pu paraître son enceinte, un jour vient où elle étreint ses habitants. A ses portes d'immenses faubourgs se créent et s'étendent, et les cimetières, que de sages précautions avaient éloignés des villes, se trouvent devenus autant de centres d'agglomérations non moins populeux que les villes elles-mêmes. Entourés de tous côtés par les habitations, ils sont condamnés à demeurer ce qu'on les a faits d'abord, et ne peuvent s'accroître à mesure que les besoins augmentent. Bientôt l'unique ressource des municipalités anxieuses est de rechercher des emplacements nouveaux : mais aux abords des cités tout est pris, tout est occupé ; la cherté des loyers y a chassé la population pauvre, la cherté des matières premières y a chassé l'industrie. De plus, personne n'est désireux d'accueillir un cimetière dans son voisinage et trouve mille raisons pour éconduire les enquêteurs. Alors on en vient, faute probablement de trouver mieux, au projet de déporter les morts. Les cités, n'ayant plus la possibilité de conserver auprès d'elles ces chères dépouilles, iront acheter au loin des terrains immenses, et, non sans frais considérables, non sans porter atteinte au plus général et au plus respectable de tous les cultes, elles transporteront au loin les corps de ceux qui ne sont plus. C'est ainsi que Londres a vu créer, il y a quelques années, son *London-Necropolis*. C'est ainsi que l'administration de la ville de Paris est sur le point d'établir une vaste nécropole à 28 kilomètres de ses murs, sur le plateau de Méry-sur-Oise ; c'est ainsi que toutes les grandes villes de l'Allemagne et de l'Italie cherchent, depuis longtemps déjà, des emplacements convenables pour y fixer leurs champs de morts ; que Gênes se voit contrainte d'abandonner son *Staglieno*, parce que les principes minéro-salins du sol, à force de se combiner avec ceux des parties molles des cadavres, ont achevé de se saturer et sont devenus incapables de poursuivre leur travail destructeur ; que Florence cherche, sans les pouvoir trouver, les quelques hectares dont elle a besoin pour établir son nouveau cimetière ; que Carrare se trouve obligée d'abandonner celui de Terrano ; que Brescia et Bologne se trouvent acculées dans la même impasse.

Ce qui complique ici la difficulté déjà trop réelle de trouver de nouveaux emplacements convenables, lorsque les anciens sont devenus insuffisants, c'est, comme nous l'avons dit, que personne ne se soucie d'un voisinage, qui, à tort ou à raison, passe pour être dangereux.

Les cimetières, grâce à l'autorité de quelques savants d'une compétence irrécusable, ont acquis, depuis un certain nombre d'années, la plus détestable renommée. Chimistes, géologues, physiciens, biologistes ont uni leurs efforts pour les ruiner dans l'opinion. Ils les accusent d'être la source de maladies innombrables, soit par les pestilentielles exhalaisons et les miasmes délétères qu'ils répandent dans l'air, soit par les propriétés nocives qu'ils communiquent aux eaux de pluie qui les traversent pour aller former dans le sein de la terre les nappes dont s'alimentent nos puits.

Ce sont là de bien terribles accusations. Voyons sur quels documents scientifiques tout cet échafaudage a été construit.

En premier lieu, il faut démontrer que les gaz produits par la décomposition des corps peuvent traverser la couche de terre qui les recouvre pour venir se répandre dans l'atmosphère. C'est un point que M. Ambr. Tardieu a mis en lumière dans une thèse demeurée classique :

« L'inhumation d'un corps dans une fosse où il est recouvert de plusieurs pieds de terre n'empêche pas les gaz, engendrés par la décomposition, et les matières putrides qu'ils tiennent en suspension, de pénétrer le sol environnant et de s'échapper dans l'air qui est au-dessus ou dans l'eau qui est au-dessous. L'hydrogène carboné, par exemple, arrive rapidement à la surface à travers une couche de sable de plusieurs pieds d'épaisseur, le sol paraissant à peine opposer quelque résistance à son passage. Ce fait domine la question de la salubrité des cimetières. Lorsque les gaz proviennent de foyers considérables, comme d'une fosse commune, ils s'épandent dans tous les sens, mais surtout de bas en haut, et ne paraissent qu'en très-faible partie absorbés par le sol. Et telle est la tendance de ces gaz à gagner la surface, qu'il ne paraît pas possible de s'y opposer. Si l'on enterrait les corps, dit M. Leigh, chimiste de Manchester, qui paraît avoir étudié très-particulièrement ce sujet, à une profondeur de huit ou dix pieds, dans un sol sablonneux, je suis convaincu que l'on n'y gagnerait pas grand' chose ; les gaz trouveraient une issue facile à presque toutes les profondeurs praticables. Et il est probable qu'ils ne s'échapperaient que plus facilement encore à travers les fissures si communes des terres argileuses.

« Il y a des gaz, en particulier, qui semblent résister plus spécialement à cette absorption du sol : l'acide carbonique, par exemple. Le docteur Reid a vu dans des cimetières la terre imprégnée d'acide carbonique, comme elle pourrait être imbibée d'eau. Lorsqu'on y avait creusé une fosse, au bout de peu d'heures elle était devenue comme un véritable puits d'acide carbonique, où les fossoyeurs ne pouvaient plus descendre sans danger.....

« Le docteur Playfair évalue la quantité de gaz produits annuellement par la décomposition de 1117 cadavres par acre de terre, à 55,261 pieds cubes ; or comme on inhume annuellement 52,000 cadavres dans la ville de Londres, cela élève à 2,572,580 pieds cubes la totalité des gaz, qui, indépendamment de ce qui est absorbé par le sol, passent dans l'eau inférieurement ou dans l'atmosphère. »

Il est donc entendu que les gaz produits par la décomposition arrivent à la surface du sol et se répandent dans l'air. Mais quelle sera leur influence sur les êtres organisés, à quels phénomènes pathologiques donneront-ils lieu ? C'est ce que vont nous faire connaître les expériences des chimistes et la pratique des médecins :

« Le professeur A. Selmi, de Mantoue, affirme, écrit le docteur Gaetano Pini, dans le feuilleton scientifique d'un journal italien, que la putréfaction des cadavres n'est pas seulement une source d'ammoniaque, d'acide sulfhydrique et carbonique, et d'hydrocarbures gazeux, comme le prétendent le plus grand nombre des chimistes, mais d'autre chose encore. Tous ces produits aériformes figurent bien pour une part dans les effets de la putréfaction ; mais l'on n'a pas noté une matière spéciale, volatile, qui se rencontre dans l'air, lorsque cet air a traversé un lambeau de chair en voie de fermentation putride, comme il s'en trouve dans la terre des cimetières. Cette substance, qui a beaucoup d'analogie par ses effets avec le *septo-pneuma*, selon le chimiste mantuan, serait capable de déterminer dans le glucose dissous la fermentation putride et la naissance d'une innombrable quantité de bactéries, semblables à celles qui se manifestent dans la fermentation butyrique. Il est facile de l'isoler, en faisant passer de l'air à travers une légère couche de terre de cimetière, et de là à travers quelques tubes d'épreuve, remplis d'une solution de glucose dans la proportion de 9 pour 100. Si l'on injecte cette substance avec une seringue sous la peau d'un pigeon, au bout de vingt-quatre heures, l'animal cesse de se nourrir, il est en proie à une diarrhée épouvantable, il rend par la bouche une énorme quantité d'eau mucilagineuse et meurt dans les trois jours. Le professeur Selmi ajoute qu'il a obtenu les mêmes résultats, quoique à un moindre degré, avec de la terre de cimetière abandonnée depuis dix ans et prise à une profondeur de $0^m,50$ à $0^m,60$ seulement. »

Les mêmes affirmations se sont produites à Paris, lors de la remarquable discussion que la question des cimetières a suscitée au sein du conseil municipal de la grande ville. Le docteur Clémenceau s'en est fait l'organe. « Ce qui est vrai de la décomposition à l'air libre, a-t-il dit, est encore vrai lorsque la décomposition s'opère sous la terre; les lois de la nature ne sont pas suspendues par l'inhumation. Les gaz produits par la décomposition se dégagent au sein de la terre qui est imprégnée d'air et la pénètrent..... En admettant que cinq ans suffisent pour amener la destruction complète des corps confiés aux cimetières parisiens, c'est une masse de 250,000 cadavres environ qui est en décomposition, à l'état permanent, à proximité des habitations, et cette masse exhale nécessairement des gaz méphitiques. Quand une ville comme Paris présente déjà de nombreuses causes d'insalubrité, telles que les égouts, les vidanges, les logements insalubres, son conseil municipal n'a-t-il pas le devoir d'éloigner, lorsqu'il le peut, une aussi puissante cause d'infection? Mais en outre de ces gaz méphitiques, qui causent chez les vidangeurs et les égoutiers des maladies connues, le plomb, par exemple, il y a des miasmes auxquels la vapeur d'eau sert de véhicule.

« Ces miasmes peuvent provenir de détritus végétaux et, dans un cas, M. Depaul[1] en convient, ils sont dangereux et engendrent des maladies, ou bien de détritus organiques, et M. Depaul nie que ceux-ci soient nuisibles. Cependant, M. Depaul reconnaît le danger des agglomérations d'êtres vivants, d'où naissent le typhus et les fièvres typhoïdes; comment peut-il donc soutenir que les agglomérations de cadavres en décomposition n'offrent aucun danger? Aux embouchures du Mississipi, du Gange, du Nil et de la plupart des grands fleuves, l'accumulation des détritus de végétaux et d'animaux cause des maladies locales ou des épidémies. L'endémie de fièvre typhoïde à Paris n'est pas due à un autre motif. Dira-t-on que M. Bouchardat, dans un récent article de la *Revue scientifique*, après avoir reconnu que les cimetières ont été accusés par beaucoup d'hygiénistes, nie formellement que les émanations des cimetières se répandant à l'air libre présentent des dangers pour la salubrité publique? Mais quelques

[1] M. Depaul, dans la discussion, avait soutenu une thèse assez différente de celle de M. Clémenceau. Nous aurons par la suite à revenir sur l'opinion soutenue par M. Depaul, ainsi que sur l'article de M. Bouchardat, dont il va être question quelques lignes plus loin.

lignes plus bas, il rappelle le chiffre énorme des victimes de l'épidémie de fièvre typhoïde, qui a régné pendant le siége de Paris, et l'on est naturellement conduit à considérer comme cause de cette épidémie, le nombre considérable des inhumations faites à cette époque dans les anciens cimetières de l'intérieur de la ville.... »

Remarquons en passant que M. Clémenceau, pas plus d'ailleurs que M. Ambr. Tardieu, n'est partisan de la crémation ; du moins il ne s'est pas déclaré tel. Il demande le transfert des cimetières loin de la capitale et rien de plus. Cependant on nous permettra de les introduire l'un et l'autre dans le débat, car s'ils ne comptent point parmi les partisans de la crémation, c'est à leur argumentation que ceux-ci ont fait le plus d'emprunt.

Jusqu'ici nous n'avons offert à nos lecteurs que des raisonnements *à priori* sur l'influence des émanations produites par les cimetières. Il ressort de ces théories que ces émanations *doivent* être nuisibles ; mais nous ne possédons encore, en dehors des quelques faits généraux cités par M. Clémenceau, aucune preuve bien constatée de danger. Voici, d'ailleurs, sans commentaire, tout ce que nous trouvons à ce sujet relaté dans les auteurs.

Le premier fait est emprunté à Chadwick : « Dans le cours des recherches que je faisais de concert avec M. le professeur Owen, nous eûmes à examiner la santé d'un boucher qui nous mit sur la trace d'un ordre de faits assez curieux. Cet homme avait habité Bear-Yard, près de Clare-Market, où il était exposé à deux influences également redoutables, car sa maison était située entre une boucherie et l'étalage d'une tripière. Amateur passionné d'oiseaux, il ne put jamais en conserver tant qu'il logea en cet endroit. Ceux qu'il prenait l'été ne vivaient pas plus de huit jours dans leur cage. Entre autres odeurs malfaisantes, celle qui leur nuisait le plus était la vapeur de suif qui s'exhale des tripes pendant l'opération du dégraissage. Il nous disait : Vous pouvez suspendre une cage à n'importe quelle fenêtre des greniers qui entourent Bear-Yard, et pas un oiseau n'y restera vivant plus d'une semaine. Quelque temps auparavant, il habitait une chambre dans Portugal-Street, au-dessus d'un cimetière très-peuplé. Il voyait souvent le matin s'élever du sol un brouillard épais, dont l'odeur offensait l'odorat. Les oiseaux y mouraient vite ; bref il ne put les conserver qu'en transportant son domicile dans Vere-Street, Clare-Market, au delà des limites dans lesquelles agissent les émanations dont nous parlons. »

Nous tirons le second fait de la thèse déjà citée de M. Tardieu :

« Le passage suivant, emprunté au docteur Reid, dit-il, donnera encore une idée des conséquences auxquelles est exposé le voisinage d'un cimetière, surtout lorsque ce dernier se trouve au milieu d'une population condensée, et lorsque le *drainage* peut s'y trouver obstrué à certaines époques ; c'est ce qui arrive pour la chambre des communes, voisine du cimetière de l'église Saint-Margaret, dont tous les tuyaux de drainage sont périodiquement fermés à la haute marée. Les émanations désagréables y ont été observées à toutes les heures du matin et de la nuit, et, même dans la journée, on en a constaté l'existence dans les caveaux de la chambre des communes et dans les égouts du voisinage. Lorsque le baromètre est bas, la surface du sol légèrement humide, la marée pleine et la température élevée, c'est alors que la viciation de l'air paraît le plus prononcée. Plus d'une fois, dans les maisons particulières et à la chambre des communes, le docteur Reid a dû faire usage d'appareils de ventilation ou de préparations chlorurées pour combattre ces émanations désagréables et délétères, dont les individus ont paru également, dans plusieurs circonstances, ressentir assez vivement les fâcheux effets. »

En dehors de ces deux cas où il semble que les cimetières ont parfois une certaine influence sur l'atmosphère qui les entoure, nous ne trouvons plus que des faits tendant à prouver leur influence passagère et, pour mieux dire, exceptionnelle. C'est ainsi que l'on cite quelques exemples d'accidents survenus à la suite de travaux de terrassement exécutés dans des cimetières abandonnés, ou pendant des exhumations, ou dans des descentes à l'intérieur de caveaux longtemps renfermés. On rapporte, entre autres, le cas de cet ouvrier subitement suffoqué, lors des inhumations provisoires qui eurent lieu en 1830, sur l'emplacement de l'ancien cimetière des Innocents; on rappelle également le fait de trois fossoyeurs, qui, le 27 septembre 1852, procédant à une exhumation, crevèrent d'un coup de pioche un caveau voisin et tombèrent morts foudroyés; on raconte encore que des boutiques ayant été construites sur l'emplacement d'un ex-couvent de filles de Sainte-Geneviève, ceux qui les habitèrent les premiers, surtout les plus jeunes, furent pris d'accidents que l'on attribua aux exhalaisons des cadavres enterrés dans le terrain. Enfin l'on cite l'épidémie qui survint à Riom, aux environs d'un lieu de sépulture qu'on déblayait, et les cas analogues que l'on observa soit en France, dans la petite ville d'Ambert, soit en Angleterre dans les villes de Londres, de Manchester et de Glascow.

Tels sont les faits que l'on a apportés au débat pour soutenir l'existence et le danger des émanations produites par les cimetières; nous les abandonnons pour le moment à l'appréciation de nos lecteurs et arrivons tout de suite à l'accusation qui a certainement jeté le plus de trouble dans l'esprit public: nous parlons de la souillure que contractent les eaux potables dans leur passage à travers une terre profondément empoisonnée.

« La pluie qui tombe sur la surface des cimetières, dit Maxime Du Camp, pénètre le sol, rencontre les corps, aide à leur désagrégation, se charge de molécules innombrables, glisse sur les couches d'argile ou de marne et va empoisonner les puits. Bien plus, parfois elle se fraye une route invisible et aboutit subitement au jour. C'est une source, on y goûte; elle a une saveur singulière qui rappelle le soufre; si on l'analyse, on y rencontre le *sulfure de calcium*, invariablement produit par la décomposition des matières organiques. Il y en a plus de dix actuellement à Paris, qui proviennent tout simplement de l'écoulement des eaux pluviales filtrées à travers les cimetières. Une de ces sources est exploitée; j'en ai le prospectus sous les yeux: « Eau sulfhydratée; hydrosulfurique calcaire. » Elle guérit toutes sortes de maladies; à deux sous le verre, on peut aller boire cette putréfaction liquide: c'est pour rien. »

Ceci n'est que le très-exact résumé de ce que des ingénieurs, des chimistes, des hygiénistes, tous savants en renom, n'ont cessé d'écrire depuis un certain nombre d'années. A tort ou à raison, le public s'est justement ému des faits qu'on lui a placés sous les yeux.

« Les nappes souterraines recevant les infiltrations de Montparnasse et du Père-Lachaise, disaient MM. Belgrand, Hennez et A. Delems, ingénieurs de la ville de Paris, dans un rapport souvent cité, s'écoulent directement sous Paris pour se rendre dans la Seine. Pour Montparnasse elles se dirigent en grande partie vers le nord, tandis que pour le Père-Lachaise elles descendent vers le sud un peu ouest; dans les deux cas elles passent d'ailleurs sous des quartiers populeux. Les puits de ces quartiers situés à l'aval des nappes passant sous les cimetières ne reçoivent donc que des eaux complétement souillées, et cette circonstance est d'autant plus regrettable que dans les familles pauvres leurs eaux sont employées à divers usages domestiques.

« Il est bien vrai qu'en filtrant à travers le sol, l'eau se débarrasse assez rapidement des matières salines et surtout des matières organiques qu'elle tient en dissolution ; l'argile et la marne qu'elle rencontre heureusement dans le sous-sol de Paris en retient immédiatement une grande partie ; toutefois les puits qui sont voisins de Montparnasse et du Père-Lachaise donnent souvent une eau ayant une saveur douceâtre et répandant une odeur infecte, surtout pendant les grandes chaleurs de l'été. Ajoutons que dans les travaux de consolidation exécutés sous le cimetière Montparnasse, on a rencontré des eaux corrompues par des matières organiques en décomposition qui provenaient de leur infiltration à travers les cadavres. Il en est de même sous le Père-Lachaise, dans le souterrain du chemin de fer de ceinture rive droite ; et les eaux corrompues sont particulièrement abondantes depuis qu'on a fait le drainage de ce dernier cimetière. »

Nombre d'observateurs sont venus depuis soutenir de leur autorité M. Belgrand et ses collaborateurs. Dans son livre sur l'hygiène et l'assainissement des villes, M. Fonssagrives rappelle qu'en 1840 et 1846, les eaux des puits de Ménilmontant furent altérées par des infiltrations provenant du voisinage du Père-Lachaise, et il ajoute qu'il lui est arrivé de constater en un village de l'Hérault un fait semblable, également causé par le mauvais état du cimetière de la localité.

Dans un article remarqué du *Moniteur scientifique*, de juin 1872, un membre de l'Académie de médecine, M. Jules Lefort, racontait qu'une eau, tirée par lui d'une source éloignée de 50 mètres d'un cimetière, avait une saveur douceâtre et nauséeuse ; qu'évaporée elle laissait au fond du vase une masse dense, grisâtre, qui à la chaleur se colorait d'un brun noirâtre ; qu'une partie de ce résidu, traité par l'acide chlorhydrique dilué, donnait lieu à de l'acide carbonique et répandait une vive odeur de colle-forte ; qu'une autre partie, mêlée à de l'hydrate de chaux, donnait une quantité considérable de sels ammoniacaux. M. Lefort ayant soumis ces faits au curé de la paroisse Saint-Didier, dont le puits avait fourni l'eau analysée, celui-ci se ressouvint que son prédécesseur avait cessé de faire usage de cette eau, après lui avoir trouvé plusieurs fois une odeur rebutante. Lui-même avait constaté que, durant les chaleurs de l'été et en certains temps, cette eau devenait trouble, prenait une légère odeur putride et une saveur toute particulière.

Des faits semblables, empruntés à l'étranger, sont rapportés par la *Gazette médicale* du 23 mai 1874 : « Dans les *Annales de la faculté de médecine de Saxe*, Reinhard raconte que neuf pièces de gros bétail et quelques-unes de petit, toutes victimes de la peste bovine, ayant été enterrées près de Dresde, à une profondeur de 10 à 12 pieds, on constata l'année suivante que l'eau d'un puits, éloigné de 100 pieds de la fosse, avait une odeur fétide et accusait la présence du butyrate de chaux ; qu'à 20 pieds seulement elle avait le goût repoussant d'acide butyrique et contenait jusqu'à 2 grammes de cette substance par litre. On se décida à déterrer les cadavres et à les brûler pour empêcher l'eau de se corrompre davantage. Dans un ordre d'idées tout voisin, Forster raconte que peu de temps après l'établissement d'une usine à gaz à Sondershausen, l'eau de puits, à 562 pas (plus de 2000 pieds), avait le goût et l'odeur du gaz, et cela jusqu'à ce qu'on eut réparé le gazomètre et évité les fuites dans la mesure du possible. De même Pettenkofer a trouvé de l'ammoniaque dans l'eau souterraine à une distance de 40 pieds de l'usine qui l'avait produite. »

« La ville de Châlons, au temps de l'occupation prussienne, écrit M. Robinet, dans le *Journal de pharmacie*, année 1873, reçut un nombre considérable de malades atteints du typhus. Pour arrêter les progrès croissants de l'épidémie, les morts furent ensevelis dans une portion isolée du cimetière de la ville et recouverts d'une quantité considérable de chaux vive. Au bout de quelques semaines, et à la suite de pluies abondantes, dans ces terrains si perméables de la Champagne, les eaux potables présentèrent à la vue et au goût des signes manifestes d'altération, et l'auteur constata par l'analyse chimique la présence anormale du chlorure de chaux. »

Nous pourrions sans doute découvrir encore çà et là, soit dans les traités, soit dans les revues périodiques ou les brochures, une certaine quantité de faits analogues, qui ingénieusement groupés et présentés par les partisans de la crémation, leur ont permis d'attaquer l'inhumation comme la coutume la plus funeste, la plus nuisible, la plus contraire aux lois de l'hygiène que les hommes aient inventée.

En somme, ils l'accusent, nous venons de le voir, de présenter trois inconvénients excessivement graves :

1° Le premier, c'est d'enlever à l'agriculture et à l'industrie des emplacements considérables, qui, dans les villes de quelque importance, deviennent, au bout d'un temps relativement court, tout à fait insuffisants, ce qui nécessite cette odieuse déportation des morts, si contraire au culte qui leur est dû ;

2° Non contents de tenir trop de place, les cadavres, en se décomposant, répandent des miasmes pestilentiels, source de maladies endémiques et épidémiques pour les populations environnantes ;

3° Enfin ces mêmes cadavres, altérant les eaux de pluie qui traversent les cimetières, vont empoisonner tous les puits du voisinage et compromettre au plus haut degré la santé publique.

Pour toutes ces raisons, disent ses adversaires, l'inhumation doit être définitivement repoussée de nos mœurs et remplacée par un usage qui n'offre aucun des inconvénients que nous avons cités, c'est-à-dire par la crémation.

On voit, pour le dire en passant, que les partisans actuels de la crémation sont mus par des motifs tout à fait semblables à ceux qui ont poussé les hommes à introduire la même coutume dans l'antiquité. C'est avant tout une question d'hygiène ; c'est avant tout la difficulté d'enterrer les morts d'une façon satisfaisante, soit que les morts se trouvent en quantité trop considérable, comme cela a lieu après une bataille, soit que l'emplacement dont on dispose pour les enterrer soit insuffisant, comme cela a lieu de plus en plus dans beaucoup de villes importantes.

Nous admettrons pour le moment, si on le veut bien, que les partisans de la crémation ont gain de cause sur la question hygiénique ; et sans nous permettre aucune critique, nous les suivrons dans la seconde partie de leur discussion, qui consiste à réfuter les objections qu'on a faites à la pratique qu'ils ont proposée.

Ces objections ont porté sur trois points :

1° On leur a dit : « La crémation, en ne laissant subsister de l'individu que les parties que le feu ne peut atteindre, va faire disparaître à jamais toutes traces d'empoisonnement possible. C'est l'impunité que vous assurez aux criminels. Les crimes vont se multiplier. »

A cette objection les partisans de la crémation ont répondu :

Sans doute, le feu détruira certains poisons, tels que l'arsenic, le phosphore, le sublimé corrosif, ainsi que toutes les substances toxiques d'origine organique, mais il convient de remarquer que si nombreux que puissent être les empoisonnements, ce n'est jamais que sur un nombre de cadavres infime, relativement au nombre des morts, que portent les recherches de la justice. Si prompt que soit le soupçon, le nombre des cas suspects sera toujours extrêmement limité. Dans la plupart des cas, au moins dans toutes les villes où le service médical est convenablement établi, il est facile de déterminer les causes de la mort et, par conséquent, d'acquérir une certitude qui exclut tout de suite toute idée d'empoisonnement. Le médecin qui a suivi le malade depuis les débuts de la maladie jusqu'à sa terminaison, est là pour affirmer que l'individu a succombé à une pneumonie, à un cancer, à un ramollissement cérébral, etc..., et il suffirait, si l'on ne peut ou si l'on ne veut accorder une confiance entière au médecin traitant, de rendre moins illusoire qu'elle ne l'est aujourd'hui la visite du médecin de l'état civil, chargé de la constatation des décès. Dans les cas douteux, celui-ci pourrait appeler à son aide un médecin inspecteur qui, après une contre-visite, retarderait les obsèques, s'il y avait lieu. Une règle pourrait être établie qui ordonnerait la conservation dans un local à ce destiné, des viscères utiles de tout individu dont la mort aurait présenté des circonstances mystérieuses, ou qui aurait péri subitement ou sans aucuns soins médicaux, ou encore entre les mains d'un empirique. Vouloir, comme le demandent les savants auteurs du rapport présenté au préfet de police sur les prétendus inconvénients de la crémation, que tout cadavre soit soumis à une autopsie judiciaire, c'est évidemment empêcher le nouvel usage de s'établir; car outre qu'on multiplierait par là singulièrement les frais de toute crémation, c'est à peine si l'on rencontrerait assez de médecins disponibles pour procéder à l'ouverture des cadavres que fournit chaque jour une ville comme Paris. Ajoutons qu'il y aurait une injustice et une inconvenance graves à faire ainsi planer le soupçon sur l'universalité des hommes, et il vaudrait mieux dans ce cas, comme le dit un savant médecin légiste italien, laisser çà et là échapper un coupable que de suspecter l'humanité tout entière.

2° La seconde objection est celle-ci : Vous allez par la crémation altérer la piété envers les morts. Les partisans répondent :

Non-seulement nous comptons bien ne pas altérer cette piété, mais nous espérons la fortifier, l'épurer, l'agrandir. Qui oserait prétendre que le culte des morts n'a pas été aussi développé, aussi répandu qu'il puisse être, à l'époque où les hommes avaient la coutume de brûler leurs morts? Qui oserait prétendre que les Grecs et les Romains, qui élevaient au sein même de leurs demeures un autel aux mânes des ancêtres, n'ont pas offert l'exemple le plus remarquable de cette piété salutaire? Étaient-ils peu respectueux des morts ces Athéniens qui condamnaient à la peine capitale les généraux coupables de n'avoir pas rendu les derniers devoirs à leurs compatriotes tués aux îles Arginuses, ou ces Romains qui entouraient les convois de leurs proches de démonstrations si touchantes, ces Romains à qui Scipion croyait faire une sanglante injure lorsqu'il ordonnait, avant de mourir, qu'on ne rapportât point ses cendres dans son ingrate patrie, et qu'on les laissât reposer à Liternum? Et de cette Inde, où l'on brûle encore, le culte des ancêtres a-t-il donc été banni? Mais il n'est pas de jour où l'Hindou ne remplisse quelque pieux devoir envers ceux qui l'ont précédé, et la loi de Manou qui oblige le brahmane à offrir quotidiennement un repas funèbre en l'honneur des mânes, déclare qu'il aura plus mérité par cette offrande accomplie suivant les règles que par celle qu'il doit aux dieux. On ne peut donc dire que la crémation soit en elle-même une cause d'abandon du culte des morts, et rien ne démontre que nous soyons moins capables que nos prédécesseurs ou certains de nos contemporains de garder à leur égard de pieux sentiments, par cela seul que nous brûlerons leurs corps au lieu de les inhumer.

Qu'on veuille donc nous démontrer en quoi le second de ces procédés est plus capable que l'autre d'entretenir une mémoire qui nous est chère et d'exciter en nous les sentiments élevés et désintéressés qui en découlent. Est-ce que l'urne toujours présente, contenant des cendres toujours visibles, ne sera point pour l'homme une source autrement inépuisable de précieux souvenirs sans cesse rajeunis, que cette terre, qu'il faut aller chercher loin, qui vous cache les restes aimés, et qui pour la plupart de ceux qui restent leur sera ravie au bout d'un petit nombre d'années. « Nous livrons au fossoyeur, dit le professeur Amati, les dépouilles de nos morts, et lui, à son tour, les livre aux vers du cimetière, et après un court moment donné aux larmes, on n'y pense plus. Telle est, en général, cette religion si vantée des tombes, avec le système actuel de l'inhumation. Cependant la piété envers de chers défunts est un devoir qui fait partie du culte domestique, et qui a essentiellement son rite dans le sanctuaire de la famille. S'il nous était donné de tenir toujours près de nous les urnes sépulcrales des personnes perdues et bien-aimées, que de fois tournerions-nous vers elles nos pensées, que de bonnes résolutions, que d'actions louables, que d'œuvres généreuses naîtraient de cette contemplation constante ! »

Et si, à leur tour, les adversaires de l'inhumation s'appliquaient à l'incriminer à ce même point de vue du sentiment, que de choses n'auraient-ils pas à dire? Est-il rien de plus horrible à imaginer que la destinée du corps enfoui dans la terre; peut-on sans frémir se représenter la lente décomposition de ce cadavre que se dispute l'innombrable armée des vers? Combien oseraient supporter le spectacle d'une exhumation au bout de quelques mois et se condamner à revoir face à face ceux qu'ils ont le plus aimés? N'y a-t-il pas là une idée bien autrement choquante que celle de l'homme réduit en une poignée de cendres, sans avoir passé au préalable par cette épouvantable transformation? Que vient-on parler de traitement irrespectueux, lorsqu'il s'agit de la crémation? Si l'on va au fond des choses, l'inhumation n'offre-t-elle point quelque chose de bien autrement repoussant? « En quoi, dit le professeur Fornari, se convertit finalement le cadavre enterré? En herbe, qui, haute et vigoureuse, croît dans les cimetières. Que fait-on de cette herbe? Dans quelques endroits on la brûle, mais dans beaucoup d'autres elle sert à nourrir les bestiaux, elle se transforme en chair de bœuf, et de cette chair nous faisons à notre tour notre nourriture. En fin de compte, nous mangeons de nous-mêmes »

A tout prendre, ajoute-t-on, il ne convient donc pas d'introduire ici une question de sentiment, qui, dirigée par les partisans de l'inhumation contre leurs adversaires, pourrait également bien se tourner contre eux. Ce qu'il importe, c'est de s'habituer à ne considérer que comme une chose secondaire la destinée du corps humain après la mort. La vraie, la seule sépulture qui intéresse l'homme, c'est celle qui lui sera volontairement ouverte dans le souvenir des vivants; que son cadavre pourrisse sous la terre ou que ses cendres reposent dans l'urne funéraire, ce qu'il doit désirer avant tout, c'est de demeurer présent dans l'esprit de ceux avec qui il a aimé et souffert, au milieu desquels il a vécu. En dehors de cela tout est ignorance et routine. « On parle du culte des souvenirs, on dit qu'une cité ne peut être séparée de son cimetière, écrit le feuilletonniste d'un grand journal parisien (*la République française*), et l'on ne comprend pas que si ces principes avaient toujours été suivis, au lieu d'être un foyer d'activité et de travail, Paris ne serait plus qu'un vaste champ de repos et de silence.... Ah! les générations auxquelles il faut, pour songer à leurs amis, un signe tangible de leur existence! ah! les fils qui ne revoient leur père que devant la pierre de son tombeau! ah! les prêtres et les théosophes qui encouragent ces tendances, sont bien les pires matérialistes, les mêmes qui ne voient dans les hommes que des enfants auxquels est promis pour leurs fautes un châtiment corporel par un pédagogue colérique. »

3° Nous arrivons à la troisième et dernière objection. Nous disons la dernière, car nous ne tenons pas compte de certaines critiques qui ont été faites, soit au nom de la théologie, sous prétexte que les croyances monothéiques s'opposent formellement à la crémation, ce qu'un vénérable ecclésiastique italien, l'abbé Bucellati, s'est donné la peine de réfuter, soit au nom de l'anthropologie, sous prétexte que, si nous brûlions aujourd'hui nos morts, nous ne laisserions pas à nos arrière-descendants le plus petit crâne sur lequel ils pussent disserter, ce qui, à tous les points de vue, serait certainement déplorable.

La dernière objection a trait aux moyens pratiques. Il va sans dire que si les partisans actuels de la crémation n'ont à offrir au public que le bûcher primitif des Grecs, des Romains ou des Hindous, il devient assez inutile de discuter les avantages et les inconvénients de la crémation, car dans un état de civilisation où plus des deux tiers des morts sont enterrés en concession gratuite, on ne voit pas, en dehors de quelques millionnaires fanatiques, qui pourrait se permettre le luxe d'une opération aussi coûteuse, sans compter qu'il y aurait grandement à reprendre au point de vue hygiénique.

C'est ce qu'ont parfaitement compris les novateurs, et, il faut leur rendre cette justice, ils n'ont commencé à mener une campagne active en faveur de la crémation que lorsqu'ils ont tenu entre leurs mains des moyens à peu près suffisants pour l'effectuer.

VI. Appareils modernes employés pour la crémation. Les conditions à remplir étaient nombreuses et difficiles : si l'on tient compte de la composition du corps humain, on comprendra sans peine combien il est malaisé de réduire une masse où il entre 75 parties d'eau sur 100. Il fallait cependant faire en sorte que la combustion fût rapide et complète. Par complète nous entendons que non-seulement il n'y eût plus qu'un résidu de cendres à la fin de l'opération, mais que pendant son cours tous les gaz produits par elle fussent également consumés, afin de ne répandre aucune mauvaise odeur dans l'atmosphère environnante.

En somme les savants contemporains ont réalisé ce vœu que nous avons trouvé si naïvement énoncé dans le projet Cambry : ils ont inventé et construit *des appareils disposés ingénieusement par la chimie moderne.*

Depuis assez longtemps, l'idée était venue à plusieurs que l'on pouvait distiller les corps comme on distille un objet quelconque composé de principes volatils et de principes fixes. Il y a plus de trente ans que M. Xavier Rudler proposait à son ami le docteur Caffe, comme étant le moyen le plus simple, le plus économique et le moins repoussant à la vue de brûler les corps, celui qui consiste à les placer dans une cornue à gaz et à les distiller jusqu'à réduction en cendres. Nous allons voir que, plus ou moins modifié dans l'application, ce principe a prévalu dans la construction de plusieurs des appareils que nous allons maintenant décrire.

On ne compte pas sans doute que nous exposions ici tout ce que l'esprit des inventeurs a produit d'appareils crématoires depuis un petit nombre d'années. La liste en serait aussi longue que la description fastidieuse. Nous nous contenterons de signaler ceux que l'opinion des gens compétents a le plus particulièrement distingués, et qui, dans la pratique, ont donné jusqu'ici les résultats les plus satisfaisants. Sans nier aucunement la valeur des inventions de MM. Terruzzi, Betti, Dujardin, Musatti, Calucci, Bonelli, Carati et *tutti quanti*, nous bornerons cette revue des appareils et procédés déjà proposés à ceux de MM. Polli et Clericetti (de Milan), de M. Gorini (de Lodi), de M. Brunetti (de Padoue), de M. Siemens (de Dresde) et de M. Küborn (de Bruxelles).

M. le docteur Polli, pensant que l'on pouvait avantageusement remplacer, dans l'incinération des corps, le bois par le gaz d'éclairage, fit, il y a déjà quelques années, plusieurs expériences dans ce but au gazomètre de Milan. La première consista à incinérer le cadavre d'un chien barbet du poids de 10 kilogrammes dans une cornue d'argile réfractaire de forme cylindrique, servant à la distillation du charbon de terre, où la combustion du gaz d'éclairage, amené à l'intérieur par un tube circulaire perforé, était activé par le mélange d'une certaine quantité d'air pur. L'opération ne réussit qu'à moitié; car, outre qu'elle dura plusieurs heures, elle produisit une fumée épaisse et donna lieu à une forte odeur de viande rôtie. Cependant il était démontré que l'on pourrait produire la crémation avec l'aide du gaz d'éclairage, et l'auteur, après de nouvelles expériences, couronnées de succès, put, en ces derniers temps, construire, avec l'aide de l'ingénieur Clericetti, le monument et l'appareil crématoire que possède aujourd'hui le cimetière de Milan.

Nous empruntons au journal *la Nature* du 13 mai 1876 l'excellente description qu'il a donnée de l'appareil Polli-Clericetti.

L'urne crématoire, avec les diverses annexes que comporte son fonctionnement, a été établie dans un élégant édicule élevé dans le cimetière, et que représente la figure 1.

L'appareil lui-même, dont on voit les détails sur la figure 2, offre extérieurement l'apparence d'un sarcophage antique, dissimulant la chambre où s'opère l'incinération. Cette chambre, où se trouve le foyer ou cendrier, sous forme d'une caisse rectangulaire, est recouverte d'un dôme semi-circulaire consistant en une mince plaque de fer (*a*, *b*, *c*, *d*, *e*, *f*, *g*, *h*) revêtue intérieurement d'une matière réfractaire.

Séparée de ce premier dôme par une distance de $0^m,10$, s'élève une voûte semi-cylindrique, construite en briques ordinaires, convenablement consolidée par une armature en fer. La chambre à air ainsi formée empêche toute déperdition de calorique, tout en maintenant à une basse température l'extérieur de l'urne pendant que la combustion s'effectue dans l'intérieur.

L'appareil est complétement clos à l'une de ses extrémités; à l'autre il présente une ouverture qui donne dans la chambre à crémation. Cet orifice est muni d'un système de fermeture qui se compose de deux parties : l'une, inférieure, sorte de guichet formé d'une plaque de fer correspondant au foyer ou cendrier (*b*, *g*, *f*, *m*), et l'autre supérieure, qui ferme l'ouverture du four; celle-ci, en matériaux réfractaires, porte en son milieu un petit tube tronconique en fer, permettant de surveiller de l'extérieur la marche de l'opération.

La partie inférieure du four, son plancher, se compose de deux grilles de fer concaves, concentriques, placées l'une sur l'autre et élevées à une certaine distance au-dessus de la plaque du cendrier.

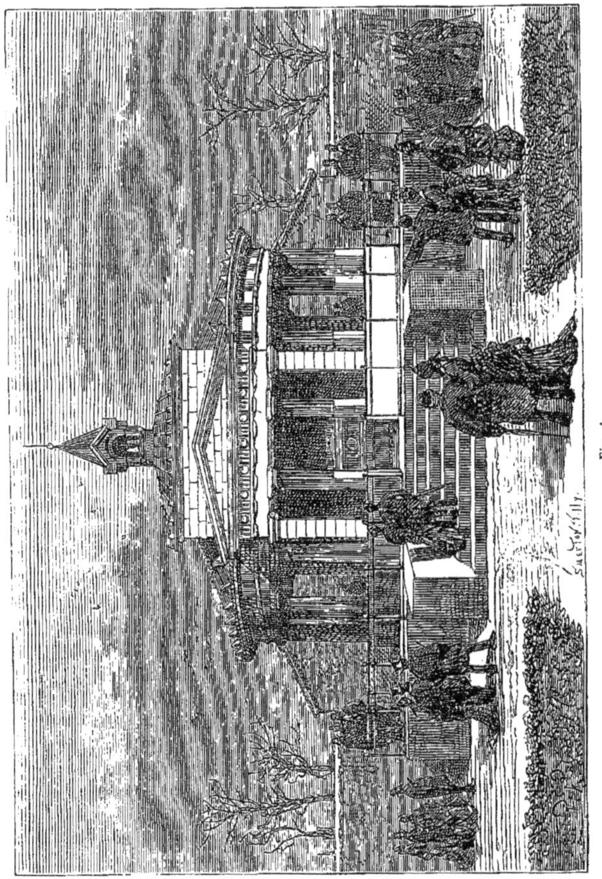
Fig. 1.

La grille inférieure D est fixe et porte 217 flammes de gaz, dont la moitié sont des flammes ordinaires en éventail, et les autres de petites flammes minces, destinées à remplir les vides laissés par les premières, ce qui permet d'obtenir une surface de combustion continue, comme un véritable lit de feu.

La grille supérieure AB est mobile et susceptible de glisser facilement sur deux guides latéraux en fer, au moyen de roulettes installées *ad hoc;* elle peut ainsi sortir de la bouche du four, et est destinée à recevoir le cadavre. Formée de barres de fer, cette grille présente latéralement, et sur toute sa longueur, deux appendices, mobiles à l'aide de charnières, qui se relèvent et servent à ramener vers le centre les parties du corps qui pourraient accidentellement s'isoler pendant la crémation.

Une lame de fer (*m, f*), à rebords saillants et facile à extraire par la bouche du four, une fois l'opération terminée, est destinée à recevoir les cendres fines

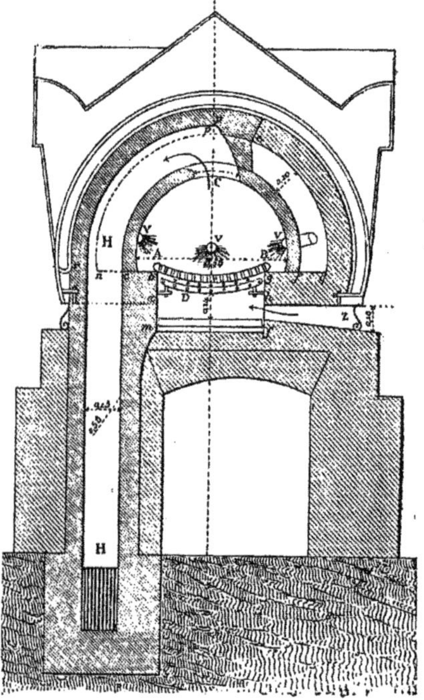

Fig. 2.

et les matières grasses enflammées qui peuvent tomber de la grille supérieure, à travers le lit de flammes.

Par l'extrémité opposée à la bouche du four pénètre le conduit qui amène le gaz à la grille inférieure, et trois jets de gaz et d'air, de 3 centimètres de diamètre, poussés à une certaine pression au moyen d'un ventilateur.

Dans la voûte supérieure de l'appareil est pratiquée, au milieu, une ouverture C, qui donne entrée dans le conduit H, en matière réfractaire; ce dernier passe sous le sol et aboutit à une cheminée, munie intérieurement d'une couronne de flamme de gaz, servant à appeler dans les canaux du four le courant d'air extérieur qui afflue par les ouvertures Z, réglées par des guichets spéciaux disposés au niveau de ces orifices. Tel est l'appareil Polli-Clericetti.

Au moment de l'opération, on apporte, dans sa bière, le corps à incinérer, enveloppé de son linceul et recouvert d'un voile. On tire hors du four la grille supérieure, sur laquelle on dépose le cadavre, que l'on introduit rapidement dans l'appareil. On ouvre l'accès au gaz, on ferme l'ouverture du four, et alors commence la combustion, qui devient plus active et plus efficace, grâce aux becs VV, que l'on dirige sur les parties du corps les plus difficiles à détruire.

On observe la marche de l'opération à travers le petit tube tronconique placé dans la porte du four, et par les ouvertures Z. Un long tube branché sur la cheminée, porte à son extrémité supérieure une flamme de gaz grâce à laquelle on peut constater à tout instant s'il s'échappe ou non des produits gazeux combustibles.

La crémation du corps de M. Keller, pratiquée à l'aide de cet appareil, dura une heure et demie, temps certainement un peu trop long, mais qui serait déjà notablement réduit si, au lieu de pratiquer une crémation isolée, on brûlait plusieurs cadavres successivement dans un appareil de plus en plus échauffé. Le corps, qui pesait $53^{kil},30$, donna $2^{kil},92$ de cendres, c'est-à-dire environ 1/17,2 du poids du cadavre.

Depuis la crémation de M. Keller, opérée le 22 janvier 1876, une nouvelle expérience a été faite de l'appareil de MM. Polli et Clericetti le 24 avril de la même année. Ce jour-là y fut brûlée la dépouille mortelle de Mme Pozzi-Locatelli. L'opération, modifiée dans quelques détails, écrit le docteur G. Pini, a duré deux heures, et de même que pour la première expérience, il n'est sorti de la haute cheminée où venaient aboutir les produits de la distillation du charbon fossile et de l'urne crématoire, qu'une vapeur aqueuse mélangée à un peu de fumée ne répandant à l'entour aucune odeur désagréable. L'incinération a été complète, et malgré le volume exagérée des os du bassin, tout a été réduit en poussière (amas de principes minéraux et carbonés, inaltérables à l'air), religieusement recueillie dans une urne funéraire. Le corps pesait environ 50 kilogrammes, le poids du résidu obtenu par la calcination n'était que de $3^{k},60$.

En ce qui concerne le prix de revient d'une crémation, dans cet appareil, les auteurs ont établi qu'il était d'environ 85 francs, ce qui est une somme fort élevée pour une seule crémation. Mais il convient de faire remarquer que la plus grande partie de cette somme est employée à amener le four à la température voulue, ce qui demande soixante-douze heures, une masse énorme de charbon et une surveillance assidue. MM. Polli et Clericetti estiment que le jour où les crémations seraient nombreuses, les frais qu'une seule entraîne se trouvant répartis sur plusieurs, le coût de chacune ne dépasserait pas de beaucoup le prix du gaz d'éclairage employé, c'est-à-dire une vingtaine de francs.

Pendant que M. Polli et son collaborateur se livraient à ces expériences et construisaient l'appareil que nous venons de décrire, un chimiste italien fort connu, M. Paolo Gorini, auteur des *Vulcani sperimentali*, trouvait un procédé, qui, s'il n'a pas eu comme le précédent l'honneur d'entrer encore dans la pratique, mérite à tous égards d'être connu. Nous laissons la parole au docteur Gaëtano Pini, qui a assisté aux premières expériences faites par l'auteur dans son laboratoire de Lodi :

« Au moment où je pénétrai, Paolo Gorini était tout attentif à liquéfier une certaine matière contenue dans deux petits creusets. A quelque distance de lui gisaient des têtes, des pieds, des mains et des jambes de cadavres humains. Une compagnie choisie, comprenant des médecins, au milieu desquels je distinguai Agostino Bertani, et quelques dames, représentant le sexe aimable, que n'avait point épouvantées l'horreur d'un tel spectacle, faisait cercle autour de l'illustre professeur.

« Après un moment d'anxieuse attente, Gorini annonça à ses invités que le liquide avait atteint le degré d'ébullition nécessaire pour dissoudre en peu de temps les tissus organiques les plus durs; il prit successivement une jambe, un pied, une main, une cuisse et finalement une tête, et à peine avait-il plongé dans le liquide incandescent chacune de ces parties qu'immédiatement elle était entourée d'une flamme brillante qui en un instant la réduisait à rien.

« L'œuvre de destruction fut rapide et silencieuse. Aucune crépitation ne frappa les oreilles, aucune odeur n'offensa l'odorat des assistants; la fumée qui sortit du creuset s'éleva vers les nues, et les gaz se répandirent dans l'air environnant pour féconder d'autres êtres et faire partie de nouvelles substances.

« Le procédé de Gorini est des plus simples. La matière employée entre en fusion à une haute température, et parvenue au point d'échauffement voulu, elle détruit complétement en vingt minutes le cadavre qu'on y a plongé, le décomposant en ses principes organiques pour la majeure partie volatils, et en ses principes fixes qui demeurent dans le liquide pour constituer les cendres, que l'on peut ensuite recueillir, en les extrayant du liquide au moyen d'une toile métallique que l'on a eu soin de placer sous le cadavre, ou mieux en versant dans l'eau la matière qui a servi à l'opération, pour les obtenir dans un état de pureté parfait, déposées au fond du vase.

« Le système Gorini demande, lorsqu'il ne s'agit que d'un seul cadavre, un prix assez élevé à cause de la grande quantité de combustible nécessaire pour porter à l'état de fusion la matière destinée à accomplir la crémation; mais une fois cet état obtenu, la matière fondue peut servir à consumer une quantité considérable de cadavres, de manière que le prix irait toujours en diminuant à mesure que leur nombre augmenterait. D'après un compte fait avec beaucoup d'exactitude, l'auteur des *Vulcani sperimentali* croit pouvoir affirmer que 60 à 70 francs seraient suffisants pour la crémation d'un seul cadavre; mais comme on pourrait aussi bien en brûler dix ou douze dans le même temps, le prix ne dépasserait pas 8 francs pour chacun. »

Tel est le procédé au moins curieux dont nous avons cru devoir placer la description sous les yeux de nos lecteurs et qui probablement l'aurait emporté sur tous les autres, si son auteur, M. Paolo Gorini, avait consenti à livrer le secret de la mystérieuse substance qu'il emploie, et que le docteur Brunetti croit être simplement de l'acide chromique. Ce procédé réunit en effet la plus grande partie, sinon la totalité des conditions désirables, à savoir la rapidité, la simplicité, l'absence de toute odeur désagréable, et enfin la médiocrité du prix de revient, dans le cas où la crémation pénétrerait dans les mœurs.

Le docteur Brunetti, professeur d'anatomie pathologique à l'université de Padoue, a exposé à Vienne, en l'année 1873, un appareil à crémation qui a reçu l'approbation de plusieurs hommes compétents.

La partie la plus importante de l'appareil est un vaste four rectangulaire, construit en briques, ouvert à la partie supérieure et percé à la partie inférieure d'ouvertures latérales qui permettent d'entretenir et de régler la combustion. Peu de bois suffit, dit l'auteur, mais il faut qu'il soit disposé de manière à s'enflammer facilement. L'ignition obtenue, on introduit par le haut le cadavre que l'on a pris soin d'assujettir au moyen de fils de fer sur une plaque de métal assez mince pour ne point entraver l'action du feu et l'on fait jouer sur le tout des volets réflecteurs, en forme de couvercle, qui, en se refermant, répercutent la flamme et concentrent la chaleur. Ils sont munis du système que M. Brunetti appelle régulateurs, et qui servent à les ouvrir ou à les fermer à volonté.

Dans la première période de l'opération, la chaleur dégagée est consacrée presque en entier à évaporer le liquide contenu dans le cadavre. Il se dégage une masse considérable de vapeurs et de gaz, et il est utile à ce moment de faire jouer les réflecteurs. Mais bientôt le cadavre ayant atteint un état convenable de dessiccation et le calorique continuant à s'accumuler, la combustion spontanée se produit, et deux heures suffisent pour que la carbonisation soit complète.

Cependant l'opération n'est pas terminée, car si les parties molles sont réduites, les os ne le sont pas encore. On renouvelle alors le combustible, on réunit au moyen d'un crochet la masse carbonisée sur laquelle on abaisse une plaque de fonte afin de concentrer la chaleur, et l'on procède à une nouvelle incinération. Celle-ci achevée et le feu éteint, on recueille les cendres. 70 à 80 kilogrammes de bois sont nécessaires pour cette double opération.

Sans vouloir porter un jugement absolument défavorable sur le système de M. Brunetti, nous croyons qu'il est inférieur en beaucoup de points à ceux de MM. Polli et Gorini. Il manque de simplicité; il ne semble pas devoir être exempt de toute émanation désagréable; de plus, il est coûteux, et le prix de revient ne semble pas pouvoir baisser en raison du nombre des crémations.

L'appareil qui nous paraît remplir le plus exactement les différentes conditions voulues est assurément celui de M. F. Siemens, de Dresde. La description que nous allons en donner est empruntée au journal *la Nature* (27 mars 1875), qui déjà nous a fourni celle de l'appareil Polli-Clericetti :

Ce nouveau four comprend trois parties :

1° La chambre de combustion C;

2° Le cendrier D;

3° Le régénérateur B.

La chambre de combustion est amenée préalablement au degré de température exigé pour une combustion complète, au moyen de la chaleur fournie par le régénérateur.

A la partie inférieure de celui-ci, deux canaux distincts, dont l'un est représenté en A, amènent l'un, du gaz combustible, l'autre de l'air atmosphérique. Le gaz, brûlant au milieu de l'air, produit une flamme qui échauffe les divers étages de briques réfractaires superposées dans le régénérateur, en passant à travers tous les passages qui s'y trouvent ménagés.

La flamme qui sort à la partie supérieure pénètre dans la chambre de combustion C par un conduit latéral, les produits sont ensuite expulsés par la cheminée E.

Lorsque les briques réfractaires sont assez échauffées (après un intervalle de quatre heures environ, on obtient le rouge brillant), on intercepte l'arrivée du gaz; le fourneau est prêt pour l'opération de la crémation.

Le corps à brûler, placé dans une bière, glisse à l'aide de rouleaux représentés à la droite de notre gravure, dans la chambre de combustion C. La porte est refermée, les briques étant au degré voulu de température pour que la crémation commence, l'air arrive seul sous le générateur, s'échauffe en passant à travers les carreaux incandescents, met immédiatement en ignition le corps et entretient si puissamment la combustion que, dans l'espace d'une heure ou de cinq quarts d'heure, toutes les parties combustibles sont consumées; il ne reste que les cendres et les os calcinés. Ceux-ci sont retirés par une porte pratiquée dans le cendrier, dont les dimensions sont assez grandes pour déterminer une diminution locale dans le tirage, et empêcher ainsi l'entraînement des cendres dans la cheminée.

Pendant cette opération, la chaleur développée par la combustion du corps sert à maintenir la température dans la chambre de combustion.

Si la crémation s'applique à un corps de petite dimension développant moins de chaleur, celui d'un enfant, par exemple, on a la faculté de laisser entrer une certaine quantité de gaz dans la chambre, par le tube F. Cette précaution est

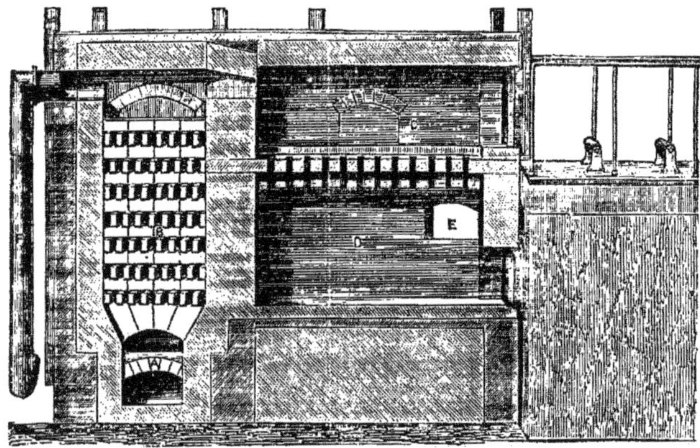

Fig. 3.

aussi employée avec succès, lorsque la chambre n'a pas été convenablement chauffée dès le commencement.

Pour opérer la crémation d'un second corps, il suffit de recourir à l'emploi du gaz combustible au début de l'opération, afin de ramener le régénérateur et la chambre de combustion au degré primitif. La température de la chambre de combustion ne doit pas s'élever au-dessus de 750 degrés centésimaux, sinon les cendres seraient en partie réduites en fusion.

Au lieu d'employer un gaz combustible, on peut placer une grille ordinaire sous le régénérateur et brûler du charbon de bois, ou tout autre corps combustible.

Suivant les données de l'expérience poursuivie jusqu'ici, il semble qu'il y ait quelque différence pour le temps de la combustion des corps de différents âges et de diverses natures; il est à présumer que la combustion est facilitée par l'abondance de la matière grasse.

La quantité de charbon nécessaire pour échauffer le régénérateur et effectuer la crémation complète d'un seul corps est d'environ neuf quintaux dans le fourneau à gaz. Pour une seconde opération, suivant immédiatement la première, une quantité beaucoup moindre est suffisante.

Le système Siemens est jusqu'ici le plus parfait qu'on ait inventé, et c'est sur son modèle que vont se construire sans doute les appareils crématoires qu'on parle d'ériger en plusieurs villes.

Mais à côté de ces monuments qui doivent être placés dans un endroit fixe, au voisinage des villes, et où seront portés les morts pour y subir l'épreuve du feu, on s'est également occupé d'inventer des appareils capables d'être transportés facilement et destinés à être utilisés en cas de guerre ou d'épidémie. La récente exposition de Bruxelles, au milieu de systèmes crématoires de tout genre, contenait plusieurs appareils de cette espèce, et bien que les moyens employés par M. Créteur, et que nous avons décrits plus haut, nous semblent avoir suffisamment rempli le but proposé, nous ne pouvons cependant passer sous silence ce qui a été fait dans cette voie. Nous dirons donc quelques mots de l'appareil inventé par le docteur Hyacinthe Küborn, de l'Académie royale de Bruxelles.

Toutes les parties en sont comprises dans une grande caisse métallique, laquelle est portée sur un châssis à deux essieux; à ceux-ci s'adaptent à volonté deux jeux de roues, semblables à celles des wagons de chemin de fer, ou deux jeux de roues à jantes planes pour le roulement sur les routes et dans les campagnes. Les détails de construction ont été étudiés de telle sorte que toute détérioration puisse être aisément et immédiatement réparée, même par des mains peu expérimentées. Le nombre, le poids des pièces ont été réduits dans la limite du possible, de manière à faciliter le transport rapide et de ramener le coût de construction au minimum.

L'appareil complet offre extérieurement l'aspect d'un wagon de chemin de fer, avec cette addition qu'il peut rouler sur voies charretières et y être remorqué par chevaux ou mulets.

L'espace clos, destiné à recevoir les cadavres, est une chambre dont les parois sont imperméables à la chaleur; le fond de cette chambre est formé par deux soles réfractaires inclinées, dont le bord inférieur vient plonger dans un bassin qui fait fermeture. Sous ces soles sont placés deux foyers conjugués qui, en vertu de leur agencement, peuvent être alimentés soit par de la houille, soit par du bois, soit même par du goudron ou du pétrole.

Les flammes du premier foyer, après avoir chauffé la première sole, viennent enflammer les gaz dégagés par les cadavres, puis les graisses liquéfiées qui s'écoulent du bassin de fermeture, et mélangés aux produits de combustion des résidus, vont passer sur le second foyer, qui achève l'œuvre de destruction. De là tout s'écoule par une cheminée vers l'air extérieur.

L'opération suit donc la marche suivante : une dizaine de cadavres sont étalés sur les soles; on abaisse le couvercle de la caisse qui s'engage dans sa fermeture étanche. On allume et l'on entretient le feu des foyers. La chaleur traversant la sole liquéfie d'abord les graisses qui s'écoulent en suivant la pente de la sole, se rendent au bassin de fermeture, et n'en sortent qu'en débordant et pour se répandre sur un petit plan incliné, où elles sont saisies par les flammes du premier foyer, comme il vient d'être dit.

Les gaz qui se dégagent des cadavres sont forcés de suivre un chemin identique; ils viennent barbotter dans les graisses du bassin de fermeture qui fait office de barillet et empêche les explosions; de là ils sont conduits au premier foyer qui les combure complétement. Les produits de cette combustion passent en sus, pour plus de sécurité, sur le second foyer.

L'opération se continue ainsi durant un laps de temps qui va de 75 à 90 minutes, au bout duquel la crémation est complète. La tâche des ouvriers, une fois les cadavres placés sur les soles et le couvercle refermé, consiste simplement à entretenir le feu. C'est une besogne qui peut être confiée aux manœuvres les plus inexpérimentés.

L'appareil de M. Küborn est certainement fort ingénieux, et autant que l'on peut porter un jugement sur une invention non encore éprouvée, il est permis de croire qu'il a résolu aussi complétement que possible le problème proposé.

Nous bornerons là ce que nous avions à dire des différents appareils inventés par les partisans de la crémation. On leur avait objecté que la crémation était d'une pratique difficile sinon impossible, tant à cause de la longueur inévitable de l'opération, que des émanations nuisibles qu'elle engendrerait et des sommes considérables qu'elle coûterait. Ils ont répondu en inventant des appareils où la crémation se fait rapidement, à peu de frais, et sans que rien vienne blesser l'odorat ou la vue des assistants.

Sur ce point donc les partisans de la crémation peuvent triompher, et s'ils avaient aussi complétement résolu les autres objections qui leur ont été faites, l'avenir de la crémation ne serait évidemment pas douteux et de beaux jours auraient lui pour les ciseleurs d'urnes cinéraires, les constructeurs de columbaria et les fabricants de gaz d'éclairage ou d'acide chromique. Mais pour le malheur de ces corporations intéressantes, il ne nous semble pas que les partisans de la crémation aient apporté contre les objections d'ordre moral ou même hygiénique des raisons aussi convaincantes que contre les objections d'ordre purement pratique.

III. Avenir de la crémation. Nous voici arrivés au chapitre des conclusions. Après avoir montré la crémation dans le passé et dans le présent, il nous reste à rechercher ce que semble lui réserver l'avenir et jusqu'à quel point elle a quelque chance de s'introduire dans nos mœurs.

Si, dans le chapitre précédent, nous nous sommes abstenus de toute critique en développant, avec toute l'impartialité dont nous étions capables, les arguments des partisans de la crémation, ce n'est pas, on le sait déjà, que tous ces arguments nous ont paru irréfutables, mais c'est qu'il nous a semblé favorable au bon ordre de cette discussion de présenter dans son ensemble la thèse des novateurs avant d'introduire nous-mêmes aucun des motifs qui nous portent à la rejeter. Le moment est venu de dire à notre tour ce que nous pensons des arguments invoqués, de séparer les propositions qui nous semblent justes et démontrées de celles qui nous semblent téméraires et aventureuses, de faire voir ce qu'il y a d'utile et d'acceptable dans ces projets, mais aussi ce qu'ils contiennent de germes dangereux que l'intérêt bien entendu de la société est de combattre et d'étouffer.

VII Discussion des arguments présentés par les partisans de la crémation. Toute la thèse des partisans de la crémation se résume en ceci : Le système de l'inhumation devient chaque jour plus menaçant pour les vivants ; et il n'est pas aujourd'hui une ville tant soit peu importante qui dans l'air qu'elle respire et dans l'eau qu'elle boit ne trouve un poison qui lui est versé par les morts : il n'est que temps d'abandonner une pratique aussi déplorable. Mais d'autre part nous n'avons pas le choix, et, en dehors de l'inhumation, la crémation est le seul procédé possible.

Il n'est pas douteux, nous en convenons, que si l'état de choses actuel était à ce point dangereux et menaçant qu'une solution aussi radicale que la crémation s'imposât d'elle-même, à défaut d'autres moyens plus convenables, il faudrait bien s'incliner devant la nécessité impérieuse et faire taire tout autre sentiment que celui du salut public. Mais voici précisément ce qui ne semble pas encore absolument démontré aux adversaires de la crémation : ils ne sont pas convaincus, malgré le nombre et l'importance des arguments dont on les a accablés, que l'inhumation fasse courir d'aussi grands périls qu'on le prétend à la société ; et, alors même que ces périls existeraient, ils croient, non sans apparence de raison, que les moyens d'y parer sont aussi efficaces que nombreux. Si l'on joint à cela la persuasion où ils sont que la mesure proposée pourrait gravement compromettre des intérêts de l'ordre le plus élevé, on conçoit qu'ils n'acceptent qu'avec répugnance un projet qui leur paraît à la fois inutile et dangereux.

En ce qui nous concerne personnellement, nous sommes prêts à accepter la crémation dans tous les cas où il nous sera prouvé que l'inhumation ne peut s'effectuer dans les conditions qui la rendent inoffensive, et, sans aller plus loin, nous n'hésiterons pas à déclarer qu'elle nous semble appelée à rendre de véritables services sur les champs de bataille et dans les temps d'épidémie grave. Ce n'est pas seulement dans l'antiquité, c'est aussi dans les temps modernes que le problème de la sépulture à donner aux victimes de la guerre s'impose à l'attention et aux soins de l'hygiéniste. Nos batailles ne sont pas moins meurtrières que celles des Romains ou des Grecs, et, comme on a pu le voir dans des luttes récentes, il n'est guère plus facile de procéder aujourd'hui à une inhumation convenable qu'au temps d'Annibal et de Marcellus. En Italie et en Bohême, comme à Sedan, Metz ou Paris, partout il a fallu au bout de quelques mois, sur les plaintes légitimes des populations, exhumer ce que l'on avait enterré à la hâte sans précaution et sans ordre, et soit inhumer de nouveau, comme les Allemands l'ont fait à Metz et comme nous l'avons fait à Paris, soit brûler les restes déjà décomposés, comme M. Créteur l'a fait à Sedan. Il est certain que dans des cas semblables il y aurait tout avantage à employer tout de suite la crémation, à laquelle il faut avoir recours tôt ou tard, si l'on ne veut se servir de moyens à la fois très-pénibles et très-coûteux. De plus il faut bien reconnaître que les graves objections d'ordre moral qui sont faites à la crémation perdent beaucoup de leur puissance, quand il s'agit de l'appliquer en temps de guerre; car si, comme nous le verrons, il faut tenir compte par-dessus tout, dans cette importante question des modes de sépultures, du sentiment des vivants, du sentiment de ceux qui restent, on avouera que la chose devient presque indifférente quand il s'agit d'hommes, morts pour la plupart très-loin du foyer domestique, enfouis immédiatement, pêle-mêle, sans honneur, sans que rien vienne indiquer l'endroit où ils reposent à ceux qui voudraient plus tard visiter leur tombe.

Il en est de même pour certains cas d'épidémie. Si nous n'avons pas depuis longtemps été visités par un de ces fléaux comme l'antiquité en a connus aux temps de Périclès et d'Antonin, ou comme en a vus le monde moderne, lorsqu'au quatorzième siècle le tiers de la population d'Europe, au dire de Froissart, mourut de la peste noire, rien ne nous assure que l'avenir ne nous réserve point d'épreuves semblables, et alors même que les scènes épouvantables dont furent témoins certaines grandes villes comme Florence, Londres, Paris, Marseille et tant d'autres, ne seraient pas à redouter, il n'est pas douteux que la crémation serait là à sa place, non-seulement parce que l'inhumation deviendrait presque impossible faute des moyens convenables, mais encore parce qu'il y aurait utilité, nécessité même, à se débarrasser de la manière la plus prompte et la plus radicale de tant de dépouilles empoisonnées, aliment le plus sûr de la contagion. En ce qui est du respect dû aux pieux sentiments de ceux qui survivent, là, pas plus qu'en temps de guerre, ils ne peuvent être pris en sérieuse considération : d'abord parce que les survivants eux-mêmes, dont le nombre diminue d'heure en heure, ne songent guère à réclamer contre le traitement qu'on fait subir à leurs proches, tant ils sont affolés de terreur et uniquement préoccupés du soin de leur propre préservation, ensuite parce que l'intérêt suprême du salut public doit dominer ici toute autre considération et faire taire jusqu'aux plus respectables scrupules.

Nous admettrons donc deux cas où la crémation nous semble utile et désirable : ce sont ceux de guerre et d'épidémie grave. En dehors d'eux, nous n'apercevons nulle part cette nécessité inéluctable dont nous entretiennent les partisans de la crémation, et, même pour nos cités les plus populeuses, nous ne saisissons pas nettement la valeur des arguments au moyen desquels on voudrait nous amener à supprimer l'inhumation.

Ces arguments, nous allons les reprendre un à un et les discuter.

Ils sont, on se le rappelle, au nombre de trois principaux :

1° *Les cimetières sont une source d'émanations dangereuses ;*

2° *Les cimetières empoisonnent les eaux de puits et de rivière ;*

3° *Les cimetières occupent trop de place.*

1. En ce qui concerne les émanations soi-disant dangereuses dont on accuse les cimetières, nous pouvons faire deux parts des arguments présentés par nos adversaires : la part des théories et la part des faits. Ces théories, plus ou moins appuyées d'expériences de laboratoire, partent d'un point essentiellement faux à notre avis. Prenant ce que l'on connaît aujourd'hui des phénomènes qui accompagnent la décomposition des corps (ce qui est en vérité peu de chose), et énumérant les différentes transformations chimiques dont elle est la source, les auteurs raisonnent comme si cette décomposition avait lieu à l'air libre, comme si une épaisse couche de terre n'offrait pas, en même temps qu'une résistance très-réelle à l'expansion des matières gazeuses, l'occasion d'une foule de combinaisons secondaires, capables d'en fixer une portion considérable au-dessous du sol. Le passage que nous avons cité de M. Tardieu, malgré les emprunts qu'il fait à d'éminents chimistes étrangers, contient plutôt à cet égard une affirmation qu'une démonstration. Il est parfaitement certain et nous ne discutons pas que quelques gaz peuvent arriver jusqu'à la surface ; tout le monde connaît le phénomène des feux follets produits par la combustion spontanée de l'hydrogène phosphoré dans l'oxygène de l'air. Mais, d'autre part, on conviendra également que de tels gaz cessent d'être dangereux, justement parce qu'il sont brûlés, et cela au moment même où ils arrivent à la surface du sol. Parmi les autres gaz produits par la décomposition cadavérique, ceux que l'on cite parmi les plus dangereux, comme l'acide carbonique et l'ammoniaque, ne paraissent arriver qu'en très-minime proportion jusqu'à l'air extérieur. Nous n'en voulons pour preuve, en ce qui concerne l'acide carbonique, que ce que nous dit le docteur Reid lui-même, cité par M. Tardieu, que la terre qui environne les fosses est imprégnée d'acide carbonique, comme elle pourrait être imbibée d'eau. C'est donc que cet acide se fixe dans la terre. De

plus chacun sait que l'acide carbonique est plus pesant que l'air atmosphérique et en admettant même qu'il pût s'élever jusqu'au ras du sol, tout ce qu'il pourrait faire serait de s'y maintenir. Nous ne voyons pas en quoi, dans une situation semblable, il est susceptible de vicier gravement l'air de nos cités. Quant à l'ammoniaque, il nous semble que son odeur est assez caractéristique pour que rien soit plus facile à reconnaître que sa diffusion dans l'atmosphère, même à une dose excessivement faible. Or il suffit vraiment de pénétrer dans un cimetière pour reconnaître qu'aucune odeur ammoniacale manifeste ne vient frapper l'odorat, tandis qu'il n'est pas un coin de rue où nous ne soyons suffoqués par des émanations dont cependant la santé publique ne s'alarme pas outre mesure.

Peut-être dira-t-on que si tous les produits gazeux de la décomposition ne se répandent pas dans l'air extérieur, il suffit qu'un petit nombre, parmi les plus délétères, soient dans ce cas. On se rejettera sur ce qu'on ne connaît encore qu'imparfaitement les transformations, les combinaisons auxquelles donne lieu la putréfaction cadavérique, et se basant sur quelques expériences de laboratoire, telles que celles de Moscatti ou de Boussingault, on prétendra que l'air tient en suspension des particules organiques entraînées avec les gaz à travers la terre, dont la constitution chimique n'a pu être jusqu'à présent bien définie, mais qui n'en demeurent pas moins de très-dangereux éléments et la source d'une foule de maladies. Ce sont les *miasmes*. Soit. Mais si ces miasmes sont autre chose qu'une pure conception de l'esprit, s'ils représentent une réalité ayant sa place marquée dans la nature, bien que difficile à montrer, qu'on nous découvre au moins les traces de leur existence, autrement dit leurs effets sur l'organisation humaine, les maladies qu'ils sont censés susciter. Malheureusement on ne nous montre pas beaucoup plus nettement les traces de cette existence que l'existence elle-même, les effets que leur prétendue cause, et ceux que n'aurait pas pleinement satisfaits la théorie du miasme ne trouveront assurément pas leur compte avec l'histoire des désastres qu'il a causés. Bien osé celui qui dans la nomenclature que nous en avons donnée au précédent chapitre découvrirait un seul fait vraiment décisif. Serait-ce le cas cité par Chadwick ? Mais il est plus question de vapeur de suif et de triperie que de cimetière ; en outre il s'agit des effets produits sur des oiseaux en cage et non sur les hommes ; enfin on ne saurait accorder une confiance absolue à une observation aussi isolée dans l'histoire de la science.

Le cas cité par M. Tardieu du cimetière de l'église Saint-Margaret est-il plus probant ? En aucune façon. Qu'y remarquons-nous en effet ? C'est que ce cimetière est placé dans des conditions exceptionnellement fâcheuses, et il n'est jamais venu à l'idée de personne de prétendre que le choix d'un emplacement pour un cimetière n'exige pas certaines précautions. Et cependant les inconvénients signalés ne se produisent là que d'une façon très-intermittente : il faut que les tuyaux de drainage soient fermés par la haute mer, que le baromètre soit bas, la surface du sol légèrement humide, la température élevée. Si la fermeture des tuyaux de drainage se représente presque chaque jour, les autres conditions ne se rencontrent pas aussi fréquemment, et comme, d'ailleurs elles sont tout à fait accessoires, il suffirait de recommander à ceux qui choisissent une place pour y enterrer leurs morts de faire en sorte que les tuyaux de drainage qu'ils établiront ne puissent être facilement bouchés.

Observons, en passant, que l'insalubrité même de ce cimetière exceptionnel ne semble pas avoir engendré de bien grands malheurs : l'auteur ne parle que d'émanations désagréables qu'on a dû combattre en plusieurs endroits à l'aide d'appareils ventilateurs et de préparations chlorurées, et c'est avec une sorte de timidité qu'il ajoute que en quelques circonstances les individus ont *paru* en éprouver de fâcheux effets.

Quant aux autres faits que nous avons cités, faits particuliers d'épidémies, d'accidents graves, d'asphyxies, soi-disant causés par les cimetières, nous les tenons pour nuls et non avenus. Nous rappellerons même que si Vicq d'Azir, Haller, Navier, Foderé ont cité des cas d'asphyxie mortelle à l'ouverture de cercueils, on sait que Thouret, Fourcroy, Parent-Duchatelet, Orfila ont soutenu l'innocuité des émanations putrides.

On ne saurait, en effet, imputer aux cimetières et à leur influence habituelle des accidents dus le plus souvent à l'imprudence de ceux qui ont été les victimes. Si nous croyons inoffensive la lente et faible expansion des gaz produits par la décomposition des corps, nous ne prétendons pas qu'il soit sans danger de bouleverser une terre qui a dévoré des cadavres. Les principes délétères qu'elle a en majeure partie tenus et comprimés dans son sein, vont, s'ils n'ont pas été complétement détruits, produire subitement une masse énorme de gaz, dont les effets pourront être graves sur les individus soumis à son influence. Il y a là toute la distance qui sépare une dose fractionnée d'une dose massive, et nous n'admettons pas qu'on puisse considérer comme une conséquence ordinaire et normale de l'aménagement des cimetières ce qui est le fait de circonstances étrangères et de pratiques souvent inopportunes ou mal dirigées. Nous rejetons donc comme n'ayant rien à faire dans ce débat les accidents causés soit par des exhumations, presque toujours accomplies en dehors des précautions nécessaires, soit par des descentes dans des caveaux mortuaires, où les gaz condensés s'accumulent au point de desceller quelquefois la pierre qui les ferme, soit par des travaux de terrassement exécutés dans des cimetières depuis longtemps abandonnés, et auxquels on vient toucher imprudemment. De même on a cité le cas signalé par Pettenkofer qui a trouvé de l'ammoniaque dans l'eau souterraine à une distance de 40 pieds de l'usine à gaz qui l'avait produite ; celui de Fœrster (dans son *Étude sur le choléra à Sondershausen*, en 1873), que nous avons déjà cité. Il nous paraît bien évident qu'il est impossible de comparer la marche envahissante, sous le sol, de gaz s'échappant sous pression, et la lente diffusion de ceux qui proviennent d'un corps en putréfaction.

Dans tous ces cas, c'est à lui-même que l'homme doit imputer le mal et non aux cimetières, qui n'en peuvent mais. Ce qu'il faudrait prouver, et ce qu'on ne prouve pas, c'est que les individus qui par état, qui par situation sont le plus exposés aux atteintes de ces terribles miasmes, comme les gens qui habitent dans le voisinage des cimetières ou ceux que leur profession y appelle, depuis le fossoyeur jusqu'au médecin de la salubrité, sont plus frappés par la maladie que les individus qui demeurent au loin et qui ne viennent que rarement visiter les morts.

Si la science a établi, a dit M. Depaul au conseil municipal de Paris, l'existence de certaines maladies spéciales propres à certaines professions, s'il est avéré que les ouvriers qui travaillent le plomb et le phosphore sont quelquefois victimes de leurs manipulations, personne n'a démontré jusqu'ici, personne n'a constaté que les fossoyeurs, non plus que les boyaudiers, les tanneurs, les équarisseurs, les garçons des amphithéâtres de dissection, tous ceux, en un mot, qui mettent en œuvre des matières en voie de décomposition, soient sujets à aucune maladie professionnelle. Est-il plus démontré que les exhalaisons putrides puissent engendrer le choléra, la fièvre typhoïde, le typhus ou la peste? M. Bouchardat, dont l'autorité en ces matières n'est pas contestable, rappelle à ce propos, dans l'article de la *Revue scientifique* que nous avons déjà cité, que l'année qui a suivi les funestes événements de 1870-1871 est de beaucoup la moins chargée de décès par fièvre typhoïde, entre toutes celles qui ont précédé ou suivi, et que cependant nos cimetières ne furent jamais autant encombrés. Pendant la période la plus malheureuse, aucun cas de typhus fever ne s'est déclaré à Paris.

La conclusion à tirer de tout ce qui précède est celle-ci :

Si nous connaissons imparfaitement les phénomènes qui accompagnent la décomposition putride à l'air libre, nous connaissons encore moins ceux qui résultent de cette même décomposition opérée sous terre. Les faits recueillis, loin de démontrer la libre expansion au dehors des produits gazeux, semblent prouver, au contraire, que la plupart ne parviennent pas à la surface, soit par suite de combinaisons avec les matériaux du sol, soit en vertu de la compression qu'ils subissent.

La faible quantité de gaz délétère qui se répand dans l'air, après avoir vaincu la résistance que le sol lui oppose, semble impuissante à provoquer chez les individus les plus exposés à son atteinte aucune maladie caractérisée, non plus qu'aucune susceptibilité spéciale.

A plus forte raison ne saurait-elle être la source de toutes sortes de maladies endémiques et épidémiques, comme on l'a prétendu sans preuve et sous le médiocre prétexte qu'on ne connaissait aucune autre cause à laquelle il fût possible de les attribuer. D'ailleurs la variété même des maladies attribuées à cette cause montre qu'elle ne donne pas naissance à un produit spécifique et que ce ne sont pas là des maladies contagieuses. Il ne faut pas oublier, selon notre classification étiologique, que dans toute maladie il y a deux facteurs : le facteur externe (parasites, ferments, semences) et le facteur interne, qui est l'organisme. Celui-ci ne se borne pas exclusivement à un rôle de support ou de dépôt, et souvent, au contraire, les conditions de réception et de réaction dans lesquelles il se trouve ont la plus grande importance.

2. Si l'accusation portée contre les cimetières, en ce qui touche les émanations, ne semble pas reposer sur un fondement bien solide, celle qui concerne la souillure des eaux potables est-elle beaucoup plus sérieuse? C'est ce que nous allons examiner.

L'eau du ciel tombant sur les cimetières pénètre dans un terrain saturé de produits de décomposition; elle s'en imprègne, et, continuant sa marche descendante jusqu'aux couches imperméables, va empoisonner les rivières et les puits, où l'analyse chimique dénote la présence d'ammoniaque, de sels azotés, de composés sulfureux.

La théorie, comme on voit, est fort simple. Reste à savoir si elle est justifiée. Tout nous porte à croire que l'on a ici encore incriminé les cimetières avec autant de raison qu'on leur reprochait tout à l'heure de produire le choléra, la fièvre typhoïde et même la peste.

Il n'y a pas une des assertions précédentes qui n'ait trouvé des contradicteurs dans les hommes les plus compétents, et en opposant les faits aux faits et les théories aux théories, on s'aperçoit que tout ce que l'on peut conclure pour le moment est que la science est encore fort peu avancée sur ces questions et qu'il serait au moins téméraire de baser sur des affirmations aussi peu prouvées des modifications sociales de l'importance de celles que l'on propose.

Un premier point, que l'on a tort, d'après nous, de faire intervenir dans la discussion, parce qu'il ne nous semble nullement acquis, est celui de savoir si les eaux de pluie peuvent réellement pénétrer assez profondément dans le sol pour y rencontrer les couches imperméables qui leur permettront de glisser jusqu'aux rivières ou aux puits.

M. Depaul et ses collègues MM. Leclerc et Riant, dans le remarquable rapport qu'ils ont présenté au conseil municipal de Paris, ont établi ce que reçoit d'eau du ciel chaque mètre carré de nos cimetières : « Il résulte d'expériences officielles, disent-ils, que l'épaisseur d'eau de pluie qui tombe par *an* et par mètre carré dans notre région est de 0m.577, en moyenne. Chaque mètre carré reçoit donc 577 litres d'eau. De nombreuses recherches ont été faites pour déterminer la quantité d'eau absorbée dans le sol par Charnock, Delacroix, Dalton ; les résultats de ces expériences ont montré que cette quantité était d'environ un tiers. Dans bien des cas, elle était inférieure. Les deux autres tiers coulent à la surface ou sont enlevés par l'évaporation. Ainsi, annuellement, pour une quantité de 577 litres, le sol n'absorbera que le tiers, soit 191 litres ou en nombres ronds 200 litres par mètre carré, ou par hectare 2000 mètres cubes par an. Mais nos cimetières sont dans des conditions toutes spéciales : un tiers de leur surface est occupée, par des chemins, allées, constructions qui ne laissent pas pénétrer l'eau de pluie, et, dans les deux autres tiers, il y a encore une partie considérable occupée par des dalles et des monuments à travers lesquels l'eau ne peut passer. Il faut donc diviser par deux le nombre ci-dessus et le réduire à 100 litres par mètre carré et par an, ou 1000 mètres cubes par hectare, c'est-à-dire que la couche d'eau qui traverse chaque mètre carré par année a une épaisseur de 10 centimètres seulement. C'est là le volume d'eau qui traverse les terrains remués pour le service des inhumations. »

Dix centimètres ! En vérité, c'est une quantité bien faible pour pénétrer dans une terre toujours avide d'humidité et gagner une nappe d'eau qui gît le plus souvent à la profondeur de 20, 30 et 40 mètres au-dessous du sol. Par quel miracle ces quelques gouttes d'eau ne seront-elles pas absorbées avant d'avoir franchi un si grand espace, et comment résisteront-elles aux sollicitations sans nombre qu'elles vont rencontrer sur leur chemin ? C'est ce que ne nous expliquent pas assez ceux qui pour toute démonstration se contentent de nous apporter les conclusions de leurs analyses. Ils devraient connaître cependant ce fait, que personne n'ignore, que même après une période de pluies furieuses, la terre n'est guère modifiée au delà d'une épaisseur de 50 à 60 centimètres, et qu'au delà tout est sécheresse et dureté. C'est ce qui se trouve constaté d'une façon tout accidentelle, il est vrai, mais néanmoins bien remarquable, dans un rapport rédigé par le docteur Prat, médecin de la préfecture de la Seine, au sujet d'une exhumation. « Un travail lent, écrit-il, mais continu, a été favorisé dans sa lenteur par le terrain particulier qui enveloppait les cadavres et les tenait à l'abri de l'humidité ; car je n'étonnerai personne en disant qu'il y avait absence d'eau dans le terrain ; malgré le temps si pluvieux du mois de mai de cette année, les pluies torrentielles fines et continues n'avaient pu faire pénétrer l'humidité au delà d'un demi-mètre, et les corps étaient à près de 2 mètres de profondeur, etc., etc. »

On nous demandera peut-être d'expliquer, s'il en est ainsi, comment se forment les nappes d'eau profondes, de quelle manière elles s'alimentent, pourquoi elles diminuent ou augmentent suivant l'état variable de l'atmosphère? Bien que nous n'ayons pas à donner la clef d'un mystère, dont l'explication est réservée aux géologues, nous pouvons déjà citer, pour l'instruction de nos lecteurs, le passage suivant d'un auteur que les savants actuels ne récuseront certainement pas :

« J'ai remarqué, dit Buffon, en examinant de gros monceaux de terre de jardin de huit ou dix pieds d'épaisseur, qui n'avaient pas été remués depuis quelques années et dont le sommet était à peu près de niveau, que l'eau des pluies n'a jamais pénétré à plus de trois ou quatre pieds de profondeur; en sorte qu'en remuant cette terre au printemps après un hiver fort humide, j'ai trouvé la terre de l'intérieur de ces monceaux aussi sèche que quand on l'avait amoncelée. J'ai fait la même observation sur des terres accumulées depuis près de deux cents ans : au-dessous de trois ou quatre pieds de profondeur la terre était aussi sèche que la poussière; ainsi l'eau ne se communique ni ne s'étend pas aussi loin qu'on le croit par la seule filtration : cette voie n'en fournit dans l'intérieur de la terre que la plus petite partie; mais depuis la surface jusqu'à de grandes profondeurs, l'eau descend par son propre poids, elle pénètre par des conduits naturels ou par de petites routes qu'elle s'est ouverte elle-même, elle suit les racines des arbres, les fentes des rochers, les interstices des terres, et se divise ou s'étend de tous côtés en une infinité de petits rameaux et de filets toujours en descendant, jusqu'à ce qu'elle trouve une issue après avoir rencontré la glaise ou un autre terrain solide, sur lequel elle s'est rassemblée. »

Il paraît donc au premier abord assez difficile que la petite masse d'eau qui tombe sur nos cimetières pénètre aux profondeurs que l'on sait; mais en admettant même qu'il en soit ainsi, il faut encore supposer que les principes délétères dont elle se sera chargée en passant à travers une terre remplie de détritus cadavériques l'accompagneront jusqu'au bout, et ne trouveront point dans le trajet mille occasions d'abandonner leur véhicule pour s'associer aux éléments de rencontre que le terrain pourra leur fournir. C'est ainsi que l'un de ces principes redoutés, l'ammoniaque, s'il faut en croire les expériences faites en 1848 par MM. Huntable et Thompson, ne pourrait se maintenir à l'état soluble en présence de la terre. « Celle-ci aurait la curieuse faculté de retenir à l'état *insoluble* l'alcali d'une dissolution ammoniacale, et même de solutions où la base ne se trouverait pas à l'état libre, mais engagée dans des combinaisons telles que le chlorhydrate, le sulfate et le nitrate d'ammoniaque. Ces expériences ont été confirmées par M. Th. Way, en 1850. En reprenant les travaux de ces messieurs, il détermina en même temps la capacité d'absorption des terres ou de l'argile. M. Way resta néanmoins convaincu qu'il se formait une véritable combinaison chimique, avec un silicate double particulier existant dans le sol. »

Des expériences de M. Hales, qui concordent avec les précédentes, établissent « qu'une eau très-chargée d'ammoniaque ne traverse pas la terre comme si elle traversait un filtre; l'alcali est retenu, qu'il soit à l'état libre ou à l'état de sel; et même, dans ce dernier cas, M. Hales a trouvé que l'absorption du sel ammoniacal par les terres était encore beaucoup plus élevée que lorsque l'alcali était à l'état libre. »

« En présence de faits de cette nature, dit M. Gille, auquel nous empruntons la citation qui précède et à qui l'on doit un intéressant travail sur la question, que devient la théorie de la lixiviation des terres de nos cimetières par les eaux de pluie ! Si même elle pouvait se produire, il y aurait à noter, ajoute-t-il, que le cimetière Montparnasse (l'un des cimetières parisiens), par exemple, offrirait comme résistance à la filtration verticale une couche de terrains de natures diverses, qui ont au moins vingt mètres de profondeur avant de rencontrer cette fameuse couche de terre glaise. Et ce n'est pas tout : après avoir vaincu cette résistance dans le sens vertical, il resterait encore à ces eaux une distance de près de six kilomètres à parcourir avant de rencontrer la Seine, et ce parcours devrait s'effectuer dans le sens horizontal, et toujours en contact avec des composés minéraux, qui ont une grande tendance à fixer les sels ammoniacaux et à former avec eux des composés doubles insolubles. »

Toutes ces objections, toutes ces difficultés n'ont pas, il faut l'avouer, vivement embarrassé les adversaires de l'inhumation, et toute leur argumentation a consisté à nous montrer la présence d'éléments dangereux dans les eaux, sans nous prouver suffisamment qu'il faille en accuser nos cimetières.

Or tout est là. Personne ne discute la sincérité et l'excellence des analyses effectuées par des chimistes aussi compétents que M. Belgrand et ses collaborateurs; mais ce qu'on soutient contre eux, c'est que beaucoup d'autres causes que les cimetières, si tant est même que ceux-ci soient coupables, peuvent déterminer dans les eaux la présence de ces éléments prétendus dangereux.

Pour l'ammoniaque, par exemple, qui dans la plupart des puits de Paris ne se rencontre même pas à la dose de 1 gramme par mètre cube, il ressort des expériences faites en 1851 par M. Boussingault que l'eau de pluie tombant à *la campagne* en renferme tout près de 1 gramme par mètre cube, et que cette quantité s'élève considérablement quand les expériences ont lieu dans Paris. La moyenne de l'année 1851 donne pour cette dernière ville 3 gr. 35 par mètre cube; le maximum en décembre est de 1 gr. 45; le minimum en octobre est de 1 gr. 08. Toujours d'après M. Boussingault, au mois d'avril de l'année suivante, l'eau de pluie contenait 4 gr. 34 par mètre cube d'eau, ce qui était juste 27 fois autant que la Seine à la même époque.

L'eau de pluie est donc plus ammoniacale que celle des rivières ou des puits; et l'on ne peut prétendre que les cimetières, au moins pour l'eau de pluie recueillie à la campagne, y soient pour quelque chose. Mais ce n'est pas tout. Sept puits de Paris ont été étudiés au point de vue de la composition des eaux, et qu'a-t-on trouvé? C'est que les deux puits les plus éloignés de tout cimetière étaient les plus riches en ammoniaque, et plus riches d'une quantité extraordinaire. Tandis, en effet, que des puits très-rapprochés de la zone soi-disant dangereuse, comme à Clignancourt, renfermaient une quantité d'ammoniaque vraiment inappréciable (0 gr. 31), des puits situés dans les quartiers les plus centraux (Hôtel de ville, quai de la Mégisserie) en contenaient jusqu'à 33 grammes et 34 grammes par mètre cube. Ici encore peut-on incriminer les cimetières? Évidemment non. M. Boussingault qui s'est donné la peine de rechercher la source de cette quantité énorme d'ammoniaque l'a trouvée dans la présence de fosses d'aisances non étanches, situées dans le voisinage des puits. Et en réalité c'est une cause semblable qui fait que l'eau de pluie qui tombe dans les villes est plus chargée d'ammoniaque que partout ailleurs. Elle rencontre dans nos cités une atmosphère plus ou moins viciée par les déjections de toute nature qui encombrent nos voies et salissent nos murs, par les gaz qui s'échappent des tuyaux de ventilation de 60 000 ou 80 000 fosses d'aisances. Si l'on estime, avec Parkes, qu'une population de 1000 personnes produit par an 25 tonnes de matières fécales et 14 646 pieds cubes d'urine, il faudra multiplier ces chiffres par 2000 pour évaluer à peu près les excréments annuels de la population parisienne. Voilà une source d'ammoniaque autrement féconde que celle que nous présentent les cimetières, en admettant même, ce que nous contestons, que la filtration des eaux s'y puisse accomplir.

La présence des sels azotés doit-elle, plus que celle de l'ammoniaque, être attribuée aux cimetières? Cela est au moins douteux.

« On parle, dit M. Gille, dans un travail déjà cité, de la production des nitrates comme d'une source d'acide azotique venant de la décomposition de l'ammoniaque produite par les matières azotées. Mais cela est-il prouvé?

« Est-ce que les remblais autorisés de certains terrains, avec les matériaux et les platras provenant des démolitions, auxquels on joint des ordures de toute nature, ne constituent pas tous les éléments nécessaires pour faire une bonne nitrière? Il serait difficile de trouver mieux.

« Est-ce que M. Boussingault n'a pas signalé dans son ouvrage de chimie agricole que la *craie de Meudon* contenait environ 23 grammes de salpêtre par mètre cube? Cette source naturelle de nitrate de potasse ne provient pas, je suppose, de la décomposition des matières organiques des cimetières.

« Est-ce qu'on ne lit pas dans le même ouvrage, à l'article PLATRE DE MONTMARTRE : Un échantillon provenant de la carrière Saint-Denis dans sa couche inférieure, mouillé par une infiltration, a donné l'équivalent de 308 grammes de nitrate de potasse par mètre cube. Un autre échantillon, choisi dans l'intérieur d'un bloc, n'a plus fourni par mètre cube que 18 grammes.

« Ceci connu, y a-t-il quelque chose d'étrange à trouver, par l'analyse, que l'eau de Seine renferme à Paris, en moyenne, 11 grammes de nitrate par mètre cube d'eau, et, comme le dit M. Sainte-Claire-Deville, que la Seine porte à la mer, chaque jour, l'équivalent de 71 000 kilogr. de potasse? Mais les eaux du Nil, comme le démontrent les analyses de M. Barral, portent à la mer chaque jour plus de 1 million de kilogrammes de salpêtre.

« De tout cela que conclure? C'est que la Seine, dans son parcours, traverse des terrains qui lui fournissent ces éléments, et que les cimetières de Paris ne sont pour rien ou pour fort peu de chose dans cette composition de l'eau. »

Enfin que faut-il penser de l'existence de sources sulfureuses dans Paris, et doit-on en faire remonter l'origine à l'action des détritus organiques sur les eaux séléniteuses de la capitale? « Cette doctrine, dit M. Depaul, pourrait être admise si tous les puits étaient, dans un espace suffisamment grand, transformés en eaux chargées d'acide sulfhydrique; mais comment expliquer la source sulfureuse de la rue Demours, nº 19, aux Ternes? Quel cimetière a produit ce résultat? Pour tirer de ces diverses observations des conclusions rigoureuses, il faudrait que des analyses faites de proche en proche et contrôlées par des recherches locales sur la nature des terrains vinssent donner un fondement sérieux à la doctrine qui attribue ces sources à l'action réductive des eaux des cimetières. Il n'est pas nécessaire d'aller chercher si loin pour expliquer l'existence de ces sources, et la présence de dépôts circonscrits de lignite sur le trajet des eaux séléniteuses suffit pour déterminer la production d'eaux sulfureuses. Les amas de lignite, comme toute matière organique d'origine animale ou végétale, donne lieu à des dégagements d'acide carbonique. Or l'acide carbonique, en présence d'eaux chargées de sulfate de chaux, précipite le carbonate de chaux et dégage l'hydrogène sulfuré. On s'explique dès lors facilement la présence d'eaux sulfureuses dans le terrain de Paris, en dehors de toute action des cimetières. »

Ainsi il n'est pas un des éléments incriminés auquel on n'ait découvert une origine non-seulement possible, mais probable, en dehors de l'action hypothétique des cimetières. D'ailleurs, comme on l'a parfaitement bien fait remarquer, quelle que soit la cause de leur présence dans les eaux de rivière ou de pluie qui servent à notre alimentation, en quel cas la dose est-elle suffisante pour devenir un danger? Nous avons vu que l'eau de pluie contenait plus d'ammoniaque que l'eau de Seine et que celle du plus grand nombre des puits de la capitale, et cependant personne n'a jamais prétendu que l'eau de pluie fût empoisonnée.

On ne soutiendra pas davantage que les sels azotés, à la dose où on les rencontre d'ordinaire, c'est-à-dire 1 à 2 grammes par litre, soient à redouter, lorsqu'on se rappelle que les médecins ordonnent chaque jour le salpêtre comme diurétique à la dose de 1 à 8 grammes par litre; et, comme le faisait remarquer M. Depaul, si les 103 grammes d'azote que l'on rencontre dans un mètre cube d'eau suspecte sont un danger, quelle ne doit pas être notre appréhension quand il s'agit d'avaler une tasse de bouillon qui en contient bien davantage. En ce qui concerne les sources sulfureuses, cette putréfaction liquide, comme les appellent quelques-uns, le péril qu'elles font courir à la société est chose si peu démontrée, qu'elles sont recommandées au public comme salutaires et bienfaisantes par les médecins mêmes que l'administration charge de la surveillance de ces eaux.

Dans cette discussion, il faut faire figurer un autre élément que jusqu'ici on a trop négligé. Nous voulons parler de la filtration des eaux d'égout et de leur utilisation par le procédé agricole. Le savant Rapport sur la deuxième question du congrès international d'hygiène de Paris, rédigé par MM. Schlœsing, A. Durand-Claye et Proust nous fournira de nouvelles preuves, en démontrant que le sol est l'épurateur le plus parfait des eaux chargées de matières organiques. « Lorsque des eaux impures, celles des égouts par exemple, sont versées sur un sol meuble, les matières insolubles sont d'abord arrêtées par la surface comme par un filtre : quelques particules, assez tenues pour franchir ce premier obstacle, sont bientôt fixées un peu plus bas. Tel est le premier effet produit : c'est un simple filtrage mécanique. L'eau débarrassée des matières insolubles descend plus avant; le sol s'en imbibe; chaque particule de terre s'enveloppe d'une couche liquide extrêmement mince; ainsi divisée, l'eau présente à l'air confiné dans le sol une surface énorme; alors s'opère le second effet de l'irrigation, la combustion de la matière organique dissoute dans l'eau d'égout. On dit que le feu purifie tout; et, en effet, il n'y a pas de matière organique si impure, si malsaine, que le feu ne transforme, avec le concours de l'oxygène de l'air, en acide carbonique, eau et azote, composés minéraux absolument inoffensifs. Dans l'intérieur du sol, se passe un phénomène de même ordre, non plus violent et visible comme le feu, mais lent, sans aucun signe extérieur; ce n'en est pas moins une combustion qui réduit toute impureté organique en acide carbonique, eau et azote; il lui arrive même d'être plus parfaite que la combustion vive, et d'oxyder, de brûler l'azote, ce que le feu ne sait pas faire. L'azote est, en effet, beaucoup moins combustible que le carbone et l'hydrogène, c'est-à-dire qu'il se combine beaucoup plus difficilement que ces corps avec l'oxygène, c'est pourquoi la transformation de l'azote organique en acide nitrique est le signe d'une parfaite combustion dans le sol. Quant aux matières insolubles retenues à la surface, elles n'échappent pas davantage à la combustion lente, surtout quand un labour les a incorporés dans le sol. Tout ce qui en reste est un sable extrêmement fin qui comptera désormais parmi les éléments minéraux de la terre. » Les expériences récentes de MM. Schlœsing et Müntz ont montré que la terre végétale avait la propriété de brûler les matières organiques et de nitrifier l'azote. On peut arrêter la nitrification en ajoutant de la vapeur de chloroforme, ce qui semblerait montrer que cette nitrification tient à la vie d'organismes capables comme le mycoderma aceti ou autres vibrions de transporter l'oxygène sur les matières organiques.

L'épuration se fait par deux mouvements, celui de l'eau, celui de l'air; l'un apporte le gaz comburant, l'autre la matière combustible. L'action de l'air agit d'une manière continue, et l'on peut l'aider par des tranchées profondes ou l'exciter par le drainage. Mais on n'est pas encore parvenu à la mesurer et l'on n'a aucune idée des quantités d'air qui s'échappent entre l'air et l'atmosphère, de la respiration du sol. On peut au contraire mesurer le pouvoir épurateur du sol et, par conséquent, régler la quantité des impuretés qu'il peut consumer, comme on règle l'apport du bois dans un foyer, quand on sait combien celui-ci peut brûler. D'ailleurs l'irrigation est nécessairement intermittente, et la filtration et l'évacuation le deviennent aussi. On détermine ainsi le pouvoir épurateur du sol d'après la méthode du docteur Frankland. On est arrivé, en Angleterre, à faire épurer sur des surfaces limitées des quantités considérables d'eau d'égout s'élévant jusqu'à 200 000 mètres cubes par an et par hectare. Un hectare du sol de Gennevilliers pris sous une épaisseur utile de 2 mètres, peut épurer par an au moins 50 000 mètres cubes d'eau provenant des égouts de Paris.

Que l'on rapproche ces chiffres de la quantité d'eau que les pluies versent annuellement sur les cimetières de Paris et que nous avons donné plus haut. Sans doute, les conditions du problème ne sont pas les mêmes, et pour ceux-ci la matière organique n'est pas diluée et se trouve pour ainsi dire en bloc. Mais elle doit disparaître par le même procédé et se réduire en acide carbonique, eau et azote. Ce qui lui manque surtout pour arriver à ses fins, c'est l'apport de l'oxygène. Le drainage des cimetières n'est pratiqué que quand il est impérieusement réclamé par la nature du sol. Il faut qu'il soit fait d'une manière systématique, et l'on doit même perfectionner les procédés employés aujourd'hui. Sans songer à des dispositions aussi grandioses que l'admirable et immense réseau d'égouts du Paris moderne, on conçoit cependant qu'il serait possible, pour le séjour des morts, de disposer dans le sol un système de canaux dans lequel la circulation de l'air se ferait par appel ou par propulsion. Ne serait-ce pas là l'avenir des hypogées de notre époque?

Le second argument dirigé contre les cimetières et contre l'inhumation ne semble donc pas beaucoup plus sérieux que le premier et ne mérite pas qu'on s'y arrête davantage. Reste le troisième : l'encombrement des cimetières.

3. C'est là, suivant nous, le plus sérieux des arguments produits, ce qui ne veut pas dire qu'il soit invincible.

Autrefois, et pendant des siècles alors que l'*inhumation en tranchées* était adoptée, on n'avait pas à se préoccuper de l'encombrement des cimetières. Mais dans l'état de choses actuel, et sans autre raison que la manière dont les concessions sont accordées (il y en a environ 70 000 concessions à perpétuité dans les anciens cimetières de Paris), aucun cimetière, si vaste qu'il soit, ne peut se flatter de pouvoir éternellement suffire aux besoins d'une population, même stationnaire. Si, en effet, sur 100 inhumations, le dixième environ d'après la statistique, se fait en concessions perpétuelles, c'est un emplacement de plus en plus considérable qui va s'immobilisant tous les jours, et alors même qu'à Paris, par exemple, on aurait un espace plus que suffisant pour fournir aux 46 000 inhumations en moyenne qui ont lieu annuellement, en admettant qu'on n'accorde pas au delà de cinq années aux corps ensevelis en concessions temporaires ou gratuites, il viendrait toujours un moment où la plus grande partie, la totalité même du terrain se trouverait prise par les concessions perpétuelles, et il faudrait bien chercher ailleurs un lieu pour les autres. D'autre part, l'expérience a démontré que les cinq années aujourd'hui accordées aux inhumations temporaires ou gratuites sont insuffisantes, et que la terre, lorsqu'on en vient à la solliciter pour la troisième fois, ne fait plus son œuvre : nouveau motif d'agrandissement. Enfin, comme la population des villes a été jusqu'ici en augmentant à cause de l'émigration des campagnes, il faut prévoir encore l'accroissement du nombre des inhumations et l'encombrement de plus en plus marqué qui doit en résulter pour les cimetières. Toutes ces causes réunies jettent dans un réel embarras les municipalités responsables du bien-être des administrés, et beaucoup voient se dresser devant elles ce dilemne désagréable : ou brûler les morts, ou les déporter.

Bien que l'idée de la déportation des morts n'ait guère été accueillie avec plus de faveur que la crémation, à laquelle elle semble même inférieure à certains égards, c'est pourtant à l'un à ou l'autre de ces deux procédés que nous serions finalement forcés d'avoir recours s'il était nettement établi que l'on ne peut apporter au mode actuel d'inhumation des modifications telles que les inconvénients signalés disparaissent ou se trouvent notablement amoindris.

C'est ce qu'il s'agit d'examiner.

A commencer par le premier des inconvénients que nous avons notés et qui est l'habitude prise d'accorder des concessions perpétuelles, il y a un moyen très-simple de le détruire : c'est de ne plus accorder de semblables concessions. On satisfait à toutes les exigences et à tous les intérêts en accordant des concessions indéfiniment renouvelables. Aller plus loin nous paraît être une erreur. La piété des descendants pourra conserver éternellement, si bon lui semble, la tombe de l'ancêtre, de même que les cités et les états pourront entretenir à perpétuité celle des hommes qui les auront servis et honorés. Par une telle mesure, le culte privé n'est donc pas moins sauvegardé que le culte public. La suppression des concessions perpétuelles restituerait dans un temps donné une masse de terrains considérable et aurait pour effet de rendre presque insensible la portion annuellement immobilisée. On oublie trop que nos cimetières, nous parlons des cimetières parisiens (car c'est sur eux qu'a porté principalement l'argumentation des adversaires de l'inhumation), ne sont que de date relativement récente et que beaucoup de gens actuellement vivants ont pu assister aux premières inhumations qui y ont été effectuées. Cela explique qu'il n'y ait pas encore une grande quantité de concessions perpétuelles abandonnées ; peu de familles ont eu le temps de s'éteindre ou d'oublier l'aïeul ou le père qu'elles ont mis au tombeau. Mais lorsqu'un siècle se sera écoulé, que trois générations auront passé depuis la création, combien seront encore entretenues de ces tombes primitives? C'est une chose non douteuse que dans le plus grand nombre des familles actuelles, la plupart des membres ignorent le lieu où a été enterré l'aïeul et, à plus forte raison, le bisaïeul. C'est encore un fait pleinement démontré que la durée des familles qui ont le plus de raisons pour se perpétuer et se maintenir, c'est-à-dire des familles nobles, ne dépasse pas trois cents ans, ainsi que l'a prouvé Benoiston de Châteauneuf. On ne trouve plus au delà d'héritier direct du nom. Pourquoi consacrer au souvenir d'un individu que tout le monde oublie, et dont il ne reste plus rien, une terre qui serait si bien occupée par d'autres?

Une seconde amélioration, qu'il serait possible, à notre avis, d'apporter au présent état de choses, serait celle qu'a proposé récemment M. le docteur Delasiauve, et qui consiste à renvoyer dans leur pays d'origine la dépouille de ceux qui sont venus mourir dans la capitale. On sait à quel point toutes les grandes villes, et Paris en particulier, sont pour les habitants de la province un centre puissant d'attraction. Si l'on ne peut empêcher personne de s'établir où il veut, si, d'autre part, rien ne doit gêner et entraver dans la mesure du possible le culte des morts, rien non plus ne s'oppose à ce qu'avec le libre consentement des intéressés, et il s'agit là surtout des vivants, on ne renvoie à leur lieu d'origine les restes de cette population nomade et flottante qui encombre, pour leur malheur souvent, la plupart des grandes villes, et prend dans leurs cimetières la place réservée à leurs propres morts. Nous n'ignorons pas qu'il y a à la proposition de M. Delasiauve un grave obstacle, qui est la question d'argent. Mais, outre qu'il n'y a là rien d'insurmontable, nous estimons que quand bien même les villes intéressées devraient contribuer pour une partie ou même pour la totalité aux frais du transport, il y aurait encore là pour elles un avantage considérable, si par ce moyen elles pouvaient conserver à leurs véritables habitants les cimetières qu'ils aiment et des habitudes qui leur sont précieuses.

Dans le même ordre d'idées, c'est-à-dire en se contentant d'améliorer l'état actuel, sans le modifier profondément, n'y aurait-il pas lieu de rechercher les moyens de faciliter à la terre son œuvre de destruction? Nous ne voyons pas qu'on ait tenté jusqu'ici aucun effort sérieux dans ce sens et assurément ce serait déjà quelque chose que d'assurer la reprise périodique des terrains pendant un temps illimité : on aurait ainsi fait disparaître l'une des principales causes de l'encombrement. Si, comme l'assurent ceux qui ont le mieux étudié la question, la prodigieuse quantité d'eau que renferme le corps humain détermine du même coup la lenteur et le danger que présente sa destruction, ce serait, ce nous semble, simplifier déjà le problème que de ne livrer aucun corps à la terre sans l'avoir au préalable dépouillé de la plus grande partie de l'eau qu'il contient. La terre n'aurait plus, dès lors, qu'à compléter l'œuvre de dessiccation déjà commencée, et une sorte de pulvérisation plus ou moins rapide remplacerait la putréfaction. C'est, en réalité, ce qui se passe dans tous les pays où une atmosphère très-sèche et très-chaude débarrasse le cadavre de sa masse énorme de liquide par une prompte évaporation : on ne retrouve bientôt qu'un peu de poussière, produit d'une combustion naturelle[1].

1. D'après Fleck, le corps humain est, en moyenne, composé des parties suivantes :

Eau	58,5
Substances combustibles	32,5
Matière minérale	9,0
	100,0

C'est en tenant compte de ces différents éléments qu'on est arrivé à trouver, pour leur combustion complète dans le four de M. Siemens, une température de 750° centigrades.

Sans croire que toutes difficultés seraient à jamais aplanies, si l'on adoptait les moyens que nous proposons ou d'autres de même ordre, nous croyons cependant que de telles mesures aideraient déjà puissamment à triompher des obstacles qu'on a rencontrés et rendraient probablement inutile une réforme plus radicale, une modification plus profonde dans l'organisation et l'aménagement de nos cimetières.

Dans le cas contraire, notre conviction est que l'on trouverait encore les moyens convenables pour échapper à la déportation des morts aussi bien qu'à leur crémation. Nous n'en voulons pour preuve que ce qui a été produit et proposé dans ce sens de systèmes nouveaux, depuis que ces graves questions sont en jeu. Sans prendre ici parti pour aucun d'eux, nous pouvons citer le projet présenté par M. de Guny, qui, s'il ne remplit pas à notre avis toutes les conditions désirables, indique cependant une voie dans laquelle il serait possible d'entrer si une nécessité supérieure nous y obligeait. Ce qui le recommande plus particulièrement à nos yeux, c'est qu'il fonctionne depuis longtemps déjà dans plusieurs villes d'Italie, à Naples en particulier, où les habitants, paraît-il, s'en trouvent bien.

Ce projet consiste en un système de galeries souterraines à deux étages de profondeur, de chaque côté desquelles des cases en maçonnerie, perpendiculaires aux galeries et disposées sur plusieurs rangs, reçoivent les cercueils et sont ensuite fermées au moyen d'une plaque de pierre scellée. Les galeries ont une largeur de 2m,20, suffisante pour permettre une circulation très-facile; celles du premier étage sont éclairées par des ouvertures circulaires de 1m,60 de diamètre, percées dans la première voûte, en nombre assez grand pour éclairer parfaitement, et recouvertes d'un toit vitré, qui, en empêchant la pluie de pénétrer à l'intérieur, laisse librement circuler l'air. Les galeries de l'étage inférieur reçoivent le jour de même par des ouvertures percées dans la deuxième voûte et recouvertes d'une grille qui laisse passer une lumière suffisante. Ces galeries sont coupées à leurs extrémités par des allées transversales sans tombes, auxquelles donnent accès de larges escaliers, de sorte que la circulation est aussi commode que possible.

Sans entrer dans les nombreux détails de construction et d'aménagement où est entré l'auteur, disons seulement qu'il ne demande, eu égard au chiffre des décès annuels dans Paris, qu'une surface de 35 hectares pour suffire à toutes les nécessités présentes. Si l'on considère que les cimetières actuels occupent 140 hectares environ, on voit que Paris peut encore se développer avant d'avoir épuisé les ressources que lui offre le projet de M. de Guny.

M. Gratry a présenté un système non sans analogie avec le précédent, mais qui présente cependant cette différence importante que les constructions sont au-dessus du sol au lieu d'être souterraines. De plus, il propose l'emploi de bières en ciment qui, sans avoir peut-être tous les avantages qu'il leur accorde, et sans être dépourvues d'inconvénients dont il ne parle pas, méritent néanmoins d'être étudiées et même expérimentées, s'il y a lieu. Un ingénieur du gouvernement brésilien, M. Louis Cruls, a inventé également un système dans lequel il remplace la bière par une pierre artificielle où le corps se trouve comme incrusté. D'autres, comme MM. Gannal et Sucquet ont proposé divers modes d'embaumement, dont quelques-uns, par leur simplicité, sont appelés à rendre des services considérables, en permettant d'ensevelir les morts autrement que dans les profondeurs de la terre.

Nous rappelons aussi que le charbon réduit en poudre fine produit des effets semblables à ceux de la terre sèche. MM. Pichot et Malapert (de Poitiers) ont utilisé ces propriétés absorbantes du charbon dans la fabrication de suaires destinés à envelopper les cadavres et à empêcher toute odeur putride jusqu'au moment de l'inhumation. Des cadavres ensevelis dans de la poudre de charbon seraient assez rapidement momifiés. C'est d'ailleurs ce qu'a proposé M. Hornemann, sous le nom de traitement des cadavres par le charbon de bois pilé. Le charbon aurait la propriété d'absorber les matières liquides et gazeuses, et de réduire et diminuer la masse des corps par une force chimique, dont l'effet est comparable à celui d'une combustion ou calcination lente mais complète. Le charbon, d'après M. Hornemann, brûlerait les corps lentement grâce aux propriétés ozonifères qu'il possède comme le platine spongieux, tous les corps poreux et réduits en poudre, le sable fin et sec, les substances terreuses, etc. Les désinfectants pourraient être utilisés. Les expériences faites à cet égard par M. Devergie à la Morgue sont intéressantes : il a suffi d'une eau phéniquée au 4000[e] environ pour obtenir, pendant les fortes chaleurs, la désinfection de la salle des morts sans l'aide d'aucun fourneau d'appel, alors que six ou sept cadavres séjournaient dans cette salle.

Il faut dire aussi quelques mots de l'utilité des plantations dans les cimetières. Contrairement aux opinions de Maret et de Navier, il faut admettre avec Priestley, Pellieux, Sutherland, Tardieu que c'est un puissant moyen d'assainissement. Les plantations ne doivent pas être trop serrées, de manière à conserver au sol toute son humidité. Il faut choisir des arbres droits et élancés, comme le peuplier d'Italie, le cyprès, des plantes qui consomment pour leur accroissement une grande quantité d'azote (trèfle, avoine) celles qui absorbent beaucoup d'eau (eucalyptus, soleil ou helianthus annuus). Toutes ces plantes laissent dans le sol ou à sa surface des restes de leur végétation qni augmentent l'humus, le terreau, dont l'action est tout aussi importante, ainsi que nous l'avons montré.

Qu'on se tranquillise donc, on peut être assuré qu'il dépend des hommes de garder auprès d'eux leurs morts : pour atteindre un tel but, les moyens ne font pas défaut. Il serait au moins étrange que dans un état de civilisation aussi florissant, dans un siècle où les sciences physico-chimiques et biologiqués ont fait de si grands progrès, nous fussions inférieurs en un point semblable à toutes les théocraties antiques, et qu'à Paris, à Londres ou à Florence, on n'arrivât pas à constituer quelque chose d'approchant des hypogées de Memphis.

Pour résumer ce qui précède, nous dirons :

Des trois reproches que l'on adresse aux cimetières, l'infection de l'air, l'empoisonnement des eaux potables et l'encombrement, les deux premiers reposent sur des faits trop insuffisamment démontrés pour qu'on les puisse prendre en sérieuse considération. Quant au troisième, s'il est, nous le reconnaissons, plus fondé que les deux autres, il faut aussi ne pas ignorer qu'il nous suffit de vouloir pour trouver un remède au mal, sans avoir recours à un expédient plus redoutable peut-être que le mal lui-même.

Ainsi aucune nécessité sociale plus ou moins urgente, aucune loi plus ou moins impérieuse d'hygiène publique n'exige, comme le prétendent un peu hâtivement les partisans de la crémation, que nous reprenions l'antique usage de brûler nos morts. Et ici nous nous permettons de signaler à nos adversaires une inconséquence qu'ils commettent et dont ils ne semblent pas comprendre toute la portée. A les en croire, les dangers que l'inhumation fait courir à nos cités sont si graves et si pressants qu'il n'y a plus une minute à perdre pour recourir à la crémation. C'est au nom du péril social qu'ils réclament son rétablissement. Et en même temps, par une contradiction flagrante, ils ont soin de déclarer que la crémation ne saurait être obligatoire, mais simplement facultative. Il faudrait cependant raisonner. S'il y a danger et que ce danger, la crémation seule soit capable de le conjurer, il n'y a pas à hésiter : brûlons nos morts, car personne ne conteste que les intérêts des particuliers doivent s'effacer devant l'intérêt de tous, et qu'il ne peut y avoir de faculté laissée à l'individu qu'autant que cette faculté ne compromet pas la chose sociale. Pourquoi cette faiblesse de la part des crémateurs, pourquoi n'ont-ils pas eu la hardiesse d'aller jusqu'au bout et de demander, au nom du salut public, que l'on brûlât les récalcitrants ?

Il nous semble qu'il était tout à fait inutile, aux partisans de la crémation, du moment qu'ils la voulaient seulement facultative, de donner tant de mauvaises raisons pour justifier son emploi, et qu'il aurait été plus simple de leur part et peut-être même plus habile de ne la réclamer qu'au nom de la liberté qui doit être laissée à chacun de faire de sa propre dépouille tel usage qu'il juge convenable, à la condition de n'attenter ni à la santé publique ni aux bonnes mœurs. Au fond, c'est à ces termes très-simples que se réduit toute la question : *Doit-on admettre la crémation comme un mode de sépulture quelconque, et à ce point de vue faut-il l'encourager ou la combattre, dans les limites où l'État et la société peuvent légitimement intervenir?*

VIII. Doit-on autoriser la crémation? Sur le premier point, nous avouons que, quelle que soit notre antipathie motivée pour ce genre de funérailles, il nous est impossible de ne pas répondre affirmativement. C'est en effet à chacun de voir ici ce qu'il a à faire : que celui qui veut être brûlé soit brûlé ! Toute interdiction à ce sujet n'aurait pour effet que de rendre plus nombreux les partisans de la crémation : grâce à ce besoin de contredire et de s'opposer qui est au fond de la nature humaine, des gens qui n'auraient jamais songé autrement aux merveilleux avantages que présente la combustion artificielle sur la putréfaction souterraine, n'auront plus d'autre ambition que d'être réduits en cendres au moyen des appareils perfectionnés de MM. Polli ou Siemens. Si, au contraire, on autorise la crémation, nous ne craignons pas de dire que le public dans sa masse restera indifférent aux séductions qui lui sont offertes et qu'il gardera sa fidélité à des coutumes que nous estimons mieux appropriées à ses sentiments et à ses besoins. Nous envisageons donc à ce point de vue l'avenir sans inquiétude, et nous ne redoutons pas d'abus.

Toutefois, en autorisant la crémation, l'État devra exiger de ceux qui en feront emploi qu'ils se soumettent aux mesures de police que dicte la plus élémentaire prudence. Il ne faut pas, en effet, que la crémation puisse jamais devenir une sauvegarde ou même un encouragement pour le criminel; et pour cela on doit nécessairement procéder *dans tous les cas*, ou bien à l'autopsie judiciaire qui sera plus ou moins minutieuse suivant les renseignements recueillis, ou bien à la mise en lieu sûr des organes susceptibles de recéler des poisons. Les crémateurs ont dit que ce serait vouloir mettre à la crémation un obstacle à peu près invincible que de réclamer rigoureusement l'une ou l'autre de ces deux mesures; car, outre que l'application en serait hérissée de difficultés (à Paris, par exemple, où il meurt de 120 à 150 personnes par jour), leur caractère de suspicion les rendrait infiniment désagréables pour les personnes qui en seraient l'objet. Nous ferons observer cependant que la mesure moins générale que proposent les crémateurs, et qui consiste à ne prendre de précautions que dans les cas réellement suspects, est peut-être plus injurieuse encore que les précédentes, si elle présente moins d'obstacles dans l'application. Comme il n'y aurait jamais qu'un très-petit nombre de cas suspects qui deviendraient des cas criminels, on aurait fait planer sur beaucoup d'innocents un soupçon d'autant plus odieux et plus grave qu'il serait plus restreint, tandis que personne ne peut s'offenser légitimement d'une mesure qui est générale. C'est donc pour l'honneur même des personnes intéressées que nous demandons que les mêmes prescriptions s'appliquent à tous indistinctement, et là précisément se présente la difficulté, non insurmontable peut-être, mais actuellement très-réelle, de savoir comment le personnel médical pourra suffire à de tels travaux.

Sous les réserves et dans les limites que nous venons d'énoncer, nous croyons donc que l'on peut sans danger autoriser la crémation. Mais faut-il aller plus loin et y a-t-il lieu pour la société et l'État de mettre leur influence à son service, de prêter les mains à son introduction dans nos mœurs, de l'encourager par les moyens qui sont en leur pouvoir ? Il y aurait encouragement et appui de la part de l'État, remarquons-le bien, non-seulement s'il imposait sans nécessité la crémation, ce qui serait simplement monstrueux, ou si par la promesse de certains avantages il pesait sur la détermination des individus, mais encore s'il n'appliquait pas tous ses efforts à conserver l'inhumation, à rendre son emploi facile, à en atténuer les inconvénients ou les effets nuisibles, s'ils existent.

IX. Faut-il encourager la crémation? Sur ce point, nous répondrons sans hésiter : non. Il existe, à notre avis, un intérêt supérieur à conserver l'inhumation, qui, plus que tout autre procédé quelconque, répond aux exigences de ce culte des morts, dont la conservation et le développement n'importent pas moins, comme nous l'allons voir, aux particuliers qu'aux États.

Ce culte des morts, si l'on se rappelle ce que nous avons dit dans la première partie de notre travail, s'est rencontré partout à peu près le même dans l'humanité. En quelque lieu, à quelque époque qu'on la considère, on retrouve toujours, non pas les mêmes modes de sépulture, qui, eux, ont varié, mais les mêmes manifestations pieuses autour des restes du mort, qu'on l'expose à l'air libre, comme en Perse, qu'on l'embaume, comme en Egypte, qu'on le brûle comme à Athènes ou à Bénarès, ou qu'on l'inhume, comme en Chine. Ces manifestations, ces pratiques, nous avons montré qu'elles avaient leur point de départ, leur raison d'être dans les sentiments et les opinions des premiers hommes, opinions et sentiments qui, quoi qu'on fasse, forment l'éternel fonds de la nature humaine et ne sont jamais qu'assoupis quand on les croit disparus. Nous en avons donné un remarquable exemple dans ces rites funéraires de Rome et de l'Inde, où des peuples qui brûlent leurs morts et n'en gardent qu'un peu de cendres, se conduisent à leur égard, suivant les vieilles coutumes de la première période humaine, comme si ces morts continuaient à vivre d'une vie matérielle, comme s'ils pouvaient encore sentir, aimer et vouloir : contradiction étonnante sans doute, mais qui montre bien jusqu'où va la puissance de cette tendance spontanée. Nous avons en outre développé cette idée que si, sous la pression de certaines nécessités climatériques et sociales, les hommes ont à diverses reprises partiellement abandonné les rites primitifs, ils se sont empressés d'y revenir aussitôt que ces nécessités ont disparu ; et nous avons ajouté qu'en tout cela, médiocre a été l'influence qu'ont eue sur la masse les philosophies et les religions.

Sur la masse, disons-nous, car nous ne pouvons prétendre qu'il en ait été tout à fait ainsi sur ce petit nombre d'hommes qui, dans toutes les sociétés, s'agite, pense, invente et travaille pour l'immense majorité. Chez ceux-là certainement l'influence philosophique et religieuse, sans être absolue, a toujours été grande et capable de réagir avec force contre les impulsions spontanées. Le polythéisme d'abord, le monothéisme ensuite, sans parler de toutes les théories des philosophes écloses à leur ombre, ont été puissants sur cette minorité convaincue ; et l'on peut croire que si elle n'a pas fait davantage en beaucoup de circonstances pour réformer tant de pratiques évidemment contraires à ses croyances, c'est qu'elle s'est heurtée aux antiques et inaltérables sentiments de la multitude.

Mais, d'autre part, les dogmes théologiques, pas plus que les conceptions de la métaphysique, ne sont éternels, et un jour vient où chez cette élite même les tendances spontanées, toujours vivantes quoique silencieuses, reparaissent avec une force dont on ne les eût pas crues capables. Délivré d'une compression séculaire, le naturel reparaît, avec des exigences quelque peu différentes peut-être, mais non moins énergiques que chez cette foule, qui, elle, n'a jamais varié. C'est là le phénomène que nous observons aujourd'hui. Assurément ce n'est pas faire une découverte que de constater l'abaissement qui va grandissant d'année en année des croyances surnaturelles : il suffit de prêter l'oreille aux clameurs des intéressés pour être persuadé qu'on n'avance là rien d'inexact et de suggéré par une pensée haineuse et partiale. Mais en même temps on peut noter combien par compensation revivent de pures tendances fétichiques et combien l'homme, après avoir pendant tant de siècles adressé son culte à des êtres si difficiles à concevoir, se reprend tout bonnement à aimer et à adorer tout ce qui l'entoure.

Il y a plus d'un siècle aujourd'hui, comme l'a fait justement remarquer M. Pierre Laffitte, que ce mouvement de retour s'est particulièrement prononcé, et ce sont ceux-là mêmes qui avaient le plus détruit qui ont le plus contribué à le faire naître. Les hommes se consolèrent de ne plus rien adorer en dehors de la nature en adorant la nature elle-même ; ils commencèrent à trouver des beautés inconnues à des choses auprès desquelles ils passaient depuis des siècles sans apprécier leur valeur. Ils découvrirent un charme particulier dans l'eau des lacs, dans la verdure des forêts, dans la grâce fragile de la fleur, et ils proclamèrent toutes ces nouveautés. Rousseau et Diderot furent les grands promoteurs de cette renaissance. Les hommes de la Révolution, qui avaient reçu d'eux cet amour de la nature, ne cessèrent de la célébrer, et il ne serait pas difficile de retrouver au milieu de discours sur des objets terribles des phrases émues en l'honneur des champs. Les reines elles-mêmes subissant cette influence n'eurent-elles pas leur Trianon? Presque au même instant commence avec Chateaubriand cette nouvelle école littéraire qui s'appela plus tard le *romantisme*, et dont le mérite fut de continuer en le développant ce que le XVIIIe siècle avait commencé. Poëtes et romanciers nous ramenèrent à l'amour des choses de la terre, et pendant qu'ils nous introduisaient dans l'intimité des forêts et des lacs, les peintres, eux, s'adonnant au paysage, nous représentèrent ce que les poëtes avaient chanté. On en vint à se prendre de passion pour ce qu'il y a de plus humble dans la nature, pour le brin d'herbe et pour la fleur, et il y eut des artistes qui se consacrèrent à les peindre comme des romanciers à les célébrer. Nous avons vu de notre temps une littérature qu'on pourrait appeler la littérature botanique. Dans un autre ordre d'idées on s'éprit jusqu'aux moindres traces laissées sur la terre par les générations passées. On commença de professer un culte réel pour tout ce qui subsistait des monuments dont elles avaient couvert le monde; on entoura de respect ce qui restait de leurs temples et de leurs forteresses; on s'empressa de restaurer ce qui menaçait ruine, on restitua même en entier ce dont il ne demeurait qu'un vestige. Et cet amour du passé ne se borna pas à ce qui avait un caractère de grandeur et de puissance : on s'attacha à tout ce que l'art des ancêtres avait produit, on recueillit, on rechercha avec passion les mille ustensiles qui étaient à leur usage, depuis l'arme dont ils se servaient à la guerre jusqu'aux plus futiles objets dont ils décoraient leurs tables. Aucun temps ne vit naître autant de collectionneurs, aucun temps n'a vu fonder autant de musées.

En quoi cet esprit nouveau, ou, si l'on préfère, ce retour vers l'ancien esprit se montre-t-il dans le culte des morts, qui nous intéresse ici particulièrement? Eh bien! il apparaît en ce que le culte rendu aujourd'hui aux morts ressemble de plus en plus à ce que nous l'avons rencontré chez les populations primitives ou à ce que nous le trouvons actuellement chez les populations les moins avancées.

Écoutons ce que dit à ce sujet un homme qui n'a d'autre prétention que celle de bien observer, M. Maxime Du Camp :

« Les pauvres gens, ceux de la tranchée gratuite, soignent eux-mêmes les quelques pieds de terrain entouré d'une barrière où dorment leurs morts. Ils viennent le dimanche apportant des fleurs achetées à bas prix, tenant en main un petit arrosoir rempli à la borne-fontaine, et ils restent des heures entières à cultiver le jardinet funèbre. Parfois, au pied de la croix de bois, ils mettent des choses étranges : des statuettes de plâtre qui n'ont aucune signification allégorique, de gros coquillages, des fragments de pierre meulière qui figurent un rocher factice; dirai-je que j'ai vu une pipe enveloppée d'un bouquet d'immortelles? C'est aux tombes des enfants qu'il faut surtout aller regarder. Là, c'est presque du fétichisme. Auprès du héros scandinave on enterrait son cheval et ses armes, afin qu'il pût faire bonne figure en entrant chez Odin; dans le sarcophage des jeunes filles grecques on jetait leurs bijoux favoris; ces vieilles coutumes des peuples encore jeunes ont traversé les âges, les religions, les philosophies, et sont restées parmi nous. A la place où repose la tête du pauvre petit, on a installé une cage vitrée qui se ferme à clef. Dans cette sorte d'armoire, on réunit les joujoux qu'il aimait : des soldats de plomb, des poupées, des bilboquets, un jeu de quilles, des petits souliers comme celui que la sachette baisait dans le *trou aux rats*. Sur la tombe d'un enfant de quatorze mois au cimetière du Sud, j'ai aperçu une gravure de modes représentant deux femmes et une fillette jouant avec un perroquet. Sans doute on en amusait l'enfant lorsque la maladie l'accablait dans son berceau... »

« Un jour, dit le même auteur, il y a longtemps, au cimetière Montmartre, j'ai été très-ému. A quelque distance d'une tombe que j'allais visiter, je vis une jeune femme agenouillée, les deux mains posées sur une dalle sépulcrale et la tête appuyée sur les mains. Elle chantait d'une voix très-pure et mouillée de larmes l'air de la *Casta diva*. Je m'arrêtai, croyant être en présence d'une folle et ne devinant guère ce qu'une invocation à la lune signifiait en pareil lieu. La femme se releva, essuya ses paupières, m'aperçut... Alors elle me montra d'un signe de tête la tombe où elle s'était inclinée, me dit : « C'est maman, elle aimait cet air-là, » et s'éloigna en sanglotant. »

Dans un autre passage, nous recueillons cet aveu : « La croyance à l'immortalité de l'âme se matérialise singulièrement. *C'est le corps, la dépouille désagrégée, disparue qui devient l'objet du culte réel;* déposer sa carte sur un tombeau, la corner pour bien indiquer que le visiteur est venu lui-même et n'a trouvé personne, c'est faire un acte étrange et passablement ridicule. »

M. Du Camp est-il bien sûr que cet acte soit aussi étrange qu'il veut bien le dire? Pour nous, il nous semble on ne peut plus naturel et facile à expliquer : il est la conséquence même du phénomène que nous signalons et qui consiste en une recrudescence croissante de toutes les tendances fétichiques à mesure que les populations s'émancipent davantage des croyances surnaturelles. Et cela est si vrai que ce que nous raconte M. Du Camp du culte des morts n'est que ce qu'il a observé à Paris : c'est là ce qui se passe dans la capitale et quelques grandes villes, là où le peuple est le plus sceptique et le plus indifférent aux choses religieuses ; mais il faudrait chercher longtemps avant de rencontrer un cimetière de village qui répondît à une semblable description. L'auteur appelle cela une contradiction singulière ; nous ne voyons là, pour notre part, qu'une conduite parfaitement logique et compréhensible.

Mais, dira-t-on, n'y a-t-il pas quelque chose d'effrayant dans un tel retour? Peut-on sans frémir imaginer que l'on revient aux âges barbares, à l'ignorance primitive; qu'on est sur le point de rejeter les immenses résultats de l'évolution intellectuelle accomplie? Que veut-on dire en prétendant que nous recommençons à penser et à sentir comme nos premiers ancêtres ?

Le fétichisme actuel n'a que quelques points de contact avec le fétichisme antique; c'est un fétichisme civilisé, si nous pouvons nous exprimer ainsi, un fétichisme limité et jusqu'à un certain point volontaire. Tout le monde admet, à quelque parti philosophique que l'on appartienne, cette division du moral humain en deux éléments distincts : l'intelligence et le sentiment. Si ces deux éléments se rencontrent chez l'homme à tous les âges de son histoire, comme on peut également les rencontrer chez l'animal, il ne s'ensuit pas de là que leur rapport n'ait pas varié et que l'intelligence se trouve aujourd'hui vis-à-vis du sentiment dans la situation où elle était au début de l'humanité. Si l'on admet, avec toute la science contemporaine, que ces fonctions supérieures soient localisées dans des organes matériels, dont l'ensemble forme le cerveau, il va de soi que ces fonctions ont pu se développer ou décroître par l'exercice, par l'habitude, par l'hérédité, et qu'il peut exister aujourd'hui, physiologiquement parlant, une différence cérébrale considérable entre nous et nos premiers pères.

S'imagine-t-on bien ce qu'était le cerveau d'un de ces hommes de l'âge fétichique? Une prépondérance immense, colossale, prise par le sentiment sur l'intelligence réduite à un rôle infime; des passions grossières et irrésistibles se donnant carrière et ne demandant à la raison que les moyens de se satisfaire, sans jamais la consulter sur l'opportunité de leur action; d'une part l'autorité du despotisme le plus absolu, de l'autre la soumission de l'esclavage le plus vil, telle est, en peu de mots, la situation morale dans laquelle ont vécu nos premiers ancêtres et dans laquelle vivent encore tant d'hommes nos contemporains. C'est de ce point que l'humanité est partie, et l'on peut dire que l'effort de l'immense révolution qui s'est accomplie dans son état a consisté surtout à *fortifier l'intelligence, à l'élever du rôle d'esclave à celui de ministre du cœur*. Que le résultat ait été considérable, c'est ce qu'on ne saurait croire sans tomber dans une illusion grave, si l'on considère la masse des hommes; mais c'est ce qu'on peut affirmer sans crainte, si l'on ne tient compte que de cette phalange d'élite qui, après tout, constitue l'humanité. Chez elle, l'ancien état cérébral s'est trouvé en certains cas si profondément modifié qu'on a pu craindre l'excès contraire et redouter de voir les actes dirigés uniquement par l'intelligence, ce qui n'eût peut-être pas été un moindre mal que celui auquel on venait d'échapper. Il n'est pas douteux que la civilisation grecque a engendré de ces types extraordinaires, comme les Aristote et les Archimède, chez qui l'intelligence avait pris un tel empire qu'ils semblaient n'obéir qu'à des besoins intellectuels. Mais ce sont là des exceptions excessivement rares; dans le plus grand nombre des cas le résultat obtenu, et il est suffisant, a été de rendre l'intelligence assez forte pour diriger d'une manière convenable les impulsions naturelles du cœur. Disons, en passant, que la meilleure part, sinon la totalité d'un tel succès, est due aux religions diverses qui se sont tour à tour succédé sur la planète. Elles y ont contribué de deux façons : d'une part en surexcitant les fonctions intellectuelles qu'elles obligeaient à produire des systèmes et à les défendre; d'autre part, en comprimant par leur influence morale ce qu'il y a de plus tyrannique dans le sentiment, c'est-à-dire la portion égoïste, l'autre ayant comme l'intelligence plus besoin d'excitation que de refoulement.

Dans sa moderne renaissance, fait d'atavisme social, — qu'on nous passe l'expression, — le fétichisme a donc surpris l'homme dans un état cérébral très-différent de l'état primitif. De là, son caractère nouveau. Il entre bien dans ses manifestations quelque chose de la spontanéité première; mais il y entre surtout beaucoup de raison et de volonté. L'homme aujourd'hui ne s'abandonne à cette tendance qu'autant que cela lui plaît : il sait lui résister toutes les fois qu'il le juge nécessaire. Sans doute il pourra mettre son plaisir à oublier un instant les lois naturelles découvertes par la science, il pourra dans ses vers adresser des invocations pathétiques aux éléments, parler aux fleuves et à la mer et tutoyer les montagnes ; mais si le fleuve vient à déborder, il n'est pas à craindre qu'il se contente, comme autrefois, de s'agenouiller sur ses bords en tendant des mains suppliantes.

En ce qui concerne nos morts, puisque c'est là finalement qu'il nous faut en venir, ce qu'il y a de profondément réel dans la renaissance fétichique que nous constatons ne doit pas nous empêcher de reconnaître combien l'état nouveau est différent de l'état ancien. Tout ce qu'il y a de fétichique dans notre conduite envers les morts consiste en ceci, que devant le cadavre d'un être aimé nous imposons momentanément silence à notre raison et donnons libre carrière à nos sentiments. Nous nous plaisons à croire que celui que nous perdons n'a pas cessé de vivre au point de ne plus nous entendre, de ne plus recevoir avec gratitude les témoignages de notre amour, de ne plus nous aimer lui-même. Tel nous le mettons dans la tombe, tel il va demeurer éternellement présent à nos yeux; et lorsque nous viendrons visiter les quelques pieds de terre sous lesquels il repose, nous ne nous demanderons jamais, dans nos manifestations pieuses, si la terre et le temps ont fait leur œuvre, et si nos prières ne vont pas à un être dont la dépouille même a disparu.

Mais, remarquons-le bien, c'est la perte d'un être *aimé* qui peut porter notre cœur à reprendre momentanément un tel empire. Toute autre nous laisse indifférents. Or, c'est là ce qui diffère notre fétichisme du fétichisme antique, pour lequel un cadavre quelconque était quelque chose d'animé et de vivant. Si nous nous découvrons en signe de respect devant le convoi d'un étranger, c'est pour honorer la douleur de ceux qui l'accompagnent, et non pour rendre hommage à une dépouille qui ne nous est de rien et dont nous ne nous occupons que pour l'empêcher, autant que le permet le culte sacré des morts, d'être nuisible aux vivants.

Notre fétichisme est donc limité, et si dans les cas de douleur extrême il est véritablement spontané et involontaire, il dépend au moins de nous de l'exciter, de l'entretenir, et de prolonger avec la complicité de l'intelligence un état mental qui n'a été engendré d'abord que par un mouvement d'exaltation passager. Le tout, dans la question qui nous occupe, est de savoir si nous devons consacrer nos efforts à développer cette tendance chaque jour croissante, comme le constatent les plus impartiaux des observateurs, et s'il est un autre procédé que l'inhumation pour remplir le but proposé. Quant à nous, nous estimons qu'il est d'un intérêt de premier ordre d'appuyer par tous les moyens en notre pouvoir cette renaissance fétichique dans ses manifestations quelconques, et en particulier dans celles qui concernent le culte des morts. Aucun culte, en effet, ne peut éveiller et soutenir au même degré dans l'homme les sentiments désintéressés, ceux qui de tous ont le plus de mal à poindre, et dont cependant la prépondérance n'importe pas moins au bonheur individuel qu'au bonheur domestique et social. Celui que l'on va visiter dans sa tombe ne peut plus rien pour vous, et toute la peine que vous vous donnez pour lui être agréable ne sera pas payée de retour. Votre seule récompense sera dans la satisfaction que vous aurez donnée à vos penchants sympathiques en les exerçant. Mais, à la vérité, cet exercice ne sera pas perdu ; par lui vous vous serez amélioré, et s'il est vrai, comme l'a dit quelqu'un, que la vertu soit un effort en faveur des autres, quelle source de moralité que des efforts accomplis en faveur des morts, c'est-à-dire envers des êtres incapables de reconnaissance ! Si l'on convient avec nous qu'une société serait coupable si elle entravait ou même si elle n'encourageait pas de toutes les manières l'essor de tels sentiments, dont dépend sa félicité, on ne tardera pas à convenir également que l'inhumation seule est apte à remplir les conditions voulues et qu'à aucun degré elle ne peut être suppléée par la crémation.

Nous le demandons à tous les crémateurs de bonne foi : croient-ils vraiment que le culte des morts tel qu'il existe et tel qu'il a sa raison d'être d'après les motifs que nous avons exposés, croient-ils que ce culte puisse se maintenir lorsque les corps seront consumés par le feu au lieu d'être mis en terre ? Quelque vif et puissant que soit le sentiment qui agitera l'homme, quelle autre idée que celle d'un anéantissement absolu pourra-t-il conserver lorsqu'il tiendra entre ses mains l'urne cinéraire ? S'il y a une part de subjectif dans le sentiment qui accompagne l'inhumation, on ne peut douter au moins que la part objective ne soit considérable : car, en fin de compte, on a vu descendre le corps dans la fosse, on sait qu'il y réside, et tout l'effort mental consiste à se représenter l'image du mort non telle qu'il peut être devenu au moment où l'on y pense, mais tel qu'il était au moment où on l'a perdu. Dans la crémation, au contraire, vous assistez à la destruction même de ce corps, dont la conservation, supposée sinon réelle, est le point de départ, la raison d'être du culte rendu. L'opération achevée, on tient entre les mains, avec les quelques grammes de poussière informe que renferme l'urne cinéraire, la preuve même de cette destruction, et si forte, qu'aucune puissance morale n'est capable de l'écarter. Il est certain qu'autant vaudrait ne rien tenir du tout et ne laisser au mort pour toute sépulture que le souvenir des vivants. N'est-ce pas, d'ailleurs, ce que proposait un journaliste que nous avons cité ? « Malheur aux hommes, malheur aux nations, disait-il, qui ont besoin d'un signe matériel pour honorer leurs morts ! » Combien, hélas ! nous différons d'avis avec cet homme libre de préjugés, et combien nous souhaiterions d'avoir sa confiance dans la force mentale et morale de l'humanité ! Nous ne croyons malheureusement pas que jamais elle puisse se passer de ce signe matériel dont il parle avec mépris, et atteindre à cet état de subjectivité parfaite et pure de toute excitation étrangère, dont il la croit capable et qui n'a jamais été que le privilége exclusif d'un très-petit nombre. D'ailleurs une telle subjectivité, si elle pouvait être universelle, ne nous rendrait encore qu'imparfaitement tous les services que nous attendons des cimetières. Où serait l'effort sur soi-même dans cette contemplation intérieure d'une image que le moindre caprice suffirait à faire naître et que la distraction la plus légère pourrait effacer? où seraient les devoirs pieux? où serait le culte? Que d'efficacité, au contraire, au point de vue du développement de nos penchants les plus élevés, dans ces visites aux morts, qui, chaque fois qu'elles se renouvellent, et à Paris chacun sait combien elles sont fréquentes, demandent à l'individu, quelle que soit sa classe, un sacrifice matériel parfois considérable et une fatigue morale toujours pénible, bien que recherchée. Vous répondez à cela que vous construirez des colombaires, que vous élèverez des mausolées, où les urnes côte à côte seront exposées à la piété des vivants. Mais vos colombaires remplaceront-ils la tombe ? Ce recueillement, cette solitude indispensables que le parent et l'ami trouvent aujourd'hui auprès des cyprès et des saules, où les rencontreront-ils dans vos grandes salles communes, lorsque s'y bousculeront les quarante mille visiteurs que le dimanche ramène dans les cimetières parisiens, les deux cent mille qui s'y pressent au *jour des Morts*. Autant le culte des morts nous semble rendu facile par l'inhumation, autant il nous est impossible d'imaginer quelles formes il pourra revêtir lorsque les corps auront été incinérés. Les urnes seront-elles données aux familles? Et les restes sacrés des parents seront-ils obligés de suivre leurs descendants dans tous les déménagements qu'entraîne la vie moderne? Si la vanité humaine vient à créer un luxe spécial pour les urnes funéraires, on peut être certain de les voir figurer bientôt à l'hôtel des ventes ou à l'étalage des brocanteurs. Direz-vous que les Grecs et les Romains brûlaient leurs morts et que cependant ils n'ont jamais passé pour négliger de leur rendre honneur? Nous vous rappellerons qu'il n'y eut pendant longtemps parmi eux qu'une minorité patricienne qui fit usage du bûcher, et que lorsque la mode en pénétra dans les autres classes, ce fut précisément à l'époque où se prononça la décadence et où les Romains commencèrent d'abandonner les traditions qui avaient fait leur grandeur. Serait-ce une raison de les imiter? Quant aux Hindous, que l'on peut citer également, et qui eux gardent, cela n'est pas douteux, un culte pieux pour leurs morts, nous ferons observer que chez eux une religion antique et toujours scrupuleusement obéie n'a pas laissé à l'arbitraire de chacun le soin de régler la somme des devoirs envers ceux qui ne sont plus. Elle a ordonné elle-même ce qu'elle a jugé convenable à cet égard, et par là a gardé vifs et profonds dans le cœur de son peuple des sentiments que les procédés employés pour se délivrer des morts n'auraient point tardé peut-être à assoupir et à éteindre. Mais quel est l'homme émancipé de notre Occident qui voudrait s'astreindre aux offrandes journalières que la loi de Manou impose au brahme en l'honneur des mânes et qu'elle déclare plus utiles et plus méritoires que les offrandes mêmes destinées aux dieux?

Nous adresserons à nos adversaires une dernière question : la plupart ont protesté avec énergie contre toute idée d'industrialisme introduit dans la crémation et ont déclaré très-haut que la première condition que devait remplir tout appareil crématoire était de brûler jusqu'au dernier atome des gaz et des vapeurs dégagés. Nous demanderons simplement si ces dispositions qu'on ne saurait trop louer doivent persister et si ceux qui les montrent sont décidés à repousser sans merci les propositions qui ne tarderont pas à les assaillir. Nous avons, en effet, tout lieu de croire que les avis sur la question sont fort partagés, et que les résolutions précédentes ont dû paraître à beaucoup de gens un véritable crime de lèse-industrie : comment admettre sans frémir que l'on perde ainsi de gaieté de cœur des matériaux si précieux, des gaz que l'on peut utiliser de mille manières, des graisses et des liquides dont l'emploi est tout trouvé, des cendres qui feraient de si beaux engrais. Car les cendres mêmes, est-il bien indispensable de les remettre en entier à la famille et ne pourrait-on pas en garder la meilleure part? Du moment que le corps est réduit à quelques parcelles, qu'importe que la réduction soit plus ou moins considérable? qui empêche de supposer que l'œuvre du feu a été plus parfaite?...

On va croire que nous exagérons : hélas non! tout cela a été dit et proposé. M. Xavier Rudler, dans une lettre au docteur Caffe, dont nous avons déjà eu l'occasion de parler, écrivait ceci : Je n'ai rien trouvé de plus simple que de placer les corps dans une cornue à gaz et de les distiller jusqu'à réduction en cendres, et j'ai ajouté que *le gaz provenant de cette distillation pouvait servir à l'éclairage*, sauf à avoir des appareils de lavage très-puissants.

Ainsi, pour M. Rudler, la question n'est pas de savoir s'il pourra sembler dur à un fils de voir transformer son père en gaz d'éclairage; non, c'est tout simplement une affaire d'appareils de lavage à inventer.

Dans une courte brochure (*Brûlons nos morts!*), qui bien qu'anonyme n'est peut-être pas la moins habilement faite en faveur de la crémation, nous trouvons la phrase suivante : « Cette combustion dégage des vapeurs qu'il s'agit de rendre aussi peu nuisibles que possible, si l'on ne peut les absorber entièrement, *en attendant qu'on les utilise, comme la science ne manquera pas sans doute de le faire un jour.* » L'auteur trouve la chose toute naturelle.

Quant à l'idée de garder pour l'industrie agricole la plus grande partie des cendres obtenues, nous la devons au célèbre M. Thompson, le propagateur de la crémation en Angleterre. Il fait observer que son pays est tributaire de l'étranger pour une quantité d'os qui s'élève aujourd'hui à 800 000 livres environ, et en supputant ce que peuvent produire les quatre-vingt mille quatre cent trente décès que l'on constate annuellement à Londres, il se demande s'il ne serait pas désastreux, devant la nécessité de faire rendre au sol le maximum de produits possible pour nourrir une population aussi compacte que la population britannique, de perdre chaque année plus de 200 000 livres d'un engrais aussi précieux.

C'est en présence de semblables propositions que nous demandons aux crémateurs s'ils se croient assez sûrs de leurs adhérents pour nous affirmer qu'ils resteront éternellement sourds à d'aussi puissantes raisons. Jamais les arguments ne manqueront, qu'on le croie bien, pour justifier de tels procédés. On invoquera l'intérêt social, les lois économiques, au besoin même l'intérêt de la famille, qui recevra peut-être une légère rétribution en échange du service rendu, et toutes ces considérations sont trop émouvantes pour qu'on ne se décide pas à franchir le dernier pas et à se précipiter dans l'industrie.

Ce jour-là, le culte des morts aura vécu.

X. Résumé : Dans l'étude que nous venons de faire de la crémation, nous avons cherché à montrer le point de vue humain, nous voulons dire le côté social de cette question. Il nous a été facile de prouver qu'en quelque pays que ce soit les hommes n'ont point commencé par brûler leurs morts. Esquissant alors la suite des actes funéraires, nous avons nettement distingué les cérémonies qui ont accompagné la sépulture ou le rituel funéraire de la sépulture elle-même. Pour ce qui regarde les cérémonies funèbres proprement dites, il y a eu entre tous les peuples de la terre la plus complète uniformité, tandis que pour ce qui concerne la sépulture elle-même, il y a eu de nombreuses variations, d'après les climats et les moyens que les populations rencontrèrent à leur portée.

Les hommes furent poussés à employer la crémation pour deux raisons : le désir de se soustraire au danger que tout amoncellement de matière organique entraîne après lui, le besoin de rapatrier les restes des morts. Ainsi l'usage de brûler les corps ne s'est introduit que chez les peuples dont le caractère militaire est incontestable : les Grecs, les Romains, les Mexicains, ou chez les Hindous qui avaient à lutter contre l'épidémicité du choléra ou les rigueurs d'un climat meurtrier. La guerre ou la peste ont conduit l'homme à l'emploi de mêmes moyens. De ces différents centres principaux, la crémation s'est répandue dans les pays voisins par les conquêtes militaires ou les efforts des missionnaires.

Nous avons montré ensuite de quelle manière la crémation fut mise en pratique et fait remarquer qu'elle ne fut jamais adoptée que par une très-faible minorité. Disparue de l'Occident depuis le commencement de l'ère chrétienne, elle a tenté de s'y introduire de nouveau, au début de notre siècle, à la faveur de l'engouement que suscitaient alors Rome et la Grèce. Peu prisée par les gouvernements, mais défendue avec conviction par quelques écrivains français et étrangers, elle a fini, après plus de soixante ans d'efforts, à se créer de chauds partisans en Italie, en Suisse, en Allemagne, où on a commencé à la pratiquer. La France s'est tenue jusqu'ici sur la réserve.

Après avoir reproduit avec impartialité les arguments des partisans de la crémation, et reconnu la perfection de leurs appareils, nous avons fait voir que les arguments invoqués contre les cimetières se réduisent à trois principaux : on les accuse d'être une source d'émanations dangereuses, d'empoisonner les eaux de puits et de rivière, d'occuper trop de place. Nous avons montré ce qu'il y a de peu fondé dans ces opinions et cherché à réhabiliter les cimetières

Nous estimons cependant qu'il y a lieu d'autoriser la crémation pour ceux qui la désirent, car, comme l'a dit Frochot : Les derniers soins à rendre aux dépouilles humaines sont un acte religieux, dont la puissance publique ne pourrait prescrire le mode sans violer le principe de la liberté des opinions. Toutefois en l'autorisant, l'État devra exiger l'exécution de certaines me ures de police. Les pouvoirs publics ne peuvent songer à rendre la crémation obligatoire que dans les conditions mêmes qui l'ont fait naître, c'est-à-dire sur les champs de bataille ou en temps d'épidémie grave. Sauf ces deux cas spéciaux, il n'y a pas lieu d'encourager l'adoption d'une mesure aussi perturbatrice de nos habitudes. L'inhumation favorise, entretient et développe le culte des morts, qui est une source puissante de moralité. La tombe, a dit justement Vico, est une institution caractéristique de l'espèce humaine. Dans notre société moderne, il faut que toute cité possède son cimetière. Comme les individus, les sociétés ont leurs habitudes, instinctives ou acquises, et il n'est permis de les modifier qu'après en avoir mûrement approfondi la nature, le caractère et le but. Ce serait une erreur de croire que les améliorations sociales dépendent exclusivement de mesures d'ordre purement matériel; la science doit aujourd'hui chercher à expliquer tous les phénomènes, et trouver leurs véritables causes. C'est à ce point de vue que nous nous sommes placés dans cette étude d'hygiène sociale.

A. Lacassagne et P. Dubuisson.

Bibliographie. — Ernest Feydeau. *Histoire des usages funèbres et des sépultures des peuples anciens.* — Favrot. *Funérailles et sépultures.* — Fustel de Coulanges. *La Cité antique.* — Jamieson (traduit par Boulard). *De l'origine de la crémation*, 1821. — Mongez. *Dictionnaire des antiquités* (articles : Brûler, Apothéose, Crémation). — *Dictionnaire en 60 volumes* (article : Inhumation). — *Dictionnaire encyclopédique des sciences médicales* (article : Mort). — *Grand dictionnaire universel du XIXe siècle.* Larousse (article : Crémation). — Heyfelder. *Manuel de chirurgie de guerre.* — Tardieu. Thèse d'agrégation. *Voirie et cimetières.* Paris, 1852. — Guérard. Thèse inaugurale. *Des inhumations.* Paris. — T. Pein. *Essai sur l'hygiène des champs de batailles.* Paris, 1873. — *Essai sur l'assainissement des champs de bataille.* Duroux, Thèse de Paris, 1878. — F. Marmier. *Utilité de la crémation des cadavres à la suite des grandes batailles et des épidémies.* Thèse de Paris. — Maxime du Camp. *Paris, ses organes, ses fonctions, sa vie* (ch. des Cimetières). — P. Laffitte. *Considérations générales sur les cimetières.* Paris, 1874. — Robinet. *Paris sans cimetière.* Paris, 1869. — Pagès. *La déportation et l'abandon des morts.* Paris, 1875. — Victor Fournel. *La déportation des morts*, 1870. — Anonyme. *Brûlons nos morts!* 1874. — J. Brunfaut. *Le cimetière de Méry et le chemin de fer métropolitain.* Paris, 1874. — Fonssagrives. *Hygiène et assainissement des villes.* — Pr. de Pietra Santa. *La crémation des morts en Italie*, 1873. — Du même. *La crémation des morts en France et à l'étranger*, 1874. — Gannal. *Inhumation et crémation.* — *Collection des comptes rendus des séances du conseil municipal de l'année 1874. Discussion sur la question des cimetières, à propos du cimetière projeté de Méry-sur-Oise.* — Daubermesnil. *Rapport et projet présentés au conseil des Cinq Cents dans la séance du 21 brumaire an V.* — Cambry. *Projet présenté à l'administration centrale du département de la Seine et adopté par ladite administration dans sa séance du 14 floréal an VII.* — *Annales d'hygiène, Union médicale, Journal d'hygiène, passim. Revue scientifique*, 1874. *Les cimetières et l'hygiène publique*, par Bouchardat. — *Moniteur scientifique*, 1872 : *L'eau potable et les cimetières*, par Jules Lefort. — *Journal de pharmacie*, 1873 : *Eaux et cimetières*, par Robinet. — *Comptes rendus de l'Académie des sciences*, 3 mai 1849 : communication Freycinet. — Polli. *Sulla incinerazione dei cadaveri.*

— *L'incinerazione dei cadaveri e admissibile?* risposta al prof. Polli. — Giovanni BATT AYR. *La cremazione e l'igiene, lettere al prof. Polli.* — ZINNO. *Sulla inumazione, imbalsamazione e cremazione dei cadaveri.* — BRUNETTI. *Cremazione dei cadaveri.* — G. PINI. *Sulla cremazione dei cadaveri*, riposta al prof. Mantegazza. — TEDESCO. *La cremazione dei cadaveri. Del colera-morbus in suoi rapporti colla cremazione*, etc. — BLONDELLI. *La cremazioni dei cadaveri umani, esaminata nella sua origine morale, religiosa e politica.* — G. DUJARDIN. *La cremazione ed incinerazione dei cadaveri.*—GORINI. *Gli experimenti vulcanici.*—FELICE DELL ACQUA. *La cremazione dei cadaveri.* — Auguste GUIDINI. *La cremazione dei cadaveri nei rapporti igienici, morali. tecnici ed artistici.* — *Atti della cremazione di Alberto Keller.* — *Bollettino della Societa per la cremazione dei cadaveri di Milano.* — *De la crémation.* ROCHU, Thèse, Paris, 1878. — *Essai historique sur la crémation.* BEAU, Thèse, Paris, 1878. — LUCIEN. *De Luctu*, 9. — GUICHARD. *Funérailles des Romains, des Grecs*, etc. Lyon, 1581. — DEZOBRY. *Rome au siècle d'Auguste.* — CONCOURS DE L'INSTITUT. *Mémoire sur les funérailles et les sépultures*, par le général POMMEREUIL, préfet d'Indre-et-Loire. Tours et Paris, an IX. — *Des Sépultures*, par A. GAUTHIER-LACHAPELLE. Paris, 1801. — *Les Tombeaux*, par GIRAUD, 2e éd. Paris, 1801. — *Projet sur les sépultures*, par RONESSE. — *Des Funérailles*, par DÉTOURNELLE. — *Des Sépultures*, par AMAURY-DUVAL. — *Discours sur la question proposée*, etc., par MULOT. — LAMARRE. *Dict. de police*, art. *Cimetière.* — LEGRAND D'AUSSY. *Mémoire sur les sépultures nationales*, an V. — *Recueil général des questions traitées et conférences du bureau d'adresse es années* 1633, 34, 35, *jusqu'à présent*, etc. (Paris MDCLIV, chez Théophraste Renaudot) : le 18 août 1642, on discute la question : *Lequel vaut mieux enterrer ou brûler les corps des défunts.* — BUFFON. *Théorie de la Terre.* — VOLNEY. *Voyage en Egypte et en Syrie.* — CHARDIN. *Voyage en Perse.* — MAHUDEL. *Du lin incombustible.* In *Mém. de l'Ac. roy. des inscr.*, etc., t. IV. Paris. 1723. — *Etrennes aux morts et aux vivants*, 1768, in-12°. — *Memoria sobre os pregnisos causados pelas sepulturas das cadaveres nos templos, e methodo de os prevenir. Vicenti Coelho de Scabra silva Telles.* Lisboa, 1800. — *Inhumation et crémation*, par PAUL-SAINT-OLIVE. *Gaz. méd. de Lyon*, 1857. — *Presse* des 22, 25, 28 janv. 1857, articles de FEYDEAU. — *Opinion nationale*, 15 sept. 1861. *Lettre sur la crémation*, par MATHIEU. — *Presse* du 2 octob. 1856. *Les Cimetières*, par A. BONNEAU. — THUMSER. *Stete Wachsthumsabnahme durch Todtenbegrabung.* München, 1875. — BAZINSKY. *Die Leichenverbrennung vom Standpunkt des Hygiene.* Berlin, 1874. — KÜCHENMEISTER. *Ueber Leichenverbrennung*, etc. Erlangen, 1874, et Stuttgart, 1875. — *Journal d'Hygiène*, n° 33, 1877. (Bibliographie de la *Crémation*) — *Gaz. hebd.*, 1870, p. 465, 545, 610. — Association française pour l'avanc. des sciences, Congrès de Nantes, 1876 : Dr PRUNIÈRES. *La Crémation dans les sépultures mégalithiques.* — W. SCHMIDT. *Rites funéraires des temps préhistoriques en Scandinavie*, p. 885. — Mme Clémence ROYER. *Les rites funéraires aux époques préhistoriques et leur origine.* — H. THOMPSON. *Traitement des corps après la mort. Moniteur scientifique de Querneville*, 1874, p. 883. LACASSAGNE et DUBUISSON.

CRÈME. On donne ce nom à la couche jaunâtre et demi-fluide qui se rassemble à la surface du lait pur, abandonné au repos dans un lieu frais.

La préparation de la crème est fort simple; elle précède celle du *beurre*, et a été décrite à cet article dans le présent Dictionnaire.

La crème est un mélange variable de beurre, de caséine et de sérum. Elle se forme par suite de la légèreté des globules butyreux qui, en raison de leur densité moindre que celle du liquide ambiant, gagnent la surface. C'est donc une séparation mécanique. On conçoit très-bien que ces globules ainsi séparés se tassent de plus en plus à la partie supérieure du liquide; aussi observe-t-on que la consistance de la crème varie, et augmente avec le temps. A cette première cause vient bientôt s'en joindre une seconde; la caséine contenue dans le lait interposé se coagule, et diminue encore la liquidité du produit, au point que le vase qui le contient peut être retourné sans qu'il s'écoule.

La composition d'un pareil mélange est nécessairement variable, en raison des circonstances au milieu desquelles il se forme, et des différentes espèces de lait qui lui donnent naissance. D'après M. Jeannier (*voy.* article LAIT, page 150), la crème contient en moyenne 372 parties de beurre pour 1000, et sa densité est 1020.

Le dosage de la crème s'effectue au moyen du crémomètre, inventé par Banks en Angleterre, usité d'abord en Amérique, et introduit en France par Valcourt. Cet instrument, dont le seul mérite est le bas prix (8 francs la douzaine), est infidèle. Ses indications sont faussées par l'ébullition du lait, et l'addition de l'eau. Il a été décrit à l'article LAIT.

La qualité de la crème dépend surtout de la quantité de beurre qu'elle contient. C'est donc ce dernier corps qui doit être dosé. On y arrive facilement soit à l'aide du lacto-butyromètre, de M. Marchand (art. LAIT, page 149), soit, ce qui vaut mieux, par l'analyse complète suivant la méthode décrite page 143 (*loc. cit.*). Il est aussi essentiel que la crème soit fraîche et que le départ ait eu lieu à une température de 13 à 14 degrés. Elle a, dans ce cas, un goût d'une grande finesse, qu'elle perd au fur à mesure que le lait qu'elle contient s'acidifie, s'aigrit et se coagule, et que le beurre rancit.

Tout ce que nous venons de dire se rapporte à la crème normale, mais non à ce qui est vendu sous ce nom dans le commerce.

La crème proprement dite ou crème à café des laitiers de Paris n'est autre chose que du lait pur, quelquefois additionné d'un peu de crème véritable, ou plus simplement d'eau. Elle se vend 60 centimes le litre, et doit marquer de 18 à 25 degrés au crémomètre.

La véritable crème prend le nom de *crème double*, elle n'est vendue qu'en petite quantité.

Pour la masse des consommateurs, on reconnaît la véritable crème à deux caractères : sa consistance et sa couleur jaune, rappelant celle du beurre qu'elle doit contenir. La consistance crémeuse s'obtient facilement en provoquant la coagulation partielle de la caséine, au moyen d'une quantité convenable d'une substance coagulant le lait. On donne au tout la couleur voulue à l'aide de l'un des procédés employés pour le lait (caramel, extrait de chicorée torréfiée, rocou, carottes cuites au four, oignons brûlés, pétales de souci préparés pour teindre le beurre, etc.). Ces pratiques constituent une tromperie sur la qualité de la chose vendue, mais elles sont sans influence immédiate sur la santé du consommateur. P. C.

CRÈME DE TARTRE. *Tartrate acide de potasse, bitartrate de potasse, surtartrate de potasse.* $KO,HO,C^8H^4O^{10}$.

On donne le nom de *tartre*, de *tartre brut*, à la croûte saline qui se forme contre la paroi interne des tonneaux dans lesquels on conserve le vin. Ce tartre est composé surtout de crème de tartre, d'un peu de lie, de matière colorante et d'une petite quantité de tartrate de chaux. Il est rouge ou blanc, selon le vin qui l'a fourni ; il a une saveur agréable et vineuse, et brûle sur les charbons ardents en répandant une odeur qui lui est propre. Le tartre est employé dans cet état pour préparer *les boules de Mars* ou *de Nancy*.

Le tartre est purifié en grand à Montpellier. Pour cela, on le fait dissoudre dans l'eau bouillante ; on y délaie quatre ou cinq pour cent d'une argile pure qui ne tarde pas à s'emparer de la matière colorante et à la précipiter ; on passe, on évapore à pellicule et on laisse cristalliser ; les cristaux séchés portent le nom de *crème de tartre*. Il sont constitués par du bitartrate de potasse assez pur, à cela près du tartrate de chaux qu'ils contiennent.

La crème de tartre ou tartrate acide de potasse se présente sous la forme de cristaux qui sont des prismes rhomboïdaux droits, qui se groupent entre eux et forment des agrégats confus. Ces cristaux sont incolores et inodores ; leur saveur est aigre; ils craquent sous la dent. La crème de tartre est inaltérable à l'air; elle est peu soluble dans l'eau froide : une partie de sel exige pour se dissoudre 240 parties d'eau à + 15°; elle est soluble dans 15 parties d'eau bouillante et insoluble dans l'alcool.

La crème de tartre qui est un produit commercial, doit être choisie en cristaux bien prononcés, blancs et d'une saveur acide assez marquée. Il faut la conserver dans un endroit sec, car elle s'altère à l'humidité et acquiert alors une odeur d'acide acétique. Quelquefois elle est falsifiée au moyen du sable : la fraude se reconnaît facilement en traitant la crème de tartre par l'eau bouillante, qui laisse le sable indissous. Il faut aussi s'assurer qu'elle ne renferme ni sulfates, ni chlorures, ni sels métalliques. Une solution étendue de crème de tartre additionnée d'un léger excès d'acide azotique ne doit être précipitée ni par le chlorure de baryum (*sulfates*), ni par l'azotate d'argent (*chlorures*), ni par l'acide sulfhydrique (*sels métalliques*). La présence du tartrate de chaux se reconnaît dans la dissolution de ce sel à l'acide de l'oxalate d'ammoniaque.

La crème de tartre est employée en poudre comme purgative à la dose de 8 à 30 grammes. Elle fait partie de la *poudre cornachine* ou *de Tribus*, de plusieurs poudres et opiats dentifrices. Elle sert à préparer l'acide tartrique et la plupart des tartrates. On s'en sert surtout pour obtenir la crème de tartre soluble dont nous parlerons tout à l'heure.

Poudre de crème de tartre. On pulvérise la crème de tartre dans un mortier de porcelaine, et on la passe au tamis de soie. (*Codex.*)

Poudre de cornachine ou *de Tribus.* Crème de tartre, scammonée, antimoine diaphorétique, de chaque, parties égales.

Cette poudre doit être préparée à mesure du besoin, car si l'antimoine diaphorétique retenait du protoxyde d'antimoine, elle deviendrait émétique; il se ferait dans ce cas de l'émétique ou tartre stibié.

La poudre cornachine s'emploie à la dose d'un gramme, comme purgative.

Poudre dentifrice acide. Crême de tartre pulvérisée 200 grammes; sucre de lait 200 grammes; laque carminée 20 grammes; huile essentielle de menthe poivrée 1 gramme. On broie soigneusement sur un porphyre la laque carminée avec une partie du sucre de lait; on ajoute le restant du sucre et la crème de tartre; on repasse par parties le mélange sur le porphyre, et, après l'avoir aromatisé avec l'huile essentielle de menthe, on le conserve à l'abri de la lumière dans un vase bouché. (*Codex.*)

Electuaire dentifrice. Crème de tartre 60 grammes; corail rouge préparé 120 grammes; os de sèche porphyrisés 30 grammes; cochenille 30 grammes; alun 2 grammes; miel de Narbonne 320 grammes. On réduit en une poudre fine séparément, sur un porphyre, le corail, les os de sèche, la crème de tartre, la cochenille et l'alun. On broie d'abord l'alun et la cochenille dans un mortier de marbre avec une petite quantité d'eau, jusqu'à ce que la couleur rouge soit bien développée; on ajoute successivement le miel et les autres poudres, et on triture pour avoir un mélange exact que l'on parfume à volonté avec une essence appropriée.

Limonade tartro-boratée (WAHU). Crème de tartre en poudre 25 grammes; borate de soude en poudre 7 grammes. On mélange avec soin les deux sels dans un mortier de porcelaine. On prend ensuite 40 grammes d'eau bouillante; on en verse un quart dans le mortier sur les sels; on triture pendant quelques instants et l'on décante avec précaution; on ajoute un second quart de l'eau bouillante sur la partie des sels non dissoute; on triture et l'on décante. En répétant deux fois encore la même opération, on parvient à dissoudre la totalité des sels. On ajoute alors à la solution le suc d'un fort citron, et 30 grammes de sucre en morceaux que l'on a au préalable rudement frotté sur le zeste du citron, afin d'absorber une partie de son huile essentielle. On aide à la solution du sucre en agitant pendant quelques instants, et l'on filtre au papier.

On obtient de cette manière une véritable limonade du goût le plus agréable. L'effet purgatif a lieu en moyenne au bout de deux à trois heures, et le malade ne ressent aucune colique. Les doses ci-dessus conviennent pour un homme adulte; on les variera donc en raison de l'âge et du sexe du malade, et par conséquent, lorsque l'on aura affaire à des enfants, on pourra diminuer la quantité relative de l'eau.

La crème de tartre a été pendant longtemps considérée comme le purgatif le plus convenable dans les maladies inflammatoires; elle était administrée à la dose de 8 grammes comme laxatif léger, et de 30 grammes comme purgatif. On la donnait dissoute dans du bouillon d'herbe ou de veau. Elle constituait un médicament infidèle, qui aujourd'hui est à peu près complétement abandonné. Quand on veut recourir à un purgatif acidule, on lui substitue avec beaucoup d'avantage la *crème de tartre soluble* ou *tartrate borico-potassique.*

Crème de tartre soluble, tartrate borico-potassique, tartrate boro-potassique. $KO,B_oO^3,C^8H^4O^{10}$.

La crème de tartre était, comme nous l'avons déjà dit, très-employée au siècle dernier comme purgatif acidule, mais son peu de solubilité dans l'eau nuisait beaucoup à son emploi. Depuis longtemps, les chimistes se sont occupés du moyen de la rendre plus soluble. Ils ont d'abord employé, à cet effet, le borate de soude; mais *ce sel détruisant* presque entièrement l'acidité de la crème de tartre, ils lui ont substitué l'acide borique, qui est encore employé aujourd'hui pour cet usage.

Voici le procédé indiqué par le codex de 1866 pour préparer la crème de tartre soluble : bitartrate de potasse pulvérisé 1000 grammes; acide borique cristallisé 250 grammes; eau 2,500 grammes. On met ces substances dans une bassine d'argent; on porte à l'ébullition; on évapore en agitant continuellement et en ayant soin de ménager le feu à la fin jusqu'à ce que le mélange soit réduit en une masse très-épaisse. On détache cette masse, on la divise, et on la fait sécher à l'étuve, sur des assiettes. On concasse le produit sec, et on le conserve dans des flacons bien bouchés. Cette forme a l'avantage d'être favorable à la conservation du produit et de ne pas permettre la fraude.

La crème de tartre soluble se présente alors en fragments amorphes, transparents, non susceptibles de cristalliser. Elle doit être douée d'une forte saveur acide et se dissoudre dans l'eau en grande proportion.

On peut obtenir la crème de tartre soluble sous la forme de lamelles brillantes et entièrement solubles dans l'eau. Dans ce cas, il est indispensable de ne pas se servir d'acide borique préparé au moyen d'une solution de borate de soude clarifié par le blanc d'œuf.

La crème de tartre soluble passe pour être un laxatif doux et sûr, à la dose de 15 à 30 grammes; seulement, pour rendre sa saveur tolérable, il est nécessaire de corriger son extrême acidité par une forte proportion de sucre. On l'emploie également à l'extérieur de la même façon que le suc de citron, à la dose de 60 grammes par litre d'eau, en lotions sur les ulcères fongueux et atoniques.

La combinaison de l'acide borique avec la crème de tartre s'effectue difficilement. Pour la rendre aussi rapide que possible, il convient de présenter les éléments de la réaction dans un état de division convenable, et de faciliter celle-ci par une élévation de température soutenue et un contact très-prolongé. On remplit ces conditions en employant une quantité d'eau suffisante pour que les matières soient tenues en dissolution pendant l'évaporation qui dure longtemps.

La crème de tartre soluble médicinale n'est pas constituée par du tartrate borico-potassique pur ; elle contient de l'acide borique libre. Tout l'acide borique que l'on introduit dans la formule ne se retrouve pas dans le produit, ce qui tient à ce que la vapeur d'eau entraîne une portion de cet acide ; bien qu'il soit des plus fixés quand il est anhydre, il se volatilise au contraire facilement en présence de l'eau lorsqu'il est en dissolution.

Soubeiran, qui a étudié avec beaucoup de soin la crème de tartre soluble, et qui, le premier, en a établi la véritable composition chimique, a observé que cette substance devient quelquefois complétement insoluble dans l'eau froide ; il attribue ce fait à une transformation isomérique de la combinaison. Lorsque ce phénomène se produit, il importe de délayer le sel dans deux fois son poids d'eau, de porter le mélange à l'ébullition et d'évaporer la dissolution. Le plus souvent l'état moléculaire spécial de la crème de tartre soluble se détruit sous l'influence de l'action prolongée de l'eau bouillante.

M. Pedro de la Calle a donné pour la préparation du tartrate borico-potassique parfaitement soluble un procédé qui réussit bien. Considérant que la crème de tartre du commerce est souvent rendue impure par la présence de tartrate de chaux et de différents composés métalliques, il propose de la faire de toutes pièces par la réaction de l'acide tartrique sur le bicarbonate de potasse, tel qu'on le trouve dans le commerce à l'état de pureté. Mais il détermine la réaction en présence de l'acide borique, de telle façon que les éléments se trouvent dans l'état le plus favorable à la formation du composé. Voici la proportion indiquée par M. Pedro de la Calle :

Bicarbonate de potasse cristallisé	100
Acide tartrique cristallisé	100
Acide borique	50
Eau	600

On fait dissoudre le bicarbonate de potasse dans l'eau bouillante et l'on projette peu à peu l'acide tartrique pulvérisé dans la liqueur ; 75 grammes suffisent pour neutraliser l'alcali, une trace d'acide ajoutée en plus déterminerait immédiatement un dépôt de tartrate acide. A ce moment, on introduit l'acide borique dans la solution, où il ne tarde pas à se dissoudre ; le reste de l'acide tartrique est ajouté et ne produit pas la moindre séparation de tartrate acide de potasse. Après la filtration, on évapore la liqueur, en ménageant le feu et en agitant continuellement, jusqu'à ce que la masse soit devenue très-épaisse. Elle est ensuite détachée et séchée sur des assiettes, on la concasse dès qu'elle est solide, et on la conserve dans des flacons bien bouchés. On peut encore évaporer au bain-marie le produit en consistance sirupeuse, l'étendre en couche mince sur des assiettes et terminer la dissiccation à l'étuve.

Avec la quantité indiquée ci-dessus, M. de la Calle a obtenu environ 220 grammes de tartrate borico-potassique.

La crème de tartre soluble obtenue par ce procédé est complétement incolore; elle se dissout toujours et très-facilement dans l'eau; elle est naturellement privée des sels étrangers que la crème de tartre du commerce introduit souvent dans le tartrate borico-potassique du Codex.

M. Pedro de la Calle a constaté que la crème de tartre soluble préparée selon la formule du Codex, chauffée entre 200 et 220°, commence par fondre et qu'après avoir été soumise pendant une heure environ à cette température, elle devient opaque et perd entièrement sa solubilité. Celle obtenue par le procédé qu'il a indiquée, placée dans les mêmes conditions, fond, reste transparente et vitreuse, et conserve la propriété de se dissoudre dans l'eau.

Le mode opératoire indiqué par M. Pedro de la Calle doit donc être préféré aux moyens indiqués jusqu'ici. T. GOBLEY.

CRÈMES MÉDICAMENTEUSES. La composition des crèmes médicamenteuses est extrêmement variée. Nous allons en indiquer les principales.

Crème pectorale de Tronchin. Beurre de cacao 30 grammes; sucre 15 grammes, sirop de capillaire 30 grammes, sirop de tolu 30 grammes. On racle le beurre; on le triture avec le sucre, et l'on incorpore le mélange aux sirops. Ce médicament se prend par cuillerées dans la bronchite aiguë. C'est un bon pectoral.

Crème pectorale de Pierquin. Sucre blanc, sirop de tolu et sirop de capillaire, de chaque, parties égales. On mêle. A prendre par cuillerées à café dans les bronchites.

Crème pectorale de Jeannet. Beurre de cacao 100 grammes; huile d'amande douce 10 grammes; sirop de coquelicot 40 grammes; eau de fleur d'oranger 20 grammes. Pour bronchite chronique.

Crème pectorale de Huc. Beurre de cacao, sirop de limaçons, sirop de violettes, sucre, de chaque 50 grammes. Par cuillerées dans la toux sèche et opiniâtre des enfants.

Crème de chaux. Les chimistes donnaient autrefois ce nom au carbonate de chaux qui s'amasse sous forme de pellicules à la surface de l'eau de chaux exposée au contact de l'air, dont elle attire, comme on le sait, l'acide carbonique.

Crème de bismuth (Dr QUESNEVILLE). Sorte de pâte ou de bouillie formée par du sous-nitrate de bismuth précipité, lavé, et retenant une proportion d'eau fixe. Cette préparation a l'avantage d'offrir une cohésion moins grande que le sel soumis à la dessiccation.

Crème de camphre (KRAUSS). Savon blanc rapé 45 grammes, camphre 60 grammes, carbonate d'ammoniaque 60 grammes; eau 1900 grammes; teinture d'opium 24 grammes; essence d'origan 24 grammes; alcool et essence de térébenthine aa Q. S. On prépare une crème qui, étant privée de matière grasse est facilement absorbée par la peau. Un morceau de flanelle enduit de ce mélange est maintenu appliqué sur le thorax des enfants dans les affections inflammatoires de la gorge et des bronches.

Crème pour le teint. Cire blanche 10 grammes; blanc de baleine 10 grammes, huile d'amande douce 150 grammes; eau de rose 120 grammes. On fait une pommade qui a la consistance de la crème.

Crème de tartre. (*Voy.* ce mot.)

Crème de tartre soluble. (*Voy.* CRÈME DE TARTRE.)

A. DECHAMBRE et T. GOBLEY.

CRÉNIQUE (Acide) et **CRÉNATES.** L'acide crénique a été découvert par Berzélius (*Poggendorff's Annalen*, Bd. XIII, p. 84, et *Annal. de chim. et de phys.*, t. LIV, p. 219) dans les eaux minérales de Porla, en Suède, en même temps que l'acide apocrénique. Suivant l'illustre chimiste, ces deux acides existent dans le terreau et dans tous les dépôts ocreux des eaux ferrugineuses (*voy.* Apocrénique [acide]).

Pour préparer l'acide crénique, on fait bouillir ces dépôts ocreux pendant une demie heure avec de la potasse caustique, on filtre et on traite par l'acide acétique en excès ; l'addition d'une solution d'acétate de cuivre détermine la formation d'un précipité brun contenant l'acide apocrénique et qu'on sépare par filtration. On sature ensuite la liqueur par le carbonate d'ammoniaque et on ajoute de l'acétate de cuivre tant qu'il se forme un précipité blanc-verdâtre ; on achève la précipitation à 80°, puis on traite par l'hydrogène sulfuré ; on obtient ainsi de l'acide crénique mêlé de crénates terreux ; pour isoler cet acide, on traite par l'alcool qui dissout l'acide crénique, et laisse les crénates intactes.

L'acide crénique est un corps amorphe, d'un jaune pâle, d'une saveur d'abord acide, puis astringente. Mulder qui a également étudié ce corps (*Annalen der Chem. u. Pharm.*, Bd. XXXVI, p. 243), a fait voir qu'en s'oxydant l'acide humique donne de l'acide crénique et de l'acide apocrénique.

Les *crénates* alcalins sont amorphes, solubles dans l'eau, mais insolubles dans l'alcool ; ils se transforment en brunissant en apocrénates. Ces sels sont encore peu étudiés.

L'acide crénique, comme l'a fait voir Mulder, ne renferme pas d'azote de constitution ; cet auteur a proposé, pour exprimer sa composition, la formule empirique $C^{12}H^{12}O^{8}$, qui a été acceptée par Berzélius. L. Hn.

CRÉOSOL. $C^{8}H^{10}O^{2}$. — Le créosol est un liquide incolore, très-réfringent d'une odeur agréable et d'une saveur aromatique brûlante ; il bout à 219°, mais se décompose un peu par la distillation en présence de l'air. Sa densité est de 1,089 à 13°. Il n'est pas soluble dans l'eau et se mêle en toutes proportions à l'acool, l'éther, l'acide acétique cristallisable. Avec l'ammoniaque aqueuse concentrée il donne une bouillie de cristaux qui se décomposent facilement. L'hydrate de potasse s'y dissout, et le mélange se prend par le refroidissement en une masse cristalline de créosolate de potassium. Avec l'acide azotique, il donne de l'acide oxalique ; avec l'acide sulfurique le créosol prend une belle couleur rouge-cerise ou violette. Il réduit à chaud les sels d'argent en miroir ; additionné d'une solution alcoolique de perchlorure de fer, il se colore en vert, comme la créosote ; sa solution aqueuse coagule l'albumine.

On prépare le créosol en traitant par l'acide sulfurique étendu ou l'acide oxalique le créosolate de potassium, obtenu par l'action de la potasse sur la créosote de nitre. L'huile qui se sépare est lavée à l'eau, séchée par un courant d'hydrogène, et rectifiée.

Le brome attaque vivement le créosol en fournissant des cristaux insolubles dans l'eau, très-solubles dans l'alcool et l'éther, et qui ont pour composition $C^{16}H^{13}Br^{3}O^{8}$. L'iode et le phosphore l'attaquent également.

Le créosol peut donner naissance à des dérivés métalliques. Le *créosolate neutre de potassium* s'obtient facilement lorsqu'on mélange une solution alcoolique concentrée de potasse avec de la créosote dissoute dans moitié de son volume d'éther. Il se dissout dans l'eau sans décomposition et cristallise de la dissolution aqueuse en aiguilles feutrées ($C^8H^9O^2K, H^2O$). Le *créosolate de potassium acide* s'obtient par l'action du potasium à 90° sur la créosote. Pour l'obtenir cristallisé, on le dissout dans l'éther, mais en opérant la dissolution en présence de l'air, on perd beaucoup de matière; pour éviter cet inconvénient, on opère en vases clos. Il est blanc, cristallisé en belles aiguilles. Les créosolates de sodium sont incristallisables. Il existe aussi des créosolates de baryum et de plomb.

T. GOBLEY.

CRÉOSOTE, KRÉOSOTE. § I. **Chimie.** La Créosote (de κρέας, chair, et de σώζω, je conserve) est un liquide doué de propriétés antiseptiques, et que Reichenbach a retiré, en 1832, du goudron de bois. Sous le nom de créosote on trouve aujourd'hui dans le commerce différents liquides de nature et de composition variables, et n'ayant de propriétés communes que leur solubilité dans les alcalis, leur point d'ébullition fixe vers 200°, et leurs propriétés antiseptiques. C'est ainsi que beaucoup de créosotes ne renferment que de l'acide phénique ou phénol; d'autres sont un mélange de phénol et de crésylol (*Voy.* ce mot).

Quant à la créosote découverte et préparée par Reichenbach, elle n'est pas un principe immédiat défini, ainsi que l'ont montré Hlasiwetz et Barth; aussi les travaux d'un grand nombre de chimistes qui se sont occupés de son étude, présentent-ils de nombreuses divergences, et les résultats analytiques ne concordent pas entre eux.

Hlasiwetz et Barth ont pu extraire de la créosote du goudron de hêtre une substance définie, le créosol $C^8H^{10}O^2$; suivant eux, la créosote serait une combinaison de créosol avec un hydrogène carboné; cependant elle ne présente pas les caractères d'une combinaison définie; ce n'est probablement qu'un mélange. Suivant Frisch, elle serait une combinaison phénylée de créosol.

Des réactions propres à caractériser les deux espèces de créosote (du hêtre et de la houille) seraient, d'après Rust et Moyer, les suivantes (*Chem. Centralblatt*, 1867); nous les relevons dans un article de M. Vidan, ancien agrégé du Val-de-Grâce. (*Gaz. hebd.*, 1877, p. 773) :

Réactifs	Créosote du hêtre (créosol).	Créosote de la houille (phénol et crésylol).
Collodion	Rien.	Le mélange se prend en gelée.
Ammoniaque	Insoluble à chaud et à froid.	Insoluble à froid, soluble à chaud; liqueur limpide.
Eau de baryte	Dissolution imparfaite : le liquide se trouble au repos.	Dissolution limpide; à peine si, à la longue, il se forme un léger dépôt.
Potasse affaiblie	Dissolution trouble, même avec un excès de réactif.	Dissolution limpide.
Deux gouttes d'ammoniaque, puis perchlorure de fer, quantité suffisante pour redissoudre le précipité formé; 4 volumes d'eau.	Coloration verte, puis brune.	Coloration bleue.

M. Vidan émet l'avis que, pour l'usage médical, on pourrait remplacer avec avantage la créosote, insoluble dans l'eau, par le *créosolate neutre de potasse*, que l'on obtient facilement en mélangeant une solution alcoolique concentrée de potasse avec de la créosote dissoute dans la moitié de son volume d'éther.

Quoiqu'il en soit voici comment s'extrait la créosote du goudron de bois e quelles sont les propriétés qui lui sont assignées.

Pour préparer la créosote, on distille le goudron de bois jusqu'à ce que le résidu ait acquis une consistance poisseuse. On rectifie plusieurs fois le produit en ne recueillant que les parties plus lourdes que l'eau ; on les fait dissoudre dans une solution de potasse caustique. La solution alcaline est chauffée à l'air de manière à résinifier une substance étrangère qui s'est dissoute dans la potasse en même temps que la créosote. On met celle-ci en liberté par l'acide sulfurique étendu. Pour purifier la créosote ainsi obtenue, on la distille à plusieurs reprises avec de l'eau légèrement alcaline, on la dissout dans la potasse, on la précipite, on répète ces opérations jusqu'à ce qu'elle se dissolve dans la potasse sans laisser de matière huileuse. Finalement on la dessèche et on la rectifie.

La créosote est huileuse, incolore, mais se colorant au soleil ; sa saveur est brûlante et très-caustique, son odeur forte et désagréable. Sa densité varie de 1,037 à 1,087 à 20°. Elle bout 203° ; elle ne se solidifie pas par un froid de — 27°.

Elle est peu soluble dans l'eau, très-soluble dans l'alcool, l'éther, le sulfure de carbone, l'acide acétique, l'éther acétique ; elle dissout le phosphore, le soufre, le sélénium, les matières colorantes, les matières grasses, les acides oxaliques, tartrique, citrique, benzoïque, stéarique. Elle dissout également à chaud la matière colorante de l'indigo, qui s'en précipite par l'addition de l'alcool et de l'eau. Elle dissout beaucoup de sels.

M. H. Rust donne les caractères suivants qui servent à distinguer le phénol de la créosote du goudron de hêtre. 15 parties de phénol et 10 de collodion donnent une masse gélatineuse, tandis que la créosote se mélange au collodion en une solution claire.

En ajoutant de l'ammoniaque à du perchlorure de fer jusqu'à ce que le précipité soit persistant, on obtient une liqueur qui donne avec le phénol une coloration bleue ou violette, et avec la créosote du goudron de hêtre une coloration d'abord verte, puis brune.

L'acide sulfurique se mêle à la créosote en donnant une liqueur pourpre ; avec l'acide azotique, on obtient de l'acide oxalique, de l'acide binitrophénique et de l'acide picrique. Traitée par la potasse, elle s'y dissout et donne un sel cristallisé d'où l'on retire le créosol ; pour obtenir ce sel cristallé, il est nécessaire de prendre les précautions indiquées à la préparation du créosol. Le potassium en dégage de l'hydrogène et donne le créosotate acide de potassium.

En chauffant la créosote avec un mélange de soude caustique et d'oxyde de manganèse et reprenant la masse solide par l'eau, on obtient du rosolate de soude d'où on précipite l'acide rosolique par un acide.

La créosote est un puissant antiseptique et un caustique énergique. Elle coagule l'albumine du sang et celle du blanc d'œuf. Elle a joui en médecine, lors de son apparition, d'une vogue aussi grande que celle dont jouit actuellement l'acide phénique. Il sera traité plus loin de l'action physiologique de la créosote et de ses propriétés thérapeutiques, soit comme remède externe, soit comme remède interne, en indiquant les diverses préparations qui conviennent spécialement dans les divers états morbides.

Voici les formes pharmaceutiques sous lequelles la créosote est le plus ordinairement prescrite.

Eau de créosote. On ajoute goutte à goutte une solution alcoolique de créosote dans de l'eau distillée jusqu'à ce que le mélange commence à perdre la transparence après avoir été agité.

On l'applique à l'aide de plumeaux de charpie sur les surfaces saignantes, les plaies, les ulcères.

Eau de créosote (Laveran). Créosote 5 grammes; eau 500 grammes. On mêle. Appliquer des compresses imbibées sur le corps, dans les cas de fièvre typhoïde.

Potion de créosote (Laveran). Créosote trois gouttes; essence de citron deux gouttes; sirop de fleur d'oranger 30 grammes: eau 90 grammes. Employée par MM. Laveran et Récholier contre la fièvre typhoïde.

Alcool créosoté contre la carie dentaire. Créosote 1 partie; alcool à 60° 16 parties. On mêle. On introduit dans la dent cariée de ce mélange sur du coton.

Pilules de créosote (Pitschaff). Créosote trois gouttes; extrait de ciguë 0gr,20; magnésie et mucilage q.s. Pour 9 pilules argentées. On en prescrit trois par jour pour combattre les vomissements des femmes enceintes.

Pilules de créosote contre les dyspepsies liées à l'existence des sarcines de l'estomac (Budd). Créosote 1 gramme; mie de pain et mucilage q.s. pour 40 pilules. Prendre une ou deux pilules après chaque repas, contre les gastralgies liées à l'existance des sarcines.

Vin créosoté (Ch. Bouchard et Gimbart). Créosote pure du goudron de bois, 13 grammes; teinture de gentiane, 30 grammes; alcool de Montpellier, 250 grammes; vin de Malaga, q. s. pour faire un litre. De deux à quatre cuillerées en 24 heures (chaque cuillerée dans un verre d'eau). Contre la phthisie.

Solution huileuse de créosote. (Ch. Bouchard et Gimbert). Huile de foie de morue, 150 grammes; créosote de goudron de bois, 2 grammes. Contre la phthisie.

Solution alcoolique de créosote (Dujardin-Beaumetz). Créosote pure, 6 grammes; alcool, 250 grammes; Bagnols, q. s. pour un litre. Contre la phthisie.

Glycérine créosotée (Guibert). Glycérine 125 grammes; créosote 12 gouttes. Employée dans le pansement des plaies et des ulcères; en imbiber de la charpie.

Créosote pour conserver les pièces d'anatomie (Pigné), Eau 1000 grammes, créosote 10 gouttes. Un cadavre ou une partie quelconque de cadavre, plongé dans cette solution, se conserve longtemps avec toutes les propriétés physiques.

T. GOBLEY.

§ II. **Emploi médical.** *Historique.* C'est à Reichenbach, de Blansko (Moravie), que revient le double mérite de la découverte de la créosote et de son utilisation en médecine. Il a raconté comment il fut conduit à rechercher les propriétés médicales de cette substance. C'était, dit-il, un jour qu'il en préparait une petite provision; quelques gouttes du nouveau produit tombèrent sur ses doigts et lui enlevèrent l'épiderme aux points touchés. Il en conclut aussitôt que la créosote pouvait être le principe momifiant de l'acide pyroligneux, et il se mit à l'œuvre pour vérifier son hypothèse.

L'expérimentation lui démontra bientôt qu'il avait découvert, en effet, un antiputride de premier ordre. Dès lors, il conçut l'idée de mettre à profit ces deux propriétés d'astringent et d'antiputride dans le traitement des plaies simples ou autres, puis, encouragé par des succès évidents, il généralisa l'emploi du remède nouveau et crut devoir le prescrire à l'intérieur à des phthisiques qui crachaient du sang.

La notoriété de Reichenbach donna à ces premiers essais publiés un grand retentissement dans toute l'Europe. Partout on se mit à expérimenter pour vérifier les assertions de l'habile chimiste, de sorte que la créosote devint le médicament à la mode. Il y eut, en effet, vers 1832-1833, au moment où Reichenbach annonçait les excellents résultats obtenus, un véritablement engouement à l'égard de ce produit, en Allemagne principalement, en Angleterre et même un peu à Paris. Chimistes et cliniciens étudièrent avec ardeur la créosote et furent en mesure de fournir en peu de temps des renseignements précis sur bien des points de son histoire. Nécessairement, une réaction assez vive suivit bientôt; l'enthousiasme des premiers jours disparut vite à la suite de quelques désillusions, puis peu à peu le remède héroïque tomba dans un discrédit absolu et fut à peu près oublié des médecins. Seuls, les dentistes continuèrent de s'en servir pour calmer les douleurs de la carie dentaire. Cette réaction avait évidemment été trop vive, car des recherches entreprises dans ces dernières années ont démontré que la créosote peut être employée avec profit dans bon nombre de circonstances. Si ce n'est pas la panacée qu'avait entrevue l'imagination ardente de Reichenbach, il faut admettre cependant que le médicament est sérieux et doit figurer à une place honorable dans notre matière médicale.

EFFETS PHYSIOLOGIQUES. La créosote n'est pas un produit absolument défini au point de vue chimique; sa formule est encore discutée, et ses propriétés générales diffèrent suivant la source qui la fournit, c'est-à-dire suivant le goudron d'où on l'extrait. On pourrait presque dire qu'il existe autant de créosotes que de sortes de goudron, de façon qu'il faut nécessairement faire des distinctions dans cette étude du genre créosote et bien spécifier de quel produit on entend parler, quand on traite de ses applications.

Or, dans ma description, j'aurai exclusivement en vue la créosote du goudron de bois et plus particulièrement du goudron de hêtre, *celle de Reichenbach*, usitée le plus souvent en thérapeutique, et qu'on ferait mieux d'appeler *officinale* plutôt que créosote vraie, cette dernière dénomination n'ayant pas de signification précise.

Ceci posé, voici quels sont les *effets physiologiques* de la substance qui nous occupe.

A. *Effets topiques.* Appliquée sur la peau recouverte de son épiderme, elle donne lieu à une cuisson légère et à de la rubéfaction. L'épiderme se fendille et tombe par squames furfuracées, suivant la remarque de Reichenbach. Sur les muqueuses ou sur la peau privée d'épiderme, elle manifeste ses propriétés caustiques d'une façon beaucoup plus énergique, elle attaque les tissus plus vivement, les blanchissant un peu à la manière du nitrate d'argent, et détermine une cuisson assez désagréable. Tous ceux qui ont essayé de la créosote pour calmer la douleur produite par la carie dentaire connaissent la sensation pénible causée par ce liquide fusant sur la gencive, sensation fugace à la vérité, et qui cesse par suite de la désorganisation des parties superficielles de la muqueuse buccale, lesquelles deviennent comme parcheminées.

En résumé, la créosote a des effets topiques qui participent de ceux des astringents puissants et de ceux des caustiques superficiels.

B. L'*action diffusée* est très-intéressante à étudier. Violente à faible dose sur les organismes inférieurs, elle n'est puissante qu'à dose assez forte chez les animaux plus élevés dans l'échelle et chez l'homme.

De faibles proportions de créosote tuent facilement les microzoaires et les microphytes, ou s'opposent à leur développement. C'est parce que ces faibles proportions existent dans la fumée que les viandes dites *fumées* se conservent longtemps avec leurs qualités nutritives, à l'abri de la corruption.

Une plante ne résiste pas à quelques arrosages avec de l'eau créosotée: elle s'étiole et meurt bientôt, comme l'a vu Miguet, en expérimentant sur un rosier.

Ce médecin a, l'un des premiers, recherché l'action toxique de la créosote chez les animaux. Quelques-unes de ses observations méritent d'être résumées.

A *dose faible*, l'action est nulle. Un jeune chien de deux mois a pu prendre impunément, pendant huit jours, 4 gouttes de cet hydrocarbure diluées dans 250 grammes d'eau sans être incommodé. A dose *forte*, les accidents surviennent. 8 gouttes administrées de la même façon au même chien ont déterminé les phénomènes suivants : marche lente et difficile, nausées fréquentes, soubresauts de tendons, tremblement intermittent, amaigrissement notable. On suspend l'ingestion du poison, le chien se rétablit. A *dose massive*, 7gr,80 dans 15 grammes d'eau, l'empoisonnement est violent et rapide chez le chien. L'animal tombe très-vite dans un état de prostration complète; il a des vertiges, des étourdissements et le regard fixe; ses sens paraissent engourdis; son haleine est chaude; sa respiration s'embarrasse par suite d'une production abondante de mucosités dans les voies respiratoires et de l'obstruction de celle-ci par ces mucosités. Malgré une toux violente, convulsive, le chien ne parvient pas à débarrasser ses voies aériennes. De temps en temps, on constate des éructations, des nausées, des vomissements de matières analogues à du lait. Puis, on le comprend sans peine, la respiration s'embarrasse de plus en plus et menace de se suspendre, les membres sont agités de frémissements, deviennent rigides, et la mort arrive dans un accès de suffocation.

A l'*autopsie*, on trouve tous les tissus imprégnés d'une forte odeur de créosote et des lésions assez accusées dans les principaux organes.

La muqueuse des voies digestives présente des traces d'irritation dans la plus grande partie de son étendue, de la bouche à l'estomac, et jusque dans l'intestin. De nombreuses taches rouges, comme ecchymotiques, parsèment cette muqueuse.

Les cavités cardiaques renferment des caillots assez denses. Le sang paraît en général plus coagulé que lorsqu'il est abandonné à lui-même.

Les poumons sont gorgés de sang brun.

Le cerveau semble parfaitement sain. On pourrait croire, *à priori*, que l'action topique irritante de la créosote sur l'intestin et l'estomac, a pu contribuer dans une large mesure à faire naître la série des accidents que nous avons énumérés; il n'en est rien, car si l'on fait une injection d'eau créosotée dans la carotide ou la jugulaire, la symptomatologie de l'empoisonnement est la même. En effet, d'après J. R. Cormack, la respiration s'accélère vivement, il y a une ou deux attaques convulsives, l'animal pousse des cris perçants et meurt au bout de quelques instants, par arrêt du cœur.

Chez l'*homme*, l'action pharmacodynamique de la créosote est comparable à celle que nous venons d'indiquer chez l'animal.

Les *doses faibles* diluées ne donnent que des sensations passagères en traversant les premières voies : saveur et odeur désagréables, chaleur plus ou moins accusée dans l'œsophage et l'estomac.

A *dose forte*, ces effets s'accusent davantage, et il s'y ajoute les suivants :

dyspepsie, nausées, vomissements, vertiges, mal de tête, bouffées de chaleur à la face, diarrhée, dysenterie même, rapporte Cormack, fréquence de la miction, strangurie. L'urine prend parfois une coloration brune, en même temps qu'elle devient plus abondante, particularité signalée pour la première fois par Macleod (*London Med. Gaz.*, vol. XVI et XVII) et revue par d'autres médecins anglais. Enfin on a accusé récemment la créosote de donner lieu à des éruptions ortiées. C'est au moins ce que le docteur Bernard, de Cannes, a vu chez deux phthisiques auxquels il administrait ce remède. Le médicament produisait à coup sûr une éruption que ce praticien compare à l'érythème copahivique et à l'urticaire.

A *dose massive*, l'action de la créosote est identique chez l'homme à celle que nous connaissons chez l'animal. L'observation suivante que je trouve résumée dans l'*Annuaire de pharmacie de* 1873, p. 217, sans indication bibliographique, va nous montrer cette identité.

Une enfant de deux ans, avale de 20 à 30 gouttes de créosote. Bientôt il perd connaissance, la déglutition devient impossible, il vomit et rend une urine *brune;* puis l'écume lui sort de la bouche, il étouffe. Sa respiration est stertoreuse, il est dans un état d'angoisse excessive et crie constamment; enfin surviennent des convulsions, et la mort arrive au bout de dix-sept heures.

Le cadavre examiné cinquante et une heures après le décès exhale une forte odeur de créosote. Les lèvres sont décolorées, sèches, parcheminées; la muqueuse de la langue, du palais, de l'œsophage est d'un blanc sale. Le cerveau et les poumons sont gorgés de sang et les ventricules cardiaques remplis de caillots.

Faut-il maintenant considérer comme des cas d'empoisonnement par la créosote, ces faits graves d'intoxication par les viandes fumées observées surtout en Allemagne, et dans lesquels on signale de vives douleurs et la sensation de brûlure à l'épigastre, des coliques violentes avec constipation, des vomissements de matières sanguinolentes, la respiration lente, l'affaiblissement du pouls, la dilatation pupillaire? Mérat et Delens répondent affirmativement sans produire d'arguments en faveur de leur manière de voir. Je me borne pour mon compte à dire que si le rapprochement tenté par ces deux savants thérapeutistes est *à priori* suffisamment justifié, il est regrettable qu'il ne s'appuie pas sur des preuves positives.

Voies d'élimination. Ce sont très-probablement les poumons et les reins. Les sujets exhalent par l'haleine l'odeur de créosote, et leur urine prend une odeur particulière et des caractères spéciaux : données assez caractéristiques. Ici encore les analyses chimiques rigoureuses font défaut malheureusement.

En définitive, les faits que je viens de rapporter nous conduisent à résumer comme il suit l'action pharmacodynamique de la créosote.

A *dose faible*, elle n'a que des effets topiques stimulants sur les voies digestives.

A *dose forte*, elle atteint les grandes fonctions, qu'elle trouble plus ou moins profondément. Son action topique sur les premières et secondes voies acquiert une intensité considérable, de sorte qu'il peut en résulter des phénomènes de gastro-entérite avec leurs conséquences obligées : douleur, vomissements, diarrhées, etc., etc. Puis, apparaissent bientôt des accidents d'un autre ordre : vertiges, faiblesse musculaire, troubles respiratoires et circulatoires, qui se développent selon toute probabilité consécutivement à l'absorption du poison, plutôt que sympathiquement, en raison de l'irritation des voies digestives.

Enfin surviennent les effets topiques dus à l'élimination de la créosote, ou tout au moins c'est là une interprétation plausible des accidents que voici : l'excitation bronchique, la polyurie, la dysurie et même la strangurie, la coloration noire de l'urine.

S'agit-il d'une *dose massive*, on voit s'ajouter aux symptômes précédents des troubles nervo-musculaires graves : affaiblissement des muscles, troubles profonds des organes des sens et de l'intelligence, tremblements généralisés, contracture, convulsions, coma; des modifications profondes de la circulation et de la respiration, caractérisées par du ralentissement du cœur, par de la dyspnée, de la suffocation, la cessation des mouvements circulatoires, l'asphyxie due à la supersécrétion bronchique et enfin l'arrêt du cœur.

Si nous cherchons maintenant à interpréter le *mode d'action de la créosote sur l'économie*, nous sommes forcément amené à dire qu'elle atteint surtout le système nerveux cérébro-spinal. Il faut bien admettre, en effet, qu'elle frappe l'encéphale et la moelle épinière, quand on voit chez les animaux intoxiqués la connaissance disparaître, les organes des sens cesser de fonctionner, la résolution musculaire ou la paralysie du mouvement se produire, et puis encore le tremblement, la contracture, les convulsions, le ralentissement du cœur s'ajouter à ces symptômes déjà si caractéristiques de troubles cérébraux et médullaires.

En définitive, outre ses propriétés irritantes qui s'accusent sur tous les tissus qu'elle touche, la créosote est encore un agent perturbateur des fonctions de l'encéphale et de la moelle épinière, que je rapprocherais volontiers de l'acide phénique sous le rapport de la toxicité.

Est-ce en raison de la propriété qu'elle possède à un très-haut degré de coaguler l'albumine qu'elle désorganise le système nerveux et altère le sang, conditions désastreuses pour l'organisme, c'est ce que je ne saurais dire; je risque néanmoins cette hypothèse qui me paraît assez plausible et satisfaisante.

Il reste dans cette étude de l'action pharmacodynamique de la créosote beaucoup de lacunes à combler. Nous savons peu de chose sur les modifications qu'elle imprime à la température, si ce n'est qu'elle ne l'affecte pas à dose faible; enfin nous sommes mal fixés sur les voies d'élimination et les métamorphoses que cet hydrocarbure peut subir en traversant l'économie.

Applications thérapeutiques. On peut les diviser en deux groupes principaux : les applications rationnelles, c'est-à-dire dérivées de ses propriétés physiologiques, et les applications empiriques.

Les premières se subdivisent en deux catégories. Elles comprennent : 1° celles qui sont basées sur les vertus astringentes, caustiques, parasiticides, styptiques et vulnéraires de la créosote; 2° celles qui dérivent de ses effets antiseptiques.

Usages externes. Étudions les applications rangées dans la première catégorie, qui comprennent tous ses usages externes. Je mentionnerai d'abord que parmi les propriétés de la créosote qui intéressèrent le plus vivement les médecins, lors de la découverte de cet hydrocarbure, il faut surtout citer son *action hémostatique*. Celle-ci sans être d'une puissance très-grande est réelle, ainsi que l'indique *à priori* son action coagulante de l'albumine et du sang, mais comme le prouvent surtout les expériences physiologiques et les faits cliniques.

Muller et Reiter ont facilement arrêté des hémorrhagies consécutives à une blessure de la veine crurale chez le chien à l'aide d'un simple plumasseau de charpie imbibée de créosote enfoncé dans la plaie.

S'agissait-il d'une plaie artérielle, le même moyen réussissait encore, aidé d'une compression modérée. Les vaisseaux examinés offraient des traces d'inflammation dans l'étendue de quelques centimètres à partir de leur section et à ce niveau un caillot obturateur.

Chez l'homme, la créosote arrête avec la plus grande facilité les hémorrhagies capillaires en nappe, l'écoulement du sang par les piqûres de sangsues, l'épistaxis et toutes les pertes de sang fournies par des vaisseaux artériels ou veineux de petit calibre.

J'ai dit que la créosote fut peu de temps après sa découverte appliquée par Reichenbach au pansement des plaies. L'habile chimiste reconnut bientôt qu'en outre de ses vertus hémostatiques, elle jouissait encore de qualités désinfectantes et cicatrisantes et que par conséquent, c'était un vulnéraire de premier ordre. Le premier, il signala les excellents effets de l'eau créosotée comme topique dans le pansement des plaies simples et surtout des plaies de mauvaise nature. A son exemple, dès 1833, un grand nombre de médecins, à Paris, utilisèrent le nouveau topique et n'eurent qu'à s'en louer ainsi qu'on va voir.

Ulcères simples, syphilitiques, gangréneux. On a beaucoup vanté autrefois l'efficacité de l'eau créosotée pour stimuler ces sortes d'ulcères, leur enlever l'odeur fétide et la putridité, modifier leur aspect blafard, les déterger, les faire bourgeonner et marcher vers la cicatrisation. Reichenbach d'abord, puis Kunckel, Berthelot, Miguet, Lesserré ont cité des observations concluantes d'ulcérations de cet ordre rebelles à tous les traitements, durant depuis des mois et des années, guéries rapidement après plusieurs pansements à la créosote. Hasbach (1833) a vu, dans la gangrène de la bouche chez l'enfant, les applications de créosote donner les plus heureux résultats, même quand l'affection résultait d'infection septique.

Martin-Solon est moins enthousiaste que les observateurs précédents. S'il reconnaît que cette substance agit bien contre les ulcères à bords calleux, probablement en activant le mouvement nutritif de la peau, il ne lui attribue aucune supériorité sur les plaques de plomb et les bandelettes de diachylum.

Velpeau, d'autre part, ne l'a pas vu réussir contre les ulcérations gangréneuses.

Personne n'emploie plus guère aujourd'hui la créosote comme topique des ulcères rebelles, de mauvaise nature ou spécifique. L'acide phénique, l'acide thymique, les salicylates, l'alcool, etc., ont absolument supplanté cette substance qui, cependant, ne me paraît pas leur céder sous le rapport de l'énergie antiseptique.

Plaies simples ou compliquées de lésions osseuses. Brûlures. Abcès. Bubons. Engorgements ganglionnaires. L'eau créosotée a été utilisée avec avantage contre ces divers accidents. Elle a servi à arroser les *plaies récentes* pour tarir l'écoulement du sang et faciliter la cicatrisation; à injecter les *trajets fistuleux* simples ou compliqués de lésions osseuses : carie ou nécrose; à hâter la guérison des *brûlures* (Reichenbach, Goupil, etc.), et à déterger les *foyers purulents* consécutifs à des abcès ou des phlegmons. Enfin, au dire de Miguet, des lotions créosotées ont pu faire avorter des *abcès*, résoudre des *adénites* suppurées et dissiper des engorgements ganglionnaires. Ce sont là des applications recommandables. Toutefois je pense, avec Martin-Solon, que dans le cas de brûlures, la créosote ne l'emporte pas sur d'autres répercussifs et cicatrisants souvent employés.

Maladies de la peau. Altérations diverses de ce tégument. Les dermatoses justiciables des applications de goudron ont été souvent traitées par la créosote. C'est ainsi qu'on a prescrit des lotions ou des pommades créosotées dans certaines affections squameuses, le *psoriasis*, l'*eczéma sec* de nature dartreuse (dartres furfuracées); contre les *dermites simples*, l'*eczéma humide*, l'*impétigo*, le *prurigo*.

Martin-Solon (1836), conseillait contre les dartres furfuracées la pommade suivante :

Axonge	30 grammes.
Créosote.	v à vii gouttes.

Elliotson (1838) recommandait, dans le cas d'eczéma humide ou d'impétigo, de simples lotions avec de l'eau créosotée : 1 goutte pour 2, 3, 4, 5 ou 6 onces d'eau.

Dans plusieurs cas de *prurigo invétéré*, Max Simon a obtenu des succès remarquables des onctions avec la pommade suivante :

Axonge.	30 grammes.
Créosote	1 —

Pour combattre les *engelures*, qui ne sont autre chose qu'une dermite *à frigore*, Devergie préconise la formule suivante, excellente d'après lui :

Axonge	30 grammes.
Sous-acétate de plomb liquide.	xii gouttes.
Extrait thébaïque	20 centigrammes.
Créosote	x gouttes.

Elle me semble s'adapter à tous les cas d'engelures, ulcérées ou simplement érythémateuses.

Des engelures je puis rapprocher l'*érysipèle*, autre cutite, parfois traité par les applications créosotées.

Le docteur Fahnestock, de Pittsburg, est grand partisan de cette méthode. Qu'il s'agisse d'érysipèle simple ou phlegmoneux, il badigeonne de créosote pure toutes les surfaces malades, dépassant un peu les limites du mal, ou bien les recouvre de compresses imbibées d'eau créosotée, et voit la maladie avorter ou se résoudre. Simultanément, il prescrit les évacuants, de sorte qu'il est difficile de faire la part exacte des deux médications. Cependant elle est assez large pour la créosote, si l'on en juge par l'observation du docteur Delarue, de Bergerac, où nous voyons un érysipèle guéri en six jours exclusivement par l'emploi d'une pommade créosotée et de boissons fraîches. On étendait toutes les deux heures sur les parties affectées, la pommade dont voici la composition :

Axonge.	60 grammes.
Créosote	8 —

Enfin, parmi les dermatoses que la créosote a modifiées avantageusement, je citerai, d'après Brown, le *lupus;* bonne application suivant moi; et d'après Coster, la *lèpre léontine*, traitement purement palliatif des manifestations cutanées de cette redoutable maladie.

Dermatoses de nature parasitaire. Évidemment la créosote doit triompher ici, grâce à ses propriétés parasiticides bien connues et puissantes.

On conçoit sans peine qu'elle puisse guérir la *gale* (Reichenbach, Corneliani, etc.), en tuant le sarcopte qui la produit, et qu'elle ait donné de bons résultats dans les *teignes*, en détruisant le tricophyton.

Ainsi Hill (1838) se louait beaucoup dans le *porrigo* d'une pommade composée comme il suit :

Axonge	30 grammes.
Oxyde de zinc	2 —
Créosote	XL gouttes.

E. Masse a vu guérir le *sycosis parasitaire* par les lotions créosotées : parties égales d'eau, d'alcool et de créosote, faites deux fois par jour pendant une semaine, et continuées la semaine suivante avec une dose double de créosote dans la solution précédente.

L'effet curatif résulte ici, d'après ce médecin, de ce que les spores sont détruites par le médicament ; le mycelium, lui, résiste.

Nous possédons aujourd'hui des agents parasiticides aussi puissants que la créosote, mais moins irritants : le soufre, le mercure, par exemple, qui entrent dans nombre de formules avantageusement appliquées au traitement des dermatoses d'origine parasitaire, c'est pourquoi cette substance toxique est à peu près inusitée maintenant contre ce genre d'affections.

Difformités de la peau. Les propriétés caustiques légères de la créosote ont été parfois mises à profit contre les *excroissances verruqueuses*. L'application est rationnelle ; je la recommande volontiers avec le docteur Rainey et le docteur Ord, deux de nos confrères anglais.

En Angleterre également, les *tumeurs érectiles* chez les enfants ont été, dans certains cas, attaquées par la créosote pure ou la solution à parties égales d'alcool et de cet hydrocarbure.

Sous l'influence de fomentations avec ces liquides les tumeurs s'enflamment, s'excorient, s'ulcèrent, se solidifient et finissent par disparaître. C'est là une méthode qui peut avoir sa valeur et qu'on aurait tort de négliger avant de recourir au traitement chirurgical.

Affections utérines. Uréthrites. Les qualités astringentes des solutions créosotées trouvent leur application naturelle contre les métrites simples du col, les ulcérations sanieuses du museau de tanche et les affections blennorrhagiques de l'homme. Colombat (de l'Isère) a traité avec succès les *métrites ulcéreuses*, par les attouchements avec la créosote. Le crayon de nitrate d'argent me paraît plus commode à manier et tout aussi efficace probablement.

Il est d'ailleurs certain que les injections d'eau créosotée peuvent avoir leur avantage contre les *écoulements leucorrhéiques* et *uréthraux*, comme tous les médicaments astringents.

Et j'admets encore que dans les *métrorrhagies* la créosote peut également arrêter l'écoulement du sang, grâce à ses propriétés styptiques, ainsi que l'a vu le docteur Arendt, dans une perte après l'accouchement et dans deux cas d'implantation vicieuse du placenta ; mais ce sont là des propriétés communes à tous les agents astringents et styptiques, qui ne recommandent pas spécialement la créosote à l'attention des praticiens.

Dans le cas de flueurs blanches, Arendt formulait en injections une solution de 25 gouttes de créosote dans 950 d'eau ; dans la blennorrhagie une 1/2 goutte à 3 gouttes pour 30 grammes d'eau distillée; dans la métrorrhagie, il injectait par le vagin, toutes les deux heures, une solution de 2 gouttes dans 150 grammes d'eau.

Ophthalmies. Le même médecin russe appliquait l'eau créosotée au traitement des conjonctivites, des ulcères cornéens, des taies de la cornée et de l'ophthalmie variqueuse chronique. Il faisait instiller dans l'œil chaque jour, un collyre contenant de 1 à 3 gouttes de créosote pour 30 grammes d'eau distillée.

Evidemment, tous les astringents facilement solubles dans l'eau donneraient des résultats comparables.

Carie dentaire. Voici, au contraire, une application thérapeutique bien spéciale à la créosote, la dernière que nous ayons à signaler dans notre énumération de ses usages externes.

Il est généralement admis que, si elle est douée de propriétés calmantes contre les douleurs de la carie dentaire, elle est impuissante à enrayer la marche de cette affection ou bien à la guérir.

Toutefois un médecin militaire, le docteur Frémangor, qui a publié en 1835, un travail sur cette application de la créosote, admet que ce liquide est capable souvent d'avoir des effets curatifs. Il a obtenu des guérisons dans la moitié des cas qu'il a traités.

Voici quelle était sa pratique. Il commençait par bien nettoyer et sécher la cavité de la dent cariée, puis il promenait un pinceau ou une boulette de coton imprégnée de créosote pure sur tous les points attaqués; parfois, il laissait la boulette en place. Pour lui, ce liquide agit chimiquement et pas autrement contre la carie des dents. Il détruit la partie mortifiée, coagule l'albumine du nerf dentaire et forme à la surface de celui-ci une pellicule qui le garantit de l'action de l'air et des corps étrangers.

Buchner conseillait (1835), contre les douleurs de la carie dentaire, de remplir la cavité cariée d'ouate imbibée de la solution suivante :

Créosote	1 partie.
Alcool	8 à 16 parties.

On entasse mollement le coton et on le renouvelle tous les quarts d'heure jusqu'à ce qu'on ait obtenu le soulagement.

La créosote n'est évidemment qu'un palliatif contre les accidents douloureux de la carie dentaire. J'ai vu cependant que si elle les fait disparaître presque à coup sûr et instantanément, ils ne tardent guère à se reproduire dans nombre de cas et finissent par être réfractaires à l'action du calmant. Quant à la guérison de la carie elle-même, je n'y crois que médiocrement, et mieux vaut quand cette lésion existe, la traiter par les moyens sûrs dont disposent actuellement les dentistes, on évitera de la sorte une perte de temps toujours préjudiciable.

Usages internes. AFFECTIONS DES VOIES DIGESTIVES. C'est à titre d'astringent, de styptique et d'antiémétique que la créosote est parfois encore prescrite dans ces affections.

Le docteur Arendt la recommande dans les *cardialgies simples*, à la dose de deux gouttes diluées dans un verre d'eau sucrée; Budd, contre certaines *dyspepsies* symptomatiques de la présence des sarcines dans l'estomac, en pilules de 0,025 à 0,05 après le repas. On s'explique très-bien que ce remède astringent, toxique pour les microphytes, puisse rendre des services dans les deux groupes de maladies que nous signalons, qui reconnaissent pour cause soit l'atonie ou l'irritation de l'estomac, soit la présence de l'algue appelée sarcine dans sa cavité.

Dans quelques maladies caractérisées par des lésions plus profondes des voies digestives, la créosote compte également des succès. Plusieurs médecins l'appliquent au traitement de la *diarrhée* et de la *dysenterie*. Dans la première, la *diarrhée simple*, commune, Spinks et Kesteven ont donné avec succès de 2 à 5 gouttes de ce médicament toutes les trois, quatre ou six heures, suivant l'intensité du mal.

Dans la *dysenterie*, des succès analogues ont été rapportés par le docteur Elmer, médecin américain, qui recommande la créosote à la dose d'une goutte toutes les deux heures, diluée dans un véhicule approprié. A la troisième goutte en général, le soulagement est manifeste. En Angleterre, le docteur Wilmot, s'est montré partisan de l'emploi de la créosote en lavement contre cette maladie : 4 gouttes dans une décoction de gruau ; le professeur Gairdner également conseille le lavement dans la dysenterie avec selles fétides, et il prescrit pour cet usage 50 à 180 grammes de la mixture créosotée de la pharmacopée d'Édimbourg (eau, 425 grammes ; sirop, 30 grammes ; créosote et acide acétique, ââ XVI gouttes).

Enfin chez une malade affectée d'*entérorrhagie* grave probablement supplémentaire, vomissant tout ce qu'elle prenait et dans un état de collapsus inquiétant, Ringland produisit une véritable résurrection avec la créosote associée au cognac ; on en donnait 4 gouttes toutes les deux heures. Dès les premières doses les vomissements cessèrent et l'hémorrhagie s'arrêta ; on diminua la dose du médicament jusqu'à 2 gouttes toutes les six heures ; le quatorzième jour la malade était entièrement rétablie. A deux reprises différentes dans les six mois qui suivirent, cette femme offrit les mêmes accidents qui furent conjurés aussi heureusement par le même moyen.

La créosote a joui d'une assez grande réputation comme antiémétique.

Le médecin anglais Elliotson revendique la priorité de cette application (*Med.-Chirurg. Trans.*, vol. XIX), et il considère qu'elle peut rendre de grands services contre le symptôme vomissement en général ; à la condition toutefois, je pense, qu'il ne soit pas symptomatique d'une affection maligne de l'estomac ou d'une maladie organique du cœur et des reins (Martin-Solon).

C'est ainsi qu'on a vu quelquefois la créosote faire cesser les *vomissements hystériques*, les *vomissements de la grossesse, de la phthisie*, et *du choléra*.

Ces derniers, rapporte M. C. Weber (*Allgem. med. Centr.-Zeitung*, 1854), sont arrêtés net au début du choléra par une ou deux gouttes de créosote données toutes les deux heures. Tous ces faits, à l'exception toutefois de ceux relatifs à la phthisie aujourd'hui généralement admis, auraient besoin d'être vérifiés à nouveau.

Pour enrayer les vomissements de la grossesse, le docteur Pitschafft préconise les pilules créosotées dont voici la formule :

Créosote	15 centigrammes.
Poudre de jusquiame	Q. S.
Eau distillée.	Q. S.

pour 9 pilules de 0,10, argentées. Trois par jour : le matin, à midi et le soir.

Le moyen est assez inoffensif et peut être essayé, prudemment, par le praticien à bout de ressources contre cet accident pénible.

MALADIES INFECTIEUSES ET VIRULENTES. Dans ces grands groupes, deux espèces morbides ont été surtout l'objet de recherches thérapeutiques au point de vue de la valeur curative de la créosote, la fièvre typhoïde et le charbon.

a. *Fièvre typhoïde*. Pécholier, de Montpellier, a le premier préconisé l'agent antiseptique que nous étudions, pour combattre cette maladie infectieuse. Ses premières tentatives remontent à 1868, et depuis cette époque les succès les plus évidents et les plus constants sont venus encourager ses efforts. Voici l'origine de ses essais : « Profitant, dit-il, des travaux de M. Béchamp sur les effets de la créosote et de l'acide phénique contre le développement des ferments organisés, nous nous sommes dit que si la créosote et l'acide phénique pouvaient empêcher l'apparition ou la multiplication des ferments typhoïdes, ils deviendraient un puissant remède contre la dothienenterie. » Considérant donc celle-ci comme une fermentation et la créosote comme un antizymasique énergique, il pouvait rationnellement croire qu'en opposant l'anti-ferment au ferment l'avantage resterait peut-être au premier dans la lutte. Le raisonnement était bon, mais il est passible d'une objection grave, à savoir que le ferment échappe nécessairement par ses éléments multiples aux *doses faibles* du fermenticide que la plus vulgaire prudence commande d'administrer aux patients. Cette objection M. Pécholier l'a prévue et il y répond en disant qu'il ne s'agit pas pour lui de tuer le ferment, mais de s'opposer à son apparition ou à sa prolifération. Quoi qu'il en soit de cette théorie, elle a conduit l'auteur à une application heureuse de la créosote, puisque depuis qu'il l'administre aux typhoïsants, et le nombre de ses observations dépasse 150, il l'a toujours trouvée des plus efficaces. Généralement il se borne à faire prendre à ses malades la potion que voici.

Créosote	III à V gouttes.
Essence de citron.	III —
Potion gommeuse.	120 grammes.

par cuillerée à soupe toute les deux heures. Il donne encore chaque jour un lavement avec 3 à 5 gouttes de créosote et fait répandre ce liquide dans la chambre du malade. Le traitement doit commencer dès qu'on soupçonne l'invasion possible de la maladie et ne cesser qu'à la défervescence.

Cette médication antizymasique se concilie très-bien avec le traitement hydrothérapique, quand celui-ci est indiqué par une hyperthermie considérable.

Le docteur Morache expérimentant la méthode de Pécholier a vu se confirmer sous ses yeux sa grande valeur thérapeutique. Dans un travail présenté en 1870 à l'Académie des sciences, il indique les conclusions que nous allons résumer, tout à fait en faveur du médicament.

Considérant que la fièvre typhoïde résulte de l'introduction d'un virus dans l'organisme, « dont le mode d'action est sans doute l'évolution d'un ferment », notre confrère est aussi d'avis que la créosote agit sur cette fermentation pour la modifier ou l'annuler.

Toujours est-il qu'elle diminue l'intensité de la fièvre et la durée de la période fébrile, en même temps qu'elle atténue les symptômes locaux et généraux.

L'année précédente, Gaube déclarait devant l'Académie des sciences également qu'il avait vu la créosote guérir onze fois sur douze la fièvre typhoïde et supprimer complétement la convalescence. Cette statistique n'est pas précisément remarquable; mais, comme on l'a dit, les observations valent moins par le nombre que par la manière dont on les apprécie.

En somme, la méthode thérapeutique de Pécholier a donné entre les mains de ceux qui l'ont bien appliquée de bons résultats ; aussi bien faut-il la prendre en sérieuse considération.

b. *Charbon*. L'administration de la créosote dans cette maladie virulente me semble parfaitement rationnelle, et je m'étonne que ce mode de traitement ait été négligé généralement. Voici cependant une observation importante d'Eulenberg (*Pr. Ver.-Zeitung* 1851), qui autorise de nouvelles tentatives thérapeutiques, ainsi qu'on va voir. Un individu contracta une pustule charbonneuse au-dessus du poignet. Peu de temps après l'apparition de cette pustule la main, l'avant-bras et le bras gonflèrent et se couvrirent de phlyctènes et de plaques de sphacèle. Une cautérisation avec la potasse et le fer rouge, des incisions longues et multiples sur le membre, l'usage des toniques à l'intérieur restaient sans résultat. On eut l'idée de donner à prendre de la créosote et de panser les plaies avec de l'eau créosotée. Le succès fut rapide et complet à partir de cette substitution.

Les excellents résultats qu'a souvent donnés l'acide phénique dans le traitement de la pustule maligne, nous autorisent à supposer que la créosote, son succédané, aussi puissante contre les microzoaires, ne lui sera pas inférieure sous le rapport de l'efficacité thérapeutique.

Je pense avec Morache que ce médicament pourrait être essayé encore contre d'autres maladies virulentes, la *variole* particulièrement. Dans un cas de *farcin chronique*, Elliotson a vu son malade manifestement soulagé par l'usage à l'intérieur et à l'extérieur des solutions créosotées.

MALADIES DE L'APPAREIL RESPIRATOIRE. a. *Phthisie pulmonaire*. La créosote fut, peu de temps après sa découverte, employée à titre de styptique contre les hémoptysies de la tuberculose pulmonaire. Reichenbach constata le premier les excellents effets de ce médicament dans la phthisie pulmonaire, non-seulement pour arrêter les crachements de sang, mais aussi pour combattre leur cause, l'affection pulmonaire elle-même. Dans son mémoire de 1833, il rapportait deux cas de *guérison de tuberculose* par l'usage interne de sa créosote. Ces faits, comme bien on pense, eurent dans toute l'Europe un grand retentissement, et sur la foi des assertions produites par le chimiste allemand on essaya partout le remède qui venait de lui réussir si bien contre une maladie réputée incurable.

Il avait donné la créosote en nature, sur du sucre, à ses malades ; mais il indiquait que les inhalations créosotées allant droit au mal étaient préférables à l'ingestion stomacale du médicament, c'est pourquoi il conseilla ces inhalations aux médecins qui voudraient imiter sa pratique. Quelques-uns suivirent ce conseil, d'autres se bornèrent à donner des potions créosotées. Les résultats de cette expérimentation furent très-variables. On publia des observations favorables en assez grand nombre, mais en plus grand nombre encore des insuccès. Parmi les premières, je me borne à citer celles de Granjean (1834) et de Verbeeck (1852). Ces deux médecins, sans attribuer à la créosote une vertu curative dans la phthisie pulmonaire avancée, admirent son excellente influence sur la maladie et lui rapportèrent la grande amélioration qu'ils constatèrent chez leurs malades. Cinq phthisiques au troisième degré auxquels Verbeeck fit prendre *pour tout traitement* quelques gouttes de créosote par jour, furent très-améliorés par ce médicament; la toux se calma, l'expectoration se modifia et diminua, puis l'état général devint meilleur. Tous succombèrent plus tard; mais, suivant le médecin belge, leur existence fut évidemment prolongée. Je reproduis la formule qu'il recommande :

Décoction de mousse Caraghaen	300 grammes.
Créosote	II à VI gouttes.
Sirop de pavot	24 grammes.

A prendre par cuillerées à soupe toutes les deux heures.

Parmi les autres partisans du traitement de Reichenbach je citerai encore Miguet, en France (1834), et Rampold en Angleterre (1837).

Ce dernier pensait avec raison que la créosote a ses indications et contre-indications dans la phthisie pulmonaire.

Tandis qu'il la croyait inutile ou dangereuse quand il existe de la toux sèche, un état d'éréthisme ou d'inflammation et de l'hémoptysie active, il pensait au contraire qu'il faut la prescrire quand on est en présence d'un ramollissement tuberculeux, sans état inflammatoire, et que l'atonie et la dissolution prédominent.

J'arrive aux opposants. Parmi les plus ardents, je citerai surtout Martin-Solon et Koehler.

Le premier essaya, peu de temps après Reichenbach, chez un assez grand nombre de phthisiques au troisième degré les inhalations, tantôt en se servant d'un appareil de Woulf chargé d'eau créosotée, tantôt en faisant répandre dans la chambre des malades cette même eau : créosote, 20 à 60 gouttes; eau 240 grammes. Chez cinq malades qui firent des inhalations avec l'appareil de Woulf, l'honorable médecin de Beaujon n'obtint aucun résultat encourageant. Chez treize autres mis dans une chambre saturée de vapeurs créosotées, dans un seul cas le remède parut modifier favorablement la marche de la maladie, mais la rémission fut de courte durée. Les treize malades moururent.

On conçoit qu'en présence d'insuccès aussi flagrants, Martin-Solon ait pu dire que la créosote n'était bonne tout au plus qu'à conserver les pièces anatomiques.

Koehler, de Berlin, va plus loin. Pour lui, la créosote est non-seulement inutile, mais encore dangereuse dans le traitement de la phthisie pulmonaire. Elle est fébrigène; elle augmente la tendance à l'hémoptysie, trouble les fonctions digestives, produit parfois des vomissements opiniâtres et des sueurs colliquatives, diminue les forces au point que des malades, pendant son usage, furent pris d'un affaiblissement excessif et moururent subitement. L'auteur n'a pas vu chez les sujets qu'il a traités, au nombre de douze, le plus petit effet curatif ou même palliatif de ce médicament. Et, dans un cas de phthisie laryngée, l'usage de la créosote lui parut activer les progrès de la maladie.

A la même époque (1835), Pétrequin, de Lyon, expérimentant comparativement l'eau de goudron et la créosote dans le traitement du catarrhe pulmonaire et de la phthisie à divers degrés, concluait que la première l'emporte de beaucoup sur la seconde sous le rapport de l'efficacité thérapeutique. Si, à la vérité, la créosote facilite l'expectoration, diminue quelquefois la toux et l'oppression, avec moins d'évidence cependant que l'eau du goudron, son usage entraîne de graves inconvénients. Elle favorise l'hémoptysie, détermine de l'ardeur du côté des voies digestives, donne des bouffées de chaleur à la face, fait vomir, inspire du dégoût et aggrave l'état général.

A partir de 1836, la créosote ainsi condamnée allait pendant longtemps et presque partout rester sous le coup du jugement grave que nous venons de voir prononcé par Martin-Solon, Kœhler et Pétrequin, médecins et juges des plus autorisés.

En 1877, cependant, Gimbert et Bouchard entreprirent la révision de ce jugement déjà infirmé manifestement par les observations de Verbeeck en 1852. Ils reconnurent bientôt que si la sentence avait été produite de bonne foi elle ne laissait pas que d'être absolument inique parce que les expériences défavorables avaient été mal faites.

Par exemple, les inhalations de créosote sont absolument illusoires, pour cette raison que l'hydrocarbure n'est que difficilement volatil, même à 100 degrés. Donc les malades de Martin-Solon, soumis à ces inhalations, n'absorbaient pas de créosote. D'autre part, beaucoup de praticiens se sont bornés à donner le médicament quelques jours seulement et à des doses beaucoup trop faibles : deux ou trois gouttes constituent évidemment une dose tout à fait insignifiante.

Enfin on a souvent fait prendre une créosote impure, mal préparée ; ou bien était-elle pure, on la prescrivait peu diluée, partant sous une forme capable d'irriter les voies digestives. Évidemment, dans de pareilles conditions, l'expérimentation ne pouvait donner que des résultats mauvais, et il n'y a plus lieu de s'étonner du silence profond qui s'était fait autour du médicament de Reichenbach, accusé d'être plus nuisible qu'utile, à ce point qu'on ne croyait plus devoir le préparer. On vendait, en effet, sous le nom de créosote, au moment où Gimbert et Bouchard entreprirent leurs expériences, un liquide renfermant surtout de l'acide phénique ; la véritable créosote de Reichenbach n'existait plus dans le commerce.

Nous allons voir qu'avec un produit pur bien administré, les meilleurs résultats thérapeutiques ont été obtenus dans le traitement de la phthisie pulmonaire.

Sur 93 malades traités à Paris et à Cannes, appartenant aux conditions sociales les plus diverses, phthisiques à tous les degrés, on compta 25 guérisons apparentes, 29 améliorations, 18 insuccès et 21 morts.

Par *guérison apparente* les auteurs entendent dire : disparition de la toux et de l'expectoration, cessation de la fièvre et de la consomption, retour de l'embonpoint, suppression des râles bullaires, signes physiques faisant place à l'état normal ou à l'induration cicatricielle.

L'*amélioration* s'est traduite pour eux par le retour de l'embonpoint, la suppression de la consomption, la diminution de la toux et de l'expectoration, la diminution ou le maintien dans le *statu quo* des signes physiques.

Au premier degré tous les phthisiques ont bénéficié du traitement ; au deuxième, la moitié s'en sont bien trouvés ; au troisième, le tiers a été amélioré. Enfin, aucun phthisique au premier degré n'est mort ; aucun de ceux qui étaient au troisième degré n'a guéri.

Voici maintenant la succession des *effets thérapeutiques* observés :

Au bout de huit à quinze jours, avec des doses quotidiennes variant de 0,40 à 0,60 centigrammes, l'expectoration diminue, la toux devient moins fréquente, l'appétit renaît ou augmente, les vomissements cessent, la fièvre disparaît, les forces se relèvent, les sueurs nocturnes se suppriment, la consomption s'arrête c'est-à-dire que l'amaigrissement est moins sensible, l'embonpoint revient, et parfois même on voit un engraissement véritable. Puis, à l'auscultation, les râles se montrent moins nombreux, et l'on constate des signes d'induration ou de condensation du tissu pulmonaire.

Assez rarement la maladie fait un retour offensif, mais alors elle cède facilement si l'on maintient le traitement.

L'interprétation du *mode d'action de la créosote* dans la phthisie pulmonaire est la suivante, d'après Gimbert et Bouchard. Le médicament n'agit que sur la sécrétion bronchique, qu'il diminue ou tarit et modifie singulièrement. Secondairement il fait disparaître la toux; puis, en améliorant l'état local, il agit par contre-coup sur l'état général. La créosote a sur le poumon et les bronches une action topique, analogue à celle qu'elle peut produire sur une plaie, et c'est grâce à cette action que les malades voient leur situation devenir meilleure. Elle ne modifie d'aucune façon la nutrition, car chez l'homme sain, une dose journalière de 0,40 n'a pas eu la moindre influence sur la température, le pouls, la respiration, la quantité d'urine, la densité ou la composition de cette humeur.

Quelles sont les limites de l'emploi thérapeutique de la créosote dans la tuberculose pulmonaire? A cette question Bouchard et Gimbert font la réponse nette que voici : « Nous voyons l'indication partout et la contre-indication nulle part. » Le médicament est applicable à tous les degrés de la tuberculose, dans toutes ses formes, sauf la phthisie aiguë. Deux circonstances seules peuvent faire renoncer à son administration : l'intolérance de l'estomac, l'aggravation de la toux et de la dyspnée.

Le docteur Hugues (1877), chez vingt-sept malades soumis à son observation, offrant tous les degrés de la phthisie pulmonaire, a vu également la créosote réussir dans des limites que nous venons de voir assigner à ses succès par Gimbert et Bouchard.

L'amélioration a été en raison inverse des lésions : considérable au premier et au deuxième degré, elle a été faible ou nulle au troisième. Les effets thérapeutiques se sont présentés à cet observateur dans l'ordre que nous connaissons.

Je puis encore ajouter d'autres témoignages non moins probants à ceux qui précèdent. Dans sa thèse inaugurale également (1878), H. Bravet étudiant les *Effets de la créosote dans le traitement de la phthisie pulmonaire* conclut que cette substance rend d'éminents services aux phthisiques. Chez 19 de ces malades qu'il a pu traiter à l'hôpital Saint-Antoine, service du professeur Brouardel, par les préparations créosotées, souvent les résultats ont été très-satisfaisants. A coup sûr cependant, le terrain n'était ici rien moins que favorable puisqu'il s'agissait de tuberculeux au deuxième et au troisième degré placés dans un milieu hospitalier, si désastreux d'ordinaire pour ces pauvres gens. Quelques faits intéressants ressortent plus particulièrement de cette étude, utiles à faire connaître. D'une façon constante, les sueurs nocturnes ont diminué, puis disparu chez tous les sujets, ce que l'auteur attribue à l'effet diurétique de la créosote. Fréquemment, la proportion relative des globules blancs par rapport aux globules rouges du sang a diminué sensiblement. Enfin, chez les phthisiques dont l'état s'est amélioré, le chiffre de l'urée dans l'urine s'est élevé notablement.

Suivant Bravet, la créosote conviendrait surtout aux malades dont la tuberculose est asthénique et lente; en revanche, elle serait nuisible dans les formes aiguës, hyperémiques et congestives de cette affection.

Cette même année 1878, le docteur Cadier a vu chez des malades de la ville affectés de *laryngite tuberculeuse*, la créosote agir à merveille. Dans 16 cas où les lésions laryngées et pulmonaires étaient assez avancées, l'usage de ce médicament, à l'intérieur, à la dose quotidienne de 0,40 à 0,50, les attouchements du larynx avec la glycérine créosotée, ont le plus souvent modifié très-avantageusement l'état local comme l'état général. Les ulcérations du larynx disparurent surtout facilement et vite; toutefois, l'aspect serratique des cordes vocales, l'œdème des aryténoïdes, des bandes ventriculaires ou des cordes vocales supérieures fut plus tenace. 10 malades augmentèrent de poids, dans la proportion de 1 kilogramme à 3 kil., 500 gram.

La formule de glycérine créosotée recommandée par Cadier est la suivante :

Glycérine.	60 grammes.
Alcool	40 —
Créosote pure.	1 —

En présence de ces résultats satisfaisants, eu égard encore à quelques faits favorables à la créosote que j'ai observés moi-même, je n'hésite pas à dire que cet agent tient un des premiers rangs parmi nos moyens médicamenteux applicables au traitement de la phthisie pulmonaire.

Les *préparations* auxquelles Gimbert et Bouchard ont donné la préférence, et répondant à cette double indication : dissolution et dilution, formelle toutes les fois qu'il s'agit d'administrer la créosote, sont le vin créosoté et la solution de créosote dans l'huile de foie de morue :

VIN CRÉOSOTÉ

Créosote pure du goudron de bois	13gr,50
Teinture de gentiane.	30 grammes.
Alcool de Montpellier	250 —
Vin de Malaga	Q. S. pour 1 litre.

SOLUTION HUILEUSE

Huile de foie de morue.	150 grammes.
Créosote pure, de.	1 à 2 —

Une à quatre cuillerées dans les 24 heures.

Le vin s'administre à la dose de 2 à 4 cuillerées à soupe dans les vingt-quatre heures, *chaque cuillerée dans un verre d'eau.*

Quelques praticiens font prendre ce vin dans de l'eau édulcorée avec du sirop de groseille au moment des repas; il est ainsi mieux toléré. D'autres administrent la solution huileuse en capsules.

b. *Catarrhe bronchique.* Tous les médecins qui ont prescrit la créosote aux phthisiques, en suivant à la lettre le mode d'administration que nous venons d'indiquer, sont unanimes à reconnaître son efficacité pour diminuer l'abondance de l'expectoration et modifier sa nature. C'est vraisemblablement en s'éliminant par les voies respiratoires, c'est-à-dire topiquement qu'elle agit, à la manière des balsamiques. On peut donc penser que dans les catarrhes bronchiques chroniques ou subaigus, avec bronchorrhée, elle donnera de bons résultats. On n'a pas publié, que je sache, d'observations spéciales à l'appui de cette manière de voir; on s'est borné le plus souvent à l'énoncé de ce fait, qu'elle réussit dans le catarrhe bronchique.

Applications empiriques. Je range sous ce titre la série des états morbides qu'on a essayé de modifier ou de faire disparaître à l'aide de la créosote donnée d'une manière purement arbitraire, c'est-à-dire en dehors de toute idée théorique reposant sur ses propriétés physiologiques. C'est empiriquement, évidemment, qu'on l'a prescrite contre les *névralgies rhumatismales*, le *diabète* ou la *polydipsie* (Corneliani), la *surdité* (Curtis) et la *chylurie* (Ryan).

Ces usages sont aujourd'hui absolument oubliés, et à bon droit. La créosote est, je pense, d'une efficacité plus que douteuse dans les névralgies, et si on l'a vu parfois diminuer la soif des diabétiques, réduire la quantité de leur urine et la proportion du sucre de cette urine, on a toujours assisté à des modifications passagères de la glycosurie.

Quant à la surdité traitée par ce médicament, c'est celle que Curtis attribue à une diminution dans la quantité du fluide sécrété par les glandes cérumineuses. La créosote, d'après le médecin anglais, ferait reparaître la sécrétion du cérumen en excitant l'activité des glandes qui le produisent. Pour obtenir ce résultat, après avoir nettoyé parfaitement le conduit auditif, on y introduira matin et soir quelques gouttes de la solution suivante :

Créosote.	30 grammes.
Huiles d'amandes douces	120 —

L'action que Curtis attribue à la créosote sur les glandes cérumineuses n'est rien moins que démontrée, et il n'est pas plus prouvé que ce médicament ait pu rendre l'ouïe aux sourds.

Posologie. La créosote destinée aux usages médicaux doit être d'une pureté absolue. Une préparation défectueuse, dit Reichenbach, peut laisser dans ce liquide un corps doué de propriétés émétiques effrayantes puisqu'il suffit d'en toucher le bout de la langue pour provoquer des vomissements avec collapsus grave.

Je n'ai pas à indiquer ici les caractères chimiques qui permettent de reconnaître cette pureté (V. *Bull. de thérap.*, 30 octobre 1877) ; mais j'insiste sur la nécessité absolue de cette condition pour toutes les applications médicales de la créosote. Aujourd'hui, d'ailleurs, le commerce la fournit le plus souvent de bonne qualité.

Quand on prescrit la créosote à l'intérieur, et je répète que c'est exclusivement celle de goudron de bois et particulièrement de goudron de hêtre qui est la sorte officinale, dirais-je volontiers, il est également indispensable de la faire dissoudre dans un véhicule approprié et de la donner à prendre en dilution étendue, si l'on veut qu'elle soit bien tolérée et n'irrite pas les voies digestives.

Aussi bien la plupart des formules de *pilules* ou de *potions* créosotées sont elles défectueuses. Je rappelle pour mémoire quelques-unes de ces formules, sans les recommander le moins du monde.

Pour les *usages externes*, on fait usage de l'eau créosotée, de glycérine créosotée, d'alcoolat de créosote, de baume créosoté, de gargarismes créosotés, de créosote solidifiée, de pommade créosotée :

EAU CRÉOSOTÉE

Créosote	1 à 4 grammes.
Eau.	1000 —

Contre brûlures, ulcères putrides, syphilitiques et cancéreux :

GLYCÉRINE CRÉOSOTÉE (GUIBERT)

Glycérine	125 grammes.
Créosote	XII gouttes.

Mêmes usages que l'eau créosotée.

ALCOOLAT DE CRÉOSOTE (BUCHNER)

Alcool	60 grammes.
Créosote	4 —

Il peut servir à préparer l'eau créosotée ou bien comme caustique superficiel.

BAUME CRÉOSOTÉ

Alcoolat de mélisse composé	10 grammes.
Huile d'amandes douces	20 —
Fiel de bœuf	40 —
Créosote	X gouttes.

Cette préparation est donnée par Bouchardat sous le nom de *Baume acoustique*.

GARGARISME CRÉOSOTÉ (H. GREEN)

Créosote	XXIV gouttes.
Teinture de Myrrhe	12 grammes.
Teinture de lavande composée	12 —
Sirop simple	24 —
Eau de fontaine	150 —

Contre l'angine folliculaire localisée à la muqueuse pharyngienne et les inflammations chroniques de la gorge.

CRÉOSOTE SOLIDIFIÉE (STAN. MARTIN)

Créosote	15 grammes.
Collodion	10 —

Le mélange aurait la consistance d'une gelée. Il peut être facilement introduit dans la cavité d'une dent cariée pour l'obturer; il a l'avantage de ne pas fuser sur la gencive. L'auteur a sans doute voulu dire qu'il fallait se servir de créosote phéniquée, ou du goudron de houille, car la créosote de bois se distingue de l'acide phénique précisément en ne se solidifiant pas avec le collodion.

POMMADE CRÉOSOTÉE

Créosote	1 à 4 grammes.
Axonge	30 —

Contre les dartres, les ulcères, etc.

Pour les *usages à l'intérieur*, on évitera autant que possible de prescrire les poudres et les pilules créosotées. Les *doses quotidiennes* sont de 0,40 à 0,80 pour un adulte ; de 0,05 à 0,40 centigrammes pour un enfant, suivant l'âge.

L'eau et le vin créosotés constituent de bonnes préparations auxquelles on aura le plus habituellement recours; plus rarement on ordonnera les potions.

VIN CRÉOSOTÉ (FOURNIER)

Créosote	6 grammes.
Alcool de Montpellier	125 —
Sirop de sucre	400 —
Vin de Malaga	Q. S. pour faire 1 litre.

SIROP CRÉOSOTÉ (MAYET)

Créosote	5 grammes.
Alcool à 80°	125 —
Sp. de vin de quinquina au Malaga	375 —

POTION CRÉOSOTÉE (EBERS)

Créosote	II à IV gouttes.
Mucilage de gomme	50 grammes.
Émulsion de pavot blanc	150 —
Sucre	4 —

Une cuillerée à soupe toutes les deux heures dans la bronchite ou la phthisie.

PILULES DE CRÉOSOTE (PITSCHAFFT)

Créosote	V gouttes.
Ciguë	20 centigrammes.
Magnésie et mucilage	Q. S.

En trois pilules. A prendre contre les vomissements de la grossesse.

L'eau de Binelli (*Aqua arterialis balsamica Doct. Binelli*), composée à Turin vers 1797 et qui jouissait d'une grande vogue au commencement de ce siècle comme eau hémostatique, était à base de créosote selon toute vraisemblance (Sweigger-Seidel).

Les *inhalations de créosote* n'ont aucune valeur à cause du faible degré de volatilité de ce liquide, aussi ne parlerai-je pas des divers procédés proposés, tous sans importance.

Antidotes. Contre-poisons. Dans un cas d'empoisonnement par la créosote, quelle serait la conduite à tenir? Avant tout et si l'on soupçonnait la présence possible du poison dans l'estomac, il faudrait recourir à un vomitif ou à la pompe stomacale pour débarrasser l'organe. On pourrait encore faire ingérer de l'eau albumineuse qui invisquerait le liquide toxique et l'empêcherait de manifester son action irritante sur la muqueuse gastro-intestinale. Les contre-poisons chimiques n'existent pas et d'ailleurs, à supposer qu'on les connaisse, seraient-ils bien applicables?

Quant aux antidotes ils sont également inconnus. On se bornera à combattre le collapsus par les stimulants généraux ; puis on traitera par des moyens appropriés l'irritation gastro-intestinale, conséquence obligée du passage de la créosote à travers les voies digestives.

ERNEST LABBÉE.

BIBLIOGRAPHIE. — REICHENBACH. *J. für Chem. u. Phys. von Sweigger*, t. LXVI et LXVII, 1832. — DU MÊME. (*Mémoire de* — traduit par Vallet). In *J. de pharm. et de chimie*, t. XIX, et *Archiv. gén. de méd.*, 2e sér., t. III. *Bull. de thérap.*, t. V, 1833. — KUNCKEL. *Bull. de thérapeutique*, t. V, 1833. — SEMMOLA. *De la créosote, de l'aconit napel et de l'eau hémostatique* (en italien), 1833. — MIGUET. *Thèse doct. en méd.* Paris, 1834, n° 151. — BERTHELOT. *Bull. de thérap.*, t. VI, 1834. — GRANJEAN. *Bull. de thérap.*, t. VI, 1834. — FRÉMANGER. *Recherches et observations sur la créosote*. Paris, 1834, in-8°, et *Bull. de thérap.*, t. VIII, 1835. — HERMANN. *Histoire chimique, pharmaceutique et thérapeutique de la créosote*. Nuremberg, 1835. — BERNDT. *The Lancet*, juillet, 1835. — TAYLOR. *The Lancet*, août, 1835. — COSTER. *J. de pharm. et de chimie*, t. XX, 1835. — BUCHNER. *J. de pharm. et de chimie*, t. XX, 1835. — PÉTREQUIN. *Gaz. méd. de Paris*, t. IV, 1835. — MARTIN-SOLON. *Mémoires de l'Acad. royale de médecine*, t. V, 1836. — JUNOD. *Compt. rend. de l'Acad. des sc.*, t. II, 1836. — CORMACK. *Treatise on Creasote*. Edinburgh, 1836. — KOENE. *J. de pharm. et de chim.*, t. XII, et *J. de chim. méd.*, t. I, 1re sér., 1836. — CORNELIANI (de Pavie). *J. de chim. méd.*, t. II, 2e sér., 1836. — KŒHLER. *Bull. de thérap.*, t. XI, 1836. — COZZI (André). *J. de pharm. et de chim.*, t. XIII, 1837.— RAMPOLD. *Gaz. méd. de Paris* et *J. de Hufeland*, 1837. — BROWNE. *London méd. gaz.*, avril 1838. — SAUNDERS (Edwin). *Gaz. méd. de Paris*, 2e sér. t. VI, 1838. — ELLIOTSON. *Gaz. méd. de Paris*, 2e sér., t. VI, p. 545, 1838. — MULLER et REITER. *Arch. gén. de méd.*, 3e sér., t. V, 1839. — CHRISTISON. *On Granular Degeneration of the Kidneys*. Edinburgh, 1839. — CURTIS. *Bull. de thérap.*, t. XVI, 1839. — LAURENT. *Compt.*

rend. de l'Acad. des sciences, t. XI, p. 124, 1840. — LOUIS. *Recherches anat., path. et thérap. sur la phthisie pulmonaire*, 1843. — DEVILLE (H.). *Compt. rend. de l'Acad. des sc.*, t. XIX, 1844. — LAURENT (Auguste). *Compt. rend. de l'Acad. des sc.*, t. XIX, 1844. — PITTSCHAFT. *Bull. de thér.*, t. XXVI, 1844. — V. *Med. Times* et *Abeille méd.*, t. II, 1845. — MÉRAT et DELENS. *Dict. de mat. méd. et thérap.*, t. VII, 1846. — SPINKS. *London Med. Gaz.*, vol. IX, 1849. — DEVERGIE. *Bull. de thérap.*, t. XXXVI, 1849. — FANESTOCK. *Amer. Journ.* et *Bull. de thér.*, t. XXXVI, 1849. — KESTEVEN. *London Med. Gaz.*, vol. XII, 1851. — EULENBERG. *Bull. de thér.*, t. XLI, 1851. — ORFILA. *Toxicologie*, 5e édit., t. II, 1852. — VERBEECK. *Ann. de la Flandre occid.* et *Bull. de thér.*, t. XIII, 1852. — HASBACH. *Un. méd.*, t. VII, 1853. — ARENDT. *Union méd.*, t. VII, et *Ann. méd. de la Flandre Occid.*, 1853. — MASSE (E.). *Compt. rend. de l'Acad. des sc.*, t. LIV, 1854. — RINGLAND. *Dublin Quaterley Journ. of Med.*, 1854. — WEBER (M.-C.). *Bull. de thér.*, t. XLVI, 1854. — ANDREE. *Schmidt's Jahrb.* XCI et *Med Times*, novembre 1856. — DELARUE. *J. des conn. méd. chir.*, août 1856. — PEREIRA. *The Elements of Mat. Med.*, t. II. part. II, 1857. — BUDD. *J. de méd. de Bruxelles* et *Bull. de thérap.*, t. XLIII, 1857. — ELMER. *New-Orleans and Hosp. Gaz.* et *Gaz. hebd.*, mars 1858. — WILMOT. *Edinburgh Med. Journ.* et *Bull. de thérap.*, t. LIX, 1860. — STAN. MARTIN *Bull. de thérap.*, t. LXI, 1861. — PELOUSE et FRÉMY. *Chimie gén.*, t. VI, 1865. — GAUBE. *Compt. rend. de l'Acad. des sc.*, t. LXIX, 1869. — MORACHE. *Compt. rend. de l'Acad. des sc.*, t. LXX, 1870. — DORVAULT. *Officine*, 1872. — PÉCHOLIER. *Montpellier méd.*, t. XXXIII, 1874. — DAREMBERG. *Th. de Paris, docteur en méd.*, n° 292, 1876. — BOUCHARD et GIMBERT. *Note sur l'emploi de la créosote vraie dans le traitem. de la phthisie pulm.* Paris, 1877, in-8°. — HUGUES. *Thèse docteur en méd.*, n° 504, 1877. — MAYET. *De la créosote végétale et de la créosote minérale.* In *Bull. de thérapeutique*, octobre 1877. — BOYER (H. DE). *Progrès méd.*, janv. 1878. — BRAVET (H.). *Thèse de doctorat en méd.* Paris, 1878, n° 111. — RYAN. In *The Indian Med. Gaz.*, octobre 1878. — BERNARD. *Gaz. des hôp.*, février 1879. E. L.

CREPIDE. *Crepis* L. Genre de plantes Dicotylédones, appartenant à la famille des Synanthérées, tribu des Chicoracées. Le capitule des espèces de ce groupe a un involucre à folioles imbriquées, dont les extérieures sont souvent plus petites que les autres et forment comme un calicule. Les akènes sont marqués de côtes longitudinales, au nombre de six à trente ; ils sont atténués au sommet, terminés en bec et munis d'une aigrette blanche, à soies, capillaires. Ce sont des plantes herbacées, laiteuses, à fleurs jaunes ou purpurines à la face externe.

Les espèces qui ont quelque intérêt sont : le *Crepis fœtida* L., plante indigène, croissant abondamment dans les lieux stériles et sablonneux, dont les akènes de la circonférence ont le bec moins allongé que ceux du centre : elle porte sur son involucre des poils glandulifères sécrétant des globules résineux, qui lui donnent une odeur forte et désagréable : sa saveur est mauvaise. Malgré ces propriétés, qui semblent indiquer une certaine activité dans cette plante, elle est inusitée.

Le *Crepis placera* Tenore, qui vient dans la Sicile et l'Italie méridionale, serait, d'après Tenore, une espèce dangereuse; mais le fait n'est point suffisamment établi.

Enfin le *Crepis sibirica* qui, ainsi que son nom l'indique, vient dans certains points de la Sibérie, donne au printemps des tiges laiteuses que, d'après Pallas, mangent les Baskirs. Le nom de cette plante est *Chakœ* dans son pays d'origine. PL.

BIBLIOGRAPHIE. — LINNÉE. *Genera. Species.* — DE CANDOLLE. *Prodrom.* — ENDLICHER. *Genera.* — PALLAS. *Voyage*, II, 28. — MÉRAT et DE LENS. *Dictionnaire de matière médicale*, II, 483, et VII, 220. — GUSSONE. *Flora Sicula* et *Journal des Deux-Siciles*, 1828. PL.

CRÉPITANT et **SOUS-CRÉPITANT (Râle).** I. Le RALE CRÉPITANT, ainsi appelé par Laënnec, donne à l'oreille la sensation d'une crépitation fine et rapide, éclatant par bouffées composées de petites bulles sèches, égales entre elles, très-nombreuses et perçues exclusivement pendant l'inspiration. Le râle crépitant, appelé aussi *râle vésiculaire* par Andral et par Skoda, parce qu'il paraît siéger dans les vésicules pulmonaires, a été comparé par Laënnec qui l'a découvert, au bruit que produit du sel que l'on fait décrépiter à une chaleur douce dans une bassine, à celui que donne une vessie sèche qu'on insuffle ou un poumon sain et gonflé d'air qu'on presse entre les doigts. On l'a comparé encore, et avec plus de justesse, à la crépitation fine et sèche que produit une mèche de cheveux que l'on froisse au devant de la conque de l'oreille. Du reste pour se faire une idée du râle crépitant, il faut l'avoir entendu et dès lors on ne l'oublie plus.

Le râle crépitant, nous l'avons dit, s'entend exclusivement pendant l'inspiration. Quelquefois, il est perçu pendant les deux ou trois premières inspirations et il disparaît ensuite; souvent on ne l'entend qu'après les fortes secousses de toux. Le nombre de ses bulles généralement très-considérable est, dans certains cas, notablement réduit. Son caractère dominant est de persister après la toux et même après l'expectoration. Il siége généralement dans un seul côté et le plus souvent à la partie postérieure et inférieure de la poitrine.

Le râle crépitant s'observe surtout dans la pneumonie au premier degré (splénisation). Son apparition est précédée parfois pendant quelques jours soit d'une diminution du bruit respiratoire (Grisolle), soit d'une respiration puérile (Stokes). Il disparaît généralement lorsque la pneumonie passe du premier au deuxième degré (hépatisation). Il fait place alors au souffle tubaire et en se mêlant à ce dernier phénomène, il donne naissance parfois à cette variété de bruit que Grisolle a appelé *bruit de taffetas déchiré*, qui ne s'entend qu'à l'inspiration et qui paraît se rattacher à une induration limitée de la surface pulmonaire. L'apparition du souffle bronchique n'exclue pas la persistance du râle crépitant dans certains points du poumon non encore atteints par l'hépatisation.

Lorsque s'opère la résolution de la pneumonie, lorsque l'air pénètre de nouveau dans les vésicules pulmonaires, leur perméabilité renaissante s'annonce par l'apparition d'un râle à bulles moins fines et plus humides que Laënnec a appelé *râle crépitant de retour*. Mêlé d'abord au souffle bronchique, ce râle se montre ensuite seul à l'inspiration et à l'expiration, puis il devient plus gros, n'est plus perçu qu'à l'expiration et revêt finalement les caractères du râle muqueux ou sous-crépitant. D'après Graves le râle de retour serait produit par une sécrétion qui se fait à l'intérieur des vésicules et des petites bronches. Aussi ce râle ferait-il défaut dans les pneumonies qui ne s'accompagnent pas d'expectoration.

On n'observe pas toujours le râle crépitant avec les caractères que nous lui avons assignés en le définissant. Parfois, il est composé de bulles moins nombreuses, plus inégales entre elles, plus humides et plus volumineuses qui le font ressembler au râle sous-crépitant. Il en est ainsi dans la pneumonie catarrhale où une crépitation plus humide, fugace et mobile, témoigne du peu de profondeur et du peu de ténacité de la lésion; il en est de même encore dans la pneumonie typhoïde, dans la pneumonie des enfants et dans celle de beaucoup de vieillards. D'après Hourmann et Dechambre, le gros volume des bulles tient chez les vieillards à l'agrandissement des vésicules pulmonaires par suite de l'absorption du tissu intervésiculaire. Durand-Fardel dit avoir constaté un râle crépitant véritable dans la moitié des pneumonies des vieillards. D'un autre côté, Barth et Roger ont trouvé parfois chez les enfants des bulles de râles crépitants d'une finesse extrême qu'ils attribuent à la petitesse des cellules pulmonaires chez les sujets peu âgés; mais ce n'est là qu'une exception à la règle générale et le râle crépitant *vrai*, s'il peut exister dans la pneumonie de la seconde enfance, ne s'entend du moins jamais dans celle des enfants à la mamelle (Bouchut). Le râle crépitant à bulles plus grosses et plus humides qu'on observe chez ces derniers paraît siéger plutôt dans les petites bronches que dans les vésicules pulmonaires.

Le râle crépitant facile à distinguer du râle sous-crépitant moyen, dont il sera question plus loin, ne pourrait être confondu qu'avec le râle sous-crépitant *fin* de la bronchite capillaire lequel paraît se former à la fois dans les radicules bronchiques et dans les cellules pulmonaires; mais ce dernier râle occupe les deux temps de la respiration et les deux bases de la poitrine et n'est ni suivi ni accompagné de souffle bronchique.

Certains frottements pleurétiques composés de petits craquements successifs et plus ou moins égaux entre eux, simulent quelquefois le râle crépitant de la pneumonie, mais ils s'en distinguent par la finesse et l'égalité moindres des bulles, par leur coïncidence avec les deux temps de la respiration, par leur rudesse et leur transformation rapide en un véritable bruit de frottement pleural. Cette crépitation qui a été étudiée avec soin par Damoiseau et que cet auteur regarde comme d'origine *constamment* pleurétique, peut cependant être parfois un véritable râle crépitant dû à un engouement pulmonaire de voisinage, déterminé par l'inflammation de la plèvre. Cette fluxion du poumon, comme l'appelle Trousseau, donne naissance à une crépitation fine et sèche symptomatique d'une exsudation séro-muqueuse des vésicules pulmonaires, exsudation qui débute avec la pleurésie et peut survivre à la résorption de l'épanchement.

Le râle crépitant peut encore prendre naissance, lorsque le poumon vient à subir une expansion subite et à se congestionner, après avoir été comprimé par un épanchement pleurétique qui s'est résorbé rapidement ou qui a été évacué par la thoracentèse. Dans ces cas, le râle crépitant est généralement mêlé à des bruits de frottement dont l'oreille a souvent peine à le distinguer.

Par quel mécanisme se produit le râle crépitant? L'ampleur plus ou moins marquée des vésicules pulmonaires ne saurait être regardée comme la cause unique de la forme et du volume présentés par le râle crépitant, car si chez le vieillard la grosseur des bulles est en rapport avec le volume plus grand des vésicules, il n'en est plus de même dans l'enfance où la véritable crépitation est rare, malgré la disposition tout à fait inverse des alvéoles.

La crépitation pneumonique ne peut s'expliquer non plus par la nature des liquides épanchés dans les vésicules pulmonaires. D'une série d'expériences faites sur des liquides plus ou moins denses traversés par des bulles d'air, Rob. Spittal avait conclu que les fluides séreux étaient les seuls dont les bulles donnent à l'oreille la sensation du râle crépitant de la pneumonie; mais c'est là une erreur, car la clinique démontre que c'est dans le premier degré de la pneumonie, alors que les crachats présentent le plus de viscosité et de ténacité que la crépitation est la plus fine et la plus sèche, tandis qu'elle perd ces caractères au moment de la résolution, lorsque les liquides redeviennent fluides et parfois séreux (Grisolle).

Le râle crépitant est-il dû au passage de l'air à travers les mucosités contenues dans les cellules pulmonaires, comme l'a enseigné Laënnec et comme on l'a généralement admis après lui? Nous ne le pensons pas. En effet, si dans les grosses bronches et dans les cavernes pulmonaires il se forme des bulles qu. éclatent avec bruit aux deux temps de la respiration par le passage du courant aérien, il n'en est plus de même dans les bronchioles fines et dans les vésicules pulmonaires. Ici le courant d'air n'est plus assez intense et l'espace qu'il traverse est trop étroit pour que les liquides y puissent être soulevés sous forme de bulles (Guttmann). Les râles paraissent être dans ce cas le résultat de l'écartement des parois vésiculaires qui se séparent bruyamment pendant l'inspiration pour livrer passage à l'air. Cette condition n'existe plus pendant l'expiration et c'est pour cette raison que le râle crépitant fait défaut au second temps de l'acte respiratoire. Déjà Beau avait regardé le râle crépitant comme le résultat du déplissement et du froissement des vésicules pulmonaires desséchées par l'inflammation commençante et il avait montré que l'insufflation d'un poumon de mouton un peu desséché y produisait un bruit analogue au râle crépitant sec. Wintrich en déterminant le même bruit par l'insufflation, sur le cadavre humain, des alvéoles pulmonaires simplement affaissées et accolées après la mort, a démontré que la sécheresse inflammatoire des vésicules pulmonaires n'est pas nécessaire pour que le râle crépitant prenne naissance. Il résulte de tout cela que les râles nés dans les alvéoles pulmonaires et même dans les bronchioles les plus fines, ne dépendent pas nécessairement des liquides qui y sont contenus et peuvent même se produire en l'absence de tout liquide, pourvu que pour une cause quelconque, les parois des vésicules viennent à s'accoler pendant l'expiration. Dans la pneumonie l'accolement des parois alvéolaires pendant l'expiration est dû à l'exsudat visqueux qui les tapisse et il est rationnel de supposer que le râle crépitant est le résultat du décollement brusque et bruyant pendant l'inspiration des parois alvéolaires agglutinées. On obtient du reste des bruits qui rappellent la crépitation pneumonique, en séparant brusquement l'une de l'autre les faces palmaires visqueuses de deux doigts ou en détachant la langue appliquée contre le palais. Telle est la théorie presque généralement admise aujourd'hui pour expliquer la production du râle crépitant et cette théorie est confirmée en quelque sorte cliniquement par la sécheresse extrême du râle crépitant, par son absence constante pendant l'expiration et sa naissance fréquente lors de la seconde moitié de l'inspiration, enfin par sa persistance après les secousses de toux et même après l'expectoration.

Le râle crépitant ne manque jamais ou presque jamais dans la pneumonie et lorsque cette affection, dit Grisolle, se révèle par quelque signe sthétoscopique, la crépitation en est le phénomène le plus constant. C'est dans la pneumonie qu'on trouve d'ailleurs le râle crépitant avec ses caractères les plus tranchés, et si ce râle se montre dans d'autres affections du poumon, on ne l'y rencontre que modifié ou mêlé à d'autres bruits et revêtant rarement cette finesse et cette sécheresse typiques qu'imite si bien le froissement d'une mèche de cheveux au devant de l'oreille.

Ainsi dans la *congestion active* du poumon, on retrouve parfois le râle crépitant, mais avec des bulles généralement plus grosses et plus humides qui le rapprochent du râle sous-crépitant. Il en est de même dans la *congestion pulmonaire passive* où d'ailleurs, il occupe les parties déclives des deux poumons et se fait remarquer par sa persistance, sans être suivi de souffle tubaire, à moins qu'une véritable pneumonie ne survienne.

Le râle crépitant de l'*œdème pulmonaire* est rarement caractéristique. Il ressemble le plus souvent au râle sous-crépitant par la grosseur, l'inégalité et l'humidité des bulles, parce que l'exsudat séreux occupe à la fois les alvéoles pulmonaires et les petites bronches; il siége aux parties déclives des deux poumons et coïncide ordinairement avec une hydropisie générale. Il n'existe du reste qu'à condition que l'infiltration séreuse ne soit pas bornée à la trame celluleuse intra-vasculaire (Barth et Roger).

Dans l'*apoplexie pulmonaire*, le râle crépitant s'observe rarement à l'état sec et fin, il siége dans un ou plusieurs points circonscrits du poumon, est rarement suivi de souffle bronchique et coïncide habituellement avec une maladie du cœur et avec des crachements de sang.

Dans les affections que nous venons de passer en revue, la grosseur, l'humidité et l'inégalité des bulles du râle crépitant paraissent tenir à ce que les liquides s'épanchent à la fois dans les vésicules pulmonaires et dans les petites bronches. De là un mélange de râles crépitants et sous-crépitants. Toutefois, le râle crépitant se retrouve à l'état sec et fin dans la congestion sanguine et dans l'hypersécrétion des radicules bronchiques qui se développe autour des tubercules crus (*Voy.* Craquements). Il siége alors le plus souvent au sommet des poumons, persiste longtemps au même degré et est accompagné et suivi de phénomènes tout particuliers qui ne permettent pas de les confondre avec le râle crépitant de la pneumonie.

En résumé, la rareté du râle crépitant vrai dans la congestion, dans l'œdème et dans l'apoplexie pulmonaires et sa fréquence extrême dans la pneumonie en font le signe pathognomonique de la période d'engouement de cette dernière affection.

II. Rale sous-crépitant. Ce râle a été décrit aussi sous le nom de râle *muqueux* (Laënnec) et sous celui de râle *bronchique humide*. Le mot *muqueux* a le tort de préjuger la nature du liquide qui donne naissance au râle bronchique, car le sang, le pus, la matière tuberculeuse peuvent le produire aussi bien que le mucus. Ces dénominations diverses ont jeté une certaine obscurité dans les descriptions que donnent du râle sous-crépitant la plupart des livres classiques où l'on trouve rangés sous la rubrique de *sous-crépitants* des bruits parcourant toute la gamme comprise entre le râle fin de la pneumonie et le gargouillement des cavernes. Il eût été plus rationnel, de substituer au mot sous-crépitant le nom générique de *râle bronchique humide*, puisqu'aussi bien cette dénomination, sans préjuger en rien la composition des liquides sécrétés, embrasse dans sa signification deux des caractères les plus tranchés des râles dits sous-crépitants, à savoir leur siége constant dans les bronches et l'humidité non moins constante de leurs bulles.

Les différents râles confondus sous le nom de *sous-crépitants* présentent les caractères communs que voici : ils rappellent le bruit qu'on produit en soufflant avec un chalumeau dans l'eau de savon, bruit d'autant plus intense que le le liquide est plus abondant et la force d'insufflation plus grande ; ils sont toujours humides et s'entendent à la fois à l'inspiration et à l'expiration, ce qui les distingue d'emblée du râle crépitant ; leur intensité est en rapport direct avec la quantité de liquides contenus dans les voies aériennes et avec la force des inspirations ; le volume de leurs bulles est en raison directe du calibre des bronches où elles prennent naissance; ils disparaissent ou sont modifiés par la toux et par l'expectoration; ils siégent de préférence à la partie inférieure et postérieure des deux côtés de la poitrine ; ils coïncident fréquemment avec des râles sibilants et ronflants. Enfin tous les râles sous-crépitants reconnaissent un seul et même mécanisme, une seule cause physique, le passage de l'air à travers les liquides accumulés dans les bronches, tels que la sérosité, le mucus, le pus, le sang, etc. Ces liquides agités pendant les deux temps de la respiration par l'air qui les traverse, donnent naissance à des bulles dont le volume est en rapport avec l'intensité du courant aérien et avec le calibre des bronches où elles se forment. On peut du reste reproduire artificiellement les râles humides en insufflant des poumons dans lesquels on a injecté préalablement une certaine quantité de liquide.

Étant donnés tous ces caractères communs aux divers râles sous-crépitants, il ne reste plus pour distinguer ces derniers les uns des autres que le volume plus ou moins marqué de leurs bulles et leur siége dans tel ou tel point du thorax. Nous admettrons en conséquence, pour la clarté de la description, trois types de râles sous-crépitants : 1° un râle sous-crépitant fin; 2° un râle sous-crépitant moyen ; 3° un gros râle sous-crépitant. Chemin faisant nous indiquerons la valeur séméiotique de chacun de ces râles et de leurs variétés.

1° Le râle *sous-crépitant fin* ou râle *sous-crépitant proprement dit* siége dans les dernières radicules bronchiques à peine différentes, par leur calibre, des alvéoles pulmonaires. C'est pour cette raison que ce râle se rapproche du râle crépitant de la pneumonie par la petitesse, la finesse, le grand nombre de ses bulles et parfois par leur siége exclusif à l'inspiration. Il en diffère cependant par son apparition possible aux deux temps de la respiration, par l'humidité plus marquée de ses bulles, par son extension habituelle aux deux côtés de la poitrine et par ce fait qu'il n'est ni accompagné ni suivi de souffle tubaire. C'est dans la *bronchite capillaire* que ce râle se montre le plus fréquemment et avec ses caractères typiques. Il occupe alors les parties inférieures du thorax tant en avant qu'en arrière, et se fait remarquer par sa continuité et par l'abondance extrême de ses bulles, résultat de l'encombrement des petites bronches par une quantité énorme de liquides. Dans une épidémie de *catarrhe suffocant* dont nous avons rapporté l'histoire en 1866 (*Recueil des mém. de médecine militaire*), nous avons observé constamment un râle sous-crépitant fin à bulles égales, coïncidant avec les deux temps de la respiration, occupant le plus souvent les parties postérieures du thorax et s'accompagnant parfois d'une expiration *rauque* et *prolongée* qui siégeait au sommet des poumons et qui était due sans doute au retrait lent et pénible des fibres bronchiques distendues par l'excès des liquides sécrétés. Des râles sibilants et ronflants s'entendaient du reste constamment dans les parties supérieures.

En somme, le *sous-crépitant fin* caractérise surtout la bronchite capillaire. On le trouve aussi, il est vrai, mais avec beaucoup moins d'abondance, dans la *congestion tant active que passive* des poumons. Dans la congestion passive il occupe plus spécialement les parties déclives du thorax. Le râle sous-crépitant de la congestion reconnaît sans doute pour cause une sécrétion séro-muqueuse ou séro-sanguinolente des petites bronches et des vésicules.

Le râle *sous-crépitant fin* accompagne parfois mais non constamment l'*œdème pulmonaire* (voir râle crépitant). A lui seul il ne saurait caractériser l'œdème et il n'acquiert de valeur qu'autant qu'il persiste longtemps sans fièvre et qu'il coïncide avec une hydropisie ou avec une affection du cœur génératrice de l'œdème pulmonaire.

2° Le *râle sous-crépitant moyen* est celui qu'on a désigné plus spécialement sous le nom de râle *muqueux*. Né dans les bronches de calibre moyen mais variable, il se fait remarquer par la grosseur moyenne et par l'humidité de ses bulles en même temps que par leur volume inégal et variable. Si le *sous-crépi-*

tant fin n'offre que peu ou point de nuances et ne caractérise en définitive qu'une seule affection, la bronchite capillaire, le *sous-crépitant moyen* est au contraire très-variable quant à son siége, son intensité et son étendue et quant au nombre et au volume de ses bulles et il peut être symptomatique de plusieurs affections de nature différente.

Le *sous-crépitant moyen* ou *muqueux* s'observe surtout dans l'inflammation catarrhale des bronches de moyen calibre. Il succède dans cette affection aux râles sonores et secs et il devient de plus en plus abondant à mesure que le catarrhe bronchique fait des progrès. En un mot, il est le signe de la bronchite aiguë arrivée à la période de *coction*, et donnant lieu à une expectoration plus facile, muqueuse ou muco-purulente. Tantôt ses bulles sont peu abondantes, très-inégales, plus ou moins disséminées dans la partie postérieure de la poitrine où elles n'éclatent qu'isolément et surtout après les fortes secousses de toux; tantôt elles s'accumulent en grand nombre à la base des poumons en s'enchaînant étroitement les unes aux autres et en produisant un bruit presque continu, coïncidant avec les deux temps de la respiration. Dans la bronchite généralisée, elles se font entendre dans la partie antérieure de la poitrine et jusque sous les clavicules; mais c'est toujours en arrière et en bas qu'elles sont les plus abondantes, parce que dans cette région, les bronches plus nombreuses et plus longues se débarrassent plus difficilement de leur contenu et parce que les liquides tendent d'ailleurs à s'accumuler dans les parties les plus déclives.

Ainsi le *sous-crépitant* moyen, suivant que ses bulles sont peu nombreuses et disséminées ou bien abondantes et accumulées aux parties basses de la poitrine, indique l'existence d'un catarrhe partiel ou d'un catarrhe généralisé des bronches de moyen calibre.

Dans la *bronchite chronique*, le râle muqueux présente les mêmes caractères et c'est par les symptômes locaux et généraux concomitants qu'on reconnaît la chronicité du catarrhe.

Le *sous-crépitant moyen* ne se rapporte pas toujours à un catarrhe bronchique simple et primitif. Il peut être aussi le symptôme du catarrhe secondaire qui survient dans la plupart des affections du parenchyme pulmonaire. Dans le catarrhe brncohique simple et primitif les râles sont toujours perceptibles dans une grande partie d'un poumon ou des deux à la fois; leurs bulles sont inégales et accompagnés de râles secs, sibilants ou ronflants, ainsi que d'une inspiration vésiculaire rude avec frémissement bronchique caractéristique. Tel se présente aussi le catarrhe bronchique qui accompagne l'emphysème vésiculaire, tel encore le catarrhe hypostatique de la fièvre typhoïde et des affections adynamiques en général, catarrhe se révélant par un râle sous-crépitant moyen, humide et abondant occupant les deux temps de la respiration et siégeant dans les parties postérieures et déclives des poumons.

Quant aux râles sous-crépitants moyens qui se rattachent à un catarrhe secondaire et compliquant une lésion pulmonaire, ils occupent au contraire des régions plus limitées et souvent très-circonscrites. Leurs bulles sont plus fines parce que les fines bronches sont intéressées et elles s'accompagnent plus rarement de râles secs et de frémissement bronchique (Guttmann).

Un râle sous-crépitant moyen persistant et limité au sommet d'un ou de deux poumons est donc l'indice d'une bronchite catarrhale déterminée par une cause locale, par une épine inflammatoire consistant le plus souvent dans une induration tuberculeuse. (V. CRAQUEMENTS).

Le sous-crépitant moyen, à *siége circonscrit*, s'observe aussi dans l'*hémoptysie*. Suivant qu'il siége dans un point déterminé d'un ou de deux poumons, l'hémorrhagie s'est faite d'un seul côté ou des deux à la fois. Ce râle n'est pas persistant et disparaît après la résorption de l'épanchement sanguin.

En résumé le râle *sous-crépitant moyen*, généralisé ou étendu aux parties postérieures et inférieures d'un ou de deux poumons, indique l'existence d'une bronchite catarrhale primitive. Limité à un point unique ou au sommet d'un ou de deux poumons, il est le signe d'une lésion pulmonaire qui le plus souvent est de nature tuberculeuse.

3° Le *gros sous-crépitant* est remarquable par la grosseur et par l'humidité de ses bulles, à tel point qu'il rappelle le gargouillement des cavernes. Il prend naissance toutes les fois qu'un liquide assez fluide comme la sérosité, le pus ou le sang fait irruption en grande quantité dans les voies aériennes. Parmi les râles sous-crépitants à grosses bulles, nous rangerons le râle cavernuleux, le râle de la dilatation bronchique et le râle trachéal.

a. Le *râle cavernuleux*, ainsi dénommé par Hirtz qui l'a décrit le premier, est un bruit de transition entre le sous-crépitant moyen et le gros sous-crépitant, entre le râle bronchique et le râle caverneux. Il siége généralement au sommet d'un ou de deux poumons, sous la clavicule ou dans la fosse sus-épineuse. Ses bulles sont grosses, abondantes, continues, persistantes, isochrones aux deux temps de la respiration, visqueuses et superficielles. Rare d'abord et disséminé, tant qu'il ne tient qu'au catarrhe des bronches, le râle cavernuleux devient ensuite de plus en plus abondant, gros et humide pour se transformer finalement en un véritable gargouillement. Ce râle qui succède habituellement aux craquements humides ne se passe pas exclusivement dans les bronches, comme ce dernier bruit; à un moment donné, il a aussi pour siége les cavernules que les tubercules ramollis ont laissées à leur suite, et c'est alors qu'il confine au gargouillement. Il est le seul et véritable signe de la liquéfaction commençante du tubercule, tandis que les craquements secs et humides n'indiquent qu'un catarrhe des petites bronches développé dans le voisinage d'un tubercule cru (*Voy.* CRAQUEMENTS).

b. Le *râle de la dilatation bronchique* est dû à la bronchorrhée excessive qui accompagne toujours cette lésion. Il simule à s'y tromper le gargouillement d'une caverne tuberculeuse et lorsqu'il siége au sommet du poumon, il peut faire croire à l'existence d'une phthisie pulmonaire, d'autant plus qu'il s'accompagne parfois de matité, de souffle caverneux et de pectoriloquie. Dans ces cas, la marche de la maladie et l'absence des phénomènes généraux de la tuberculose donnent la clef du diagnostic.

c. Le *râle trachéal* est ce ronchus à bulles grosses et de volume variable, perceptibles aux deux temps de la respiration, extrêmement abondantes et tellement bruyantes qu'on les entend à distance. C'est le râle des agonisants dû au passage bruyant de l'air à travers les mucosités accumulées dans la trachée et dans les grosses bronches et que le malade n'a plus la force d'expulser. V. WIDAL.

CRÉPUSCULAIRES. On désigne par cette dénomination, depuis Latreille, une division des insectes Lépidoptères, intermédiaire entre les diurnes et les nocturnes. Cette division artificielle répond à la première partie des lépidoptères hétérocères, par opposition aux rhopalocères; elle comprend les Sphynges de Linné (*Voy.* LÉPIDOPTÈRES). A. LABOULBÈNE.

CRESCENTIA (*voy.* Calebassier). Pl.

CRESCENZI (Pietro), naturaliste du moyen âge, qui, à une époque où les écrivains mettaient leur imagination à la place de l'observation, s'attacha avec un zèle bien digne d'éloges à l'étude scrupuleuse et attentive de la nature, recherchant toujours l'application, soit dans un but économique, soit dans l'intérêt de la médecine humaine ou vétérinaire.

Il était né à Bologne vers 1240, et après avoir étudié la médecine et les sciences naturelles, il s'était adonné à la jurisprudence. Proscrit par suite de troubles politiques, il parcourut l'Italie, mettant à profit, pour vivre, sa science de légiste, et étudiant les questions économiques et agricoles. De retour enfin dans sa patrie en 1304, il coordonna les nombreux documents qu'il avait recueillis et fit paraître son ouvrage. Les historiens placent sa mort en 1320 (Henschel, *Janus*, 2e sér., II, 380, et Renzi, *La Stor. della med. in Italia*, II, 192.

Voici le titre de cet ouvrage :

Opus ruralium commodorum. Lovani, 1474, in-fol. et Florentiæ, 1481, in-fol. — Dans les *Rei rusticæ scriptores de Gessner*. Lipsiæ, 1735, in-4°, 2 vol., trad. fr.; Paris, 1486, in-fol.
E. Bgd.

CRESCENZI ou **CRESCENZO** (Nicolas), en latin Crescentius, était né à Naples dans la seconde moitié du dix-septième siècle et professait dans cette même ville au commencement du dix-huitième. Il combattit les idées de Sylvius sur les ferments, qui étaient encore en vogue de son temps, mais il s'attacha surtout à préconiser l'utilité des rafraîchissants contre les fièvres, qu'il voulait combattre presque exclusivement par l'eau froide et même refroidie par la neige ou la glace.

Voici les titres de ses ouvrages, sans parler de quelques poésies et d'un éloge de son savant contemporain, Léonard de Capoue :

I. *Tractatus physico-medicus, in quo morborum explicandorum, potissimum febrium, nova exponitur ratio*, etc. Neapoli, 1711, in-4°. — II. *Raggionamenti intorno alla nuova medicina dell' acqua, coll' aggiunta d'un breve metodo di praticarsi l'acqua*, etc. Ibid., 1727, in-4°, et trad. fr. Paris, 1730, in-12.
E. Bgd.

CRÉSOTIQUE (*Acide*). $C^8H^8O^3$. Cet acide est l'homologue supérieur de l'acide salicylique; il est moins soluble dans l'eau que l'acide salicylique, très-soluble dans l'alcool et l'éther. Il se sépare en beaux prismes par le refroidissement lent de sa solution aqueuse. Il fond à 153° et se solidifie à 144°. Avec le perchlorure de fer il se colore en violet comme l'acide salicylique. Avec la baryte caustique, il se dédouble en acide carbonique et en crésylol.

Pour obtenir l'acide crésotique, on fait passer à travers le crésylol (C^7H^8O) doucement chauffé un courant de gaz carbonique, en même temps qu'on y projette des morceaux de sodium; le métal se dissout et il se forme une masse solide composée de crésyl-carbonate, de crésotate de sodium, et de crésylol en excès. On traite par l'eau, puis par l'acide chlorhydrique; le crésyl-carbonate se décompose avec formation de crésylol, et l'acide crésotique, mis en liberté, se dissout en grande partie dans le crésylol. Pour l'en extraire, on agite le tout avec une solution concentrée de carbonate d'ammoniaque; la solution ammoniacale est concentrée à l'ébulition, filtrée et décomposée par l'acide chlorhydrique. L'acide crésotique se sépare.
T. Gobley.

CRESPO (BENEDETTO), ou, son nom étant latinisé suivant l'usage du temps, CRISPUS (Benedictus), naquit à Amiternum (Aquila, dans les Abruzzes), vers l'an 650, d'une famille qui se vantait de descendre de l'historien Crispus Sallustius. Il fut préconisé archevêque de Milan en 683 par le pape Sergius I, et mourut le 11 mars 725 ou 735 selon Renzi. Il a, plus tard, été canonisé. Crespo n'est pas seulement célèbre par ses querelles avec l'évêque de Pavie, et par la fondation d'un couvent de Benedictins à Milan, mais par un poëme intitulé : *Commentarium medicinale* avec une préface en prose, et qu'il composa alors qu'il n'était que simple diacre. Il décrit les différents moyens de traitement employés contre les maladies, et paraît s'être inspiré de Serenus Samonicus ; mais sa versification est bien inférieure à celle du poëte latin, et quant aux matériaux mêmes, ils sont empruntés à Dioscoride, à Pline, et aussi aux recettes populaires alors en usage. L'ordre qu'il suit est celui qu'on appelle l'ordre anatomique *a capite ad pedes*. Du reste ce livre est très-court et ne contient que 241 vers.

Voici comme échantillon le commencement du poëme :

Si caput innumeris agitatur pulsibus ægrum
At circumflexo turbatur pondere quodam,
Protinus ex hederæ studeas redimire corona.
Mus quoque cum diro libanum copulatur aceto.
Myrrha etiam liquido pariter sociatur olivo,
etc...

On ne reproche pas seulement à Crespo la médiocrité de sa poésie, mais encore d'avoir, en composant ses vers, consulté plus souvent son oreille que la mesure. (Choulant, *Handb.*, et Renzi, *Collect. Salernit.*, t. I). Le livre dont il s'agit a été publié sous le titre :

S. Benedicti Crispi commentarium medicinale ad finem codicis vindobonensis. Kiringæ, 1835, in-8° (éd. J.-V. Ulrich). Il avait été publié antérieurement parmi les autres classiques d'Angelo Mai, t. V. Romæ, 1833, in-8°, et de Renzi l a réédité dans la *Collectio salernitana*, t. I, p. 71 ; Napoli, 1852, in-8°. E. BGD. et L. HN.

CRESSON. § I. **Botanique.** Ce nom a été donné à un grand nombre de plantes, ordinairement douées de propriétés stimulantes, antiscorbutiques et d'une saveur piquante due au développement d'une essence particulière. Les unes appartiennent à la famille des Crucifères, et les autres à des familles diverses, notamment à des Composées, Tropæolées, etc.

Le plus connu, comme le plus usité des Cressons est le C. de fontaine (*Nasturtium officinale* R. BR.), encore appelé vulgairement *C. d'eau, de ruisseau, Cailli, Santé du corps*, et commun dans toute la France, où il est souvent d'ailleurs cultivé.

Le genre *Nasturtium* appartient aux Crucifères-Cheiranthées, groupe des Arabidinées, caractérisé par des cotylédons généralement accombants. Les *Nasturtium* ont des fleurs hermaphrodites, à réceptacle convexe, portant des sépales courts et étalés, égaux ou un peu inégaux à la base. Les pétales sont pourvus d'un onglet court, quelquefois nul. Les étamines sont au nombre de six et tétradynames, ou en nombre moindre (5-1). Dans ce dernier cas, elles sont inégales. Le fruit est une silique courte ou plus ou moins allongée, arrondie, rarement didyme. Le style est court, assez épais, à sommet stigmatifère subcapité, simple ou bilobé. Les graines, en nombre indéfini, sont 2-sériées ou très-rarement 1-sériées, petites, gonflées, avec les funicules courts et libres. Les *Nasturtium* sont des herbes ramifiées, à port très-variable, glabres ou chargées de poils simples. Ce sont assez souvent des plantes aquatiques. Leurs feuilles sont entières ou diversement lobées ou pinnatiséquées. Leurs fleurs, jaunes ou plus rarement blanches, sont disposées en grappes allongées, courtes ou corymbiformes, et parfois accompagnées de bractées. On en compte une vingtaine d'espèces qui habitent le monde entier, principalement les régions froides et tempérées.

Le *N. officinale* est une plante haute d'un ou 2 à 20 décimètres, ordinairement glabre, d'un vert luisant. Ses feuilles, un peu épaisses, sont pinnatiséquées, à segments latéraux inéquilatéraux, plus ou moins sinués-crénelés ou presque entiers, avec des pétioles qui embrassent la tige par deux oreillettes aiguës. Les fleurs sont disposées en grappes terminales ou oppositifoliées; elles ont des sépales dressés, de moitié plus courts que la corolle et verts, des pétales blancs. Les siliques sont subcylindriques-linéaires, légèrement arquées, bosselées, étalées à angle droit ou plus ou moins réfléchies, plus longues que les pédicelles. Les graines sont bisériées, brunes, arrondies et fortement alvéolées. On a distingué plusieurs formes de cette plante, notamment celles qu'on nomme *parvifolium* et *siifolium*.

D'autres *Nasturtium* indigènes ont été employés comme Cresson et ont les mêmes propriétés que les précédents, quoiqu'à un moindre degré. Ce sont les *N. sylvestre* R. Br. et *anceps* DC. Le premier porte les noms vulgaires de *Cresson de rivière* et *Cresson sauvage* (*Herba Sisymbrii sylvestris s. Erucæ palustris* off.). C'est une espèce commune partout dans les lieux humides, haute de 2 à 4 décimètres, à souche grêle émettant des branches aériennes anguleuses et flexueuses. Les feuilles sont toutes pinnatifides ou pinnatiséquées. Les fleurs sont jaunes, et les siliques sont cylindriques-linéaires, étroites, arquées-ascendantes, plus longues que les pédicelles. Le *N. anceps* DC. (*Sisymbrium anceps* Wahl.) est très-voisin du *N. sylvestre*, et ses usages sont absolument les mêmes; il a seulement des fleurs plus grandes, des fruits plus courts que les pédicelles et comprimés-ancipités.

Le *Nasturtium amphibium* R. Br. est aussi une des espèces employées comme antiscorbutiques. On mange dans les campagnes, au printemps, ses racines et ses jeunes feuilles, comme on fait de celles des autres Cressons. Aussi l'appelle-t-on *C. d'eau* et *Raifort d'eau*. Les divers botanistes lui ont donné les noms latins de *Sisymbrium amphibium* L., *S. Roripa* Scop., *Myagrum amphibium* Lois., *Roripa amphibia* Bess. C'est une herbe commune au bord des eaux. Sa souche vivace, horizontale et tronquée, émet des branches couchées qui s'enracinent inférieurement dans la vase, et aussi des stolons qui rampent. Les feuilles sont oblongues-lancéolées, entières, dentées ou pinnatifides. Ses fleurs sont jaunes, assez grandes, et ses fruits sont disposés en une grappe allongée, riche, avec des pédicelles de moitié plus courts que les fleurs.

Le *Cresson alénois* ou *Cresson de jardin*, *Cresson de savane commun*, espèce annuelle très-fréquemment cultivée comme condiment, piquante, stimulante, antiscorbutique, dépurative, est le *Lepidium sativum* L. (*Voy.* Passerage).

Le *Cresson des prés* ou *C. élégant*, *Petit C. aquatique*, est le *Cardamine pratensis* L. (*Voy.* Cardamine).

Le *C. des ruines* ou *C. des décombres* est le *Lepidium ruderale* L. (*Voy.* Passerage). Le *C. de savane* est aussi le *Lepidium didymum* L. et un *Pectis* (Composée).

Le *Coronopus Ruellii* DC. et le *Sium angustifolium* L. (Ombellifère) ont reçu aussi le nom *Cresson sauvage*.

Les *Barbarea* sont aussi parfois appelés Cressons (*Voy.* BARBARÉE). Le *Cresson des vignes* est le *B. præcox;* et le *C. de terre*, le *B. officinalis*.

Le *C. vivace* est le *Barbarea vulgaris* et l'*Erysimum præcox*.

Viennent ensuite des Cressons qui n'appartiennent en aucune façon à la famille des Crucifères.

Les Capucines (*Tropæolum*) ont souvent reçu le nom de Cressons de l'Inde, du Pérou, du Mexique; ce sont principalement les *T. majus* et *minus*. En Angleterre on les nomme *Indian Cress*.

Le *Cresson de chien* ou *de cheval* est une plante peu active de la famille des Scrofulariées, le *Veronica Beccabunga* L.

Les *Spilanthes*, de la famille des Composées, ont aussi reçu le nom de Cressons. Le *C. de l'Inde, de l'île de France*, etc. est le *Spilanthes Alcmella* L. Le *C. du Brésil, de Para* (*voy.* ci-après), ou *du Paraguay* est le *Spilanthes oleracea* L. (*Voy.* SPILANTHE).

Les *Chrysosplenium*, de la famille des Saxifragacées se nomment *Cresson doré*, *C. de roche*, etc., notamment les *C. alternifolium* et *oppositifolium*. H. BN.

§ II. **Emploi médical.** L'huile volatile sulfurée que le cresson contient en sa qualité de crucifère (un peu plus abondante dans le cresson de fontaine que dans le cresson cultivé); la richesse en azote dont il est doué; l'iode et le fer qu'on y rencontre et qui, près des sources iodurées ou ferrugineuses, peuvent atteindre d'assez grandes proportions (iode, 3 milligr. par botte ordinaire, suivant Chatin, au lieu de la proportion ordinaire de 1 milligr.; la présence d'un extrait amer et de sels de potasse; toute cette composition indique assez les usages thérapeutiques de cette plante. C'est avant tout un stimulant de la digestion et de la nutrition; c'est aussi un reconstituant et un altérant. A ce double titre, il tient un bon rang parmi les agents dits antiscorbutiques, soit comme aliment, soit sous forme de préparation médicinale; il convient parfaitement dans les affections apyrétiques caractérisées par une grande débilité ou liées au lymphatisme et à la scrofule. On l'a beaucoup vanté contre la phthisie pulmonaire. Nous ne croyons pas qu'il ait jamais guéri la tuberculose; mais il rend certainement des services dans le catarrhe chronique ou dans les états congestifs chroniques du poumon qui, chez les jeunes gens et surtout chez les jeunes filles mal réglées, simulent une granulation commençante. On l'emploie aussi avec succès contre la dyspepsie atonique, avec flatulence gastro-intestinale.

On range le cresson parmi les diurétiques et les diaphorétiques. Ce n'est pas tout à fait sans raison. La diurèse principalement s'observe quelquefois à la suite de l'usage abondant de la plante, dont la composition d'ailleurs explique assez bien pareil effet.

Pour que le cresson exerce ses propriétés thérapeutiques et les exerce toutes, il faut d'abord qu'il soit pris en grande quantité; puis qu'il soit ingéré cru, la cuisson lui faisant perdre son huile volatile et sans doute aussi un peu de son iode. On en mange une ou plusieurs bottes par jour, soit entre les repas, soit aux repas, en hors-d'œuvre ou autour des viandes. Que si la plante en nature n'est pas bien supportée, le mieux est d'en prendre le jus le matin à jeun, ou au commencement des repas. Enfin, si l'on ne veut utiliser que les éléments fixes de la plante, on peut la manger cuite à la manière des épinards, en faire des décoctions et recourir aux diverses préparations pharmaceutiques dans lesquelles il entre.

Le cresson mâché plusieurs fois par jour, soit qu'on en avale le jus, soit qu'on le rejette, est un remède populaire contre la turgescence sanguine des gencives. Avec le cresson pilé, on fait des cataplasmes qu'on applique sur les parties tuméfiées, sur les engorgements froids de diverses natures.

Voici quelques préparations utiles à connaître :

Suc de cresson de fontaine.

On pile le cresson dans un mortier de marbre ; on exprime dans un linge et l'on filtre le suc à froid. Quelquefois on se borne à passer le suc à travers un linge fin. — Une ou deux cuillerées le matin à jeun ; il peut être bon d'y ajouter du sirop ou du vin de quinquina.

Sirop de cresson.

Suc non dépuré de cresson.	100
Sucre blanc	190

Chauffez au bain-marie couvert jusqu'à dissolution du sucre ; faites refroidir et passez à travers une étamine.

Décoction ou infusion de cresson.

Cresson de fontaine.	30 grammes.

Faites infuser pendant une heure ou faites bouillir pendant vingt minutes, en *vase clos*.

On emploie rarement l'huile essentielle de cresson ; mais elle entre dans l'*eau de la Vrillière*, avec la cannelle, le girofle, le cochléaria.

Le cresson de fontaine entre dans le *sirop* et le *vin antiscorbutiques*.

A. Dechambre.

CRESSON DE PARA. Emploi. Le spilanthe étant employé en médecine sous le nom de *cresson de Para*, c'est à ce mot qu'il doit être question de ses propriétés thérapeutiques. Ces propriétés sont dues principalement, suivant M. Lassaigne, à une huile volatile âcre, tandis que, suivant d'autres, l'âcreté de la plante appartiendrait à une matière fixe, de nature résineuse, soluble dans l'alcool et l'éther. Le cresson de Para contient en outre de la gomme, de l'extractif, du sulfate de potasse et du chlorure de potassium.

On peut dire que cette plante possède les principales propriétés du cresson de fontaine, mais à un plus haut degré. Elle a une saveur poivrée, excite fortement la sécrétion salivaire, produit dans l'estomac une sensation de chaleur comme le piment, excite l'appétit et réveille les forces générales. Elle convient tout particulièrement comme sialagogue, comme stimulant et comme antiscorbutique, mais ne possède pas les propriétés spéciales que le cresson de fontaine doit à la présence du fer et de l'iode. On l'a administrée comme vermifuge.

Cependant, le cresson de Para, malgré les recommandations de Béral et de Rousseau, est peu employé en France, bien qu'on y ait proposé plusieurs formules pour sa préparation ; notamment pour un *alcoolat*, qui mêlé à beaucoup d'eau, constitue un très-bon collutoire ; une *alcoolature* (un morceau d'amadou imprégné de cette liqueur et placé dans la bouche amène une forte sécrétion salivaire) ; un *sirop* dont on prend plusieurs cuillerées par jour. Les fleurs de cresson de Para entrent dans la préparation de la liqueur odontalgique connue sous le nom de Paraguay-Roux. D.

CRÉSYLOL. Phénol crésylique, hydrate de crésyle, C^7H^8O. Le Crésylol est contenu dans la créosote du goudron de houille; on l'isole des portions distillant entre 200° et 210° par des distillations fractionnées dans un courant d'hydrogène et l'on recueille le produit qui passe à 203°. Il existe aussi avec l'acide phénique dans le goudron de bois.

La transformation du toluème en crésylol a été effectuée par M. Wurtz.

Le crésylol consiste en un liquide incolore, réfringent, d'une odeur de créosote; il bout à 203°. Il se dissout facilement dans l'ammoniaque aqueuse. L'acide azotique l'attaque vivement en donnant une substance brune incristallisable, mais on peut avec des précautions obtenir des dérivés nitrés. Il se dissout dans l'acide sulfurique en se colorant en rouge, et en produisant de *l'acide sulfo-crésylique*. A 60°, la transformation est complète au bout de 24 heures. Les *sulfo-crésylates de baryte* et *de plomb* sont solubles et constituent des masses amorphes.

Le potassium et le sodium se dissolvent dans le crésylol avec dégagement d'hydrogène. Si dans le crésylol doucement chauffé on fait passer un courant de gaz carbonique en même temps qu'on ajoute du sodium, on obtient le sel de sodium d'un nouvel acide, l'acide crésotique ($C^8H^8O^3$) homologue de l'acide salicylique. (*Voyez* ACIDE CRÉSOTIQUE).

On obtient le phosphate et le chlorure de crésyle en faisant réagir le perchlorure de phosphore sur le crésylol. T. GOBLEY

CRÈTE MARINE. Nom donné parfois à la Criste marine (*Chrithmum maritimum* L.). PL.

CRÈTE DE COQ. *Voy.* CONDYLOMES.

CRÉTIN. Le crétin est un être physiquement et intellectuellement dégénéré, trapu, osseux, le plus souvent maigre, parfois bouffi, œdématié, et toujours difforme. Sa complexion chétive, lourde et épaisse, dénote un développement général dans le sens de la largeur de la charpente. Son teint est ordinairement d'un blanc livide, comme crétacé; d'autres fois, il a l'aspect terne et brun rappelant celui des pellagreux, d'où le nom de marron qu'on lui donne dans certaines contrées. Chez les individus œdématiés, la peau est jaunâtre et tachée; elle est chez tous particulièrement rugueuse, dépourvue d'élasticité et très-peu sensible. Cet aspect s'accentue rapidement avec les années, les transitions de l'âge étant à peine marquées; le crétin paraît passer en effet presque tout d'un coup de l'enfance à la vieillesse; des rides apparaissent prématurément et donnent à l'individu l'aspect vieillot et décrépit longtemps avant l'âge.

La déchéance organique imprime à tous les crétins un sceau d'uniformité particulière, et leur physionomie sans expression est loin de présenter les différences individuelles nettement marquées qui distinguent entre eux les hommes de développement normal.

Nous allons examiner le crétin, au double point de vue anatomique et physiologique; après la description des principaux organes, nous nous occuperons de leur fonction.

A. DESCRIPTION ANATOMIQUE. I. *Tête*. La tête du crétin, volumineuse proportionnellement au corps et à la face, est de forme irrégulière et paraît s'être développé surtout dans le sens de la largeur, le diamètre transversal se rapprochant très-sensiblement du diamètre antéro-postérieur, tandis qu'à l'état normal ce dernier excède sensiblement le diamètre transversal. Un tableau comparatif dû à M. Niepce donne des évaluations intéressantes à ce sujet. Il en résulte, en premier lieu, que la circonférence de la tête, et par conséquent son volume, acquièrent chez le crétin rapidement un chiffre élevé dès l'enfance et que ce chiffre ne s'accroît pas très-sensiblement avec l'âge. Le plus jeune de ce tableau est un enfant de trois ans dont la taille est de 0^m,567; la circonférence de sa tête mesure 0^m,429. Le plus âgé du même tableau est un individu de cinquante et un ans dont la taille est de 1^m,336, tandis que la circonférence de sa tête mesure seulement 0^m,490. Le maximum de mesure de la circonférence de la tête ne présente donc entre ces deux individus que la minime différence d'environ 6 centimètres, tandis que la hauteur respective de leur corps se trouve dans des rapports de développement qui se rapprochent sensiblement de la normale. Il est en effet très-fréquent que chez le jeune crétin, la grosse tête pesante, disproportionnée, penche de côté, sur l'une ou l'autre épaule, ou bien sur le devant de la poitrine, le menton appuyé sur le sternum comme si l'individu ne pouvait la tenir en équilibre.

Le tableau de M. Niepce nous renseigne ensuite sur le genre de développement des diamètres de la tête eu égard aux rapports qu'ils affectent entre eux. Le seul enfant de quatre ans de ce tableau, dont la taille est de 0^m,562, présente une circonférence de la tête de 0^m,482, tandis que parmi les treize individus du tableau, âgés de trente-deux à cinquante et un ans, et dont la taille excède le plus souvent un mètre, il s'en trouve onze chez lesquels le diamètre transversal du crâne est inférieur à celui de l'enfant de quatre ans, et deux seulement chez lesquels il est supérieur. Ce défaut de proportion est même tellement considérable, qu'on pourrait se demander si un certain nombre d'individus âgés du tableau de Niepce n'étaient pas des idiots, ceux-ci se distinguant des crétins surtout par la petitesse de la tête. Et cependant l'excès de développement du crâne dans le sens transversal serait, selon quelques observateurs, bien plus marqué encore chez le crétin qu'il ne ressort du tableau de M. Niepce. Sur cent crétins mesurés par Trombotto, le diamètre antéro-postérieur du crâne, entre la racine du nez et la protubérance occipitale a donné des chiffres qui varient entre 28 et 32 centimètres, tandis que le diamètre transversal entre le trou auditif d'une oreille et l'autre a varié de 32 à 36 centimètres. Ces chiffres dénotent une disproportion des divers diamètres de la tête notablement plus accusée que celle du tableau du Dr Niepce, mais ces différences peuvent tenir à ce que les deux auteurs n'ont pas relevé leurs observations dans les mêmes contrées. Les crétins sont certainement différents selon leur provenance, l'individu dégénéré empruntant nécessairement certains caractères particuliers à sa race et au lieu de sa naissance, malgré l'uniformité des caractères pathognomoniques de la dégénérescence.

Nous avons dit que la tête du crétin, invariablement écrasée d'avant en arrière est large à la base, rétrécie vers le sommet; ajoutons que le front est bas et couvert, fuyant en arrière, particulièrement déprimé au-dessous des arcades sourcilières et dans la région occipitale. Les deux moitiés de la tête sont souvent asymétriques, ce qui, joint à la conformation des régions frontale et occipitale, imprime au crâne du crétin un type uniforme, paraissant se rapprocher de la figure d'un cône irrégulier dont la suture sagittale constituerait le sommet.

L'occiput est comme effacé, le plan postérieur du cône tombe verticalement en faisant presque une ligne droite avec la nuque.

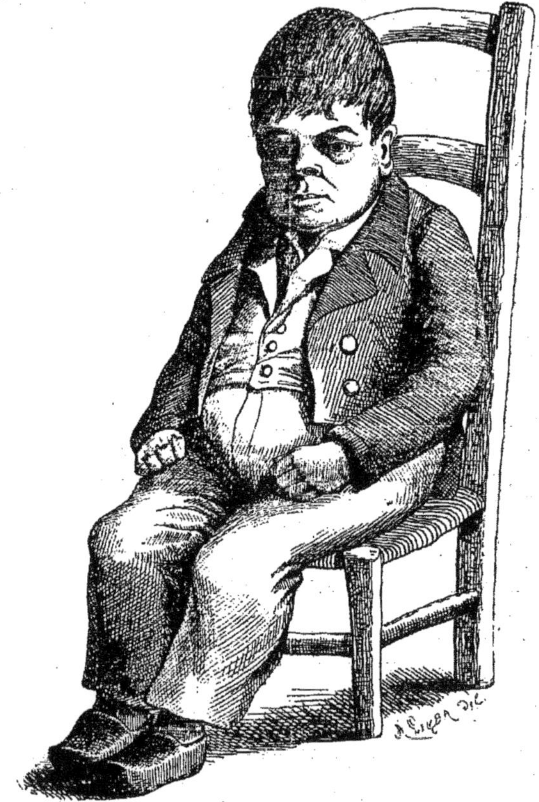

Fig. 1. — Aspect général d'un crétin-type âgé de 39 ans, non pubère, première dentition conservée (cas sporadique relevé dans la Gironde par le docteur Desmaisons).

II. *Cheveux et système pileux en général.* La plupart des crétins ont des cheveux épais, très-fournis et enchevêtrés : chez les crétines, on les trouve souvent disposées par mèches épaisses à intervalles clairsemés ; il sont courts dans les deux sexes. Leur couleur est presque toujours d'un châtain sale plus ou moins foncé suivant les pays. La calvitie ne se produit guère chez les crétins, et leurs cheveux ne blanchissent jamais. Le cuir chevelu est bosselé, recouvert de croûtes, ce qui témoigne à la fois de la malpropreté des crétins et de l'abandon dans lequel ils vivent ; beaucoup d'entre eux exhalent du reste une odeur fétide. Ils sont presque complétement imberbes, mais un léger duvet clairsemé de la face se rencontre souvent dans les deux sexes. Le corps est nu et glabre comme celui de l'enfant; il n'y a point ou très-peu de poils dans l'aisselle et au pubis; à ce point de vue par conséquent, comme à tous les autres, l'âge n'imprime que peu de traces sur l'individu dégénéré, et n'y eut-il pas la décrépitude sénile précoce dans l'aspect général, le crétin âgé se distinguerait fort peu du crétin dans l'enfance.

III. *La face* porte l'empreinte de la stupidité et de l'indolence; elle est comme le crâne, développée en largeur. Les pommettes sont saillantes, le nez épaté,

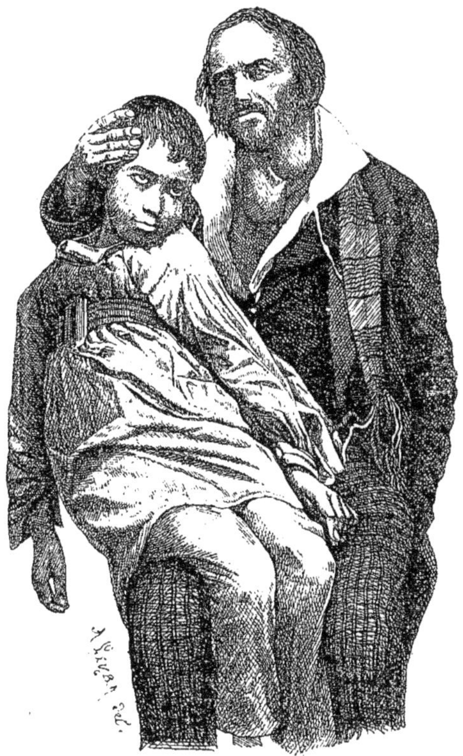

Fig. 2. — Goitreux et son fils crétin.

large à la base, les narines béantes; les cartilages du nez sont rudimentaires, où manquent même complétement. Les lèvres sont épaisses, la lèvre inférieure pendante, la langue très-volumineuse, comme gonflée et gluante, souvent sortie de la bouche qui est démesurément large, presque toujours entr'ouverte, laissant échapper une salive visqueuse. La mâchoire inférieure grosse et lourde, déborde la mâchoire supérieure et imprime à la figure un caractère bestial. Les oreilles écartées de la tête sont très-volumineuses et épaisses; les dents très-espacées, mal implantées, cariées; celles de la première dentition une fois tombées, sont rarement remplacées. Le vrai crétin mâche d'ailleurs à peine ses aliments et la dentition est toujours très-tardive.

Les yeux très-écartés et souvent déviés par du strabisme simple ou double, sont ternes et sans expression. Le globe oculaire lui-même ne présente généralement rien d'anormal (l'iris a la couleur des cheveux), mais les paupières sont presque toujours œdématiées. La blépharite est habituelle; elle atteint surtout la paupière supérieure qui est bordée d'un liseré rouge et granuleux, d'où un état larmoyant qui ajoute une expression de tristesse à la stupidité du regard. Les cils et sourcils sont clairsemés. La plupart des crétins fuient la lumière, à moins cependant que l'insensiblité rétinienne chez quelques-uns les fassent rechercher le soleil, qu'ils regardent alors constamment en face, sans en paraître incommodés. Mais, en général, le crétin ne fixe pas les objets; il regarde sans voir ou voit sans comprendre; sa physionomie toujours immobile, sauf lorsqu'elle est contracturée par une souffrance physique, dénote l'indifférence et l'apathie; la déchéance est empreinte sur son visage.

IV. *Col.* La nuque et le cou sont très-gros et très-courts; la région du cou ne présente pas la concavité qui la caractérise à l'état normal et nous avons déjà dit que la tête volumineuse penche sur l'épaule ou la poitrine. L'hypertrophie plus ou moins accusée de la glande thyroïde augmente la difformité du cou. Le crétin complet est rarement atteint de goître, ce qui a fait dire qu'il y a proportionnalité inverse entre le degré de développement du crétinisme et du degré de développement de la glande thyroïde; mais chez le crétineux, le goître existe à peu près constamment et prend parfois un volume énorme. Nous aurons à étudier plus loin (*voy.* CRÉTINISME) les rapports entre cette difformité et le crétinisme, en même temps que sa signification au point de vue de l'endémie en général. Nous verrons que le développement du goître coïncide avec la puberté qui chez le crétin complet ne se produit jamais, ce qui explique chez celui-ci la rareté de l'hypertrophie de la glande thyroïde. Ici nous nous bornerons à la description extérieur du goître.

Il affecte des volumes très-variables. Apparaissant dans la première enfance par un noyau unique, il prend rapidement des proportions considérables en envahissant peu à peu le cou tout entier. Il s'accroît quelquefois au point de pendre sur la poitrine en la recouvrant presque en entier. Le goître est unique, bilobé ou multilobé formant parfois une masse compacte et dure, et d'autres fois un appendice flottant, extrêmement mobile. Au toucher, il est tantôt mou et d'une consistance pâteuse, tantôt au contraire, élastique, dur, bosselé et comme parsemé de noyaux cartilagineux ou même osseux. C'est au moment de la puberté que le goître prend le plus de développement, et il s'accroît fort peu au-delà de cette époque; mais il paraît durcir avec l'âge. Chez les crétines, nous verrons que la gestation n'a lieu que quand la dégénérescence n'est pas complète, et alors elle influence sensiblement l'accroissement de la tumeur qui, du reste, est plus fréquente dans le sexe féminin. Il arrive aussi que le goître du crétin s'ulcère, mais des accidents plus fréquents sont causés par le volume de la tumeur. En effet, la compression qu'elle exerce sur le cou amène des troubles divers qui sont d'abord l'aphonie, quelquefois l'oppression, surtout dans les mouvements précipités. Le crétin court difficilement; ce n'est pas sans gêne respiratoire et un certain degré de cyanose qu'il parvient à gravir les montagnes, ou à porter des fardeaux.

Lorsque le goître proprement dit n'existe pas, le cou est encore gros et court, ce qui ajoute un signe aux caractères distinctifs entre le crétin et l'idiot, chez ce dernier le cou étant ordinairement gracile et allongé.

IV. *Le thorax* du crétin est déformé et asymétrique. Démesurément large et court chez certains individus, ou bien au contraire étroit et comprimé; il est souvent enfoncé d'un côté et saillant de l'autre, ce qui tient non-seulement à

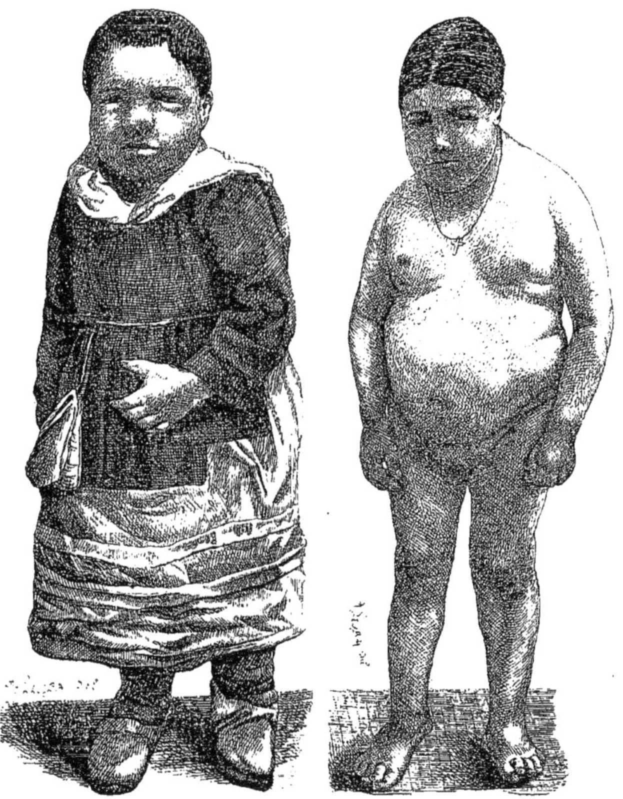

Fig. 3. — Garçon de 20 ans. Taille : 93 ; poids : 22 kil. Tête : grande circonférence, 0,55; demi-circonférence, antéro-postérieure, 0,31 ; demi-circonférence transverse, 0,31 ; diamètre antéro-postérieure, 0,18; diamètre transverse, 0,14.

Fig. 4. — Fille de 27 ans. Observation in *Bulletin de l'Académie de médecine*, 1859.

leur déformation propre, mais aussi à la vicieuse implantation des côtes. La colonne vertébrale est rarement voûtée, mais les apophyses épineuses sont saillantes; elles sont quelquefois déformées par des gibbosités, et les espaces intercostaux sont irrégulièrement défoncés, surtout latéralement, ce qui fait paraître la région sternale comme bombée en avant. Les seins de la crétine sont petits, flasques et les mamelons rudimentaires; chez la semi-crétine, les mamelles sont au contraire grosses et pendantes.

V. *Abdomen.* L'aplatissement de la région sous-sternale fait particulièrement ressortir l'abdomen, qui est très-gros et ballonné par l'ingestion journalière de grandes quantités d'aliments grossiers avalés avec gloutonnerie. Le bas-ventre est distendu et pendant; l'ombilic très-rapproché du pubis. Le bassin participe au développement vicieux; il est souvent déformé, et il est chez la crétine ordinairement aussi étroit que chez le crétin.

VI. *Les parties génitales* sont rudimentaires chez les vrais crétins; la verge, cylindrique, se termine par un gland à peine formé et les testicules subissent à leur tour un arrêt de développement. Chez les semi-crétins, ces mêmes organes sont au contraire souvent très-développés et d'un volume énorme. Les organes génitaux de la crétine sont flétris et rudimentaires, les lèvres flasques et la vulve entr'ouverte, même chez les vierges; l'hymen est normal. Nous avons dit que le pubis est dépourvu de poils dans les deux sexes.

VII. *Extrémités.* Les membres supérieurs et inférieurs du crétin sont disproportionnés eu égard au tronc; extrêmement courts ou au contraire très-long, ils sont presque toujours décharnés, parfois enflés et déformés au niveau des articulations. L'inaction du crétin a pour conséquence de faire à peine saillir les masses musculaires déjà fort peu développées par elles-mêmes, et les membres sont grêles et cylindriques. L'inaptitude de l'individu à la marche se révèle par une implantation et une direction vicieuses des membres inférieurs, très-souvent deviés par le rachitisme; les genoux, gros et épais, ploient en avant, et les talons en arrière. Les mains larges, sont garnies de doigts courts et épais (surtout le pouce); les ongles sont rudimentaires ou lorsqu'ils existent, durs et très-larges. Les pieds volumineux et plats sont tournés en dehors au point que les malléoles internes se rapprochent du sol, les doigts du pied sont déformés, chevauchant les uns sur les autres et les ongles des pieds ressemblent à ceux des mains.

En somme, la difformité de chaque organe pris isolément, le défaut de proportion des organes entre eux, pris dans leur ensemble, voilà ce qui constitue comme un type de dégénérescence uniforme nettement accusé : « Aucune trace de beauté, conclut la Commission du Piémont, à la description de laquelle nous avons fait et nous aurons encore à faire de larges emprunts, aucune harmonie de formes ne révèle chez le crétin, la main sublime du Créateur, et sa vue ferait presque naître le doute s'il appartient réellement à la race humaine. »

B. Fonctions. Toutes les fonctions d'un être aussi complétement disgracié doivent révéler la déchéance organique, mais celle-ci est d'autant plus caractéristique que la fonction est plus élevée, et c'est ainsi que le crétinisme implique avant tout la dégradation intellectuelle. Nous allons donc étudier chez les crétins d'abord :

I. *Les Facultés intellectuelles.* Nous savons déjà que le caractère le plus saillant du crétin est la dégradation intellectuelle. La sphère de l'activité morale est excessiment limitée chez tous, mais il y a cependant des degrés à établir. Tandis que le crétin le plus complet, chez lequel tous les sens sont obtus, et qui est même assez fréquemment privé de l'un d'eux (l'ouïe), manifeste à peine les instincts les plus rudimentaires de l'être vivant, le crétin moins déchu, le semi-crétin et le crétineux gardent encore certaines aptitudes d'un ordre peu élevé.

L'individu complétement dégénéré possède à peine le sentiment des besoins les plus impérieux, et se laisserait mourir de faim et de soif si on ne prenait soin de lui ; il est absolument incapable d'affection et ne témoigne même pas ce sentiment rudimentaire d'attachement que l'animal manifeste envers celui qui le soigne. Le semi-crétin, moins indifférent au point de vue moral, possède au contraire à un très-haut point l'instinct de ses besoins et le témoigne avec brutalité et sans mesure. L'éducation a peu de prise sur lui; incapable d'émotion morale, de distinction entre le bien et le mal, la beauté et la laideur, il est inconscient de ses actes, et l'âge ne fait naître chez lui aucune aptitude nouvelle. Les moins inintelligents des semi-crétins sont capables de contracter certaines habitudes automatiques, mais aucun ne sait comparer les faits et tirer un parti quelque peu raisonné d'une expérience acquise. Toute responsabilité doit donc être déniée au crétin et au semi-crétin; ce dernier peut, dans une mesure restreinte, comprendre la portée de certains actes, au moins dans leur conséquence matérielle immédiate, mais il est toujours inapte à en apprécier la portée morale.

De toutes les fonctions intellectuelles c'est la mémoire des faits qui paraît la moins abolie. Les semi-crétins gardent le souvenir des objets et des personnes qu'ils ont eus souvent sous les yeux et ils savent associer certaines notions de bien-être ou de malaise aux circonstances qui les ont fait naître, d'où il résulte qu'ils fuient tout ce qui leur a déjà causé la souffrance une précédente fois, et qu'ils vont volontiers au-devant des bons traitements, en témoignant leur joie par des gestes et des cris excessifs. Ils savent éviter les punitions et se souviennent de l'accueil qu'on leur a fait. C'est ainsi qu'ils prennent souvent l'habitude de mendier, s'adressant plutôt aux étrangers facilement émus par la nouveauté du spectacle, qu'aux habitants du pays qui les traitent avec moins d'aménité. A ce degré de semi-crétinisme les individus sont capables de comprendre des ordres et les paroles désignant des objets matériels; ils savent obéir à des injonctions simples, trouvent leur domicile et parviennent même à imiter certains actes. On peut leur confier des travaux domestiques simples, comme le balayage des maisons, la garde des animaux ; aux moins dégradés, la garde des enfants et les travaux des champs. Cependant le semi-crétin même, dès qu'il rencontre un obstacle, s'arrête et se trouve dans l'impossibilité de prendre une initiative. Il est du reste, paresseux, indolent, mais en général très-doux. Le mauvais traitement lui suggère parfois une colère aveugle, instantanée, mais assez facilement apaisée. Quelques semi-crétins profèrent des mots qui sont ordinairement des substantifs, le reste de la phrase étant exprimé par des vociférations et des grimaces. Quant au crétineux, qui est l'individu le moins dégénéré, il est susceptible d'une certaine éducation, capable d'apprendre à lire, à écrire et à compter; il sait formuler des phrases mais il ne se sert de la parole que pour exprimer des besoins matériels. Bon nombre savent distinguer les pièces de monnaie, mais il est rare qu'ils apprécient judicieusement leur valeur intrinsèque.

La crétine à tous les degrés, est, toute chose égale d'ailleurs, plus inintelligente encore que le crétin.

Dans le crétinisme incomplet la puberté amène dans les deux sexes l'éclosion de certaines aptitudes d'ordre intellectuel ; c'est ainsi que mû par le désir de satisfaire ses propensions sexuelles, l'individu sait employer certaines ruses, et nous verrons plus loin que ses appetits sous ce rapport sont parfois très-impétueux.

En général, un milieu favorable, un traitement doux et bienveillant, de bonnes conditions hygiéniques, peuvent améliorer l'état intellectuel du semi-crétin et du crétineux, mais aucune influence extérieure n'a de prises sur le crétin complet.

À quelque degré qu'ils appartiennent ils sont tous solitaires, ils ne s'aiment pas entre eux, et ne vont jamais au secours les uns des autres; ils s'évitent en général et se prennent facilement de querelle, tandis que les moins inintelligents d'entre eux témoignent un certain degré d'attachement aux individus sains de leur entourage qui les traitent avec bienveillance.

La crétine est capable d'amour maternel; il est vrai que celle qui est apte à engendrer n'appartient jamais au dernier degré, celui-ci impliquant la stérilité.

Tous les observateurs ont remarqué la tendance à la somnolence chez le crétin complet, mais c'est Maffei qui a particulièrement décrit un état de stupeur périodique et transitoire. L'individu se tient alors immobile, blotti au couché, les yeux grands ouverts, fût-il en face du soleil, le regard inanimé, insensible à tout bruit et à tout mouvement du dehors, la bouche béante, respirant à peine, et sans presque donner signe de vie. Cet état, qui ressemble à la stupeur extatique des lypémaniaques, dure plusieurs heures.

II. *Voix et langage.* Le crétin complet est frappé de mutisme, tout au plus manifeste-t-il par des grognements inarticulés la douleur ou la faim. Chez l'individu moins dégradé la voix peut prendre certaines inflexions et témoigner diverses impressions; c'est ainsi que parmi les semi-crétins qui sont encore incapables de proférer des paroles, il en est qui se servent d'interjections rudimentaires par lesquelles il est à peu près possible de reconnaître la nature des sentiments qui les a inspirées. Même le crétineux est mal équilibré, dépourvu du sentiment des mesures, apathique ou excité. Le semi-crétin, capable d'articuler des mots et des lambeaux de phrases, les émet cependant avec monotonie complète, à moins qu'il ne subisse une vive impression physique, auquel cas il s'exprime avec une véhémence excessive, suppléant à l'insuffisance du langage articulé, par des cris et des gestes passionnés. Lorsque rien ne le surexcite, il est plongé dans son indifférence stupide, ne paraissant nullement éprouver le besoin de communiquer avec son entourage; mais une cause extérieure vient-elle à agir sur lui, il rompt le silence pour proférer sans transition des paroles mal liées et violentes.

III. *Organes des sens.* Nous avons déjà signalé en parlant de la peau, le peu de sensibilité du crétin, ce qui explique son indifférence à la température ambiante et aux injures matérielles de tous genres. Il s'expose, sans paraître s'en apercevoir, aux rigueurs de l'hiver, à peine vêtu, de même qu'il subit la chaleur d'un foyer jusqu'à se faire des brûlures, ou les rayons d'un soleil ardent, sans rechercher l'ombrage. Le crétin ne transpire guère; il n'éprouve pas le besoin d'approprier à la saison ses vêtements toujours encrassés; de même il supporte la morsure des insectes dont le plus souvent il est couvert sans paraître s'en apercevoir.

Le sens du *tact* proprement dit est aussi obtus que la sensibilité générale; bon nombre ne paraissent pas pouvoir distinguer, les yeux fermés, les objets qu'ils manient journellement.

De tout les sens le plus obtus et le plus fréquemment atteint est l'*ouïe.* Environ un tiers des crétins sont sourds et muets ou entendent très-difficilement. Lors même que l'ouïe est normale, le crétin ne paraît pas saisir certaines inflexions de voix, fussent-elles assez caractéristiques pour être comprises même par les animaux domestiques. Parmi les crétineux il existe, il est vrai, des individus paraissant doués d'une certaine sensibilité de l'ouïe et qui recherchent avec avidité le son des instruments de musique.

La vue est le plus souvent normale, à moins que les yeux n'aient souffert, par quelqu'affection inflammatoire ou scrofuleuse qui est très-fréquente chez les crétins. Nous avons déjà signalé certains cas de strabisme et d'insensibilité rétinienne.

Il n'est pas aisé d'apprécier, chez des êtres aussi peu capables de communiquer leurs impressions, le degré de sensibilité du sens de l'*odorat*, qui cependant doit être obtus, si l'on peut en juger sur leur indifférence aux mauvaises odeurs et leur insensibilité aux parfums, soit des fleurs, soit des substances odorantes de tout autre nature. Les crétins séjournent très-souvent dans des lieux infects, voire même sous les fumiers des maisons, et ils se vautrent, sans en paraître incommodés, dans leurs propres ordures.

La gloutonnerie habituelle du semi-crétin pour tout aliment, si grossier et même si repoussant qu'il soit, ferait supposer qu'il est dépourvu, plus ou moins complétement, du sentiment du *goût*, s'il ne recherchait pas, d'autre part, avec avidité, des friandises de toute nature.

En thèse générale, tandis que chez le crétin du dernier degré tous les sens sont obtus (sauf la vue) chez l'individu moins dégénéré, les impressions sensorielles persistent, tout en manquant de finesse et de délicatesse.

IV. *Mouvement volontaire.* La description que nous avons déjà donnée de l'aspect général du crétin explique suffisamment sa faiblesse musculaire. Sauf quelques exemples de semi-crétins vivant au grand air et employés aux travaux des champs, le plus grand nombre sont débiles et chétifs ; aussi ne sortent-ils de leur inaction que contraints soit par des besoins impérieux, soit par des excitations venant du dehors ; ils sont ordinairement affaissés sur eux-mêmes, gardant le plus souvent les yeux entr'ouverts, la tête penchée sur la poitrine, les bras et les jambes pendants, et se tiennent dans une espèce de résolution analogue à celle d'un semi-paralytique. Leur aspect total exprime l'inertie et l'impuissance. Les crétins complets sont incapables d'effort musculaire quelconque, leur démarche est lourde, titubante, incertaine; ils se buttent au moindre obstacle, trébuchent en marchant, et se blessent souvent dans les chutes dont ils ne savent amortir la gravité par un mouvement de protection.

Il existe des crétins (notamment dans la vallée d'Aoste), à peu près complétement privés de la faculté de se mouvoir ; on les tient attachés sur un siége, et on les nourrit comme des malades atteints du dernier degré de la démence paralytique.

V. *Respiration, circulation et température du corps.* Le nombre et l'amplitude des mouvements respiratoires paraissent être sensiblement moindre chez le crétin que chez l'individu sain, toute chose égale d'ailleurs. Selon M. Savoyen, qui s'est livré à des études comparatives à ce sujet, le nombre de respirations du crétin serait moindre d'environ trois par minute, et l'amplitude de chaque inspiration serait dans la proportion 0,0327 à 0,0393. Il résulterait de cette insuffisance de respiration une diminution d'absorption d'oxygène dont le chiffre approximatif en vingt-quatre heures est évalué à 160 grammes. La température du crétin est d'une appréciation plus facile et d'après le même observateur elle serait de 35 à 36 degrés, par conséquent sensiblement au-dessous de la normale. Le nombre des pulsations paraît être moindre aussi, mais on conçoit que sous ce rapport il n'est guère aisé d'obtenir des appréciations précises, de grandes variétés individuelles existant même à l'état normal. Il est généralement admis toutefois que l'impulsion cardiaque est faible et que le nombre des pulsations ralentit chez le crétin.

VI. *Le sommeil*, lourd et calme, ne présente rien d'anormal; réveillé, le crétin paraît rester longtemps dans un état de demi-somnolence.

VII. *Fonctions digestives*. Nous avons déjà signalé à deux reprises différentes l'absence des instincts de conservation chez les crétins complets, et l'exaltation de ces instincts chez les semi-crétins; ajoutons ici que les digestions sont en général bonnes et les évacuations normales, chez les crétineux, mais le crétin complet est au contraire souvent atteint d'indigestion et notamment de dysenterie.

VIII. *Sécrétions*. Certaines sécrétions sont particulièrement abondantes; il en est ainsi des larmes et de la salive. La sécrétion des urines ne paraît présenter rien d'anormal.

IX. *Reproduction*. Nous avons déjà dit que le vrai crétin des deux sexes est frappé de stérilité; l'individu mâle est impuissant et privé de tous désirs vénériens, la vraie crétine est inféconde. Nous avons signalé aussi l'atrophie des organes génitaux chez les crétins complets et leur développement démesuré chez bon nombre de semi-crétins et de crétines. Ceux-ci en effet, loin d'être impuissants, paraissent être fréquemment stimulés par des désirs excessifs; aussi les voit-on se jeter avec brutalité sur l'objet qui a éveillé leur ardeur, n'hésitant point à la satisfaire, même en public. La semi-crétine est lascive, et complétement dépourvue de pudeur. L'onanisme qui n'est pas observé chez le crétin complet, est très-fréquent chez le semi-crétin des deux sexes.

La puberté est toujours tardive, cependant les désirs vénériens se révèlent chez l'individu mâle vers la vingtième année; les menstrues de la crétine apparaissent vers la dix-huitième année; elles sont toujours peu abondantes et irrégulières. La conception est, même chez la semi-crétine, loin d'être fréquente, et la gestation ordinairement laborieuse, ce qui fait que le fœtus n'arrive pas souvent complétement à terme. L'étroitesse du bassin est une des causes de grossesse anormale; quant aux organes génitaux internes, ils n'ont pas été suffisamment étudiés pour bien déterminer les causes nombreuses de la rareté des grossesses à terme, chez la semi-crétine.

X. *Habitudes*. Le crétineux seul mérite une mention sous ce rapport, l'individu complétement dégénéré ne participant à aucun degré à la vie sociale. Le crétin capable de se livrer à une occupation quelconque et, qui, nous l'avons déjà dit, peut être utilisé par des travaux n'exigeant qu'une très-minime somme de vigilance ou de forces mécaniques, apporte même dans ces occupations si insignifiantes, une uniformité automatique et un complet défaut de discernement. Toujours prêt à se rebuter au moindre incident imprévu, il est facilement pris de lassitude que ni les menaces ni les châtiments ni les exhortations affectueuses ne peuvent vaincre.

Nous avons dit que les semi-crétins et surtout les crétineux se livrent habituellement à la mendicité; nous ajouterons que les moins inintelligents d'entre eux sont capables de quelques tours d'adresse et de jongleries, exécutés avec une certaine aptitude à l'imitation.

Dans la plupart des contrées infestées, les crétins appartenant à des familles pauvres sont à peine vêtus, et portent les mêmes haillons par toutes les saisons; même les crétins des familles aisées témoignent dans leur mise d'un abandon et d'un délabrement extrêmes qui tient en grande partie à leur incorrigible malpropreté. On signale cependant quelques exceptions pour certaines crétineuses qui paraissent aimer les vêtements recherchés et coquets, se couvrant volontiers d'étoffes de couleurs éclatantes; mais en général la crétine, à égal degré de dégénérescence, est aussi indifférente au sujet des vêtements que le crétin, et dans les contrées assez nombreuses, où la mise pour le crétin est la même dans les deux sexes, il est assez difficile de les distinguer avant l'âge de la puberté.

XI. *Durée de la vie. Maladies générales.* La mortalité chez le crétin est très-grande à tout âge, mais surtout dans les premières années de l'enfance. Parmi les individus complétement déchus, un très-petit nombre parviennent à l'adolescence. Les conditions de vitalité sont plus favorables chez les crétins incomplets. Nous savons déjà que ceux-ci sont capables de reproduction, mais lorsqu'ils se marient entre eux, ils engendrent des êtres stériles ou même non viables, et la lignée s'éteint. Malheureusement il se produit des mariages entre goîtreux et crétineux, ou bien entre ceux-ci et des individus sains, et les unions de cette espèce produisent assez souvent des enfants viables, mais presque toujours dégénérés. On ne signale pas cependant l'existence de familles qui se soit propagée jusqu'à la cinquième génération sans mélanges de générateurs pris dans la population saine. Cette observation est d'un enseignement de la plus haute portée et nous aurons à y revenir en nous occupant de l'endémie du crétinisme (voyez ce mot).

L'observateur qui parcourt les contrées habitées par des crétins aura bientôt fait la remarque que l'immense majorité appartiennent à l'enfance, et un très-petit nombre seulement à l'âge viril; le crétin atteint rarement la cinquantaine, et on ne cite que des exemples tout à fait isolés de crétins arrivés à soixante ans ou au-delà.

Les maladies les plus fréquentes auxquelles ils succombent sont ceux de l'enfance, parmi lesquelles il faut nommer, le rachitisme, la scrofule, la dysenterie, la méningite, l'hydrocéphalie, les affections convulsives et notamment l'épilepsie. On a signalé chez le crétin des accès de maladies aiguës avec fureurs qui se rattachent probablement à l'épilepsie.

Plus tard ils sont sujets aux congestions et à l'apoplexie cérébrales, à la tuberculose sous toutes les formes, à la gastro-entérite et aux maladies du cœur.

Les hernies sont fréquemment observées chez les crétins.

Certains observateurs prétendent qu'en cas d'épidémie la population dégénérée d'une contrée est plus fréquemment atteinte que la population saine; il en serait ainsi surtout pour la fièvre typhoïde et le typhus. En admettant que cette observation soit exacte, on doit sans doute attribuer aux mauvaises conditions dans lesquelles vivent les crétins, à la misère et au délabrement qui sont leur partage habituel, une large part dans leur plus grande réceptivité morbide. Les maladies endémiques, la fièvre intermittente par exemple, sévissent aussi fréquemment sur eux.

Le grand nombre de maladies et d'infirmités compliquant si souvent le crétinisme; n'exclut nullement l'existence de crétins, de semi-crétins et de crétineux qui jouissent d'une bonne santé, mais ces exemples sont d'autant moins fréquents que la dégénérescence est plus prononcée, le nombre et les complications étant en raison directe de l'intensité de la dégénérescence.

Les crétins arrivés à la fin de l'existence ont une agonie lente, mais en apparence peu pénible; malades ou moribonds, ils ne profèrent guère de plaintes, ils sont plongés dans une profonde apathie dont rien ne peut les tirer et ils s'éteignent doucement.

On trouve dans les contrées éprouvées par l'endémie du crétinisme, plus souvent que partout ailleurs, des sujets atteints d'idiotie et d'imbécillité, qu'il importe de ne pas confondre avec les crétins, dont ils se distinguent par des caractères physiques nettement tranchées. Le lecteur connaît après ce qui vient d'être dit, l'aspect trapu, ramassé, massif, lourd et épais du crétin; les imbéciles et les idiots sont au contraire en général frêles, grands, élancés, à cou long, à tête petite, le plus souvent vifs d'allure, agités, quelquefois méchants, le plus souvent difficiles, hargneux ou bien emportés.

Tous ces traits sont bien différents de ceux que nous venons de reconnaître chez le crétin.

Il est utile aussi de signaler la fréquence dans les contrées endémiques, où toutes les formes de dégénérescence se rencontrent, de certains arrêts de développement, et de cette variété tératologique particulière que l'un d'entre nous, M. Baillarger, a décrit sous le nom d'asthénogénie. L'arrêt de développement n'est autre chose que l'enfance perpétuel, physiquement et intellectuellement, mais ne constitue nullement une dégénérescence, appellation ne convenant qu'au crétin, être qui porte les caractères physiques d'une déchéance nettement caractérisée.

Examen post mortem. Un assez grand nombre d'observateurs signalent des autopsies de crétins, mais malgré l'incontestable autorité de la plupart d'entre eux, nous ne pouvons accepter sans un véritable sentiment de défiance les faits énoncés. On a souvent confondu les crétins avec les imbéciles et les idiots, ce qui ôte singulièrement déjà à la valeur des résultats. L'examen nécroscopique du crétin nous paraît encore entièrement à refaire. La plupart des indications n'ont certainement qu'une apparence de précision, mais comme il ne nous a pas été donné personnellement d'en établir le contrôle, nous allons indiquer sommairement les résultats des autopsies faites par les auteurs (Malacarne, Autenrieth, Ackermann, Serres, Hacquet, Niepce, Iphofen, Fodéré, Wunderlich).

La conformation du crâne, la consistance, la configuration et la quantité de la masse cérébrale ont surtout attiré l'attention des observateurs.

Les parois du *crâne* sont presque toujours fort épaisses; notamment du côté de la base, le diploë manque parfois complétement; les os sont massifs et lourds et même éburnés; d'autres fois, mais plus rarement, les tablettes laissent, au contraire, entre elles un très-grand interstice rempli de diploë et de sang. L'apophyse basilaire est courte, effacée, presque horizontale (Niepce). Le trou occipital est rétréci, légèrement vertical; la gouttière basilaire est si peu marquée, que le bulbe rachidien peut à peine s'y loger. Tous les orifices du crâne sont plus étroits qu'à l'état normal et notamment les trous antérieurs et postérieurs. Les trous occipital et frontal manquent de profondeur et la cavité crânienne ne correspond pas au volume du crâne.

Les dépressions formées par les anfractuosités de la surface cérébrale, ainsi que les gouttières qui reçoivent les sinus, sont très-superficielles, effacées et parfois même à peine visibles, et cependant les sinus eux-mêmes ont été plusieurs fois trouvés gorgés de sang noir.

Virchow a constaté sur deux nouveau-nés qu'il supposait être des crétins, l'ossification prématurée de la suture sphéno-basilaire. Il résulte cependant de la plupart des autopsies que l'ossification des sutures du crâne se fait très-tardivement chez les crétins.

La grande quantité de sérosité remplissant les ventricules et les cavités de la choroïde a été très-fréquemment signalée, et il y a lieu de tenir cette constatation pour exacte.

Les enveloppes du cerveau sont fort épaisses, injectées, particulièrement la dure-mère qui est le plus souvent adhérente aux os du crâne.

Le cerveau est très-fréquemment asymétrique, un côté ayant été reconnu parfois d'un tiers moins pesant que le côté opposé. La substance cérébrale a été trouvée par les uns très-dense et par d'autres au contraire ramollie, et injectée de sang et de sérosités. On a signalé aussi une différence de consistance entre la substance blanche et la substance grise.

Le volume des masses opto-striées est rarement en relation avec celui de la totalité du cerveau ; ces organes seraient ou très-développés ou atrophiés.

Une lésion fréquemment signalée consiste dans l'atrophie des nerfs acoustiques ; les bandelettes optiques et le chiasma ont également été trouvés altérés dans plusieurs autopsies.

Chacune des diverses parties du cerveau prise isolément est le plus souvent atrophiée mais quelques-unes cependant seraient parfois hypertrophiées. Parmi les premières se trouvent cités le tuber cinereum, la tige pituitaire, le corps calleux, les corps genouillés, les cordons qui constituent la voûte à trois piliers, les pédoncules cérébraux, l'infundibulum, le pied d'hippocampe, et le corps frangé. Au nombre des seconds figurent le corps pituitaire (Niepce) les éminences mamillaires, le conarium. La cloison transparente paraît être plus épaisse qu'à l'état normal ; le septum lucidum a été plusieurs fois vu rempli de sérosités. On a constaté sur le trajet des nerfs crâniens l'existence de névrômes dont la coupe est rouge et molle. Serres décrit des renflements ou des ganglions trouvés par lui sur les divisions des cinquième, sixième et dixième paires crâniens. Authenrieth signale une grosse tubérosité située près des tubercules quadrijumeaux.

Le cervelet du crétin présente des lésions qui d'après les auteurs ne seraient ni moins nombreuses ni moins accentuées que celle du cerveau. Il est ordinairement très-petit, irrégulier, asymétrique ; ses lobes sont applatis et les scissures inter-lamellaires sont sans profondeur. Malacarne a particulièrement étudié le nombre des lamelles cérébelleuses chez le crétin. Suivant cet auteur elles seraient de presque moitié inférieures en nombre à celles de l'homme sain. Niepce a trouvé la substance blanche et grise du cervelet très-molle, la scissure médiane superficielle, le vermis inférieur très-petit, la valvule de Vieussens plus dense qu'à l'état normal, les pedoncules du cervelet très-petits. Une fois sur cinq la substance cérébelleuse paraissait dense et le lobe médian du cervelet plus développé qu'à l'état normal.

La protubérance a été trouvée molle, petite, le sillon qui limite le pont de varole du côté du cerveau, peu marqué ; il en a été de même du sillon de la protubérance. Celle-ci loge des artères de très-petit calibre.

Le bulbe rachidien a paru comme comprimé par l'horizontalité de l'apophyse basilaire ; il est étranglé dans le trou occipital, qui est presque vertical ; les corps restiformes ont été vus déliés. Niepce a remarqué que l'entrelacement d'un grand nombre de filets nerveux, si compliqué à l'état normal, existe à peine chez le crétin.

La moelle n'a pas été soigneusement examinée, elle paraît aussi être très-molle et baignée dans une sérosité plus ou moins abondante.

La surdi-mutité étant une infirmité fréquente chez les crétins, l'examen de *l'appareil auditif* a été fait assez fréquemment. On a trouvé dans ce cas des lésions des osselets. Ils étaient mal conformés, la membrane du tympan était sèche et épaisse, la caisse du tympan étroite, la trompe d'Eustache très-petite, les canaux semi-circulaires, le limaçon et le vestibule plus ou moins oblitérés, à peine indiqués. Nous avons déjà signalé les altérations du nerf acoustique.

L'autopsie n'a eu rien de particulier à révéler pour la *face;* nous mentionnerons seulement en passant la saillie considérable des apophyses zygomatiques, reconnu déjà du vivant des individus, et la carie dentaire. On constate presque toujours la chute prématurée des dents dont on ne trouve qu'un tiers ou un quart du nombre normal sur les individus entre vingt et trente ans.

Le cou des crétins et surtout des semi-crétins est souvent déformé par un goître qui affecte toutes les formes du goître non endémique dont la description anatomique fait le sujet d'un article spécial de cet ouvrage (*Voy.* GOITRE).

Le cœur est ordinairement mou et petit; partout du reste les masses musculaires sont peu abondantes et d'une flaccidité marquée; l'estomac et les intestins sont très-distendus; *les autres organes thoraciques et abdominaux* ne présentent rien de bien caractéristique, sinon qu'ils portent tous, plus ou moins le stigmate d'un organisme arrêté dans son développement, ou déchu, toutes les fonctions ayant été plus ou moins entravées pendant la vie.

La colonne vertébrale et *les membres* portent souvent le caractère du rachitisme; nous avons déjà signalé la grosseur des *articulations*.

M. Niepce a fait l'analyse *du sang* du crétin pendant la vie et arrive à la conclusion que les globules du sang sont en quantité moindre et que, d'une autre part, l'albumine et la fibrine ont sensiblement diminué dans le sang du crétin.

BAILLARGER et KRISHABER.

CRÉTINISME ET GOITRE ENDÉMIQUE. On désigne sous le nom de crétinisme[1] une forme particulière de dégénérescence organique et intellectuelle liée aux conditions extérieures de certaines contrées dans lesquelles elle constitue une maladie endémique. Nous ajouterons immédiatement que l'endémie du crétinisme n'existe pas en dehors de l'endémie du goître, et que ces deux manifestations morbides constituent, à des degrés divers, deux termes d'une même affection; le goître est le degré initial d'une dégénérescence dont le crétinisme complet constitue le dernier échelon. L'histoire du développement de ces deux

[1] Parmi le grand nombre d'appelations sous lesquelles les auteurs ont décrit cette dégénérescence, c'est celle de crétinisme qui a prévalue, mais on est loin d'être d'accord sur l'origine du mot. Les uns font dériver crétin du latin *Creta*, à cause du teint crétacé des individus, les autres, avec Fodéré, croient à une simple corruption du mot chrétien, c'est-à-dire bienheureux, cette dernière appelation servant en effet à désigner les crétins dans certaines contrées. Dans les anciens ouvrages latins ils sont le plus souvent désignés sous le nom de christiani.

Dans diverses parties du midi de la France, les populations leur donnent aussi le nom de cagots, de capots ou de caffos.

Les Allemands les appellent Kretinen ou Blödsinige; en Autriche, les désignations les plus répandues sont : Trotteln, Gacken. En Italie, on les appelle gavas, cristianei, totola, en Suisse, Trissel, etc.; en Amérique, bovos, tontos. C'est à dessein que nous passons sous silence un très-grand nombre de synonymies moins populaires.

phénomènes morbides étant identique, nous sommes amenés à les ranger ici sous le même titre, tout en nous réservant de traiter dans une autre partie de cet ouvrage, les questions afférentes à l'histoire du goître au point de vue purement anatomique et chirurgical (*Voy.* Goître).

Le goître endémique avait été signalé par les auteurs anciens, et même le crétinisme leur était connu ; mais l'étude approfondie de cette endémie sur une base réellement scientifique ne commence que vers la fin du siècle dernier, à la fois en France, en Italie, en Allemagne et en Angleterre avec Fodéré, Malacarne, Ackermann et Clayton. Depuis cette époque, un nombre considérable de monographies, d'articles de journaux, d'ouvrages complets, de revues, de rapports, d'écrits de tous genres en un mot, ont mis cette grave question au grand jour. Des sociétés savantes de plusieurs pays en ont fait l'objet de discussions sérieuses, et les gouvernements eux-mêmes ont témoigné leur sollicitude pour les populations frappées en ordonnant des enquêtes qui ont été faites sur les lieux par des commissions spéciales et compétentes. Ces commissions ont disposé de moyens d'examen les plus larges, tous les hommes les plus éclairés de chaque contrée s'étant mis volontiers à leur disposition pour fournir les renseignements propres à éclairer leur jugement. Nous aurons souvent à citer deux rapports importants provenant de commissions spéciales ; la première, dite du Piémont, a été instituée par le roi de Sardaigne en 1848, la seconde, connue sous le nom de *Commission française*, à publié son rapport, dû à la plume de l'un de nous, en 1873.

A côté de ces deux ouvrages, nous citerons comme nous ayant fourni des renseignements particulièrement précieux le livre de M. Saint-Lager publié en 1867 et les monographies plus anciennes de Fodéré, Seguin, Foville, Marchand, Savoyen et Niepce. Un grand nombre d'indications isolées nous ont été fournies par des monographies françaises et étrangères, et nous avons mis à contribution tous ceux qu'il nous a été possible de consulter directement, nous rapportant pour les autres aux auteurs consciencieux que nous avons cités plus haut. L'historique de la question a été faite avec beaucoup de soins par M. Saint-Lager à qui nous avons emprunté la plupart des renseignements qui nous ont servi pour la rédaction de la partie bibliographique de cet article. C'est encore M. Saint-Lager qui nous paraît avoir le mieux expliqué les véritables cause de l'endémie comprise déjà avant lui : cet auteur a en effet apporté un contingent de faits nouveaux très-bien observés qui ont entraîné la conviction dans presque tous les esprits. La commission française, à son tour, a ajouté des faits très-nombreux à ceux déjà connus ; grâce à des efforts venant de divers côtés et inspirés par les mêmes convictions, l'étiologie du crétinisme paraît aujourd'hui bien élucidée et c'est là un point capital si l'on considère que la prophylaxie de cet état morbide ne peut être utilement appliquée que lorsqu'on possède des notions étiologiques d'une valeur incontestable.

De toutes les races humaines du globe entier il n'en existe pas une seule qui soit complétement indemne de goître et de crétinisme. Mieux étudiée en Europe, l'affection paraît au premier abord y être plus fréquente que dans les autres contrées de la terre ; c'est cependant le contraire qu'il faudrait admettre selon quelques observateurs modernes.

Clavigero, Th. Gage ont vu des goîtreux parmi les Indiens depuis le Mexique jusqu'au delà du Pérou. « Je trouvai, dit Th. Gage dans sa relation de voyage, le prieur de Sacapula accompagné de plusieurs Indiens du pays ; ils avaient d'énormes tumeurs au cou qu'ils attribuent à l'usage de l'eau de la rivière. »

Au Brésil, suivant Aug. Saint-Hilaire et Luccock, le goître n'épargne aucune des trois races ; les Indiens, les nègres et surtout les métis présenteraient cependant plus souvent cette infirmité que les blancs.

D'après Smith, au contraire, on voit plus de goîtres, au Pérou, parmi les blancs que parmi les Indiens. Brunel assure que dans la République Argentine, les gauchos, métis d'Indiens et d'Espagnols, présentent plus de cas de goître que les blancs, les nègres et les Indiens. Burton a vu des crétins parmi les Indiens qui vivent près de la baie Sandushy, vers la partie méridionale du lac Érié ; Praslow parmi les Indiens de la Californie ; Richardson parmi ceux des montagnes Rocheuses et du fort Edmonton.

Le goître et le crétinisme sont endémiques à Bornéo, Sumatra, Java, Ceylan ; chez les peuples de race mongolique, dans le Kashgar, le Butan, l'Assam, le Tipperah, le Nepal ; en Chine, dans les montagnes du Kwang-Tong ; chez les Bumates de la contrée à l'est de Nertschinsk et au nord du lac Baïkal ; chez les Tongouses, entre la Léna et le fleuve Amour ; enfin parmi ces peuples mélangés d'éléments mongoliques et finnois, des deux versants des monts Ourals.

Le goître et le crétinisme sont endémiques chez les Marocains de l'Errif, les Berbers de quelques parties de l'Atlas et des monts Aurès, chez les Arabes des oasis ; parmi les races nègres, chez les Mandingues du Bambaur, et sur les deux versants des monts Kong. La dissémination de l'endémie goîtreuse parmi les divers rameaux de la souche aryenne depuis l'Inde en deçà du Gange jusqu'aux rivages occidentaux de l'Europe est bien connue.

Plusieurs auteurs sont d'accord sur ce point, que parmi les habitants de l'Ancien monde, ce sont les populations nègres de certaines contrées de l'Afrique qui fournissent le plus grand contingent à l'endémie.

En ce qui concerne la race rouge Humboldt avait d'abord émis l'idée qu'elle était indemne de goître et de crétinisme, mais il reconnut bientôt son erreur et signala lui-même l'existence fréquente de l'endémie dans les races indiennes de l'Amérique et notamment dans celles qui habitent les hauts plateaux de Quito. Le crétinisme a été constaté aussi chez les Indiens du Nicaragua (Bernhart). Dans la Nouvelle-Grenade, Mollien prétend que les indigènes sont plus fréquemment atteints que les habitants de race blanche. On a constaté de nombreux cas de crétinisme parmi les Indiens de la Californie et du nord de l'Amérique. Selon Aug. Saint-Hilaire et Luccock, le goître serait plus fréquent chez les métis des Indiens et des nègres que dans les races pures non mélangées.

En somme, les médecins américains et les savants en mission ont donné de tous côtés des descriptions suffisamment détaillées du goître et du crétinisme pour qu'on puisse en conclure qu'aucune race n'est à l'abri du fléau, mais il nous paraît insuffisamment prouvé que la race blanche soit plus épargnée que les autres. Il est du reste à remarquer que les auteurs et les voyageurs se sont efforcés d'innocenter le plus possible la race ou la nation à laquelle ils appartenaient ; cette tendance apparaît non-seulement dans les vastes contrées du Nouveau monde, telles que l'Amérique, où l'on se trouve en face de grandes divisions d'espèces humaines, et en Europe lorsqu'il s'agit de nationalités très-diverses, mais encore dans un milieu plus restreint où surgit la question des haines et des jalousies locales : Tel écrivain anglais a voulu voir la cause de la dégénérescence des blancs du Canada dans l'immigration des Français ; tel auteur slave a prétendu qu'en Styrie ce sont les Allemands qui ont propagé l'infirmité; un médecin suisse affirme que parmi les riverains des bords du lac des Quatre-Cantons, les descendants des Cimbres ont seuls résisté à l'endémie. Dans le Tyrol, Allemands et Italiens se sont mutuellement accusés d'être les initiateurs du mal, et c'est ainsi presque partout où les habitants sont d'origines diverses. Mais la vérité n'est pas là. Les conditions organiques de l'être vivant sont étroitement liées à son milieu ambiant dont il subit l'influence selon des lois qui ne peuvent encore être rigoureusement définies, mais dont les élements commencent à nous être connus. C'est dans cette direction qu'il faut porter nos investigations, et tous nos efforts doivent tendre, lorsqu'il s'agit de l'étude d'une dégénérescence endémique, à déterminer le plus étroitement possible les relations entre les conditions physiques du monde extérieur et les modifications organiques de l'être qui les subit.

Dans les contrées où règne l'endémie du crétinisme les animaux et quelquefois les plantes même dégénèrent, et par conséquent subissent, en tant qu'être organisés, les influences nuisibles de leur milieu.

Nous possédons sur le goître des animaux un grand nombre de documents Aristote, Columelle, Pline, Galien, Aetius, avaient remarqué que les cochons sont sujets à l'engorgement des glandes du cou. Galien s'exprime ainsi : « Græci strumas appellant (φοιφαδες) a porcis (χοιφος) in quoram gutture adenosi quidam tumores reperiuntur. » D'après Paul d'Egine le mot χοιφος vient en effet de ce que les strumes sont familières aux porcs.

Le goître des chiens et des porcs a été observé dans différentes contrées. Keyssler l'a vu dans le pays d'Aoste, Coxe dans le Valais, Fodéré en Maurienne, Raymond et Rey dans le Lyonnais, Tallard dans la Meurthe, Delafond dans les environs de Paris, Verdeil dans le canton de Vaud ; Carro, Prévost et Vicat l'ont observé dans le canton de Genève, Mac-Clelland a vu des chiens et des chats goîtreux sur les rives du Gange et de ses affluents.

Dans l'espèce bovine le goître a été signalé par Vieillard, Moretin, Prévost et Guerdan. Les médecins autrichiens, piémontais et russes, en ont également publié de nombreuses observations.

Gustave Radde a observé des antilopes goîtreuses en Sibérie, près des frontières de la Chine, vers le Dalaï-Nor, sur les rives affluents du fleuve Amour. Cet auteur a cru même pouvoir décrire une espèce nouvelle sous le nom d'*antilope gutturosa*.

Campbell a vu près de Behar et de Tirvat, 23 chèvres et agneaux affectés de goîtres, Bramley rapporte qu'on observa, en 1824, cette tumeur sur les chameaux, à Purneah.

M. Saint-Lager, à qui nous empruntons ces détails historiques, ajoute que les médecins russes ont vu des chevaux goîtreux dans la contrée dont il vient d'être question et dans le gouvernement d'Olonetz. Les médecins ont également constaté le goître chez les chevaux dans le Guatémala et dans l'Amérique centrale. D'autres, aux États-Unis, au Brésil, dans la République argentine; Duchesne en Carinthie, Keyssler dans le pays d'Aoste, Tallard et Rougieux dans le département de la Meurthe, Mayor et Vicat dans le canton de Genève. Vicat a rencontré dans l'espace de six ans, 25 chevaux goîtreux.

L'un de nous (M. Baillarger) a vu dans plusieurs localités de la Maurienne, à Aiguebelle, Saint-Jean, Saint-Michel, Modane, des mulets goîtreux ; dans une écurie de Modane, sur 20 mulets, 19 étaient goîtreux. Peronnet et Lecoq ont trouvé en Savoie, sur 60 mulets, 28 goîtreux; sur 45 chevaux, 15 goîtreux; Pellat, à l'usine d'Allevart a trouvé 47 mulets goîtreux sur 55.

En ce qui concerne le crétinisme, on a fait peu d'observations sur les animaux. Raymond a vu des chiens goîtreux dans un état de stupidité comparable à l'idiotisme. La même dégradation a été observée sur des chiens et des chevaux.

M. Saint-Lager a interrogé quelques individus ayant vu ou possédé des animaux goîtreux en Savoie, en Suisse et en Piémont, et il a constaté que ces animaux prennent le poil rude et terne, la voix rauque, l'ouïe oblitérée; ils deviennent indolents, et quelques-uns arrivent à un état de torpeur qu'on ne peut s'empêcher de comparer au crétinisme. C'est un sujet peu connu et digne de fixer l'attention des vétérinaires.

Tout dernièrement nous avons fait (M. Krishaber) l'autopsie d'un chien atteint d'un énorme goître endémique multilobé. Comme on le voit les observations d'animaux goîtreux ne sont pas rares et on en trouvera un certain nombre dans les recueils de médecine vétérinaire.

En vérité, la beauté de formes, la puissance et l'activité vitales sont considérablement amoindries sur tout ce qui vit dans les contrées endémiques; tous les produits de la nature portent pour ainsi dire le signe de la déchéance. Il n'est pas jusqu'aux œufs des oiseaux de basse-cour, jusqu'aux fruits et aux céréales qui ne soient dégénérés. Rappelons seulement afin de borner notre étude à l'espèce humaine, que tous les voyageurs ont pu remarquer que dans les contrées où existent de nombreux cas de goître, le type s'amoindrit. La taille devient plus petite, le corps est trapu, épais, la tête volumineuse, les pommettes saillantes, les yeux éloignés l'un de l'autre, et tout l'extérieur des habitants rappelle à un degré quelconque la description que nous avons donnée du type du crétin (*voy.* ce mot).

Cette dégénérescence signalée par plusieurs auteurs, est décrite de la manière suivante par le rapporteur de la Commission du Piémont :

« Les habitants des lieux où les causes d'insalubrité sont en plus grand nombre et où elles sévissent avec plus d'intensité, ont presque tous un aspect cachectique ; les écrouelles et le rachitisme y sont assez fréquents. La plupart ont l'ossature énorme, une tête volumineuse, les articulations des extrémités inférieures d'une grosseur extraordinaire, ce qui peut dépendre de leur exercice continuel à la montée et à la descente. Ils ne parviennent point à une taille élevée. Un bon nombre d'entre eux ont le goître, et ceux qui en sont exempts ont le cou gros et empâté. Leur figure présente quelque chose de grossier et d'aplati; ils ont les zygomes saillants et les yeux écartés, de telle sorte que leur physionomie présente plus ou moins un aspect stupide. »

Ferrus, après avoir cité un passage de la Commission du Piémont ajoute : « Qui, dans ce tableau peut méconnaître une idiosyncrasie bien tranchée? Qui n'y reconnaîtrait au contraire les éléments primitifs de la maladie, répandus dans la population tout entière? La commission se prononce pourtant avec une certaine timidité, ou plutôt elle ne fait pas sentir suffisamment à quel point les racines profondes et les traits essentiels du crétinisme ressortent du tableau qu'elle a tracé. Qu'est-ce donc, pour une population, que l'aplatissement de la figure, la saillie des pommettes, l'étrange écartement des yeux, et l'aspect plus ou moins stupide des physionomies? » Plus loin, Ferrus ajoute : « Le crétinisme n'est pas, on le voit, un fait accidentel, isolé, sans corrélation avec les dispositions générales des populations. Les causes déterminantes peuvent avoir, sans doute, une certaine influence sur les cas qui se manifestent ; mais la source du mal est plus profonde, plus enracinée. Il n'y a point seulement là des crétins à traiter, mais une population entière, d'une manière soutenue et par tous les modificateurs généraux. Ce fait constitutionnel de crétinisme, éparpillant en quelque sorte ses traits affaiblis et diffus sur l'ensemble des habitants, là où l'endémie est active, et où ses racines sont profondes, est digne de toute attention. »

M. le docteur Marchant, en même temps qu'il étudiait avec soin le goître et le crétinisme dans les Pyrénées, n'a pas manqué de porter son attention sur les caractères que présentaient les populations. Il les a divisées sous ce rapport, en deux catégories.

Il classe dans la première les habitants des hautes vallées qui se distinguent, dit-il, moins par leur stature élevée, que par les proportions parfaites qu'ils présentent dans le corps et les membres. Dans la deuxième catégorie, il place les habitants des vallées inférieures où règnent le goître et le crétinisme.

Il s'en faut de beaucoup, dit M. Marchant, que les Pyrénéens de la seconde catégorie présentent les avantages physiques que nous avons vus caractériser les habitants des vallées supérieures. Tout, au contraire, chez eux, annonce une race d'hommes dégénérée. Leur taille est généralement au-dessous de la moyenne; et les membres disproportionnés donnent à leur personne une apparence commune et malpropre. Les jambes de ces montagnards sont courtes et grosses, tandis que leurs extrémités thoraciques semblent avoir une longueur démesurée ; leurs pieds sont plats, larges et très-gros, ils sont fortement débordés en arrière par le calcanéum qui, à en juger par la largeur du talon, serait en même temps plus étendu transversalement chez ces individus que chez ceux de la première catégorie. Leurs mains sont courtes et terminées par des doigts très-gros et peu mobiles dont les extrémités unguéales très-larges semblent presque toutes finir au même niveau ; quelquefois un, deux, ou plusieurs des doigts sont proportionnellement plus courts que les autres. « Quant au visage de ces Pyrénéens, il est large, court, très-plat et surtout remarquable par la saillie des os malaires et la longueur des arcades zygomatiques; leur bouche, entourée de lèvres épaisses et pendantes, est désagréablement ouverte entre un nez épaté et un menton court et arrondi, fuyant en bas et en arrière, et qui est ombragé par une barbe rare quoique grosse, et d'une couleur le plus souvent rousse. Leur crâne, moins volumineux que celui que nous avons observé chez les montagnards de la première catégorie, manque toujours de symétrie et présente des dégradations saillantes ; ainsi le front est bas, déprimé sur les côtes, la voûte crânienne, sans hauteur, paraît exclusivement constituée par sa base. Une chevelure épaisse recouvre le couronnement de ces individus difformes ; et ce n'est qu'après avoir pris l'habitude de palper toutes les têtes que nous nous sommes bien rendu compte de leur irrégularité. »

C'est dans cette partie de la population, dont le tempérament est généralement lymphatique, que les goîtreux et les crétins se trouvent presque exclusivement; on peut même ajouter que les individus qui sont épargnés de la première de ces affections ont tous, en général, le cou très-gros et très-court. C'est encore parmi les Pyrénéens de cette catégorie, que l'on observe le grand nombre de sourds-muets et de scrofuleux, que nous retrouverons plus tard dans les villages et les familles de crétins.

On peut alors observer, chez un grand nombre d'individus, des signes isolés de crétinisme. Ces signes, bien que très-divers, sont faciles à saisir ; chez l'un, ce sont les traits du visage qui rappellent ceux des crétins ; chez l'autre, la petitesse de la taille ; chez un troisième, la conformation du corps, puis l'imperfection des sens ou de la parole, etc.

On constate, en outre, dans les familles, des faits de deux ordres très-différents : dans les unes, il y a tendance à la dégénérescence dont les traits s'accentuent de plus en plus ; dans les autres, au contraire, une tendance au retour vers l'état normal.

Ces différents effets se produisent suivant les alliances et les conditions d'aisance ou de misère, etc. On rencontre souvent des individus dont le corps est svelte et bien conformé, mais qui conservent encore des caractères de crétinisme dans les traits du visage et dans la conformation de la tête. Ces derniers caractères semblent, en général, ceux qui se transmettent le plus longtemps dans les familles.

Aux signes physiques de la dégénérescence se trouve le plus souvent réuni l'abaissement du niveau intellectuel, et il est inutile de s'arrêter longuement sur cette question qui a été traitée par les auteurs et par nous-même à l'article *Crétin*.

Rapports entre le goître et le crétinisme. La coexistence du goître et du crétinisme a dû de tout temps frapper les observateurs, et, en effet, dans tous les écrits sur ce sujet, on la trouve signalée. Mais c'est à Fodéré que revient l'honneur d'avoir le premier compris la loi qui lie l'une à l'autre ces deux manifestations morbides et d'avoir établi cette loi que le goître est le premier degré d'une dégénérescence dont le crétinisme est la dernière expression (Fodéré, *Traité du goître et du crétinisme*, germinal an 8). Et cependant près d'un demi siècle plus tard, la Commission du Piémont arrive à des conclusions presque diamétralement opposées à celles de Fodéré. Cette Commission admet bien qu'un bon tiers des crétins sont atteints de goître, que des enfants, dont le développement révèle le stigmate du crétinisme, sont atteints fréquemment d'un rudiment de goître dès leur premier âge ; mais elle ajoute que beaucoup de crétins sont dépourvus de goître, que le volume de celui-ci n'est pas en relation directe avec le degré du crétinisme et que, d'autre part, on rencontre des individus goîtreux non crétins. Ces propositions sont parfaitement exactes, mais nous ne pouvons en dire autant de la conclusion qu'en tire la Commission, lorsqu'elle prétend que le goître ne constitue pas un symptôme essentiel de crétinisme et que la coïncidence de ces deux phénomènes morbides est purement accidentelle. A cette opinion se sont rangés cependant bon nombre d'auteurs parmi lesquels nous citerons en France : Férrus, Kœberlé, Morétin et quelques autres.

Nous allons examiner les arguments qui ont été mis en avant par les partisans de cette opinion, et plus particulièrement par la Commission du Piémont.

Après avoir rappelé l'opinion qui tend à rattacher le goître au crétinisme par les liens étiologiques et pathologiques les plus étroits, le rapporteur de cette Commission s'exprime ainsi : « Si l'on considère qu'il se trouve des crétins entièrement privés de goître; que le degré du crétinisme n'est pas toujours en raison directe du volume de la tumeur; qu'enfin on rencontre des individus portant un goître volumineux sans présenter le moindre indice de crétinisme, il est permis de conclure que le goître ne constitue pas un symptôme essentiel, mais qu'il forme une concomitance purement accidentelle de cette triste dégénération. » Et plus loin il ajoute : « Le goître endémique dans les pays de montagnes existe par lui-même ; il a des causes qui lui sont propres, il se développe et progresse sans être ni la cause ni l'effet du crétinisme. Il y a des régions dans lesquelles les habitants en sont presque tous affectés sans qu'il se trouve parmi eux des traces de crétinisme, et cette circonstance se rencontre surtout à l'entrée des vallées. »

Ces deux passages tendent à établir entre le goître et le crétinisme une séparation complète, et l'auteur, comme on le voit, ne regarde la réunion fréquente des deux maladies que comme une simple coïncidence.

Ferrus semble avoir admis jusqu'à un certain point une communauté d'origine entre le goître et le crétinisme; néanmoins il doit être rangé parmi les adversaires de la doctrine de Fodéré. Après avoir rappelé que le goître se trouve souvent chez des sujets d'une santé parfaite et d'un esprit développé, il ajoute : « Quelle que soit la distance que cette condition vraiment majeure mette entre le goître et le crétinisme, il est convenable de se demander, si toutes les fois que la première affection existe, il y a, sinon commencement de crétinisme, du moins tendance à cette affection. En répondant nettement par l'affirmative, je ne démens rien de ce que j'ai avancé sur la diversité des deux états. Voici pourquoi : Suivant la définition que j'ai proposée, le crétinisme consisterait dans une hydrocéphalie diffuse ou dans un œdème cérébral. Tant que cette maladie ne s'est pas nettement dessinée, les individus atteints de goître restent dans les conditions des habitants de la contrée déjà placée sous la dépendance de la constitution générale qui prédispose au crétinisme et peut y conduire. Le crétinisme ne commence réellement que là où le cerveau est modifié dans sa contexture ou tout au moins comprimé par la sérosité. C'est à ces modifications organiques, qu'il faut également rapporter, comme effets consécutifs, certains arrêts de développement, les altérations osseuses elles-mêmes, l'obtusion des sens, en un mot, tous les grands phénomènes de la maladie. Les goîtreux, dans les localités endémiquement crétineuses, sont disposés, pour ainsi dire, au crétinisme, comme les tempéraments sanguins le sont aux phlegmasies et les constitutions appauvries aux scrofules. »

Cette dernière phrase ne semble laisser aucun doute sur l'opinion de Ferrus. Il y a bien loin, en effet, de la doctrine qui tendrait à faire admettre que les goîtreux sont disposés au crétinisme, comme les tempéraments sanguins le sont aux phlegmasies, à celle qui tend à établir ce fait capital, que le goître et le crétinisme sont deux manifestations d'une seule et même cause spécifique.

M. Kœberlé s'est prononcé sur cette question d'une façon plus précise que Ferrus, et il sépare complétement, ainsi que la Commission du Piémont, le goître du crétinisme. « On a dès longtemps remarqué, dit-il, que le goître était très-commun dans les pays où le crétinisme est endémique, et que de nombreux crétins étaient affectés d'un goitre plus ou moins volumineux. Partout on a rattaché le goître au crétinisme, et on a considéré les états morbides comme étant plus ou moins inséparables et comme dérivant des mêmes causes. » Or, pour prouver qu'il n'en est pas ainsi, l'auteur cite les statistiques de la Commission sarde et de M. Billet. La première constate que pour 21 841 goîtreux il n'y avait que 7084 crétins dont 3913 seulement étaient signalés comme affectés de goître. D'après la seconde, dans le diocèse de Maurienne, on aurait trouvé 4010 goîtreux n'offrant aucune trace de crétinisme, et 1577 crétins dont 296 n'étaient point goîtreux, d'où l'on pouvait conclure que le goître existe très-souvent sans le crétinisme et très-souvent aussi le crétinisme sans goître. « Si l'on rencontre en général des goîtreux dans les localités où le crétinisme est endémique, ajoute M. Kœberlé, l'affection goîtreuse, d'autre part, est très-répandue dans un grand nombre de localités où le crétinisme est inconnu et où elle atteint les individus les mieux conformés du reste, et les plus intelligents, sans que, depuis une longue série de générations, les goîtreux aient engendré des crétins. » « Enfin, ajoute-t-il encore, les simples idiots et les imbéciles sont parfois communs dans des localités où l'on n'observe ni crétins, ni goîtreux. Dans les pays où règne le goître, les imbéciles et les simples idiots peuvent en être atteints sans que leur conformation corporelle présente alors les caractères du crétinisme. Par conséquent, le goître n'existant que chez la moitié des crétins et se trouvant très-répandu chez les individus intelligents et chez les idiots qui ne présentent pas les caractères du crétinisme, il en résulte que le goître ne peut être considéré comme un attribut de cette dégénérescence, et que l'idiotisme compliqué de goître n'est pas nécessairement crétinique; l'idiotisme simple, le crétinisme, l'affection goîtreuse, sont des états morbides distincts, indépendants, mais qui peuvent se trouver associés. »

Morétin émet la même opinion peut-être même plus énergiquement; cet auteur assure qu'on voit dans certains villages le goître se perpétuer depuis les temps les plus reculés, sans avoir la moindre tendance à dégénérer en crétinisme. Plus loin, il va même jusqu'à prétendre que les observateurs modernes, parmi ceux qui n'ont pas fait seulement de la science dans le cabinet, mais qui ont exploré les contrées à goître et à crétinisme, sont unanimes pour séparer ces deux affections.

Parchappe s'est moins nettement prononcé que les auteurs qui viennent d'être cités. Néanmoins les passages qui suivent prouveront qu'il était bien près de partager l'opinion de la Commission du Piémont : « Sans contester, dit-il en aucune sorte la réalité et l'importance des affinités qui existent entre le goître et le crétinisme, j'ai exprimé l'opinion que ces deux maladies diffèrent essentiellement par leur nature pathologique, et que pour parvenir à perfectionner la science, en ce qui concerne ces deux affections, il est indispensable de soumettre chacune d'elles à une étude distincte non-seulement au point de vue pathologique, ce qui a été déjà fait, mais encore et surtout au point de vue étiologique, ce qui est à faire. » Un peu plus loin, l'auteur s'exprime de la façon suivante. « Des considérations pathologiques, dont la valeur ne saurait être niée, ne permettent pas de confondre, en une même maladie, le goître qui se produit habituellement après la naissance à la manière d'une maladie et le crétinisme, qui se présente essentiellement sous la forme d'une infirmité congéniale; entre ces deux affections, on a pu admettre pour elles une sorte de communauté étiologique, il n'en est pas moins vrai que les questions à résoudre pour chacune d'elles présentent de très-réelles différences, sous le triple point de vue statistique, étiologique et prophylactique à embrasser dans une enquête. »

Pour appuyer son opinion, Parchappe a surtout insisté sur ce fait « qu'il y a des contrées où le goître existe sous la forme endémique dans des proportions considérables et où le crétinisme est inconnu ou ne se manifeste que rarement et très-secondairement, tandis qu'il y a d'autres contrées, au contraire, où le crétinisme se présente, au milieu de populations plus ou moins atteintes par le goître, comme un mal dominant par sa gravité et même par sa fréquence. »

Pour démontrer ce fait, Parchappe a réuni dans des tableaux, d'une part, les localités où le goître régnerait à l'état endémique sans qu'on y observât le crétinisme, et, d'autre part, celles où cette dernière maladie existerait sans qu'il y eut de goîtreux.

Ces citations suffisent pour démontrer l'existence de la doctrine qui tend à faire du goître et du crétinisme deux affections tout à fait distinctes, en même temps qu'elles font connaître les principaux arguments sur lesquels on s'appuie pour la soutenir. Ainsi le goître et le crétinisme seraient deux affections essentiellement distinctes par leur nature pathologique, et entre lesquelles il existe tout au plus une sorte de communauté étiologique.

L'opinion opposée ne manque pas non plus de partisans, et il faut mentionner au premier rang Fodéré, déjà cité souvent, Tourdes, Morel, Chabrand et Fabre.

D'après Fodéré, le crétinisme ne se trouve que là où il y a du goître ; il marche de pair avec cette maladie : « Je présume, dit-il, qu'il n'en est que l'effet immédiat, ayant pour cause éloignée la même que le goître. » Ailleurs encore il ajoute que « la propagation du crétinisme suppose toujours des parents goîtreux. » Enfin le même auteur assure que les parents, qui ont un goître un peu considérable, ont toujours le malheur d'avoir des enfants atteints, à un degré quelconque, de crétinisme. D'après cet auteur le lien qui unit les deux maladies serait donc, comme on le voit, des plus étroits.

M. le professeur Tourdes, adopte l'opinion de Fodéré ; il pense que le goître et le crétinisme sont dus à l'influence des mêmes causes, ce qui lui paraît surtout démontré par l'influence de l'hérédité « Cette hérédité, dit-il, est une des preuves les plus évidentes de la communauté d'origine et de nature que présentent ces deux affections. »

Morel admet à son tour que le goître et le crétinisme sont unis par les liens étiologiques et pathologiques les plus étroits : « Tous les pays qui renferment des crétins, possèdent, dit-il, des goîtreux, et on ne pourrait alléguer aucun exemple à l'encontre de ce fait. L'observation attentive des faits prouve que le goître est la première étape du crétinisme. Dans les contrées où le goître est endémique on peut déjà distinguer sur la figure des individus les premiers linéaments du crétinisme : lèvres plus grosses, nez largement épaté, arcades zygomatiques plus saillantes, marche alourdie, torpeur plus grande de l'intelligence. Il y a dans ces milieux, prédominance du tempérament lymphatique ; il n'est pas rare d'y rencontrer des individus affligés de hernies, de surdité, etc., etc. » Plus loin Morel ajoute : « Cette manière de considérer l'évolution du crétinisme n'est pas une simple notion spéculative ; si le crétinisme est l'évolution à travers les générations d'un élément morbide dont les ascendants portaient le germe en eux et qui avait altéré leur constitution, il est de toute évidence que ce n'est pas contre le crétinisme qu'il faudra diriger les moyens de traitement, mais contre le mal dont le crétinisme est le terme ultime. « Or ce mal, dit l'auteur, est le goître ; non pas que les termes goître et crétinisme soient synonymes, car on peut être goîtreux sans être crétin, mais il y a entre ces deux états un lien de parenté qui nous fixe irrévocablement sur la direction à imprimer aux recherches étiologiques et aux applications thérapeutiques. »

Comme on le voit, Morel ne défend pas seulement ici, la doctrine de Fodéré, il en fait entrevoir les conséquences au point de vue de la prophylaxie.

Si on admet, en effet, que le crétinisme n'est que le degré le plus grave d'une endémie dont le goître marque le début, c'est évidemment contre cette première manifestation qu'il faut s'empresser de réagir.

D'après M. Chabrant, dans les Hautes-Alpes, au moins, on pourrait invoquer l'opinion populaire en faveur des rapports du goître et du crétinisme. « La relation qui unit entre elles ces deux affections est, dit-il, si évidente qu'elle n'échappe pas même aux habitants de nos montagnes. Demandez-leur, par exemple, comment il se fait que, dans telle ou telle famille on trouve des enfants entachés de crétinisme, tandis que le père et la mère paraissent bien constitués et sains. Ils ne manqueront pas de vous répondre que parmi les ascendants qu'ils ont connus, il y avait des goîtreux. »

Au nombre des auteurs français qui ont professé les mêmes opinions sur ce point, on peut encore citer de Rambuteau, Esquirol, Boussingault, Bouchardat, Fabre de Meronne et Savoyen.

Il résulte, comme on le voit, de tout ce qui précède, qu'il existe bien réellement deux opinions très-différentes sur les rapports du goître et du crétinisme, et que chacune d'elles a été et est encore soutenue par des auteurs dont l'autorité ne saurait être méconnue.

Il est aisé de comprendre combien il est important d'élucider cette question à laquelle se rattache si intimement l'étiologie, la prophylaxie et même le traitement de l'endémie qui nous occupe. Il est en effet certain qu'il ne peut exister aucun moyen d'action sur la dégénérescence arrivée au dernier degré; le crétinisme complet échappe nécessairement à tout traitement curatif; mais il n'en est nullement ainsi de la première manifestation de l'endémie du goître, et il est de la plus haute importance de démontrer par des faits irréfragables si, comme le veut la Commission du Piémont, il n'existe aucune relation entre ces deux états morbides, ou bien si c'est la théorie inverse qu'il convient d'adopter avec la plupart des auteurs modernes. La question est donc de savoir si en rencontrant dans une contrée le goître, on agit indirectement sur le crétinisme en enrayant sa marche et sa fréquence, et si l'on peut espérer, en faisant disparaître plus ou moins complétement le goître dans une contrée, diminuer considérablement ou même supprimer totalement la dégénérescence crétinique. C'est cette dernière opinion qui est la nôtre; elle a été formulée et amplement motivée par l'un de nous, dans le rapport de la Commission française que nous avons déjà cité et sur lequel nous aurons fréquemment à revenir.

Ce long exposé des diverses théories qui ont été émises par nos prédécesseurs, pour ou contre la théorie unitaire, nous permet maintenant de rechercher les causes d'erreur qui ont pu se glisser dans les travaux des auteurs et surtout dans les recherches de la Commission du Piémont.

Nous dirons d'abord que cette Commission n'avait été instituée que pour l'étude du crétinisme ; elle a en effet donné une description du crétin qui peut-être considéré comme classique et la plus complète que nous ayons rencontrée dans les auteurs ; mais cette Commission ne s'était occupée du goître que d'une façon incidente ; elle a fait bon marché des faits qui lui ont été communiqués au sujet du goître et dont l'étude attentive l'aurait certainement conduite à des considérations diamétralement opposées à celles qu'elle a formulées. Voici de quelle façon cette Commission a procédé : Elle rédigea d'abord deux circulaires; l'une, relative au crétinisme et formant une espèce de questionnaire, fut adressée aux curés de toutes les localités qui furent invités à se munir des renseignements que pourraient leur fournir les syndics ; un autre relevé fut envoyé aux médecins des diverses provinces dont on attendait, avec plus de raison, des éclaicissements plus précis et plus étendus. Cette organisation eut pour résultat que les médecins envoyèrent des mémoires plus ou moins développés, tandis que les ecclésiastiques, auquel pareil travail ne pouvait être demandé, se bornèrent à remplir les colonnes des tableaux qui leur avaient été soumis. Or il se trouve qu'il y a dans ces contrées, comme dans beaucoup d'autres, une disproportion considérable entre le nombre des médecins et celui des curés, chaque localité ayant un desservant tandis qu'il est bien loin d'en être de même pour les médecins. C'est ainsi que de la province d'Aoste, la Commission reçut 84 tableaux rédigés par les curés, tandis que les médecins n'avaient envoyé que onze mémoires ; les proportions étaient sensiblement les mêmes dans les autres provinces. Or il n'est nullement nécessaire d'être versé en médecine pour constater ce que tout le monde peut voir, un goître saillant, il n'en est pas de même lorsqu'il s'agit de constater une tuméfaction très-peu prononcée de la glande thyroïde, telle qu'elle existe le plus souvent sur le vrai crétin. Ne doit-on pas admettre que les ecclésiastiques aient souvent négligé de remplir la colonne affectée à la désignation du goître, par cette indifférence que l'on rencontre chez les habitants, mêmes éclairés, d'une contrée où l'infirmité du goître est particulièrement répandue. L'enquête de la Commission française contient sur ce point des révélations irréfutables et de la plus haute importance. Pour onze communes dans lesquelles, d'après la Commission du Piémont, il y aurait eu sur 4937 habitants, 151 crétins, il ne se serait pas trouvé un seul cas de goître; or la Commission française a constaté, vingt ans plus tard, que ces mêmes communes comptaient un nombre beaucoup plus considérable de goîtreux que de crétins. Voici le tableau comparatif entre l'enquête de la Commission du Piémont et celle de la Commission française.

DÉPARTEMENT DE LA SAVOIE

NOMS DES COMMUNES.	ENQUÊTE SARDE. CRÉTINS			POPULATION.	ENQUÊTE FRANÇAISE (1864).	
	avec goître.	sans goître.	Total.		Goîtreux.	Crétins et idiots.
1. Détrie	1	6	7	291	5	4
2. Montmelian	0	5	5	1323	0	2
3. Le Bourget	0	8	8	1001	28	3
4. Mont-Rond	14	0	14	512	0	0
5. Hauteville	8	3	11	456	9	10
6. Hautecour	0	6	6	561	12	5
7. Notre-Dame-du-Pré	0	3	3	667	10	9
8. La côte d'Aime	0	26	26	894	88	18
9. Montgirod	5	6	11	792	80	22
10. Pralognan	50	5	55	1045	24	8
11. Saint-Bon	2	3	5	989	1	6
	80	71	151	9437	257	87

La Commission française a ajouté le nombre d'idiots aux crétins, ce qui a porté le chiffre total à 87 ; or le goître est beaucoup moins fréquent chez les idiots que chez les crétins, ce qui donne une valeur d'autant plus grande au chiffre élevé de goîtreux rencontrés dans ces onze communes.

Si une erreur matérielle n'avait été introduite dans la science par l'organisation défectueuse de la Commission du Piémont, il ne se serait probablement jamais trouvé un auteur sérieux qui eût émis une opinion diamétralement en opposition avec les faits. Il nous paraît par conséquent inutile d'insister davantage sur la réfutation de la doctrine que nous relatons ici, et qui avait été soutenue par Parchappe. Les arguments de cet auteur avaient été empruntés au relevé de la Commission du Piémont, et s'appuyaient surtout sur la prétendue non-existence de goîtreux dans les onze communes du tableau ci-dessus qui comptait 151 individus atteints de crétinisme. Parchappe avait en effet présenté à la Commission française un tableau puisé dans les travaux de la Commission sarde, et dans lequel il avait réuni un assez grand nombre de communes exemptes du goître et où régnait le crétinisme. Ces communes sont au nombre de 42.

Ce qui frappe tout d'abord dans le tableau de Parchappe, c'est que dans les 42 communes indiquées, il y en a 17 qui ne renferment que 1 ou 2 crétins seulement, et 10 qui en ont moins de 5. Il semble qu'il n'y ait pas lieu de tenir compte de ces 27 communes situées dans les contrées où le goître et le crétinisme sont endémiques. On comprend, en effet, que ces cas isolés de crétinisme peuvent être ici expliqués soit par le déplacement de quelques familles, soit par l'influence de l'hérédité, et plus encore par la confusion qui peut s'être fait entre l'idiotisme et le crétinisme. Il n'y a donc en réalité dans le tableau de Parchappe que 15 communes appartenant aux départements de la Savoie et de la Haute-Savoie, dont le recensement tiendrait à prouver que le crétinisme peut exister isolément à l'état endémique. Ces communes sont celles de Détrier, Saint-Gervais, Servoz, Mont-Rond, le Bourget, Hauteville, Notre-Dame-du-Pré, Thorens, La Côte d'Aime, la Saulce, Hautecour, Pralognan, Montmélian Saint-Bon et Mongirod.

L'enquête de 1864 n'ayant fourni aucun renseignement et, par conséquent, aucun moyen de contrôle sur les communes de la Saulce, Thorens, Servoz et Saint-Gervais, il ne reste en réalité que 11 communes, lesquelles, d'après l'enquête sarde, contiendraient, nous l'avons déjà dit, 151 crétins sur 9437 habitants, c'est-à-dire une proportion de plus de 1 1/2 pour 100, et cela sans qu'il y eût un seul cas de goître. Ce fait assurément aurait une grande importance au point de vue de la solution de la question ; mais l'enquête de 1864 a démontré qu'il n'est point exact.

Il résulte, en effet, du tableau que nous venons de reproduire et qui présente réunis les résultats de l'enquête sarde et ceux de l'enquête française de 1864, que les 11 communes citées plus haut au lieu de 151 crétins sans un seul goîtreux, contiendraient au contraire 257 goîtreux et 87 crétins seulement.

La loi de Fodéré se confirme donc d'une manière absolue : l'endémie de crétinisme n'existe jamais en dehors de l'endémie goîtreuse et cette existence constante constitue un des arguments les plus puissants en faveur de la théorie unitaire que nous soutenons ici.

Un autre argument non moins important est à tirer des rapports de l'hérédité entre le goître et le crétinisme. C'est encore Fodéré qui avait le premier formulé cette observation que les parents goîtreux transmettaient à leurs enfants la prédisposition du goître et du crétinisme et que des parents atteints de goître volumineux engendrent des enfants crétins à différents degrés. Fodéré ajoute même qu'il n'existe pas de crétins chez les ascendants desquels on ne puisse constater l'existence du goître.

D'excellents observateurs, comme Marchant, Chabrot, et plusieurs autres que nous aurons l'occasion de citer plus loin ont confirmé les explications de Fodéré en les précisant par des chiffres.

M. Marchant qui s'est beaucoup occupé de l'hérédité admet comme parfaitement démontrée la transmission du crétinisme par des parents goîtreux. Après avoir rappelé l'opinion de Fodéré et cité un assez grand nombre de familles dans lesquelles la transmission du crétinisme a eu lieu d'une manière directe, il fait remarquer que dans les cas où l'hérédité directe n'a pu être constatée, les enfants crétins étaient nés de parents goîtreux.

Plus loin encore il ajoute : « Nous aurions pu appuyer les observations faites par Fodéré par de nombreux exemples, si nous avions eu tout autre but que celui de prouver que le crétinisme était une affection héréditaire. »

M. Chabrot, assure que dans les Hautes-Alpes cette transmission par les parents goîtreux est une opinion populaire. Cet auteur ajoute que, quand le père ou la mère d'un enfant crétin sont exempts de goître, on ne manque pas de rappeler, pour expliquer sa maladie, qu'il a eu des goîtreux parmi ses ancêtres. Ainsi non-seulement les crétins naîtraient directement de père et de mère goîtreux, mais il suffirait, comme cela a lieu dans les maladies héréditaires en général, que les grands-parents aient été atteints de goître.

Il convient d'ailleurs de faire remarquer que la propagation du crétinisme par les mariages des goîtreux offre en réalité un très grand intérêt. Le nombre des cas de goître en France étant de plus de 500,000, on est autorisé à chercher dans cette cause la source, nonseulement d'un très grand nombre de cas de crétinisme, mais aussi d'idiotie, d'arrêt de développement, de bégaiement, de surdité, de surdi-mutité, etc. A tous ces points de vue cette question mérite donc d'être étudiée avec soin.

Pour la résoudre définitivement il importe de rechercher quelle est la proportion des crétins dans les familles atteintes de goître et dans celles qui en sont exemptes. On comprend en effet que si la doctrine de Fodéré est exacte, il devra arriver comme conséquence que les cas de crétinisme dans les familles goîtreuses se présenteront en proportion considérable et tout à fait exceptionnelle, comparativement à la population générale.

C'est en effet ce que démontrent les faits.

La Commission du Piémont elle-même a contribué à établir l'influence de l'hérédité sur le crétinisme. Le tableau de cette commission contenait une colonne dans laquelle avait été inscrit l'état de santé des pères et mères des crétins ; il s'agissait d'indiquer spécialement, si les parents avaient été crétins ou goîtreux. Il résulte de ce tableau, bien insuffisant cependant, que chez la moitié des crétins les ascendants directs étaient goîtreux, et cette proportion si inférieure qu'elle soit à la réalité, aurait pu suffire pour amener la commission a reconnaître la réalité.

Bien que cette proportion soit déjà forte, il y a deux raisons qui doivent la faire considérer comme au-dessous de la vérité.

La première, c'est que la statistique ne comprend ici que le père ou la mère ; on n'a donc point tenu compte des cas assez nombreux dans lesquels les grandpères et grand-mères des crétins étaient goîtreux. Or, ainsi qu'il a été dit plus haut, il en est de cette affection héréditaire comme des autres, elle doit souvent épargner une génération. M. Marchant, sur 58 cas de crétinisme, a trouvé que la maladie avait été transmise 42 fois directement par les père et mère et que 16 fois elle avait passé des aïeux aux petits enfants. Il n'est pas besoin de faire remarquer que la proportion de 16 à 42 est considérable.

Une seconde raison pour laquelle la proportion indiquée dans l'enquête sarde doit être regardée comme trop faible, c'est qu'on n'a point séparé, comme dans l'enquête française, les idiots des crétins.

M. Broc, dans son rapport sur la Haute-Savoie, a mentionné dans chacune des communes qu'il a visitées, un certain nombre de cas de crétinisme, et il a donné le plus souvent des renseignements sur la santé des parents. Dans 25 cas sur 26, le père ou la mère des crétins étaient atteints de goître.

M. Auzouy a observé dans les Basses-Pyrénées 20 crétins, dont 14 étaient issus de parents goîtreux. Sur 75 crétins examinés par M. Roque dans la Corrèze, 52 sont nés de parents goîtreux. Les 4 crétins, dont les photographies ont été reproduites dans l'atlas de Morel, étaient tous les 4 nés de mères goîtreuses.

Dans le document communiqué par Mgr Billet, et que nous avons déjà cité plus haut, sur la commune de Planaise, on trouve des renseignements sur 7 familles de crétins et dans les 7 cas ces familles étaient atteintes de goître. Sur les 12 enfants crétins traités à l'hospice de la Charité, 9 avaient des parents goîtreux.

Il résulte d'un document communiqué à M. Fabre, par le docteur Boëri, et qui a aussi été cité plus haut, que dans 4 communes de la vallée de Stora, sur 161 crétins, 147 étaient nés de parents goîtreux.

En résumant ces observations, on trouve que sur 393 crétins, 315 sont nés dans les familles atteintes de goître, ce qui donnerait, comme on voit, au lieu d'une proportion de 50 pour 100 environ, qui résulte des documents publiés par la Commission du Piémont, le chiffre beaucoup plus élevé de 80 pour 100.

Le plus grand nombre des crétins se trouve donc dans des familles atteintes de goître; on ne peut nier que ce ne soit là un excellent argument pour prouver que les enfants des goîtreux apportent en naissant une prédisposition au crétinisme.

Il n'est assurément pas douteux que la cause endémique seule, agissant pendant les premiers mois ou les premières années de la vie, peut produire un certain nombre de cas de crétinisme, malgré l'absence de toute prédisposition héréditaire.

Cependant, si on considère que la population de tout un village est également soumise à l'action de cette même cause endémique, on ne peut manquer d'admettre que la proportion si forte des enfants crétins dans les familles des goîtreux est le résultat d'une prédisposition héréditaire. Si cette prédisposition n'existait pas, comment pourrait-on expliquer, en effet, cette espèce de concentration dans certaines familles et non la dissémination, dans des proportions à peu près égales au milieu de toute la population?

La population si forte des crétins dans les familles atteintes de goître suffit donc pour démontrer qu'une prédisposition héréditaire au crétinisme est transmise par les parents goîtreux à leurs enfants.

Il y a d'ailleurs des observations particulières, malheureusement recueillies jusqu'ici en petit nombre, et qui ne paraissent laisser aucun doute sur le fait d'une prédisposition héréditaire au crétinisme chez les enfants des goîtreux. On comprend que si on rencontre dans une localité un cas isolé de crétinisme, et que ce cas s'observe précisément dans une famille atteinte de goître, il acquiert, au point de vue des rapports des deux maladies, une importance toute spéciale. On ne peut, en effet, indiquer ici une cause endémique plus ou moins générale, on ne peut pas davantage attribuer à une rencontre purement fortuite ces cas de crétinisme isolé et se présentant précisément dans des familles de goîtreux.

Les portraits et figures que nous avons reproduits à l'article CRÉTIN se rapportaient tous à des individus ayant eu des parents goîtreux. Dans 85 observations de crétinisme ou d'idiotie reconnue dans la Maurienne, par l'un de nous, rapporteur de la Commission française, des renseignements sur la famille ont pu être recueillis dans 65 cas, sur lesquels 52 fois le goître avait existé chez les parents, et 13 fois ceux-ci avaient été eux-mêmes atteints de crétinisme. Il est important d'ajouter que très-rarement il a été possible de signaler l'état de santé des aïeux, et cependant les lois générales de l'hérédité existent aussi pour le goître et le crétinisme, et le germe de la dégénérescence qui nous occupe peut certainement être transmis aux descendants en épargnant une génération, et peut-être même plus d'une. Le rapporteur de la Commission française a constaté que dans les contrées où le crétinisme n'existe qu'à l'état sporadique, on ne le rencontre que dans les familles de goîtreux. C'est ainsi que dans une localité du département de la Gironde, à Mortagne, presque sur le bord de la mer, a été recueillie l'observation du crétin que représente une de nos figures (*Voy.* CRÉTIN, fig. 1). Or le goître, de même que le crétinisme, est très-rare dans ce département, mais il se trouve que ce crétin était né d'une mère goîtreuse. Son histoire a été relevée par M. Desmaisons, à la complaisance duquel nous devons aussi ce portrait; il était âgé de 39 ans lorsque nous l'observâmes; il n'était pas devenu pubère et avait conservé ses premières dents. La forme de la tête, les traits du visage, la taille courte et ramassée, et le minime développement de l'intelligence nous permettent de considérer cet individu comme un beau spécimen de la dégénérescence crétineuse.

M. Fabre, à son tour, fait remarquer, que dans les villages les plus élevés des Alpes, où le goître et le crétinisme n'existent plus à l'état endémique, on trouve quelques crétins isolés constamment issus de parents goîtreux. Nous citerons encore une observation devenue célèbre et éminemment démonstrative, de Ferrus : Une crétine goîtreuse de 26 ans se trouvait en 1842 dans le service de M. Falret, à la Salpêtrière. Elle était née à Charonne près Paris et avait une sœur et un frère atteints de la même dégénérescence. Or, il résultait d'une enquête minutieuse faite par Ferrus qu'il n'existait pas dans le village de Charonne d'autres faits analogues, mais que le père et la grand'mère paternelle de ces trois goîtreux offraient des signes indubitables de crétinisme. Ici, la loi d'hérédité s'est manifestée dans une direction inverse, des crétineux ayant engendré des goîtreux.

On pourrait rapprocher de ce fait une observation citée par M. Vingtrinier. Il s'agit d'une famille dans laquelle sont nés cinq idiots goîtreux, bien que cette famille habitât une localité où le goître n'était en aucune façon endémique. Sur près de 1000 habitants, l'enquête, en effet, n'a révélé qu'un seul cas de goître chez une femme.

Il est impossible de contester l'importance de ces faits de crétinisme ou d'idiotie accompagnés de goître chez plusieurs enfants de la même famille, dans des localités où ni le goître ni le crétinisme ne sont endémiques.

Ces exemples pourraient être aisément multipliés; nous n'en avons choisi que quelques-uns qui nous paraissent très-rigoureusement établis; mais, si des faits isolés nous passons aux observations prises en masse, les résultats ne sont pas moins probants. Voici ce qu'il résulte des relevés de l'enquête générale faite en France et établie sur des chiffres considérables; sur les 63 départements au sujet desquels on a obtenu des renseignements, on a trouvé que pour les localités dans lesquelles existait l'endémie et qui comptait 1 250 000 familles, 38 000 environ renfermaient des goîtreux, ce qui donne la proportion de 1 à 32. L'enquête a fait connaître la répartition d'environ 7000 crétins, d'une part dans les 38 000 familles atteintes de goître, et, d'autre part, dans les 1 212 000 qui en sont exemptes. Or voici à quels résultats on est arrivé. Il se trouve que dans la population goîtreuse il y a une famille sur 13 renfermant un ou plusieurs crétins, tandis qu'on ne trouve dans la population non goîtreuse qu'une famille atteinte sur 367. Il est très-probable que cette dernière proportion est encore trop forte, attendu que nulle différence n'a été établie entre le crétinisme et l'idiotisme, et, comme cette dernière n'a que des rapports beaucoup plus éloignés avec le goître, on serait certainement obligé d'augmenter considérablement ce chiffre de 367, si l'on éliminait tous les idiots qui figurent à tort sur cette liste.

Dans les contrées atteintes par l'endémie goîtreuse, les cas disséminés de crétinisme, comparés jusqu'ici à la population générale, ont été considérés, à juste raison, comme ne formant qu'une proportion très-faible; mais ils doivent surtout être comparés à la population goîtreuse, dans laquelle ils se trouvent, au contraire, dans une proportion très-forte.

Les adversaires de la doctrine unitaire, pour prouver que le goître et le crétinisme appartiennent à deux endémies distinctes, ne se sont pas bornés à réunir des faits tendant à prouver qu'une endémie grave de goître peut exister sans un seul cas de crétinisme; ils ont, en outre, comme Parchappe, par exemple, ajouté que dans des contrées beaucoup plus nombreuses on n'observe au milieu de l'endémie du goître que des cas rares, disséminés de crétinisme, lesquels comparés au chiffre de la population générale n'ont véritablement qu'une importance tout à fait secondaire. Cette objection ne nous semble en réalité reposer que sur une erreur d'interprétation; on comprend qu'il fallait avant tout rechercher si ces cas de crétinisme se produisaient dans les familles exemptes de goître, aussi bien que dans celles qui en sont atteintes. Dans ce dernier cas, l'objection conservait toute sa force, la proportion par rapport à la population générale devenant véritablement insignifiante.

Il en serait tout différemment si les cas disséminés de crétinisme se trouvaient presque exclusivement dans les familles atteintes de goître. Si peu nombreux qu'ils soient, ces cas forment alors une proportion très-forte et ce fait, au lieu d'être une objection contre la doctrine unitaire, devient le meilleur argument en faveur de cette doctrine.

Un exemple suffira pour montrer la différence des résultats, suivant qu'on compare les cas disséminés de crétinisme à la population générale ou à la population atteinte de goître.

Nous avons relevé dans l'enquête de 1864, pour les 40 départements les plus fortement atteints, les communes dans lesquelles il y a endémie goîtreuse sans endémie du crétinisme, mais qui néanmoins contenaient des cas disséminés de cette dégénérescence. Ces communes réunies forment une population d'environ 820 000 âmes contenant 27 000 goîtreux et 1400 crétins.

Si on compare les cas de crétinisme à la population, on trouve une proportion extrêmement faible, qui n'est pas même de 2 pour 1000; mais si, au contraire, on recherche le rapport des cas de crétinisme à la population goîtreuse, on trouve, en ne prenant que les trois quarts de ces cas, une proportion de 40 pour 1000, d'où l'on pourrait conclure que si, dans ces contrées, les cas de crétinisme comparés à la population générale sont rares et disséminés, ils sont, au contraire, relativement nombreux dans les familles atteintes de goître.

La proportion de 40 pour 1000 serait suffisante pour prouver que les deux maladies ne sont point, comme on l'a dit, essentiellement distinctes; mais qu'au contraire, elles sont unies par des liens étiologiques et pathologiques très-étroits.

Nous rappelons en outre, pour mémoire, ce que nous avons déjà signalé plus haut, que les crétins naissent de parents goîtreux dans la proportion de 80 pour 100.

Il y a d'ailleurs un fait d'une autre nature, résultant de l'enquête statistique et dont la valeur ne saurait être contestée. Nous avons déjà dit que sur une population de 820 000 âmes contenant 27 000 goîtreux, on avait trouvé environ 1400 cas de crétinisme, disséminés. Or, sur ces 1400 crétins, la moitié étaient atteints de goître.

De quelque manière qu'on envisage ce fait, il paraît difficile de n'y pas trouver la preuve d'une prédisposition héréditaire ou d'un lien étiologique des plus étroits entre le goître et le crétinisme; autrement, comment expliquer que, sur une population qui ne compte que 3 pour 100 de goîtreux, les crétins soient atteints de goître dans la proportion de 50 pour 100? L'extrême fréquence du goître chez les crétins constitue donc un fait d'un très-grand intérêt pour la solution de la question.

En résumé, s'il est vrai que les cas disséminés de crétinisme ne forment qu'une proportion très-faible quand on les compare, comme on l'a fait jusqu'ici à la population générale, la proportion devient au contraire très forte si on les compare surtout à la population goîtreuse, ce qui non-seulement détruit l'objection opposée à la doctrine unitaire, mais en outre fournit un argument excellent en faveur de cette doctrine.

Nous avons déjà dit que le goître n'apparaît qu'entre la sixième et la dixième année de l'enfance, et qu'il se développe surtout au moment de la puberté, tandis que le crétinisme se manifeste toujours beaucoup plus tôt. Les crétins peuvent donc devenir goîtreux, mais l'inverse n'a guère lieu. Il s'ensuit que, dans un relevé statistique qui implique nécessairement les jeunes sujets, la relation entre les deux manifestations morbides n'est pas rigoureusement établie, et comme il y a beaucoup plus de jeunes crétins que de crétins âgés, le nombre de goîtres signalés chez les crétins est constamment inférieur à la vérité. Mais en ne tenant même pas compte de cette circonstance, les statistiques bien établies prouvent surabondamment, on l'a vu plus haut, l'identité de nature des deux états morbides.

Si maintenant des faits généraux, nous revenons à l'examen des relevés isolés, voici ce que nous constatons : Dans les cantons de la Marche, M. Ménestrel a trouvé que, sur 35 crétins, 30 étaient issus de parents goîtreux; dans la

Haute-Savoie, cette proportion était de 15 sur 16 : dans la Corrèze, M. Rocques, nous dit qu'elle était de 52 sur 75 ; dans les Basses-Pyrénées, M. Auzouy a constaté 14 sur 20, dans la commune de Planaise, Mgr Billet a trouvé 7 familles de crétins, toutes atteintes de goître.

Admettons en faveur de notre opinion la statistique qui lui serait la moins favorable ; il en résultera toujours que plus de la moitié des crétins sont atteints d'hypertrophie de la glande thyroïde ; dès lors l'argument qui consiste à invoquer en faveur de la théorie dualiste ce fait qu'il existe des contrées dans lesquelles les cas de crétinisme ne sont pas fréquents, tandis que les cas de goître le sont au contraire, cet argument, disons-nous, peut être employé contre ceux mêmes qui le font valoir ; car dans ces contrées le crétinisme n'existe pour ainsi dire pas dans la population saine, tandis qu'il frappe dans une très-forte proportion les individus atteints de goître. Il nous paraît rationnel d'admettre que les causes de l'endémie peuvent exister à des degrés divers, et il est très-caractéristique que dans les contrées où elle ne produit en majeure partie que des goîtreux, c'est parmi ceux-là que le crétinisme se produit. Il n'y a aucune contradiction avec ce que nous venons de dire dans ce fait que le goître ne se produit pas fréquemment chez le vrai crétin, ce qui serait dû à ce que la puberté, dont l'intime relation avec la formation du goître est incontestable, n'a pas lieu chez le vrai crétin. M. Cerise, qui avait une conviction très-arrêtée sur l'unité morbide des deux phénomènes qui nous occupent, a cependant émis l'opinion, très-juste si l'on ne considère que l'individu en lui-même, que le volume du goître se trouve être en raison inverse du degré de crétinisme. Cette formule, sans être d'une application rigoureuse, se vérifie cependant dans un grand nombre de cas et nous avons déjà dit nous-mêmes (*voy.* CRÉTIN) que lorsque l'endémie atteint son plus haut degré d'intensité sur un individu, le goître ne se produit pas.

Dans les pays ravagés par l'endémie qui nous occupe, la dégénérescence prend quelquefois d'autres formes que nous avons déjà signalées (*voy.* CRÉTIN), et parmi lesquelles figurent surtout l'idiotie, l'asthénogénie et la surdi-mutité ; nous n'avons pas à revenir sur le diagnostic différentiel entre le crétinisme et l'idiotie ; disons seulement qu'il existe des idiots et des asthénogènes atteints de goître, sans que cependant la relation entre ces diverses formes de déchéance soit aussi nettement accusée que pour le crétinisme.

Les rapports entre l'idiotie et le goître n'ont jamais été rigoureusement établis, et on conçoit que cette étude ne puisse être faite que par des hommes particulièrement compétents, qui ne sont pas exposés à confondre les idiots avec les crétins ; la même remarque s'applique à plus forte raison à l'asthénogénie ; mais il n'en est pas de même de la surdi-mutité que tout le monde peut constater, et pour le relevé de laquelle il suffit de consulter les registres des conseils de révision.

Le tableau publié par la Commission française donne la proportion comparée des cas de surdi-mutité dans les 89 départements de France.

Il résulte de ce tableau que la Savoie et les Hautes-Alpes, dans lesquelles l'endémie goîtro-crétineuse est la plus intense fournissent en même temps la plus haute proportion de sourds-muets ; mais il faut ajouter qu'au quatrième et au sixième rang viennent les départements d'Indre-et-Loire et du Pas-de-Calais tandis que ces deux derniers départements ne présentent que des proportions très-faibles de goîtreux. Il existe par conséquent des causes de surdité complétement indépendantes de l'endémie crétino-goîtreuse, celle-ci devant être considérée comme l'une d'entre elles, peut-être la plus puissante.

En ce qui concerne le bégayement, on constate que cette dégénérescence se trouve dans des rapports beaucoup plus éloignés avec l'endémie qui nous occupe.

Troxler, Roch, Maffei, Erlenmeyer et plusieurs autres ont cependant signalé le bégayement comme un symptôme de la diathèse crétineuse en Suisse, en Styrie et dans le Wurtemberg. M. de Rambuteau, qui avait étudié cette question avec soin alors qu'il était préfet du Simplon, disait : « Le bégayement du père annonce le crétinisme des enfants. » Il est vrai que la Commission sarde n'a accordé aucune importance à ce symptôme de la diathèse crétineuse, et qu'elle dit qu'un seul cas de bégayement a été signalé par Laissus de Montiers; mais il faut remarquer que cette pénurie de renseignements dépend de la Commission elle-même, puisque, sur les trente-cinq questions auxquelles les correspondants devaient répondre, celles du bégayement et de la surdité n'étaient pas posées. Comme nous manquons de renseignements précis sur le bégayement, nous ne le signalons que pour mémoire, renvoyant au rapport de la Commission française et à l'ouvrage de M. Saint-Lager pour les renseignements à ce sujet.

Nous savons déjà d'ailleurs que toutes les formes de dégradation organique se rattachent à l'endémie crétino-goîtreuse, et en parlant du crétin nous avons énuméré les complications de ce triste état. On pourrait même dire que la population presque tout entière en subit l'influence à un degré quelconque.

Étiologie. Nous arrivons à un point de notre sujet qui, pour les opinions diverses auxquelles il a donné lieu, mérite une attention toute particulière. En outre, des données pratiques de la plus haute portée se rattachent à l'étude des causes qui font naître les endémies. En effet, on ne sera conduit à appliquer une méthode prophylactique et même un traitement curatif, au moins dans une certaine mesure, qu'en arrivant à déterminer les sources du mal. Pour assainir une contrée, pour combattre le terrible fléau que nous étudions, c'est à sa première manifestation, pour ainsi dire prodromique, qu'il faut s'attaquer ; c'est le goître qu'il faut combattre pour enrayer le crétinisme, et, comme nous possédons contre cette manifestation une puissance d'action incontestable, il est de la dernière importance d'en connaître les causes directes, afin de mettre, non-seulement les individus, mais encore les générations à l'abri du mal. Nous aurons ensuite à indiquer les moyens directs de combattre les premières manifestations de l'endémie, alors qu'elles existent déjà.

Certains auteurs, pour éviter l'embarras d'une solution parmi les causes assignées au crétinisme, ont cherché à expliquer l'étiologie de l'endémie par un ensemble de conditions mauvaises, d'habitudes, de genre de vie et d'influences extérieures : c'est la théorie, dite *des causes multiples*.

Cette doctrine a été soutenue par un assez grand nombre d'observateurs, parmi lesquels il convient de citer tout d'abord le rapporteur de la Commission du Piémont. Après avoir déclaré que l'endémie doit être produite par le concours simultané d'un grand nombre de causes, il les divise en trois catégories :

La première renferme les causes générales inhérentes aux localités infectées.

Sous ce titre se trouve compris tout ce qui a trait à la situation et à la figuration du pays, à l'élévation des villages, aux qualités de l'air, à la température, à la lumière, à l'électricité, aux eaux considérées d'une manière générale, aux eaux potables, à l'état de la végétation et même des animaux domestiques.

Dans la deuxième catégorie sont réunies les causes qui tiennent à la manière de vivre des populations, et l'auteur passe successivement en revue l'exposition des villages, l'état des habitations, l'alimentation, les vêtements, le degré d'aisance de la population, ses occupations, l'absence de commerce et d'industrie, le degré d'instruction, les maladies prédominantes, enfin la constitution physique des habitants.

Dans la troisième division sont étudiées les causes dites individuelles, celles qui se rapportent aux mariages, à l'état sanitaire des parents, à certaines conditions spéciales dans lesquelles a lieu souvent la conception, aux accidents de la grossesse et à l'éducation des enfants.

On voit que l'étiologie ainsi comprise renferme en réalité l'ensemble des conditions dans lesquelles vivent les populations.

On avait à chercher les causes d'une maladie, et on a rassemblé en un faisceau toutes les influences nuisibles qu'on trouvait le plus souvent réunies dans les localités atteintes, et qui pouvaient, à des degrés divers, altérer la santé générale et contribuer à la dégénérescence de la race.

Cependant ces causes si diverses et si nombreuses étaient loin d'avoir la même importance, ce qui a conduit à les diviser en deux classes : les causes principales et les causes accessoires.

Les premières sont au nombre de trois, ce sont : 1° l'air humide ou autrement vicié, soit par la situation du pays, soit par la mauvaise construction des maisons, mal aérées et malpropres, soit par le manque de lumière solaire; 2° la mauvaise qualité des eaux et la trop grande ou la trop faible quantité de tel ou tel principe constituant; 3° l'insuffisance ou la mauvaise qualité des aliments.

L'action de ces trois causes serait favorisée par un ensemble d'autres conditions très-nombreuses, mais auxquelles il ne faudrait accorder qu'une influence secondaire.

Les mariages consanguins ont été considérés comme un des éléments étiologiques les plus importants du goître et du crétinisme.

Loin de nier l'influence considérable de l'hérédité, nous aurons bientôt à insister au contraire sur la part qui lui incombe dans le crétinisme; mais il est impossible de ne pas faire remarquer dès maintenant que les mariages consanguins dans les pays où l'endémie n'existe pas, n'engendrent ni crétins ni goîtreux. Cette réserve faite, ajoutons que les habitants dégénérés d'une contrée contractent fréquemment mariage entre consanguins, ce qui s'explique par la répugnance qui existe dans une certaine partie saine de la population à s'allier aux familles atteintes; il nous paraît donc incontestable qu'à ce titre, c'est-à-dire lorsqu'il s'agit d'individus déjà atteints par l'endémie, les mariages consanguins prennent une part directe et considérable dans l'intensité et l'extension du mal.

Parmi les auteurs qui ont attribué l'endémie au concours de plusieurs causes réunies, on peut aussi citer MM. Marchant et Niepce. Le premier déclare de la manière la plus explicite qu'il s'inscrit contre « la prétention de ceux qui veulent assigner au goître et au crétinisme une cause constante et toujours nécessaire. » Quant à M. Niepce, les causes de l'endémie sont pour lui au nombre de quinze, et il les a successivement étudiées avec détails dans son ouvrage. Il est inutile d'en faire ici une nouvelle énumération, elles sont à peu près les mêmes que celles indiquées plus haut et qui ont été admises par le rapporteur de la Commission du Piémont.

Telle est la doctrine des causes multiples, soutenue, comme on vient de le voir, par des auteurs dont l'autorité ne saurait être méconnue. Cependant, cette doctrine, presque généralement adoptée autrefois, est aujourd'hui combattue par la plupart des observateurs qui ont récemment étudié la question.

Est-il nécessaire de rappeler ce que nous avons déjà fait remarquer à satiété, que dans les mêmes contrées certaines régions restent indemnes, tandis que d'autres sont frappées et que cette différence existe même parmi les divers quartiers de la même localité isolée. On rencontre dans la vallée d'Aoste des villages dans lesquels un hameau contient des crétins, l'autre partie de la population du village étant saine, et cependant il serait impossible à l'observateur le plus attentif de trouver une différence quelconque parmi les divers individus de la même communauté en ce qui concerne leur industrie, leur genre d'existence, leurs habitudes de vie et leur milieu extérieur; tout y paraît identique jusqu'à l'origine de la race. Il nous paraît donc impossible d'admettre qu'une affection qui présente un caractère local aussi tranché, et qui dans tous les pays du globe garde le même type uniforme, ne soit pas née sous l'influence d'un principe nuisible et toujours identique. C'est le principe que nous allons maintenant étudier.

Nous avons volontairement passé sous silence jusqu'ici la cause à laquelle nous croyons devoir rattacher nous-mêmes l'existence du goître et du crétinisme, et si nous n'avons pas été les premiers à exprimer cette opinion, nous nous y rattachons au moins sans restriction. Il existe certainement un agent toxique spécial, unique, partout le même, qui affecte les organismes vivants et leur imprime un sceau de dégénérescence toujours identique, dont le goître marque le premier degré et qui a pour dernière expression le crétinisme complet, en passant par tous les états intermédiaires jusqu'à la dégradation absolue de l'être. S'il est impossible de désigner cet agent toxique et de l'isoler, il nous est permis cependant de dire sous quelle forme il s'introduit dans l'organisme. Nous exprimons la conviction, et nous allons essayer de l'appuyer par des faits nombreux et bien observés, que le véhicule de cet agent toxique est l'eau de certaines sources, et nous insistons particulièrement sur cette circonstance, que les eaux de pluie et les eaux de neige ne le renferment jamais. C'est l'eau jaillissant du sol qui contient le principe goîtrigène; c'est donc dans le sol qu'il faut chercher le principe ou, si l'on veut, cet agent toxique, dont l'eau est le véhicule.

Les traditions populaires dans les contrées où la maladie est endémique, sont pour ainsi dire unanimes à attribuer à l'eau la cause qui produit le mal. Quoiqu'on doive en général accorder peu d'importance aux croyances populaires, nous avons tenu à signaler celle-ci qui se trouve être d'accord avec l'observation la plus rigoureuse.

La croyance à l'action goîtrigène de certaines eaux est très-ancienne. Pline exprime par un adage devenu célèbre les rapports qui existent entre les eaux d'un pays et le sol qu'elles parcourent. Il parle de l'eau d'une fontaine d'Éthiopie qui faisait perdre le sens, et il raconte aussi que, dans l'Italie transpadane, les femmes se paraient de colliers d'ambre dans le but de dissiper le goître dû à l'usage de mauvaises eaux.

On trouve dans Ovide un passage significatif :

..... Sunt qui non corpora tantum
Verum animos etiam valeant mutare liquores.

Vitruve dit à ce sujet : *Equiculis in Italia et in Alpibus, nationi Medullorum est genus aquæ, quam qui bibunt efficiuntur turgidis gutturibus.*

Dans Ulpien on trouve également un passage exprimant une opinion analogue.

A une époque beaucoup plus rapprochée de nous, au seizième et au dix-septième siècle, les auteurs reviennent sur l'idée de l'influence nuisible de certaines eaux. Pour Paracelse ce sont celles qui traversent des métaux et des minéraux. Langius s'exprime de la même manière. Agricola signale une fontaine goîtrigène dans les Grisons. Wagner, au dix-septième siècle, cite à son tour un grand nombre de sources donnant le goître, qu'il désigne sous le nom *Kropfbrunnen* (*Kropf*, Goître, *brunnen* puits), dans les contrées qui correspondent aujourd'hui aux Grisons (cantons de Zurich et de Berne), il a bu lui-même pendant longtemps à ces sources et a pu se convaincre de leur action sur le développement de la glande thyroïde. Beckman raconte que, dans le pays de Schmiedeberg, commune de Steinseiffen, le goître a disparu dès qu'on a renoncé à l'usage de certaines sources que la population savait donner le goître. Au dix-huitième siècle, Haquet signale l'existence de *Kropfbrunnen* dans plusieurs contrées, et Lombraso fait cette observation bien significative, que les conscrits de Lombardie se rendent à Cavasurta, où ils acquièrent en quinze jours le goître par l'usage des sources de la localité.

Vers la fin du siècle dernier et au commencement du nôtre il s'est fait un revirement sur ces opinions. Les grandes découvertes de la chimie contemporaine paraissaient autoriser à nier l'existence des agents toxiques dont on ne pouvait démontrer la réalité. L'analyse des eaux potables, si soigneusement qu'elle fût faite, n'ayant pas conduit à la découverte du principe nuisible, on conclut négativement. Inspiré de cet esprit prétendu scientifique, bon nombre d'auteurs dédaignèrent de s'occuper d'un simple préjugé, et c'est ainsi que la Commission sarde, qui souleva cependant la question, arriva à conclure que la nature des eaux est sans influence aucune sur la production de la dégénérescence crétineuse. L'autorité de cette Commission, très-justifiée si l'on tient compte du grand nombre de faits qu'elle a su recueillir, a entraîné l'adhésion d'un certain nombre d'auteurs qui ont écrit après la publication de son rapport. Les appréciations chimiques de la Commission sarde sur les eaux sont du reste de bien mince valeur, et ne relèvent certes pas de l'esprit scientifique de la chimie moderne dont cette Commission avait la prétention de se prévaloir. Les eaux sont *excellentes*, dit-elle, à Saint-Vincent où le goître existe, et, dans d'autres contrées, elles sont *troubles* sans que l'on y constate l'existence d'aucun agent toxique. Ces qualifications et ces appréciations sur les eaux sont vraiment trop sommaires ; il arrive en effet assez fréquemment que les eaux sont troubles dans les pays où règne l'endémie ; mais cette circonstance est bien loin d'être constante, et il est impossible de douter aujourd'hui qu'une eau ne puisse être claire, insipide ou même agréable au goût, tout en contenant des principes nuisibles, de même que l'inverse peut avoir lieu.

Des analyses bien simples telles qu'elles résultent de l'emploi de la teinture de savon, permettent déjà de reconnaître des différences au point de vue de l'analyse chimique, que ni la vue ni le goût ne peuvent apprécier, et cependant ce genre d'examen est lui-même bien insuffisant. Un auteur partisan de la théorie de la propagation du crétinisme par l'usage des eaux de sources et de puits, auquel nous empruntons de nombreuses preuves à l'appui de cette thèse,

M. Saint-Lager, a démontré que la teinture de savon décèle déjà des qualités différentes dans les eaux d'une même source ou d'une même rivière suivant les divers points de leur parcours.

Voici les résultats obtenus par cet auteur au moyen de cette simple analyse : L'Isère présente les différences suivantes :

Val de Tignes	10°
Moutiers	18°
Grenoble	25°

Dans le Rhône on observe les variations suivantes :

A Oberwald	4°
Près de Martigny	11°
Genève	14°
Lyon	16°

La composition varie également suivant les saisons. C'est ainsi qu'on observe les différences suivantes entre l'été et l'hiver.

Dans certaines rivières de la Savoie :

	ÉTÉ.	HIVER.
Arc à St-Jean	18°	39°
Isère à Moutiers	18°	36°
Torrent de Champigny	15°	43°
Doron de Pralognan	15°	48°
Torrent de Landry	14°	45°

Bien plus, la même rivière peut présenter une composition différente à l'approche de chacune de ses rives. Ce qui peut s'expliquer par les changements produits par les affluents ; c'est ainsi que la Seine près du pont de Charenton marque 24 degrés comme la Marne, à la rive droite, et 20 degrés, seulement à la rive gauche. La composition d'une rivière se modifie facilement dans son parcours eu égard au terrain qui forme son lit ; de bonne elle peut devenir nuisible et *vice versâ.* Il est donc extrêmement probable que c'est au sol que les eaux de sources et de puits empruntent leurs propriétés. Déjà Pline avait remarqué que l'eau d'une rivière pouvait être bonne en un lieu et devenir dangereuse en un autre. Théophraste avait fait la même remarque au sujet des eaux de l'Asopos en Béotie. La faiblesse intellectuelle des habitants de cette contrée est restée proverbiale jusqu'à nos jours, et n'est-il pas probable, puisqu'elle est encore actuellement infectée de crétins, qu'il en ait été de même à l'époque où sa triste réputation prit naissance ? Les anciens auteurs signalent du reste une source d'un fleuve en Béotie qui faisait perdre la raison.

Bordeu dit formellement qu'il a vu plusieurs torrents des Pyrénées qui sont différents le matin de ce qu'ils sont à midi et le soir. Il est important de constater, avec bon nombre d'auteurs modernes, que les propriétés des eaux d'une rivière peuvent subir de fortes variations dans leur constitution. La fonte des neiges et l'abondance plus ou moins grande des pluies doivent avoir évidemment leur part d'influence dans ces changements.

Richardson nous dit que la rivière du fort Edmonston donne le goître aux riverains du fort et perd sa nocuité à quelques lieues plus loin. Mack Clelland fit une observation analogue au Kemaon : « Dans un village, dit-il, le goître est endémique et le village le plus rapproché en est exempt. Constatation faite, le premier reçoit une rivière qui, avant d'arriver, dépose pendant près d'un kilomètre une grande quantité de tuf. » M. Saint-Lager nous dit que les habitants de Saillon dans le Valais, qui avaient été exempts de l'endémie, l'ont vue naître dans leur milieu après avoir remonté la prise d'eau qui alimente la fontaine d'une centaine de mètres seulement; ce fait est très-important, en ce qu'il démontre avec quelle prodigieuse facilité l'eau emprunte au sol le principe toxique qui produit l'endémie ; d'autre part, ces propriétés paraissent se perdre tout aussi facilement. On a remarqué au Brésil que certaines sources qui donnent le goître n'ont plus d'action délétère dès qu'elles arrivent dans les villes où elles sont conduites par des tuyaux de plusieurs lieues de longueur. Il est en effet à noter que la canalisation assainit dans beaucoup de localités les eaux nuisibles; M. Saint-Lager a observé dans le Dauphiné et la Savoie, en Piémont et en Suisse, des exemples nombreux d'amélioration survenues dans l'état sanitaire des populations après l'établissement de tuyaux destinés à conduire dans les localités les eaux de torrents et de sources qui précédemment étaient arrivées à ces localités en baignant librement le sol. M. Leclerc a fait une observation analogue dans les Vosges, M. Guilbert dans l'Oise. Manson signale ce fait caractéristique que, dans le district houiller de Nottingham, les eaux n'étant plus suffisantes, on fut obligé de forer des puits à une profondeur plus grande, et que bientôt on remarqua que les cas de goître devinrent beaucoup plus nombreux dans la contrée. Ferrus avait parfaitement reconnu cette particularité importante que de bonnes eaux d'une source peuvent facilement se modifier au point de devenir nuisibles en traversant certaines régions, et il cite à l'appui de cette observation les faits qu'il a relevés dans le département de l'Ariége.

Il est impossible de ne pas admettre qu'un principe toxique qui se modifie avec une telle facilité, et qui apparaît de même, ne subisse pas l'influence d'un certain nombre de causes extérieures, qu'il n'est pas toujours facile de déterminer. C'est ainsi que des manifestations de l'endémie augmentent ou diminuent dans une localité sans aucune cause appréciable. N'est-il pas très-admissible, d'après tout ce qui précède, que la préparation des aliments qui contiennent de l'eau, peut jouer à son tour un rôle important dans la genèse du crétinisme.

Il paraît indéniable que la stagnation de l'eau goîtrigène augmente sa propriété nuisible, que la cuisson la détruit ou au moins en diminue l'intensité d'action ; il est constant aussi que certaines substances alimentaires et médicamenteuses peuvent la modifier; qu'y a-t-il d'étonnant dès lors que quelques changements survenus dans le mode d'existence et de nutrition d'une population puissent apporter des changements considérables à son état sanitaire? Ainsi s'expliqueraient l'augmentation et la diminution de l'endémie dans une contrée sans causes appréciables. Ces causes existent cependant, et il est sans doute réservé au progrès des sciences exactes de les déterminer un jour. On verra plus loin que, depuis que les recensements ont été sérieusement établis, on a constaté des oscillations très-grandes dans l'intensité et le degré de propagation de l'endémie ; elle a même paru dans les contrées où elle n'avait pas existé et elle a disparu dans d'autres. Les populations ont su d'instinct éviter les sources nuisibles et chercher celles qui les guérissent, lorsqu'elles ont déjà subi l'influence des premières. Mgr Billiet raconte qu'au hameau de Puiser, commune de Planaise, il existe 17 familles qui se servent des sources du pays et qui toutes sont affligées de goître et de crétinisme ; une seule famille en est absolument exempte, et le même auteur a constaté qu'elle fait un usage exclusif des eaux pluviales. M. Saint-Lager a vérifié cette observation, ce qui ajoute incontestablement à son authenticité. Le savant prélat a fait une autre observation non moins intéressante : dans la commune de Longuemate en Savoie, le goître n'existait pas jusqu'au moment où un industriel a détourné la source qui alimentait le pays, contraignant ainsi les habitants à faire des puits ; le goître apparaît dès lors. Il est facile de comprendre que l'eau d'un puits, qui est en somme stagnante, se charge plus aisément des principes du sol qu'une eau courante ; nous savons déjà que cette dernière a une tendance incontestable à changer de composition dans son parcours, en s'imprégnant de nouvelles substances et en abandonnant une partie de celles qu'elle contenait. On pourrait s'expliquer ainsi qu'un sol qui contiendrait l'élément goîtrigène ne l'abandonnât qu'à l'eau qui est longtemps en contact avec lui, ce qui arrive pour les puits, les lacs, les étangs et certains réservoirs. Par contre, on a observé aussi que l'eau évidemment goîtrigène, lorsqu'on la laisse déposer longtemps dans des réservoirs artificiels, en l'isolant par conséquent du sol, perd en partie ses propriétés toxiques. Dans une commune du Valais, les habitants atteints de goître avaient l'habitude de se rendre à Saillon, village voisin, exempt de l'endémie, pour se guérir de leur infirmité. Or nous avons déjà dit que cette commune avait, pour des motifs que nous ignorons, fait remonter à quelques centaines de mètres la prise d'eau qui alimentait ses fontaines ; dès lors le goître apparut à Saillon. Il existe un grand nombre de communes dont les habitants atteints de goître vont boire l'eau dans des communes indemnes ou la font venir de là. On constate régulièrement la disparition du goître peu de temps après l'arrivée dans la plupart des villes des individus atteints ; mais on pourrait alléguer, non sans raison, que dans ces cas toutes les conditions physiques ont changé, et que l'air, l'alimentation et le genre de vie sont différents. Il importe donc de bien faire ressortir les cas dans lesquels la guérison fut obtenue sur place par l'abandon seul des eaux potables.

Voici deux villages séparés l'un de l'autre par une distance d'environ 800 mètres ; l'un, Saint-Bon, contient une population saine, robuste, complétement exempte de crétinisme, tandis que l'autre, Bozel, est affligé de l'endémie sous toutes les formes. La municipalité de cette dernière commune s'imposa le sacrifice d'amener, dans des tonneaux, les eaux dont se servent les habitants de Saint-Bon, et l'effet salutaire de cette disposition ne tarda pas à se manifester ; aujourd'hui on ne trouve à Bozel que des crétins déjà adultes, tandis que les enfants nés depuis l'arrivée des nouvelles sources ne sont points atteints (Saint-Lager). Dans un établissement public, à proximité de Paris, le goître était apparu plusieurs fois et avait disparu de même ; Ferrus, qui raconte ce fait, sans préciser exactement la localité, ajoute que ces fréquentes récidives coïncidaient avec la cessation de l'usage des eaux de la Seine et son remplacement par les eaux de sources de la localité ou par de l'eau des puits artésiens. Rostan rapporte l'histoire d'une dame qui fut atteinte à plusieurs reprises de goître, mais qui fut définitivement guérie lorsque, sur le conseil de son médecin, elle remplaça l'eau qu'elle buvait ordinairement par celle de la rivière d'une commune voisine, où le goître n'existait pas. Dans le village d'Antignano (province d'Asti), il existe trois sources, dont deux paraissent posséder à des degrés différents le principe toxique, tandis que la troisième en est exempte ; c'est ainsi que les familles qui font usage d'une des sources comptent de nombreux crétins et des goîtreux ; celles qui sont plus voisines de la seconde source, n'ont que des goîtreux ; une autre partie du village est complétement indemne de l'infirmité, c'est celle qui se sert de l'eau de la troisième source. Voilà donc un fait d'une précision rigoureuse : même climat, même altitude, même atmosphère, même alimentation solide, mêmes vêtements, habitudes identiques comme travail et comme genre d'existence ; il n'y a qu'une chose qui diffère, c'est l'eau potable ; il nous paraît complétement impossible de méconnaître que ce fait n'indique avec précision où il faut chercher la solution du problème. M. Saint-Lager, qui en fait une judicieuse appréciation, critique la Commission sarde qui cite l'exemple d'Antignano, en se refusant de reconnaître l'enseignement si précieux qu'il offre. Nous l'avons dit, cette Commission a toujours été dominée par cette idée que l'analyse chimique n'ayant pas montré de différence entre les sources, celles-ci doivent être identiques entre elles. Mais il nous paraît excessif de demander une telle puissance d'analyse à une science toute moderne. La chimie fait tous les jours de nouveaux progrès ; elle s'est enrichie de l'analyse spectrale depuis que la Commission sarde a fonctionné, et il est plus que probable qu'elle augmentera encore ses moyens d'investigation ; mais ne dût-elle jamais parvenir à isoler le principe toxique qui engendre le crétinisme, l'observation directe, les expériences si faciles à contrôler et si concluantes qui ont été faites, suffisent pour en démontrer l'existence. Du reste, en admettant même qu'il ne s'agisse pas d'un principe spécial, il n'en est pas moins avéré que l'eau subit dans certaines conditions, et par son contact avec le sol de certaines localités, une modification quelconque qui la rend toxique. Les faits que nous allons rapporter en fournissent de nouvelles preuves.

Un très-grand nombre d'observateurs, tant en France qu'à l'étranger, ont remarqué la facilité avec laquelle l'endémie disparaissait ou diminuait dans une forte proportion, comme d'autres fois elle apparaissait au contraire et se propageait avec rapidité. Or, il est possible de constater dans un grand nombre de cas que cette différence se rattache aux changements survenus dans le choix des eaux potables. Nous avons déjà cité des exemples dans cet ordre d'idées ; en voici d'autres : dans la commune de Saint-Michel, entre Salins et Arbois (Jura), M. Germain observa que les habitants qui vivaient d'un côté de la grande route étaient exempts du goître, tandis qu'un grand nombre d'entre eux étaient atteints de l'autre côté de la route ; deux sources de provenances différentes alimentent cette commune, et il a été possible de constater que les habitants se fournissaient d'eau potable à deux sources différentes, dont l'une est saine et l'autre goîtrigène. Dans le village de Saint-Bonnet, près de Chauriat (Puy-de-Dôme), les habitants remplacèrent par une nouvelle source celle dont ils s'étaient servis jusque-là ; le goître apparut aussitôt dans cette commune. A Allevard et à Poncharra (Isère) l'endémie tend à disparaître, selon M. Saint-Lager, depuis qu'on s'y sert des sources du Breda ; ce n'est que dans le quartier de la rue de Jérusalem à Allevard, dans lequel on continue à boire l'eau des anciennes sources, que l'endémie existe toujours au même degré qu'auparavant. Il faut ajouter aussi que les habitants de ces localités font un plus grand usage de vin actuellement que par le passé. Selon le même auteur la diminution de l'endémie a été constatée dans la commune de Domaine (Isère) depuis l'usage de l'eau d'une source nouvellement recueillie dans un réservoir à filtre.

Dans la ville de Saint-Jean où le goître était depuis longtemps endémique, un habitant, s'inspirant du conseil du docteur Mottard, a fait construire une vaste citerne pour remplacer les eaux de Bonrieux. L'influence de cette innovation se fit sentir aussitôt.

Deux fontaines alimentent la commune de Lissac, dont les habitants se divisent, au point de vue de l'endémie, en deux parties distinctes selon la proximité de ces fontaines.

On peut dire en général que le crétinisme est presque inconnu dans le pays où l'on fait usage des eaux pluviales. Le docteur Meyme désigne un grand nombre de communes en Hollande et en Belgique dont les unes, exemptes de l'endémie, se servent d'eau de puits; mais dont les autres, où le crétinisme existe, font usage des eaux de sources. M. Delpon a fait la même observation dans le département du Lot. Un fait bien plus caractéristique encore a été recueilli par M. Boussingault dans une ville de la Nouvelle-Grenade, à Socorro, où presque tous les habitants ayant le goître, un médecin bien inspiré se fit construire une citerne, et parmi les personnes qui en firent usage aucune ne fut atteinte de l'endémie.

Selon Reid, les résidants anglais d'une ville de la frontière du Bengale, où le goître est endémique, ont pris l'habitude d'envoyer chercher les eaux du Gange, pour se préserver; ils sont restés indemnes au milieu d'une population affligée de crétinisme et qui buvait les eaux des sources goîtrigènes du pays.

Le goître était très-fréquent à Reims il y a environ un siècle ; mais il y devint beaucoup plus rare après qu'on eut cessé de faire usage de l'eau de puits et qu'on l'eut remplacée par l'eau de Vesle, recueillie dans des fontaines publiques. Il en est de même de la ville de Genève, où l'établissement de la machine hydraulique qui distribue l'eau du Rhône a fait diminuer de plus en plus le nombre de goîtreux, qui était autrefois considérable. Des observations analogues ont été faites par Cazalis au sujet de plusieurs villes du Piémont. M. Niepce cite un hameau d'Avillard où le goître diminue en été alors qu'on boit l'eau provenant de la fonte des glaces, et augmente en hiver alors qu'on fait usage des sources du pays. M. Duclos a observé un phénomène inverse dans deux communes de la Savoie, Chamonix et Croix-d'Aiguebelle, ce qui provient de ce qu'en été les ruisseaux de bonne qualité du pays se tarissent, et que les habitants vont s'approvisionner à une source voisine qui donne naissance à l'endémie.

Borie nous dit que, dans une contrée infestée de la Carinthie, plusieurs personnes parvinrent à se préserver de l'endémie, en faisant exclusivement usage de la bière et du vin comme boisson ; pareil fait a été observé au fort Silberberg (Silésie) par Hancke, où sur une garnison de 3800 hommes 70 seulement restaient indemnes, parce qu'ils n'avaient bu que de la bière, ou de l'eau préalablement portée à l'ébullition et clarifiée par le repos. La cuisson paraît en effet assainir l'eau goîtrigène, mais les observations ne sont pas encore assez nombreuses pour qu'on puisse être très-affirmatif à ce sujet. Nous en dirions autant de la clarification par le repos. M. Boussingault a trouvé à Mariquita, où l'endémie est généralisée, une famille complétement exempte; elle avait l'habitude, dit ce savant observateur, de laisser reposer l'eau pendant deux jours avant d'en faire usage.

Nous aurons à nous occuper particulièrement des oscillations qui se montrent dans l'intensité et le degré de propagation de l'endémie dans de nombreuses contrées, tant en France qu'à l'étranger. Depuis que les recensements sont faits avec une certaine exactitude, on a constaté de grandes différences dans la marche du crétinisme; tantôt il augmente ou diminue périodiquement; tantôt, au contraire, il suit régulièrement une marche ascendante, tandis que, d'autres fois, l'inverse a lieu. On constate donc d'abord deux courants opposés d'augmentation et de diminution constante et graduelle et, d'autres fois, de simples oscillations en plus ou en moins.

Dans les départements du Bas-Rhin, de la Moselle, de la Marne et de la Meurthe, le crétinisme a diminué dans de fortes proportions, et cette diminution a même été considérable dans certaines localités. C'est ainsi qu'à Rosières-aux-Salines (Meurthe), où il existe actuellement environ 4 pour 100 de goîtreux, on en comptait 25 pour 100 il y a une quarantaine d'années. Dans divers pays de l'Europe et de l'Amérique, notamment dans le centre de l'Allemagne, en Norwége, dans quelques comtés d'Angleterre, en Sibérie, dans la Nouvelle-Grenade, les auteurs ont constaté des oscillations considérables en plus ou en moins. Nous n'avons en vue pour le moment que les changements assez appréciables pour être facilement rattachés à la cause matérielle que nous accusons de produire le crétinisme. Malheureusement, nous ne sommes pas en mesure d'indiquer pour tous les pays les changements d'habitudes qui ont pu survenir chez les habitants et les installations qui ont été aménagées pour amener les eaux potables aux centres des populations. Il peut être arrivé aussi que dans certaines localités on ait abandonné l'usage de sources devenues insuffisantes avec l'augmentation des populations, et qu'on ait trouvé nécessaire d'amener d'autres eaux sans se préoccuper si elles contenaient le principe goîtrigène.

Maintenant que nous savons avec quelle facilité le sol communique à l'eau son produit nuisible, et avec quelle facilité aussi celui-ci se détruit, il nous sera permis d'affirmer que certaines conditions physiques peuvent avoir échappé aux observateurs qui ont étudié les grandes endémies de crétinisme dans divers pays, d'autant plus que la plupart de ces observateurs ne paraissent pas être convaincus de la théorie que nous soutenons. Nous avons fourni des exemples positifs en faveur de notre thèse, en nous reportant toujours à l'autorité de ceux qui ont observé les faits eux-mêmes. C'est ainsi qu'il nous a été possible de préciser la cause de la diminution ou de l'augmentation du crétinisme et du goître pour un bon nombre de localités ; nous pouvons encore ajouter que partout où les eaux ont été canalisées, on a diminué leur degré de saturation des produits du sol, et, par suite, l'intensité de l'endémie.

Il est peut être utile ausssi, lorsqu'il s'agit de pays où le sol lui-même peut subir des changements, de tenir le plus grand compte de cette circonstance. Humboldt signale l'apparition soudaine du goître sur le plateau de Bogota dans la Nouvelle-Grenade, sans pouvoir, dit-il, en déterminer la cause. M. Saint-Lager croit pouvoir l'attribuer aux éboulements considérables qui sont très-fréquents dans ce pays, dont la formation dominante est constituée de grès bigarré extrêmement friable ; des montagnes entières s'écroulent et entraînent avec elles des couches de schiste charbonneux ; les eaux sont mises en contact avec ce sol de nouvelle apparition et leur qualité s'en trouve modifiée. En faveur de l'interprétation de M. Saint-Lager milite l'observation de M. Bourrit, qui avait remarqué que les goîtres diminuent ou augmentent selon les directions que prennent les torrents, et nous savons que celles-ci sont assez variables. La profondeur des ravins qui, pour le même cours d'eau torrentiel, tend à augmenter constamment, a également pour conséquence la découverte de nouvelles couches du sol dont la composition est changeante.

Nous signalerons encore un autre point très-important et dont nous aurons beaucoup à nous occuper plus loin. Nous voulons parler du traitement iodé, qui joue un rôle très-considérable dans la diminution de l'endémie. Nous verrons quelle minime quantité il suffit d'introduire dans l'organisme pour obtenir des résultats très-appréciables. L'action si considérable de l'iode sur le goître endémique a conduit Prévost de Genève et M. Chatin à cette interprétation que le crétinisme et le goître, étaient dus au manque d'iode, et, selon le premier des deux observateurs, au manque de brome. MM. Marchand, Niepce et Fourcault se rattachèrent à cette manière de voir. C'est M. Chatin surtout qui s'efforça de démontrer l'absence de l'iode dans l'air et les eaux des contrées endémiques. Les recherches chimiques de ce savant observateur ont assurément une sérieuse valeur; il est impossible de contester cependant qu'il existe de nombreuses contradictions dans ses relevés; il a trouvé par exemple que, dans les Alpes, la quantité d'iode est en raison inverse de l'altitude; le crétinisme diminue toutefois à mesure qu'on s'élève du niveau des vallées, et c'est dans les plaines du Pô, contrée évidemment infestée, qu'on a trouvé de fortes quantités d'iode répandues dans l'air et dans les eaux. Dans la commune de Beaulieu (Oise) c'est à une source ferrugineuse, à la fontaine Cayeux, que s'approvisionnent un certain nombre d'habitants; elle a été trouvée la plus iodée de tout le pays et c'est précisément celle-là qui paraît avoir la plus grande influence goîtrigène. Nous sommes les premiers à reconnaître l'action péremptoire, certaine, absolue de l'iode sur le goître endémique; mais il nous paraît évident que ce métalloïde est en proportion trop minime dans les eaux potables pour neutraliser les effets du principe toxique. Nous poserions du reste une question à ce sujet; on conclut, de ce que l'iode guérit le goître, qu'il a une action préservatrice; mais ne serait-il pas permis de rappeler que la même substance guérit les accidents secondaires et tertiaires de la syphilis, sans que son usage puisse cependant préserver de ces accidents? Si nous voulions pousser ces arguments plus loin, ne pourrait-on se demander également si l'usage préalable du mercure peut empêcher l'individu de contracter la syphilis? Selon Palas, les habitants goîtreux de Motinos, en Russie, boivent des eaux marneuses et ferrugineuses, et M. Saint-Lager fait remarquer à son tour que, d'une manière générale, les sources les plus iodées sont celles qui jaillissent des couches terrestres contenant des amas de plantes, de lignite et de houille, et que ce sont précisément ces eaux qui sont les plus goîtrigènes. Il en est de même des eaux provenant de couches terrestres fucoïdes; ce dernier auteur rappelle aussi que Froschammer a, de son côté, trouvé de fortes quantités d'iode dans les couches fucoïdes. Mais voici qui est plus précis encore : lorsque les habitants d'une contrée infestée veulent se guérir du goître le raisonnement le plus simple les conduit à boire les eaux des parties de la contrée où le goître n'existe pas; or, il résulte d'examens multiples que ces eaux saines ne contiennent pas plus d'iode que les eaux goîtrigènes, et que parfois elles en contiennent moins. M. Saint-Lager cite ce fait bien digne de remarque, à savoir, que c'est précisément dans les contrées où le crétinisme est le plus répandu (Valais et Savoie) que l'on trouve une couche dolomitique qui contient l'iode, qui, d'après cet observateur, paraîtrait déterminer la minéralisation des sources de Saxon et de plusieurs autres.

Nous citerons encore pour mémoire l'opinion qui a été émise (en face de l'inconnu surgissent les hypothèses même les plus invraisemblables) que le crétinisme était dû à l'absence dans les eaux du chlorure de sodium. Lorsqu'on songe à la minime quantité de cette substance contenue dans les eaux qui en sont le plus chargées, et aux fortes proportions ingérées journellement avec tous les aliments, on peut se demander quel pouvoir mystérieux on a voulu attribuer à la présence du sel de cuisine dans les eaux potables. Il serait inutile d'insister.

Ackermann, qui identifiait le crétinisme avec le rachitisme, supposait qu'ils dépendaient tous deux d'un défaut d'assimilation des phosphates. On se rappelle que Courbe avait supposé que le cerveau des idiots devait contenir moins de phosphore qu'à l'état normal. Nous avons rapproché ces deux théories, qui sont en contradiction avec l'observation des faits.

Il est impossible de déterminer la nature même du principe qui communique à l'eau le pouvoir délétère qui engendre le goître et le crétinisme. M. Saint-Lager, qui a fait les recherches les plus consciencieuses et dans un esprit éminemment scientifique, émet l'hypothèse que ce principe est de nature organique; mais il a bientôt reconnu que ce n'est pas le dosage des matières organiques prises en bloc qu'il importe de faire. En effet, parmi les eaux goîtrigènes, on en trouve qui en sont très-chargées et d'autres qui en contiennent très-peu; d'autre part, les eaux salubres présentent les mêmes variations; il faudrait donc trouver un réactif spécial capable de ne déceler que la substance organique qui produit l'endémie. Nous ne saurions, quant à nous, affirmer comme l'auteur que nous venons de citer, que ce principe doit être organique; mais un élément du problème nous paraît définitivement acquis, c'est qu'il existe des terrains qui communiquent aux eaux qui en jaillissent et qui les parcourent, un principe nuisible de nature inconnue et qui produit l'endémie goîtreuse.

Les faits nombreux que nous venons de rapporter et qui tendent à prouver que certaines eaux produisent le goître, devraient avoir pour complément naturel deux ordres de recherches: l'étude géologique des terrains, et l'analyse des eaux qui les traversent.

Les recherches chimiques pourraient peut-être conduire directement à la connaissance de l'agent toxique; mais à la condition d'être poursuivies avec persévérance et comparativement dans un très-grand nombre de localités, les unes atteintes par l'endémie, les autres qui en seraient exemptes. Ces recherches, pour avoir une valeur réelle, exigent beaucoup de temps et de soins.

L'étude géologique des contrées très-nombreuses où règnent le goître et le crétinisme endémiques, offrait au contraire, au moins en apparence, beaucoup moins de difficultés. On pouvait en effet profiter des cartes géologiques qui existent de presque toutes ces localités, et utiliser ainsi pour la solution du problème des faits déjà depuis longtemps acquis à la science. On comprend donc pourquoi les études géologiques dans la question du goître ont pris un développement plus grand que les recherches purement chimiques, recherches qui cependant, comme il vient d'être dit, pourraient peut-être conduire plus directement et plus sûrement au but qu'on se propose d'atteindre.

Parmi les auteurs qui ont cherché à établir que l'endémie du goître et du crétinisme existe spécialement ou même exclusivement sur certains terrains, on peut surtout citer : Mgr Billiet, Mac-Clelland, Grange, Saint-Lager et Garrigou.

D'après le savant prélat, l'endémie du goître et du crétinisme dépend du sol et de sa constitution géologique plutôt que de sa configuration. Pour le prouver il a fait faire un recensement des goîtreux et des crétins dans les cent soixante-neuf paroisses du diocèse de Chambéry : cette enquête a démontré que quarante-deux villages étaient plus ou moins infectés, et que cent vingt-sept pouvaient être regardés comme sains. Restait à comparer la géologie des localités atteintes par l'endémie et de celles qui en étaient exemptes ; cette comparaison a conduit Mgr Billiet à conclure : 1° qu'on commence à trouver quelques cas de goître et de crétinisme dans le diocèse de Chambéry, sur les dépôts du Rhône et sur les terrains d'alluvions anciennes; 2° que les cas deviennent plus nombreux dès qu'on arrive au sol argilo-calcaire, qui s'étend de Montmélian à Chamousset, mais que l'endémie prend surtout une intensité très-grande sur le terrain argileux, talqueux et gypseux de la vallée de Maurienne, et que le nombre des cas est de plus de 10 pour 100 ; 3° que les paroisses assises sur les terrains jurassiques et néocomiens sont au contraire exemptes de goître et de crétinisme.

Pour donner plus d'importance à ces résultats, le même observateur rappelle plus loin que, hors des terrains signalés par lui comme ceux sur lesquels sévit l'endémie, on rencontre souvent les mêmes formes de vallées, les mêmes défilés, le même boisement, les mêmes ombrages, la même humidité, la même pauvreté dans la construction des chaumières, et que cependant le goître et le crétinisme y sont inconnus.

« Au contraire, dit-il, dans les terrains qui sont sujets à l'endémie, les conditions géographiques les plus favorables ne suffisent pas pour en exempter.

« Ainsi, par exemple, les communes de la Chapelle, de la Chambre, de Saint-Arve en Maurienne, sont situées dans un terrain sec, loin des marais, exposées à un grand courant d'air ; celles de la Chavanne, de la Planaise, de Corse, de Château-Neuf, de la Chapelle-Blanche en ce diocèse sont dans une situation agréable, ouvertes de tous côtés, bien exposées au soleil, en toute saison ; tous ces avantages n'ont pu jusqu'ici les assainir. »

En résumé, on voit que les terrains désignés par Mgr Billiet comme ayant un rapport direct avec l'endémie, sont les schistes argilo-calcaires, et principalement les terrains contenant des schistes talqueux, micacés et des dépôts de gypse. Tous les villages bâtis sur les terrains jurassiques et néocomiens sont au contraire exempts de goître.

Le docteur Mac-Clelland, qui a étudié l'endémie du goître sur l'Himalaya, a d'abord été frappé de ce fait singulier qu'elle sévissait avec intensité dans une contrée, et qu'elle épargnait complétement la contrée voisine, bien que les conditions topographiques fussent les mêmes. Il s'est dès lors appliqué à rechercher quelles pouvaient être les causes de la différence, et l'étude de cette constitution géologique du sol lui a paru pouvoir seule en donner l'explication.

Après avoir nettement déterminé la nature des terrains dans les localités atteintes, il a fait une enquête minutieuse, village par village, au double point de vue de la proportion des goîtreux et de la nature géologique du sol; et cette enquête, dit-il, l'a conduit à des résultats si précis, qu'il lui eût été presque possible en étudiant les cararactères des roches voisines, de dire *a priori* si les habitants étaient ou non affectés de goître. Les résultats de ces recherches ont été résumés dans des tableaux où la proportion des goîtreux de chaque village est partout indiquée à côté de la nature géologique du sol.

Or, l'inspection de ces tableaux montre de la manière la plus nette que le goître est presque exclusivement endémique sur les terrains calcaires, et qu'il épargne les villages placés sur les schistes argileux, sur les grès siliceux, amphibolites, etc., etc. Aussi, l'auteur croit-il pouvoir conclure de ses recherches que l'endémie du goître doit être attribuée à la présence dans les eaux d'une forte proportion de carbonate de chaux.

Les études géologiques dans leur rapport avec l'étiologie du goître, n'avaient été faites par ces deux auteurs que dans une seule contrée; les recherches entreprises par M. Grange ont été beaucoup plus étendues et plus complètes. La question a pris un caractère de généralité et une importance qu'elle n'avait pas jusque-là.

Cet auteur a essayé de démontrer :

« 1° Que le goître et le crétinisme ne sont dus ni à une circonstance météorologique, ni à des conditions hygiéniques spéciales, ni à la réunion de « plusieurs causes de cette même nature, qui ne peuvent jouer, dit-il, qu'un rôle secondaire. »

2° Que le goître et le crétinisme sont endémiques sur les terrains magnésiens.

« On trouve, dit M. Grange, quelques goîtreux sur la molasse marine; cette affection augmente sur le lias; elle est générale sur les terrains du trias, marnes irisées, muschelkalk, zechstein; elle diminue sur les terrains houillers et disparaît très-généralement sur les formations granitoïdes. Son intensité maximum s'observe toujours en dessous des grandes formations dolomitiques.

« Ces affections, ajoute-t-il, suivent sur un assez grand espace les terrains d'alluvions qui proviennent des pays où le goître est endémique. »

Les recherches de M. Garrigou dans les Pyrénées ont été résumées dans un mémoire adressé par lui à la Commission française; elles tendent aussi à confirmer la doctrine de M. Grange.

« Le goître endémique, dit M. Garrigou, est exclusivement limité sur les terrains composés d'argiles plus ou moins marneuses, chloritées, ophitiques, talqueuses, en un mot sur des argiles magnésiennes avec ou sans pyrite de fer. »

Pour démontrer ce fait, l'auteur a pris les statistiques du goître publiées par M. Saint-Lager, et il a successivement examiné la géologie des localités atteintes dans les départements des Basses et des Hautes-Pyrénées, de la Haute-Garonne, de l'Ariége, de l'Aube et des Pyrénées-Orientales. Le résultat de ses recherches a été la confirmation du rapport indiqué par M. Grange, entre l'endémie du goître et les terrains magnésiens.

Après avoir essayé de démontrer que l'endémie du goître est en rapport avec les terrains dolomitiques, M. Grange a cru pouvoir désigner la magnésie comme la substance véritablement toxique cédée par ces terrains aux eaux potables. Il se fonde non-seulement sur ses recherches géologiques, mais aussi sur d'assez nombreuses analyses chimiques. Ces analyses lui ont permis de constater la présence d'une quantité notable de magnésie (10 à 25 pour 100 de la totalité des sels) dans toutes les eaux des villages et des vallées où le goître et le crétinisme sont endémiques.

L'auteur conclut ensuite de la manière suivante : « Il résulte donc, dit-il, des analyses que j'ai faites, et des observations géologiques, que si les eaux sont, comme on le croit généralement, la cause prochaine du développement du goître et du crétinisme, on pourrait rapporter l'action délétère des eaux aux sels de magnésie, ou peut-être, à la fois, à la présence de la magnésie et à l'absence d'une quantité de chaux suffisante aux besoins de l'économie ».

Telle est la doctrine de M. Grange, tendant à consacrer ce double fait : l'existence constante des terrains magnésiens dans les localités atteintes par l'endémie, et celle de la magnésie dans les eaux potables de ces mêmes contrées.

Hérédité. Nous nous sommes efforcés, au commencement de ce travail, de démontrer les rapports intimes qui existent entre les deux formes de la dégénérescence qui nous occupe, le goître et le crétinisme. Nous avons souvent signalé jusqu'à quel point ces deux états morbides sont liés ensemble par les lois de l'hérédité, l'un engendrant l'autre. La propagation directe est cependant la règle la plus fréquente, et les goîtreux donnent naissance plus souvent à des enfants goîtreux qu'à des enfants crétins ; la même observation s'applique à ceux-ci. Les unions que font les crétins entre eux, sont très-souvent stériles ; il en est de même lorsque l'un des générateurs est dans un état approchant de la déchéance complète ; nous savons déjà que l'impuissance virile y est attachée. De toute façon, les enfants issus de parents semblables sont peu viables, complétement dégénérés, et ne sont guère aptes à devenir nubiles : la dégénérescence s'éteint par son propre excès. Si la stérilité est dans ce cas l'heureux obstacle à la propagation du mal, il n'en est nullement ainsi des goîtreux. Ceux-ci sont parfaitement féconds et capables d'engendrer des goîtreux et des crétins. Les mariages mixtes entre individus sains et goîtreux donnent des résultats beaucoup moins funestes ; ils n'empêchent nullement la production de toutes les formes de dégénérescence, pour la propagation desquelles un seul générateur paraît suffire, surtout lorsque les enfants issus de ces unions mixtes sont nés et continuent à vivre dans les contrées où l'endémie existe. Un grand nombre de faits tendent à prouver que, transférés dans des pays sains, les enfants subissent infiniment moins l'influence de l'hérédité ; il est de toute façon incontestable que, étant données ces bonnes conditions, les signes de l'endémie diminuent de fréquence dans une famille à mesure que les générations se multiplient et s'éloignent du premier générateur atteint. Ce serait une dangereuse illusion cependant que de croire qu'on peut assigner des limites absolues à l'hérédité, qui a de singulières réminiscences et de cruels retours sur elle-même. Cette réserve posée, nous admettons très-volontiers qu'il est éminemment utile de transporter en pays sain des descendants de parents contaminés, et qu'on pourra de cette façon espérer une atténuation sérieuse du germe morbide.

Pour qu'on puisse dire qu'il y ait endémie dans un pays, on est convenu que la proportion des cas du goître et du crétinisme soit dans un rapport d'au moins 1 pour 100 avec la population. Les tableaux suivants, se rapportant à la Savoie que nous donnons comme spécimen, fournissent le recensement général des goîtreux dans ce département.

DÉPARTEMENT DE LA SAVOIE

RECENSEMENT GÉNÉRAL

Nombre des communes	325
Population générale	275,03
Nombre des communes atteintes	204
Population atteinte	172,464

Goîtreux	Hommes	2596		5800	8543
	Femmes	3203			
Crétins	Hommes	996	1856	2543	
	Femmes	860			
Idiots	Hommes	256	687		
	Femmes	331			

Proportion sur la population.

		sur 1000.
Goitreux	5800	21,13
Crétins	1856	6,75
Idiots.	687	2,50
Total.	8343	30,35

Proportion sur la population atteinte.

		sur 1000.
Goitreux	5800	33,60
Crétins.	1856	10,75
Idiots.	687	4,00
Total.	8343	48,35

ENDÉMIE

Communes renfermant au moins 1 pour 100 de goîtreux, crétins, idiots.

Nombre des communes 159

Population de ces communes 100,000

Goitreux . . .	Hommes	2491		5564	7931
	Femmes	3073			
Crétins	Hommes	957	1781	7021	
	Femmes	824			
Idiots.	Hommes	296	586		
	Femmes	290			

Proportion sur la population atteinte par l'endémie.

Goitreux	5564	50,55
Crétins.	1781	16,20
Idiots	586	5,30
Total. . . .	7931	72,05

Les localités dans lesquelles l'endémie sévit avec le plus d'intensité étaient désormais connues; on n'avait plus qu'à choisir celles qui devaient servir pour l'enquête scientifique.

L'un des buts qu'on s'était proposé par l'enquête statistique générale était donc atteint; mais, sous un autre rapport, cette enquête n'avait donné que des résultats tout à fait insuffisants. Malgré le soin pris par la Commission pour la rédaction de son programme, et malgré l'insistance de l'administration pour obtenir un recensement exact des goîtreux, des crétins et des idiots, il est certain que ce recensement n'en avait signalé qu'une petite partie.

L'enquête, en effet, n'indique que 65 526 cas de goître, de crétinisme et d'idiotie. Or, les recherches de Boudin et de M. Grange, faites d'après les tableaux du recrutement, porteraient à penser qu'il y en a 7 ou 8 fois de plus.

Non-seulement on n'a obtenu de documents que sur 63 départements, mais il y a en outre, dans ces départements mêmes, des lacunes très-nombreuses dont quelques-unes comprennent des arrondissements entiers.

L'un de nous, M. Baillarger, a donc cru devoir proposer à la Commission française de suppléer à l'insuffisance de l'enquête, sous ce rapport, par des recherches nouvelles faites au ministère de la guerre à l'aide des comptes rendus du recrutement. Ces recherches devaient avoir pour but, non-seulement de déterminer d'une manière plus exacte le nombre des goîtreux, des crétins et des idiots, mais aussi de permettre, en comblant toutes les lacunes, de présenter un tableau complet pour toute la France.

Ce travail a été fait et comprend deux parties : l'une a trait aux départements seulement, et les recherches ont eu lieu pour cinquante années, de 1816 à 1865. Cette longue période a permis de s'assurer si l'endémie était restée stationnaire, ou bien si elle avait augmenté ou diminué.

La seconde partie du travail a porté sur les arrondissements et les cantons; elle ne comprend que quinze années, de 1850 à 1865.

On a pu ainsi établir : 1° le nombre approximatif des goîtreux, des crétins et des idiots dans toute la France; 2° la proportion comparée des goîtreux, des crétins et des idiots dans tous les départements; 3° la distribution de l'endémie du goître et du crétinisme par arrondissements et par cantons, dans les 60 départements dont l'étude offrait, sous ce rapport, le plus d'intérêt; 4° les variations qui se sont produites depuis cinquante ans dans l'endémie du goître.

Il résulte du relevé très-circonstancié à ce sujet fait par la Commission française, que la proportion du goître chez les hommes et femmes est très-variable suivant les départements. Dans les contrées où l'endémie est faible, les femmes sont beaucoup plus fréquemment atteintes que les hommes; mais à mesure que l'endémie augmente d'intensité dans un pays, ces différences s'effacent. C'est ainsi que dans les 3 départements de la Savoie, de la Haute-Savoie et des Hautes-Alpes, il y a presque autant de goîtreux que de goîtreuses, tandis que dans les départements de l'Oise, de la Moselle et de la Haute-Saône il y a trois fois plus de femmes que d'hommes. La proportion totale en France donne cependant une augmentation de fréquence pour la femme, elle est à celle des hommes de 5 cas sur 7.

Nous avons déjà fait remarquer que le goître se développe surtout à partir de la puberté. L'enquête de la Commission française prouve que 11 fois sur 18, les individus goîtreux sont âgés de plus de vingt ans; le rapporteur a soin d'ajouter cependant que bon nombre de goîtres rudimentaires doivent passer inaperçus chez l'enfant. Une autre circonstance digne d'être notée, c'est que le goître augmente chez la femme au moment de la gestation et de l'accouchement jusqu'à l'âge de vingt-cinq ans. Les femmes ne sont guère plus fréquemment atteintes que les hommes jusqu'à l'âge nubile; mais à partir de cette époque jusqu'à l'âge de la ménopause, le nombre et le volume des goîtres augmentent considérablement chez la femme. Cette relation incontestable entre l'activité des organes génitaux et la production du goître donne un caractère paradoxal à cette observation que de tous les animaux atteints de goître, c'est le mulet qui fournit le plus grand contingent.

Le crétinisme est plus fréquent chez l'homme que chez la femme, et se trouverait dans une proportion à peu près de 7 à 6. Nous disons ici en passant qu'il en est de même pour l'idiotie et pour la surdi-mutité. D'après l'enquête de 1864, on a trouvé 4394 idiots et seulement 3246 idiotes; d'après la statistique générale de la France, sur 41 525 idiots recensés, il y a 23 407 hommes et 18 118 femmes.

La plus grande fréquence du crétinisme chez l'homme est établie sur les données statistiques suivantes. D'après l'enquête de 1864, on a trouvé 3979 crétins contre 3291 crétines. Les relevés de l'enquête sarde ont donné 3073 crétins et 2853 crétines; en additionnant les chiffres fournis par les deux enquêtes, on trouve une proportion de 7 hommes pour 6 femmes.

Nous croyons devoir faire remarquer que cette différence disparaît complétement quand on se borne à recenser les crétins goîtreux. On trouve même alors que les femmes sont en proportion un peu plus forte. Divers documents réunis ont en effet donné 5771 crétins goîtreux et 5916 crétines goîtreuses.

Ce résultat n'est point en opposition avec celui qui précède; il s'explique par ce fait que le goître est beaucoup plus fréquent chez les femmes que chez les hommes.

On peut donc dire, en résumé, que la plus grande fréquence de l'idiotie et de la surdi-mutité qui a été constatée chez les garçons existe également pour le crétinisme, mais à un moindre degré.

L'hérédité du crétinisme étant admise, il faudrait établir si la transmission est constante et si, dès la conception, le nouvel être est irrévocablement voué à la déchéance, ou bien encore si un milieu favorable peut atténuer le mal ou arrêter son développement. Est-il permis d'admettre qu'en éloignant la femme du milieu infecté pendant la grossesse et la période d'allaitement, on puisse mettre l'enfant à l'abri de la contagion? Nous sommes bien portés à admettre l'heureuse influence de circonstances aussi avantageuses; il est certain qu'un mal lié aux conditions extérieures doit être atténué si ces conditions sont favorables; mais il y a des faits qui prouvent trop péremptoirement que les lois de transmission héréditaire existent encore dans une assez forte mesure loin des pays endémiques. C'est ainsi que les individus goîtreux ont engendré des goîtreux et des crétins dans des contrées indemnes de ces infirmités.

Il est une circonstance très-digne de remarque, c'est que souvent les enfants voués au crétinisme par l'hérédité ont en naissant toutes les apparences d'une conformation normale; cette observation a été faite non-seulement pour les enfants des goîtreux, mais aussi pour ceux dont les parents sont atteints de crétinisme manifeste. Il résulte d'un rapport du baron Bich qu'à l'hospice de la Cité d'Aoste, sur 11 enfants nés de parents crétins, 5 seulement avaient apporté le stigmate héréditaire en naissant, 1 fut atteint vers le huitième mois, 4 à deux ans et 1 à trois ans.

Morel a très-particulièrement insisté sur ce fait que le crétinisme n'atteint pas les enfants en naissant, et il cite une institution créée en pays sain par un ecclésiastique, dans le but de soustraire les nouveau-nés aux influences extérieures nuisibles. Nous manquons de données précises sur les résultats obtenus. Un très-judicieux observateur, Ackermann, affirme que les signes du crétinisme n'apparaissent que vers la deuxième année. Ce médecin, qui a pratiqué sur une grande échelle des vaccinations dans les contrées du Valais les plus atteintes, a constamment vu que dans la première année de la vie les enfants étaient parfaitement bien conformés, et les mères goîtreuses qui avaient d'autres enfants plus âgés déjà et atteints de crétinisme, étaient unanimes à déclarer que ces derniers avaient toute l'apparence de la santé pendant la première année de la vie. Selon M. Niepce, c'est encore plus tard, dans la troisième année de la vie seulement, qu'il serait possible de reconnaître les signes physiques du crétinisme. Fodéré est pour ainsi dire le seul auteur qui admette que le crétinisme soit reconnaissable dès la naissance; il va même jusqu'à énumérer en détail les signes physiques de l'endémie chez les nouveau-nés. Il nous suffira de dire que, parmi ces signes, figure, à des degrés différents, le goître, qui, de l'avis unanime de tous les observateurs, n'existe jamais chez les enfants nouveau-nés, pour montrer que, dans cette circonstance, la description de Fodéré est entachée d'erreur. Il serait presque inutile de dire que l'apparition plus ou moins éloignée de la naissance des signes du crétinisme n'infirme en aucune façon la valeur de l'influence héréditaire. Des affections d'une autre nature et dans lesquelles personne n'a contesté l'influence de l'hérédité, le cancer, le tubercule, par exemple, n'apparaissent-elles pas à des époques beaucoup plus éloignées de la naissance? Est-il rare d'observer des individus naissant avec ces dispositions et restant bien portants pendant une grande partie de leur existence, et pour le cancer même jusqu'à un âge souvent très-avancé, en gardant jusqu'à l'éclosion de la maladie tous les attributs d'une santé parfaite?

Déjà Esquirol avait exprimé la conviction que le crétinisme n'apparaissait que vers la troisième ou quatrième année de la vie, et M. de Saussure, qui émettait la même opinion et ne considérait pas le crétinisme comme un état congénial, faisait particulièrement ressortir cette circonstance, que les causes qui déterminent l'endémie doivent porter leur action funeste sur le cerveau et tout le système nerveux, surtout dans les premières années de la vie. Il est incontestable, en effet, que le cerveau se développe à partir de la naissance avec une telle rapidité, que la masse en est à peu près doublée après les six premiers mois. Il est inconsestable que pendant cette période d'évolution, l'organe doit être d'une réceptivité infiniment plus grande qu'à tout autre moment de la vie. Cette circonstance n'en laisse pas moins entièrement debout toute la part d'influence de l'hérédité.

Les données fournies par la conscription dans les États sardes jusqu'à vingt-trois ans peuvent contribuer à éclairer cette question. Mais nous ne citons qu'en hésitant le résultat auquel est arrivé la Commission sarde. Des réponses qu'elle a reçues de la part des parents et de l'entourage des enfants, il résulte que, sur 1000 cas, 894 fois les signes du crétinisme seraient apparus avant la fin de la deuxième année, 36 fois de deux à cinq ans; 53 fois de cinq à douze ans, et 15 fois enfin après la douzième année. Comme il ne s'agit pas ici de constatations faites directement par des personnes compétentes, il n'y a pas lieu d'attribuer à ces renseignements une confiance sérieusement justifiée.

Il ne nous paraît pas douteux un seul instant que des enfants nés dans des contrées saines et de parents sains transportés en pays endémiques n'y subissent l'influence nuisible. Cette observation a été faite d'une manière péremptoire dans l'Isère par M. Héraut, inspecteur des enfants trouvés de ce département, et l'un de nous a fait une observation analogue pour un enfant né à Lyon et envoyé en nourrice dans une commune où l'endémie existait. Un fonctionnaire envoyé d'une contrée saine dans la Maurienne a remarqué qu'après une année de séjour, l'un de ses enfants âgé de plus de trois ans prenait tous les signes du crétinisme; deux autres enfants plus âgés, la mère et un domestique présentaient en même temps les signes du goître.

L'acquisition du goître par des adultes ayant quitté des pays sains pour habiter des pays endémiques n'est pas rare, et la contre-épreuve pour ainsi dire de cette influence est faite par la disparition du goître chez ces mêmes individus, lorsqu'ils viennent à quitter les pays où le goître se développait. Mais voici un fait tendant à prouver que le crétinisme même peut être acquis à l'âge adulte; il résulte d'une enquête faite par le gouvernement autrichien en 1844, à Syrnitz. Le propriétaire de la seigneurie de ce pays, qui l'avait acquise d'une famille dans laquelle tous les membres étaient crétins et goîtreux, arriva d'un pays sain avec sa femme. Celle-ci mourut goîtreuse et demi-crétine; le propriétaire épousa de nouveau une femme saine qui, à son tour, subit la même dégénérescence; le mari lui-même devint demi-crétin. Les cinq enfants du premier lit furent tous frappés; quant aux deux enfants du second lit, l'un âgé de trois ans et l'autre d'un an seulement au moment où cette communication fut faite, étaient encore sains d'aspect. M. Willeger, l'auteur de cette observation, affirme qu'il en avait été de même des enfants du premier lit, pendant les premières années qui suivirent la naissance, ce qui ne les avait point empêchés de dégénérer complétement plus tard. Il ajouta, en outre, que déjà son père avait remarqué que les domestiques de pays étrangers qui venaient habiter la ferme, prennaient d'abord le cou gros, perdaient ensuite graduellement leurs facultés intellectuelles, et finissaient par tomber dans le crétinisme le plus complet. Il faut ajouter que tous les individus nés dans cette ferme sont crétins au plus haut degré. La dégénérescence porte même sur le bétail à cornes, au point qu'il faut aller chercher dans les pays voisins les bêtes de trait nécessaires à la culture. Ce fait est très-concluant, mais il est jusqu'ici isolé dans la science.

Personne ne saurait contester l'influence de l'hérédité et des mariages consanguins; nous avons suffisamment insisté sur ces causes directes et pour ainsi dire fatales de propagation du crétinisme; mais nous avons déjà dit que, lorsque l'individu contaminé est complétement déchu, il est stérile et meurt sans laisser de traces derrière lui. Il n'en est pas de même du demi-crétin, chez lequel l'infériorité organique n'exclut point les instincts génésiques; bien au contraire, des exemples nombreux prouvent que la violence de ses désirs déjoue toute vigilance et le pousse parfois à commettre de véritables attentats pour satisfaire ses appétits sexuels. Le demi-crétin se marie dont le plus fréquemment, et produit des enfants. On a posé à ce sujet une question fort grave à résoudre. La société, dans un but de préservation, a-t-elle le droit de s'opposer à toute union entre crétins et peut-elle étendre sur eux la loi prohibitive qui empêche les mariages entre aliénés? Certains moralistes, ne tenant peut-être pas assez compte des faits, et jugeant en vertu de principes abstraits, n'ont pas hésité à déclarer que la liberté et les droits individuels doivent être respectés avant tout.

Cependant, si l'on n'oppose pas une digue à la propagation la plus directe et la plus certaine du fléau, si l'on n'use pas des moyens que le simple bon sens et les nécessités de préservation sociale nous imposent péremptoirement, on ne pourra espérer enrayer un mal qui ne tend à rien moins qu'à dégénérer l'espèce humaine. M. Marchand a constaté l'hérédité directe dans tous les cas observés par lui dans les Pyrénées; le plus souvent, dit-il, la transmission vient des premiers générateurs, le père et la mère. Cet observateur a constaté seize fois la transmission aux petits-enfants en épargnant une génération; sept fois seulement la descendance directe ne put être constatée; mais les collatéraux, oncles et tantes, étaient affectés de crétinisme, et ce qui est plus important encore, les parents étaient goîtreux. La transmission du crétinisme par hérédité est donc d'une observation pour ainsi dire constante; le fait le plus probant est celui de Ferrus, relaté plus haut; Mgr Billet, qui a été à même de bien observer les faits, déclare que dans une famille où il s'est produit des cas de crétinisme, l'hérédité ne s'éteint que vers la troisième génération. M. Niepce émet une opinion analogue; mais ces observateurs n'ajoutent pas si, dans les cas où ils ont vu le crétinisme s'éteindre, il y a eu mariage mixte, par conséquent introduction dans la famille de générateurs sains, ce qui nous paraît certain, le mariage entre crétins ne pouvant donner naissance qu'à des crétins, quelque saine que soit la contrée où l'union s'accomplit et où les enfants sont nés et élevés.

S'il ne nous paraît pas douteux un seul instant que la loi doive interdire des mariages entre crétins, il ne pourrait guère en être de même lorsqu'il s'agit d'individus en possession de toutes les facultés intellectuelles, tels que les goîtreux, et qui cependant, nous le savons, peuvent engendrer des crétins. Nous croyons avoir été au-dessous de la vérité en affirmant, d'après l'enquête de la

Commission française de 1864, que 80 pour 100 des crétins naissent de parents goîtreux.

Un des meilleurs observateurs dans cette matière, Fodéré, prétend que lorsque les deux générateurs sont atteints du gros cou, les enfants sont toujours entachés de crétinisme à un degré quelconque.

Il n'hésite pas á dire qu'il voudrait « qu'on ne permît pas le mariage à un goîtreux si son goître est un peu volumineux, qu'il fût surtout défendu à tout individu attaqué de crétinisme au 1er, au 2e et au 3e degré ; et que, quand on le permet à un individu dans la famille duquel il y a eu des crétins, on l'obligeât à se choisir une épouse bien constituée et née dans des pays où on ne connaît pas ces maladies. « Appellerait-on violer la liberté, dit cet auteur, que de prendre les précautions efficaces pour mettre les hommes en état d'en jouir? »

Le rapporteur de la Commission du Piémont demande, à son tour, « qu'on empêche par toutes les voies possibles que deux personnes ayant une *tendance* au crétinisme ou appartenant toutes deux à des familles dans lesquelles le crétinisme paraît héréditaire, ne contractent mariage entre elles ». De plus, ajoute-t-il, on devrait favoriser le croisement des races.

Ferrus, de son côté, invoque les articles du code touchant les oppositions au mariage, pour en demander l'application aux crétins, dont la liberté morale n'est pas complète.

Le docteur Bants propose que le goîtreux ne puisse contracter mariage qu'après guérison de son infirmité constatée par l'attestation d'un médecin; et quant aux crétins, si faiblement qu'ils soient atteints, le mariage devrait leur être absolument interdit. Cet auteur va même bien plus loin dans cet ordre d'idées en proposant que tout individu dans la famille duquel il y aurait plusieurs crétins, ne pût choisir une femme que dans un pays où l'endémie n'existât point.

Une première difficulté se présente à l'application des mesures restrictives que nous signalons, et à l'appui desquelles on pourrait citer l'opinion d'un plus grand nombre d'observateurs. Il est démontré, par le recensement de la Commission du Piémont, qu'un vingtième seulement des crétins naissent de parents crétins, et cette proportion s'est encore bien plus affaiblie depuis les recherches de la Commission du Piémont. Elle résulte de ce que les mariages entre crétins deviennent de plus en plus rares. Or, si l'on peut raisonnablement soutenir la thèse de la nécessité de mettre en interdiction des crétins, il serait bien plus difficile, pour ne pas dire impossible, d'interdire le mariage à des goîtreux dans des pays endémiques où le goître est d'une fréquence extrême; et cependant, c'est le mariage entre goîtreux qui fournit le plus grand contingent de crétins à tous les degrés.

Les mariages entre crétins deviendront constamment plus rares, d'autant que les ministres des divers cultes, comprenant leur funeste conséquence, refusent, le plus souvent au moins, la consécration aux individus incapables de recevoir une instruction religieuse; mais la question des mariages entre goîtreux reste toujours ouverte, et nous ne sommes pas encore en mesure d'appliquer à leur sujet, ni même de proposer, une loi restrictive qui puisse être conciliée à la fois avec le droit de la société de se préserver contre tout ce qui tend à la dégrader, et avec la liberté individuelle de tout homme qui n'est pas privé de sa raison et de son libre arbitre. On peut et on doit conseiller l'intervention officieuse des membres des commissions créées pour les contrées endémiques, dans le but de surveiller les moyens prophylactiques employés contre le goître; il n'est pas moins utile de répandre l'instruction parmi les populations, qui doivent être éclairées sur la nécessité d'un traitement contre le goître avant de contracter mariage. C'est surtout aux médecins, aux fonctionnaires, aux ministres des cultes qu'il appartient de propager les justes idées dans cette direction. Mais de là à prohiber le mariage à des individus atteints de goître dans des contrées où parfois la majeure partie de la population en est atteinte, il y a loin.

Le docteur François écrivit il y a quelques années, à Moxel, « qu'à la Robertsau (près de Strasbourg) nul n'était intervenu pour empêcher le mariage des crétins que par voie de persuasion, et qu'on avait souvent réussi. L'autorité, ajoute M. François, ne s'est point servie de son influence dans ces questions; ce n'était que l'affaire des ministres de l'un ou de l'autre culte et du médecin ». Lui-même ne s'est pas toujours borné à de simples conseils; pour empêcher le mariage entre crétins, qui le plus souvent sont indigents, il a menacé de faire supprimer les secours si on ne tenait pas compte de ses observations, et, quoique ces menaces n'eussent certainement jamais été exécutées, elles n'en ont pas moins réussi auprès de ces pauvres déshérités qu'on voulait, à juste titre, empêcher de perpétuer leur misère physique et intellectuelle.

L'exemple de M. François mérite d'être suivi, et ce serait déjà un grand pas fait vers la solution du problème que de pouvoir astreindre les goîtreux à faire disparaître leur difformité avant de procréer des enfants. Quant aux individus atteints de crétinisme confirmé, nous n'hésitons pas à déclarer que l'interdiction formelle du mariage est la seule sauvegarde de la société.

On a de diverses parts conseillé de favoriser les mariages mixtes, en se basant sur ce que l'hérédité devient moins fatale lorsqu'il y a introduction d'un élément sain dans une famille de crétins ou de goîtreux. N'est-il pas permis d'objecter à ce précepte que, si le croisement de races assainissait dans une certaine mesure une famille contaminée, il présente l'inconvénient de condamner à la dégénérescence les descendants d'un individu qui, en contractant une union dans des conditions normales, aurait donné naissance à des enfants sains. Ne serait-il pas préférable de limiter le mal comme on limite un incendie, en sacrifiant délibérément ce qu'il est impossible de sauver, acquérant ainsi la certitude de voir le fléau s'éteindre faute d'aliments?

Nous avons cité plus haut les diverses formes de dégénérescence qui atteignent les populations dans lesquelles existe l'endémie; nous ajouterons ici, au point de vue de l'hérédité, qu'on a observé aussi que le crétinisme résulte d'unions d'individus atteints des diverses formes d'affections et d'infirmités qui paraissent être des complications de l'endémie, survenant sous la même influence; c'est ainsi que les mariages endémiques entre sourds-muets, rachitiques, asthénogènes, nains, idiots, etc. produisent des crétins.

La dégénérescence de la population des contrées où règnent l'endémie et le crétinisme a été remarquée par tous les observateurs. La Commission sarde s'exprime avec beaucoup de précision à ce sujet, dans un passage que nous avons cité plus haut. Nous avons signalé la pratique qui existe dans certains pays chez les jeunes gens soumis à la conscription, et qui consiste à boire pendant quelque temps l'eau des sources goîtrigènes; il serait avéré, selon quelques observateurs, que le désir de s'exempter de cette façon du service militaire aurait une certaine part dans la fréquence du goître chez les jeunes gens approchant de la vingtième année. C'est là un abus et un danger qu'il serait facile de combattre en déclarant propres au service les individus atteints de cette infirmité.

Distribution géographique. Nous avons essayé de montrer le mode d'apparition et l'évolution de la dégénérescence crétino-goîtreuse sur l'individu même qui en est atteint; nous aurions à étudier maintenant son mode de distribution et ses oscillations d'intensité dans les nombreuses régions du globe où elle existe. Comme il est certain pour nous que cette affection est due partout à la même cause et que cette cause consiste en un principe toxique contenu dans les eaux potables et dans les végétaux qui servent d'aliments aux habitants, nous devrions, d'après les changements que les habitants de contrées si diverses apportent dans leur mode de nutrition, établir la relation qui existe entre ces changements et les oscillations que subit l'endémie; mais on conçoit aisément que les données nous manquent pour l'immense majorité des pays, et même lorsqu'il s'agit du nôtre, il nous serait bien difficile, d'après les documents que nous possédons jusqu'à ce jour, d'étudier la question à ce point de vue et surtout d'arriver à une solution.

Selon Humboldt, le goître était inconnu à Mariquita dans la Nouvelle-Grenade avant la fin du siècle dernier, tandis qu'il en existe un grand nombre de cas actuellement. Le même auteur affirme qu'il en est de même dans plusieurs localités sur le plateau de Santa-Fé de Bogota. Sigault, dans son étude sur les maladies du Brésil, énonce ce fait que le goître, à peine connu dans le Rio-Grande du Sud, y règne maintenant dans un bon nombre de villes. Selon Wotherspoon, le goître apparut au fort Kent depuis 1820 seulement. De son côté, Hoff signale l'apparition toute récente de l'endémie dans plusieurs cantons de l'Immerthal. En France Miral-Jeudy affirme qu'à Beauregard, dans le Puy-de-Dôme, le goître n'est apparu que vers la fin du siècle dernier. Sans entrer dans plus de détails à ce sujet, nous dirons seulement qu'un grand nombre d'auteurs signalent ces apparitions soudaines, mais surtout des augmentations rapides du nombre de goîtreux et de crétins dans des régions où l'endémie n'existait pas ou ne faisait que de très-rares victimes. La Commission française de 1864 a reçu des communications précises à ce sujet concernant quelques communes des Vosges et du Jura.

Il y a quelques années, nous avons relevé sur les tableaux conservés à la sous-préfecture de Saint-Jean de Maurienne les cas d'exemptions pour goître depuis 1796 jusqu'à l'époque de l'annexion, et nous avons constaté une augmentation du nombre des goîtreux dans beaucoup de localités. Une étude bien plus complète nous a conduits à des évaluations précises pour toute la France. Nous avons pris pour base les tableaux d'exemptions depuis 1816 jusqu'en 1865, divisant ce demi-siècle en cinq périodes de dix années et les comparant chacune entre elles. Avant d'énoncer les résultats, il serait permis de se demander si les exemptions n'étaient pas obtenues plus ou moins facilement aux diverses époques de cette période, et si l'on ne doit pas admettre que l'extension du service militaire à mesure qu'on approche de l'époque actuelle n'ait pas eu pour conséquence de considérer comme propres au service les individus chez lesquels l'hypertrophie de la glande thyroïde était peu accusée. Ce qui nous fait supposer qu'il doit en être ainsi, c'est que, à l'égard de toutes les autres infirmités, les commissions de recrutement ont constamment appliqué une sélection de moins en moins rigoureuse ; il est universellement connu aussi que la taille a été notablement baissée depuis cinquante ans.

La suppression de la cravate chez les militaires a dû à son tour contribuer à diminuer le nombre des exemptions du goître, ainsi que la découverte du traitement iodé dont les excellents effets sur les goîtres surtout peu volumineux a dû être pris en considération par les médecins militaires, qui savent du reste que chez beaucoup de jeunes conscrits le gros cou disparaît par le simple fait du changement de régime et de pays. Il s'ensuit que, si les exemptions pour goîtres ont augmenté à mesure qu'on approche de notre époque, c'est que l'infirmité a pris une extension plus considérable. Les chiffres des oscillations ne peuvent cependant avoir de valeur que sous condition de tenir compte de l'augmentation de la population depuis cinquante ans. Il faudrait donc pour chaque commune établir la courbe ascensionnelle des habitants, et établir ensuite la proportion du nombre des exemptions pour crétinisme aux époques correspondantes. Ce travail n'a pas été fait. On pourrait observer que les auteurs qui ont pris pour base d'appréciation les exemptions de l'année 1865 ont établi leur évaluation d'une manière quelque peu erronée. En effet 1502 exemptions pour goîtres eurent lieu cette année-là, et on a cru établir la proportion de ce chiffre avec celui des jeunes gens tombés au sort; mais on n'a pas tenu compte que, sur ce total, il y a des exemptés de droit et d'autres pour défaut de taille, éliminés avant tout autre examen. La proportion du nombre des goîtreux aurait donc dû être faite avec le chiffre des jeunes gens réellement examinés. Cette évaluation conduit à constater que le nombre d'exemptions pour goîtres est au nombre total des examens faits dans une proportion supérieure d'un quart à celle qui a été donnée. Par le tableau ci-contre, on peut saisir d'un coup d'œil la proportion comparée des cas de goître dans les 89 départements de la France. Le degré d'accroissance est indiqué par des numéros d'ordre depuis 1 jusqu'à 89; les 89 départements ont été divisés en cinq séries, d'après la proportion décroissante des cas de goître.

PROPORTION COMPARÉE DES CAS DE GOITRE DANS LES 89 DÉPARTEMENTS

POPULATION AU-DESSUS DE 20 ANS

Nombre des cas de goître.

PREMIÈRE SÉRIE

	Hommes.	Femmes.	Total.	Proportion p. 1000.
1 Savoie	9,910	11,892	21,802	133,7
2. Hautes-Alpes	3,712	4,454	8,166	111,0
3. Haute-Savoie	5,820	9,312	15,132	92,0
4. Ariége	3,272	9,161	12,434	82,7
5. Basses-Alpes	1,6[illegible]	4,933	6,601	76,9
6. Hautes-Pyrénées	2,897	6,084	8,681	62,3
7. Jura	2,665	7,995	10,660	58,9
8. Vosges	4,334	9,968	14,302	56,8
9. Aisne	4,475	13,425	17,900	52,9
10. Alpes-Maritimes	1,511	4,533	6,044	50,7
	40,247	81,778	122,025	73,8

DEUXIÈME SÉRIE

	Hommes.	Femmes.	Total.	Proportion p. 1000.
11. Loire	3,949	11,847	15,796	49,0
12 Rhône	4,943	13,829	18,772	46,0
13. Puy-de-Dôme	3,645	11,664	15,309	44,6
14. Haute-Loire	2,009	6,027	8,036	42,8
A reporter	14,546	43,367	57,913	182,4

	Hommes.	Femmes.	Total.	Proportion p. 1000.
Report. . .	14,546	43,367	57,913	182,1
15. Oise	1,872	7,301	9,173	36,0
16. Drôme	1,798	5,934	7,191	36,9
17. Haut-Rhin	2,634	6,902	10,536	33,0
18. Meurthe	2,121	6,363	8,484	33,0
19. Cantal	0,781	3,827	4,608	32,0
20. Haute-Saône	1,584	4,435	6,019	31,6
21. Haute-Marne	1,115	3,680	4,795	30,8
22. Moselle	2,070	6,210	8,280	30,5
23. Ardèche	2,147	4,721	6,867	29,5
4. Isère	3,614	6,505	10,119	29,0
25. Lozère	0,603	1,809	2,412	29,0
26. Dordogne	1,930	5,790	7,720	25,0
27. Pyrénées-Orientales	0,694	2,082	2,876	24,0
28. Meuse	1,027	3,078	4,104	22,6
29. Doubs	0,988	2,964	2,952	22,0
30. Saône-et-Loire	1,957	5,871	7,828	21,7
31. Haute-Garonne	1,512	4,838	6,350	21,0
32. Basses-Pyrénées	1,577	4,131	5,808	21,0
33. Corrèze	1,151	2,647	3,798	20,0
	45,519	132,915	178,434	32,0

TROISIÈME SÉRIE

	Hommes.	Femmes.	Total.	Proportion p. 1000.
34 Ardennes	839	2,517	3,356	17,0
35. Aveyron	1,020	3,060	4,080	17,0
36. Lot	721	2,163	2,884	17,0
37. Ain	887	2,661	3,548	16,0
38. Vaucluse	630	1,890	2,520	15,7
39. Aude	668	2,004	2,672	15,0
40. Allier	665	1,995	2,660	11,7
41. Côte-d'Or	663	1,989	2,652	11,5
42. Creuse	464	1,392	1,856	11,0
43. Bas-Rhin	958	2,874	3,832	10,8
44. Nièvre	546	1,638	2,184	10,6
45. Aube	401	1,203	1,604	10,0
46. Marne	573	1,719	2,292	9,7
	9,035	27,105	36,140	13,0

QUATRIÈME SÉRIE

	Hommes.	Femmes.	Total.	Proportion p. 1000.
47. Eure	548	1,644	2,192	9,0
48. Haute-Vienne	386	1,167	1,556	7,8
49. Seine-et-Oise	626	1,870	2,504	7,7
50. Gard	429	1,287	1,716	6,6
51. Yonne	362	1,086	1,448	6,3
52. Orne	393	1,179	1,572	6,2
53. Somme	510	1,550	2,040	5,9
54. Landes	276	0,828	1,104	5,9
55. Charente	329	0,987	1,316	5,7
56. Sarthe	334	1,002	1,336	4,8
57. Seine-Inférieure	459	1,377	1,836	3,8
58. Bouches-du-Rhône	301	963	1,204	3,7
59. Seine-et-Marne	199	597	796	3,7
60. Calvados	244	732	976	3,4
61. Eure-et-Loir	145	435	580	3,3
62. Gers	144	432	576	3,2
63. Var	150	450	600	3,2
64. Corse	118	354	472	3,0
65. Tarn	164	492	656	3,0
66. Indre	123	369	492	2,9
67. Maine-et-Loire	219	657	876	2,6
A reporter. . .	6,459	19,428	25,808	101,7

	Hommes.	Femmes.	Total.	Proportion p. 1000.
Report. . .	6,469	19,428	25,808	104,7
68. Tarn-et-Garonne.	084	252	336	2,4
69. Gironde.	254	762	1,016	2,4
70. Vendée.	151	523	564	2,3
71. Seine.	736	2,208	2,944	2,2
72. Ille-et-Vilaine.	187	561	748	2,1
73. Loiret	159	477	636	2,0
74. Cher	103	309	412	2,0
75. Nord.	421	1,263	1,684	2,0
76. Lot-et-Garonne	79	237	316	1,6
77. Hérault.	101	303	404	1,6
78. Pas-de-Calais	180	540	720	1,6
79. Mayenne	73	219	292	1,3
80. Loir-et-Cher	51	153	204	1,2
	9,031	27,093	36,124	3,5

CINQUIÈME SÉRIE

	Hommes.	Femmes.	Total.	Proportion p. 1000.
81. Indre-et-Loire.	42	126	168	0,8
82. Vienne	37	111	148	0,7
83. Loire-Inférieure.	61	183	244	0,6
84. Charente-Inférieure	40	120	160	0,5
85. Finistère.	54	162	216	0,5
86. Deux-Sèvres.	20	60	80	0,4
87. Morbihan.	23	69	92	0,3
90. Manche.	26	78	104	0,3
89. Côtes-du-Nord.	27	81	108	0,2
	330	990	1,320	0,4

RÉCAPITULATION

	Hommes.	Femmes.	Total.	Proportion p. 1000.
Première série.	40,247	81,778	122,025	73,8
Deuxième série.	45,519	132,915	178,434	32,0
Troisième série.	9,035	27,105	36,140	13,0
Quatrième série	9,031	27,093	36,124	3,5
Cinquième série	330	990	1,320	0,4
TOTAUX GÉNÉRAUX.	104,162	269,881	374,043	16,7

Il résulte de ce tableau que des départements en France, dont 9 sont des pays de hautes montagnes, se trouvent atteints dans la proportion qui est au-dessus de 50 pour 1000 (Le recensement ne porte que sur les hommes et les femmes âgés de plus de 20 ans). Cette proportion est de 20 pour 1000 et au-dessus dans 23 autres départements ; il reste 12 départements dans lesquels la proportion est au-dessus de 10 pour 1000. Il est nécessaire d'ajouter immédiatement que l'endémie n'est pas répandue d'une manière uniforme, que certaines régions dans un département présentent un très-grand nombre de goîtreux, tandis que d'autres en peuvent être complétement dépourvus. En étudiant les 45 départements les plus fortements atteints, nous trouvons qu'ils affectent une configuration générale assez remarquable. C'est d'abord un point isolé dans le Nord, le département de l'Aisne s'étendant sur l'Oise et formant avec lui et les Ardennes une ligne assez étroite qui s'étend vers l'Est et englobe ces autres départements au centre desquels les Vosges figurent au premier rang. Cette ligne s'amincit en descendant perpendiculairement au Sud, rencontre le Jura qui forme le septième comme intensité de toute la France. Il forme sur la carte l'angle supérieur d'un triangle dont l'angle inférieur est constitué par les Alpes-Maritimes, l'hypoténuse étant formée par les départements de la Haute-Savoie, de la Savoie, les Hautes-Alpes et les Basses-Alpes, départements qui figurent parmi les premiers atteints. Le troisième angle correspond à la Dordogne, et toute l'agglomération limitée par les trois lignes de ce triangle comprend les départements dans lesquels le goître est fréquent. Un troisième groupe est constitué au Sud et Sud-Ouest par 5 départements, au milieu desquels l'Ariége et les Hautes-Pyrénées tiennent le premier rang. Il résulte de l'ensemble de cet exposé que le Centre de la France est peu atteint de goître, et que l'Ouest ne l'est presque pas.

Marche de l'endémie. En comparant les divers recensements faits dans les cinquante années de 1816 à 1876, on trouve que des contrées dans lesquelles l'endémie était très-intense se sont relativement assainies, tandis que d'autres, où il n'en existait qu'un très-petit nombre de cas, ont été envahies. Dans 26 départements le goître est en progression constante, et dans 17 le nombre des cas a été doublé. Le goître a diminué dans 17 départements, et dans 11 de ceux-ci il a diminué de moitié. De tous les départements de la France, c'est le Bas-Rhin et la Meurthe qui se sont le plus assainis; la diminution a porté en général sur les départements les plus atteints, d'où il résulte que le résultat général est favorable. On peut conclure des recherches générales que, dans toute la France, il existe environ cinq cent mille goîtreux, ce qui constitue avec la population entière une proportion assez défavorable pour justifier la nécessité d'appliquer et d'étendre la prophylaxie et les moyens hygiéniques sans lesquels le fléau, en se multipliant, arriverait à produire la dégénérescence de notre race.

L'étude statistique de l'endémie du crétinisme donne des difficultés bien plus grandes que celles du goître.

Tandis que l'existence du goître peut être constatée et vérifiée par toutes personne étrangère à la médecine, ce qui a permis d'utiliser sur une grande échelle tous les fonctionnaires désireux de se rendre utiles, il en est tout autrement du crétinisme. Nous avons déjà dit que l'idiotisme est fréquent dans les pays endémiques, ce qui conduirait déjà à des confusions inévitables; d'autre part, il n'est pas aisé d'assigner une limite de début très-précise à la dégénérescence intellectuelle dans une population qui compte un grand nombre d'individus peu intelligents. Le crétinisme, contrairement à ce qui arrive pour le goître, débute peu de temps après la naissance, et il faut une grande habitude d'observation pour en reconnaître les indices dans la première enfance. Il résulte de ce que nous venons de dire que les tableaux statistiques ne se rapportent qu'à la dégénérescence intellectuelle déjà confirmée, et qu'on a été obligé de prendre en bloc les crétins et les idiots.

Un grand nombre d'enfants voués au crétinisme succombent avant d'avoir été portés sur les tableaux de recensement, dont les chiffres devraient par conséquent être portés plus haut dans une certaine proportion. Lorsqu'on compare entre eux les tableaux de recensement du goître et du crétinisme, les idiots étant toujours comptés avec les crétins, il est aisé de voir que la relation entre les deux manifestations de l'endémie se maintient sensiblement. En divisant les quarante départements les plus atteints par séries de dix, on arrive à des conclusions instructives eu égard à la proportion du crétinisme et du goître. Dans la Savoie, qui figure au premier rang, il existe cependant moins de crétins et d'idiots que dans les Hautes-Alpes, et d'une autre part, la Haute-Savoie et l'Ariége, qui ont une très-forte proportion de goîtreux, comptent un nombre moindre de crétins et d'idiots, non seulement que les Hautes-Alpes et les Basses-Pyrénées qui figurent au cinquième et au sixième rang, mais aussi moindre que l'Ardèche, la Lozère, l'Isère, qui ne figurent sur le tableau des goîtreux qu'au vingt-troisième, au vingt-quatrième et au vingt-cinquième rang. Nous avons déjà dit ailleurs que si la cause spécifique de la production du goître et du crétinisme est identiquement la même, les conditions de vie des habitants apportent une modification considérable dans l'intensité du mal. C'est ainsi surtout que la misère, avec tout son cortége d'influences nuisibles, aggrave la situation des goîtreux et les conduit à une déchéance plus complète. D'autre part, un élément important d'appréciations nous échappe complétement dans les tableaux de numération, c'est le volume du goître chez les individus atteints de cette infirmité. Il est de notion avérée que le crétinisme est engendré surtout par des parents chez lesquels l'hypertrophie de la glande thyroïde est très-considérable. On peut expliquer ainsi certains défauts de parallélisme entre le nombre des goîtreux et des crétins selon les contrées. Nous savons déjà que l'idiotie, qui n'a pas de rapports avec le goître, est venue à son tour vicier les proportions surtout dans les départements qui figurent dans les derniers rangs. D'une autre part, on a remarqué que parmi les individus atteints de goître le crétinisme est plus fréquemment transmis par les hommes que par les femmes; or dans nos tableaux les deux sexes étant désignés en bloc, il resterait à rechercher si, par une division plus rigoureuse, on ne parviendrait pas à s'expliquer les disproportions que nous avons signalées.

L'endémie du goître et du crétinisme a été quelquefois observée dans des arrondissements ou des cantons ou même dans des localités, tandis que d'autres localités voisines sont épargnées. Une analyse rigoureuse exige par conséquent que l'étude des faits soit faite par régions restreintes. C'est ce travail qui a été fait par l'un de nous, dans le rapport présenté à la Commission française.

Rien n'est en effet plus intéressant, au point de vue étiologique, que l'étude de la distribution géographique de l'endémie du crétinisme. On en jugera par les conclusions suivantes qui ont été formulées par la Commission française.

1° L'endémie du crétinisme sévit surtout avec une assez grande intensité dans les deux départements des Hautes-Alpes et de la Savoie. La proportion des crétins et des idiots réunis est de 22 pour 1000 dans les Hautes-Alpes et de 16 pour 1000 dans la Savoie; celle des goîtreux de 111 et de 134 pour 1000.

2° Dans la Haute-Savoie, les Basses-Alpes, l'Isère, l'Ardèche, la Drôme, les Alpes-Maritimes, les Hautes-Pyrénées, l'Ariége, la Haute-Garonne, l'existence du crétinisme endémique est attestée en même temps par l'enquête statistique et par les tableaux du recrutement; la proportion des idiots est en effet de 4 à 6 pour 1000 en même temps que la proportion des goîtreux s'élève de 20 à 100 pour 1000.

3° Il résulte de l'enquête statistique que le crétinisme endémique existe encore, mais à un degré beaucoup moindre, dans un certain nombre de départements, parmi lesquels on peut citer: l'Aveyron, le Lot, la Haute-Loire, les Vosges, le Puy-de-Dôme, les Pyrénées-Orientales, l'Oise, l'Aisne, la Meurthe, le Bas-Rhin, le Haut-Rhin, la Moselle et la Haute-Marne.

4° Les variations de l'endémie du crétinisme n'ont pu jusqu'ici, faute de documents, être étudiées comme l'ont été celles de l'endémie du goître. Cependant on a signalé une augmentation considérable qui aurait eu lieu depuis soixante ans dans les Hautes-Alpes, département dans lequel le nombre des crétins et des idiots réunis atteint la proportion tout à fait exceptionnelle de 22 pour 1000.

5° Le nombre des crétins et des idiots réunis est en France d'environ 120 000.

La distribution géographique du goître, du crétinisme et de l'idiotie mérite également d'appeler notre attention, et nous fournit pour la recherche des causes de l'endémie d'utiles indications.

En étudiant les rapports de l'endémie du goître et de l'endémie du crétinisme, on a démontré que cette dernière n'existe dans aucune contrée, sans qu'il n'y ait en même temps un grand nombre de goîtreux. L'endémie du goître, au contraire, si elle est légère, se présente souvent, comme il a été dit plus haut, sans être accompagnée de crétinisme proprement dit; mais dès qu'elle augmente, on ne manque pas de constater une tendance à la dégénérescence de la race. On explique ces faits, en admettant que le goître est la première et la plus légère manifestation de la cause endémique, tandis que le crétinisme en est la manifestation la plus grave.

Le tableau ci-joint peut permettre de comparer la distribution géographique du goître, non pas avec celle du crétinisme, mais avec celle du crétinisme réuni à l'idiotie.

Proportion comparée des cas de goître et des cas de crétinisme et d'idiotie dans les 89 départements :

PREMIÈRE SÉRIE

	GOÎTREUX. Prop. p. 1000.	CRÉTINS ET IDIOTS. Prop. p. 1000.
1. Savoie	133,7	16,0
2. Hautes-Alpes	111,0	22,5
3. Haute-Savoie	92,0	4,5
4. Ariége	82,7	4,5
5. Basses-Alpes	76,9	6,0
6. Hautes-Pyrénées	62,3	6,0
7. Jura	58,9	2,5
8. Vosges	56,8	3,9
9. Aisne	52,9	2,5
10. Alpes-Maritimes	50,7	3,0

DEUXIÈME SÉRIE

	GOÎTREUX. Prop. p. 1000.	CRÉTINS ET IDIOTS. Prop. p. 1000.
11. Loire	49,0	3,0
12. Rhône	46,0	2,2
13. Puy-de-Dôme	44,6	3,6
14. Haute-Loire	42,8	3,9
15. Oise	38,0	3,3
16. Drôme	36,9	4,0
17. Haut-Rhin	33,0	2,7
18. Meurthe	33,0	2,8
19. Cantal	32,0	2,9
20. Haute-Saône	31,6	2,0

TROISIÈME SÉRIE

	GOÎTREUX. Prop. p. 1000.	CRÉTINS ET IDIOTS. Prop. p. 1000.
21. Moselle	30,8	3,8
22. Haute-Marne	30,8	2,2
23. Ardèche	29,5	6,8
24. Isère	29,0	5,5
25. Lozère	29,0	6,3
26. Dordogne	25,0	3,5
27. Pyrénées-Orientales	24,0	3,5
28. Meuse	22,6	2,8
29. Doubs	22,0	2,9
30. Saône-et-Loire	21,7	2,7

	GOITREUX. Prop. p. 1000.	CRÉTINS ET IDIOTS. Prop. p. 1000.
QUATRIÈME SÉRIE		
31. Haute-Garonne	21,0	4,0
32. Basses-Pyrénées	21,0	3,3
33. Corrèze	20,0	2,8
34. Ardennes	17,0	2,9
35. Aveyron	17,0	4,5
36. Lot	17,0	4,0
37. Ain	16,0	3,0
38. Vaucluse	15,7	2,9
39. Aude	15,0	4,3
40. Allier	11,7	3,9
CINQUIÈME SÉRIE		
41. Côte-d'Or	11,5	3,4
42. Creuse	11,0	4,0
43. Bas-Rhin	10,8	2,7
44. Nièvre	10,6	2,2
45. Aube	10,0	3,1
46. Marne	9,7	2,0
47. Eure	9,0	4,5
48. Haute-Vienne	7,8	2,4
49. Seine-et-Oise	7,7	2,9
50. Gard	6,6	2,8
SIXIÈME SÉRIE		
51. Yonne	6,3	2,8
52. Orne	6,2	3,9
53. Somme	5,9	4,7
54. Landes	5,9	3,8
55. Charente	5,7	2,4
56. Sarthe	4,8	3,5
57. Seine-Inférieure	3,8	4,5
58. Bouches-du-Rhône	3,6	1,5
59. Seine-et-Marne	3,7	2,9
60. Calvados	3,4	3,5
SEPTIÈME SÉRIE		
61. Eure-et-Loir	3,3	3,4
62. Cher	3,2	2,5
63. Var	3,2	4,0
64. Corse	3,0	1,4
65. Tarn	2,0	2,2
66. Indre	2,9	3,2
67. Maine-et-Loire	2,6	4,0
68. Tarn-et-Garonne	2,4	4,0
69. Gironde	2,4	1,9
70. Vendée	2,3	5,5
HUITIÈME SÉRIE		
71. Seine	2,2	0,7
72. Ille-et-Vilaine	2,1	2,8
73. Loiret	2,0	2,5
74. Cher	2,0	2,0
75. Nord	2,0	1,7
76. Lot-et-Garonne	1,6	5,4
77. Hérault	1,6	2,6
78. Mayenne	1,3	3,0
79. Loir-et-Cher	1,2	3,3
80. Pas-de-Calais	1,6	2,6
NEUVIÈME SÉRIE		
81. Indre-et-Loire	0,8	,6
82. Vienne	0,7	2,9
83. Loire-Inférieure	0,6	2,8
84. Charente-Inférieure	0,5	2,9
85. Finisterre	0,5	3,0
86. Deux-Sèvres	0,4	3,4
87. Morbihan	0,3	2,5
88. Manche	0,3	3,8
89. Côtes-du-Nord	0,2	1,9

Les résultats de ce tableau n'offrent pas, pour l'étude de l'endémie goîtro-crétineuse, l'intérêt qu'on aurait pu espérer ; mais il n'y pas lieu de s'étonner des discordances qu'on observe dans beaucoup de départements. Ces discordances peuvent en effet s'expliquer par plusieurs causes.

Et d'abord, il paraît démontré que, dans un certain nombre ded épartements, l'abus de plus en plus répandu des liqueurs alcooliques contribue à augmenter le nombre des idiots.

En outre, il n'est pas douteux que dans certaines localités il n'y ait des causes secondaires assez nombreuses, et dont l'action est assez forte pour aggraver beaucoup plus l'endémie du crétinisme que celle du goître. C'est ce qui a lieu en particulier dans ces vallées profondes où l'absence d'insolation, le miasme palustre, la misère des populations, l'absence des règles les plus simples de l'hygiène pour l'éducation des enfants, semblent favoriser l'évolution du crétinisme.

Il ressort néanmoins du tableau quelques faits intéressants qu'il importe de signaler.

On remarque, tout d'abord, que les deux départements de la Savoie et des Hautes-Alpes qui renferment les plus fortes proportions de goîtreux, contiennent également les plus fortes proportions de crétins et d'idiots.

Cependant, pour ces deux départements, le parallélisme est loin d'être complet, et le nombre des crétins et des idiots dans les Hautes-Alpes l'emporte de beaucoup proportionnellement aux goîtreux sur celui de la Savoie.

On peut voir que, dans les départements de hautes montagnes qui contiennent presque tous une forte proportion de crétins et d'idiots, le même fait se reproduit.

La discordance entre le goître et le crétinisme se remarque surtout pour l'Aisne et le Rhône ; mais il importe de rappeler qu'on ne doit pas seulement, pour apprécier la gravité de l'endémie du goître, tenir compte du nombre des cas, mais aussi du volume qu'acquièrent les tumeurs, et surtout du nombre des hommes qui sont atteints.

Parmi les départements de montagnes, un seul offre une exception remarquable : c'est le Jura, qui a une très-forte proportion de goîtreux et une très-faible proportion d'idiots.

Bien qu'il n'y ait pas lieu de s'occuper ici des cas d'idiotie étrangers à l'endémie goîtro-crétineuse, il convient néanmoins d'indiquer les départements qui, sous ce rapport, paraissent présenter quelque chose de spécial.

Les proportions les plus fortes existent dans l'Orne, la Somme, la Seine-Inférieure, le Var, Maine-et-Loire, Tarn-et-Garonne, mais surtout dans la Vendée et le Lot-et-Garonne.

Les proportions les plus faibles se trouvent dans les Bouches-du-Rhône, le Nord, la Corse et la Gironde. La Seine est le département où les cas d'idiotie sont les plus rares.

Comme on peut le voir, dans l'un des tableaux publiés plus haut, le nombre des goîtreux, dans aucun de ces départements, n'atteint la proportion de 1 pour 100 ; et si l'endémie existe dans plusieurs d'entre eux, elle est bornée à des localités très-restreintes.

Prophylaxie. Les dissidences d'opinion que nous avons rencontrées chez les auteurs au sujet de l'étiologie du goître disparaissent presque entièrement en face de la prophylaxie : tous, ou presque tous réclament l'assainissement du sol et des eaux, notamment l'aménagement des réservoirs d'eau pour recevoir les eaux pluviales, celles-là ne contenant jamais le principe goîtrigène, ou bien l'établissement de canaux ou de tuyaux qui amènent dans les localités infestées les eaux des contrées saines; l'amélioration du régime alimentaire et des habitations, et finalement un traitement direct des populations par des sels iodifères.

Les partisans des causes multiples prétendent, il est vrai, qu'il suffit d'instituer des règles hygiéniques générales bien observées pour faire disparaître le mal, tandis que les partisans de la théorie hydro-tellurique insistent plus particulièrement sur la nécessité de faire disparaître à tout prix les eaux qu'ils considèrent comme goîtrigènes, tout en admettant avec les premiers que les règles hygiéniques générales ont une part d'action qu'il importe de ne pas négliger. Mgr Billiet est un de ceux qui ont le plus fermement soutenu la théorie hydro-tellurique; en parlant de la petite commune de Rosière, très-éprouvée par l'endémie, il dit qu'à son avis on aurait beau y remplacer par des palais les misérables habitations, l'endémie n'y cesserait point. Telle est l'opinion aussi de M. Grange et de M. Saint-Lager. Quant à nous, nous n'hésitons point à nous y rattacher à notre tour. Nous devons à la vérité de dire qu'il existe des exemples de diminution notable de l'endémie dans des contrées ou des localités où le bien-être a pris un certain essor, sans que les eaux employées aient été changées; les partisans de la théorie des causes multiples citent volontiers dans cet ordre d'idées l'exemple de la commune de Robertsau près de Strasbourg; l'endémie, qui y avait été très-intense, y a diminué dans des proportions si considérables qu'on a pu presque la considérer comme complétement éteinte, et cependant les eaux potables étaient restées les mêmes. Ajoutons toutefois que les marais environnants avaient été desséchés, et que de cette façon les eaux stagnantes avaient disparu, et qu'avec l'aisance générale l'usage du vin et de la bière s'est substitué en partie à la consommation de l'eau.

Nous sommes bien loin de nier l'utilité des mesures qui ont pour but de faire disparaître les causes générales de l'insalubrité; il nous paraît seulement important de faire ressortir ce fait, que les meilleures conditions hygiéniques ne suffisent pas pour faire disparaître l'endémie si l'usage des eaux goîtrigènes est maintenu par les habitants. Il est un fait d'ailleurs qui est bien caractéristique. Dans les communes où, à la suite de l'assainissement général des conditions de vie des habitants, le crétinisme a pour ainsi dire disparu, comme à la Robertsau que nous venons de citer, le goître n'en persiste pas moins, et M. Lunier fait judicieusement remarquer qu'à Strasbourg même, dans l'établissement des orphelins qui occupe un emplacement vaste et salubre et où les enfants reçoivent une nourriture et des soins généraux réglés sur les meilleurs procédés hygiéniques, le goître persiste cependant; le crétinisme seul ne se produit pas. L'identité de ces deux manifestations de l'endémie étant admise, n'est-il pas évident que de bonnes conditions hygiéniques peuvent empêcher peut-être l'organisme de déchoir complétement et d'atteindre la dernière expression de la dégénérescence; mais que sa première manifestation persiste tant que la cause directe n'a pas été supprimée? le goître ne disparaît qu'avec la disparition des eaux goîtrigènes.

Nous ne pensons nullement diminuer la valeur des bonnes conditions hygiéniques générales, en mettant au premier rang des mesures prophylactiques le changement des eaux potables. Celles-ci ne sont en outre, selon toute probabilité, nullement les seuls véhicules du principe toxique. Les légumes et surtout les fruits mangés crus paraissent le contenir à leur tour; il importe par conséquent de faire subir la cuisson à toutes les plantes alimentaires. Leur fermentation est peut-être efficace au même degré, attendu que le vin et le cidre des pays endémiques ne paraissent pas contenir le principe nuisible qui, selon de bons observateurs, existe cependant dans le raisin et dans les pommes. Nous insistons surtout sur le moyen très-généralement conseillé de recueillir les eaux de pluie dans les citernes, et de les substituer, comme eaux potables, à celles qui ont été jusque-là employées. Bien des faits témoignent de l'excellence de ce moyen, et il suffira d'en citer quelques-uns.

Un des plus curieux est celui qui a été signalé à la Commission française par le docteur Housseaut, dans son rapport sur l'endémie goîtreuse du Jura. Ce fait a d'autant plus d'importance qu'il a été en quelque sorte l'objet d'une enquête officielle de la part des administrateurs de la Compagnie d'Orléans. « Il n'existe, dit l'auteur du rapport, qu'une citerne sur le territoire de Grozon, et encore se trouve-t-elle à la gare du chemin de fer. Voici dans quelles circonstances elle a été établie. Les employés de la gare faisaient à une certaine époque usage de l'eau de la fontaine la plus rapprochée, et quelques-uns d'entre eux contractèrent le goître. Ils adressèrent alors leurs plaintes à l'administration qui, après une enquête sérieuse, fit construire une citerne. Depuis cette époque, aucun cas de goître n'a été constaté à la gare. »

Mgr Billiet, dans une lettre adressée en 1864 à M. Morel, rapporte comment l'emploi de l'eau de citerne a fait cesser une endémie goîtreuse.

« Il existait, dit-il, dans la cour de l'école normale d'Albertville un puits de 12 mètres de profondeur; de 1840 à 1860 il y avait là un pensionnat de jeunes filles dont les élèves étaient complétement exemptes de goîtres. En 1860, après avoir fait des réparations à la maison, on étendit les décombres dans la cour, autour du puits, à la hauteur d'un pied ou deux; on y établit alors une école normale de 60 à 80 élèves, dont 20 à 25 prirent le goître en peu de temps. M. le recteur de l'académie y fit creuser une citerne et combler le puits. Le goître y disparut entièrement.

Le même auteur a cité un exemple de préservation par l'emploi de l'eau de citerne, exemple que nous avons déjà rappelé plus haut.

Voici un dernier fait emprunté au rapport adressé à la Commission française sur le département de l'Ain, par le docteur Berger. Ce fait a été communiqué à l'auteur du rapport par M. Gauthier, médecin depuis 20 ans des deux forts de l'Écluse.

Les soldats qui habitent le fort inférieur deviennent souvent goîtreux; au contraire, la garnison du fort supérieur a toujours été exempte de goître. On n'a point trouvé pour ces faits d'autre explication que la différence de l'eau potable. Dans le fort inférieur on boit l'eau du Jura, et dans le fort supérieur de l'eau de citerne. Ce qu'il y a de plus curieux, c'est que les soldats devenus goîtreux au fort inférieur guérissent spontanément en allant habiter le fort supérieur.

L'usage de l'eau de citerne paraît donc un excellent moyen prophylactique contre l'endémie du goître. Malheureusement dans beaucoup de localités l'établissement de citernes trouverait de grandes difficultés. Comment, par exemple, recueillir les eaux quand les maisons sont isolées et couvertes en chaume?

Pourrait-on espérer que chaque famille fît les dépenses nécessaires? Ces difficultés ont été prévues, et on s'est demandé si plusieurs familles ou même tous les habitants d'un village ne pourraient pas se réunir pour faire construire une citerne dans de bonnes conditions, si la commune elle-même ne devrait pas se charger de la construction, en recueillant les eaux de pluie sur l'église et le presbytère, ainsi que le conseille M. Niepce.

Ce conseil est sans doute excellent; mais il faut se rappeler que dans les pays de montagnes les communes ont, en général, une très-grande étendue, qu'elles se composent de petits hameaux assez nombreux, éloignés les uns des autres, et qu'on ne pourrait espérer voir tous les habitants se servir de l'unique citerne établie par la commune.

Cependant ces difficultés ne sont pas de telle nature qu'elles ne puissent être surmontées, et l'établissement des citernes doit être recommandé comme l'une des mesures prophylactiques les plus efficaces.

Nous savons déjà que c'est au parcours de l'eau potable à travers les prairies et à l'impureté qui en résulte, que beaucoup d'auteurs sont portés à attribuer la production du goître. La première mesure pour purifier les eaux devrait donc consister à les capter plus profondément, plus loin des habitations, et à les conduire dans des tuyaux bien clos jusqu'aux fontaines publiques.

En dehors de cette mesure, de toutes la plus efficace, il en est deux autres que les auteurs ont conseillées et dont les bons résultats ne sont point douteux. La première consiste à construire des réservoirs dans lesquels on laisse reposer les eaux plus ou moins longtemps avant d'en faire usage; le second moyen est la cuisson préalable des eaux potables et leur filtration à l'aide d'appareils simples qu'on pourrait mettre à la portée des familles pauvres.

La pratique qui consiste à laisser reposer les eaux avant d'en faire usage lorsqu'elles sont chargées de particules terreuses, est si naturellement indiquée, qu'on y a eu déjà recours dans un grand nombre de localités. M. Boussingault cite l'exemple d'une famille habitant une localité où l'endémie était très-intense, et qui s'était préservée du goître par la seule précaution de conserver l'eau pendant deux jours avant de s'en servir.

Malgré ce fait et quelques autres rapportés par M. Saint-Lager, on comprend que si cette pratique est excellente au point de vue de l'hygiène, elle ne saurait être suffisante pour mettre à l'abri de l'endémie.

L'usage des filtres, dont nous avons déjà parlé, a été recommandé par beaucoup d'auteurs, et il importe de rappeler que ce moyen de purification n'a pas seulement pour effet d'enlever aux eaux les matières étrangères en suspension, mais qu'en outre il favorise le dépôt d'une partie du carbonate de chaux. De plus, on sait qu'en employant le charbon, on neutralise d'une manière très-efficace la fâcheuse influence des matières organiques en décomposition; on ne pourrait donc, à ces divers points de vue, qu'attendre de l'emploi des filtres de très-bons résultats. Mgr Billiet pense qu'on pourrait établir des filtres sur d'assez grandes proportions pour purifier en même temps toutes les eaux potables d'une commune, et en outre faire faire une grande quantité de petits appareils portatifs pour l'usage des familles qui voudraient s'en procurer. Néanmoins, si on réfléchit que l'agent auquel on attribue le goître n'a pu jusqu'ici être isolé, et que sa nature est encore inconnue, on comprend que l'usage des filtres ne peut être considéré, jusqu'à nouvel ordre, que comme un palliatif, ce qui n'empêche pas que l'emploi de ce moyen ne doive être recommandé comme une mesure hygiénique excellente.

Dans beaucoup de localités où règne l'endémie, l'insalubrité des eaux ne vient pas seulement des particules terreuses et des matières organiques en suspension. Une condition bien plus générale c'est l'existence d'une grande quantité de sels de chaux, et principalement des sulfates, tenus en dissolution.

On sait qu'on a beaucoup insisté sur l'existence des terrains gypseux dans les localités atteintes, et cette condition est si générale, que M. Bouchardat, à une certaine époque, avait cru pouvoir attribuer le goître à la présence dans les eaux d'une forte proportion de sulfate de chaux. Sans doute cette opinion, comme celle qui se rattache à la magnésie, est aujourd'hui abandonnée; mais il n'en reste pas moins ce fait que les eaux séléniteuses existent dans un grand nombre de localités atteintes, et que cette condition doit être regardée comme l'une des causes secondaires qui méritent le plus de fixer l'attention.

Malheureusement ni le repos dans des réservoirs, ni l'emploi des filtres, ni même l'ébullition, si efficace pour purifier les eaux carbonatées, ne peuvent rien sur les eaux chargées de sulfate. Les moyens qu'on pourrait employer, comme l'addition d'une certaine proportion de carbonate de soude, ne sauraient ici être recommandés à cause de la difficulté d'en généraliser l'emploi. On ne peut donc pour ces eaux séléniteuses que se placer au point de vue des partisans de la doctrine hydro-tellurique, en demandant de cesser l'usage de ces eaux, de chercher de nouvelles sources ou de recueillir les eaux pluviales dans les citernes.

Quand, au lieu de sulfate de chaux, les eaux contiennent une trop forte proportion de carbonate, on sait qu'il suffit de les laisser reposer à l'air libre pour qu'elles se débarrassent en grande partie de leur sel calcaire; ces sels en excès se déposent par le dégagement de l'acide carbonique; les eaux de cette composition ont d'ailleurs sur l'économie une influence beaucoup moins fâcheuse que les eaux sulfatées.

L'assainissement du sol est un élément de prophylaxie très-important: l'eau suspecte doit être autant que possible étroitement endiguée, pour baigner la moindre surface possible du sol, et les étangs ainsi que les marécages doivent être comblés; il faudrait en outre combler les puits dont l'action nuisible se serait manifestée par le nombre plus ou moins considérable d'individus infectés par leur usage. Nous avons montré que l'endémie suit fréquemment le cours d'une rivière ou d'un torrent; nous ajouterons encore que dans le département du Bas-Rhin elle ne s'écarte point des bords du fleuve, et se propage particulièrement au moment des inondations. Il importe donc particulièrement de prévenir le débordement des cours d'eau, d'établir le drainage pour empêcher la formation des marais, et de mettre immédiatement en culture les terres délaissées par les eaux. Partout où ces moyens ont déjà été mis en usage, on a obtenu une véritable transformation dans la santé générale des habitants. Nous disons plus haut que dans les contrées où l'on observe le goître, le crétinisme se produit surtout dans la partie pauvre des populations; nous avons particulièrement insisté et nous ne saurions assez répéter combien la misère, avec tout son cortége de conditions insalubres, contribue à aggraver et à étendre l'endémie et à multiplier les cas.

Il importe donc beaucoup d'assainir les habitations et notamment de les aérer, de combattre cette tendance funeste qu'ont les habitants pauvres à habiter leurs étables et à en respirer constamment les émanations. Il ne serait pas moins important de leur faire perdre leurs habitudes de malpropreté si fréquemment liées à l'extrême misère. Une bonne nutrition aurait certainement à son tour une part d'action considérable dans l'assainissement de la santé publique, et nous ferons remarquer, sous ce rapport, que partout dans les contrées où, à la suite d'une prospérité plus grande, l'usage du vin et des autres boissons fermentées s'est substitué en partie à l'usage de l'eau, l'endémie a diminué de fréquence et d'intensité. Nous pourrions citer bon nombre de régions où la culture de la vigne a eu pour conséquence une diminution très-appréciable des cas de goître et de crétinisme.

Il serait utile d'appliquer aux habitations malsaines des localités endémiques la loi sur les logements insalubres; il est vrai que, sous ce rapport, la loi devrait être modifiée, attendu que, telle qu'elle est aujourd'hui, elle donne bien au locataire et à l'usufruitier droit de réclamation contre son propriétaire; mais elle n'oblige pas celui-ci à assainir sa maison lorsqu'il l'habite lui-même, dans la localité infectée, ce qui est cependant le cas le plus fréquent même dans les familles les plus pauvres. Il suffirait parfois de pratiquer quelques ouvertures et notamment des fenêtres pour assainir une maison; mais le plus souvent il serait nécessaire d'imposer dans la construction des espaces plus grands pour les pièces habitées, et d'obliger à élever de quelques pieds les rez-de-chaussée, lorsqu'il n'existe pas de premier étage.

En résumé, pour ce qui a trait à l'assainissement des villes et des villages, on doit réclamer trois sortes de mesures : 1° pour les maisons existantes agrandir les fenêtres, planchéier le sol, blanchir les murs à la chaux, et au besoin établir des cheminées; 2° obtenir qu'on détermine certaines règles auxquelles devrait être soumise la construction des maisons nouvelles, et dont la principale serait l'élévation du rez-de-chaussée au-dessus du sol; 3° intervenir activement pour hâter l'exécution des mesures de salubrité générale qui viennent d'être indiquées et qui doivent s'appliquer aux villages eux-mêmes.

Nous ne pouvons ici qu'indiquer par de grands traits les conditions hygiéniques générales qui sont nécessaires pour assainir une contrée; ajoutons seulement que ce résultat est obtenu d'autant plus facilement que des voies de communication plus nombreuses s'établissent, que l'industrie devient plus active et que la prospérité générale d'un pays augmente.

Il n'est guère aisé de combattre le paupérisme et son influence néfaste; mais combien ne pourrait-on pas citer d'exemples qui démontrent l'heureuse influence produite sur le développement de l'aisance générale par le passage d'une grande route!

Dans la vallée de Greissonnet, on signale une population active, intelligente, dans laquelle l'endémie, autrefois très-répandue, avait presque complétement disparu; dans la vallée de Challand, au contraire, l'endémie persistait entretenue par la misère et l'apathie des habitants. Cette différence si remarquable s'expliquait par la création d'une route qui fait communiquer la vallée de Greissonnet avec le Piémont et le Valais.

Il résulte d'un très-grand nombre de rapports que l'alimentation des habitants en hiver est tout à fait insuffisante. MM. Niepce et Chabrand racontent que, dans quelques vallées pauvres des départements les plus atteints, le pain n'est préparé qu'avec de la farine d'avoine qui souvent n'est même pas blutée, et que ce pain, dont la préparation a lieu une fois par an, devient tellement dur qu'il faut le tremper dans de l'eau ou le briser avec une hache pour le manger. Souvent même le pain manque complétement, et les paysans se nourrissent alors de pommes de terre et de quelques légumes secs.

L'usage insuffisant du sel a été signalé par M. Chabrand ; d'après cet auteur, chaque individu devrait en consommer quinze à seize grammes par jour, pour conserver ses forces et sa santé. Etant admis, avec MM. Chabrand, Niepce et plusieurs autres auteurs, que l'ingestion d'une quantité notable de sel est efficace pour combattre la dégénérescence goîtreuse, il y aurait lieu de proposer la diminution de l'impôt sur le sel, au moins dans les départements où sévit l'endémie. On sait que cet impôt, quoique léger, tend beaucoup à diminuer la consommation de ce condiment.

On a remarqué depuis des temps immémoriaux la disparition du goître, surtout lorsqu'il n'avait pas encore atteint un volume considérable, chez les individus qui, abandonnant le pays où ils avaient contracté l'affection, se rendaient au bord de la mer et faisaient largement usage d'une alimentation animale telle que poissons, coquillages, mollusques, etc. Ainsi s'explique probablement l'usage très-ancien de l'éponge calcinée contre le goître. M. Coindet de Genève, le premier, comprit que c'est à la présence de l'iode qu'il fallait attribuer l'action curative de cette préparation comme celle des aliments provenant de la mer. Le traitement direct par l'iode et ses sels, notamment l'iodure de potassium, fut institué et se généralisa très-rapidement. Nous avons déjà soulevé plus haut la question de savoir si l'iode pouvait servir de moyen préservateur contre le goître pour l'individu qui, arrivant d'une contrée saine, se rendrait en pays endémique. Doit-on admettre que, dans ces conditions, l'influence nuisible soit neutralisée et doit-on, en conséquence, considérer l'iode comme propre à annuler l'action du principe toxique qui produit l'endémie? Rien ne prouve qu'il en soit ainsi, et il nous paraîtrait peu plausible d'admettre la vertu préservatrice du médicament. Qu'il nous soit permis de répéter ce que nous avons déjà dit à ce sujet : l'usage de la quinine préserve-t-il l'individu se transportant d'une contrée saine en pays marécageux ? l'inoculation du virus syphilitique serait-elle empêchée par l'ingestion, préalable à la contamination, des mercuriaux? Nous pensons qu'il serait impossible d'admettre qu'il en soit ainsi ; les médicaments propres à combattre les altérations survenues dans l'organisme ne constituent pas pour cela des agents propres à neutraliser les principes nuisibles qui engendrent ces altérations. C'est contre celles-ci que le médicament s'adresse, et il ne peut par conséquent être considéré que comme un moyen de traitement des accidents existant avant son administration.

Une des causes les plus puissantes de la diminution du goître consiste dans l'habitude assez répandue depuis un certain nombre d'années, de le soigner à son début. Dans les localités où les individus atteints de goître sont soumis à un traitement approprié, suivi avec persévérance, on a obtenu des résultats extrêmement satisfaisants. C'est ainsi que le docteur Dagand a guéri dans les écoles du seul canton d'Albi près de quatre cents enfants. Il ne faut pas confondre ici le traitement du mal existant avec la prétendue préservation qui consisterait à instituer la médication avant l'apparition du mal. En d'autres termes, s'il est certain que l'administration persévérante de petites quantités d'iode font disparaître le goître naissant, il n'est pas prouvé au même degré que l'introduction dans l'économie de la même substance médicamenteuse puisse empêcher l'apparition du mal.

Il est d'observation constante que dans toutes les contrées endémiques on rencontre un grand nombre d'habitants dans le plus complet dénûment. Beaucoup de familles n'ont qu'une nourriture insuffisante et peu réparatrice, qui n'est nullement en rapport avec les rudes travaux auxquels elles sont soumises. L'absence de travail pendant la mauvaise saison a une large part dans cette triste situation; de nombreuses localités sont en effet privées de moyens de communication et de toute industrie. Nous connaissons personnellement des villages dans le Tyrol, situés au bord d'un lac et au pied de montagnes complétement impraticables pendant l'hiver. Toute communication avec le reste de la contrée s'y trouve absolument interrompue pendant tout le temps que le lac est incomplétement gelé, ce qui dure plusieurs mois. On conçoit que dans ces localités la misère prend rapidement des proportions considérables, et qu'y a-t-il d'étonnant que des femmes affaiblies, étiolées, mal nourries, donnent naissance dans ces conditions à des enfants chétifs et qui subissent rapidement la déchéance organique dont les éléments se trouvent dans les eaux potables de la contrée?

La mortalité des enfants dans ces contrées est extrême. D'après M. Niepce, sur 2499 enfants trouvés, placés en nourrice dans la vallée de l'Oisans, où règne l'endémie du goître et du crétinisme, 143 seulement sont arrivés à l'âge de vingt ans. La mortalité a donc été de près de 95 pour 100. En outre, sur les 143 enfants trouvés qui étaient arrivés à l'âge de vingt ans, la moitié était atteints de goître et de crétinisme à différents degrés.

Après avoir tracé le tableau de la misère qui atteint beaucoup de familles dans les localités frappées par l'endémie, après avoir fait remarquer que celle-ci sévit surtout dans les villages les plus pauvres et les plus isolés, les auteurs ont réclamé unanimement la création de nouvelles voies de communication ; ils ont demandé en même temps qu'on recherchât les moyens d'apporter dans ces contrées des industries nouvelles dont l'administration favoriserait le développement.

Il importe de faire ressortir immédiatement ce fait que nous avons signalé jusqu'ici fréquemment, que dans les pays endémiques tous les habitants subissent l'influence et peuvent être considérés comme soumis à une véritable diathèse spéciale qui, dans les localités fortement éprouvées, pourrait, avec certains auteurs, être appelée la cachexie goîtreuse et crétineuse. C'est donc à juste titre qu'on a étudié le mode d'administration de l'iode à des populations entières, puisqu'elles doivent être considérées comme contaminés en bloc à des degrés divers. Le moyen le plus simple, le plus pratique qui s'est présenté à l'esprit consistait dans l'addition de certaines quantités du médicament au sel de cuisine, ce qui, sans en altérer le goût, serait d'une efficacité incontestable. On a remarqué en effet qu'il suffit de doses très-minimes d'iode pour combattre efficacement le goître endémique, lorsque celui-ci n'a pas atteint un volume excessif. Il résulte même des recherches de M. Despine de Genève et de quelques-uns de ses confrères de la même ville, que l'action de l'iode est bien plutôt en raison directe de la durée de son administration que de la quantité des doses administrées. Il a suffi de l'usage très-prolongé d'un demi-milligramme par jour pour donner lieu non-seulement à la disparition du goître, mais même à certains phénomènes d'intoxication par la substance médicamenteuse. Il paraît que l'iodisme est produit plus facilement par l'ingestion de petites doses que par l'ingestion de doses plus ou moins considérables. Il en résulte la nécessité de certaines précautions sérieuses dont l'observation n'est nullement impossible. La méthode de MM. Boussingault et Gange, qui consiste à mélanger au sel de cuisine une minime quantité du médicament préservatif, présente l'incontestable avantage d'être applicable aux habitants pris en masse de toute une contrée; mais les dangers, au moins les inconvénients de ce mode d'administration se manifestent par des phénomènes d'ioduration sur certains individus particulièrement susceptibles. Partout où la surveillance médicale peut être exercée, le mode d'administration de MM. Boussingault et Gange trouvera cependant une application utile ; son efficacité n'est d'ailleurs nullement contestée, et il devrait être adopté comme règle générale, si le traitement collectif ne présentait pas des dangers dans les contrées où la surveillance médicale fait défaut. Il ne serait nullement impossible d'organiser une surveillance médicale avec le concours des médecins des localités endémiques pour obtenir le contrôle nécessaire dans le traitement collectif, sous quelque forme qu'il ait lieu. Ce traitement a été du reste institué déjà dans trois des départements français, le Bas-Rhin, la Haute-Savoie et la Seine-Inférieure. Dans ce dernier département, le mode d'administration de l'iode a été déterminé par le docteur Vingtrinier; il consiste dans quelques gouttes de teinture d'iode mélangées à l'iodure de potassium à chaque repas ; une pincée de poudre d'éponge calcinée sur la langue ; tous les soirs, des frictions pratiquées sur le cou avec de la pommade iodurée, et la suspension dans les rideaux du lit d'un flacon ouvert contenant de l'iode métallique; en plus, l'application des règles de l'hygiène générale. M. Morel a constaté que ce traitement était efficace, mais il est incontestable pour nous qu'il est trop compliqué. M. Morel convient du reste qu'il est difficile de le faire adopter, et qu'on échoue « contre l'incurie, l'apathie et quelquefois même l'opposition systématique des intéressés. » Ce traitement coûte en outre 4 francs par tête, prix relativement élevé quand il s'agit de l'appliquer sur une grande échelle.

Il suffirait, selon notre conviction, d'adopter un seul mode d'administration générale de l'iode, et nous croyons que par l'ingestion directe de ce médicament en très-petites doses et journellement répétées on obtiendrait des résultats certains. Le point essentiel consiste dans la surveillance médicale, qui nous paraît nécessaire. Chaque fois que le traitement collectif a été appliqué dans les colléges et les pensionnats, dans les écoles communales, dans les prisons, dans les casernes, il a donné d'excellents résultats dépourvus de tous dangers. Le docteur Dagan a administré dans des écoles de tout un canton une pastille contenant un centigramme d'iodure de potassium à chaque enfant. Sur 640 enfants des deux sexes affectés du goître, 490 ont guéri complétement et 129 ont été notablement améliorés. Il est intéressant de constater la durée du traitement dans ce cas : la guérison fut obtenue chez ces enfants 29 fois après 15 jours, 77 fois après 30 jours, 112 fois après 45 jours, 101 fois après 60 jours et 42 fois après 75 jours. On aurait dû incontestablement élever les doses du médicament chez les enfants qui n'avaient pas complétement guéri : car il est difficile d'admettre qu'il existe des réfractaires absolus à un traitement d'une efficacité si puissante, il s'agit seulement d'appliquer des doses plus fortes ou de continuer le traitement pendant un temps plus long, dans les cas qui offrent une plus grande résistance. Par contre, le traitement vient-il à être suspendu, l'individu continuant le même genre d'existence et subissant les mêmes influences nuisibles, le goître ne tarde pas à reparaître. M. Dagan a observé plusieurs récidives successives ; mais il affirme que lorsque la guérison avait été obtenue trois ou quatre fois chez le même individu, le mal ne reparaissait plus. Ce médecin distingué n'a pas observé un seul cas d'iodisme ; il est vrai que son traitement s'appliquait aux enfants goîtreux, à l'exclusion de ceux qui n'étaient pas atteints de cette infirmité, et qu'en général, selon bon nombre d'observateurs, l'iodisme ne se produit pas facilement chez les enfants. Il est important d'ajouter que le traitement du docteur Dagan revenait à 50 centimes par individu.

L'infusion de feuilles de noyer légèrement iodurées a donné d'excellents résultats sur les enfants. Il serait aisé, les instituteurs et les institutrices aidant, de classer les enfants en trois catégories : les uns portant des signes évidents de la dégénérescence endémique, sur lesquels le médicament serait administré à des doses un peu plus élevées que sur la seconde catégorie d'enfants, formée par le nombre de ceux qui ne portent que quelques indices prémonitoires du mal, et auxquels on administrerait des doses moindres. La troisième catégorie d'enfants, formée par ceux qui sont restés complétement indemnes, ne serait point soumise au traitement. Par ce procédé si simple et dont l'exécution nous paraît très-facile, on éviterait les inconvénients qui résultent de la méthode de MM. Boussingault et Gange, méthode qui exclut toute idée de dosage selon les individus.

Il résulte de tout ce que nous avons déjà dit que le moyen prophylactique le plus efficace est l'éloignement de la contrée où règne l'endémie. L'influence héréditaire étant admise, on a proposé à juste titre l'éloignement de la mère pendant la gestation. Si l'on n'empêchait pas de cette manière la transmission et les dispositions fâcheuses préexistantes chez les parents, on éviterait au moins l'influence locale que subit la mère, influence qu'elle transmet nécessairement au fruit de la conception pendant la vie intra-utérine. Il existe des exemples d'enfants nés dans des contrées saines, mais de parents goîtreux, qui ont échappé à l'influence héréditaire directe, et on peut au moins admettre que le crétinisme est beaucoup plus rare chez les enfants dont la mère s'est soustraite aux influences nuisibles pendant la gestation. Il est malheureusement difficile d'ordonner l'éloignement à des personnes qui ne sont pas dans l'aisance, et cette mesure ne pourra par conséquent que difficilement se généraliser. Par contre, l'éloignement des enfants nouveau-nés est beaucoup plus praticable et donne d'excellents résultats. Dans le Valais où depuis plus d'un siècle l'habitude est adoptée d'envoyer les enfants en nourrice sur les montagnes, les bons effets ont suivi cette pratique. Les habitants des montagnes, étant ordinairement plus pauvres que ceux des vallées, reçoivent volontiers des nourrissons à très-bas prix, considération très-importante dans l'espèce. Les enfants assistés de la Savoie sont reçus en nourrice sur les montagnes dans des contrées saines, à des prix qui varient selon l'âge, mais qui sont toujours extrêmement modérés.

De nombreuses observations ont prouvé qu'il importe surtout de soustraire les enfants jusqu'à la sixième ou huitième année aux influences nuisibles, pour les préserver, totalement ou en grande partie, du mal endémique.

L'utilité des établissements spéciaux pour recevoir et garder les enfants dans des contrées saines et notamment sur les montagnes est incontestable et suffisamment prouvée. L'assistance publique du département de la Haute-Savoie a eu soin d'aménager des établissements semblables, et en a obtenu de bons résultats. Non-seulement on y a gardé des enfants dans le but de les préserver de l'endémie, mais on en a reçu aussi qui portaient les symptômes de la dégénérescence, dont la disparition en partie, ou en totalité, a été obtenue d'autant plus facilement par un traitement approprié, que les enfants étaient plus tôt soustraits aux influences nuisibles du milieu qui avait donné lieu à ces symptômes. Quant aux enfants ayant déjà subi à un certain degré la dégénérescence crétineuse et dont la guérison n'est plus à espérer, il est toujours possible d'obtenir l'arrêt du mal et de donner un certain degré d'éducation à ceux dont l'intelligence n'est pas encore complétement déchue. On a pu leur apprendre des métiers et leur donner quelques notions d'éducation intellectuelle, ce qui explique la création de plusieurs établissements médico-pédagogiques dans lesquels ils sont admis. Parmi ces établissements il convient de citer ceux d'Abendberg et de Marienberg.

Les enfants ayant subi la dégénérescence complète sont réfractaires à tous moyens curatifs ou prophylactiques; les soins à leur donner relèvent de la charité, au même titre que ceux des idiots, et ils doivent être admis dans des maisons de santé, dont la salubrité et les bons aménagements ne sauraient être négligés.

BAILLARGER ET KRISHABER.

BIBLIOGRAPHIE. — HIPPOCRATE. *Aphor.* V, 24. *Epidem.*, lib. VI, § 3-6. *Des airs, des eaux*, cap. IV. — ARISTOTE. *Hist. des animaux*, lib. VIII, cap. XXI. *Probl.*, 3. — VITRUVE. *De Archit.*, lib. VIII. — CELSE. *De re medicâ*, lib. VII, § 3. — PLINE. *Hist. nat.*, lib. XI. cap. XXXVII; lib. XXI, cap. III; lib. XXXVII, cap. III. — SCRIBONIUS LARGUS. *De compos. medicam.* cap. XX. — GALIEN. *De tumor. præt. natur.*, 3. *Comment. epid.*, VI. — ORIBASE. *De morb. cur.*, lib. III. — MARCELLUS EMPIRICUS. *De med.*, cap. XV. — AETIUS. *Tetrabibl.*, IV, serm. 3, cap. V et VI. — Paul D'EGINE. *De re medicâ*, lib. IV, cap. XXXIII; lib. VI, cap. XXXV. — ACTUARIUS. *Meth. medendi*, lib. II, cap. XII. — ALBUCASIS. Pars II, cap. XLII-XLIV. — GUI DE CHAULIAC. *Inv. chir.*, 1363. — VALESCUS. *Philonium*, lib. XII, cap. XXXI. Venet., 1418-1490. — ARGELLATA. *Chir.* Venetiis, 1499. — ARNOLDUS DE VILLANOVA. *Breviarium*, lib. II. — VESALE. *De corpor. hum. fabricâ*, lib. I, cap. III. Basileæ, 1543. — VIGO. *Pract. chirurg.* Romæ, 1514. — AGRICOLA. *De natur. eorum quæ effluunt ex terrâ*, lib. II. Basileæ, 1546. — CARDANUS. *De subtilit.* Norimberg., 1550. *Oper. omn.* Lugduni, 1633. — PARACELSE. *De generat. stultor.* Genevæ, 1552-1653. *De apost.*, cap. XIX. *De morb. tartar.*, cap. IV. — LANGIUS. *Medic. epist.*, lib. III, epist. IV. Basileæ, 1554. — VESTI. *Dissert. de strumis.* Erfordiæ, 1585. — SCHENCK. *De venenis*, lib. VII, obs. 3. Friburgi, 1597. — ARANTIUS. *De tum. præt. natur.*, cap. XXXVII. Venet., 1587. AMB. PARÉ. *Œuvres*, lib. VIII, cap. IX; lib. XXII, cap. II. Paris, 1561. — FALLOPIO. *De tum. præt. nat.* Venet., 1563. — MUNSTER. *Cosmographia univers.*, lib. III, Basileæ, 1550. Traduction française par Belleforest. Paris, 1575. — STUMPF. *Schweizer Chronik.* Zürich, 1548. — SIMLER. *Vallesiæ et alp. desc.* Lugd. Batav., 1574. — GUILL. PARADIN. *Chron. de Savoie.* Lyon, 1552. — BACCIO. *De thermis*, lib. VI, cap. XXVI. Venet., 1571. — TRINCAVELLI *Opera.* Lugduni, 1586-1592. — MONTANUS. *Med. univers.*, pars II. Francofurt, 1587. — RUDIUS EUSTACHIUS. *De human. corp. affect.*, lib. I, cap. VI. Venet., 1540. — J. DARNAL. *Chron. bordelaise*, 1555. — MUNSTER. *Cosmogr. univ.* Basil., 1550. — FR. DE BELLEFOREST. *La cosmog. de Munster.* Paris, 1575. — LAUR. JOUBERT. *Galeni annot.*, lib. XX, cap. II. Lugduni, 1583. — GUILL. DES INNOCENTS. *Examen des lépreux.* Lyon, 1595. — BOTERO. *Relat. univ.*, Venet., 1599. — ALBERT LE GRAND. *Meteor.*, t. II, lib. II, tr. 3, cap. XIX. Lugduni, 1651. — DU LAURENS. *De mirab. strum. sanandi vi sol. Gall. regib. divinit. concessa.* Paris, 1609. — PAUL. MÉRULA. *Cosmog. gener.*, p. I, lib. III, 1605. — J. C. SCALIGER. *De subtilit. exerc.*, LX. Lugduni, 1615. — BRUNI. *Quæst. q. cardinales.* Montispess., 1618 — TAGAULT. *Inst. chir.* Lugudni, 1610. — MERCURIALIS. *Med. pract.*, cap. XIV. Lugduni, 1618. — PIRÆUS. *Epist. med. chir.* Paris, 1612. — SENNERT. *Pract. med.*, lib. V, cap. XXXIII. Paris, 1632. — ZACUTUS LUSITANUS. *Oper. omn.* Lugd., 1642. — PERDULCIS. *Univ. med.*, lib. XIV, cap. XXV. Lugd., 1651. — VAN HELMONT. *Ortus medic. non tartarus in potu.* Amstel., 1648. — HEURNIUS. *De morb. mirandis.* Lugd., 1658. — GREG. HORST. *Oper. med.*, tom. II, lib. VII, 5. Goudæ, 1661. — TH. BARTHOLIN. *De nivis usu*, cap. XXXIV. Hafniæ, 1661. — HŒFER. *Hercules medic.*, lib. I, 1665. — RIOLAN. *Enchirid. anat. path.* Lipsiæ, 1674. — WHARTON. *Adenographia*, cap. XL. Vesaliæ, 1671. — WILLIS. *De maniâ*, cap. XII; *de stupidit.*, cap. XIII; *Oper.* Genevæ, 1680. — MANGET. *Bibl. med. pract.*, lib. XVI, 1695-1698. — DOLÆUS. *Encycl. chir.* Venet., 1695.— SCHŒLHAMMER. *De tumor.* Ienæ, 1695. — BONET. *Sepulchretum.* Genevæ, 1679. — RIEDLIN. *Lineæ medic.* August. Vindelic, 1695. — BARRA. *Usage de la glace et de la neige.* Lyon, 1696. — ROFFINC. *De strumis.* Ienæ, 1667. — CHRIST. HOFFMANN. *De strumis.* Casseliæ, 1673. — HAMILTON. *De strumis.* 1681. — CRAUSIUS. *De strumis.* Ienæ, 1687. — PLATER. *Praxeos medic.* Basil., 1602-1656. — WAGNER. *Hist. nat. Helvetiæ.* Zurich, 1680. — FOREST. *Obs. et cur. med.*, lib. X, 4-7-10. Francofurti, 1602. — FABRICIO D'ACQUAPENDENTE. *Oper. chir.* Venet., 1619. — CLOWES. *A Treatise on the Struma.* London, 1602. — ALOYSIUS SINAPIUS. *Paradoxa medica.* Genevæ, 1601. — JODOCI SINCERI. *Itineraria Galliæ.* Lugduni, 1616. — PAUL MÉRULA. *Cosmogr. univers.* Paris, 1605. — *Litter. Societ. Jes.* Lugd., 1619.— D. MART. DE VIZCAY. *Drecho de naturaleza che los natur. de la mirandal de S. Juan del pie del puerto tienen los reynos de la corona de Castilla.* Saragoza, 1621. — ANDR. DUCHESNE. *Les antiquités des villes.* Paris, 1629. — OIHENART. *Notitia utriusque Vasconiæ.* Paris, 1638.— JEAN BAIOLE. *Hist. sacr. d'Aquitaine.* Cahors, 1644. — MARCA. *Hist. de Béarn.* Pau, 1640. — MANGET. *Bibl. chir.* Genevæ, 1721. — ROEMHILD. *De strumis*, Altdorf, 1707. — HEUCHER. *De strumis.* Viteberg. 1707. — SPERLING. *De strumis.* Viteb., 1707. — LANGE. *De strumis.* Viteb., 1707. — KUECHLER. *De strumis.* Lipsiæ, 1723. — FISCHER. *De strumis.* Erfordiæ. 1723. — MITTERMAYER. *De strumis.* Erfordiæ, 1723. — MERLAND DE CHAILLE. *De strumis*, Monspess. 1776. — VALENTIN. *De strumis.* Nanceii, 1787. — VAN MIERTEN. *De strumis.* Lugd. Batav., 1788. — LAURENT. *De strumis.* Argentor., 1793. — JORDAN. *De strumis.* Gottingæ, 1794. — VAN GRIEKEN. *De strumis.* Duisb., 1794. — STEGMAN. *De strumis.* Iena, 1795. — HAASE. *De strumis.* Helmstadii, 1796. — DIONIS. *Cours d'opér. de chir.* Paris, 1707. — HEISTER. *Instit. chir.* Amstel, 1739. — FRED. HOFFMANN *De morbis certis region. propriis.* Halæ, 1705. — MUSSCHENBRŒK. *Tentam. exper. nat. circà glaciem.* Lugd. Batav., 1731. — BORDEU. *Diss. sur les écrouelles.* Paris, 1755. — ASTRUC. *Traité des tumeurs.* Paris, 1759. — MORGAGNI. *De sedib. et caus. morb. epist.* 50. Venet., 1760.— HALLER. *Depart. corp. hum.*, t. VIII, lib. IX, cap. XXII. Lausonii, 1778. — STORR. *Diss. de bronchocele.* Tubingæ, 1780. — LODER. *Observ. circà strumam.* Ienæ, 1796. — HUFELAND. *Die Scrofelkrankheit.* Iena, 1797. Trad. par Bosquet, 1820. — MALACARNE. *Su i gozzi e sulla stupidita che in alcuni paesi gli accompagna.* Torino, 1789. — DU MÊME. *Lettres sur les crétins*, t. VI; *des opusc. de Frank.* Ticini, 1789. — FODÉRÉ. *Essai sur le goître et le crétinage.* Turin, 1792. — GRUNER. *Die Eisgebirge d. Schweiz.* Bern, 1760. — DELUC. *Lettres sur l'hist. de la terre.* La Haye, 1778. — KEYSSLER. *Neueste Reise durch Deutschland.* Hannover, 1751. — MEAD. *Six ess. s. l. exhal. vénén. de l'eau.* Traduct. par Coste. Bouillon, 1774. — DAGUIN. *Top. méd. de Chambéry.* Chambéry, 1787. — MISSON. *Nouv. voy. d'Italie.* La Haye, 1702. — RONCALLI. *Europæ medic.* Brixiæ, 1747. — DE SALIS MARCHLINS. *Travels through Various Prov. of the Kingdom of Naples.* Lond., 1780. — CALINDRI. *Dizz geograph.* 1780. — THOUVENEL. *Tr. du climat d'Italie.* Vérone, 1797. — TURNER. *The Art of Surgery.* Lond., 1722.— JAMES *Medical Dictionnary.* Lond., 1743. — PROSSER. *Account of the Bronchocele.* Lond., 1769. — WHITE. *On Struma.* Lond. 1784. — WATSON. *Chemical Essays.* Lond., 1787. — BRODBELT. *Diss. de Broncha.* Edind., 1794. — WILMER. *Cures and Remarks in Surgery.* Lond., 1799. — COXE. *Lettres sur la Suisse.* Paris, 1782. Traduction de Ramond.— BOURRIT. *Descript. des glaciers.* Genève, 1785. — DE SAUSSURE. *Voy. d. l. Alpes.* Neufchâtel, 1779. — DE MAUGIRON. *Sur les crétins du Valais.* Mémoire lu à la Société roy. de Lyon. — TSCHARNER et HALLER. *Dict. de la Suisse.* Genève, 1788. — MAYER. *Voy. en Suisse.* Amsterdam, 1786. — ZSCHOKKE. *Die Alpenwälder.* 1804. — CLAYTON. *On the Cretins of the Valais*, 1790. In *Mem. of Soc. of Manchester*, t. III.— OEHME. *Diss. de morb. chir.* Lipsiæ, 1713.— CARTHEUSER. *De morb. endemiis.* Francofurti, 1771. — J. FRANK. *Medic. Polizei*, t. III. Mannheim, 1783. *Epitome de cur. morb.* Vindob., 1820. — WICHMANN. *Ideen zur Diagnostik.* Hannover, 1794. — WEICKART. *Med. prakt. Handbuch.* Heilbronn, 1797. — ACKERMANN. *Ueber die Cretinen.* Gotha, 1790. — FINKE. *Versuch einer allgemeinen med. Geogr.* Leipzig, 1792. — LENTIN. *Memorabil. circà aerem, vitæ genus, sanitatem et morbos Clausthaliens.* Gœtting., 1799. — KLINGE. In *Hufeland's Journ.*, t. VI, 1799. — BAUMGARTEN. *Bemerk. üb. d. Ætiol. d. Kropfes auf. d. Harze.* In *Hannov. Ann. f. d. Heilk.*, t. II, 1799. — BROCHMANN. *Die metall. Krankh. de Oberharzes*, 1799. — KLEDE. In *Medic. Nationalzeit*, 1798. — HOFF. *Der Thüringerwald*, 1798. — MITTERMAYER. *De strumis Busgensium in Tyrol. comit.* Erford., 1723. — JESAIAS JUDA. *De curâ magistrat. circà valetud. civium.* Gottingæ, 1758. — HOFFMANN. *Abriss d. Œsterr. Staaten.* Petersburg, 1782. — HACQUET. *Phys. Reise auf d. Dinar. u. d. Norisch. Alpen.* Leipz., 1781-1782. — GAUTIER. *Tyroliens., Carinthior. Styriorumque struma.* Vindobonæ, 1794. — MILLETER. *De morb. tæmer hungar. endem.* Leid., 1717.— KEYSSLER. *Neueste Reise durch Deutschl.* Hannov., 1751. — MAYER. *Diss. de strumis.* Hannov., 1717. — STREINZ. In *Œsterr. med. Jahr.*, t. II-VII. — GMELIN. *Reise durch Sibirien de 1733 à 1743.* Gœtting., 1751. — GEORGI.

Bemerk. ein. Reise im Russich. Reich. St-Petersb., 1772. — PALLAS. *Reise in d. südl. Russ. Reich, de* 1793 *à* 1794. St-Petersb., 1799. Traduct. Gauthier de la Peyronie. Paris, 1788-1793. — THIÉRY. *Observ. de phys. et de méd. de l'Espagne.* Paris, 1791. — CHARMEIL. *Topog. méd. de Montdauphin.* In *Journ. de médec. milit.* 1784. — DUCANGE. *Glossarium*, t. II et III. Paris, 1733. — D. MIGUEL DE LARDIZABAL Y URIBE. *Apologia per los agotes de Navarra, y los chuetas de Malloria, Vaqueros de Asturias.* Madrid, 1736. — JAS DE MORET. *Ann. de reyno de Navarra*, t. III. Pamplona, 1766. — D. JUAN DE PEROCHEGUY. *Origen de la nacion Bascongada.* Pamplona, 1760. —BOURREAU-DESLANDES. *De quelques particul. du pays de Labourd.* Paris, 1748. — VENUTI. *Diss. sur les monum. de Bordeaux, sur les gahets.* Bord., 1754. — BULLET. *Diss. sur la m. franç.* Paris, 1771. — COURT DE GEBELIN. *Le monde primitif.* Paris, 1778. — BAUREIN. *Variét. bordel.* Bord., 1784. — PALASSAU. *Ess. sur la minér. des Pyrénées.* Paris, 1781. — DU MÊME. *Observations dans les Pyrénées.* 1784. — RAMOND DE CARBONNIÈRES. *Observations dans les Pyrénées.* Paris, 1789. — PICQUET. *Voy. dans les Pyrénées.* Paris, 1789. — DUSAULT. *Voy. à Baréges et dans les Hautes-Pyrénées.* Paris, 1796. — VILLARS. *Mémoire sur les maladies de Grenoble.* 1787. — LEGRAND D'AUSSY. *Voyage d'Auvergne.* Paris, 1788. — FODÉRÉ. *Traité du goître et du crétinisme.* Paris, an VIII. — MICHALIS. *Ueber den Cretinismus in Salzburg.* Götting., 1795. — AZARA. *Voy. de* 1781 *à* 1801 *dans l'Amér. mér.* Paris, 1809. — BARTON. *A Memoir concerning the Disease of Goitre as it Prevailn in differ. Parts of North America.* Philadelph., 1800. — MALACARNE. *Ricordi d. anat. chir. spettanti al colle.* Padova, 1801. — MINVIELLE D'ACCOUS. *Le préjugé vaincu, dissert. sur la ladrerie.* Pau, 1801. — TRAGGIA. *Diccion. geogr. hist. de Espana.* Madrid, 1802. — FRÈRES-WENZEL. *Ueb. die Cretin.* Wien, 1802. — LIZZOLI. *Osservaz. s. dipar. tim d'Agogna.* Milano, 1802. — ABERCROMBIE. *Diss. de fatuitate alpina.* Edinburgh, 1803. — TARDIVEAU. Thèse de Paris, 1803. — DIEUDONNÉ. *Statist. du départem. du Nord.* Douai, 1804. — FACHERIS. *Delle malattie d. dip. di serio.* Bergamo, 1804.—SCHULTES. *Reise auf den Glockner.* 1804. — WUNDERLICH. *Versuch ein med. Topogr. de Stadt Sulz.* Tübingen, 1804. — BRUNIER. Thèse de Paris, 1804. — ODET. Thèse de Montpellier, 1805. — ONODEJ. *Polizia econ. med.* Milano, 1806. — LA BOULINIÈRE. *Ann. statist. des Hautes-Pyrén.* Tarbes, 1807. — VERNEILH. *Statist. du dép. du Mont-Blanc.* Paris, 1807. — RULLIER. Thèse de Paris. 1808. — MASSON. *Ann. du départ. du Rhin-et-Moselle.* Coblentz, 1808. — JACQUIER. Thèse de Paris, 1808. — AZARA. *Voy. de* 1781 *à* 1801 *dans l'Amér. mér.* Paris, 1809. — MAWE. *Travels into Brasil.* Lond., 1809. — EBEL. *Reise durch die Schweiz.* Zürich, 1809.— REEWE. *Some Remarks on Cretinism.* In *Edind., Med. a Surg. Journ.*, 1809.—SCADE. *Diss. de strumæ ætiol.* Lips., 1809. — BERNADAN. *Tabl. de Bordeaux.* Bord., 1810. — GRÉGOIRE. *Mém. sur les cagots.* Paris, 1810. — MAAS. *De gland. thyr. tam sanâ quam morbosâ.* Würzburg, 1810. — CHEVASSIEU D'AUDIBERT. *Topog. de Caserte.* 1811. — POSTIGLIONE. *Mem. patol. prac. s. natur. de Gozzo.* Firenze, 1811. — MILLIN. *Voy. dans les départ. du Midi.* Paris, 1811. — CARRIER. Thèse de Montpellier, 1812. — SCHINER. *Descript. du départ. du Simplon.* Sion, 1812. — DE WEST. *Ein Beitr. z. Kennter. d. Ursach. d. Kropfes in Kaernthen.* 1812. — GODELLE. *Topogr. de Soissons.* In *Bibl. médic.* 1813. — DRALET. *Descript. des Pyrénées.* Paris, 1813. — MAFFEI. *De Pexismo spec. cretin.* 1813. — FODERÉ. *Tr. de méd. légale et d'hygiène.* Paris, 1813. VIREY. *Dict. de médec.*, t. VII. Paris, 1813. — HAUSLEUTNER. *Ueb. Kropf.* 1813. In *Horn's Archiv.*, t. XIII. — SCHNURRER. *Geogr. Nosologie.* Stuttgart, 1813.— ST-ANDRÉ. *Topogr. méd. de la Haute-Garonne.* Toulouse, 1813. — JACQUIER. Thèse de Paris, 1813. — BRUN. Thèse de Paris, 1813. — MARCEL DE SERRES. *Voy. en Autriche.* Paris, 1814. — SETTINI. *Viaggio per la Valachia.* Firenze, 1815. — ANDREAS. *De cretinismo.* Berlin, 1815. — ADAMS. In *Lond. Phys. a Med. J.*, 1815. — CHAUDON. *Extr. de l'essai histor. s. Mezin.* Bordeaux, 1815. — SCHMALZ. *Versuch einer med. chir. Diagn.* Dresden, 1816. — BULLIER. *Dictionn. de sc. méd.*, t. XVIII, Paris, 1817. — IPHOFEN. *Der Cretinismus.* Dresden, 1817. — ZSCHOKKE. *Abhandl. üb. Cretin.* 1817. — WALTHER. *Der Kropf.* Landshut, 1817. — GRAFFENAUER. *Topogr. médic. de Strasbourg.* 1817. — BOUQUET. Thèse de Paris, 1817. — FAGET DE BAURE. *Ess. sur le Béarn.* Paris, 1818. — DEVILLE. *Ann. de la Bigorre.* Tarbes, 1818. — GUNTHER. *Med. Topog. v. Bensberg.* 1819. — BOUCHER. *Souvenirs du pays basque.* 1819. — ABADIE. *Itinér. topogr. des Hautes-Pyrénées.* Paris, 1819. — JOLLY. *Statist. méd. de Châlons-sur-Marne.* 1820. — POUQUEVILLE. *Voy. de la Grèce.* Paris, 1820. — WARDEN. *Descr. of United States.* 1820. — COINDET. *Découv. d. rem. contre le goître.* In *Bibl. univ. de Genève.* 1820. — DU MÊME. *Ann. de phys. et de chim.* XV. — DE VAUDREUIL. *Promen. de Paris à Bagnères-de-Luchon.* Paris, 1820-1821. — HALL. *Travels to Chili a Peru, de* 1820 *à* 1822. Edinburg, 1824.— BOLUT. Thèse de Paris, 1820. — SYLVOZ. Thèse de Paris, 1820. — VALENTIN. *Voy. méd. en Italie.* Nancy, 1821. — CARRO. *Bibl. un. de Genève*, 1821. — BRIEUDE. *Topogr. méd. de la Haute-Auvergne.* Aurillac, 1821. — BAJERS. *Topogr. Sketch of Appleby.* 1821. In *Ed. m. a. s. j. t.* 22.— FODERÉ. *Voy. aux Alpes maritimes.* Paris, 1822. — DU MÊME. *Notes sur le goître*, 1822. In *Journal complet des sciences méd.*, t. XIV. — CHERON. *Topogr. médic. de Phalsbourg*, 1822. In *Rec. de méd. milit.*, t. XII. — MÜHLBACH. *Der Kropf.* Wien, 1822. — CUYNAT. *Topogr. méd. de Toul.*

In *Rec. de méd. milit.*, t. XI. 1822. — DEMOT. *On the Causes of Goitre.* — SCHNEIDER. *Notes sur le goitre*, 1822. In *J. compl. de sc. méd.*, t. XIV. — BAKEWELL. *Travels in the Tarantaise.* London, 1823.—DOBRITZ-HOFFER. *De abiponibus.* Vienne, 1823.— MARTIUS et DE SPIX. *Reise in Brasilien.* München, 1823. — DOBRITZHOFFER. *De abiponibus.* Wien, 1823. — *Dict. de méd. en 15 vol.*, t. VIII, 1823. — HUMBOLDT. *Observ. s. quelques phén. du goitre sous les Tropiques.* 1824. In *J. d. phys. de Magendie.* — GÜBLER. *Beitræge z. med. Top. v. Chur.*, 1824. — VIREY. *Hist. nat. du genre humain*, t. II. Paris, 1824. — NICOLAS. *Stat. méd. du Champsaur.* Montpellier, 1824. — MARSEILHAN. *Topogr. médic. de Sedan.* 1824. In *Rec. de méd. milit.* LXV. — LA DOUCETTE. *Hist. topogr. des Hautes-Alpes.* — CHABROL. *Statist. de Montenotte.* Paris, 1824. — SCHMIDTMEYER. *Trav. into Chili over the Andes.* Lond., 1824. — ROULIN. *Sur quelques faits relat. au goitre sous les tropiques*, 1825. — LUDEMANN. *Züge durch Hochgebirge der Pyren.* 1825. — LA BOULINIÈRE. *Itinér. des Hautes-Pyrénées.* Paris, 1825. — *Versamml. d. Deutsch. Naturf. u. Aerzte zu Frankfurt.* 1825. — SENSBURG. *Der Cret. im Untermain. u. Bezalkreise.* Würzburg, 1825. — MANSON. *Researches on the Effects of Iodine.* Lond., 1825. — HELBROOK. In *Lond. Med. Repositor.*, t. VIII. — BOUSSINGAULT. *Mém. s. l. salines iodifères des Andes.* In *Ann. de chim. et de phys.*, t. LIV. — DU MÊME. *Rech. s. l. causes du goitre en Nouv. Grenade.* In *Ann. de chim. et phys.*, t. XLVIII. — FRANK. *Prax. med.* Lips., 1826-1832. — ZIPSER. *Magaz. f. Pharm.*, 1826. — SCHIFNER. *Lond. Med. J.*, 1826. — HEUSSLER, *Ueb. Cretin.* Würzb., 1826. — BUESCH. *De gland. thyr. strumosa.* Dorpat, 1826. — MÉRY. Thèse de Paris, 1826. — DE MARCHANGY. *Tristan le voyag.* Paris, 1825-1826. — ARNAUD. *Mém. sur les malad. du Puy.* In *Ann. de la Société d'agriculture.* 1826. — ANGELOT. *Hypert. de la thyroïde.* Paris, 1826. — BRAULT. *Topogr. médic. de Metz.* In *Rec. de méd. milit.*, t. XXII. 1827. — *Versamml d. Deutsch. Naturf. u. Aerzte zu München.* 1827. — FRANSCINI. *Statist. d. Svizzera.* Lugano, 1827. — BRIDEL. *Statist. du Valais.* — SAMAZEUILH. *Souvenirs des Pyrénées.* Agen, 1827. — EBLIN. *Ber. üb. d. B. in Graubünden.* 1827. — COLINY. Thèse de Paris, 1828. — RENNES. *Topogr. méd. de Strasbourg.* In *Rec. de méd. milit.*, t. XXII. 1828. — RICHARDSON. *Franklin Narrative of a Journey.* Lond., 1828.— WALSH. *Narrative of a Journey from Constantinople to England.* 1828.— DEBRONDAWOW. In *Hecker's Ann.* XXXI. — JAMES. Thèse de Montpellier. 1829. — MAHUE. *Rapp. à la commission d'hygiène de Soissons.* In *Gaz. des hôp.* 1829. — DU MÈGE. *Statist. gén. des dép. pyrén.* Paris, 1829. — KNOLZ. *Beitr. z. Kenntn. d. Kret. im Salzburg.* In *Œsterr. med. Jahrb.*, t. I. 1829 — STREINZ. *Beitr. z Kenntn. d. Kret. im Salzburg.* In *Œsterr. med. Jahrb.*, t. I. 1829. — BRÜNNER. *Ueb. Cret. im Aostathale.* In *Verhandl. d. Aerzl. Gesellsch. der Schweiz.* 1829.— DANDOLO. *La Svizzera.* Milano, 1829-1833.— AUG. DE SAINT-HILAIRE. *Voy. dans la province de Rio de Janeiro.* — FORMEY. *Bemerk. üb. d. Kropf.* Berlin, 1830, et de Minas-Geraes. Paris, 1830. — DEBAR. *Réflex. sur le goitre.* In *Rec. de méd. milit.*, t. XXII. 1830. — DARRÉ-LARBONNE. *Diss. sur le goitre.* Thèse de Paris, 1830. — DEBAR. *Réflex. sur le goitre.* 1830. In *Rec. de méd. milit.*, t. XXIX. — *Verhandl. d. Schweiz. naturforsch. Gesellschaft.* Saint-Gallen, 1830. — DELPON. *Statist. du Lot.* Paris, 1831. — FEREIRE-ALDEMAO. Thèse de Paris, 1831. — PAULI. *Med. Stat. der Stadt London.* 1831. — PENOT. *Statistique du Haut-Rhin.* Mulhouse, 1831. — HERBERGER. In *Würzburg. phys. med. Verhandl.*, t. II. — MIRAL-JEUDY. *Mém. sur le goitre et le crétinisme.* In *Journal hebd. de méd.* 1831. — SACCHI. *Ann. univ. de méd.* 1831. — MARCHANT. *Rech. sur l'act. thér. des eaux minér.* Paris, 1832. — MARSHALL. *Sketch of the Geogr. Distrib. of Diseases.* In *Ed. M. a. S. J.*, t. XXXVIII, 1832. — AUSTIN. In *Lond. Med. a. Phys. J.*, t. XLVIII. — DRUG. In *Lond. Med. a. Phys. J.*, t. LIII. — VADO. Thèse de Paris, 1832. — COUSSOLE. Thèse de Paris, 1832. — *Versamml. d. Würt Aerzt. zu Tübingen.* 1832. — DURR. *Bemerk üb d. Vorkmonn. d. Cret. im Oberamt.* Hall. In *Würt. med. Corresp.*, t. X. 1832. — KERNER. *Bemerk üb. d. Vorkmonn. d. Cret. im Oberamt. Hall.*, In *Würt. med. Corresp.*, t. IX. 1832. — TEULET. *Des cagots.* 1833. In *Rev. de Paris.* — WALCKENAER. *Lett. sur les Vaudois cagots chrétiens.* 1833. In *Nouv. ann. des voy.* — MICHELET. *Diss. sur les coliberts, cagots, caqueux, gezit.* 1833. In *Histoire de France*, t. I. — MONET. Thèse de Paris, 1833. — MEMMINGER. *Beschreibung. d. Würtenb.* Ibid., IX. — LORINSER. In *Preuss. med. Ver. Zeit.*, 1833. — CAZALIS. *Dezzion. geogr. degli stati sardi.* Torino, 1834-1841. — ERMAN. *Reise um die Erde.* Berlin, 1833-1838. — KIESER. *Diss. med. auf. Cret. im Saalthale.* Leipzig, 1834. — RIEDLE. *Beiträge zur medicinischen Stat. Würt.* Tubing, 1834. — PLIENINGER. *Beschreib. v. Stuttgart.* Stuttgart, 1834. — DELDAVIE. Thèse de Paris, 1834. — CHAUSSINGUE. *Les Pyrénées.* Paris, 1834. — LA DOUCETTE. *Histoire topographique des Hautes-Alpes.* Paris, 1834. — ALC. D'ORBIGNY. *Voyage dans l'Amér. mér.* Paris, 1834. — BALARDINI. *Top. stat. med. d. prov. di Sandrio.* Milano, 1834.— LIPPICH. *Topogr. de prov. Hauptstadt. Laibach.* 1834. — FRANK. *Behandl. d. Krankh. d. Menschen.* Berlin, 1835. — BAUDIER. Thèse de Paris, 1835. — AD. HUGO. *France pittor.* 1835. — FOURCARDE. *Album pittor. des Pyrénées.* Paris, 1835. — DELACROIX. *Statist. de la Drôme.* Valence, 1835. — MAC CLELLAND. *Some Inquiries in the Prov. of Kemaon Relative to Geology including an Inquiry in to the Causes of Goitre.* Calcutta, 1835. — CAMPBELL. *Calcutta Med.*

Trans., 1835. — RAINAUD. *Invas. des Sarrasins.* Paris, 1836. — TROXLER. *Der Cretinismus.*
Zürich, 1836-1844.— REID. *On the Hist. a. Caus. of Bronchocele.* 1836. In *Ed. Med. a. S. J.*,
t. XLVI.— MENIS. *Saggio di topogr. med. d. prov. di Brescia.* Brescia, 1837.— GROSS. *Ueb. d.*
Ursach. d. endem. Kropf. Tübing., 1837.— LELUT. *Du dével. du crâne dans s. rapp. av. l'in-*
tell., In *Gaz. méd.* 1837. — ESQUIROL. *Tr. des malad. ment.* Paris, 1838. — HANCKE. *Ueb. d.*
rasche Entwickl. d. Kropfes auf d. Silberberg. 1838. In *Hufeland's Journ.*, t. LXXXVI. —
KEISSER. Thèse de Paris, 1838. — INGLIS. *Treatise of English Bronchoc.* Lond., 1838. — HUR-
TREL D'ARBOVAL. *Dictionnaire de médecine vétérinaire*, Paris, 1838. — DE RENZI. *Topogr.*
med. di Napoli. Napoli, 1838. — *Voyage aux eaux des Pyrénées.* Clermont-Ferrand,
1838. — COSTA. *Esculapio*, t. I, nº 6. — MAXIMIL. DE WIED-NEUWIED. *Reise in das Innere v.*
Nord Americ. Coblenz, 1838-1841. — PROT. *Statist. du Jura.* Lons-le-Saulnier, 1838.— HOFF-
MANN. *Specim. geogr. medic. de Europea Austr.* Lugd. Batav., 1838. *Oper. citat.* à l'article
Cagots, p. 475. — RAGUT. *Statist. du département de Saône-et-Loire.* Mâcon, 1838. — DE LA
MARMORA. *Voy. en Sardaigne.* Paris, 1839. — ROSENTHAL. *Ueb. d. Cretin.* München, 1839. —
EM. FROSSARD. *Tabl. pittor. des Pyr. franç.*, Paris, 1839. — LOUBENS. *Hist. de l'anc. prov. de*
Gascogne, Bigorre, Béarn. Paris, 1839. — MENUDIER. Thèse de Paris, 1839. — DEMME. *Ueb.*
d. endem. Cretinism. Bern, 1840. — GUISLAIN. *Lettr. med. s. l'Italie.* Gand, 1840. — MEYER.
Vers. einer. med. Topogr. v. Dresden. Stollberg, 1840. — BOPP. *Ueb. die Schilddrüse.* Tübing
1840. — O'REILLY. *Ess. sur l'hist. de Bazas.* Bazas, 1840. — VILLERMÉ. *Tabl. de l'état phy-*
sique et mor. des ouv. Paris, 1840.— CAMPBELL. *Nat. on the Lepchas of Sikkim.* In *Journ. of the*
cas. Soc., t. IX. 1840. — HOFFMANN. *Einig. üb. d. Cret. in d. Orten Makleinersheim u. Ipho-*
fen. Wurzb., 1841.— EWART. *Notes on the Med. Topog. of Alston-Moor.* In *Med. Ch., Review*
1841. — XAV. DURRIEU. Journal *le Temps.* Paris, 1841. — *Actes de la Société helvétique*
Gesellschaft. Fribourg, 1841. — WEISS. *Dissert. in Acad. Ienensi.* 1841. — PARCHAPPE.
Trait. de la folie. Paris, 1841. — *Verhandl. Schweiz. Naturforsch. Gesellschaft.* Zürich,
1841. — *Verhandl Schweiz. Naturforsch. Gesellschaft.* Altorf., 1842. — JACQUEMONT. *Voy.*
d. l'Inde. Paris, 1841. — EVANS. *Med. Top. of Tiroot.* In *Calcutt. Med. Trans.*, t. II.
— BRETON. *Med. Top. of Tiroot.* In *Calcutt. med. Trans.*, t. II. — TYTTLER. *Med. Top. of*
Tiroot. In *Calcutt. med. Trans.*, t. IV.— BUEK. *Vortraeg üb. Cret.* Hambourg, 1842. — MAI-
GNIEN. *Sur le goître.* 1842. In *Comptes rend. Acad. des sc.*, et *Congrès scientifique*, Lyon,
1842. — SAM. FORRY. *The Climate of the United States.* New-York, 1842. — LACORDAIRE. *To-*
pogr. méd. de Bussières-lès-Belmont. In *Soc. de méd. Dijon*, 1842. — BRUNEL. *Obs. top. et*
méd. du Rio de la Plata. Paris, 1842. — PASCAL. *Note sur le goître.* In *Compl. rend Acad.*
des sciences. 1842. — MARCHANT. *Obs. de Pyrén.* Thèse de Paris, 1842. — SCHAUSBERGER.
Beobacht. üb. Kret. an beiden Ufern. d. Donau. In *Œsterr. med. Wochensch.* 1842. — WEI-
GLEIN. *Ueb. d. in Grœtz. herrsch. Krankh.* Ibid. I. 1842.— THEO OCHOA. *Diccion. geogr. hist.*
de Navarra. Pamplona, 1842. — RŒSCH. *Die Stiftung. d. Cretinenkinder auf d. Abendberg*
Stuttgart, 1842. — REUSS. In *Würt. med. Corr.*, t. III. — THIEME. *Der Cretin.* Weimar, 1842
— SCHNURRER. *Das schrægverengte Becken einer Cret.* Stuttg., 1842. — ADELMANN. In *Neue*
med. chir. Zeitung., t. IV. 1843. — MULLER. Ibid., t. IV. 1843.— WASER. Ibid., t. XI, 1843.—
GUGGER. *Ueb. d. in Grœtz herrsch. Krankh.* Ibid. XIX. — OZLBERGER. Ibid. XXIV. — TAYLOR.
Les Pyrénées. Paris, 1843. — VINCENT. Journal *l'Opinion du Gers.* 1843. — MICHAELIS. *Skizz.*
d. Verbreit. d. Cretin im Aargau. Aarau, 1843. — FALK. *De Thyreophym. endem. per Nas-*
saviam et Hessiam. Marburg, 1843. — DU MÊME. In *Casper's Wochenschr.*, 1844. — *Transact.*
Société helvétique. Bâle, 1843.— TWINING. *Same Account of Cret.* London, 1843. — BERCHTOLD-
BEAUPRÉ. *Du crétinisme.* Fribourg, 1843. — PREISS. *Die klimat. Verhältn. d. Warmbrunnen-*
thales. Breslau, 1843.— KIRCHNER. *Œsterr. med. Jahrb.* 1843. — CARTIELLIERI. *Med. Stat. des*
Leitmeritzer Kreises. In *Œst. med. Jahrb.* 1843.— KAZUBOWSKY. In *Œsterr. med. Jahr.* 1842,
t. III.— *Report of the Dispensar, in the Bengale a. n. o. province.* Calcutta, 1843. — RITTER
DE NADERNHY. *Sanitäts-Hautbericht. v. Kœnig. Boehmen*, 1843. — KAZUBOWSKY. In *Œsterr.*
med. Jahr., t. III, 1843. — MULLER. Ibid., t. IV. — ROHRER. *Phys. med. Topogr. d. Wado-*
vicer Kreises. 1843. — ADELMANN. In *Neue med. chir. Zeitung*, t. IV, 1843. — GUGGENBÜHL.
Briefe über den Abendberg. Zurich, 1844. — RŒSCH. *Untersuch. üb. d. Cret.* Erlangen, 1844.
— RUMSEY. *Influence of Locality on Diseases.* In *Prov. Med. a. S. J.* 1844. — RIS. *Ueb.*
Wechselfielb. u. Cret. In *Heidelberg Annal.* 1844. — GARNER. *The Nat. Hist. of County*
of Stafford. Lond., 1844. — THORNTON. In *Gaz. of London.* 1844. — HEIDENREICH. *Der Kropf.*
In *Neue med. Zeit.* 1844. — *Société helvétique.* Chur. 1844. — MAFFEI. *Der Cret. in d.*
Norisch. Alpen. Erlangen, 1844. — FRADENEK. *Bemerk. üb. die Verhältn d. Lungentuberc.*
z. strum. Auschwell. d. Schildrüse. Ibid., 1844. — SEIDL. *Ueb. Gallizien.* In *Œst. med.*
Jahr. 1844. — SIGAUD. *Climat et malad. du Brésil.* Paris, 1845. — WELLS. *Essay upon*
Cret. a. Goitre. Lond., 1845. — MUSTON. Thèse de Paris, 1845. — MOTTARD. *Mém. sur le*
goître et le crét. In *Gaz. assoc. agric.*, 1845. — BOUCHACOURT. *Mém. sur le goître.* In *Journ,*
de méd. de Lyon. 1845. — GOSSE. *Sur l'Abendberg.* Genève, 1845. — HAUPT. In *Med.*
Zeit. Russland. 1845. — GUGGENHÜHL. *Ueb. d. Cret. u. d. Hosp. auf d. Abendberg.* 1845. —

CHAIX. *Préoccup. statist. des Hautes-Alpes*. Grenoble, 1845. — GABBIGLIETTI. *Ricerc. etiol. s. cretin*. Torino, 1845. — STAHL. *Beitr. z. Path. d. Cret. in Sulzheim u. Geroldshofen*. In *Verhandl. d. Leop. Ak.*, 21. 1845. — FERRARIS. In *Giorn. d. sc. med. di Torino*, 2-7, et in *Comp. rend. Ac. des sc. et Gaz. méd. de Paris*, 1845. — GUYON. *Note sur le goître*. 1845-62. — MAFFONI. In *Atti. d. Ac. med. chir. di Torino*, t. II. — HAMPEIS. *Ueb. die Bukowina*. In *Œst. med. Jahr.*, t. III. 1845. — SEGUIN. *Hyg. et éduc. des idiots*. Paris, 1846. — BEHREND. *Ueb. d. Cret. grosser Städte*. In *Journ. f. Kinderkrankh*. 1846. — FRADENEK. *Einige Bemerk. üb. d. sogenannt. Kropfquellen u. Tostenhuben*. In *Zeitsch. d. Wien. Aerzte*. 1846.—LANTZ. *Phys. med. Beschreib. d. Baranyer Gespannschaft*. In *Œst. med. Jahr.*, t. II. 1846. — GUERDAN. *Cret. in Neudenau*. In *Ann. d. Staatsarzneik*. 1846. — FAUCONNEAU-DUFRESNE. *Du Crét*. 1846. In *Rev. méd*. — *Statistique de l'Isère*. Grenoble, 1846. — TSCHUDI. *Ueb. d. geogr. Verbreit. d. Krankh. in Peru*. In *Œsterr. med. Wochensch*. 1846. — DULCINI. *Cret. in. val. d'Aosta*. Milano, 1847. — BILLIET. *Observ. sur le recens. des crétins*. In *Mém. ac. de Savoie*. 1847. — COLDSTREAM. *Cret. in Scotland*, 1847.— SEIDL. *Tyrol u. Steiermark*. Leipzig, 1847.— SIMPSON *Narrative of a Journey round the World*. Lond., 1847. — FRANÇ. MICHEL. *Des races maudites*. Paris, 1847. — SIMPSON. *Narrat. of a Journ. round the World*. Lond., 1847.— BROWN. In *Americ. J. of Med. Sc.*, 1847. — DORR. In *New-York Med. Repository*, t. X. — LEBERT. *Ueb. d. Cret. im Waadt*. In *Griesinger's Archiv*. 1848. — *Rapport de la Commission sarde*. Turin, 1848. — COMALLI. In *Gaz. med. lombard*. 1848. — NORRIS. *Some Remarks on Bronchocele*. In *Med. Times*. 1848. — FUCHS. *Phys. med. Top. des Kreis. Smalkalden*. Marburg, 1848. — SCHREIBER. *Phys. med. Top. d. Bezirks Eschwege*. Marburg, 1848. — PILZ. *Ueb. d. Cret. im. Enzthale*. Ibid., 1848. — HUBER. *Gedanken üb. Kropf. u. Cret*. Ibid., 1848. — GRANGE. Ibid. In *Ann. de chimie et de physique*, 3ᵉ série, t. XXIV-XXVI. — STRATTON. *Contrib. to an Account of the Diseases of the North Amer*. In *Edinburgh, M. a. s. J.*, t. LXXI. 1848. —AUG. DE SAINT-HILAIRE. *Voy. aux sources du Rio-Negro*. Paris, 1848.— RENDU. *Etudes médicales sur le Brésil*. Paris, 1848. — LEBERT. *Tr. d. malad. scrof*. Paris, 1849. — CARRIÈRE. *Du Climat de l'Italie*. Paris, 1849. — ROESCH. *Zw. Jahresber. üb. de Heilanstalt. Mariaberg*. Reutlingen, 1849. — DU MÊME. *Dritt. Jahresber*. Urach. u. Tübingen, 1849-50-52. — CHATIN. *Rech. sur l'iode*. In *Compt. rend. Ac. des sc.*, 1850-51 — BIERRE DE BOISMONT. *Exam. du rapport de la Commission sarde*. In *Ann. méd. psych*. 1850. — MICHEL. Thèse de Paris, 1850. — MARC D'ESPINE. *Sur le rapport de la Commission sarde*. 1850. — GRANGE. *Archiv. des miss. scientif*. Paris, 1850. — P. FREDIERI. *Osserv. d. medic. geogr*. In *N. Ann. de sc. nat. d. Bologna*. 1850. — MAUMENÉ. *Sur les eaux de Reims*. In *l'Institut*. 1850. — FORBES. *A Physician's Holiday*. Lond., 1850. — DE CASTELNAU. *Expéd. d. l. part. centr. de l'Amér. mér*. Paris, 1850. — HELFERICH. *Das Leben d. Cret*. Stuttg., 1850. — ROKITANSKY. *Zur. Anat. d. Kropfes*. In *Deukschr. d. K. Akad. Wien*, 1850. — FERRAS. *Mém. s. le goître et du crét*. In *Bull. Ac. de méd*. 1850. — BOUDIN. *Rech. s. le crét*. Paris, 1850. — DU MÊME. *Étud. s. le recr. de l'armée*. In *Ann. d'hyg.*, t. LXI. — HUBERT. *De Sindssyge i Danemark*, 1851. — HOLST. *Om Cretinism*. Christiania, 1851. — EICHWALD. *Natur. hist. Bemerk*. Stuttgart, 1851. — MEIER. *Ueb. d. Erricht. ein. Heil. u. Pflegeanstalt. f. Cret. im Grossherzogth. Baden*, 1851. — VERGA. *Sul cretin. nella Valtellina*. Milano, 1851-56. — REES. *On Cretinism*. In *Med. Gaz*. 1851. — KREYSSLER. *Neueste Reise durch Deutschland*. — STARK. *Statist. of Lond*. 1851. — *Transact. société helvétique*. Glaris, 1851. — *Census of Ireland*, 1851. — DALLERA. *Mem. s. cret*. In *Giorn. d. Ac. med. chir.*, t. XI. 1851. — GINISTA. In *Gaz. med. de stati sardi*. Torino, 1851. — FACEN. In *Gaz. med. lombard*. 1851-1852. — PALEARI. In *Ann. un. die med*. 1851-52. — *Statistique générale de la France*. 1851, — *Comptes rendus annuels du minist. de la guerre*. — *Discuss. à l'Acad. de médec*. 1851, 1860-62-63. — BOUCHARDAT. *Annuaire des eaux de France*. Paris, 1851. — DU MÊME. *Infl. des eaux s. la prod. du goître*. In *Annales de thérapeut*. 1852. — BAILLARGER. *De l'arrêt de dével*. In *Comptes rend. Ac. des sc*. 1851. — DU MÊME. *Rech sur le crét*. In *Ann. méd. psych*. 1851. — LASSÈGUE. *Anat. path. du crét*. In *Arch. de méd*. 1851. — GALLOIS. *Rech. anat. et phys. sur le corps thyr*. Thèse de Paris, 1851. — BERNARD. *Les goîtreux et les crét*. In *Journ. des conn. méd. chir*. 1851. — DURANT. *Le goître et le crétinisme* In *Union médicale*, 1851. — ELIE DE BAUMONT. *Rapport sur les trav. de M. Grange*. In *Comptes rend. Acad. des sc*. 1851. — NIEPCE. *Traité du goître et du crétinisme*. Paris, 1851-52. — MOREL. *Sur les causes du goître et du crétinisme à Rosières*. In *Congr. scient. Nancy*, 1851. — ANCELON. *Études sur les causes du goître et du crét. à Rosières*. In *Congr. scient. Nancy*, 1851. — KNEELAND. *Report on Idiocy a. Cretinism*. In *Amer. J. of Sc*. 1851. — LAFARGUE. *Du Chili au point de vue médic*. In *Bullet. Ac. de méd*. 1851. — VALAT. *Du goître à Autun*. In *Gaz. des hôp*. 1852. — GUYTON. *Topog. méd. d'Autun*. Autun, 1852. — NIVET. *Note sur le goître estival*. In *Compt. rend. Ac. des sc*. 1852. — *Census of United States*. 1852.— CARRIÈRE. *Rés. des trav. sur le goître et le crét*. In *Ann. méd. psych*. 1852. — MEYER AHRENS. In *Schweiz. Zeitschr. f. Med*. 1852. — *Actes de la Société helvétique*. Sion, 1852. — RIGLER. *Die Turkei und deren Bewohner*. Wien, 1852, t. II. — FOOTE. In *Amer. J. of Med. Sc*. 1852. — BOUCHARDAT.

Infl. des eaux s. la prod. du goître. Paris, In *Ann. de thérap.* 1852. — BAILLARGER. *Leç.*
sur le crét. In *Gaz. des hôp.* 1852. — FOURCAULT. *Caract. térat. et path. du crét.* In *Compt.*
rend. Ac. des sc. 1852. — SERRES. *Anat. path du crét.* In *l'Institut.* 1853-57. — MANNIER.
Observ. sur le goitre. In *Ann. du Jura.* 1853. — CHATIN. *Rech. sur l'iode.* In *Bull. Ac. de*
méd. 1852-53-60. et *Gaz. des hôp.* 1852. — WILLERMÉ. *Sur les travaux de M. Niepce*, t. L.
In *Ann. d'hyg.* 1853. — GÜGGENBUHL. *Die Heilung. u. Verhüt. d. Cret.* Bern, 1853. — BILLIET.
Nouv. obs. sur le goître et le crét. In *Ann. de la Soc. méd. psychol.* 1853-54-55. — FUCHS.
Mediz. Geogr. Berlin, 1853. — BLUME. *Ueb. Cret. im Harzgebirge.* Hannov., 1853. — MICHAE-
LIS. In *Blumenbach's Bibl.*, t. III. — VARZ. *Du goître chez les anim.* In *Rec. de méd. vét.*,
1853. — CASASECA. *Note sur le goître.* 1853. — ROUSSE. *Le goître et le crétinisme.* In
Gazette. des hôpitaux. 1853. — MORETIN. *Étiologie du goître.* Thèse de Paris, 1854. — MIR-
IRZZET-ULLAH. In *Journ. of the Roy. Assoc.*, t. VI. — SAVOYEN. *Étude sur les dégéneresc.* 1854.
— DONNELY. *Report on the Statist. of Diseases.* 1854. — ESCHERICH. *Ueb. d. geol. Einfluss. auf*
endem. Krankheiten. In *Verhandl. d. phys. med. Gesellschaft zu Würzburg.* 1854. — TAYLOR.
Trans. of the Med. Assoc. of Alabama. 1854. — ROSKNECHT. *Der Cret. Bezirk Hammereisen-*
bach. In *Mittheil. d. Badisch. Aerztl. Ver.*, t. IV. 1854. — HOOKER. *Himalayan Journ. of*
Dalton. 1854. — ERLENMEYER. In *Preuss. med. Ver. Zeit.* 1854. — BARASCH. In *Wien. med.*
Wochensch., 1854. — SIMONIN. *Rech. topogr. méd. sur Nancy.* Nancy, 1854. — MOREL. *Du*
goître et du crét. 1854-55. — VINGTRINIER. *Du goître endémique d. la Seine-Inférieure.*
Rouen, 1854. — MAUMENÉ. *Expér. pour déterm. l'action du fluorure de calcium sur l'écon.*
animale. In *Comptes rend. Ac. des sc.* 1854. — BOULET. Thèse de Paris, 1854. — BORIES. *Du*
recrutement dans les Hautes-Alpes. Paris, 1854. — *Actes de la Société helvétique* Chaux-
de-Fonds, 1855. — *Report on Insanity a. Idiocy in Massachusetts.* Boston, 1855. —
WIRMER. In *Aerztl. Jahresber. f. Oberbayern.* 1855. — MARCHAND. *Rech. des eaux potables.*
In *Mém. de l'Ac. de méd.* 1855. — BACH. *Anat. path. des diff. esp. de goître.* In *Mém. de l'Ac.*
de méd. 1855. — GIBS. *South. Med. Reports*, t. II. — DEVOT. Thèse de Paris, 1855. —
FILHOL. *Rapp. sur le crétinisme.* In *Journal de Toulouse.* 1855. — ARTHAUD. *Observ. de créti-*
nisme. In *Gaz. méd. de Lyon.* 1855. — BERTHERAND. *Méd. et hyg. d. Arabes.* Paris, 1855. —
WEBER. *Milit. Statist. im Grossherzogthum. Baden*, 1856. — MEYER-AHRENS. *Die Verbreit. d.*
Cret. in Asien. In *Deutsche Klinik.* 1856. — WOTHERSPOON. *Coodlige Statist., Reports.* Phila-
delph., 1856. — MATHIEU. Thèse de Paris, 1856. — VIRCHOW. *Ueb. d. Cret. u. üb. pathol.*
Schædelform. Frankfurt, In *Gesamm. Abhandl.* 1856. — GUILBERT. *Études sur les eaux du*
Noyonnais. Th. de Paris, 1857. — WUNDERLICH. *Handb. d. Path. u. Therap.*, t. III. Stuttg., 1857.
— TENGLER. In *Wien med. Wochensch.* 1857. — SAUTER. *Ueb. d. Ursach d. selten. Vor-*
komm. d. knotig. Lungensucht im Pinzgau. In *Medic. Jahrb.*, t. XXIV. — MOUAT. *Memor. on*
the Use of Biniodide of Mercury. In *Indian. Ann. of Med.* 1857. — FLECHNER. *Betrachtung*
d. Gebirgsluft auf d. Vorkomm. gewisser Krankh. Ibid., XXXII. — SAUCEROTTE. *Topogr. de*
Lunéville. 1857. — HEINE. *Die Verbr. d. Kropfes im Russland.* 1857. — SCHRENK. Id. 1857.
— KACHINE. Id. 1857. — DERIKER. Id. 1857. — PRASLOW. *Der Staat Californien.* Gœttin-
gen, 1857. — BOUDIN. *Tr. de géogr. et de statist. médic.* Paris, 1857. — FABRE DE MÉCRONNES.
Traité du goître et le crétinisme. Paris, 1857. — *Congrès scientifique à Grenoble*, 1857. —
ANCELON. *Etudes sur les causes du goître.* In *Gaz. hebd.* 1857. — STRAMBIO. *Sul. cret. nella*
Valtellina. Mil., 1858. — POPOFF. *Ueb. Kropf im Gouvern. Kasan.* 1858. — HOWE. *On Causes*
of Idiocy. In *Psych. J.* 1858. — BAER. *Ueb. de Vorkomm. d. Kropfes u. Cret. im Russ.*
Reich. Saint-Pétersbourg, In *Bullet. Ac. d. sc.*. 1858. — DAMEROW. *Zum. Cret. u. Idiot.*
Fragen. Berlin, 1858. — HEISE. *Ueb. Cret. im Kœnig. Hannov.* In *Hannov. med. Corr.* 1858.
— SMITH. *Transact. of the Med. Soc. of Pensylvania.* 1858. — KLOSE. *Der Idiotismus in*
Schlesien. In *Henke's Zeitschr.* 1858. — FABER. *Der Cretin.* In *Würt. med. Corr.* 1858. —
SHORTT. In *Indian Ann. of Med.* 1858. — CAMERER. In *Würt. med. Corr.* — SIMPSON. *Die*
Verb. d. Kropfes im Russland. 1858. — OLDEKOP. *Einig. üb. d. Verb. d. Kropf. im Russl.*
Ibid. 1858. — BERKOWSKY. *Ueb. d. Kropf. im Gouv. Perm.* 1858. Ibid. — LOMBROSO. *Ricerche*
s. cret. in Lombardia. Milano, 1859. — TACCHINI. *Osserv. int. al cretin. d. wall. Bergam.*
Pavia, 1859. — USPENSKY. *Ueb. d. endem. Kropf. auf d. Altaï.* Ibid., 1859. — PETUCHOFF.
Einig. üb. Struma u. Cret. im Gouv. Perm. Ibid., 1859. — GRELLOIS. *Étud. hyg. s. l'eau*
potable. In *Rec. de méd. mil.*, t. II, série 3. 1859. — BAUCHET. *De la thyroïdite.* Paris, In
Gaz. heb. 1859. — LENOIR. Th. de Paris, 1859. — PASTOREL. *Nouv. doc. sur le goître aigu de l'ar-*
mée. In *Rec. de med. mil.* 1859, t. II, série 3. — LARIVIÈRE. *Rapp. sur le goître endém. de*
Brian. Ibid. 1859. — COLLIN. *Note sur le goitre aigu de la garn. de Brian.* Ibid. 1859. —
LANEL. *Note sur le goître aigu de Neuf-Brisach.* Ibid. 1859. — VEDRENNE. *Climatol. de la*
grande Kabylie. In *Rec. de méd. mil.* 1859. — M'CLELLAND. *Sketch of the Med. Topogr.*
of Bengal. 1859. — MAURY. *Dégén. de l'esp. hum.*, 1860. In *Rev. des Deux Mondes.* — CAS-
TIGLIONI. *Cret. nell. Valtellina.* Mil., 1860. — LUSSANA. *Studj d. cret. in Lombard.* Mil., 1860.
— MANTEGAZZA. *Lettere. medic. s. Amer. mer.* Milano, 1860. — HIRSCH. *Handbuch d. Hist.*
Geogr. Path. Erlangen, 1860. — VINGTRINIER. *Rapp. sur les mal. de l'arrondissement de*

Rouen. Rouen, 1860. — ERLENMEYER. *Der Cret. u. seine Heilung.* In *Preuss. med. Ver. Zeit.*
1860. — ERLENMEYER et EULENBERG. *Kropf. u. Cret. im Kreise Coblentz.* In *Archiv. f. Psy-*
chiatr. 1860. — HOUEL. Thèse pour l'agrégation. Paris, 1860. — LIÉGEOIS. Thèse pour l'agrégation. Paris, 1860.— RILLIET. *Lett. sur l'idiotisme constit.* Paris, 1860.— BRAUWERS et DUPUIS.
Analyse des eaux de la Lombardie. In *Rec. de méd. mil.*, t. II, sér. 3. 1861. — BIFFI. *Sul.*
cret. n. vall. Camonica. Mil., 1860-61. — PORTE. *Le climat de la Savoie.* Thèse de Paris,
1860. — BIFFI. *Sul. cret. in val d'Aosta.* 1860. — FLEURY. In *Gaz. méd. de Paris*, 1861. —
GREENHOW. In *Med. Times.* 1861. — *Hist. zur Casuistik d. Cret.* In *Arch. f. path.*
Anat. 1861. — *Doc. sur le goître aigu dans l'armée.* In *Rec. de méd. milit.*, t. XII, 2ᵉ sér.,
— SKODA. *Referat üb. d. Inhalt. d. Berichte welche üb. d. Kret. in Œsterr. eingelangt sind.*
Wien, 1861. — *Documents relatifs aux eaux de Paris.* Paris, 1861. — ROBINET. *Lett. sur les*
eaux de Paris. Paris, 1862. — KŒBERLÉ. *Ess. sur le crétin.* Strasbourg, 1862. — BAILLARGER.
Sur le goître des animaux. In *Compt. r. Ac. des sc.* 1862. — CASTIGLIONI. *Sulla scrofula.*
Mil., 1862. — MILANI. *Sulla scrofula.* Mil., 1862. — BARTH. Thèse de Strasbourg, 1862. —
MITCHELL. *On the Withsdale Neck or Goitre in Scottland.* In *British Med. Ch. Review.* 1862.
— JOSE FERERA DE MACEDO PINTO. *Medicina administr.* Coimbra, 1862. — MARCÉ. *Tr. d. mal.*
ment. Paris, 1862. — *Rev. de la fréq. du goître des anim.* In *J. de méd. vét. de Lyon.* —
POGGIALE. *Rapp. à l'Acad. de méd.* 1862-63. — DOURIF. *Note sur le goître aigu.* Clermont
In *Mém. de l'Acad.* 1862. — ULYSSE CHEVALIER. In *Rec. de méd. mil.*, t. XXIX, 1ʳᵉ série. —
TOURDES. *Du goître à Strasbourg et dans le Bas-Rhin.* Strasbourg, 1862.— STŒBER et TOURDES.
Hydrogr. médic. de Strasbourg et du Bas-Rhin. Strasbourg, 1862. — VIGAT. *Obs. sur le*
goître des anim. In *Journal de méd. vét. de Lyon.* 1863. — PARCHAPPE. *Rapp. de la commis.*
du goître et du crét. — VIRCHOW. *Pathologie des tumeurs.* Traduct. franç. Paris, 1863. —
GOUGET. *Rapp. sur une épid. de goître à Colmar.* In *Rec. méd. mil.* 1863, — ROZAN. *Ét. sur*
l'étiol. du goître. 1863. — MOREL. *Du goître et du crét.* In *Arch. de méd.* 1863-64.— LA-
CHENAL. *XXIᵉ Congrès scient.* Chambéry, 1864. — GUY et DAGAUD. *Du goître et du crét. dans*
le dép. de la Haute-Savoie. Annecy, 1864. — VERGA, CASTIGLIONI. GIANELLI, POLLI, CURIONE
BIFFI. *Relaz. de commiss. per lo stud. cret. in Lombard.* Milano, 1864. — GEHIN. *Rapp. sur*
le goître et le crétinisme de la Moselle. 1864. — MARQUIS. *Stat. de la Meurthe.* Paris, an XIII
— CHABRAND. *Du goître et du crétinisme.* Paris, 1864. — COURCELLE. *Note sur une épid. de goître*
aigu à Clermont. In *Rec. méd. mil.* t. XII, 3ᵉ série. 1864. — HANSEN. *Des causes du goître obs.*
à Colmar. Ibid. — HEDOIN. *Endémo-épid. de goître obs. sur la garnison d'Embrun.* Ibid. —
BRESSON. *Epid. de thyroïdite aiguë à Saint-Etienne.* Ibid. t. XII, 3ᵉ série. 1864, — SAILLARD.
Étud. sur le goître épidém. Thèse de Paris, 1865. — HALBRON. *Notice sur le goître observé à*
Clermont, 1864. — DU MÊME. *Cons. sur l'étiol. du goître aigu.* 1865. — CHAMBRÉ. *Topogr.*
méd. de Neuf-Brisach. In *Mém. de la Société méd. de Strasbourg.* 1865. — MARMY et QUES-
NOY. *Topogr. statist. méd. du département du Rhône.* Lyon, 1866. — OGÉRIEN. *Hist. nat. du*
Jura. Paris, 1867. — WORBE. *Épid. du goître aigu à Annecy et à Thonon.* 1867, t. XVIII,
3ᵉ série. — SAINT-LAGER. *Sur les causes du crét.* Lyon, 1868. — MOREL. *Analogies entre les*
dégénéres. intell., phys., etc. In *Arch. gén, méd.*, 1868.— THIBAUD. *Du goître endémique.*
Paris, 1868. — NETTER. *Nouv. théor. du crét.* In *Gaz. de Strab.*, 1868. — GARRIGOU. *L'épid.*
du goître et du crétin., etc. In *Bull. acad. méd.*. 1868. — LUNIER. In *Ann. méd. psych.*,
1868-69. — GAUDIN. *Th. de Montpel.*, 1869. — GLATTER. *Ueb. Cretin. im Donanthale.* In *Wo-*
chenschr. d. Gesellsch. d. Wien. Aerzte, 1870. — REHM. *Cretinismus in Thüringen.* In *Zeitsch.*
f. Epidem., 1870. — DE RAMBUTEAU. In *Ann. méd. psych.*, 1871. — MULLER. In *Rec. de mém.*
de méd. milit., 1871. — WIMPFFEN. *Rapp. sur les endémies de goître et de crétin.* Colmar,
1871. — CURRIE. *Glascow Med. Journ.*, 1871. — FAGGE. In *Med. Chir. Transact.*, 1871. —
DE RENZI. *Sull' idiotismo.* In *La nuova Ligur. med.*, 1871. — SAVAGE. *On Goître.* In *Lan-*
cet, 1872. — LANE. In *Georgia Med. Comp.* et *Philad. M. a. S. Rep.* 1872. — BAILLARGER.
In *Gaz. des hôp.*, 1873. — NIVET. *Sur le goître endém.*, Paris, 1873. — BERGERET. In *Compt.*
rend. Acad. des scien., 1873. — FAYRER. In *Lancet*, 1874. — NIVET. In *Gaz. hebd.*, 1874.
— SLIPWICZ. *Ibid.* — MICHAUD. In *Gaz. méd.*, 1874. — PARCHAPPE. *Etude sur le goître et le*
crét. Paris, 1874. — GARRIGOU. In *Gaz. hebd.*, 1874. — WILSON. In *Lond. M. Tim.*, 1874. —
KLEBS. In *Verh. de Würzb. ph. m. Gessell.*, 1674, et in *Arch. f. exp. Path.*, 1874. — BURDEL.
In *Un méd.*, 1874. — SAUSSET. *Th. de Paris.* 1875. — PIOT. *Du goît. endém.* Chambéry, 1873.
— UTZ. In *Rec. de mém de méd. millit.*, 1876. — FOVILLE. In *Ann. d'hyg.*, 1876. — KLEBS.
In *Allg. Wilen. med. Zeit.*, 1876. — DU MÊME. *Stud. üb. die Verbreit. der Cret.* Prag. 1877.
— GRAY. In *Lancet*, 1877.

B. ET K.

CREUSETS (de χωνεύω, fondre : d'où χωνεῖον ou χωνευτήριον, creuset),
D'autres font venir le mot de *crucibulum*, nom donné par les alchimistes aux
vases employés à la fusion des métaux. On appelle creusets des vases de terre

ou de métal destinés à faire fondre certaines substances, et qui ont ordinairement une forme conique et triangulaire

On se sert souvent dans les laboratoires de simples creusets de grès ou de porcelaine, qui ont l'inconvénient de se casser sous l'action des changements rapides de température.

Les creusets de *Hesse*, si usités, sont faits d'argile réfractaire. On les fabrique surtout, aujourd'hui, à Sarreguemines. Ils résistent à de très-hautes températures et à de brusques variations, surtout ceux qui contiennent peu de chaux et de fer. On fait aussi des creusets réfractaires avec les mêmes cokes métalliques qui servent d'éléments dans la pile de Bunsen et qui ont presque la dureté du diamant; ils se trouvent dans les cylindres où se produit le gaz d'éclairage. On en fabrique de même pour les fondeurs en cuivre avec la plombagine (graphite, mine de plomb), mais surtout, pour la grande industrie métallurgique, avec la magnésie, que son infusibilité a d'ailleurs fait utiliser pour la construction de vases refractaires de toutes formes. Il y a des creusets de fer, d'argent, de platine. Les creusets de ce dernier métal, qui se ramollit au rouge blanc, mais ne fond qu'au chalumeau à oxygène et qui est inaltérable par les acides, sont employés journellement dans les expériences chimiques.

Nous n'entrons dans aucun détail sur le mode de fabrication de ces différents creusets, cette question n'intéressant que l'industrie. Nous ajouterons seulement, que, pour la fusion des métaux, on se sert quelquefois de creusets dits *brasqués*, qui ne sont que des creusets en terre réfractaire, remplis d'une pâte de charbon de bois pulvérisé, dans laquelle on a pratiqué une petite cavité conique, et qu'on a soumis à la dessiccation. C'est dans cette cavité (*brasque*), qu'on place les oxydes dont on veut extraire les métaux.

On comprend que la composition des creusets ne soit pas indifférente eu égard aux opérations chimiques qui doivent s'y accomplir. Ceux qui sont composés d'argile sont attaqués par les matières où entrent la potasse, la soude, l'oxyde de plomb, le bismuth. Les creusets de fer conviennent aux opérations qui comportent l'emploi des alcalis.

Les creusets d'argent sont surtout employés pour fondre la potasse caustique, le nitrate d'argent et quelques autres sels, comme le nitrate de potasse. La fusibilité de l'argent s'oppose à ce que les creusets fabriqués avec ce métal puissent servir pour des températures un peu élevées. Les creusets de platine, au contraire, sont précieux à cause de leur infusibilité au feu de nos meilleurs fourneaux, mais il faut avoir soin de n'y pas faire chauffer de l'acide phosphorique ou des phosphates, de l'acide arsénieux ou des arsénites et des arséniates, avec du charbon. Ces métaux mis en liberté détermineraient la fusion du platine. L'eau régale, la potasse, la soude, la lithine, le soufre, le mélange de silice et de charbon rendent les creusets de platine rugueux et cassants.

Il serait d'ailleurs difficile de faire ici l'énumération de toutes les circonstances qui rendent applicable l'emploi de telle ou telle nature de creuset. Un chimiste instruit s'en rendra compte au moment de procéder à ses opérations.

Les creusets se placent au milieu du feu, sur une rondelle de terre cuite nommée *fromage*, qui le sépare de la grille du fourneau. Lorsque le corps à fondre est très-fusible, un fourneau ordinaire suffit. Quand on a besoin d'une température plus élevée, on recouvre le fourneau d'un dôme qui empêche la déperdition de la chaleur par le haut et la *réverbère* sur le feu lui-même et le creuset. Ce fourneau est connu sous le nom de *fourneau à réverbère*.

Lorsqu'on veut obtenir une chaleur plus forte encore, on ajoute à la cheminée du dôme un tuyau de tôle d'un ou deux mètres de longueur, dont l'effet est d'établir un courant d'air considérable dans l'intérieur du foyer. Enfin si l'on veut encore élever la température, on emploie le fourneau dit *fourneau de fusion*, dont les parois, construites en briques, ont une épaisseur considérable qui s'oppose à la déperdition de la chaleur, et dans lequel le feu est alimenté par un fort soufflet. A. DECHAMBRE.

CREUZNACH. *Voy.* KREUZNACH.

CREVASSES. *Voy.* GERÇURES.

CREVE (JOHANN-CASPAR-IGNAZ-ANTON). Médecin allemand de mérite, naquit à Coblentz, le 28 octobre 1769, fit ses études médicales à l'Université de Mayence et y prit le bonnet de docteur en 1792. Dès l'année suivante, le 11 décembre 1793, ce savant médecin fut nommé professeur extraordinaire à la même Université, supprimée peu après, et plus tard conseiller aulique et conseiller médical, assesseur de la Faculté de médecine, etc. Vers 1800, il quitta momentanément l'enseignement et s'établit à Elteville, dans le Rheingau, mais il n'y resta que peu d'années et se rendit finalement à Francfort-sur-le-Mein, où il devint professeur de médecine à l'École médico-chirurgicale, conseiller médical supérieur et membre de la *Landesregierung*, et enfin conseiller secret du duc de Nassau. Il pratiqua la médecine avec le plus grand succès dans sa nouvelle résidence et mourut à Eltville, où il s'était retiré le 7 juillet 1853, après une carrière bien remplie et à un âge fort avancé.

Creve est l'auteur d'un grand nombre de publications relatives à la médecine et surtout à l'obstétrique; il s'est beaucoup occupé entre autres de la forme et des maladies du bassin chez la femme. Il obtint en 1798 une médaille d'or d'une grande valeur de la Société de médecine d'Édimbourg pour un mémoire sur le galvanisme. Nous citerons de lui :

I. *Diss. inaug. de fracturis ossium pelvis.* Moguntiæ, 1792, in-4°. — II. *Beiträge zu Galvani's Versuche über die Kräfteder thierischen Electricität auf die Bewegung der Muskeln.* Frankf. u. Leipz. 1793, in-8°. — III. *Vom Baue des weiblichen Beckens.* Leipzig, 1794 (1793), gr. in-4°, 9 pl. — IV. *Medicinischer Versuch einer modernen Kleidung, die Brüste betreffend.* Wien, 1794, in-8°. — V. *Von den Krankheiten des weiblichen Beckens.* Berlin, 1795, gr. in-4°, 11 pl. — VI. *Vom Metallreitze, einem neu entdeckten, untrüglichen Prüfungsmittel des wahren Todes.* Leipzig u. Gera, 1796, gr. in-8°, 1 pl. — VII. *Ueber Veredlung des Staates durch Errichtung eines Sanitätscollegiums.* Wiesbaden, 1804, in-8°. — VIII. *Beschreibung der Gesundbrunnen zu Weilbach im Herzogthume Nassau.* Wiesbaden, 1810, gr. in-8°. — IX. *Ueber den Chemismus der Respiration.* Frankf. a. M. 1812, in-4°. — X. *Over de vereischten bij de Breuksnijding.* Amst., 1808. gr. in-8°, pl. — XI. *Vom Sprengen der Kindeswässer.* In *Stark's Archiv für Geburtsh.* Bd. V, St. 2, p. 361, 1793. — XII. *Vorläufige Bekanntmachung der entdeckten Natur des Metallreitzes.* In *Med.-chir. Zeit.*, Bd. I, p. 49, 1796, et *Beiträge dazu*, Bd. I, p. 324, 1797. — XIII. *Ueber die Bewegung des Augensterns.* In *Blumenbach's medic. Bibl.*, Bd. III, p. 681, 1795. — XIV. *Von der thierischen Electricität.* In *Schrift. der Berlin. Gesellsch. naturf. Freunde.* Bd. XI, p. 113. — XV. *Epistola ad Soc. Med. quæ Edinburgi est* (au sujet d'un mémoire sur le galvanisme couronné par cette société en 1798). Ext. in *Edinb. Annals of Med.*, t. V, p. 259, 1801. — XVI. *Précis historique de la découverte de l'irritation métallique.* Extr. publ. in *Mém. de la Soc. méd. d'émulat. de Paris*, t. I, p. 392. — XVII. *Dissertation sur la question suivante : Quelles sont les influences sympathiques qu'exercent réciproquement les uns sur les autres les divers systèmes et organes de l'économie vivante.* Ibid., t. II, p. 380, an VII (1799). — XVIII. *De galvanismi in praxi medica usu.* Extr. publ. in *Journ. gén. de méd. de Sédillot*, t. XVIII, p. 261, an XII (1804). L. Hn.

CRÈVE-CHIEN. Un des nom donnés à la Morelle noire (*Solanum nigrum* L.). *Voy.* Morelle. Pl.

CREVETTES, CHEVRETTES ou **PALÉMONS.** Les naturalistes appellent crevettes, en latin *Gammarus*, de petits crustacés de l'ordre des amphipodes, appartenant à la grande division des édriophthalmes ; ce sont au contraire des animaux de la sous-classe des podophthalmaires qui constituent le groupe duquel on tire sur tous les points du globe ces espèces recherchées pour l'alimentation dont quelques-unes portent assez généralement chez nous le nom de *Crevettes;* ce sont alors les crevettes de table qu'il vaut mieux appeler *Chevrettes* pour éviter toute confusion.

La véritable place de ces petits animaux est marquée parmi les décapodes macroures. En effet, ils possèdent des caractères zoologiques qui les éloignent peu des écrevisses et des homards. Les chevrettes et les animaux de la même famille sont aussi nommés *Palémons*, *Salicoques*, etc. Elles sont remarquables par leur corps en général comprimé ; par leurs mandibules profondément divisées en deux branches et parfois dépourvues de palpes ; enfin par leur front prolongé en un rostre denté en scie. Leurs pattes sont grêles ; les deux premières paires sont en forme de pince, la deuxième est plus forte que les autres.

On connaît un nombre considérable de ces animaux et il y en a dont la taille est assez forte, tels sont particulièrement certains de ceux qui habitent les pays chauds ; ils ont été partagés par les naturalistes en différents genres. Leur corps est transparent, mais marqué de quelques lignes vivement colorées ; ils nagent sur le dos et jouissent d'une grande agilité. Quelques-uns vivent dans les eaux douces, mais c'est le plus petit nombre ; il y en a de tels dans des pays assez éloignés les uns des autres. L'Europe en fournit plusieurs et spécialement l'Hippolyte de Desmarest que l'on trouve dans différentes localités de la France. Cette espèce et celles qui vivent dans les mêmes conditions ne sont pas alimentaires.

Parmi les salicoques marines, les seules qui soient recherchées sous ce dernier rapport, nous citerons principalement les suivantes :

Crangon commun (*Crangon vulgaris*) ; il reçoit de préférence sur nos côtes le nom de crevette ; sa couleur est gris-verdâtre, ponctuée de brun mais il ne devient pas rouge par la cuisson comme la plupart des autres.

Nika comestible (*Nika edulis*) ; de la Manche, de l'Océan et de la Méditerranée.

Palémon porte-scie (*Palemon serratus*) ; il porte les différents noms de salicoque, de squille, bouquet, etc., et aussi ceux de crevette et de chevrette ; c'est une des espèces les plus estimées.

La pêche de ces palémons et celle des animaux analogues se fait activement sur un grand nombre de points de notre littoral et la grande multiplication de ces crustacés permet d'en fournir aisément nos marchés. Elle s'opère d'une manière très-simple et est le plus souvent pratiquée par des femmes. Celles-ci entrent dans l'eau jusqu'au-dessus du genou, armées d'un filet appelé *truble*, *havenau* ou *bouquetout*, et elles le poussent devant elles. C'est surtout pendant la belle saison que la pratique en est possible car en hiver les crevettes se retirent dans des endroits plus profonds, mais ces crustacés peuvent être gardés vivants dans des sortes de parcs.

On fait, comme on le voit, une grande consommation de chevrettes. La digestion en est généralement facile, et, sous ce rapport, elles diffèrent beaucoup de certains autres crustacés de la même famille, tels que les crabes et les homards. Il est même des estomacs débiles et fatigués par des excès de table qui se trouvent très-bien de se nourrir presque exclusivement de salicoques, prises en petites quantités souvent répétées. Nous connaissons plusieurs cas de ce genre. Il est vrai que c'est à la condition essentielle que les salicoques soient mangées très-fraîches : aussi, pour les malades dont nous parlons, cette espèce de *cure* était-elle faite au bord de la mer.

Néanmoins, les crevettes, même mangées fraîches, peuvent dans certains cas produire des accidents comme cela a également lieu pour les moules et même pour les huîtres. On trouvera plusieurs exemples de ces sortes d'intoxications cités dans la *Zoologie médicale* que j'ai publiée avec M. Van Beneden.

A Amiens, en 1857, plus de trois cent cinquante familles ont été prises simultanément de coliques violentes qui ont d'abord fait croire à une invasion subite de choléra. Ces coliques étaient causées par l'ingestion des crevettes apportées de Boulogne qui paraissaient aussi fraîches que celles que l'on mange d'ordinaire sans qu'il en résulte le moindre inconvénient.

Des faits analogues ont été observés à Nantes, en 1874 et antérieurement à Copenhague, et ailleurs.

Expédiées à de grandes distances, comme cela a lieu pour des dîners de galas qu'on envoie parfois de Paris en province ou même à l'étranger, des chevrettes occasionnent parfois des troubles de la digestion, ce qui tient à un commencement de décomposition ammoniacale de ces crustacés.

M. le docteur Réveil a cité, en 1876, un fait qui mérite aussi d'être rappelé ici : il consiste à transformer la chevrette grise, dont le prix est peu élevé, en chevrette rouge ou bouquet, qui se vend bien plus cher, en peignant la première avec du minium ou de la mine orange composée d'un mélange de protoxyde et de bioxyde de plomb. Réveil cite une famille de Chaville, près Paris, qui failli devenir ainsi victime de cette fraude et on ne lui a pas remis moins de 1gr,25 de la substance enlevée par un simple lavage de la surface de ces chevrettes qui avaient été vendues par un marchand ambulant. Une fraude analogue, également constatée dans une localité des environs de Paris, est mentionnée dans les journaux de 1878. P. Gerv.

CREYAT. On donne dans l'Inde le nom de *Creyat*, *Kariyat* à la tige et à la racine sèches de l'*Andrographis paniculata*, Nees. On l'emploie comme tonique et stomachique. D.

CRI. Le cri, qui résulte d'une expiration soutenue et qui prend, dans le larynx et dans le pharynx, des tons et des timbres variés, peut acquérir dans certaines maladies une valeur pathognomonique, suivant surtout qu'il est plus ou moins prolongé et plus ou moins aigu. Le plus significatif est le *cri hydrencéphalique*, remarquable par sa durée et son acuité, que font entendre les enfants à une période avancée de la méningite. D.

CRIBLE MAGIQUE. *Voy.* Divination.

CRIBLÉE (Lame). *Voy.* Crane.

CRIBRATION (*Voy.* Tamisation). D.

CRIBRIFORME (Fascia, os). On a donné le nom *d'os cribriforme* à l'ethmoïde, et de *fascia cribriforme* au feuillet superficiel du fascia lata. D.

CRICHTON (Alexander). Célèbre médecin anglais, naquit en Écosse vers 1760, fit ses études médicales à Édimbourg et se fit recevoir docteur à l'Université de cette ville en 1785; après un voyage sur le continent, il revint à Londres, devint le 22 mai 1794 médecin à l'hôpital de Westminster et enseigna en même temps la médecine, la physique et la chimie. Il se rendit vers 1810 à Saint-Pétersbourg, où il fut nommé médecin particulier de l'empereur de Russie; il devint successivement conseiller d'État, chef de l'organisation médicale civile, médecin en chef du ministère de la police générale, etc. Lorsqu'il se retira à Londres, il fut remplacé comme médecin particulier de l'empereur de Russie et dans la plupart de ses emplois par sir William Crichton, son neveu, qui fut également un médecin et un écrivain médical fort distingué. Alexander Crichton est mort vers 1845.

Il consacra ses loisirs à la rédaction d'un grand nombre d'ouvrages et mémoires estimés sur divers sujets de médecine, de thérapeutique, d'histoire naturelle, etc. Il prit part à la rédaction de la *Pharmocopœa paup. Petropolit.* (Petropoli, 1807, in-8), publia un supplément à l'ouvrage de Cuvier sur les révolutions de la surface du globe et fut l'un des rédacteurs de la *Russische Sammlung für Naturwissenschaft*, à partir de 1815. Il était membre de la Société royale de Londres et d'un grand nombre de sociétés savantes et était de plus décoré de différents ordres russes et allemands que nous n'énumérerons pas. Nous citerons de lui :

I. *Diss. inaug. de vermibus intestinorum.* Edinburgi, 1785, in-8°. — II. *An Inquiry into the Nature and Origin of Mental Derangement, comprehending a Concise System of the Physiology and Pathology of the Human Mind*, etc. London, 1798, in-8°, 2 vol. Trad. allem. *Untersuchung über die Natur und den Ursprung der Geisteszerrüttungen : ein kurzes System der Physiologie und Pathologie des menschlichen Geistes. Mit einigen Abkürzungen*, etc. Leipzig, 1798, in-8°; 2te Aufl. mit Anmerk. u. Zusätze von J.-C. Hoffbauer. Leipzig, 1810, in-8°. — III. *A Synoptical Table of Diseases, exhibiting at one View their Arrangement in Classes, Orders, Genera and Species.* London, 1805, gr. in-fol. — IV. *Relation de quelques expériences faites avec la vapeur du goudron dans le traitement de la phthisie pulmonaire.* Saint-Pétersbourg, 1817, in-8°. Le même ouvrage en anglais : *An Account*, etc., Edinburgh, 1817, in-8°. — V. *Darstellung einiger Erfahrungen über die Wirksamkeit der Theerdünste gegen die Lungenschwindsucht.* Sanct-Petersb. und Braunschw., 1819, pet. in-8°. — VI. *Practical Observations on the Treatment and Cure of several Varieties of Pulmonary Consumption, and on the Effects of the Vapour of Boiling Tar in that Disease.* London, 1823, in-8°. — VII. *Commentaries on some Doctrines of a Dangerous Tendency in Medicine*, etc., London, 1842, in-8°. — VIII. Une traduction : Blumenbach. *Essay on Generation, transl. from the Germ.* London, 1793, in-12. — IX. *Ueber die Anwendung des Astragalus escapus gegen Lustseuche; Schreiben aus Wien* (1787). In *Girtanner Abhandl. über die venerischen Krankh.*, Bd. I, p. 385, 1803; en anglais in *London Med. Journ*, t. IX, p. 4, 1788. — X. *Some Observ. on the Med. Effects of Arnica montana.* In *Lond. Med. Journ.*, t. X, p. 236, 1789. — XI. *Some Observ. on the Med. Effects of the Lichen islandicus.* Ibid., p. 229. — XII. *Oedema fugax*, etc. In *Lond. Med. a Phys. Journ.*, 1801, p. 26. — XIII. *Eine bisher noch nicht beschriebene Ursache der Gelbsucht.* In *Allgem. med. Annalen*, 1803, p. 932. — XIV. *On the Climate of the Antediluvian World and its Independance of Solar Influence; and on the Formation of Granite.* In *Annals of Philos.*, t. XXV, p. 97, 1825.

L. Hn.

CRICOARYTÉNOIDIEN (Muscle latéral). *Voy.* Larynx.

CRICOARYTÉNOIDIEN (Muscle postérieur). *Voy.* LARYNX.

CRICOIDE (Cartilage). *Voy.* LARYNX.

CRICO-PHARYNGIEN (Muscle). *Voy.* LARYNX.

CRICO-THYROIDIEN (Muscle). *Voy.* LARYNX.

CRICO-THYROIDIENNE (Membrane). Appelée aussi *ligament crico-tyroïdien* (*Voy.* LARYNX).

CRIMÉE (GÉOGRAPHIE MÉDICALE). Ainsi appelée probablement du nom altéré de sa ville la plus ancienne, Cimmerium (Esky-Krim), la Crimée est une petite presqu'île reliée au sud de la Russie par l'isthme de Pérékop ; baignée par la mer Putride à l'est, et la mer Noire dans le reste de son pourtour. Comprise entre le 30°,10′ et le 34°,20′ de longitude orientale, le 44°,25′ et le 46°,10′ de latitude septentrionale, elle s'étend sur une superficie de 26000, kilomètres carrés. Considérée dans son ensemble, la Crimée semble constituée par la réunion de deux presqu'îles à peu près symétriques reliées l'une à l'autre par un isthme de 15 à 20 kilomètres que resserrent les golfes d'Arbat et de Théodosie. Un fossé dont on n'a pu déterminer l'origine ni préciser l'utilité, a jadis séparé l'ancienne Chersonèse Taurique de la presqu'île de Kertch, et réuni les deux golfes.

Ces deux presqu'îles ont l'aspect de deux quadrilatères irréguliers, creusés dans leur pourtour par les golfes de Kerkinit et de Kalamita à l'ouest, par les golfes de Théodosie au sud, par le golfe d'Arabat et le Sivasch à l'est.

Le Sivasch ou mer Putride, qu'on peut à certains égards décrire comme un golfe de la mer d'Azof avec laquelle elle communique par le passage de Genitschi, détroit de 500 mètres environ, se prolonge sous la forme d'une bande allongée d'une superficie de 2,416 kilomètres carrés, entre le rivage oriental de la Crimée et la flèche d'Arabat qui s'en détache au fond du golfe du même nom. Pendant le règne des vents d'est, les flots de la mer d'Azof, refoulés entre la pointe et la flèche d'Arabat et le rivage de Pérékop, envahissent les côtes basses de la Crimée ; tandis que le flot s'en éloigne pendant les vents d'ouest, laissant à découvert une plage de 8 à 10 kilomètres, couverte de vase et de roseaux : véritable marais dont les effluves infects et nuisibles ont fait donner au Sivasch le nom de mer *Putride*.

Divisions. Le cours d'eau le plus important de la Crimée, le Salghir, la divise en deux régions bien caractérisées : celle des Steppes au nord, celle des montagnes au sud.

La chaîne Taurique se déploie de l'ouest à l'est sur une longueur de 160 kilomètres, comprise entre le cap Chersonèse et le golfe de Théodosie, et sur une largeur variant de 12 à 40 kilomètres. Le système Taurique, dont la ligne de faîte est formée par les monts Iaïla et Karabi Iaïla, s'élève à la montagne de la tente, Tschatir-Dagh, à une altitude de 1580 mètres. De ce point central, la chaîne s'abaisse à la fois vers l'ouest et l'est, où les collines expirent sous la forme d'ondulations peu accusées. Le versant méridional descend presque à pic sur le littoral, tandis que le versant nord s'abaisse par des pentes en gradins, jusqu'aux bords du Salghir, au-delà duquel une inclinaison douce conduit à la région des steppes. Au sommet des monts Iaïla, apparaissent des plateaux couverts de neige en hiver, tapissés de verdure en été. Tout le versant du nord est une région d'une beauté ravissante, formée de sentiers couverts de bois épais, de gorges étroites, de riches vignobles, de jardins magnifiques.

La région des steppes, qui comprend les trois quarts de la Crimée, est un vaste espace où les arbres manquent, et où règnent la solitude et le silence. Dans des plaines sans fin, nues ou constituées par des lacs salés, des sables, des marais entretenus par les envahissements de la mer, apparaissent principalement au nord et au nord-ouest, des herbes élevées, de gras pâturages, de splendides moissons.

Hydrographie. Les eaux qui descendent des monts Iaïla suivent la direction sud et nord de deux versants principaux. Les premières forment de petits torrents qui tombent en cascades dans la mer. Les secondes s'ouvrent un passage au milieu des rochers, longent les terrasses rocheuses et boisées, et de gradin en gradin arrivent à former de véritables cours d'eau dont les principaux sont : 1° La *Tchernaia* qui se dirige vers le nord-ouest et tombe dans la rade de Sébastopol ; 2° le *Balbek* ou *Kabarta* d'un parcours d'environ 28 kilomètres ; 3° la *Katcha;* 4° l'*Alma ;* 5° le *Boulganak ;* 6° enfin le *Salghir*, le seul qui mérite le nom de fleuve. Le Salghir descend du Tschatir-Dagh vers Symphéropol et entre dans les plaines des steppes, où après avoir reçu de nombreux affluents, il va se perdre dans le Sivasch. Son cours est d'environ 150 kilomètres.

Tous ces cours d'eau présentent une grande inégalité de volume. Resserrés pendant la saison sèche, les pluies et surtout la fonte des neiges les enflent et les transforment en torrents qui emportent sur leur passage les troupeaux et les hommes surpris dans les bas-fonds.

Géologie. L'action ignée qui se manifste dans la presqu'île Taurique par des dépôts de Dolérite, d'Eurite, de Mélaphyre, de Trapp, de Basalte et par les volcans de boue des environs de Yeni-Kaleh, a exercé une action de transformisme si marquée sur les dépôts de sédiment, qu'on a attribué longtemps au terrain Paléozoïque, les Phyllades et les Grauwackes qui leur servent de base. La paléontologie a donné une détermination plus précise. Suivant M. de Verneuil et M. Huot, la chaîne Taurique appartient aux terrains Jurassiques et particulièrement au Lias et à l'Oolite.

Tout le versant méridional de la chaîne Taurique appartient au Lias. Celui-ci est représenté de bas en haut par des schistes siliceux, des psammites, et un calcaire alternant avec des schistes, particulièrement apparent sur les contre-forts et dans les vallées qui bordent la mer Noire.

Les terrains superposés au Lias appartiennent à la grande Oolite et au Coral-Rag. Ils comprennent les formations suivantes : 1° des calcaires souvent d'un gris cendré, caractérisés par des *Encrines*, des *Ammonites*, des *Bélemnites*, des *Térébratules* ; 2° des marnes, des calcaires marneux contenant le *Belemnites hastatus* et *Semi-hastatus*. Cette formation est bien apparente à Kaffa et à Théodosie ; 3° un calcaire compact grisâtre en strates, empreint de Fucoïdes et traversé par des bancs de grès.

La formation crétacée qui recouvre ces premières couches, répond à l'étage Néocomien inférieurement, et à la craie jaunâtre et blanche à la partie supérieure. Les couches Néocomiennes sont constituées par des calcaires jaunâtres, des marnes grises légèrement siliceuses, contenant des *Nautiles* et particuliérement caractérisées par des *Exogires*, l'*Ammonites depressus* et l'*A. Ponticuli.* Une couche correspondante au grès vert sépare l'étage Néocomien de la craie supérieure divisée par M. Huot (ouv. cité) en trois étages : 1° marnes et calcaires blancs contenant peu de fossiles; 2° craie jaunâtre pétrie de fossiles; 3° strates régulières de craie marneuse blanchâtre.

Le terrain tertiaire est représenté en Crimée : 1° par le système nummulitique dont les caractères pétrographiques sont aussi prononcés que dans les Alpes. A 3 kilomètres de Simpheropol, M. de Verneuil a trouvé sur un escarpement vertical une assise de ce terrain reposant sur la craie à *Bélemnites*, présentant une série régulière de strates calcaires, de marnes, de sable, de marnes argileuses remplies de Nummulites : *Nummulina distans. N. Polygyrata. N irregularis. N. Spira. N. Ramondi ;* 2° par un calcaire pisolitique représenté dans la partie orientale de la Crimée par des marnes à fossiles marins, poissons et coquilles; 3° par la formation des steppes qui occupe toute la région basse de la Crimée. C'est un mélange de calcaire coquillier et de marnes remplies d'argile rouge, pétrie de fossiles appartenant à des espèces qui ont dû habiter des eaux douces ou peu salées, et d'ossements d'ours, d'éléphant, de cheval. A la surface de la formation des steppes, M. de Verneuil a signalé l'existence de monticules composés entièrement d'*Eschara lapidosa*, véritables récifs de polypiers, ne présentant nulle trace de stratification.

Le terrain quaternaire est représenté en Crimée par des aggrégats de coquilles marines cimentées par des oxydes métalliques servant de base à une nappe épaisse de terrain noir ou Tschornoïzem. Composée d'un mélange de marne rouge, de débris de *Lymnées*, de détritus organiques, cette couche précieuse est le fonds de la richesse agricole d'un pays renommé à la fois pour l'abondance des céréales et le nombre de ses bestiaux.

Climat. La Crimée qui correspond par sa latitude à la région comprise entre les parallèles d'Avignon et de Lyon, s'en éloigne notablement par son climat. Sa position orientale, la dépression des steppes donnant un accès facile aux vents froids de la Russie et de la Sibérie aggravent et prolongent les rigueurs de l'hiver; tandis que le rideau de la chaîne Taurique réfléchissant la chaleur sur un sol formé de roches noires rend excessive la température de la plage méridionale. A Sébastopol située à 44°,36′ de latitude, la moyenne de l'hiver est : plus 2°,72. La moyenne de l'été, 22°,61. Différence 19°. A Odessa, moins protégée contre la brise du nord et pouvant mieux donner l'idée du climat des steppes, la moyenne de l'hiver est : moins 2°,28. Celle de l'été : 21°. Diff. 23°,56. (Vojèskof, *le Climat de l'empire Russe*, trad. par M. Brocard, Alger, 1875, br. in-8°.)

D'après Knorre, directeur de l'observatoire de Nicolaïef, la moyenne de l'année est de 11°,5 à Sébastopol. Celle de l'hiver, de 1°,8; de l'été, 21°,7; du printemps, 10°,2; de l'automne, 12°,6. La moyenne de l'hiver s'abaissant au-dessous de la moyenne générale des climats tempérés 3°,3. Celle de l'été s'élevant au-dessus de la moyenne générale de l'été 19°,9. Cette différence accuse davantage si on prend pour terme de comparaison une localité occidentale située sous la même latitude. Bordeaux par 44°,5 de latitude, a une moyenne annuelle de 13°,9. Hiver, 6°,1 ; été, 21°,7 ; printemps, 13°,4 ; automne, 14°,4 ; et plus encore si on compare les maxima et les minima. Au nord des montagnes, l'hiver est froid et pluvieux ; le vent du nord produit des abaissements de température de — 10° à — 20°; le Sivach se couvre de glace. Les froids cessent en général avec le passage de vents au sud. Depuis le commencement du siècle, on ne cite que 5 hivers, pendant lesquels la température se soit *maintenue* pendant plus de 10 à 15 jours à — 14° à — 18°. La neige qui tombe en abondance et qui dans l'hiver à 1854 à 1855 avait atteint une hauteur de 70 centimètres, couvre rarement la terre pendant tout un mois. Le printemps qui commence en mars ou en avril est le moment où règnent des vents de sud-ouest parfois si rapides, et si violents qu'ils dispersent les troupeaux.

L'été est *marqué* par des chaleurs insupportables : dans les steppes, la chaleur s'élève au mois d'août à 30° à 31°. Sur la plage où elle est modérée par la brise de mer, à 28° à 30°. Les variations de température sont le fait dominant de la météorologie de la Crimée. L'alternance des vents du nord-est et de sud-ouest qui en est la cause principale, est aussi celle des tempêtes qui éclatent au printemps et en automne et dont la violence s'accroît trop souvent par des pluies torrentielles ou des tourbillons de neige.

Pour compléter les données météorologiques, à défaut de documents spéciaux à la Crimée, j'emprunte aux *Annales de l'observatoire physique centrales de Russie publiées par H. Wild, année* 1867. Saint-Pétersb. 1871, in-4°, les tableaux suivants pour la station de Nicolaïef, lat. 46°,58. long. Est de Paris 29°,38.

MOYENNES ANNUELLES.

HEURES.	BAROMÈTRE.	TEMPÉRATURE DE L'AIR.	QUANTITÉ DE NUAGES.
7 heures du matin, 8 heures. .	600,12	6.48	1.64
10 heures.	600,31	9.16	1.42
Midi	600,14	10.27	1.46
2 heures.	599,96	10.78	1.47
10 heures du soir.	599,98	7.96	1.26

MOIS.	BAROMÈTRE Hauteur moyenne 10 heures du matin 10 heures soir.	TEMPÉRATURE moyenne à 10 heures matin et 10 heures soir.	MOYENNE DES MAXIMA et des minima journalier.	MINIMUM absolu.	MAXIMUM absolu.	QUANTITÉ DE NUAGES à 10 heures du matin et à 10 heures du soir.	QUANTITÉ de pluie et de neige.
Janvier. . .	599,67	+ 2,18	+ 2,10	— 6,0	9,4	2,92	0,730
Février. . .	604,30	+ 0,66	+ 0,66	— 9,4	6,6	2,25	0,655
Mars. . . .	601,62	— 0,72	— 1,26	— 10,2	13,0	2,19	0,547
Avril. . . .	598,06	+ 9,11	+ 8,19	— 1,0	21,6	1,02	0,935
Mai.	599,73	+ 14,10	+ 12,99	+ 4,8	25,5	0,74	0,215
Juin. . . .	598,17	+ 16,42	+ 15,39	+ 6,6	25,0	0,95	1,535
Juillet. . . .	599,71	+ 19,37	+ 18,34	+ 9,8	27,4	0,40	1,165
Août. . . .	601,11	+ 17,49	+ 16,44	+ 9,4	25,5	0,32	0,420
Septembre .	601,27	+ 15,41	+ 12,51	+ 5,8	21,8	0,51	0,315
Octobre. . .	602,30	+ 9,49	+ 9,04	— 0,0	18,8	0,64	0,390
Novembre. .	599,39	+ 1,45	+ 1,15	— 8,5	11,6	1.55	0,808
(Temp.) Xbre	596,41	— 0,25	— 0,34	— 10,4	6,8	2,58	0,915
Moyenne . .	600,14	+ 8,56	+ 7,93	— 10,4	27,4	1,34	8,650

NOMBRE DES VENTS POUR CHAQUE MOIS.

MOIS.	NORD.	NORD-OUEST.	OUEST.	SUD-OUEST.	SUD.	SUD-EST.	EST.	NORD-EST.	CALME.
Janvier. .	15	21	2	8	35	47	4	4	19
Février. .	13	21	14	32	11	18	3	13	15
Mars. . .	18	27	6	3	11	36	14	36	4
Avril. . .	6	28	9	15	44	9	7	17	15
Mai. . . .	23	16	8	12	31	26	4	33	2
Juin. . .	24	22	6	18	41	15	6	9	9
Juillet. .	24	22	6	15	34	3	0	19	32
Août. . .	34	41	8	14	7	5	0	24	22
Septembre	19	27	1	13	34	16	0	17	23
Octobre. .	11	18	5	5	18	26	10	38	28
Novembre.	9	39	6	16	22	16	0	7	35
Décembre.	8	20	4	10	29	25	7	26	26
TOTAL.....	204	302	73	159	312	242	55	243	235

La température est exprimée en degrés Réaumur. La hauteur du baromètre en demi-lignes russes ou anglaises. L'humidité absolue en lignes russes. La quantité de pluie ou de neige en pouces russes.

La quantité de nuages exprimée en chiffres correspond : 0 ciel serein ; 0,5 nuages légers, nuages à l'horizon ; 2, nuages disséminés, *cirrus ;* 3 ciel nuageux, *nimbus, stratus cumulus ;* 4 couvert.

Pour les mois de janvier, février, mars, octobre, novembre et décembre, les observations ont été faites à 8 heures du matin, 10 heures, midi, 2 heures, du soir, 10 heures du soir. Pour les mois d'avril, de mai, de juin, de juillet, d'août, de septembre, à 7 heures du matin, 10 heures, 12 heures, 2 heures du soir, 10 heures du soir. Les températures maxima et minima de chaque jour ont été observées au thermographe. Les moyennes journalières ont été calculées en divisant par deux les observations recueillies à 10 heures du matin et à 10 heures du soir. Pour calculer la moyenne annuelle, les observations recueillies à 7 heures du matin en été et à 8 heures en hiver ont été combinées ensemble.

Flore. La Flore de la Crimée montre plutôt le rapport du développement des espèces avec les conditions locales que la vérité de la loi des *Aires.* Dans les vallées dont l'exposition est favorable, la plupart des espèces appartiennent à la Flore méditerranéenne ; c'est-à-dire à la Flore des régions dont la moyennne de température annuelle est de 15 degrés, et la température estivale de plus de 20 degrés. Je citerai, d'après Pallas et M. Leplay, les espèces suivantes : *Punica granatum* L. *Olea europea* L. *Celtis australis* L. *Pistacia lentiscus* L. *Paliurus aculeatus* L. *Jasminum fruticans* L. *Camphorosma monspeliaca* L. *Herniaria fruticosa* L. *Ferula communis Desf. Tamarix gallica* L. *Linum luteum* M. B. *Asphodelus ramosus* L. *Laurus nobilis* L. *Fagonia cretica* L. *Tribulus terrestris* L. *Peganum harmala* L. *Capparis herbacea* W. *Cistus incanus* Pall. *Ruscus aculeatus* L. On rencontre, au contraire, sur les parties élevées de la chaîne Taurique où les vents du nord ont accès les représentants de la Flore des régions tempérées froides : *Juglans regia* L. *Fagus sylvatica* L. *Quercus pubescens* W. *Carpinus betulus* L. *Juniperus oxycedrus* (*Propulus tremula*). *Alnus incana.*

Dans la région des steppes où alternent les sables des marais, les terres arables ;

les espèces varient avec la nature du sol. Ce sont principalement les variétés de souchet : *Cyperus fuscus* L. *C. patulus kit. C. flasvescens* L. *C. Pannonicus* Rchb. *Elæocharis palustris* Brown. Les scirpes : *Scirpus palustris* L. *S. maritimus* L. Les laîches : *Carex glauca*. Les graminées : *Milium effusum* L. *Stipa tortilis* Desf. *Stipa pennata* L. *Bromus inermis* Pall. *Agropyrum cristatum* P. B. Enfin à défaut d'espèces arborescentes une assez grande variété de plantes annuelles : *Allium moscatum allium sphærocephalum* L. *Stellera passerina*, *Polygonum arenarium*, *Salsola arenaria*, *Salvia horminum* L. *Marrubium peregrinum* L. *Verbascum phlomoïdes*. *Echium Vulgare*. *Campanula* (*rapunculoïdes*). *Chondrilla juncea*. *Picris hieracioïdes*. *Centaurea crupina*. *Xeranthomum annuum*. *Anthemis austriaca* Jacq. *Anthemis monogyna* W. K. *Alcœa rosea* L. *Gypsophila glomerata* Pal. *Sedum telephium* L. *Medicago minima* Lam.

En s'élevant des steppes par les vallées inférieures de la chaîne Taurique, la Flore est d'autant plus riche et plus variée qu'on monte davantage. Pallas note les plantes suivantes : *Salvia habliziama* Pal., un grand *Hedysarum* à fleurs blanches veinées de rouge. *Onosma simplex*, *Carduus elegans*, *Carlina lanata*, *Saturcia montana*, *Convolvulus cantabrica*, *Convolvulus terrestris*, *Carpinus minuta*, *Quercus cerris* Pall. *Juniperus Phœnicea*, *Pyrus nivalis*, *Prunus spinosa*, *Rosa spinosissima*, *Rosa Pygmea*, *Ruta linifolia*, *Euphorbia myrsinites*, *Statice trigona*, *Lychnis divica*, *Lychnis Conoidea*, *Serpyllum citri odoris*, *Sideritis syriaca* Pall. *S. Montana*, *Iris pumila*, *Asphodelus luteus*, *Ornithogalum monile*. Toute cette région est d'une beauté ravissante, non-seulement par des espèces intéressantes et jolies, mais surtout par la magnificence d'arbres admirables, par leur développement et la beauté de leur végétation.

L'olivier, le grenadier, le laurier, les arbres fruitiers, le cyprès, l'acacia (*Mimosa arbrea*), les vieux noyers couvrent de leur ombre des jardins, des vignes. La violette, les orchidées les plus variées se cachent sous les buissons d'aubépine, d'alisier, de houx ; sur les terrasses supérieures, se développent les plus belles espèces forestières : Le *Fagus sylvatica* domine surtout dans la forêt de Korbek, le *Carpinus sylvatica* y atteint une grosseur prodigieuse au milieu des chênes (*Quercus cerris*) ; des pins maritimes (*Pinus maritima*) ; des charmes (*Carpinus sylvatica*) ; (*Carpinus betula*) ; des peupliers, des trembles (*Populus nigra*, *Populus tremula*).

En redescendant vers la mer, on rencontre sur les rochers : *l'Avena fatua*, *Cynosurus aureus*, *Alyssum saxatile*, *Coronilla Emerus*, *Spirœa crenata*, *Saxifraga granulata*, *Cerastium tomentosum*, *Asplenium Ceterach*, *A. trichomanes*. Au bord de la mer : *Crambe maritima*, *Bunias cakile*. Sur le sable : *Salsola tragus*, *Elymus*, *Astragalus Ponticus* Pall. *Onobrychis*, *Cheiranthus*, *Eryngium maritimum*, *Statice limonum*. Autour des lacs : *Salicornia strobilacea*, *S. Herbacea*, *Atriplex portulacoides*, *Atriplex laciniata*, *Salsola kali*. Autour des volcans de boue : *Lepidium crassifolium*, *Camphorosma*, *Statice scoparia*.

Faune. La solitude des steppes, leur fécondité accroissent la population zoologique de la Crimée ; les grands espaces qui l'entourent donnent passage aux rapaces qui s'y abattent pour y trouver leur proie. Pallas et M. Huot (Demidoff, ouvr. cité), ont assez insisté sur la richesse zoologique de la Crimée pour que j'essaie de donner une idée de la variété des espèces de cette région intéressante. *Carnassiers*. Le loup, *Canis lupus*, établit son domaine près des grands pacages ;

le renard, *Canis vulpes;* le blaireau, *Meles taxus* Storr; la belette, *Mustela sarmatica* Pall.; la fouine, *Mustela fouina;* le putois, *Mustela putorius* errent autour des villes et limitent la reproduction des rongeurs qui creusent de leurs terriers l'immensité des steppes. L'ordre des *Insectivores* est représenté par le hérisson, *Erinceus auritus* Pall. Une musaraigne, *Sorex leucodon* Herm. Celui des *Rongeurs* par un lièvre grisâtre très-commun, le Souslik, *Spermophilus citullus* F. Cuv., le rat fouisseur, *Chthomergus murinus* F. Cuv. *Mus talpinus* Pall., le campagnol, *Hypudœus arvalis* Illig, *Mus arvalis* Pall., le surmulot, *Mus decumanus* Pall., le rat de Pallas, *Mus minutus*, la gerboise, *Dipus jaculus* Pall. Dans l'ordre des *Ruminants* : l'Aurochs, *Bos urus*, le cerf *Cervus claphus* ne figurent plus qu'à l'état fossile dans l'argile quaternaire des steppes. Les espèces vivantes sont : le chevreuil, *Antilope rupicapra* Pall., le dromadaire, *Camelus bactrianus*, très-apprécié des Tartares; le buffle, *Bos bubalus*, représenté par une espèce petite et rabougrie; le bœuf, *Bos taurus*, élevé comme bête de travail. Des chèvres remarquables par la beauté de leur poil; d'innombrables troupeaux de moutons vivant toute l'année au pacage. L'espèce de Crimée a, de particulier, une queue énorme chargée de graisse, dont le poids peut s'élever à 20 livres. L'ordre des *Pachydermes* est représenté par un cheval de petite taille, admirable de vigueur et de vivacité.

Oiseaux. Les rapaces sont nombreux. Les vautours *Vultur meleagris* Pall., *Vultur fulvus* Gmel. planent sur les troupeaux. Les faucons : *Falco cenchris* Neum, *Falco peregrinus* Gmel, *Falco tinnonculus* L., ravagent les petits mammifères des steppes. Citons encore l'autour, *Accipiter astur* Pall., le grand aigle, *Aquila nobilis* Pall., *Falco fulvus* L.; l'aigle des steppes, *Falco nœvius* Gmel. Parmi les *Passereaux*, le genre Corvus : *Corvus corax* L., *Corvus pica* L., *Corvus frugilegus* L. très-commun; les étourneaux : *Stenus vulgario* L.; un bec fin particulier à la région, *Sylvia phœnicurus* Lath., très-commun; la calendrelle. *Alauda brachydactyla* Leisl.; l'alouette, *Alauda nivalis* Pall.; l'embérize, *Emberiza pithyornus* Pall. Les *Gallinacés* sont représentés par la perdrix grise, *Perdix cinerea* Lath.; l'outarde, *Otis tarda* L. Les *Palmipèdes* par le cygne, *Anas cygnus* Gmel.; l'oie, *Anser*. Les *Echassiers* par le Héron Grand-Butor, *Ardea stellaris* L.; la demoiselle de Numidie, *Ardea Virgo*, qui font leurs nids dans la partie découverte des steppes. Il n'y a pas en Crimée de reptiles venimeux. Les lézards, *Lacerta taurica* Pall., courent sur les roches échauffées par le soleil. Le seul ophidien remarquable est une grande couleuvre, *Coluber trabalis* Pall.

Les rivières très-rapides sont peu poissonneuses. La truite, le barbeau, la lotte sont les poissons les plus communs.

Les seuls insectes nuisibles ou incommodes sont le scorpion, *Scorpio carpathicus* L. et le cousin, *Culex annulatus*.

Population. Mœurs. L'origine de la Tauride, des *Taures* ou *Tauriens* appartient aux temps fabuleux. Mais sitôt qu'il y a une histoire, elle appelle l'attention sur cette petite région; l'invasion des Scythes, l'expédition de Darius, y ont leur retentissement. Les noms grecs de Nymphée, de Théodosie, de Panticapée, rappellent les migrations des Hellènes; celui de Gothie qu'a porté la Crimée au cinquième siècle, une grande invasion des peuples du nord de l'Europe, voisins de la Baltique jusqu'à la péninsule Taurique, qui a vu naître la race Slave du mélange des races Scandinaves et des Saces de l'Arie. A ces premières invasions succèdent celles des Mongols et des Tartares : Huns, Avares, Petchenègues, Outzigoures. Le fils de Gengis Khan, Batou Khan, y établit sa domination au treizième siècle. Maîtres à leur tour de la Crimée, les Turcs lui donnèrent pour souverains des khans de leur choix pris dans la famille de Gengis Khan, jusqu'en 1783, où Chahine Ghiraï abdiqua en faveur de la Russie.

La population de la Crimée est d'environ 306 597 habitants (recensement de 1851). De ces habitants, les Tartares forment plus de la moitié. Viennent ensuite les Russes : nobles, moullahs, agriculteurs ; les colons allemands ; les Juifs, les Arméniens et les Tziganes. Les Tartares qui forment le fond de la population, vivent dans les villes et les campagnes où ils sont tellement disséminés qu'on ne compte, en moyenne, que 12 habitants par kilomètre carré. Les Tartares appartiennent à la même race que les Turcs, qu'ils n'ont fait que précéder en Europe. Ils ont conservé le type et les traits de la race du Turkestan.

Le costume des hommes, disposé principalement contre les rigueurs du climat, se compose d'un bonnet de peau d'agneau qui ne quitte jamais la tête, d'un kafetan de peau de mouton et de larges bottes. Les femmes sacrifient plus à la toilette, recherchent les riches vêtements, se teignent les cheveux, se couvrent les joues de fard, portent des anneaux aux doigts, aux bras et même au nez. Elles vivent dans l'isolement et ne sortent que voilées. Les maisons des Tartares sont autant que possible adossées à des rochers qui leur servent d'appui contre les ouragans. Construites en clayonnage revêtu d'argile, éclairées par des ouvertures étroites qui remplacent les fenêtres, elles ne sont en communication avec l'air extérieur que par la baie de la porte, insuffisante à l'aération de l'espace où la famille vit en commun au milieu d'une atmosphère qui n'est ni éclairée par le soleil, ni suffisamment renouvelée.

L'alimentation des Tartares se compose de pain mal cuit, d'une sorte de fromage fait avec le lait aigri, le *jugurth* dont Dieu aurait révélé la recette à Abraham. On ne se permet le *chichlik*, petite brochette de morceaux de mouton rôti, que dans les jours de liesse. La boisson la plus ordinaire est l'eau pure. Viennent plus rarement le *youghourt* préparé avec du lait fermenté ; le *bouza*, sorte de bière d'un goût désagréable faite avec le millet, enfin le *bekmès*, suc de pommes, de poires ou de prunes épaissi à l'aide du feu et dissous dans l'eau. Comme tous les peuples musulmans, les Tartares s'abstiennent des boissons défendues par le Coran ; ils trouvent aussi agréable de manger d'excellents raisins que d'en faire du vin.

La Crimée, qui fut jadis le grenier de la Grèce asiatique et de Constantinople, ne tire pas de ses steppes les moissons considérables qu'elles pourraient donner à des habitants plus industrieux et plus riches. Après des troupeaux qui forment le fonds principal de sa richesse agricole, la vigne est son meilleur produit. Les coteaux de Balaclava, de Théodosie, de Soudak et de Koz fournissent de bons vins, peut-être plus vantés qu'appréciés par les Russes. Viennent enfin d'excellents fruits : noix, olives, pêches, grenades. Le miel de Symphéropol et d'Esky Krim est renommé, ainsi que le tabac et le lin de Parthenite.

Les eaux minérales de la Crimée sont les eaux sulfureuses de Lafour-Dagh et les boues de Sak, employées les unes et les autres contre les affections rhumatismales et scrofuleuses, également fréquentes.

Pathologie. Étant données les conditions précédentes, sur lesquelles nous avons insisté : un climat excessif par les rigueurs de l'hiver et les chaleurs de l'été, excessif par les variations brusques de température ; de vastes marais ; une population à demi civilisée vivant dans le méphitisme d'habitations calfeutrées contre le froid, on pourra prévoir, si l'on est plus disposé en faveur des principes de l'hygiène que de la fatalité de la statistique ou des mystères de l'antagonisme, quelles doivent être, en Crimée, les affections dominantes. Les renseignements fournis par les voyageurs, les publications médicales, enfin les grands événements militaires dont la Crimée a été le théâtre confirment ces prévisions, et témoignent de l'importance de la géographie médicale dans l'analyse des causes des maladies.

D'après le docteur Andriewski, cité par M. Demidoff (*ouv. cit.*), la dysenterie est endémique en Crimée où elle est causée principalement par les refroidissements brusques que produisent les vents froids du nord et du nord-est. Les fièvres de marais de tous les types : intermittentes, subcontinues ; de toutes les formes : simples, pernicieuses, typhoïdes, règnent sur une grande étendue du territoire de la Crimée, particulièrement dans le voisinage du Sivach, de Korlof et surtout de Pérékop, que les marais salants halad Gheul et haram Gheul rendent tout à fait inhabitables.

En face de ce premier groupe d'affections qui dépendent du climat et du méphitisme du sol, se place celui des affections typhoïdes qui ont plus de rapport avec les habitudes et les mœurs. La fièvre typhoïde, peut-être plus rare en Crimée que dans les autres régions de l'Europe, y a régné épidémiquement plusieurs fois, notamment en 1841 et en 1843 (Hirsch, *ouv. cit.*). D'après Scrive (*ouv. cit.*), le typhus auquel les Tartares donnent le nom de *havarou rouchou*, est endémique en Crimée.

Les grands courants épidémiques ont presque toujours rencontré la péninsule Taurique sur leur route, qu'ils l'aient abordée par terre ou par mer. La grande peste noire que les historiens font se développer en Chine, aurait envahi l'Europe par la Tartarie et la Crimée atteinte en 1346. La peste à bubons a été plusieurs fois importée soit de Constantinople, soit des provinces danubiennes ; sa dernière apparition date de 1828. Le choléra qui en juin 1830 a envahi la Crimée, en passant par le Caucase, lui est arrivé par la mer Noire, en 1847, 1856 et 1865.

Les maladies constitutionnelles qui se rattachent à la manière de vivre et aux mœurs sont fréquentes en Crimée. Les affections scrofuleuses y sont très-répandues ; elles sont dues très-probablement à une mauvaise alimentation et à des habitations dans lesquelles ne pénètre jamais un rayon de soleil. Le développement de la prostitution, l'imprévoyance d'une population ignorante expliquent comment on rencontre tant de malheureux porteurs des lésions ou des cicatrices de la syphilis constitutionnelle.

Nous ne sortirons pas du domaine de la géographie médicale en complétant le tableau de la pathologie de la Crimée par celui des maladies des armées, qu'on peut considérer comme dépendantes de conditions locales déterminées, ou comprises dans la qualification vague d'endémiques. De ce nombre sont : l'ophthalmie militaire et le typhus.

L'*ophthalmie militaire*, dont l'extension épidémique peut être rattachée aux conditions qui, comme le froid et la vie en commun, favorisent la transmission par contagion, atteint l'armée russe en Crimée et en Finlande. Presque toujours, les troupes la contractent en arrivant et ne s'en débarrassent qu'au départ. En 1836, elle prit en Crimée des proportions considérables : 60 hommes du régiment de

Modlin perdirent la vue à Sébastopol. Le docteur Kabath, médecin de l'empereur de Russie, élève à 5,000 le nombre des personnes atteintes par la maladie.

Typhus. L'armée française, éprouvée, dès son débarquement en Crimée, par une épidémie de choléra, soumise sans répit aux travaux d'investissement de Sébastopol et à des combats journaliers, fut frappée d'une épidémie de typhus que les médecins de l'armée française crurent pouvoir attribuer au méphitisme des campements, aggravé par le froid et l'agglomération. En effet, l'épidémie qui, sur un effectif de 115,000 hommes, en atteignit 11,124 et fut la cause de 6,018 décès, commença dès le commencement de l'hiver 1854 à 1855, alors que rien n'était préparé pour se garantir contre un froid de — 22-24 degrés, et que les moyens employés par les soldats pour clore des abris improvisés les transformaient en foyers d'infection. Toutefois dans le premier hiver, 1854 à 1855, il n'y eut que 711 malades et 329 décès sur un effectif de 90,000 hommes, 3,65 sur 1,000. L'épidémie, apaisée pendant l'été de 1855, subit une nouvelle aggravation pendant l'hiver de 1855 à 1856, pendant lequel, sur un effectif de 140,000 hommes, on compta 10,413 malades et 5,689 décès ou 4,6 sur 1,000, comme si l'arrivée des troupes arrivant de France avait apporté un aliment à l'épidémie.

Quelque favorables que soient les événements médicaux, accomplis en Crimée, à la doctrine si compréhensible de Pringle sur le développement spontané du typhus, dans des conditions hygiéniques déterminées, on en a depuis contesté l'interprétation. M. Chauffard, renouvelant la doctrine de Bancroft, s'est demandé si les conditions de souffrance au milieu desquelles s'est trouvée l'armée française, n'avaient pas simplement favorisé l'extension épidémique du typhus communiqué à cette armée, soit par les prisonniers russes, soit par les Tartares chez lesquels le typhus est endémique. Réduit aux termes d'une question particulière, le problème est insoluble, ce qui ne prouve rien sur la supériorité de la conception d'Hildenbrand sur celle de Pringle. Faire du typhus une maladie particulière à certaines races, à certains peuples, parce qu'à notre époque il sévit particulièrement en Silésie et en Irlande, comme la peste en Égypte, est une autre chose; c'est donner au mot *endémie* une valeur qu'il ne comporte pas, en dehors des conditions d'existence des peuples qui rendent la maladie persistante, là où les causes le sont également; tandis que, se produisant accidentellement, elles donnent ailleurs à la maladie sa forme épidémique et accidentelle.

BIBLIOGRAPHIE. — DUSSIEUX. *Géographie générale.* Paris, 1866, in-8°. — RAFFY. *Étude géographique sur la Crimée.* Toulouse, 1855, in-8°. — PALLAS. *Voyage entrepris dans les gouvernements méridionaux de la Russie, dans les années* 1793 *et* 1794. Traduit de l'allemand. Paris, 1803, pet. in-4°. — D'ARCHIAC. *Histoire des progrès de la géologie.* Paris, 1847, 7 vol. in-8°. — DEMIDOFF (Anat.). *Voyage dans la Russie méridionale et en Crimée.* Paris, 1841, 3 vol. gr. in-8°. — SCHNITZLER. *La Crimée.* Paris, 1855, 6 vol. in-8° avec carte. — BONNEAU (A.). *De la Crimée. Revue contemporaine,* 1855. — HIRSCH. *Handbuch. der historisch.-geographischen Pathologie.* Erlangen, 1860.

LAVERAN.

CRIN (HYGIÈNE PUBLIQUE ET PROFESSIONNELLE). Le maniement et la préparation des crins pour les usages industriels divers auxquels ils sont destinés, entraînent soit pour le public, soit pour les ouvriers, un certain nombre d'inconvénients que les hygiénistes ont à prévenir ou à combattre.

Cet article sera partagé en deux parties : dans la première nous parlerons de la préparation des crins ; dans la seconde de l'application de ces matières premières à la fabrication des brosses.

I. Préparation et apprêt des crins. On connaît dans le commerce deux sortes de crins : le *crin plat* tel que le fournit l'animal, et le *crin crêpé*, filé en cordes et soumis à l'ébullition pour lui donner une sorte de frisure. Ils proviennent du porc, du sanglier, des chevaux ou des bœufs. Les crins de porc, pour la plus grande partie, nous arrivent de l'Amérique du Sud (Brésil, Buenos-Ayres) ou de Russie et de Moldavie. Les porcs de ces contrées, vivant à l'état à peu près sauvage, donnent des produits de bien meilleure qualité que les nôtres, fournis par des animaux croupissant dans une malpropreté proverbiale.

Le déballage des crins est accompagné de la production de poussières qui se détachent des poils ; aussi la première opération à faire est-elle de les laver à grande eau pour les débarrasser, autant que possible, des détritus divers (sang coagulé, boues, matières excrémentitielles, etc.) dont ils sont souillés. On procède ensuite au triage suivant les dimensions; puis au *peignage* des grands que l'ouvrier enroule autour de sa main pour les présenter à la machine (loup), et au *battage* des petits ; ce qui donne lieu à beaucoup de poussière. Les petits et moyens sont ensuite cordés et filés. Autrefois pour les débarrasser des matières organiques dont ils sont entourés, surtout à leur racine, on avait recours à la fermentation. On introduisait les crins dans de grandes fosses en partie pleines d'eau et que l'on couvrait ; puis, suivant la saison, on les laissait macérer quinze jours, trois semaines, un mois. On comprend quelles émanations putrides devaient se dégager de ces fosses, quand on venait à les vider. Aussi l'apprêt, dans ces conditions, était-il rangé dans la *première classe* des établissements insalubres. Outre les exhalaisons putrides, dont nous venons de parler, la fermentation avait encore un autre inconvénient, c'est de détériorer la matière première et d'occasionner un déchet qui s'élevait quelquefois jusqu'à 30, 40 et même 50 p. 100. On se borne aujourd'hui, après le peignage et le filage, à les faire bouillir dans des chaudières ; après quoi on les fait sécher.

Les crins destinés aux selliers, tapissiers, matelassiers, etc., sont ordinairement, après le bouillage, passés à la teinture dans un bain de campêche et de sulfate ou d'acétate de fer qui les colore en noir, puis rincés et séchés.

Le travail accompli dans ces conditions appartient seulement à la seconde ou même à la troisième catégorie; c'est qu'en effet tous les inconvénients se bornent à l'émission des buées désagréables, pendant le bouillage et la teinture; ces inconvénients peuvent être à peu près annihilés par les précautions dont nous parlerons plus loin. On a encore noté le danger des incendies à cause des étuves.

Relativement aux ouvriers, ils sont particulièrement exposés à quelques accidents que nous devons faire connaître.

Le déballage et le battage des crins peuvent donner lieu à des éruptions furonculeuses et même charbonneuses, connues depuis assez longtemps déjà. Ainsi, on lit dans la *Gazette de santé* du 6 mars 1777 : « Le charbon malin a attaqué à Paris, en février, quelques ouvriers qui ont ouvert des ballots de crin tiré de la Russie, et qu'ils avaient épluché sans précautions. Ces accidents ne sont pas rares chez les cordiers-criniers. » De son côté, M. Ibrelisle a observé en 1842 des accidents assez sérieux chez les détenus des prisons de Metz, qui, depuis l'année précédente, étaient assujettis au travail des crins. Ce travail ne pouvait avoir lieu, comme en ville, dans des localités convenablement aérées, et disposées à cet effet ; et, en outre, les industriels du dehors, par économie et dans l'intérêt de la salubrité de leurs propres ateliers, ne livraient aux prisons que des crins de qualité inférieure.

M. Ibrelisle a constaté, dans le courant de l'année, vingt-sept cas de furoncles et d'anthrax, dont quelques-uns avec gangrène, mais tous suivis de guérison. Tout en tenant compte des fâcheuses conditions individuelles dans lesquelles se trouvaient les détenus, il faut bien faire entrer en ligne de compte le travail du crin, puisque ces accidents n'eurent pas lieu dans les autres ateliers de la prison ; aussi, s'est-on empressé d'améliorer les conditions hygiéniques dans lesquelles le travail s'accomplit.

M. Tardieu et après lui M. Vernois ont reconnu que l'artisan occupé à peigner les crins présente à la main droite, autour de laquelle s'enroulent le crin et la poignée qui le retient, un gonflement et une rougeur limitée qui se remarquent à la face dorsale, au niveau des quatrième et cinquième métacarpiens. Il n'est pas rare de trouver en même temps une enflure assez considérable des jambes, et surtout de la gauche, qui supporte tout le poids du corps, la droite étant portée en avant et demi-fléchie, comme dans certaines positions de l'escrime (Tardieu).

Prophylaxie. Un assez grand nombre de moyens et de précautions ont été proposés pour lutter contre ces inconvénients. nous devons les faire connaître. Notons, avant tout, que la préparation par la *fermentation putride* doit être formellement interdite.

1° On ne doit opérer le déballage que sous des hangars fortement aérés; de même, les opérations à sec du triage, du peignage, du battage doivent avoir lieu dans des localités bien ventilées; relativement au cordage, il peut être effectué par des machines à bras, dans les ateliers. La corde cylindrique est recouverte par une enveloppe en tôle, que surmonte un tuyau également en tôle, par lequel s'échappent les poussières et qui doit s'élever au-dessus de la toiture (*Cons. d'hyg. de la Gironde*, 1855, p. 284).

2° On aura des ateliers séparés pour les cuves à bouillage pour la teinture et pour les étuves.

3° Les fourneaux seront construits en briques et séparés des murs de l'édifice par un intervalle de 50 centimètres. Les chaudières à ébullition seront fermées par un couvercle en métal; pendant l'opération, on pourra agiter les crins sans découvrir les cuves. Celles-ci seront placées sous de larges hottes, qui en dépasseront le pourtour, et elles seront terminées par un conduit se rendant à une cheminée commune d'expulsion, et haute de 20 à 25 mètres. Pour plus de précautions, on pourra fermer, par devant, le manteau de la cheminée avec un vitrage, de manière à empêcher toute émission de buées dans l'atelier. Le bouillage aura lieu la nuit, et, au moment de l'extraction des crins, les fenêtres seront exactement closes, afin que rien ne s'échappe au dehors.

4° Le sol des ateliers doit être dallé, pavé et rejointoyé au ciment ou bitumé. La ventilation aura lieu par en bas, de manière que l'air n'arrive dans le tuyau d'appel qu'après avoir parcouru et balayé tout l'atelier

5° L'étuve sera construite isolément, en matériaux incombustibles; le poêle sera entouré d'un grillage et posé sur une plaque en pierre. Le tuyau sera enduit d'un revêtement en plâtre à l'endroit de son passage à travers le plafond. Enfin, pour plus de sûreté, il sera bon de recouvrir la porte de plaques de tôle.

6° Les eaux provenant du bouillage et de la teinture ne doivent pas être déversées sur la voie publique, mais bien dirigées par des conduits souterrains à des citernes étanches, ou bien à l'égout ou au cours d'eau le plus voisin, si, toutefois, celui-ci est assez considérable pour recevoir sans inconvénients ces eaux infectes. Si l'on se propose de les utiliser comme engrais, on les transportera en vases clos hors de l'établissement.

7° Sauf le cas d'autorisation spéciale, on ne recevra dans l'usine aucun débris de matière animale.

II. Brosseries, Brossiers. Les crins destinés à la brosserie sont formés en petits paquets arrondis, par des ouvrières qui les disposent suivant la grosseur et la couleur des poils, la racine en haut. Ces paquets, désignés sous le nom de *carottes*, pèsent de 150 à 200 grammes. Le plus souvent, avant d'être mises en carottes, les soies les plus déliées, celles qui sont destinées à la brosserie fine, sont blanchies au soufroir, puis désulfurées, afin que les fils de laiton qui doivent les fixer à la *platte* ne soient pas altérés; on peut aussi les teindre et leur donner les différentes couleurs adoptées dans l'industrie.

Quoi qu'il en soit, les petits paquets dont nous parlons sont envoyés, empilés dans des sacs, aux fabricants de brosserie. Ces brosseries sont de deux sortes : les grands ateliers où l'on prépare surtout les brosses communes et grossières, et les petits ateliers où l'on fait la brosserie fine et de luxe, la brosserie de toilette. Ces derniers, qui ne renferment qu'un personnel très-peu nombreux, ne présentent réellement aucun inconvénient et ne sauraient, par conséquent, attirer l'attention de l'hygiéniste; mais il n'en est pas de même pour les premiers.

Dans ces ateliers, on se sert de soies plus grossières et parfois mal apprêtées. Les carottes sont déliées et les ouvriers les froissent entre leurs mains, ce qui donne lieu à un dégagement considérable de poussière. De là, des inconvénients très-notables pour l'ouvrier : irritations des yeux et des voies respiratoires. A cette poussière se joignent des débris de soies brisées, et les extrémités aiguës coupées pour leur égalisation. Les soies ainsi préparées sont réunies en faisceaux, de volume variable, selon les dimensions des brosses auxquelles elles doivent servir; puis, au moyen d'une ficelle, on les introduit par le gros bout dans les trous du dos en bois ou platte. Quand tous les trous sont remplis, on coule sur le dos de la brosse une couche de cire et de résine, ou de colle forte chaude, de manière à faire solidement adhérer les poils, et on colle par-dessus une plaque en bois ordinaire ou plus ou moins précieux qui recouvre le tout. Il ne reste plus qu'à égaliser soigneusement, avec des ciseaux ou *forces*, les extrémités libres des soies. Ce travail donne lieu à une sorte de poussière formée par les extrémités acérées des crins, dont nous signalions plus haut l'action irritante.

Quand, dans les grands ateliers de brosserie, on s'occupera de l'*apprêt* du crin, envoyé encore en partie à l'état brut, on prescrira, suivant les cas, différentes précautions déjà indiquées à l'occasion de la préparation des crins en général, pour s'opposer aux buées et à l'émission des eaux susceptibles de se putréfier. Le soufroir qui existe souvent dans ces fabriques sera parfaitement clos, isolé de tout mur mitoyen et surtout éloigné du magasin de bois, de charbon ou de toute autre matière combustible; il ne sera ouvert que le soir. Les rognures de crins ne doivent jamais être brûlées, on les emploie ordinairement comme engrais. Voilà pour les mesures d'hygiène publique.

Relativement aux ouvriers, un excellent moyen pour combattre le dégagement des poussières, au moment où l'on délie et froisse les crins qui forment les carottes, c'est d'humecter légèrement celles-ci avec de l'eau ou de la vapeur d'eau. Les dangers résultant de la coupe pour l'égalisation des extrémités libres, ne peuvent être conjurés que par une ventilation très-énergique dirigée sur la table de chaque ouvrier, et qui enlève, au fur et à mesure de leur production, ces pointes aiguës si dangereuses pour les voies respiratoires; mais il en résulte un autre inconvénient, c'est un refroidissement intense pendant l'action de la ventilation. Aussi, de toutes les précautions propres à garantir les ouvriers, la principale est-elle de les choisir sains, vigoureux et indemnes par leurs origines et leurs antécédents de toute affection de poitrine. E. Beaugrand.

Bibliographie. — Mérat. Art. *Matelassiers.* In *Dict. des sc. méd.*, t. XXXI, 1819. — Ibrelisle. *Sur les accidents qui peuvent résulter de la manipulation des crins.* In *Ann. d'hyg.*, 1re sér., t. XXXIII, p. 339; 1845. — Tardieu. Art. *Criniers.* In *Dict. d'hyg. publ.*, t. I. Paris, 1852, et *ibid.*, 1862. — Du même. *Trav. du cons. d'hyg. publ. de la Gironde*, p. 284; 1855. — Vernois (M.). Art. *Crins.* In *Traité prat. d'hyg. publ. et administr.*, t. I; Paris, 1860, in-8°. — Du même. *Note sur la préparation des soies de porc et de sanglier.* In *Ann. d'hyg.*, 2e sér., t. XVI, p. 289; 1861. — Buchner. *Sanitätspolizeiliches Gutachten über Thierhaarbereitung.* In *Henke's Ztschr.*, t. LXXXIV, p. 359; 1862. E. Bgd.

CRINANTHEMON. On trouve dans Hippocrate le nom de κρινάνθεμον appliqué, d'après certains auteurs, à une espèce de Lis; d'après d'autres, parmi lesquels Sprengel, à la Joubarbe (*Sempervivum tectorum*). L'indication τὸ ἐπὶ τῶν οἰκιῶν φυόμενον, croissant sur les maisons, se rapporte bien à cette dernière espèce. Pl.

Bibliographie. — Hippocrate. *Natura mulierum*, 570. — Sprengel. *Historia rei herbariae*, I, 42. — Mérat et de Lens. *Dictionnaire de matière médicale*, II, 464. Pl.

CRINAS. Était, comme Charmis (*voy.* ce nom), un enfant de Marseille, qui vivait, comme ce dernier, dans le premier siècle de notre ère. Il arriva à Rome au milieu de la vogue un peu bruyante qu'avait excitée et qu'entretenait Thessalus. Crinas, aussi intelligent que Charmis, comprit que pour réussir il fallait *changer tout cela*. Il se place sous l'égide de la religion, règle le régime de ses malades d'après les mouvements des astres, etc.... Son succès fut immense... Il mourut, c'est Pline qui nous l'apprend, laissant à ses héritiers dix millions de sesterces (plus de deux millions de notre monnaie), après avoir consacré une somme à peu près égale à relever les murs de sa patrie et même, dit-on, ceux de quelques autres villes (Pline, *Hist. nat.*, XXIX, 5). E. Bgd.

CRINUM. Genre de plantes monocotylédones, appartenant à la famille des Amaryllidées. Ce sont de belles espèces qui viennent dans les régions chaudes; elles ont un bulbe, qui est la partie généralement employée pour les usages médicinaux, une tige aérienne muni de feuilles et portant des fleurs en ombelles. Ces fleurs ont un périanthe corolliforme, à six divisions à tube allongé et grêle; six étamines à anthères versatiles; un ovaire infère, triloculaire, surmonté d'un style filiforme et d'un stigmate obtus, à trois lobes. Le fruit est une capsule membraneuse, sphéroïdale déprimée, s'ouvrant irrégulièrement, uni- ou biloculaire par avortement, contenant un petit nombre de graines souvent remplacées par des bulbiles.

Les bulbes des espèces de ce genre sont considérées comme vomitives. On les emploie aussi, comme les bulbes de Lis, pour hâter la maturation des tumeurs indolentes. On cite particulièrement le *Crinum asiaticum* L. (*Crinum toxicarium* Roxb.), le *Radix toxicaria* de Rumphius, dont les bulbes sont, d'après Horsfield, employés à Java comme émétiques; il suffit pour cela de les mâcher et d'avaler une partie de leur suc. Les feuilles de la même espèce, pilées et mélangées avec une petite quantité d'huile de ricin, sont appliquées sur les engelures ou certaines inflammations de la peau, et aussi sur les blessures produites par les flèches empoisonnées.

Le *Crinum zeylanicum* L. passe dans les Moluques pour un poison violent. Pl.

Bibliographie. — Linnée. *Genera. Species*, 410. — Rheede. *Hort. Malabar*, XI, 55, tab. 69. — Blume. *Enumeratio*, I, 25. — Endlicher. *Genera*. Roxburgh. *Flora indica*, II, 139. — Kunth. *Enumeratio plantarum*, V, 547. — Mérat et de Lens. *Dictionnaire de matière médicale*, II, 465. Pl.

CRIQUETS. Insectes orthoptères remarquables, très-connus par leurs ravages sous le nom impropre de Sauterelles (*Voy.* Sauterelles) et formant une famille naturelle sous le nom d'Acrididés ou d'Acridites, à cause du nom linnéen *Acridium* appliqué au genre principal.

Les caractères les plus généraux des Acridiens sont : les trois ocelles bien visibles du front ; la forme des antennes, plus courtes que la moitié du corps, épaissies ou trigones ; les pattes postérieures propres au saut avec les tarses de trois articles.

La taille des Acridiens est moyenne ; les grandes espèces ont 4 à 7 centimètres de longueur; le *Proscopia gigantea* Klug, espèce exotique, est fort grand, mesurant 17 centimètres et demi. Les élytres et les ailes offrent tous les degrés de développement, tant dans les genres que dans les espèces, et même dans les sexes et les individus d'une même espèce, d'où la difficulté d'établir nettement les distinctions spécifiques.

Les Acridiens mâles n'ont pas, comme les Grillons et les Sauterelles vraies ou Locustes, d'organes propres de stridulation sur leurs élytres, mais seulement des aréoles placées sur la partie marginale et intermédiaire, aréoles servant à cet usage. Les ailes sont incolores ou bien variées de rouge, de bleu, de jaune avec des bandes noires. Ces couleurs sont parfois inconstantes, même dans une espèce identique. Le premier segment abdominal offre un tympan, très-visible, quand les élytres et les ailes sont enlevées, il est placé derrière le stigmate de ce segment. Les organes externes génitaux des mâles se composent de crochets, ou cerques, propres à retenir la femelle chez laquelle l'oviscapte est réduit à quatre valvules, tantôt crochues tantôt droites.

Je renvoie à l'article Orthoptères pour les détails d'anatomie interne des Acridiens ; je noterai seulement : le tube digestif droit et des organes respiratoires exceptionnels formés de nombreuses trachées, vésiculeuses, membraneuses, au nombre de trois paires dans le thorax, de huit dans l'abdomen et dont les anastomoses transversales sont dilatées en larges vésicules aériennes.

La biologie des Acridiens est remarquable ; ils sont d'une grande voracité et leur régime est herbivore. Ils se plaisent dans les bois, les prairies, les lieux arides, où ils sautent vivement avec les ailes étalées en parachute. Les espèces des endroits pierreux ont une couleur grise et un corps rugueux. En captivité, les Acridiens mangent les individus morts ou mourants de leur genre et même de leur propre espèce.

La stridulation des Acridiens a lieu au moyen de leurs pattes frottant contre leurs élytres, ils sont en quelque sorte violonistes, tandis que les Grillons et les Sauterelles vraies ont l'air de jouer du tambour de basque.

Le Criquet qui veut striduler ou chanter est porté sur les quatre pattes antérieures ; il frotte avec rapidité les cuisses postérieures contre les élytres appliquées au corps. Les espèces vives et alertes jouent de l'archet crural avec continuité, leur stridulation a même été notée en musique ; les espèces plus tranquilles se contentent de passer plusieurs fois les cuisses contre les élytres, et même ne produisent point de bruit perceptible pour l'oreille humaine. Cependant leurs auditeurs naturels sont avertis par cette manœuvre et par ce bruit indistinct pour nous. On peut reproduire la stridulation chez un Criquet qui vient de mourir, mais elle est plus faible que celle que fait entendre l'animal vivant. La cavité sous-alaire du premier segment abdominal est un organe d'audition.

Dans l'accouplement, le mâle est placé sur la femelle et dans cette attitude les deux pattes de derrière sont relevées en l'air ; la femelle saute portant le mâle ainsi placé. La ponte a lieu au moyen de l'abdomen dont les quatre valves terminales taraudent la terre meuble ou sablonneuse, la femelle étant sur le sol, les six tarses posés à plat.

L'abdomen pénètre en entier dans la terre en étendant considérablement ses anneaux, les œufs sont déposés l'un après l'autre, verticalement et enduits d'une liqueur blanche, écumeuse, qui sort du corps de la mère. Quand tous les œufs sont déposés, la femelle bouche le trou avec la même matière spumeuse et aplanit l'orifice si parfaitement qu'on n'en voit plus la trace. La matière écumeuse brunit en se desséchant et agglutine les œufs avec la terre environnante, formant ainsi une glèbe cylindrique, terminée par une calotte arrondie. Au sortir de l'œuf les larves se nourrissent de la matière albuminoïde de la glèbe et parfois de la coquille de l'œuf. Dans l'Europe tempérée, les œufs des Acridiens hivernent ; les larves éclosent peu après la ponte dans les contrées chaudes. Les larves et nymphes, parfois autrement colorées que l'adulte, ont les fourreaux des élytres fixés au mésonotum, recouverts par ceux des ailes attachés au métanotum, ce qui est le contraire chez l'adulte, et ce qui permet de distinguer toujours les larves ainsi que les nymphes des espèces aptères, mais adultes.

Le point le plus important de la biologie des Acridiens est la faculté de migration de quelques espèces. Au moyen des réservoirs aériens dont j'ai parlé, ces insectes peuvent entreprendre et faire de lointains voyages. Ils s'y préparent plusieurs jours à l'avance, en faisant entrer l'air dans leurs trachées par aspiration et leurs tubes aériens deviennent de gros cylindres, accompagnés de ballon renflés.

On ne peut expliquer d'une façon péremptoire pourquoi certaines espèces d'Acridiens, quoique fournissant un nombre considérable d'individus, ne se rassemblent jamais en troupes voyageuses et restent sédentaires sur de grands espaces, tandis que d'autres organisées de la même façon, confinées dans les steppes ou les déserts de la Tartarie, de la Perse, de l'Arabie, du Sahara, entreprennent des voyages lointains. Ces animaux forment alors de véritables nuages poussés par les vents, toujours pour l'Europe et l'Afrique septentrionale d'orient en occident ou du sud au nord, et jamais en sens inverse. Peut-être l'instinct migrateur ne se développe-t-il que lorsque toute nourriture vient à manquer aux Acridiens affamés? Les Acridiens n'émigrent pas à des périodes fixes comme les oiseaux. Après quelques jours employés au gonflement des trachées vésiculeuses et comme obéissant à un signal, une immense armée, précédée par une avant-garde, s'élève dans une région atmosphérique où poussée par un courant propice elle se dirige vers des endroits cultivés. Les légions de Criquets interceptent la lumière du soleil, le bruit des ailes produit un bruit sourd et un roulement continu.

Les espèces d'Acridiens d'Europe sont environ d'une centaine ; celles décrites pour l'Amérique du Nord par Cyrus Thomas sont au nombre de 227. Les principaux genres d'Europe, *Truxalis*, *Stenobothrus*, *Œdipoda*, *Pachytylus*, *Caloptenus*, *Acridium*, etc., renferment des insectes fort intéressants par leurs habitudes et leurs mœurs.

Je renvoie pour leur étude à l'ouvrage de L. Fischer, de Fribourg (*Orthoptera europæa*, Leipzig, 1853), au *Traité élémentaire d'entomologie* de mon ami Maurice Girard, t. II, 1re partie. Les espèces dévastatrices principales sont : les *Pachytylus migratorius* Linné, l'insecte principal des grandes migrations européennes ; le *Pachytylus stridulus* Linné ; le *Caloptenus italicus*, l'*Acridium peregrinum* Oliv., dévastant l'Égypte, l'Arabie, l'Algérie, la Perse, etc., et l'*Acridium tartaricum* Linné ou *A. lineola* Oliv., Fab.

Des petits mammifères insectivores, les hérissons, etc., détruisent des Acridiens, mais beaucoup moins que les oiseaux tels que : Corbeaux, Corneilles, quelques Faucons, Étourneaux, Pies, Huppes, et en Algérie : Rollier, Guépier, Martin. Les Lézards et les Crapauds engloutissent aussi des Acridiens. Le corps de ces insectes renferme souvent des Mermis et des Gordiacés à l'état larvaire ; j'en ai vu sortir des larves de Diptères, de suite métamorphosées en pupes. Leurs intestins sont remplis de Grégarines et autres parasites. Enfin leurs œufs, d'après de récentes et très-intéressantes observations faites par Riley, en Amérique, sont détruits par les premières larves des *Epicauta* insectes très-voisins de notre Cantharide. Je recommande l'étude des parasites de ces œufs à nos médecins militaires observant en Algérie.

Acridiens nuisibles. L'ignorance et la peur ont fait attribuer aux Sauterelles et aux Criquets des organes destructeurs plus formidables encore que ceux possédés par ces insectes. Pline rapporte que certaines Sauterelles des Indes n'ont pas moins de quatre coudées de long (lib. X, cap. XX) et que leurs grandes pattes armées de dents servent dans le pays à scier le bois. Mais, sans être pourvus de ces formidables engins, les Acridiens par leurs migrations en bandes innombrables constituent un des fléaux les plus redoutables pour les récoltes, et ils ont trop souvent amené d'abord la famine, puis des maladies pestilentielles causées par la putréfaction de leurs corps morts.

Les divers Criquets que j'ai énumérés sont malheureusement très-célèbres par leurs migrations et leurs dévastations sous le nom impropre de Sauterelles (*Voy.* SAUTERELLES). Toutes les contrées tempérées et chaudes des deux hémisphères paraissent avoir subi les ravages de ces Criquets ou Acridiens voyageurs. L'Australie n'est pas épargnée. L'Égypte et l'Afrique septentrionale ont été depuis les temps historiques signalées comme victimes des nuées de Sauterelles, qui ne sont autres que des Criquets.

Les versets 13, 14, 15 du chapitre x de l'*Exode* portent : « Le Seigneur fit souffler un vent brûlant (*Chamsin*, *Simoun*) tout le jour et toute la nuit. Le matin ce vent brûlant fit élever les Sauterelles qui vinrent fondre sur toute l'Égypte et s'arrêtèrent dans toutes les terres des Égyptiens, en une quantité si effroyable, que ni devant ni après on n'en vit jamais un si grand nombre. Elles couvrirent toute la surface de la terre et gâtèrent tout ; elles mangèrent toute l'herbe et tout ce qui se trouva de fruit sur les arbres qui était échappé à la grêle; et il ne resta absolument rien de vert, ni sur les arbres ni sur les herbes de la terre dans toute l'Égypte. » Ce récit biblique est d'une triste vérité. Les invasions d'Acridiens se font par un nombre d'insectes dépassant tout ce qu'on pourrait imaginer; ce nombre justifie le mot hébreux *arbeh* (multiplication) donné aux insectes de la huitième plaie d'Égypte. Les Acridiens forment des nuages épais, obscurcissant la lumière du jour, au point d'empêcher de lire dans les maisons. Beaucoup d'insectes blessés ou morts tombent sur le passage avant de s'abattre.

Les troupes de Charles XII, après la défaite de Pultawa, en retraite dans la Bessarabie, furent arrêtées dans un défilé par des Criquets formant une grêle vivante et tombant d'un nuage épais interceptant les rayons solaires. Barrow, en 1797, a vu dans l'Afrique australe ces Criquets couvrant le sol sur une étendue de deux milles carrés. Poussés vers la mer par le vent, ces insectes formèrent près de la côte un banc ayant plus d'un mètre de hauteur sur cinquante milles de long. Leur putréfaction était sensible à cent cinquante milles de distance.

Les invasions des Criquets sont de grandes calamités publiques. La dévastation des moissons et des végétaux de la contrée est complète ; à défaut d'herbes et de feuilles ces insectes rongent les écorces d'arbres et dévorent le chaume des habitations. Dans la Chine, en 1835, les champs furent mis littéralement à nu, les récoltes des granges détruites en majeure partie, les habitants se réfugièrent dans les lieux élevés. Les insectes entraient dans les maisons et mangeaient les habits, les chaussures, etc. Leurs ravages, commencés en avril, s'étendirent jusqu'aux gelées et aux neiges de l'hiver (*Annales de la Société entomologique de France*, Bull., juin 1836).

En Algérie, en 1845, le général Levaillant a vu à Philippeville, les Criquets formant un nuage qui, tombant sur le sol, le recouvrit d'une couche d'insectes de plusieurs centimètres sur une étendue de 3 à 4 myriamètres. Au Sénégal, en 1864, toutes les plantations de cotonniers furent anéanties, et il passa un nuage de Criquets, pendant une journée du matin au soir ; la vitesse le fit estimer à quinze lieues de long et ce n'était qu'une partie formant avant-garde, car au coucher du soleil la partie terminale était beaucoup plus épaisse.

Il est admis que les Criquets voyageurs ne peuvent traverser la Méditerranée; mais les navigateurs ont rencontré les bandes de Criquets fort avant en mer.

En 1811, un navire retenu par le calme à deux cents milles des îles Canaries fut enveloppé d'un nuage d'Acridiens apportés de la côte d'Afrique par un léger vent de nord-est ; le pont et les hunes étaient couverts de ces insectes (Kirby). Au mois de septembre, en pleine mer Atlantique, par 18 degrés latitude nord, de grandes masses d'Acridiens voyageurs furent observées pendant une tempête qui dura deux jours et à 450 milles du continent. Le second jour, dans l'après-midi, le ciel était voilé par des nuées d'insectes, le navire était couvert de Criquets. La mer pendant deux jours offrit une masse de ces insectes morts, ballottés par les vagues.

Notre pays a peu à souffrir des Acridiens, comparativement à l'Orient et au midi de l'Europe, mais l'Algérie a été fort éprouvée. Les récits des vieux auteurs rapportent que, en 181 après Jésus-Christ, l'Illyrie, la Gaule, l'Italie, furent dévastées par un nombre immense de Sauterelles. En 455, 874, 1337, 1353 et 1374, la végétation fut anéantie dans le Midi ; les cadavres des insectes morts achevaient par des maladies pestilentielles ceux que la famine avait épargnés.

Les Acridiens dévastateurs sont signalés dans la Silésie en 1552, à Milan en 1556, à Marseille en 1618, dans la Thrace et sur une partie de l'Allemagne en 1693. On les voit arriver en légions dans la Silésie en 1713, dans la Turquie, la Valachie, la Hongrie en 1747 et 1748, en Autriche et en Bavière en 1749, puis dans la marche de Brandebourg en 1750. Ces grandes invasions s'étendirent en France, et en 1748 une nuée d'Acridiens arriva presque en Angleterre. En août 1854, des Criquets émigrants couvrirent pendant plusieurs jours les maisons des quartiers habités, même au centre de Paris (Duponchel, *Annales de la Société entomologique de France*, Bull., p. xi, 1834).

C'est dans la Provence que les Criquets voyageurs sont principalement redoutables. En 1805, une chasse dans une petite commune produisit le chiffre de 2000 kilogrammes d'œufs. Aux environs d'Arles et des Saintes-Maries en 1824, on remplit d'œufs de ces insectes 1863 sacs à blé. L'année 1825 fut désastreuse, et en 1832, il fut recueilli aux Saintes-Maries 1979 kilogrammes d'œufs, puis en 1833 encore plus, 3808 kilogrammes, en y comprenant la terre enveloppant les coques ovigères.

J'ai observé une petite invasion d'Acridiens près du Bourg-d'Oisans dans le Dauphiné (*Annales de la Société entomologique de France*, 1858, p. 865 et suiv.) ; le nombre de ces insectes n'était heureusement pas très-considérable et cependant ils détruisaient tous les végétaux herbacés sur leur passage.

L'Algérie est, au dire des habitants du pays, ravagée à fond en moyenne tous les vingt-cinq ans. En 1816, il y eut famine et peste, causées par les Acridiens. En 1845, l'Algérie tout entière fut dévastée et le mal dura quatre années ; les plaintes étaient encore peu nombreuses parce que les cultures européennes n'étaient pas très-développées. Mais en 1866, la terre étant très-cultivée, les nuées de Criquets venues du Sahara, obscurcissant la lumière solaire par leur nombre, occasionnèrent un désastre. L'invasion commença en avril, la Mitidja, le sahel d'Alger reçurent les premières atteintes ; les blés, orges, avoines, colzas, furent dévorés ; les insectes envahirent les maisons, déchiquetant le linge et les habits. En juin, les larves nouvellement écloses mourant de faim à leur tour comblaient les routes et les ruisseaux. Les provinces d'Oran et de Constantine furent envahies, le sol était couvert de Criquets à Tlemcen où jamais on ne les avait vus de mémoire d'homme. Aux environs de Mostaganem, tabacs, vignes, figuiers, oliviers même, furent dévastés ; les cactus, les aloès furent entamés. Les insectes morts couvraient la terre dénudée, leurs cadavres produisirent des maladies typhiques. Le récit des dégâts sans nombre commis par ces insectes rappelait les calamités du moyen âge.

En 1873, les Criquets ont fait une apparition dans la province d'Oran, en 1874 à Mascara ; l'autorité militaire a lutté contre le fléau, les journaux ont rapporté qu'un train du chemin de fer d'Oran fut retardé par les Criquets accumulés sur la voie.

Les moyens qu'on a essayés pour empêcher ou pour diminuer de pareils désastres sont nombreux. Dans l'antiquité, puis au moyen âge, la superstition, la peur, ont fait imaginer des recettes bizarres ou insuffisantes ; on arrosait les habitations avec des décoctions de plantes, on brûlait du styrax, du bois de cerf, de la bouse de vache. On avait espéré éloigner les Sauterelles en attachant des chauves-souris au bout des arbres. Les procédés efficaces, en usage déjà du temps de Pline, consistaient dans la destruction des œufs ; on a cherché à détourner les torrents et à inonder le sol où les Sauterelles avaient pondu ; on a foulé à pied d'homme ou par des rouleaux les glèbes d'œufs. Les chars de guerre avaient le même but d'écrasement, par le passage répété de leurs roues. Pline rapporte que la loi dans le pays de Cyrène obligeait de détruire les Sauterelles de trois manières : enfouir les œufs, détruire les jeunes, tuer les adultes; si on manquait à ce devoir, on était puni.

Les habitants d'Éphèse marchaient contre les Sauterelles en ordre militaire. Dans l'île de Lemnos chaque citoyen devait apporter au magistrat une mesure de Sauterelles.

En Algérie, en 1866, le meilleur procédé de destruction était d'atteindre les glèbes d'œufs en retournant la terre, de sorte que la plupart des œufs périssaient par l'action du soleil. Les jeunes porcs sont friands de ces œufs, les animaux et les oiseaux acridophages les trouvent facilement.

Contre les Acridiens adultes, on avait imaginé le bruit des cymbales, des trompettes, des cloches, les détonations du canon. Les Arabes faisaient de grands feux produisant d'épaisses fumées pour détourner les légions de Sauterelles. Notre armée a employé des milliers d'hommes par corvée, enfouissant les insectes morts. On ramassait le matin et le soir, avec de grands filets traînants, les insectes engourdis, on les faisait mourir dans la chaux vive. En 1866, les soldats dirigeaient les bandes d'insectes encore jeunes et aptères vers des broussailles auxquelles on mettait le feu quand elles étaient couvertes de ces insectes. En 1873, dans la province d'Oran, des escadrons de cavalerie et des détachements d'infanterie écrasèrent sous les pieds des hommes et des chevaux des quantités énormes de Criquets, d'autres furent ramassées en sacs et brûlées sur des tas de chaux arrosés de pétrole. Des fossés préparés avec le fond plus large que l'entrée étaient au moyen de balais remplis de Criquets, et ceux-ci ensevelis sous les déblais. On peut se faire une idée du nombre prodigieux de ces insectes sur un point quand on pense qu'un homme en peut prendre 50 kilogrammes en un jour, en se servant d'un filet de toile analogue à ceux qu'emploient les entomologistes. Le nombre des coques tubulaires d'œufs contenues dans un kilogramme est de 1600, chaque tube offre de 50 à 60 œufs; le kilogramme renferme ainsi environ 80 000 œufs. Un enfant bien exercé peut récolter par jour un nombre très-considérable de ces œufs.

Acridiens utiles. On a voulu de tout temps utiliser les Sauterelles et les Criquets pour la nourriture des animaux et de l'homme. D'après Plutarque (*Livre d'Isis et d'Osiris*), on les recommandait pour la nourriture des oiseaux, tels que poules, oies, canards et sarcelles, même pour les porcs et les moutons. Columelle indique les Sauterelles, privées de leurs pattes et de leurs ailes, comme aliment des jeunes paons.

Les Sauterelles étaient rangées par Moïse au nombre des animaux dont la chair était permise aux Hébreux. Les livres sacrés rapportent que Jean-Baptiste, au désert, soutenait son existence au moyen de Sauterelles mêlées au miel sauvage des bois; Jean l'évangéliste est également indiqué pour s'être nourri d'Acridiens dans l'île de Pathmos. Beaucoup de peuples anciens étaient acridophages : ainsi en Asie, les Parthes, les Arabes, les Perses; en Afrique, les Éthiopiens, les Lybiens, les Maures. Ces peuples avaient l'habitude de creuser de vastes fosses dans les endroits où passaient les nuées de Sauterelles, il les y faisaient tomber par la fumée de grands feux, puis ils les desséchaient par le feu ou les rayons solaires, ou bien ils les salaient et les conservaient en tas pour l'alimentation d'une année, à la manière des poissons desséchés. Diodore de Sicile et Strabon disent que ceux qui n'ont que cette nourriture parviennent rarement à leur quarantième année et périssent dans de vives souffrances, une multitude de vers sortant de leur corps. Ce récit exprime l'aversion que les Grecs avaient pour les Sauterelles, regardées par eux comme le plus vil aliment; la plupart des Européens qui ont goûté aux Sauterelles ont paru de l'avis des Grecs.

Les Acridiens sont encore actuellement un objet de commerce usuel sur les marchés d'Orient; on les vend soit rôtis sur des charbons et saupoudrés de sel, soit bouillis ou cuits au beurre, ou conservés dans de la saumure, le corps privé d'ailes et de pattes. Les Bédouins, habitants des plaines algériennes, et les Kabyles, des montagnes, mangent des Acridiens; les Mauresques bien moins fréquemment. L'espèce comestible ordinaire est l'*Acridium peregrinum* qu'ils appellent *El Djerad*, la Sauterelle, ou *Djerad el arbi*, la Sauterelle arabe. Sparmann rapporte que les Hottentots de l'Afrique australe font une grande consommation d'Acridiens. Les Criquets et les Locustes servent aussi, paraît-il, d'aliment aux Australiens de diverses peuplades, qui sont entomophages quand leur nourriture habituelle vient à manquer.

Je noterai encore que dans les contrées méridionales de la France et de l'Europe, il y a des enfants qui rongent avec plaisir les cuisses charnues des gros Acridiens.

Les Acridiens, ou Sauterelles des anciens, ont figuré dans les pharmacopées. On les recommandait contre la dysurie et la rétention d'urine, surtout chez les femmes enceintes. Dioscoride conseille aux calculeux une pâte faite avec la chair de Sauterelles; Pline croyait que leurs grosses pattes broyées avec le sang de bouc pouvaient guérir la lèpre. Les Sauterelles entières, séchées et délayées dans le vin étaient employées contre les piqûres des Scorpions, des Guêpes, des Abeilles, et les morsures des Sangsues. Dans les maladies des yeux et surtout des paupières, on employait du vin blanc dans lequel avait macéré de la poudre de Sauterelles, des racines de fenouil et de primevère, etc., etc.

Les Sauterelles desséchées et trop salées excitent la soif, ce qui se comprend sans peine; mais peu salées elles seraient, dit-on, aphrodisiaques, ce qui est fort douteux.

A. Laboulbène.

CRISE. Ce mot, qui, dans son acception stricte et à notre époque, désigne simplement un mode particulier de solution des maladies, s'est trouvé, dès l'origine de son emploi par les médecins grecs, notamment par ceux de l'École de Cos, si intimement lié à une certaine conception de la maladie, à une certaine théorie pathogénique de celle-ci, à une méthode thérapeutique propre, par conséquent, qu'il en est bientôt arrivé à représenter l'un des traits caractéristiques de cette Ecole. Elevée ainsi au rang d'un dogme médical en quelque sorte, la question des crises, plus ou moins confondue avec celle des jours critiques, diversement comprise d'ailleurs suivant les systèmes régnants, s'est transmise jusqu'à nous avec une fortune inégale. Toutefois il faut reconnaître que, si l'étude et l'observation des crises ont été regardées comme vaines et sans objet par la plupart des systématiques, tels que Asclépiade, Thémison, Paracelse, Van Helmont, Sylvius de le Boë, Chirac, etc., elles ont toujours été considérées, au contraire, comme d'un intérêt capital, pour la théorie des maladies aussi bien que sous le rapport pratique, par les maîtres de l'art, depuis Hippocrate et

Galien jusqu'à nos jours, puisque l'on compte au nombre de leurs défenseurs : Fernel, Baillou, Dulaurens, Sennert, Lazare Rivière, Sydenham, Boerhaave, Van Swieten, Stahl, Fr. Hoffmann, de Haen, Bordeu, Stoll, Cullen, Zimmermann, Barthez, Fouquet, Grimaud, Hufeland, Hildenbrand, Andral, etc., etc.

Bien que le but de cet article soit surtout d'exposer l'état actuel de nos connaissances sur cet important sujet, en l'envisageant presque exclusivement au point de vue clinique, comme question de physiologie pathologique encore plus que de doctrine — et le sujet reste assez vaste, même réduit à ces modestes proportions — le rôle considérable que la doctrine des crises a joué dans la médecine des temps passés, le nombre et le mérite de ses adhérents, nous imposeraient au moins une indication sommaire de ce qu'elle a été à son origine et des principales modifications qu'elle a subies depuis son introduction en médecine, si nous n'étions déjà obligé à cette étude par la nécessité d'établir préalablement les différentes significations que l'on a attribuées au terme lui-même et la valeur des interprétations qu'on a données du fait complexe de la crise, avant de discuter dans quelle mesure la science contemporaine peut accepter la doctrine traditionnelle. Nous nous bornerons d'ailleurs à signaler les points essentiels de celle-ci et ne tiendrons compte que des seuls changements d'interprétation qui touchent à la façon même de comprendre la crise en général.

I. Historique. Les premiers renseignements sur les crises, tant au point de vue pratique qu'au point de vue historique, se trouvent, avons-nous dit, dans la collection hippocratique; mais, d'après Galien (*des Crises*, livre III, chap. II, p. 705, édit. Kühne), ce terme même lui serait d'un emploi bien antérieur et aurait été transporté du barreau en médecine par le vulgaire, frappé de l'analogie qui existerait entre la situation d'un accusé attendant un arrêt d'où sa vie dépend, et celle d'un patient arrivé à une période décisive de l'évolution de sa maladie et en proie à l'exacerbation qui en précède parfois la terminaison; *κρίσις*, en effet, veut dire jugement, sentence, ce qui implique un débat préalable, et ce sens complexe répond assez bien à l'antique conception ontologique d'une lutte suprême entre la maladie et le sujet (on le retrouve encore dans la désignation de crise affectée aux attaques d'épilepsie, d'hystérie, etc.) ; il signifie en outre triage, séparation, et nous verrons que c'est encore l'un des caractères attribués à la crise en médecine.

La lecture des divers ouvrages de cette collection ne contredit pas cette assertion de Galien; car, bien qu'ils soient dus à plusieurs auteurs, n'appartenant même pas tous à l'Ecole de Cos, les crises y sont mentionnées à chaque instant, dans des circonstances analogues, mais avec des significations quelque peu différentes; ce qui autorise à penser qu'il s'agit là d'une notion déjà ancienne courante, mais qui n'a pas encore reçu une forme bien arrêtée. La crise, en effet, y est tantôt simplement définie la solution d'une maladie (*Préceptes*, 14 ; *Pronostic*, § 20, et des *Articulations*, § 44, édit. Littré) ; tantôt elle désigne en même temps les paroxysmes ou le summum de la maladie, aussi bien que la crise proprement dite (*Aphorismes*, sect. 1re, 19 ; *Coaques*, 1re sect., § 1, 24; § 2, 37 ; comparez les *Comment.* de Galien *sur les Aphorismes* 19 et 23), et même l'exacerbation qui la précède; tantôt elle s'applique aux seules solutions heureuses, et tantôt comprend également les terminaisons funestes (*Pronostic*, § 24 et § 20 ; *Coaques*, 1re sect., § 2, 37 ; 12e sect., § 9, 224, etc.; des *Jours critiques*, § 20) et même la seule aggravation ou une amélioration notable (*Épid.*, Ier livre, sect. 3, § 12) ; tantôt elle n'exige aucune évacuation (définition déjà citée des *Préceptes*, définition des *Affections*, § 8 ; *Épid.*, liv. I et III ; *Aph.* V, 22), tantôt et le plus souvent, il est dit qu'elle se fait par des évacuations ou des dépôts (1er *Prorrhétique*, § 105 et 149 ; *Coaques*, 1re sect., 24 et 29, et 3e sect., 146 ; *Épidém.*, liv. I, 2e sect., § 5 ; liv. II, 1re sect., § 7, etc.), ou même signifie une évacuation (comp. *des Lieux dans l'homme ;* édit. Foes, et *des Maladies*, liv. III, § 6, Littré). Cette dernière manière de voir est portée si loin que la crise sert à dénommer l'avortement et l'accouchement (*Du fœtus de sept mois*, § 9) : il est vrai que c'est dans des écrits attribués à des disciples d'Hippocrate, de même que les *Affections*, où se trouve ce passage le plus habituellement reproduit, à tort, comme caractérisant la doctrine du Maître, et qui fait de la crise le synonyme de toute mutation dans une maladie : « une crise, c'est ou une exacerbation, ou un affaiblissement, ou une métaptose en une autre affection, ou la fin. »

Cette définition et celle qui se trouve comme perdue dans le dernier paragraphe des *Préceptes* sont les deux seules que contienne la collection hippocratique ; même réunies aux différentes acceptions qui précèdent, elles ne donneraient qu'une idée fort incomplète et très-confuse de la doctrine des crises créée ou adoptée par Hippocrate, si on ne les rapprochait de ses conceptions de la maladie et de la puissance médicatrice de la nature, de ses théories humorales sur la pathogénie, et du caractère pronostic, divinatoire, que revêtait un art en grande partie né dans les temples.

La crise, en effet, n'est que l'un des termes du développement de la maladie considérée, quels que soient son siége et sa forme, comme une, comme quelque chose à part, assujetti à passer par des phases déterminées qui s'enchaînent depuis sa naissance jusqu'à sa fin : c'est le changement décisif vers la guérison (et quelquefois vers la mort) qu'éprouve la maladie arrivée à son summum, et à partir duquel commence définitivement le déclin, le mouvement de retour à l'état hygide ; c'est, en un mot, le dénoûment (λύσις : voir *Préceptes*, 14 ; *Prénotions Coaq.*, 2e sect., § 3, 145-148) de la scène morbide ; car, à partir de ce moment, la maladie est jugée, la terminaison favorable est acquise (si la crise est complète). A cette manière de voir, on peut aussi ajouter l'interprétation, plus ou moins explicite, et plus galénique toutefois qu'hippocratique, que la crise est le dernier combat livré par la nature médicatrice au principe morbifique, qui jusqu'alors l'opprimait, et en triomphant dans un effort suprême.

Mais cette conception abstraite ne se sépare guère, chez les hippocratisants, de leur théorie humorale des maladies, qui exige une certaine élaboration des humeurs, la coction, pour que celles-ci, d'abord crues, ténues et âcres, flottantes dans le corps, qu'elles irritent, puissent être fixées et évacuées, par les voies habituelles (sueurs, urines, déjections alvines, vomissements, hémorrhagies, etc.) ou déposées en certains points du corps (sous forme de parotides, érysipèle, abcès, gangrène, ou de tumeur articulaire, etc.), si ces voies d'élimination sont fermées. Or cette expulsion des humeurs cuites ne se fait pas sans certains efforts, et ce sont ces efforts qui constituent la crise, soigneusement distinguée, le plus souvent, des phénomènes critiques (*Épidém.*, liv. I, 2e const., 2e sect., § 5 ; liv. II, 1re sect., § 6-7, et *Epid.* IV, § 28 ; des *Humeurs*, § 4-5, etc.).

Ces deux manières d'envisager la maladie — l'une abstraite, en considérant l'évolution d'une façon tout à fait générale ; l'autre plus concrète, se rapportant au mécanisme de production et de guérison du travail pathologique — confondues néanmoins en une seule doctrine, se fortifiant même l'une par l'autre, nous expliquent en grande partie la diversité, et même la contradiction apparente de quelques-unes des acceptions données au mot *crise* dans une même doctrine, par la dualité de points de vue que celle-ci comportait. Il convient sans doute d'ajouter aussi à cette cause d'interprétations divergentes de la crise, celle qui résultait de connaissances pathologiques et nosologiques insuffisantes, et qui faisait appliquer cette désignation à des faits parfois disparates, qui en attribuait le caractère, par exemple, à de simples rémissions dans des maladies paroxystiques et à des hémorrhagies symptomatiques, suivies d'une amélioration passagère, etc.

En résumé, dans la doctrine hippocratique, la crise est la solution de la maladie, c'est-à-dire tout mouvement qui juge celle-ci, en y comprenant les actes qui préparent ce mouvement, l'annoncent et lui donnent ses caractères propres ; elle se fait le plus souvent par une évacuation humorale ou un dépôt, c'est-à-dire un travail morbide secondaire.

La crise appartient aux maladies aiguës, bien qu'Hippocrate parle de maladies se jugeant en sept ans (*Aphor.*, sect. 7, 28) : car la coction est nécessaire à la crise, et les maladies incurables — ce qui alors, encore plus qu'aujourd'hui, était le cas pour la plupart des maladies chroniques — sont celles qui ne subissent pas de coction. Toutes les maladies aiguës cependant ne se terminent pas par une crise (*Épid.*, liv. Ier, sect. 2e, const. seconde ; liv. II, sect. 3e, const. seconde, §§ 3 et 9 ; *Prénot. Coaq.*, § 74, etc.) ; celle-ci peut d'ailleurs être complète, juger définitivement l'affection, ou, parfois, seulement l'un des paroxysmes ; quand elle est incomplète, ce qui reste après elle produit la récidive (*Aphorism.*, sect. 2, 12, *Épid.*, liv. II, 5e sect., § 8 ; liv. VI, sect. 2 et 3, etc.).

Cette expression est donc prise dans un sens favorable le plus souvent, mais non exclusivement (*Pronostic*, § 20 ; *Coaq.*, déjà cités ; *Épidém.*, liv. Ier, sect. 3, § 12).

Les phénomènes critiques sont distincts de la crise qu'ils annoncent ou concourent à réaliser (des *Humeurs*, § 5 ; *Épid.*, liv. Ier sect. 2, § 5 ; liv. II, 1re sect., § 6). Point n'est besoin qu'ils présentent un caractère insolite (*des Humeurs*, § 6).

La distinction entre la crise (avec phénomènes sensibles) et la lyse (ou crise par phénomènes insensibles) ne paraît donc pas appartenir à Hippocrate et à ses prédécesseurs ou successeurs immédiats, car on trouve assez souvent la crise ou la solution signalées indifféremment ; cependant les crises mentionnées le plus communément jugent rapidement la maladie.

Pour apprécier la valeur des phénomènes critiques, qui ne diffèrent en rien, par eux-mêmes, de ceux qui ne le sont pas (*des Humeurs*, §§ 4 et 5), il faut tenir compte de l'époque de leur apparition, de leurs rapports avec les autres signes, notamment avec ceux qui annoncent la coction : venant trop tôt, avant celle-ci, s'ils ne font pas crise, ils amènent une terminaison funeste ; si néanmoins il y a crise, ils annoncent la récidive, etc. (*Epid.* liv. II, 1re sect., § 6 ; *des Humeurs*, §§ 4 et 5).

La maladie étant quelque chose qui a son développement régulier (dans une évolution normale), ses différentes périodes peuvent être prévues ; d'où une attention extrême apportée à la constatation des signes de la coction, qui permettent de pronostiquer la crise, et des signes qui conduisent à prévoir le genre de crise. Nous indiquerons plus loin quels ils étaient et quels sont ceux qu'une analyse rigoureuse autorise à conserver actuellement.

Un moyen important de préciser l'époque de la crise est la considération des jours où celle-ci se montre habituellement. Pour éviter des répétitions nous renvoyons également à un paragraphe spécial l'étude de la question des jours critiques. Qu'il nous suffise de dire que, malgré la valeur qu'Hippocrate attribuait aux périodes quartenaires, et surtout aux jours impairs (5, 7, 9, 11, 14, etc., le 4e étant indicateur du 7e, le 11e du 14e, etc.), pour la solution des maladies, cet illustre médecin n'était rien moins qu'absolu sur ce chapitre; non-seulement il cite, notamment dans les *Épidémies* (liv. Ier, sect. 3; liv. IV, § 7), des faits de crise au 6e jour; mais il dit formellement que les crises se font aux jours qui correspondent aux redoublements, et que les fièvres qui ont des redoublements aux jours pairs se jugent aux jours pairs (*Épidémies*, liv. Ier, sect. 3, § 12), et il fait remarquer, à propos des périodes des maladies, « que rien de tout cela ne se peut calculer rigoureusement par des jours entiers, car ni l'année, ni les mois ne se comptent par des jours entiers » (*Pronostic*, § 20).

Une conséquence majeure de la doctrine des crises et du rôle attribué aux évacuations humorales dans leur accomplissement était l'institution d'un traitement hygiénique et médicamenteux spécial, qui aboutissait le plus ordinairement à une expectation plus ou moins complète ou à l'emploi de moyens destinés à favoriser la crise dans le sens où elle s'annonçait. Prévoir les crises, par quelles voies elles devaient s'opérer, ne rien faire qui pût en troubler la production, les provoquer au besoin, si la nature était hésitante, était la grande préoccupation des hippocratisants.

Telle est, réduite à ses traits essentiels, la doctrine de la crise contenue dans les livres hippocratiques, autant du moins qu'on peut la dégager de l'ensemble des propositions cliniques, pronostiques et thérapeutiques qui s'y rattachent; car, malgré la place considérable qu'elle tient dans la médecine grecque, elle n'a pas été l'objet d'un travail spécial (qui nous soit parvenu) jusqu'à Galien; on ne saurait, en effet, considérer comme tel l'opuscule des *Crises*, qui n'est qu'une simple compilation de sentences tirées principalement du *Pronostic*, des *Épidémies*, des *Aphorismes* et des *Prénotions de Cos* (Littré). La définition donnée au § 8 du livre des *Affections* indique suffisamment d'ailleurs que, par suite même du défaut de précision de la doctrine, l'accord était loin d'être complet sur cette question, dans l'école de Cos, et l'on peut même considérer cette définition comme une tentative de condensation des différents points de vue sous lesquels la crise est envisagée dans les écrits hippocratiques antérieurs.

La question ne paraît pas avoir été beaucoup plus élucidée par les auteurs qui ont vécu entre Hippocrate et Galien, puisque ce dernier, en tête de son travail sur les crises, commence par déclarer qu'il ne s'occupera pas, si ce n'est en passant, de la question de savoir si l'on doit appeler crise, soit un changement subit dans la maladie, soit la seule inclinaison à un état meilleur, soit la perturbation qui précède ces modifications, soit toute solution de la maladie, soit seulement celle qui tourne à bien.

C'est cependant le médecin de Pergame qui, le premier, a donné une forme arrêtée à la doctrine des crises, sur laquelle il a insisté dans maints passages de ses œuvres, notamment dans ses Commentaires sur les *Aphorismes*, le *Pronostic*, les *Épidémies*, les *Humeurs*, et à laquelle il a consacré un travail didactique complet, en six livres, dont trois pour les crises elles-mêmes et trois pour les jours critiques. Dans tous ces écrits, il semble n'avoir pour but que d'éclaircir et de compléter la pensée hippocratique; mais ne laisse pas que de l'altérer en des points importants, notamment sur la question des jours critiques.

Pour Galien, les maladies peuvent se terminer de six façons : rapidement, par la guérison ou par la mort; progressivement, par amélioration ou aggravation continue de l'état pathologique; enfin d'une manière mixte, c'est-à-dire, après une mutation subite en mieux ou en mal, par retour graduel à la santé ou affaiblissement jusqu'à la mort (*des Crises*, liv. III, chap. Ier, p. 702, t. IX de l'édit. Kühne).

Le retour subit à la santé est la crise par excellence, celle à laquelle il convient de réserver ce nom; quand il n'y a qu'un changement notable, n'aboutissant pas à une guérison complète, c'est la crise imparfaite ou défectueuse; la terminaison insensible est la solution simplement, ou lyse.

La crise légitime, celle qui consiste en un retour subit à la santé, se fait toujours par des excrétions manifestes ou par des abcès notables; car, si ces actes pathologiques font défaut, la maladie empire. Elle est précédée d'une grande perturbation : insomnie, délire ou sommeil pesant, dyspnée, vertiges, agitation, cris, etc., et c'est dans le paroxysme, plus sévère et anticipant sur l'heure habituelle, que les patients sont pris de sueurs abondantes, ou de vomissements, de déjections alvines, de flux de sang, ou éprouvent toutes ces évacuations à la fois. Malgré la gravité apparente de la situation, le malade est alors hors de danger, sauf trop grande prostration des forces. La crise est donc, semble-t-il, le dernier redoublement ou le dernier accès de la maladie; elle doit d'ailleurs arriver dans la période d'état, alors que la coction est faite, et aux jours voulus, car c'est par son intermédiaire que la nature sépare les humeurs nuisibles et inutiles des humeurs bonnes et utiles (*Comment. sur l'Aphorisme* 13, sect. 2, p. 471, t. XIII).

Dans la lyse, il n'y a pas perturbation marquée, pas d'évacuation appréciable.

Les modes de terminaison mortels, que le malade succombe subitement, avec perturbation antérieure, évacuations ou décubitus, dépôts, ou qu'il n'éprouve d'abord qu'une forte aggravation, reçoivent aussi le nom de crises, mais de mauvaises crises, parfaites dans le premier cas, imparfaites dans le second. La détérioration progressive jusqu'à la mort est le marasme. Quant à la mutation subite vers le mal, sans grandes excrétions ou dépôts, ce n'est pas une crise.

La doctrine de Galien, on le voit, diffère de celle d'Hippocrate, par la séparation quasi-absolue qu'elle établit entre la crise et la lyse, par la nécessité qu'elle impose à la crise d'être précédée d'une perturbation manifeste et de se faire par des évacuations abondantes ou des dépôts notables, et de présenter par conséquent quelque chose d'exceptionnel dans les symptômes et les signes dits critiques (Galien, *loc. cit.*, chap. VI, p. 731 et chap. X, p. 751). Aussi refuse-t-elle aux fièvres éphémères et aux fièvres hectiques la possibilité d'avoir des crises (*Comment. II, sur les Humeurs*, p. 231, t. XVI).

Les modifications que Galien fait subir à la théorie des jours critiques ne sont pas moins considérables; il la complique comme à plaisir par l'invention des jours vides et des jours intercalaires, ainsi que d'un mois médical en rapport avec les phases de la lune, pour expliquer les faits contradictoires à sa théorie; en outre, il exagère encore l'efficacité attribuée à tel ou tel jour pour la réalisation des crises et la détermination de leur nature, bonne ou mauvaise. Ainsi, pour lui, le sixième jour est un tyran, rien de favorable ne peut se produire ce jour-là; mais le septième est comparé à un bon roi, c'est par excellence celui des crises heureuses.

C'est cette doctrine de Galien ou hippocratico-galénique, ainsi que l'appelle Dulaurens, que l'on peut considérer comme la doctrine traditionnelle; car elle a été acceptée sans modifications essentielles, presque jusqu'à nos jours, par la plupart des médecins humoristes, et par plusieurs solidistes, qu'ils soient devenus humoristes en ce cas, comme Baglivi, ou qu'ils aient accommodé le fond de la doctrine à leur système solidiste, comme Hoffmann, Cullen, etc.; et ce ne sont pas les hypothèses sur la puissance des divers jours critiques qui ont eu le moins de crédit, sans en excepter le rôle attribué à la lune dans l'évolution des maladies, jusqu'au seizième siècle toutefois.

Cependant, même parmi les humoristes il s'est produit sur certains points de la doctrine quelques divergences qu'il est nécessaire de signaler. Nous passons à dessein sous silence les rêveries astrologiques que les Arabes et les arabistes, grands partisans de Galien, comme on sait, ont ajoutées à la théorie des crises et des jours critiques, qu'ils ont d'ailleurs admise sans grands changements et dont ils avaient pu vérifier la justesse et la généralité à propos de la petite vérole. D'aussi peu d'importance pour nous sont les théories de Fracastor sur le rôle des mouvements de la mélancholie, comme cause des crises et des jours critiques, attribués plus tard par Prosper Alpin aux mouvements combinés de l'atrabile avec la bile et la pituite, ou de Paracelse faisant intervenir en ce sujet les explications d'une chimie grossière, lors de la réaction contre les idées galéniques, au seizième siècle. Nous ne nous proposons ici, en effet, de retracer que l'histoire des principaux points de vue sous lesquels on peut envisager la question des crises, et non celle des nombreuses théories qu'on a pu donner de leurs causes et qui pour la plupart sont sans intérêt actuel. (Voir pour plus de détails Bordeu, *Recherches sur les crises*, à la suite de ses *Recherches sur le pouls*, etc., t. II, in-12, Paris, MDCCLXVIII.)

Mais nous devons une mention à Fernel, qui, tandis que la doctrine hippocratico-galénique est défendue à Paris par Duret, Houllier, Baillou, à Montpellier par Dulaurens et plus tard par Lazare Rivière, propose une nouvelle théorie de la coction, et par suite de la crise. Se basant sans doute sur certains passages du livre de l'*Ancienne médecine* (§ 19, p. 617, édit. Littré), l'archiâtre de Henri II avance que la coction n'est que la répression de la putridité des humeurs, dont les parties altérées sont consumées par cette coction même, de sorte qu'il ne reste plus dans l'économie que les parties saines : c'est pour cela que les urines sont plus troubles avant la coction qu'après : « La fureur de l'humeur peccante étant alors rabattue, il en sort moins parmi l'urine, laquelle est plus subtile et moins trouble qu'au commencement, lorsque les humeurs étaient grandement troubles et confuses, à cause de la pourriture, qui faisait même que quantité de ces humeurs s'écoulaient avec l'urine. » Car l'hypostase n'est point une portion cuite de l'humeur qui s'était putréfiée, mais la matière en est semblable à celle de ceux qui se portent bien (*Pathologie*, chap. XVII, *des Urines*, p. 204-205, 234 à 239 ; trad. française par ADM, in-12. Paris, MDCLV). La coction n'est plus ici la préparation à l'expulsion de la matière nuisible, expulsion qui constitue la crise ; elle suffit à la guérison de la maladie, et l'évacuation de la matière jaune de la fièvre par la crise devient un fait secondaire.

Cette altération de la doctrine hippocratico-galénique (l'*Ancienne médecine* mise à part néanmoins) soulève l'indignation de Baillou, qui réfute vivement Fernel, le met en contradiction non-seulement avec Hippocrate et Galien, mais avec ce qu'il a écrit lui-même (Fernel) plus tard dans sa *Thérapeutique* (livre III), et expose doctement, en s'appuyant lui aussi sur le livre de l'*Ancienne médecine*, la différence qu'il y a entre la matière crue et la matière non cuite, la première (comme la pituite) susceptible après coction complète, *pepsis*, d'assimilation aux parties saines, la seconde apte seulement à subir la maturation ou *pépasme*, sorte de coction imparfaite qui n'est souvent qu'épaississement des humeurs et ne sert qu'à préparer l'expulsion de celles qui ne sont pas assimilables (ainsi le pus), conformément à la manière de voir traditionnelle sur les crises; mais, dans les deux cas, l'agent, l'action, la force, sont les mêmes; les matières seules diffèrent. Ainsi se trouvent conciliés les enseignements assez contradictoires de l'*Ancienne médecine*, qu'avait surtout en vue Fernel, et ceux du restant de l'œuvre hippocratique et de son commentateur Galien. Baillou toutefois modifie en un autre point la notion classique de la coction, en attribuant l'altération des humeurs et la répression de leur putridité (préliminaire ou premier effet de la coction) à la seule action des solides (Baillou, *Opera omnia*, t. IV, lib. *de Urin. hypost.*, p. 282-288; in-4°, Paris, MDCCLXII).

Nous avons un peu longuement cité Fernel et Baillou, parce que dans la théorie du premier et l'interprétation subtile du second, relative aux deux sortes de coctions, se trouve l'origine de la théorie proposée par Boerhaave (*Instit. méd.*, § 927 à 945) et qui lui est attribuée à tort, ce nous semble, par Bordeu; celle-ci n'est pas plus compréhensible d'ailleurs, et ce dernier en démontre avec beaucoup de force les contradictions et les incertitudes (*Recherches sur les crises*, p. 216).

Pour le but que nous nous proposons, il suffira de faire remarquer que, si Boerhaave adopte la définition et l'interprétation galéniques de la crise, il en restreint l'application (conformément à son système, mélange de mécanicisme, de chimiâtrie et d'humorisme naturiste) aux seules maladies aiguës humorales : car il admet en même temps, avec Bellini et Baglivi, des maladies des solides, tandis que pour la majorité de ses prédécesseurs, galénistes ou chimiâtres, le fond de la pathologie était humoral.

Avec Fr. Hoffmann, le champ des crises s'élargit à nouveau, puisqu'il en signale la possibilité dans les maladies chroniques telles que l'épilepsie, les douleurs, les fièvres intermittentes, etc., ce que Bordeu et Dumas (de Montpellier) confirmeront plus tard; mais l'interprétation des phénomènes change entièrement. Dans son système, plus décidément, mais non exclusivement solidiste — et qui est basé, comme on sait, sur le spasme et l'atonie des fibres motrices et spécialement, pour la fièvre, sur le spasme des petits vaisseaux, avec une certaine altération secondaire des liquides contenus — la crise n'est qu'un effet mécanique, un effet réglé des mouvements qui se font dans le corps, en conséquence de l'action des causes corporelles, etc., et les phénomènes critiques ne sont plus que la conséquence de la cessation du spasme, de la constriction des petits vaisseaux et des conduits excréteurs, c'est-à-dire ne sont plus que l'une des suites du retour des organes à l'état normal, au lieu d'en être la condition, la cause même, comme le pensaient les humoristes (Hoffmann, *Opera omnia*, in-f°, Genevæ, MDCCLXI; *de Rationalis therapiæ fundam.*, cap. XV, *de Crisibus et criticisdiebus*, § 11).

L'interprétation d'Hoffmann, débarrassée de ses explications humorales, est celle de Cullen (*Médic. prat.*, p. 101 de la trad. par Bosquillon; Paris, 1816), et, plus ou moins modifiée dans ses détails, celle de tous les solidistes qui admettent la crise. Ajoutons que, pour Broussais, la crise, considérée toujours comme résultat de la cessation de l'irritation (qui remplace le spasme ou l'éréthisme d'autres auteurs), n'est qu'un déplacement de celle-ci par sympathie des viscères atteints vers les organes secréteurs et exhalants de la périphérie, dont la congestion se termine toujours par une évacuation soit sécrétoire, soit purulente, soit hémorrhagique; sans cela la crise n'est pas complète (*Proposit. de méd.*, en tête de l'*Examen des doctrines*, p. 24 et 25, in-8°, t. Ier; Paris, 1821).

L'école stahlienne, qui voyait des actes médicateurs partout, ne pouvait qu'être très-favorable à la doctrine des crises; mais, comme elle n'a apporté aucun point de vue nouveau dans la question, en dehors de l'intervention de l'âme, nous nous croyons autorisé à la négliger ici. Nous ne ferons également, pour le même motif, que mentionner l'opinion de Bordeu, qui d'abord indécis sur l'existence même des crises dans ses premiers travaux (entre autres dans ses *Recherches sur les crises*, 1753, à la suite des *Recherches sur le pouls*, etc., 2 vol. in-12, Paris, MDCCLXVIII), finit par les admettre dans les maladies chroniques comme dans les maladies aiguës, et les compare au travail d'excrétion d'une glande (*Recherches sur les malad. chron.*, théor. 43 à 48, p. 120-127, in-8°; Paris, MDCCLXXV.)

Nous sommes ainsi conduit à examiner enfin les manières de comprendre la crise qui ont été proposées de nos jours.

Les notions synthétiques que représente la doctrine des crises, et les hypothèses humorales auxquelles elle a été liée à l'origine, étaient trop en opposition avec le courant d'idées qui régnait dans l'école anatomo-pathologique et organicienne de la première moitié de ce siècle, pour être accueillies avec faveur par les adhérents de cette école. Aussi ne se sont-ils guère occupés, quand ils ont été obligés de le faire, que des phénomènes critiques, que quelques-uns ont confondus avec la crise elle-même (H. Gouraud, thèse d'agrég., Paris, 1835), de leur fréquence et de leur influence sur l'issue des maladies. C'est ainsi qu'après un examen des deux opinions en présence, Chomel (*Pathologie générale*, in-8° (1824), suivi en cette circonstance par Roche (Art. CRISE du *Dict. de méd. et de chir. prat.*, 1830) et plus tard par Hardy et Béhier (*Pathologie interne*, Ier vol., p. 120-129; Paris, 1858), reste dans le doute sur la valeur des phénomènes critiques, et incline à penser que les mêmes phénomènes peuvent être tantôt l'effet, et tantôt la cause du rétablissement des fonctions; pour lui d'ailleurs ces phénomènes s'observent rarement : car il ne réserve ce titre qu'à ceux qui présentent quelque chose d'insolite. Et cependant à cette époque Landré-Beauvais avait fait paraître son *Traité de sémiotique*, écrit dans le sens naturiste, et Andral avait soutenu, dans sa thèse d'agrégation sur les crises, la doctrine traditionnelle.

Dans une école opposée, à Montpellier, la notion de la crise subissait également, mais en sens inverse, des modifications d'une certaine importance, qui tendaient à la rajeunir dans le sens hippocratique plutôt que dans le sens galénique, en donnant au point de vue doctrinal que l'on peut dégager de l'ensemble des œuvres du Père de la médecine la prééminence sur les interprétations humoristes ou mécaniciennes auxquelles cette notion a trop longtemps été liée et qui étaient certainement l'une des causes du discrédit dans lequel elle était tombée. C'est dans Grimaud, le survivancier de Barthez, que l'on voit naître ce mouvement d'épuration, si l'on peut s'exprimer de la sorte; bien qu'humoriste, il reconnaît que ce n'est pas toujours une matière peccante qui se trouve dans les évacuations critiques, ainsi qu'en témoigne, d'après lui, l'utilité de la sueur dans les hémorrhagies actives (*Cours de fièvres*, t. III, p. 302). La réaction contre le galénisme s'accentue avec Dumas (*Doctr. des maladies chroniques*, t. I, p. 182-190, éd. Rouget), qui s'occupe surtout du fait même de la crise, professant une opinion éclectique sur le mécanisme de celle-ci, et admet ainsi que Broussonnet (*Tableau élémentaire de sémiotique*), à l'exemple de Reil (*Memorabilium clinicorum medico-practicorum*, fasc. III, tract. V, Halæ, 1792), des crises dans les maladies nerveuses. Avec Fuster (thèse de concours, 1849), la crise est décidément envisagée au point de vue philosophique, nettement séparée des phénomènes critiques, auxquels seule elle donne leur caractère : « C'est la nature médicatrice qui prépare et accomplit les révolutions spontanées qu'on appelle crises... Une crise, en effet, est la résultante des efforts médicateurs, etc. (pages 62-69). C'est dans le même sens que s'exprime Jaumes, dont les idées, professées en 1855, ont inspiré deux bonnes thèses, celles de M. Solier, en 1857, et de M. Em. Bertin, en 1858, et qui dépeint ainsi la crise dans son *Traité de pathologie générale* (pages 501-503) : « La crise est une manifestation particulière de la faculté médicatrice, manifestation qui a pour but spécial de dissiper une viciation du dynamisme...; elle est donc toujours le produit d'une synergie médicatrice. » Et à la question de Chomel sur les rapports de causalité des phénomènes critiques avec la crise, il répond : la crise n'est ni la cause de la guérison, ni sa conséquence, elle en est le moyen (thèse Bertin; Montpellier, 1858). A Paris, plus tard, l'enseignement de M. Chauffard est presque identique : « On peut résumer l'idée hippocratique en disant que la crise est tout mouvement qui juge, qui termine la maladie. Nous appellerons donc crise les synergies dernières par lesquelles se juge et se termine une maladie, et phénomènes critiques ceux par lesquels se traduisent ces synergies finales » (*Principes de pathologie générale*, p. 489-490; Paris, 1862). Le point de départ de la crise est donc toujours placé, pour les vitalistes contemporains, dans une détermination de la nature médicatrice, indépendamment, en quelque sorte, des phénomènes par lesquels la crise se manifeste, dit M. Chauffard, se réalise, écrivent avec plus de raison MM. Fuster et Jaumes, et dans lesquels l'évacuation humorale ne joue qu'un rôle très-subordonné.

Réduite par les uns à l'appréciation du plus ou moins de valeur de certains phénomènes pour la solution heureuse des maladies, élevée par les autres à la hauteur d'une doctrine, la question des crises ne pouvait plus guère fournir matière à des discussions utiles — tant les points de vue étaient différents — lorsque de nouveaux moyens d'investigation, en ouvrant des voies nouvelles à son étude, lui ont fait faire un pas décisif : nous voulons parler des recherches contemporaines d'urologie et surtout de l'application du thermomètre à la détermination de la marche des maladies fébriles.

Parmi les premières, nous devons une mention au travail de Chalvet, *sur les altérations des humeurs par les matières dites extractives* (*Mémoires de la Société de biologie*, t. XIX; 4e série, t. IV; 1867). Se basant sur quelques analyses du sang et des urines dans l'état fébrile, ce physiologiste déclarait tout d'abord que la signification hippocratique du mot *crise* n'a aucune raison pour être conservée, et concluait que, au point de vue du véritable humorisme moderne, « la crise est l'exagération rémittente des fonctions émonctoires, ayant pour effet de débarrasser l'organisme de l'excédant des déchets qui s'y accumulent pendant la maladie. » La vieille idée humorale de dépuration reparaissait, appuyée sur une chimie plus savante, et trouvait son application à différentes périodes des maladies, aux crises partielles de certains accès comme à la crise finale.

Cette tentative et quelques autres de même nature n'auraient pas suffi, malgré leur intérêt réel, à rajeunir la question des crises : car, en dépit de leurs prétentions, elles n'en étudiaient qu'un côté fort restreint ; et c'est aux travaux de thermométrie clinique, poursuivis dans ces derniers temps, il faut bien l'avouer, avec plus d'ardeur en Allemagne que partout ailleurs, que l'on doit les plus grands progrès que la connaissance des crises aient faits depuis Hippocrate et Galien. Ces travaux ont en effet permis de constater — et l'expectation systématique de l'école de Vienne n'a pas été étrangère à cette constatation — que la marche de la température fébrile, dans la plupart des maladies aiguës, affecte des formes déterminées, susceptibles d'être rattachées à des types fixes, et qu'elle présente une concordance remarquable avec les phases de l'évolution pathologique décrites par les médecins hippocratistes ; ils ont fait voir notamment que le mouvement de décroissance de la température morbide à la fin des maladies, la défervescence, comme l'a appelée Wunderlich, s'établit assez souvent après une élévation thermique qui répond à la perturbation critique des anciens, et s'accomplit habituellement, en dehors de toute intervention thérapeutique, suivant deux modes principaux : l'un rapide (en vingt-quatre ou trente-six heures), l'autre graduel (en plusieurs jours), qui représentent exactement la crise et la lyse de Galien. (Traube, *Ueber Crisis und critische Tage*, in *Deutsche Klinik*, 1851-52 ; Wunderlich, *das Verhalten der Eigenswärme in Krankheiten*, 1re édit. 1868 ; 2e édit., 1870 ; Leipzig, etc., etc.)

L'évolution thermique étant considérée, un peu arbitrairement, comme retraçant celle de la maladie elle-même (Virchow, *Handbuch der speciellen Pathologie und Therapie*, t. I, p. 33, 1854 ; Wunderlich, *loc. cit.*, p. 7 de la 2e édit. allemande, et 5 de la traduction française), il était tout naturel que la détermination des modes de solution de celle-ci fût basée sur les modes de défervescence ; il est vrai d'ailleurs, suivant une juste remarque de Wunderlich (*loc. cit.*, p. 7), que, si les modifications de la température coïncident avec d'autres troubles organiques et fonctionnels, dans le corps malade, aucun ne se laisse mesurer avec la même précision et la même exactitude que la température. Aussi la doctrine allemande fut-elle bientôt propagée en France par Hirtz (de Strasbourg), qui définit la crise, physiologiquement, une défervescence rapide, tout en reconnaissant que cette dernière n'est qu'un phénomène critique ! (Art. Crise et Fièvre du *Nouv. Dict. de méd. et de chir. prat.*), et acceptée par M. X. Gouraud (thèse d'agrégation ; Paris, 1872). Pour ces deux auteurs, d'ailleurs, la défervescence précède toujours les autres phénomènes critiques.

Telles sont les principales manières de comprendre les crises qui ont eu cours dans la science ; elles se rattachent toutes, sciemment ou non, même les plus modernes, à la conception hippocratico-galénique, qu'elles dénaturent pour la plupart, il est vrai, en n'en acceptant que le côté qui leur paraît le plus saillant : l'élimination et la dépuration humorales, par exemple, pour Chalvet ; la cessation plus ou moins rapide de la chaleur fébrile, avec ou sans évacuation spéciale, pour Hirtz et l'école allemande contemporaine, ou le caractère insolite des phénomènes (Chomel, Hardy et Béhier, etc.).

Ces dernières manières de voir, pour nous borner aux plus récentes, nous paraissent inacceptables, d'abord parce qu'elles ne visent qu'un point particulier d'un fait complexe, qu'elles restreignent arbitrairement ; ensuite parce qu'elles ne s'appuient même pas sur un fait essentiel, constant ; elles se contredisent d'ailleurs réciproquement : car il faut une grande dose de bonne volonté pour voir dans la défervescence, ainsi que l'a fait un auteur, un phénomène remarquable (au sens d'insolite). La dépuration humorale, sans jouer le rôle prépondérant que lui attribuaient les anciens dans la réalisation de la crise, est sans contredit un acte important, le plus important peut-être du travail critique dans des maladies déterminées (certaines intoxications virulentes ou miasmatiques, etc.); mais, dans ces cas mêmes, elle n'est qu'un moyen, quand ce n'est pas une simple conséquence; elle fait d'ailleurs trop souvent défaut pour figurer légitimement dans une définition générale. La défervescence rapide ne nous semble pas mieux choisie pour caractériser la crise; indépendamment de ce qu'on refuse ainsi ce mode de terminaison aux affections autres que les affections aiguës à température élevée — et cet exclusivisme est en contradiction avec le sens traditionnel du mot, avec le sens même que sont forcés de lui donner encore les défenseurs de l'opinion que nous combattons — il ne manque pas de circonstances dans lesquelles la défervescence se produit rapidement sans qu'il y ait crise : ainsi les collapsus agoniques, les rémissions exagérées de la fin du premier septenaire et celles du stade amphibole de la fièvre typhoïde, etc.

Les symptômes de la défervescence ne sauraient donc être pris pour équivalents de ceux de la crise, comme l'a écrit Hirtz; ils en sont un élément, un signe capital, dans certaines maladies; mais ils ne la constituent pas. Hirtz l'a reconnu explicitement, du reste (*voy.* art. Crise cité, p. 246), et M. X. Gouraud l'avoue lui-même, puisque, après avoir adopté l'opinion de ce pathologiste sur l'équivalence de la défervescence et de la crise, il conclut en disant que la crise est « l'ensemble des actes qui jugent rapidement la fièvre dans les maladies aiguës. » Si la crise n'était autre chose qu'une défervescence rapide, on ne voit guère comment elle pourrait être en même temps un ensemble d'actes qui jugent la fièvre, etc. : car, d'après cette seconde définition, la défervescence n'est évidemment qu'une conséquence de l'ensemble des actes judicateurs. Nous ne nous attarderons pas à réfuter l'opinion de Chomel et de ses imitateurs, les études de thermométrie clinique ayant établi péremptoirement l'existence des crises en dehors de tout phénomène exceptionnel, et nous réservons pour une autre partie de ce travail l'appréciation de l'interprétation donnée à cette question par l'école de Montpellier. Il nous paraît, en effet, rationnel d'étudier d'abord la crise au point de vue du fait clinique, en dehors de toute conception doctrinale, avant d'en discuter la nature et la signification philosophique.

II. Définition de la crise. En recherchant ce qu'il y a de commun au fond de toutes les définitions proposées, on trouve la notion hippocratico-galénique d'un changement décisif éprouvé par une maladie (générale ou à réaction généralisée) parvenue à une certaine période, et à partir duquel le sort du patient est définitivement fixé; en ce sens, il y a des crises heureuses et des crises malheureuses; mais la tradition, depuis Galien, a donné à la crise une signification favorable, et une analyse plus complète des faits pathologiques a justifié cette manière de voir, en démontrant que les prétendues crises funestes, quand elles ne sont pas l'expression d'un état ataxique ou malin, dépendent de complications ou de l'aggravation progressive du travail pathologique initial, c'est-à-dire n'ont en aucun cas le caractère de jugement. Nous nous rangerons donc à cette opinion : car il serait d'ailleurs sans intérêt pratique d'examiner si, dans les maladies paroxystiques, par exemple, la dernière exacerbation, celle qui précède la période agonique, ne doit pas être considérée comme critique.

A cette façon d'entendre la crise se joint en outre l'idée, plus galénique qu'hippocratique cette fois et que nous ne saurions accepter, de la rapidité nécessaire du mouvement critique, que l'on se plaît à opposer à la lenteur de la terminaison par lysis; cette séparation, en effet, est arbitraire, malgré la confirmation qu'on a cru en trouver dans l'observation thermométrique. De plus, même en l'attribuant seulement au mode de manifestation de la crise et non à son complet achèvement, qui peut exiger un temps plus ou moins long pour se réaliser, sans que la nature du travail de restauration soit changée (et cette distinction, qui n'a pas été faite, permettrait de comprendre dans une même définition la crise et la lysis), la soudaineté n'est pas un caractère constant de la crise, ainsi que nous le verrons bientôt; nous devons donc l'éliminer, tout en reconnaissant qu'il se constate assez souvent et rend alors la crise bien plus évidente. Nous ferons les mêmes remarques pour les évacuations humorales.

Ces explications données, et en nous restreignant pour le moment à la considération des traits essentiels et communément admis de la doctrine traditionnelle, nous dirons que la crise, dans son sens le plus étendu, est le changement décisif que subit une maladie (générale ou à réaction généralisée) arrivée à son summum, et à partir duquel s'opère définitivement le mouvement de retour de l'organisme à l'état hygide.

Nous disons *décisif* et mouvement *définitif* de restauration hygide, pour différencier la crise des simples améliorations, et pour indiquer qu'à partir du moment où le changement s'est produit, quel que soit le temps nécessaire à sa parfaite réalisation, la maladie est jugée, est virtuellement terminée; nous spécifions en même temps qu'il s'agit de maladies générales, ou à réaction généralisée, parce que, bien que le travail de restauration dans un tissu atteint de phlegmon abcédé ou terminé par résolution, par exemple, ou de toute autre lésion localisée, puisse présenter les mêmes phases qu'une affection de toute la substance (pour parler le langage de l'Ecole), la conception première de la crise et une tradition constante ont réservé cette désignation à la solution des maladies qui intéressent l'ensemble de l'organisme, et paraissent exiger le concours de toutes ses forces pour être menées à bonne fin. A ce titre, les maladies fébriles, avec ou sans localisation, offrent les types les mieux caractérisés des différentes sortes de crises, qui trouvent dans les tracés thermométriques un mode de représentation schématique réellement saisissant. Parmi ces maladies, la pneumonie fournit sans contredit la démonstration la plus convaincante des propositions qui précèdent, et surtout du caractère décisif, pour la solution de l'état pathologique tout entier, de la crise qui met d'abord un terme au trouble général. Dans cette phlegmasie, on le sait, la crise de l'état fébrile et des désordres qui l'accompagnent s'opère très-rapidement, d'ordinaire, et précède souvent de plusieurs jours la résolution des lésions pulmonaires; et pourtant, à dater du jour où elle s'est produite, la maladie peut être considérée comme jugée, malgré la persistance des lésions : l'évolution progressive de celles-ci, en effet, est dès lors enrayée, et bientôt elles subissent à leur tour le travail de régression qui doit achever la guérison, si toutes choses marchent convenablement.

Mais la crise n'est pas un simple point de rebroussement, si l'on peut ainsi dire, de la courbe qui représenterait l'évolution de la maladie, et s'il est permis, pour la commodité de l'exposition, d'en parler d'une façon abstraite, il importe de ne pas oublier qu'elle résulte de choses fort concrètes, et en réalité est constituée par l'ensemble des actes qu'accomplit l'organisme, spontanément ou à la suite d'une provocation, pour revenir au type physiologique quand il en a été momentanément éloigné par une cause morbifique. De ces actes, les uns restent cachés, les autres sont appréciables à nos moyens d'investigation et ont reçu, ainsi que les symptômes s'y rattachant, le nom de phénomènes critiques. Il y a donc lieu de distinguer, dans le mouvement critique, les opérations occultes qui en déterminent la production (et dont la cause nous échappe, puisqu'elle se confond avec celle de la vie), et les phénomènes qui le traduisent à l'extérieur et servent visiblement à sa réalisation. Parmi ceux-ci, il en est qui précèdent le changement dans l'évolution morbide et semblent l'annoncer, ou, tout au moins, sont en rapport avec le travail plus intime qui le prépare; d'autres sont la manifestation de ce changement, ou bien des moyens par lesquels il s'effectue; d'autres enfin n'en sont que la conséquence. Ces différentes phases de l'action critique (préparation, réalisation et achèvement complet) ne se peuvent séparer, et c'est à juste raison que l'on a confondu sous une même désignation les phénomènes qui s'y rapportent à divers titres. Mais ces phénomènes n'ont pas, ne peuvent pas avoir tous la même signification, la même valeur, et il est vraiment singulier qu'après les distinctions nécessaires qui ont été faites en cette matière, par les pathologistes les plus anciens, certains contemporains persistent encore, abusés par la similitude de la dénomination, à parler en bloc de ces phénomènes, que quelques-uns confondent avec la crise, à discuter s'ils sont cause ou effet du rétablissement, et même à déclarer qu'ils sont toujours le résultat de la guérison.

Ces divergences d'appréciation proviennent en partie de ce que le même mot ne répond pas pour tous à la même idée; mais elles dépendent encore plus d'un défaut d'analyse et d'observation. C'est l'expérience seule, en effet, qui peut déterminer le rôle que joue tel ou tel phénomène dans le travail curateur; les phénomènes dits critiques ne le sont pas par eux-mêmes, mais par leurs rapports avec les différentes périodes de l'évolution critique. Hippocrate l'avait déjà reconnu et insistait sur cette importante distinction : Ce qui sert ressemble complétement à ce qui nuit,... car tout est semblable : les choses qui sont critiques, celles qui nuisent, celles qui délivrent... Les signes critiques en mieux ne doivent pas apparaître de bonne heure...; arrivant à temps, ils annoncent le salut; arrivant hors temps, ils sont de nature opposée. Jugez les évacuations non par la quantité, mais suivant qu'elles sortent telles qu'il convient et qu'on les supporte bien, etc. (*Des Humeurs*, §§ 4, 5, *Aph.*, sect. 1, 25). Cet enseignement doit être retenu.

III. Symptomatologie générale de la crise. Ces préliminaires posés, nous allons essayer de donner un aperçu de la physionomie générale de la crise, en prenant pour type ce qui se passe dans les maladies aiguës fébriles, où ce grand fait pathologique est le mieux caractérisé et a été le mieux étudié. Quelles que soient, en effet, les différences de nature et de siége qui peuvent séparer ces maladies, l'existence de la fièvre leur imprime, au point de vue de l'état général, un caractère commun qui domine très-souvent toutes ces différences, et justifie une description d'ensemble, puisque la crise, nous l'avons vu, est surtout un mode de terminaison d'un trouble général de la santé. Il y a d'ailleurs des crises communes et des crises spéciales. Nous examinerons ensuite les principaux phénomènes critiques, et nous en discuterons les rapports réels avec la crise, d'après les travaux contemporains et nos recherches propres.

La crise, phase particulière d'une évolution morbide dont tous les actes s'enchaînent et se commandent successivement en quelque sorte, ne saurait être isolée de ce qui la précède et la suit immédiatement; il y a donc lieu de distinguer pour son étude une période de préparation ou d'imminence, appelée aussi procritique; une période de réalisation ou de crise proprement dite, et une période de parfait achèvement, désignée également sous le nom d'épicritique par Wunderlich et par tous ceux qui, avec lui, ne veulent voir dans la crise qu'une défervescence plus ou moins rapide. Le professeur Jaumes (de Montpellier), poussant encore plus loin l'analyse, l'a considérée comme une maladie surajoutée et en a décrit l'incubation, les prodromes, les symptômes, etc. Sans méconnaître l'ingéniosité de cette manière de voir, nous n'irons pas aussi loin.

La période de préparation se présente sous deux aspects bien différents : dans l'un (qui répond en partie au *stadium decrementi* ou de décroissance certaine, mais insuffisante, de Wunderlich), elle n'est caractérisée que par un léger amendement de tout ou partie des symptômes, notamment une diminution de la température morbide, et surtout de l'exacerbation vespertine, et par l'apparition ou l'accentuation, s'il existait déjà, de l'un des phénomènes qui doivent concourir à la réalisation de la crise ; ainsi, de la moiteur, avec détente du pouls; ou de la pesanteur lombaire, de la tension abdominale, des borborygmes, etc., suivant que la sueur ou les évacuations alvines seront le phénomène critique prépondérant. C'est alors aussi que se montrent ou s'accentuent les signes de coction dans les différentes excrétions qui en sont susceptibles : l'épaississement des mucosités nasales ou broncho-pulmonaires, dans le cas de coryza, de bronchite ou de pneumonie, par exemple; l'épaississement des matières fécales, s'il y avait auparavant de la diarrhée; les sédiments urinaires (ces derniers sous réserve). Cette période, qui s'observe presque exclusivement dans les maladies à marche continue, sous-continue ou rémittente, dure en moyenne de douze à vingt-quatre heures, mais peut se prolonger davantage, jusqu'à deux et trois jours, dans des circonstances exceptionnelles que nous spécifierons plus loin ; dans le premier cas, il est souvent difficile de la séparer de la crise elle-même, dont on pourrait la considérer comme le début, surtout lorsque celle-ci s'accomplit lentement, par oscillations descendantes, comme dans la forme qui a reçu de préférence le nom de lyse ou lysis.

D'autres fois, c'est une aggravation apparente qui signale cette période : « Quand une crise s'opère, la nuit qui précède le redoublement est difficile à supporter », avait déjà remarqué le Père de la médecine (*Aphor.*, sect. 2, 13) et Galien, renchérissant sur cette observation et s'inspirant de faits exceptionnels, trace un tableau effrayant de la perturbation procritique, dont nous avons déjà indiqué les principaux traits. Cette perturbation semble d'ailleurs constante pour Galien et devient l'un des éléments, en quelque sorte, de la crise (*Des Crises*, liv. III, ch. II).

L'observation contemporaine a confirmé en partie ces assertions, en démontrant, au moyen du thermomètre, la réalité de cette exacerbation procritique, non-seulement dans des affections à marche paroxystique ou rémittente, comme la rougeole, certaines fièvres catarrhales ou gastriques, mais dans des maladies à marche sous-continue, comme la pneumonie, certaines angines, etc. Sur 81 cas de pneumonie terminés par la guérison, nous l'avons constatée 41 fois, c'est-à-dire dans un peu plus de la moitié des cas; encore éliminons-nous 4 cas de pneumonie intermittente, qui naturellement ont présenté des paroxysmes marqués, mais dans lesquels l'administration du sulfate de quinine a modifié brusquement la situation, au troisième accès seulement, il est vrai; tandis que nous n'avons noté que 37 fois la diminution préparatoire, et encore en comptant les cas dans lesquels une recrudescence ultime précède de deux et trois jours la crise proprement dite.

Cette exacerbation s'accompagne assez rarement des phénomènes graves décrits par Galien, et complaisamment reproduits par la plupart des auteurs; mais elle ne consiste pas uniquement dans l'élévation thermique; indépendamment du malaise et des troubles nerveux qui sont habituellement liés à l'accroissement de la température organique, on observe, dans la pneumonie notamment, une recrudescence des phénomènes pulmonaires qui peut aller jusqu'à faire supposer que le paroxysme est simplement dû à une extension de la localisation ou à un arrêt du travail de résolution; ainsi le point de côté reparaît parfois, des râles sous-crépitants sont perçus dans une plus grande étendue, ou sont remplacés dans les points qu'ils occupaient primitivement par du souffle, qui avait disparu depuis un temps plus ou moins long, etc. Il en est de même pour les localisations bronchiques des affections catarrhales. Cette interprétation toutefois ne saurait être admise sans conteste pour un certain nombre de cas de pneumonie, et surtout de synoques inflammatoires, catarrhales ou gastriques, dans lesquels il est impossible de constater cet accroissement de la lésion au moment de la pertubation procritique; il reste d'ailleurs à rechercher le pourquoi de cette aggravation si courte de la lésion. Dans l'érysipèle de la face, il ne paraît pas douteux cependant que l'élévation thermique (que l'on observe très-rarement d'ailleurs) avant la crise ne soit liée à une nouvelle poussée; c'est également à la progression du travail phlegmasique qu'il faut rattacher celle que l'on constate parfois dans l'otite et l'angine tonsillaire phlegmoneuse. En est-il de même pour la rougeole? Pour cette fièvre éruptive, le paroxysme le plus élevé est en rapport avec l'épanouissement de l'exanthème, tandis que dans la fièvre initiale de la variole le maximum thermique coïncide ordinairement avec le début de l'éruption.

Quoi qu'il en soit des explications, le fait mérite d'être signalé, à cause de son importance pratique. L'exacerbation procritique n'a pas toujours les mêmes caractères, d'ailleurs; ordinairement précédée d'une rémission qui peut aller jusqu'à simuler la crise, elle a une durée et une intensité variables; le plus souvent d'une douzaine d'heures, elle persiste parfois pendant vingt-quatre et trente-six heures, et même davantage; mais alors sa signification est douteuse: tantôt, dans ces cas, elle n'atteint son maximum que le second jour, la rémission matinale de ce jour faisant assez souvent défaut; tantôt elle arrive dès le premier soir (car c'est habituellement dans l'après-midi ou la soirée qu'on l'observe) à son plus haut degré, mais persiste, avec une faible rémission cependant, dans la matinée et parfois dans la soirée du deuxième jour. C'est dans les cas où elle va ainsi en s'amendant progressivement pendant deux, trois et quatre jours, jusqu'au moment où la crise se produit, que l'on peut se demander si l'exacerbation n'est pas due à une rechute, et si la période de plusieurs jours qui la suit n'est pas celle de préparation de la crise. L'élévation thermique, qui d'après Wunderlich n'atteindrait ou ne dépasserait qu'exceptionnellement les maxima antérieurs, les dépasserait assez fréquemment (dans près de la moitié des cas où le malade a été observé d'assez bonne heure) de 0°,2 à 1°,2, en moyenne de 0°,4 à 0°,6, d'après nos observations de pneumonie et presque constamment pour la rougeole.

La rémission qui précède habituellement la perturbation critique, et sert à en fixer la valeur, se remarque aussi dans le cours de l'évolution pneumonique à des moments divers (nous l'avons notée 30 fois sur 81 cas, dont 24 n'ont été vus qu'après le cinquième jour, par conséquent 31 fois sur 57 à la rigueur), de préférence au troisième ou au quatrième jour, lorsque la pneumonie se terminait au cinquième, au septième ou au huitième, et au sixième et au septième jour quand la crise avait lieu le neuvième, le dixième ou le onzième jour; elle se manifeste parfois à deux ou trois reprises et devance en général de vingt-quatre à quarante-huit heures, et même de trois jours la crise définitive. Sa durée, ordinairement de douze heures, peut cependant se prolonger pendant un et même deux jours, et dans ces cas, si la rémission est assez prononcée pour atteindre la norme et même tomber au-dessous, on est fort embarrassé pour décider si l'on est en présence de la crise, de l'amendement préparatoire ou d'une fausse crise : l'époque prématurée de l'apparition de cette amélioration, sa production inopinée et rapide, son défaut de rapport avec les autres phénomènes accusés par le malade, sa liaison avec une intervention thérapeutique, seraient, d'après Wunderlich, les éléments du diagnostic. Hippocrate avait déjà averti qu'il fallait que les signes en bien n'arrivassent pas trop tôt, fussent précédés des signes de coction, etc.

Depuis Galien on admet généralement que la crise se fait de deux façons; l'une rapide, manifeste, avec excrétions abondantes, insolites même, ou des dépôts, des abcès : c'est la crise légitime ; l'autre plus lente, insensible, sans évacuations ni dépôts : c'est la lysis, la solution. Cette distinction, fondée si l'on veut exprimer les deux formes les plus communes d'un même fait, ne peut cependant être établie d'une façon absolue ; car il existe entre les formes extrêmes, à caractères tranchés, tous les intermédiaires, tant au point de vue de la rapidité de la marche que de l'intensité des phénomènes critiques, qui ne consistent pas toujours, comme le voulaient les humoristes, en évacuations ou dépôts. La confirmation de cette distinction qu'on a cru trouver dans les études thermométriques est susceptible des mêmes objections.

En se basant sur la rapidité de la défervescence (confondue avec la crise), on a admis des crises très-rapides (en deux et quatre heures), rapides (en douze ou trente-six heures), lentes ou traînantes (durant plusieurs jours, de trois à cinq jours, pour Hirtz); l'observation clinique n'est pas favorable à une division aussi nette. Pour ce qui concerne le type très-rapide de la fièvre intermittente, il n'est exact que si l'on considère la durée absolue : car, si on compare la durée de la défervescence à celle des autres périodes, on constatera facilement que c'est le type des défervescences lentes (voir fig. 1).

Quant aux défervescences rapides, il nous est impossible d'accepter l'intervalle maximum de quarante-huit heures pour leur réalisation, tout en reconnaissant que c'est la durée observée le plus communément ; mais assez souvent la défervescence, ayant débuté dans l'après-midi ou dans la soirée, se continue toute la journée du lendemain et du surlendemain, et ne se termine que le troisième jour, au matin, de façon à se prolonger au moins soixante heures ; dans quelques cas, qui ne sont pas très-rares, soit à cause de la température élevée du fastigium, soit à cause de l'abaissement hyponormal qui se montre dans la matinée du troisième jour, soit à cause d'une exacerbation vespertine qui interrompt la descente le deuxième jour, cette chute de température met trois et quatre jours à s'effectuer, sans que le caractère de crise proprement dite soit altéré. Si l'on peut contester cette interprétation pour les faits dans lequels la descente a lieu d'une façon saccadée, avec exacerbations vespertines quotidiennes, mais de plus en plus basses, on ne saurait le faire pour les cas dans lesquels la descente se produit d'une façon continue comme dans les suivants de pleuro-pneumonie, qui se sont en outre, accompagnés, le second surtout, de sueurs abondantes (nous n'indiquons que les chiffres se rapportant à la défervescence) :

	MATIN.	SOIR.		MATIN.	SOIR.
6e jour.	39°,9	40°,0	5e jour.	40°,0	40°,1
7e —	39°,4	38°,8	6e —	39°,4	39°,2
8e —	37°,5	37°.2	7e —	39°,0	36°,0
9e —	36°,8	37°,2	8e —	35°,5	

Le maximum avait été de 40°,6 pour le premier, au quatrième jour, et de 40°,4 pour le second, au même jour. La défervescence, bien que continue, a donc mis au moins soixante heures à se réaliser; le même laps de temps peut être nécessaire, à plus forte raison, si l'abaissement thermique est interrompu par une exacerbation même momentanée. La durée de la défervescence n'est pas d'ailleurs le seul phénomène à envisager, pour apprécier si l'on est en présence d'une crise à forme sensible ou d'une crise à forme insensible.

D'un autre côté, la crise par lysis peut ne demander que de trois à cinq jours pour se produire, surtout quand la température du fastigium est peu élevée, et que la marche de la maladie est naturellement rémittente : ainsi la solution de certaines affections catarrhales, de quelques épanchements pleurétiques, de certaines formes d'érysipèle ou d'épanchement pleurétique, de formes abortives de la fièvre typhoïde, se réalise entre trois et huit jours et même plus. Mais, dans ces derniers cas, ce n'est que par la comparaison avec des formes plus accentuées que l'on est autorisé à admettre l'existence de la crise.

Dans les formes intermédiaires, le même laps de temps peut donc être nécessaire à l'accomplissement d'une crise ou d'une lyse, et c'est d'après d'autres considérations, tirées de l'ensemble des phénomènes, que l'on se décidera pour l'existence de l'une ou de l'autre. Ces réserves faites, nous ne faisons aucune difficulté de reconnaître que fréquemment les deux types de crises sont nettement distincts et peuvent être décrits à part.

Le caractère essentiel de la crise proprement dite est l'amélioration subite qui se produit dans l'état du malade au moment de la plus grande violence des symptômes ou après une faible diminution de ceux-ci ; malgré la persistance des lésions anatomiques, qui dans la pneumonie, par exemple, mettent souvent plusieurs jours encore à se résoudre, le sujet éprouve un sentiment de soulagement notable qui démontrerait, s'il en était besoin, la part prépondérante des troubles fonctionnels dans le malaise morbide. En même temps que la chaleur fébrile tombe, le rhythme de la circulation s'abaisse rapidement, et il n'est pas rare, dans les crises rapides, surtout avec accompagnement d'évacuations abondantes, de le voir tomber à 60, 56 et même 48 pulsations à la minute; celui de la respiration subit une diminution parallèle, parfois un peu retardée, mais non constamment, par les lésions pulmonaires; les troubles du système nerveux s'amendent, la langue s'humecte, la peau s'assouplit, etc.; toutes les fonctions, en un mot, tendent à revenir promptement à l'état normal.

Cette amélioration remarquable s'accompagne ordinairement d'évacuations plus ou moins notables, ou de fluxions sur diverses organes, d'éruptions cutanées ou de phlegmasies, et même de gangrène, dit-on; parfois de troubles nerveux plus ou moins insolites : convulsions, surdité, etc. Il y a donc des crises avec évacuations et d'autres sans éliminations apparentes. Parmi les premières, il convient de distinguer l'exagération de sécrétions naturelles, la sueur, les déjections alvines, les flux divers, et les évacuations décidément pathologiques, telles que les hémorrhagies, les suppurations, etc. Assez communément d'ailleurs, plusieurs de ces excrétions se réalisent simultanément ou successivement, et c'était même l'opinion d'Hippocrate et de Galien, que la crise pour être parfaite devait être universelle, c'est-à-dire porter sur la plupart des grandes fonctions : la sueur et les hémorrhagies, la sueur et les éruptions; les urines et les déjections alvines vont assez souvent ensemble ; tandis que la sueur et les déjections alvines, celles-ci et les hémorrhagies se font souvent opposition et d'habitude ne se produisent, s'il y a lieu, que successivement.

En outre de ces évacuations communes, qui se peuvent rencontrer dans toute espèce d'affections, et dont la manifestation est commandée par la nature de ces maladies, ou les conditions individuelles du sujet, il en est d'autres, plus spéciales, qui sont en rapport avec les localisations pathologiques : ainsi l'expectoration pour les maladies pulmonaires, les éruptions pour les fièvres exanthématiques, la salivation pour la variole, etc. Les deux sortes de phénomènes s'associent habituellement et se confondent même parfois : ainsi les évacuations alvines se rencontrent dans les crises communes et sont également la crise spéciale des maladies du tube digestif.

Les anciens pensaient que les crises se réalisent de préférence vers la fin de la nuit ou sur le matin ; d'après Thomas (de Leipsig), le plus grand nombre débute sur le soir, très-tard, entre neuf heures et minuit, un nombre moindre commence dans la première moitié de la journée. Nos relevés de température, ne comprenant habituellement que deux mensurations par jour, ne nous permettent pas une opinion personnelle à cet égard ; toutefois nous pouvons dire que, sur 81 cas de pneumonie, la défervescence a été 53 fois constatée d'abord le matin et 28 fois dans l'après-midi.

La durée de la crise est variable, nous l'avons vu, et paraît ordinairement en rapport avec celle de la maladie, sans qu'il y ait rien de fixe à cet égard : ainsi dans la pneumonie la défervescence peut être aussi prompte lorsqu'elle se manifeste au onzième ou au quatorzième jour que lorsqu'elle se montre au cinquième ou au sixième ; celle de la rougeole est rapide après une période d'invasion assez longue, et c'est l'inverse pour la plupart des scarlatines. Il n'est pas davantage entièrement exact de dire « que la crise est d'autant plus rapide et plus prochaine que la température d'invasion est arrivée plus vite à son maximum, et *vice versa* » (Hirtz). Il est plus habituellement vrai que la défervescence est plus rapide dans les maladies à moyenne thermique élevée; mais ici encore il y a des exceptions : la fièvre typhoïde, certaines scarlatines, etc. La crise débutant le matin serait plus longue, d'après Thomas, que celle du soir.

L'évolution critique est tantôt continue, c'est-à-dire s'accomplit d'un seul trait, bien que la défervescence se ralentisse d'habitude dans l'après-midi, tantôt entrecoupée par des retours ascensionnels vespertins. Dans l'un et l'autre cas, on peut voir la température tomber, en trente-six heures ou quarante-huit heures, de 3° à 4°,5 et même de 5°. Il n'est pas rare de voir la chute de la température dépasser la normale, descendre à 36°5 et jusqu'à 35°, chiffre qu'elle dépasse très-rarement, et des phénomènes de collapsus avec phénomènes nerveux, délire même, se produire; cela arrive d'autant plus facilement que l'abaissement thermique est plus rapide et plus étendu. La lenteur extrême du pouls et les circonstances dans lesquelles ces phénomènes se produisent servent à éviter l'erreur dans laquelle on pourrait tomber, en confondant cette amélioration trop rapide avec la prostration et la réfrigération d'une période proagonique. Cet état peut ne durer que vingt-quatre heures ou persister plusieurs jours, sans que la guérison soit entravée (Wunderlich).

Les anciens pathologistes avaient déjà reconnu le peu de gravité de cet état, qu'ils considéraient à tort comme celui de la crise, alors qu'il n'en était que la conséquence. Il s'observe surtout, en effet, lorsque des évacuations abondantes, de la sueur principalement, ont amené une déperdition de chaleur qui n'a pu être compensée par l'hyperthermogenèse fébrile, alors supprimée.

D'autres fois, la marche de la crise se trouve interrompue; après un début rapide, permettant d'espérer une guérison prochaine, il y a des recrudescences de l'état pathologique, et ce n'est qu'après deux ou trois tentatives ainsi avortées que la crise définitive se réalise : ce fait est assez commun, nous l'avons dit, dans la pneumonie, dans l'érysipèle de la face. Dans d'autres cas, après un début analogue, il y a arrêt de la défervescence, qui devient traînante, généralement avec exacerbation vespertine; il faut alors songer à une complication qui rend la crise imparfaite : ainsi l'apparition d'un épanchement dans le décours d'une pneumonie; car la présence ou l'absence des lésions locales initiales, dans cette dernière maladie, ne semble pas beaucoup influer, pendant quelques jours tout au moins, sur l'étendue de la défervescence; plus tard, si leur résolution ne s'effectue pas, ces reliquats peuvent donner lieu à une fièvre secondaire. Dans tous ces cas, la température, la respiration et la circulation suivent une marche à peu près parallèle ; nous disons à peu près, car assez souvent le rhythme circulatoire se maintient élevé, s'il y a des complications, bien que la température baisse.

Lorsque la crise met plusieurs jours à s'accomplir, lorsqu'elle se fait par lyse, selon l'expression consacrée, les phénomènes qui la signalent sont moins accentués et plusieurs peuvent faire défaut : ce n'est que progressivement que l'amélioration se manifeste ; la défervescence se fait par saccades, selon le mode brisé, et est plus fréquemment interrompue par des recrudescences que dans le type critique proprement dit ; par contre, les températures hyponormales y sont plus rares. La circulation et la respiration reviennent également petit à petit à la fréquence physiologique, au-dessus de laquelle elles restent assez communément, pourtant, pendant un temps plus ou moins long. Les évacuations critiques ne font pas absolument défaut; on peut observer des sueurs, des déjections alvines ou des flux urinaires, par exemple, ou des suppurations, des dépôts; mais on voit rarement des hémorrhagies, à moins qu'elles ne soient symptomatiques, ce qui parfois aussi est le cas pour les abcès et les dépôts ; ces évacuations sont d'ailleurs peu considérables, d'habitude, et souvent ne se produisent pas.

On peut, du reste, rencontrer tous les intermédiaires, nous ne saurions trop insister sur ce point, entre la crise avec phénomènes manifestes, insolites même, et la crise par phénomènes insensibles ; les cas extrêmes sont seuls bien tranchés. Les mêmes affections, suivant les sujets, peuvent présenter l'une ou l'autre forme de solution : ainsi la pneumonie, l'érysipèle, l'angine tonsillaire, etc. ; cependant il en est qui revêtent plus particulièrement la dernière : ce sont les états pathologiques à marche rémittente, ordinairement assez longue, à température moyenne peu élevée, tels que les affections catarrhales, le rhumatisme articulaire aigu, les épanchements pleurétiques, la fièvre typhoïde, le typhus exanthématique ; ces derniers toutefois font exception pour la moyenne thermique.

Pour finir la description de la crise envisagée dans ses traits généraux, il ne nous reste plus à dire maintenant que quelques mots sur la période épicritique. Cette période n'est guère appréciable dans les crises par lysis, où elle se confond avec la convalescence ; mais il n'en est pas de même dans la crise proprement dite, où elle est d'autant plus manifeste que celle-ci a été plus rapide. Dans cette période, la crise se complète, en quelque sorte ; la résolution des lésions anatomiques se termine, les excrétions suspendues ou modifiées par l'état fébrile non-seulement reparaissent comme en santé, mais parfois subissent une sorte d'exagération momentanée ; les éliminations, s'il y a lieu, s'achèvent : c'est la constatation de ces faits, abusivement généralisés, qui a porté plusieurs auteurs à regarder tous les phénomènes critiques comme des résultats de la crise. Parfois même c'est à ce moment qu'apparaissent le délire et d'autres troubles nerveux, s'ils n'existaient déjà auparavant, bien que leur disparition coïncide habituellement avec la réalisation de la crise. La température hyponormale, dans le cas de collapsus, peut se maintenir pendant un ou deux jours, et même plus, sans danger d'ailleurs, ou bien revenir progressivement ou rapidement au degré physiologique. La circulation et la respiration gardent encore, dans les mêmes circonstances, leur rhythme ralenti, qui deviendra plus tard, pendant la convalescence, accessible aux moindres influences d'accélération. Nous ne parlons pas du retour de l'appétit et des forces, qui appartient plutôt à la convalescence ; toutefois celle-ci, même dans le cas de crise rapide, peut suivre presque immédiatement. Enfin dans des conjonctures exceptionnelles, et en dehors des cas dans lesquels la mort est due à une complication ou aux progrès de lésions non enrayées par la crise, telles que les dégénérescences du muscle cardiaque, le sujet peut succomber guéri, épuisé par les dépenses organiques qu'a nécessitées la crise. Ces terminaisons fâcheuses sont très-rares, mais il est bon d'être prévenu de leur possibilité.

Les considérations précédentes concernent les crises des affections pyrétiques aiguës ; mais elles sont également applicables, avec quelques restrictions, aux crises des affections aiguës peu ou point fébriles, et même, en partie, à celles des maladies chroniques. On a contesté l'existence des crises dans ces deux derniers ordres de maladies, et l'on était dans le vrai si la chute de la fièvre est le caractère essentiel de la crise ; mais il faudrait le démontrer.

La fièvre est le phénomène qui indique le plus nettement la participation de tout l'organisme à l'état pathologique, et la crise, la tradition l'a établi, est un mode de solution des maladies générales ; mais l'économie ne peut-elle traduire sa souffrance que par la fièvre ? Personne n'oserait le soutenir, et d'ailleurs le mouvement pyrétique n'a pas toujours la même valeur dans le syndrome morbide.

Qu'un épanchement pleurétique, après douze ou quinze jours de durée, vienne à disparaître rapidement, en trois jours, deux jours même, ainsi que nous en avons vu des exemples, à la suite de sueurs abondantes ou d'une diurèse copieuse, dira-t-on que ce fait mérite ou non l'appellation de crise, suivant que le porteur de l'épanchement avait ou n'avait pas de fièvre? Bien que le trouble pathologique soit ici plus localisé que lorsque la fièvre existe, il n'y en a pas moins eu travail d'ensemble synergique pour la résolution et l'élimination de l'exsudat. Et même quand il y avait encore un certain degré de chaleur fébrile, 1° et quelques dixièmes en plus, ou en moins, quelle était ici l'importance de la diminution de température eu égard au travail de résorption de l'épanchement ?

Nous en dirons autant pour les diarrhées ou les éruptions cutanées que l'on constate assez souvent à la suite de certains empoisonnements, après un séjour plus ou moins prolongé dans un milieu miasmatique : il est bien peu de médecins qui n'en aient été le sujet au début de leurs études anatomiques. C'est une conséquence d'une intoxication, dira-t-on ; d'accord; mais cela empêche-t-il que, lorsque des évacuations font disparaître un état de malaise, de courbature, d'embarras gastrique, qui durait depuis plusieurs jours, elles ne revêtent le caractère critique? Ici encore ne recevront-elles cette désignation que lorsqu'il y aura eu de la fièvre? Ou ne sont-elles possibles qu'à cette condition?

La terminaison de la dysenterie par un flux diarrhéique rentre en partie dans les faits que nous cherchons à établir ; mais on peut y voir un fait de dérivation, comme on peut attribuer à une simple action mécanique le soulagement de certains états congestifs, à la suite d'hémorrhagies de différents genres. Toutefois il faut faire une exception pour le flux menstruel, dont l'apparition seule met fin aux désordres si divers et parfois si graves qu'engendre sa suppression ou la difficulté de son premier établissement. On objectera que dans le premier cas, plus commun dans les maladies chroniques, il est vrai, il n'y a rien d'étonnant à ce que la maladie cesse avec la cause qui l'a déterminée; mais n'est-ce pas ce qui arrive dans les affections fébriles auxquelles donne naissance la perturbation des fonctions cutanées et qui se guérissent si communément par un flux sudoral, c'est-à-dire par un retour de ces fonctions, momentanément exagérées même? Et dans le second cas, faudra-t-il absolument qu'il y ait de la fièvre (chose assez fréquente d'ailleurs), pour que l'hémorrhagie menstruelle soit regardée comme critique?

Nous ne prétendons pas que la ressemblance soit complète entre les troubles que suscite la réalisation difficile d'une fonction et ceux qui caractérisent une maladie de tout autre origine : dans l'une, la crise est une phase, un mode de terminaison d'un état morbide antérieur, constitué en dehors d'elle, pouvant évoluer et guérir même sans elle ; dans l'autre, c'est l'évacuation supposée critique dont la production entravée procure (exige, disent les partisans des fièvres synergiques) le trouble pathologique. Ce dernier, pour n'être que subordonné, en est-il moins jugé par l'hémorrhagie utérine, quelquefois remplacée ou précédée par des épistaxis, des hémoptysies, etc. Au point de vue pratique, les indications diffèrent-elles dans les deux cas? Évidemment non. Sans confondre les deux espèces, il convient par suite de les rapprocher l'une de l'autre.

Il y a donc des crises dans les maladies aiguës apyrétiques ou accidentellement et médiocrement fébriles; lorsque la fièvre existe, elle imprime un caractère plus accentué à la crise, elle en favorise même la réalisation, mais elle n'en est pas une condition indispensable. Ce qui domine, dans ces sortes de solutions, ce sont surtout les évacuations humorales, parfois des troubles du côté du système nerveux, et ce fait seul établit une différence marquée dans la symptomatologie de la crise dans les deux groupes de maladies en question : dans les affections pyrétiques, la chute de la fièvre est le seul phénomène critique nécessaire, elle seule suffit parfois à les dénouer, en l'absence de tout autre signe; dans les maladies aiguës sans fièvre, les autres signes judicateurs ne peuvent faire défaut sans que la crise disparaisse à nos yeux; ils acquièrent donc ici une importance qu'ils n'avaient pas tout à l'heure, ils deviennent constitutifs de la crise : le changement décisif en mieux est lié à leur apparition. Il en résulte une modification notable dans la physionomie de la crise, dont les différentes périodes sont moins tranchées et dont les traits varient en outre extrêmement, suivant les divers phénomènes critiques dominants, de façon à ne pas permettre une description d'ensemble, comme dans les affections auxquelles la fièvre fournit un caractère commun. Nous en parlerons plus utilement en étudiant à part les principaux de ces phénomènes.

Les maladies chroniques peuvent-elles se terminer par crise? Un assez grand nombre d'auteurs le contestent et font remarquer que les faits rapportés à l'appui de l'admission des crises dans ces sortes d'états pathologiques sont des exemples de métastases, de complications, etc., qui ne méritent nullement le titre qu'on leur a donné si facilement. L'observation est fondée pour la plupart de ces faits, mais ne doit pas être généralisée.

La solution par crise, pour être rare dans les affections de cet ordre, par suite même de la lenteur de leur évolution, n'en est pas moins possible, et peut-être l'observerait-on plus fréquemment si l'on y portait plus d'attention. Les maladies chroniques ont les mêmes phases, les mêmes temps, comme dit Bordeu, que les maladies aiguës, et si la plupart persistent dans la période d'état ou vont en s'aggravant, un certain nombre sont susceptibles de guérison, et présentent, par conséquent, une période de restauration qui *peut* affecter le caractère critique.

Il convient d'abord de distinguer, dans les affections chroniques, des crises de tout point semblables à celles des états aigus, et qui mettent fin à ces affections mêmes, et des crises partielles, qui ne jugent que certaines manifestations de ces affections : accès de fièvre intermittente, attaque de goutte, d'hystérie, etc. Ces dernières, à rigoureusement parler, ne devraient recevoir cette désignation que si chaque paroxysme constituait une maladie séparée, ce qui n'est pas; mais l'usage a prévalu de les considérer ainsi, d'après des motifs assez spécieux pour qu'on le suive.

Les unes et les autres se produisent de deux façons, ainsi que dans l'état aigu, suivant qu'elles s'accompagnent ou non de fièvre (en entendant qu'il s'agit d'un mouvement fébrile appartenant à la maladie, et non d'une complication ou d'une maladie intercurrente, car la guérison ne serait plus due alors à une crise, mais à une substitution, à une action antagoniste, etc.). Dans le premier cas, que l'on observe dans les affections chroniques qui reprennent ou revêtent momentanément les caractères de l'état aigu (comme dans les diverses localisations chroniques du rhumatisme, de la goutte) et dans les épisodes aigus de quelques-unes d'entre elles (comme dans les accès de fièvre intermittente, certains accès de goutte, etc.), les crises ne diffèrent en rien de celles des maladies aiguës, sauf qu'elles se présentent presque constamment sous la forme lytique. Dans le deuxième cas, qui se rapporte à la disparition d'états pathologiques variés, soit affectifs, soit localisés et souvent mal déterminés (migraines, dyspepsies, névroses diverses, hydropisies, etc.), ce sont les phénomènes d'excrétion qui dominent, de même que dans les crises des maladies aiguës apyrétiques. C'est dans cette catégorie que l'on peut ranger la guérison de l'épilepsie, de l'hystérie et d'autres névroses, à l'époque de la puberté, par l'instauration du flux menstruel ou par des épistaxis.

Phénomènes critiques. Il n'est pas un seul phénomène, pour si insignifiant qu'il soit ou si étranger qu'il puisse être à une solution favorable de la maladie, qui n'ait été considéré comme critique par les médecins des temps passés; peu instruits sur l'anatomie et la physiologie pathologiques, et admettant, pour la plupart, la définition de la crise émise dans le livre des *Affections*, nos devanciers confondaient sous cette dénomination, avec les signes critiques non douteux, les métastases, les complications, des manifestations purement symptomatiques, et même de simples épiphénomènes. C'est ainsi que l'on trouve cités, même par des écrivains récents, comme phénomènes critiques : l'hydrocèle dans le rhumatisme, les érysipèles et les suppurations dans les fièvres graves, l'hématémèse dans les maladies de la rate, ou l'hydropisie dans les fièvres intermittentes, et les sudamina, la miliaire, dans toutes les affections fébriles. Il serait fastidieux et sans aucune utilité de donner ici la nomenclature, forcément incomplète, de tous les phénomènes doués de caractères de ce genre par les auteurs ; il nous suffira d'indiquer les principales divisions dans lesquelles on les a classés, et d'étudier les plus communs et les moins contestables d'entre eux, ceux que l'on peut rencontrer dans la plupart des maladies : les sueurs, auxquelles nous rattacherons les éruptions cutanées, les urines dites critiques, les évacuations gastro-intestinales et les hémorrhagies, pour les crises avec matière, et les convulsions pour les crises sans matière, en indiquant brièvement pourquoi nous rejetons certains actes généralement acceptés comme critiques, tels que les abcès, les parotides.

Les classifications des phénomènes critiques ont pour base, les unes le siége ou la nature de ceux-ci, les autres, leurs modes d'action dans le travail curateur. Landré-Beauvais, dont la classification a été le plus souvent reproduite, adopte la première de ces bases (*Dict. des Sc. méd.*, art. Crises, t. VII), et divise les crises en quatre grands groupes, suivant qu'elles se font par les muqueuses, la peau, les glandes ou le tissu cellulaire : dans les crises par les muqueuses, se trouvent réunis les hémorrhagies et les flux, les crachats et les déjections alvines, etc. ; tandis que les flux d'urine figurent à côté des parotides et des bubons dans le troisième groupe ; les éruptions cutanées sont placées naturellement dans le second groupe avec les sueurs, tandis que les furoncles rentrent dans le quatrième avec les fluxions et les gangrènes. M. Em. Bertin, frappé de ces inconvénients, se place au point de vue symptomatique, et, après avoir rangé les crises en deux catégories, avec matière et sans matière, classe les premières en cinq groupes, suivant qu'elles se produisent par hémorrhagie, par sécrétion, par éruption, par fluxion, inflammation et suppuration, ou par mortification : les crises sans matière comprennent la fièvre, les convulsions, le sommeil et différents troubles sensoriels (Em. Bertin, thèse de Montpellier, 1858).

C'est à un autre point de vue, plus médical, mais susceptible de quelques objections, celui du rôle joué par l'acte critique, que s'était mis Andral quand, dans une remarquable thèse d'agrégation, soutenue en 1824, il distribua les crises éclectiquement, selon qu'elles dépendent de changements dans les humeurs ou de mouvements des solides, en cinq groupes ainsi formés : crises par déperdition des humeurs (sang, bile, mucus, etc.) ; par déperdition métastatique des humeurs (comme lorsqu'un flux urinaire fait disparaître une hydropisie) ; par translation d'une inflammation (diarrhée dans les maladies cérébrales, etc.) ; par translation d'un mouvement fluxionnaire, différent de l'inflammation (sueurs et évacuations variées, mais peu abondantes, dans la pneumonie, etc.), enfin par élimination d'une matière morbide contenue dans le sang.

La classification proposée par M. Pécholier (*Revue thérapeutique du Midi*, n° 2, 1858, Montpellier) est également fondée sur la physiologie pathologique, et repose sur le caractère de l'effort qui produit la crise et sur la direction que cet effort affecte. Admettant que les divers mouvements qui les constituent sont des mouvements fluxionnaires, M. Pécholier reconnaît des crises par délitescence, par évacuation directe de la fluxion, par métastase et par contre-fluxion (révulsion ou dérivation). Cette division nous paraît supérieure, sous certains égards, à celle d'Andral ; mais si elle est plus logique, parce qu'elle a un point de départ unique, elle n'échappe pas plus que celle-ci au reproche de ne pas s'appliquer à tous les cas et de séparer des choses souvent connexes ; c'est là d'ailleurs une difficulté insurmontable, puisqu'elle tient à la nature même des choses à classer, qui sont non des êtres distincts, mais des rapports nécessairement multiples et changeants. Nous ne tenterons donc pas une nouvelle répartition des crises ou des phénomènes critiques, celles qui précèdent suffisant largement à soulager la mémoire ; nous ferons seulement remarquer que, dans les deux dernières, il s'agit plutôt des crises que des phénomènes critiques, et que c'est l'inverse pour les deux premières.

Nous venons de parler des rapports des phénomènes critiques avec la crise, à propos des classifications ; c'est ici le lieu de rappeler que les phénomènes critiques n'ont nullement ce caractère par eux-mêmes, et qu'ils ne sauraient être séparés du changement dans l'évolution morbide dont ils sont la manifestation ou le moyen. Suivant les circonstances, le même phénomène peut être symptomatique ou critique, et, dans ce dernier cas même, n'a pas toujours une valeur identique. Sous le bénéfice de cette observation, nous allons exposer à part les caractères principaux des phénomènes critiques les plus communs, et essayer de préciser leurs relations avec la crise elle-même.

Sueurs. Sans aller jusqu'à prétendre, avec Van Helmont et quelques autres systématiques, que la sueur est un phénomène critique universel et nécessaire, on doit reconnaître qu'elle se rencontre dans un grand nombre de maladies au moment de la crise, et l'on se rend facilement compte de sa fréquence et de son importance dans ce cas, en se rappelant l'étendue de la peau, sa richesse en glandes, en vaisseaux et en nerfs, et le rôle considérable que la perspiration cutanée joue dans l'élimination d'une partie des produits de la combustion interstitielle et aussi dans la régularisation de la température organique. Les sueurs critiques doivent être générales, d'une certaine abondance, chaudes, fluides, formant des gouttelettes ou se vaporisant facilement, et être bien supportées par le malade, qu'elles soulagent et dont elles contribuent à abaisser la température, quand il a de la fièvre (comp. *Pronostic*, § 6) ; parfois cependant elles se réduisent à une légère moiteur, qui passe inaperçue à une observation superficielle, mais n'en a pas moins un caractère avantageux. Les sueurs partielles, bornées au cou et à la face, à la tête, froides, s'accompagnant ou non de miliaire, de même que les sueurs profuses de même qualité, visqueuses, ne coïncidant pas avec une amélioration de la situation, sont d'une signification inverse (*Pronostic*, § 6, *Aphor.*, sect. IV, 56) : ce sont celles qu'on rencontre dans les fièvres graves, adynamiques, et dans les collapsus, dans les périodes agoniques ou dans l'asphyxie. D'après les recherches d'Andral, les sueurs ne seraient jamais alcalines, mais pourraient devenir neutres, réaction qui s'allierait avec la viscosité de cette sécrétion (*Comptes rendus de l'Académie des sciences*, 1848). On manque de renseignements sur les autres modifications chimiques de la sueur critique.

Les relations de la diaphorèse avec la crise ont été diversement appréciées; elles ne sont pas constamment identiques, d'ailleurs. Considérée par les uns comme cause de l'amélioration critique, la sueur a été envisagée par d'autres, par les solidistes surtout, comme une simple conséquence du rétablissement de la santé, et cette interprétation a été rééditée dans ces derniers temps, par ceux qui confondent la crise et la défervescence, avec une grande assurance, basée sur une prétendue démonstration du fait par les recherches thermométriques. Cette assertion résulte évidemment d'une observation incomplète. Nos recherches personnelles et celles qui ont été faites avec le plus grand soin, à notre instigation et sous notre direction, par le docteur Stawecki (thèse de Montpellier, 1873), établissent d'une manière irréfutable que, dans l'accès de fièvre intermittente, par exemple, la sudation commence peu après que le maximum thermique a été atteint ou, au plus tard, au moment où la défervescence va se produire. Lorain, depuis, a même vu au moment de l'apparition de la sueur la température axillaire s'élever de 0°,2, de 40°,8 à 41 degrés, tandis que la température rectale, buccale, etc., baissait d'autant, de 41°,4 à 41°2 (*Études de médecine clinique*, t. II, p. 38. Paris, 1877). Ce qui a induit quelques observateurs en erreur, c'est que cette sudation n'est d'abord constituée que par une simple moiteur, non permanente même au début, qui augmente ensuite de façon à former des gouttelettes de sueur aux tempes, au front et aux ailes du nez, etc., et que c'est seulement une fois l'accès terminé, souvent pendant le sommeil qui le suit assez ordinairement, qu'une sueur profuse baigne le sujet et appelle son attention.

Mais, pour s'assurer du fait sans contestation possible, il est nécessaire de suivre l'évolution de l'accès d'une façon continue, en ne laissant pas d'une minute, pour ainsi dire, la lecture du thermomètre placé dans l'aisselle du fébricitant. Pour élucider plus complétement cette question, nous avons joint à l'observation thermométrique celle de la perte de poids subie par le corps du patient pendant l'accès, au moyen d'une balance-lit, sensible à moins de 10 grammes, que nous avions fait construire à cet effet.

Des deux courbes ci-dessous, la première représente les variations de température, de pouls, de respiration et de poids, d'un individu atteint de fièvres intermittentes doubles-tierces, depuis le début de l'accès jusqu'au moment où la défervescence commence (nous n'avons suivi personnellement le sujet que jusqu'à sept heures du soir et ne répondons que jusqu'à ce moment des chiffres fournis) ; la deuxième est destinée à compléter la première, en retraçant les mêmes éléments observés à partir de la période d'état jusqu'à ce que le niveau normal de la température soit atteint. Elles établissent (ainsi que d'autres

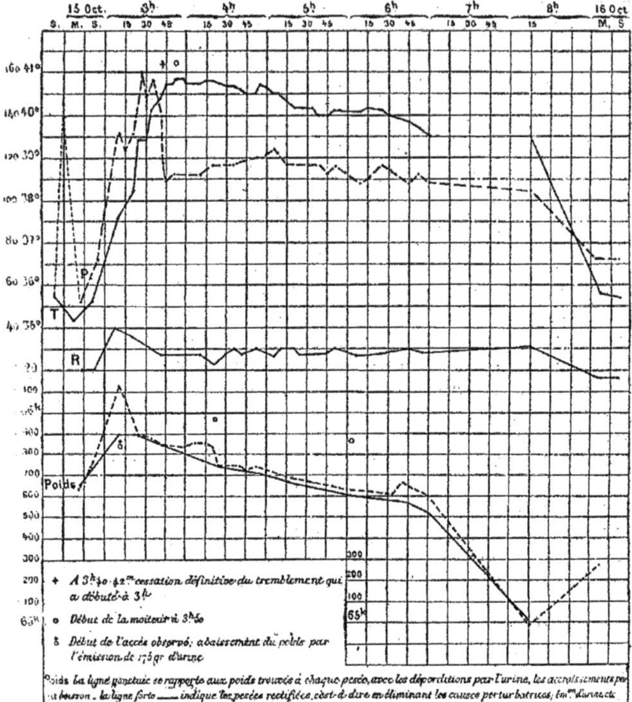
15 Oct.
16 Oct.
Poids
+ A 3h 40 42m cessation définitive du tremblement qui a débuté à 3h
o Début de la moiteur à 3h 50
δ Début de l'accès observé; abaissement du poids par l'émission de 175 gr d'urine
Poids La ligne ponctuée se rapporte aux poids trouvés à chaque pesée, avec les déperditions par l'urine, les accroissements par la boisson. La ligne forte —— indique les pesées rectifiées, c'est-à-dire en éliminant les causes perturbatrices; émon d'urine etc

Fig. 1.

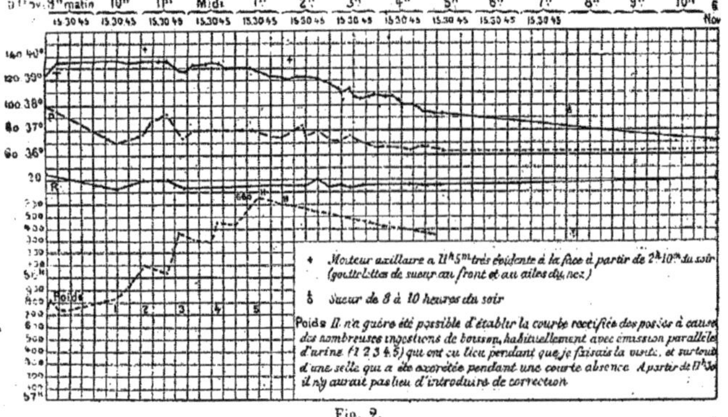
9h matin
10h
11h
Midi
Poids
+ Moiteur axillaire à 11h 5m très évidente à la face à partir de 2h 10m du soir (gouttelettes de sueur au front et aux ailes du nez)
δ Sueur de 8 à 10 heures du soir
Poids Il n'a guère été possible d'établir la courbe rectifiée des pesées à cause des nombreuses ingestions de boisson, habituellement avec émission parallèle d'urine (1 2 3 4 5) qui ont eu lieu pendant que je faisais la visite, et surtout d'une selle qui a été excrétée pendant une courte absence. A partir de 11h 30 il n'y aurait pas lieu d'introduire de correction

Fig. 2.

courbes recueillies dans les mêmes conditions) que la déperdition sudorale et l'évaporation pulmonaire sont au maximum au commencement de la période d'état, puisque la déperdition totale en une heure est de 180 grammes (200 gr. dans un autre cas), à partir de la cessation du tremblement initial, tandis qu'elle n'est plus que de 80 à 100 grammes, dès que la température commence à baisser; ce qui peut dépendre de deux conditions, au moins : une exagération momentanée de la perspiration cutanée, qui était notablement diminuée auparavant, pendant la période de concentration, et une évaporation plus grande due à l'élévation thermique; mais, si cette dernière agissait seule, la différence serait moindre, car la déperdition de poids se fait ensuite progressivement, sans secousses (bien qu'un peu plus élevée qu'à l'état normal, où elle est de 60 grammes en moyenne), avec des températures très-peu différentes. Cette régularité dans les déperditions par la sueur et l'évaporation pulmonaire témoigne, en outre, que la crise par évacuation sudorale n'a rien ici de brusque.

Il n'est pas aussi facile de constater le moment précis où commence la sueur et ses rapports avec la température organique, dans les maladies fébriles de plus longue durée, comme la pneumonie, par exemple, ne serait-ce qu'à cause de l'heure avancée à laquelle débutent un grand nombre de crises. Toutefois nous avons pu, dans plusieurs cas, constater que la sueur se manifestait en pleine exacerbation, à la veille de la crise. Ainsi chez un pneumonique présentant, le septième jour matin 39°,7 et dans l'après-midi 39°8, on notait le lendemain matin 39°,1, avec une peau sèche, et 39°,6 le soir, avec une peau couverte de sueur; le surlendemain, neuvième jour, la défervescence était presque entièrement accomplie le matin (T. 37°7) et se terminait dans la soirée (T. 37°,6). On peut lire un fait analogue dans une thèse faite précisément sous l'inspiration de Hirtz (de Strasbourg), l'un des plus ardents défenseurs de l'opinion que nous combattons (voir l'obs. III de la thèse de M. Charvot; Paris, 1871). Dans les rougeoles, nous avons vu la diaphorèse apparaître au moment de la dernière exacerbation procritique, avec un maximum axillaire de 39°,8 à 40°,2.

A priori, l'on pouvait supposer qu'il en serait ainsi: les sueurs ne sont-elles pas l'un des moyens les plus efficaces du maintien de la température physiologique, lorsque le corps est soumis à une haute température extérieure? Ne sait-on pas que les affections qui s'accompagnent d'une sudation abondante, comme le rhumatisme, n'ont que rarement une moyenne thermique élevée? Et cependant il n'en est pas moins vrai que, d'autres fois, la sueur ne se montre que lorsque la défervescence est déjà commencée : ainsi chez un pneumonique (celui auquel se rapportent les fig. 3 à 10), qui la veille au soir, septième jour, avait 40°,4, la peau restait sèche, le matin du huitième jour, à 39°,2, ne s'humectait, largement il est vrai, que le soir, à 38 degrés, et se couvrait à nouveau de sueur le lendemain soir, à 37°,8. Malgré l'époque plus tardive de leur apparition, ces sueurs ne nous en semblent pas moins faire partie des manifestations critiques et contribuer au jugement de l'état morbide; nous en dirons autant de celles qui apparaissent dans le déclin de certaines fièvres tyhoïdes, du typhus, et qui, à ce titre, doivent être respectées.

Toutefois, on remarque assez communément la diaphorèse dans le cours des maladies sans qu'on puisse lui attribuer une signification critique, à moins qu'on ne l'envisage comme représentant une tentative insuffisante de solution. Enfin, elle est souvent associée à d'autres phénomènes critiques, aux hémorrhagies, aux éruptions, aux flux urinaires, et quelquefois à la diarrhée, etc., de façon à difficilement permettre d'établir sa valeur réelle.

Dans les maladies aiguës fébriles, la sueur n'est donc pas toujours une simple conséquence de la guérison ; elle en constitue fréquemment un des agents les plus utiles, soit comme moyen de dépuration, soit comme moyen d'abaissement thermique, sans cependant être indispensable à la défervescence : le fait était important à constater, tant au point de vue pratique que sous le rapport théorique.

Dans les maladies aiguës médiocrement fébriles, dans les affections catarrhales, dans certaines localisations, telles que les épanchements pleurétiques, la sueur sert assez souvent aussi de solution, soit par crise rapide, soit plutôt par lyse, et nous l'avons déjà signalée comme moyen de dépuration dans certaines intoxications miasmatiques.

Dans les affections chroniques, dans les maladies rhumatismales surtout, la sueur joue également un rôle curateur, qui peut aller jusqu'à la crise véritable.

La crise par les sueurs étant admise, peut-on la prévoir? Les auteurs fournissent à cet égard des renseignements nombreux, mais dont quelques-uns paraissent s'appliquer à la crise déjà en voie de réalisation : ils indiquent la suppression subite des selles et des urines (diminution serait souvent plus exact, pour ces dernières surtout), parfois un frisson initial suivi d'une sensation de chaleur douce à la peau, qui est le siége de démangeaisons, prend une teinte rosée et devient plus souple ; la plénitude, la mollesse et la force du pouls, qui est en même temps ondulant ; ce dernier signe est le meilleur, dit Galien.

Bordeu veut que le pouls offre en outre une certaine inégalité, dans laquelle quelques pulsations s'élèvent au-dessus des pulsations ordinaires et vont en augmentant jusqu'à la dernière, qui se fait distinguer par une dilatation et en même temps une souplesse plus marquées que dans les autres (*Recherches sur le pouls*, etc., t. I, p. 145).

Nous reviendrons sur cette question dans le paragraphe consacré aux pouls critiques.

A côté de la diaphorèse, dans les affections aiguës, se placent la plupart des éruptions critiques (abstraction faite de celle des fièvres exanthématiques), qui sont l'expression d'un mouvement de même nature que la sueur et sont souvent liées à sa production : ainsi les sudamina, la miliaire. Aussi ne doit-on les considérer comme critiques qu'avec cette réserve, que ce sont des témoignages de la crise plutôt que l'un de ses moyens de réalisation. Cette remarque s'applique spécialement à l'*herpès labialis*, qui se montre assez fréquemment à la fin des maladies fébriles, mais que l'on peut rencontrer (comme la sueur) dans leur décours aussi bien que durant la convalescence. Dans les maladies chroniques, ce rôle des éruptions est parfois d'une plus haute importance, mais tout différent : ce sont les manifestations périphériques d'affections diathésiques, et, lorsqu'elles succèdent à des localisations viscérales, elles sont relativement avantageuses, que ce soit par le mécanisme de la révulsion ou comme satisfaction mieux placée d'un besoin morbide, comme complément ou conséquence de la dépuration cutanée, peu importe ; mais ce ne sont plus des actes critiques.

Urines dites critiques. Les modifications de la sécrétion urinaire dans les maladies étaient étudiées avec une sorte de prédilection par les anciens médecins, qui croyaient retrouver dans les qualités de l'urine la représentation de l'état des humeurs que l'on supposait concourir à sa production. Sans la connaissance de ce liquide, aucun pronostic, aucune thérapeutique rationnelle n'étaient possibles, car c'était surtout par son examen que l'on jugeait de la crudité ou de la coction des humeurs. Aussi les livres hippocratiques sont-ils remplis de remarques sur les qualités des urines, sur la signification diagnostique et pronostique de leur crudité, de leur coction, sur la valeur des nuages et des sédiments qu'elles contiennent; et dans les histoires particulières de malades trouve-t-on presque toujours la mention de l'état de la sécrétion urinaire. On peut consulter surtout, à cet égard, le *Pronostic* (§ 12) et les *Prénotions coaques* (§ 34 de la septième section). Ces remarques ont été pendant longtemps la seule source de nos connaissances séméiologiques sur les urines, et ont été reproduites presque jusqu'à nos jours sans aucun choix, bien que l'observation clinique n'ait pu en confirmer qu'une très-faible partie: car leur plus grand défaut, semble-t-il, est de reposer sur une généralisation abusive de quelques faits particuliers. Actuellement, les progrès de la chimie pathologique ont remis en honneur l'examen des urines, quelque peu déconsidéré par les extravagances de l'urologie des temps passés, mais qui n'en portait pas moins sur la plus importante des secrétions excrémentitielles, sur celle dont la composition reflète le mieux, dans une certaine mesure, les oscillations du mouvement nutritif. Ses modifications chimiques et physiques ont donc été recherchées avec soin dans les différentes périodes des maladies, avec l'espoir de trouver dans ces modifications le moyen d'apprécier rigoureusement les variations quantitatives et qualitatives des combustions interstitielles, dont l'exagération constituerait la fièvre, pour la plupart des modernes. La complexité des phénomènes à étudier et dont l'urine ne peut représenter qu'une résultante, la difficulté de certaines analyses, et aussi l'espèce de balancement qui existe, pour l'élimination de certains éléments, entre les reins, la peau, les poumons et le tube digestif, n'ont pas encore permis d'arriver à des résultats précis sur les changements que la plupart des constituants urinaires subissent au moment de la crise; quelques faits nouveaux ont été acquis pourtant, et les conditions de production de quelques autres ont été mieux déterminés, de façon à réaliser un progrès sensible dans cette partie de la séméiotique.

Les modifications de la sécrétion urinaire sont de deux ordres, les unes sont appréciables à la seule inspection, les autres exigent pour être décélées le secours de l'analyse chimique : parmi les premières, dont il faut habituellement se contenter, en clinique, se trouvent la quantité, la couleur, le degré de transparence ou d'opacité, la présence ou l'absence de dépôt, auxquelles on peut ajouter la réaction et la densité; les secondes se rapportent aux variations quantitatives et qualitatives des divers constituants urinaires et à l'apparition d'éléments accidentels ou anormaux. Voyons d'abord ce qui se passe dans les maladies aiguës, à crise rapide, telles que la pneumonie et l'érysipèle de la face.

La quantité d'une part, la coloration et la densité de l'autre, sont ordinairement en rapport inverse chez le même individu, mais le parallélisme n'est pas toujours complet.

La quantité, qui semblerait le caractère le plus simple à constater, est l'un des plus incertains, à cause de l'indocilité des malades, des évacuations involontaires au moment des selles, etc.; et, d'un autre côté, ses variations sont liées à des conditions si multiples, qu'il est souvent difficile d'en tirer des conclusions à l'abri de toute contestation. On a dit que, diminuée pendant la période d'état, elle augmentait au moment de la crise, et l'on a cité des chiffres qui semblent probants pour démontrer la réalité d'une crise par les urines; mais il suffit de rechercher les rapports de l'accroissement de la sécrétion urinaire avec les modifications thermiques pour s'apercevoir que, le plus souvent, on a confondu la crise et la convalescence. Il est rationnel de voir augmenter la secrétion urinaire avec la chute de la température, et cependant nous n'avons constaté ce fait que 6 fois sur 15 cas (13 de pneumonie et 2 d'érysipèle de la face) terminés par une crise rapide, dont nous avons pu suivre l'évolution; et encore, 2 fois sur ces 6 cas, l'augmentation au moment de la défervescence n'a été que relative aux jours précédents, mais n'a pas dépassé le chiffre atteint durant la période d'état. Dans les 9 autres cas, la quantité à ce moment a été inférieure ou égale à celle des jours précédents, et ne s'est accrue que vingt-quatre, quarante-huit et même soixante-douze heures après la crise.

C'est que, indépendamment des déperditions compensatrices qui ont lieu par les sueurs ou par les selles pendant la défervescence, et diminuent d'autant l'excrétion urinaire, il faut tenir compte des quantités de boissons bues par le sujet et qui ont varié chez l'un de nos malades de deux litres par nuit, durant la période d'état, à quelques centaines de grammes, lors de la défervescence, de façon à compenser très-largement l'excès des déperditions fébriles par l'augmentation de la boisson ingérée.

Durant la convalescence, avec la reprise de l'alimentation, les conditions sont toutes différentes, et l'on voit généralement s'augmenter d'une façon notable (on a cité jusqu'à 3 et 4 litres par jour) la quantité d'urine quotidiennement rendue.

On a cependant cité de véritables polyuries dans le décours de la fièvre typhoïde (Charvot, X. Gouraud); mais il s'agit ici de crises par lysis, dont les conditions nous échappent actuellement; ne seraient-elles dues qu'à un accroissement des boissons prises? Nous l'ignorons; mais nous rappellerons que chez d'autres typhoïsants ce sont des sueurs abondantes que l'on rencontre dans cette même période.

Les variations de couleur n'ont pas plus de constance; s'il est commun de voir la couleur des urines, d'une teinte jaune orangé ou même rouge orangé, dans la période d'état, pâlir vers la défervescence, il n'est rien moins que rare (9 fois sur 15) de voir la teinte foncée persister jusqu'après la défervescence; chez plusieurs de nos malades, le lendemain de la défervescence, les urines conservaient encore le n° 5 de l'échelle de Neubauer (rouge jaune) et ne pâlissaient qu'à partir de ce moment, durant la convalescence; tandis que d'autres étaient jaune rouge (n° 4) avec 40 degrés. Dans la même journée l'urine varie d'ailleurs de couleur, suivant l'alimentation ou l'abstinence, etc.; certaines émissions par exemple, sont jaune clair, jaune orange, et d'autres orangé rouge. C'est que, s'il est probable que l'abondance des matières colorantes est en rapport avec les oxydations interstitielles, la quantité d'urine rejetée, c'est-à-dire la proportion d'eau dans laquelle ces matières sont contenues, influe sur l'intensité de la coloration, et nous avons vu combien cette quantité variait par suite de circonstances extrinsèques. (Nous omettons volontairement la coloration due aux pigments biliaires, à la présence du sang et de matières accidentelles).

La densité varie également avec la proportion d'eau; c'est dire qu'assez élevée lorsque les urines sont rares, pouvant dépasser 1,030, en moyenne de 1,020, 1,025, elle tombe à 1,012, 1,010, lors de la polyurie de la convalescence.

Le degré de transparence de l'urine avait surtout attiré l'attention des anciens observateurs, qui attachaient la plus grande importance à sa limpidité, à son état trouble, à sa couleur, à la présence ou à l'absence de sédiments, etc; parmi les traits les plus importants de la séméiotique hippocratique nous citerons les suivants : les urines restant ténues annonçaient la durée de la maladie, l'éloignement de la crise; celles qui devenaient troubles en indiquaient l'approche; mais celles qui étaient troubles dès le commencement, ou devenaient claires plus tard, étaient le présage d'une maladie longue et dangereuse; l'apparition d'un sédiment uni au quatrième jour faisait prévoir une crise pour le septième.

En réalité, le degré de transparence et l'absence ou la présence de sédiments dépendent de conditions extrêmement variées, qui empêchent de porter un jugement d'après ces seuls caractères. Parmi ces conditions, il faut faire figurer en première ligne l'abondance de l'urine, son degré d'acidité, et aussi, paraît-il, la quantité de pigment urinaire.

En négligeant les énéorèmes (nuages muqueux) — qui peuvent cependant jouer, à quelques égards, le rôle d'aréomètres — et les troubles produits par un commencement de décomposition de l'urine, ou par la présence du pus, du sang, etc., on trouve que les urines dans les maladies fébriles, tantôt sont émises limpides et restent telles, tantôt se troublent plus ou moins rapidement après leur excrétion, deviennent jumenteuses, selon l'ancienne expression, en gardant leur teinte, variant du jaune au rouge brique, et finissent par laisser déposer, au bout d'un temps variable, de quelques heures à plusieurs jours, un sédiment rose, rouge, brun ou jaune, blanc sale, etc., floconneux, rarement cristallin au début ou poussière (comme on le voit dans l'urine diabétique, par exemple), tachant plus ou moins le vase.

Ces sédiments sont généralement composés d'urates et d'acide urique; ceux qui sont constitués par des phosphates appartiennent à des urines altérées. Leur présence ou leur absence, et, dans le premier cas, leur abondance, ne sont nullement en rapport avec la quantité réelle d'acide urique contenu. Cependant, dans toutes les urines fébriles que nous avons examinées, le dépôt effectué était par excès; mais il n'est rien moins que rare de voir des urines rester limpides ou se troubler et déposer avec des proportions centésimales d'acide urique fort inégales et parfois plus abondantes pour celles qui restent limpides; ainsi une urine présentera un sédiment avec 0,25 à 0,5 d'acide urique par litre (couleur orangé rouge, densité 1,024) et un autre échantillon du même sujet restera limpide avec une proportion centésimale plus que doublée, 1 gramme par litre (couleur jaune orangé; densité 1,028). Ce fait, en apparence paradoxal, dépend de la composition variable du sédiment et des proportions relatives d'acide urique, d'urates acides ou neutres, et aussi du degré d'acidité du liquide, qui varie avec différentes conditions et s'accroît même peu après l'évacuation urinaire, par une première fermentation acide, d'où résulte la transformation des urates neutres en urates acides, et même la précipitation de l'acide urique de ses combinaisons salines.

Or l'on sait que l'acide urique est presque insoluble dans les milieux acides, et qu'il exige 14 à 15,000 parties d'eau froide et 18 à 1,900 parties d'eau bouillante pour se dissoudre, tandis que l'urate acide de soude ne demande que 1,150 parties d'eau froide et 124 parties d'eau bouillante, et l'urate acide de potasse 800 parties d'eau froide seulement pour rester en solution. De sorte qu'une même quantité d'acide urique (et c'est cet acide seul que l'on dose dans le procédé ordinaire, par les pesées, après précipitation par un acide, filtration et dessication), suivant qu'elle sera libre ou en combinaison saline, restera dissoute ou formera un dépôt dès que sa solubilité aura été diminuée par le refroidissement ou l'accroissement d'acidité de son dissolvant. La diminution des pigments urinaires par la fermentation contribuerait également à amener cette précipitation des urates.

Chez nos 15 malades, 5 n'eurent jamais de sédiments dans leurs urines (avec des quantités variables et souvent considérables d'acide urique, mais avec une proportion habituellement élevée du véhicule et peu d'acidité de celui-ci) ; 6 en présentèrent dans la période d'état et sur ceux-là 4 dans cette période seulement, et 2 dans cette période et durant les périodes suivantes ; 1 en eut au moment de la défervescence et 3 n'en offrirent que de douze à vingt-quatre et même trente-six heures après la crise ; ce qui fait 5 cas en tout dans lesquels (avec ou sans dépôts dans la période d'état) le sédiment ne se produisit qu'après la crise.

Il nous a paru que c'était après des sueurs abondantes surtout que les sédiments étaient le plus considérables, sans que la quantité du liquide dût être mise en jeu pour expliquer le dépôt. Chez un pneumonique, une première sueur, au début de la défervescence, fut suivie d'une urine limpide, de 1019-21 de densité, avec une proportion centésimale de 0,125 et 0,131 d'acide urique, tandis que l'urine rendue après une seconde sueur, à la fin de la défervescence, douze heures après celle-ci, devint jumenteuse et précipita avec une proportion centésimale de 0,115 ; sa densité étant 1,019-20. La proportion de l'acide phosphorique était notablement moindre dans ce dernier cas (0,05 au lieu de 0,125 pour 100 c. c. ; obtenu en employant le procédé volumétrique par l'oxyde d'urane) ; la proportion d'acide sulfurique n'avait guère varié : 0,24 à 0,26 pour 100 c.c.

Ces faits sembleraient confirmer ce que l'on écrit généralement sur les caractères de l'urine dans l'accès de fièvre intermittente : l'urine, dit-on, serait pâle, abondante dans le stade de frisson, rouge et rare durant la période de chaleur, et sédimenteuse dans celle de sueurs. Cependant non-seulement ces caractères peuvent faire défaut, par suite de l'ingestion des boissons, mais l'observation nous a appris que c'est surtout dans les jours intercalaires, et lorsque la fièvre est enrayée, dans la convalescence, que les sédiments se rencontrent le plus fréquemment ; nous avons même vu, dans 4 cas dont les urines ont été analysées à cette intention, que la proportion centésimale et la quantité totale d'acide urique étaient plus considérables quelques heures avant la période de froid (ce qui dépendait très-probablement de ce que ce moment était aussi celui de la période de calme qui suit la sueur de la défervescence, le type étant quotidien retardant ou double tierce) ; tandis que les urines rendues immédiatement après la sudation restaient limpides et peu chargées en urates, parfois même n'en présentaient que des traces.

De même, sur 6 sujets soumis à l'usage du jaborandi, 5 après une sudation médiocre ne présentèrent pas d'excès d'acide urique, alors que les urines du seul qui eût sué abondamment, presque dépourvues d'acide urique durant la période de sueur, en continrent quelques heures après une quantité double de la proportion constatée avant l'expérience (0,21 au lieu de 0,11 pour le liquide rendu dans l'intervalle de quatre heures) ; mais par suite de l'ingestion de boisson, les urines les plus riches en acide urique étaient les plus limpides ; ce qui prouve que si la sueur a quelque influence sur la production des sédiments urinaires, ce n'est pas seulement en concentrant le liquide dans lequel ils sont contenus.

En résumé, l'apparition des sédiments urinaires se remarque à toutes les périodes des maladies aiguës, mais de préférence durant la défervescence et la convalescence. Durant la période d'état, les sédiments peuvent indiquer une tendance à la solution par les sueurs, et, à ce point de vue, ne manquent pas d'une importance pronostique qui leur fait défaut si on les envisage isolément.

Il y aurait encore à montrer les résultats que fournit l'analyse chimique ; mais ceux que nous avons obtenus et qui confirment ce que l'on savait de la diminution de l'urée, et de l'accroissement des chlorures au moment de la convalescence, n'ont aucun caractère pratique. Nous nous bornerons à dire qu'il est inexact de prétendre que l'urée varie en raison inverse de l'acide urique, et que l'accroissement du premier de ces principes, signalé par M. Charvot, au moment de la défervescence, tient habituellement à la reprise de l'alimentation. 1 fois cependant sur 15, nous avons observé une augmentation brusque de l'urée au moment de la crise (43 grammes au lieu de 20 grammes la veille, et 28 grammes le lendemain) avec le même régime. Rien de sûr pour les matières extractives qui paraissent cependant en raison inverse de l'urée. Relativement aux principes anormaux, tels que l'albumine, ils disparaissent ordinairement dans les crises complètes.

Quant aux urines critiques des maladies chroniques ou subaigües, elles auraient les caractères de toutes les polyuries : limpidité, faible densité, réaction peu acide, etc.

Evacuations gastro-intestinales. Bien que les fonctions de la muqueuse gastro-intestinale se rapportent principalement à la digestion et à l'absorption des matières assimilables, elle n'en joue pas moins dans la dépuration organique, soit par elle-même, soit par les glandes annexes, surtout par le foie, un rôle assez important déjà à l'état physiologique, et qui peut s'accroître notablement lorsque les éliminations par les autres émonctoires, rein, peau, etc., sont entravées. Il existe en effet, nous l'avons déjà rappelé, entre l'activité des diverses voies de dépuration une sorte de balancement en même temps que d'antagonisme, qui fait que le fonctionnement des unes s'exagère quand celui des autres diminue, et qu'elles se suppléent réciproquement, en partie. C'est le plus habituellement par les voies inférieures que se font les évacuations critiques de cette nature, dont on a d'ailleurs exagéré la fréquence, en tant que phénomène utile.

Au point de vue de leurs caractères, il y a lieu de distinguer les selles des maladies aiguës à détermination gastro-intestinale des déjections alvines qui se produisent dans un certain nombre de maladies, aiguës ou chroniques, n'ayant aucun rapport direct avec l'intestin.

Les selles doivent s'épaissir au moment de la crise, avait déjà remarqué Hippocrate (*Pronostic*, § 11). Elles doivent donc être liées, homogènes, plus épaisses que celles qui étaient excrétées auparavant, s'il y a avait diarrhée ; mais molles, rousses ou jaunes, pas très-fétides. Ces caractères indiquent la part que prennent à leur production toutes les secrétions intestinales, et qui est la marque d'une action synergique avantageuse. Parfois cependant l'une des sécrétions est prépondérante, la bile, les matières muco-séreuses ou séro-albumineuses ; les selles sont alors moins liées et aussi d'une signification moins favorable, car dans ce cas elles sont plutôt symptomatiques que critiques. Le flux biliaire n'a ce dernier caractère que dans des circonstances exceptionnelles de tempérament, de saison ou dans certains états pathologiques ; c'est à des conditions de ce genre que se rapporte sans doute l'aphorisme : « Les maladies aiguës se jugent... par des selles muqueuses, sanguinolentes, faisant irruption soudaine (*Prénotions coaques*, sect. Ire, § III, 146). Les diacrises séreuses n'ont guère cette signification heureuse que lorsqu'elles ont lieu dans des affections n'intéressant pas directement la surface gastro-intestinale, et surtout lorsqu'elles servent de solution à des maladies chroniques plus ou moins localisées et émancipées de leur cause : épanchements, hydropisies, etc. Les déjections critiques, sauf dans ce dernier cas, sont peu abondantes et d'une fréquence médiocre, de 3 à 5 dans la journée. Plus copieuses et plus nombreuses, elles fatiguent le malade et tendent à prendre la signification fâcheuse des sueurs profuses; comme ces dernières, elles peuvent contribuer à produire l'état de collapsus.

On donne comme signes indicateurs des diarrhées critiques : un certain degré de tension de l'abdomen, l'empâtement des fosses iliaques et des hypochondres, une douleur lombaire gravative et parfois la faiblesse des membres inférieurs, de fréquents borborygmes, des coliques, des flatuosités, souvent un peu de fétidité de l'haleine, de la salivation, l'inappétence, etc. Ces signes néanmoins font assez fréquemment défaut, et Galien, dans ce cas, reconnaît la crise par les selles à l'absence de tout phénomène propre, coïncidant avec les signes généraux des crises. Le pouls inégal, intermittent, irrégulier, que cite Bordeu, est encore plus exceptionnel, ainsi que nous le verrons plus loin.

Les vomissements sont une forme rare des évacuations critiques ; ici, encore plus que pour les flux alvins bilieux, des conditions spéciales sont nécessaires pour que cet acte soit critique : la matière, presque exclusivement muqueuse et bilieuse, et la voie d'excrétion sont également insolites et indiquent la mise en jeu d'une partie limitée de l'organisme, ce qui est une mauvaise condition pour une crise. Le vomissement s'associe, d'ailleurs, assez souvent aux déjections alvines, qui lui fournissent un complément utile. Il serait annoncé par de l'anxiété épigastrique, une lassitude générale, l'amertume de la bouche, une salivation abondante, parfois le tremblement de la lèvre inférieure, des vertiges. Le pouls, d'après Bordeu, serait peu développé, assez fréquent et assez égal.

Si l'épaississement, l'homogénéité des excrétions alvines, peuvent à la rigueur être considérés comme la conséquence du rétablissement de la santé, lorsque ces qualités succèdent à d'autres opposées, il est difficile de nier le caractère critique de ces évacuations, c'est-à-dire leur rôle actif dans la terminaison avantageuse d'une maladie, lorsque celles-ci se produisent à la suite de la constipation, dans le déclin d'une fièvre gastrique, par exemple, et surtout lorsqu'on les observe après une intoxication miasmatique ou dans le cours d'une résorption putride. Dans ces cas, même, il y a réellement crise dans le sens humoral, puisqu'il y a expulsion d'une matière nuisible et solution de l'état pathologique que celle-ci engendrait, quand la cause est extérieure, ou amovible, comme il arrive quelquefois pour la résorption putride. L'élimination de l'urée par les selles ou le vomissement, dans l'anurie de certaines lésions rénales ou de l'hystérie, se rapproche à quelques égards de ces diarrhées critiques, mais s'en distingue en ce qu'elle ne constitue qu'un complément de dépuration sanguine, sans influence sur l'évolution heureuse de la maladie principale. L'exemple des effets relativement favorables du choléra, pour la résolution de certains épanchements séreux, fait suffisamment voir, d'un autre côté, que, dans la curation spontanée des états de ce genre, les flux abdominaux ne sont pas forcément le résultat de l'absorption préalable de ces épanchements, mais concourent efficacement à leur disparition. Les déjections alvines, très-souvent symptomatiques ou tout au moins sans action avantageuse sur la terminaison des maladies, peuvent donc être l'un des facteurs de la crise, et leur peu d'abondance éloigne l'idée que ce soit par l'abaissement thermique qu'entraînent habituellement les grandes déperditions humorales.

Hémorrhagies critiques. Les anciens médecins attribuaient une grande importance aux hémorrhagies, surtout aux épistaxis et aux flux utérins ou hémorrhoïdaires, comme mode de solution des maladies, et ont étudié avec grand soin les différents signes qui se rattachent à leur prédiction.

Suivant une remarque maintes fois réitérée par Hippocrate (*Epidém.* liv. Ier, const. 3, sect. 8 et 9; *Prénotions coaq.*, section Ire, § II, 57, 130; sect. IIe, § IV, 175, etc), les hémorrhagies, comme toutes les autres évacuations, ne doivent pas être en trop petite quantité, ni venir de trop bonne heure. Et cette appréciation se justifie fréquemment pour les épistaxis du début de la fièvre typhoïde. Elles peuvent se produire par toutes les voies, même les plus anormales, prétendent les auteurs (Dumas, *Maladies chroniques*, t. II, p. 131), aussi bien par la peau et les muqueuses que par des plaies, des ulcères, etc. Les hémorrhagies (et il ne saurait être question ici que des hémorrhagies dites actives, avec surexcitation cardio-vasculaire, etc.) sont annoncées par des signes communs et par des signes particuliers à chaque espèce. Les signes communs seraient des phénomènes de concentration générale (horripilations réitérées, refroidissement et pâleur de la peau, lassitudes dans les membres), avec des signes de congestion (chaleur, démangeaisons, douleurs gravatives, etc.) du côté où l'hémorrhagie va se faire : injection et turgescence de la face, rougeur des conjonctives, larmoiement, éblouissements, vertiges, tintements d'oreille, prurit des narines, douleur gravative vers la racine du nez, céphalalgie, parfois assoupissement, ou même délire, battements des temporales et des vaisseaux du cou, gonflement des jugulaires, etc., si c'est une épistaxis qui va avoir lieu; sensations d'oppression, d'ardeur sous-sternale et laryngée, petite toux sèche, palpitations parfois, s c'est une hémoptysie qui se prépare ; douleurs lombaires, pesanteur au périnée, chaleur et prurit anal, besoins fréquents d'uriner ou d'aller à la selle, lorsqu'il s'agit du flux hémorrhoïdal; phénomènes analogues, avec retentissement plus marqué du côté du plexus sacré ou lombo-abdominal, gonflement et sensibilité du mamelon, parfois écoulement leucorrhéique, prurit vulvaire, lorsqu'une métrorrhagie va avoir lieu ; cet écoulement d'ailleurs peut s'accompagner ou non d'ovulation, suivant l'époque à laquelle a eu lieu la dernière menstruation. Nous ne dirons rien, pour le moment, du pouls, qui serait plein, vibrant ou dicrote, etc.

Les hémorrhagies ont été longtemps le type des évacuations critiques ; elles étaient censées juger complétement les fièvres ardentes, les inflammations viscérales, etc. L'observation moderne en a singulièrement réduit l'importance, sans la faire disparaître entièrement. Une crise de ce genre est évidemment un fait anormal, en ce sens qu'elle ne se rattache pas à l'évolution régulière d'une maladie, et pourtant elle peut la terminer définitivement. On est même fondé à penser que c'est en grande partie sur les effets avantageux de certaines hémorrhagies qu'est fondée la pratique de la phlébotomie. Il n'y a pas lieu de rechercher s'il se fait par cette voie une élimination plus ou moins abondante de matières peccantes, de produits de désassimilation : dans les maladies qui comportent la rétention totale ou partielle de ces sortes de produits, les hémorrhagies ne sont pas rares, mais elles ne sont rien moins que critiques et témoignent simplement d'une altération grave du sang ; tandis que, dans les affections qui sont jugées par ces sortes d'évacuations, les vices humoraux qualitatifs doivent habituellement être mis hors de cause.

On peut cependant interpréter de trois façons les bons effets des hémorrhagies actives dans les maladies aiguës : ou bien elles mettent fin à un mouvement fluxionnaire général ou généralisé, que celui-ci soit à lui seul toute la maladie (comme dans certaines fièvres éphémères), ou n'en soit qu'un élément constitutif (ainsi que dans la fièvre synoque, la fièvre de l'instauration menstruelle) ou même surajouté (comme dans la forme inflammatoire de la plupart des maladies fébriles aiguës) ; ou bien elles ne sont que la conséquence accidentelle d'un autre genre de crise, par exemple, lorsqu'au moment d'une exacerbation fébrile, avec mouvement d'expansion cutanée, qui se serait terminée chez la plupart des sujets par de la sueur, survient, chez un individu prédisposé, une épistaxis : celle-ci, ordinairement peu abondante, est toujours accompagnée alors par de la sueur. Dans un troisième cas, l'hémorrhagie est la conséquence et la conclusion d'un mouvement fluxionnaire localisé, ayant déjà amené des congestions viscérales (par exemple, congestions pulmonaires, utérines, etc.) ; ici il faut distinguer entre la simple évacuation soulageant par un effet purement mécanique, et l'évacuation que l'on peut considérer comme le résultat d'une détermination synergique de l'ensemble, et qui enlève non-seulement la congestion, mais l'état pathologique dont celle-ci dépendait : dans la deuxième alternative seulement, elle mérite le nom de critique ; dans la première, ce n'est qu'une hémorrhagie passive.

Les hémorrhagies, en même temps qu'elles font tomber l'excitation cardio-vasculaire dont elles sont le produit, abaissent la température, et l'on a pris texte de cette importante circonstance pour avancer qu'elles n'ont aucun caractère critique. La remarque n'est qu'en partie exacte : l'abaissement de température produit par des émissions sanguines artificielles ou des hémorrhagies spontanées le plus souvent médiocre, à moins que la perte humorale ne soit très-abondante, et surtout momentané, lorsqu'il se produit avant le moment de la crise ; parfois même la déperdition sanguine est immédiatement suivie d'une élévation thermique sans diminution préalable, tandis qu'à l'époque de la crise, et aussi dans la période procritique, ces sortes d'évacuations s'accompagnent d'une chute thermique bien plus marquée et habituellement définitive, quand il s'agit de la crise. Les hémorrhagies ne diffèrent en rien, à ce point de vue, des autres phénomènes critiques ; elles n'ont rien de nécessaire, et elles ne jugent pas une affection morbide par le seul fait de leur existence : survenant hors temps, elles sont symptomatiques et n'ont qu'une faible influence, le plus communément, sur le cours de la maladie ; ce n'est que dans le cas où elles paraissent liées au mouvement d'évolution rétrograde de l'état pathologique, où elles prennent une part évidente à sa solution, qu'elles peuvent être dites critiques. Or personne ne nie que les hémorrhagies, dans les maladies fluxionnaires surtout, ne puissent avoir un effet avantageux, et, comme il est difficile de prétendre qu'elles sont le résultat de la guérison, il faut bien admettre qu'elles en sont quelquefois l'un des moyens. L'appréciation du rôle plus ou moins important que joue ce moyen dans l'ensemble du travail critique doit évidemment varier selon les cas particuliers, d'autant plus que les évacuations sanguines constituent rarement à elles seules le *processus* critique et s'accompagnent ordinairement d'autres actes judicateurs : sueurs surtout, diarrhée pour les flux utérins et hémorrhoïdaux, etc.

Dans les maladies chroniques, les hémorrhagies sont le plus habituellement symptomatiques, et, quand elles sont avantageuses, elles ne le sont guère que comme moyen mécanique de déplétion en quelque sorte ; ainsi agissent le plus communément les flux hémorrhoïdaux dans les congestions hépatiques, les épistaxis dans les congestions céphaliques, etc. Toutefois, ces maladies peuvent présenter des épisodes aigus susceptibles d'être jugés par des évacuations de ce genre, et nous avons déjà rappelé que, dans des états chroniques occasionnés par la suppression plus ou moins prolongée d'un flux habituel, tel que le flux cataménial, le retour de ce flux, amenant la guérison, pouvait, à certains égards, être considéré parfois comme critique.

Excrétions diverses. Nous rangeons sous ce titre les excrétions, telles que la salivation, l'expectoration, qui sont citées comme critiques par la plupart des auteurs, mais qui ne nous paraissent pas mériter ce titre. Les évacuations que nous avons déjà étudiées peuvent mettre fin à des lésions locales, mais elles font aussi partie des moyens de solution des états morbides généraux qui, d'après la notion traditionnelle, sont seuls aptes à se terminer par crise. Or les excrétions dont il est ici question, et auxquelles il faudrait logiquement ajouter l'expulsion des mucosités nasales, dans le cas de coryza, etc., ne sont habituellement pas dans ce cas: ce sont des actes morbides, souvent importants, mais qui sont ou la simple continuation d'un travail pathologique déjà établi, comme l'expectoration dans les maladies broncho-pulmonaires, ou des manifestations symptomatiques d'autres lésions, comme la salivation liée à l'éruption variolique dans la bouche; ni les uns ni les autres n'ayant une action décisive sur le changement dans l'évolution morbide. Tout au plus pourrait-on concéder que l'expectoration en est une manifestation, si la lenteur et la continuité des modifications qu'elle présente dans le cours des maladies, même au moment de la crise, n'était un obstacle à cette manière de voir.

Abcès, parotides, érysipèles, gangrènes, etc. A côté des crises par évacuation, les livres de la collection hippocratique citent souvent le dépôt, comme phénomène judicateur : le dépôt n'est pas nécessairement un abcès; ce peut être l'engorgement d'une articulation, un érysipèle, etc. Malgré tout notre respect pour une aussi grande autorité, nous ne pensons pas que ces sortes d'actes morbides aient réellement une valeur critique; du moins tous les exemples allégués en faveur de cette opinion nous paraissent susceptibles d'une autre interprétation. L'auteur des *Prénotions coaques* avait reconnu que les parotides, par exemple, étaient le plus souvent un signe funeste. « Dans les maladies longues, les tumeurs parotidiennes ne suppurant pas sont funestes..... suppurant, si le pus n'est pas très-blanc et inodore, causent la mort, etc. » (*Prénot.*, sect. II, § VI, 195 à 204). Et à la fin du premier *Prorrhétique*, il est écrit : « Les parotides douloureuses, se dissipant peu à peu, *sans crise*, sont mauvaises. » On est autorisé à conclure de ces passages et des histoires particulières de maladies que les parotides, pour être avantageuses, devaient s'accompagner ou être suivies d'autres signes critiques; de sorte qu'on pourrait dire que ce n'est pas la parotide, complication, qui jugeait la maladie, mais que c'étaient les autres phénomènes critiques. Pareille interprétation n'est même plus admissible aujourd'hui que l'on a appris à distinguer la fièvre primitive, dans les affections typhiques ou autres, du mouvement fébrile secondaire lié aux lésions persistantes de la période précédente ou à des complications ultérieures. La parotide, pas plus que l'abcès, l'érysipèle, ne juge l'affection primitive : ce sont des complications toujours fâcheuses (quand ce ne sont pas des phénomènes de révulsion ou de métastase), et le mieux qui se produit parfois plusieurs jours après leur manifestation, alors qu'elles commencent à disparaître, tient à leur guérison même ; il est habituel, en effet, de voir la fièvre, la douleur, que procure un phlegmon, cesser lorsque la suppuration est bien établie, et surtout lorsque le pus est évacué; mais il n'y a dans ce fait rien de critique, eu égard notamment à la maladie primitive.

Phénomènes critiques des crises dites sans matière. Ces phénomènes comprennent, d'après les auteurs, la fièvre et différents troubles du système nerveux, parmi lesquels on est surpris de trouver le sommeil. La fièvre mérite une mention à part, à cause de l'aphorisme si connu. « La fièvre survenant chez un malade atteint de spasme ou de tétanos dissipe la maladie. » (*Aph.*, IVe sect., 57, et *Prén. coaq.* IIe sect. § 18, 348 et 352). Du nombre des faits auxquels cet aphorisme est applicable, il faut d'abord éliminer ceux dans lesquels l'état fébrile provient d'une maladie intercurrente ; car nous avons déjà vu, en parlant de la terminaison heureuse des maladies chroniques par le retour ou le passage à l'état aigu et pyrétique, que cette terminaison ne saurait être considérée comme critique que tout autant que le mouvement fébrile appartient à l'évolution de la maladie elle-même, et non à une complication ou à une affection incidente : la rougeole faisant disparaître des spasmes choréiques, par exemple, ne peut être regardée comme la crise de ceux-ci. Pour les faits dans lesquels la manifestation de la fièvre satisfait à la condition qui vient d'être posée, son caractère critique ne nous semble guère mieux démontré, à moins d'admettre que le changement de l'état chronique à l'état aigu constitue une crise pour certaines maladies : dans ce cas, la fièvre, qui est l'un des caractères de cette mutation dans la marche et en est l'un des signes indicateurs les plus importants, devient critique; mais il faut alors accepter que cette crise, analogue sous plusieurs rapports à l'exacerbation procritique, a elle-même sa solution, ce qui est en contradiction avec la notion même que l'on se fait du jugement des maladies, et oblige à déclarer que la crise se traduit tantôt par la chute de la fièvre, tantôt par sa production. Cette observation s'applique également aux affections pyrétiques aiguës dans lesquelles l'établissement de la période de réaction met fin aux spasmes d'une période de concentration : frisson initial, tremblements, etc. La fièvre, dans ces cas, existait dès le début d'ailleurs, quoique parfois moins manifeste, ou réellement moins intense. Quant aux maladies spasmodiques aiguës, apyrétiques habituellement, telles que le tétanos, la chorée, on sait aujourd'hui que l'élévation de la température dans leur cours, de même que dans celui d'autres névroses convulsives, bien loin d'être un symptôme avantageux, est un phénomène de la plus haute gravité, qui précède la mort de peu de jours, et même de peu d'heures dans certains cas. Sans dénier absolument à la fièvre une valeur critique (ce qui serait nous engager à fond sur la question de son rôle médicateur possible), il nous paraît donc prudent de ne la lui reconnaître que sous toutes réserves, jusqu'à ce que de nouvelles observations, recueillies avec toute la précision que comporte le diagnostic moderne, aient porté la lumière sur ce point difficile de la théorie des crises.

Quant aux troubles nerveux, paralysies de la sensibilité générale ou spéciale, contractures, etc., il est démontré aujourd'hui que ce ne sont que des complications ou des conséquences des lésions auxquelles ils étaient censés mettre fin ; à plus forte raison refusera-t-on le caractère critique au sommeil, acte physiologique, malgré l'autorité de Double, qui le regarde comme tel dans les maladies vaporeuses, l'épilepsie, etc. (*Séméiologie générale*, t. II, p. 573), où il n'est évidemment que la conséquence du rétablissement. Nous ferons cependant une exception pour les convulsions (d'un pronostic ordinairement si fâcheux dans les affections fébriles), d'après un fait personnel, resté pour nous inexplicable. Chez un de nos malades, homme d'une trentaine d'années, employé comme chauffeur à l'usine à gaz, il s'était déclaré, à la suite d'un refroidissement, une forte fièvre, et un épanchement dans la plèvre droite avait été bientôt constaté en même temps qu'un certain degré de bouffissure de la face et d'infiltration des membres inférieurs ; les urines, d'une densité de 1,030, acides, étaient rares, fortement colorées et sédimenteuses peu après leur émission ; elles étaient en outre notablement albumineuses : ce que leur coagulation par l'emploi de la chaleur, après dissipation de l'opalescence produite par les urates, permettait de constater facilement : l'examen microscopique ne laissait d'ailleurs aucun doute sur l'existence d'une néphrite desquamative. Vers le seizième ou le dix-septième jour, l'épanchement étant en voie de résolution, la fièvre presque nulle, mais les urines étant encore assez fortement albumineuses, cet individu se plaignit une après-midi de céphalalgie, de vertiges, de nausées, et bientôt fut pris d'attaques convulsives épileptiformes, qui se renouvelèrent pendant demi-heure à trois quarts d'heure. Quand il revint à lui, après l'emploi de moyens appropriés, mais très-anodins (sinapismes sur les extrémités inférieures, lavement purgatif), les urines ne contenaient plus d'albumine ; et la convalescence s'établit ensuite promptement. Quels rapports faut-il admettre entre l'attaque d'éclampsie, manifestation habituellement grave des affections albuminuriques, et la disparition de l'albuminurie *a frigore* de ce sujet? c'est ce qui est demeuré pour nous indéterminé, mais ne nous paraît pas moins digne d'attention : cette attaque a eu, en effet, tous les caractères attribués aux actes critiques ; elle appartenait à l'évolution possible de la maladie, et son apparition, dans la période de déclin, a mis fin à celle-ci. Le fait est tellement exceptionnel, toutefois, que nous ne le présentons comme critique qu'avec beaucoup d'hésitation.

Pouls critiques. C'est surtout en tant que signe précurseur de la crise et de ses différentes espèces, bien plus que comme phénomène indicateur d'un jugement en voie de réalisation, que les anciens seméiologues ont décrit les pouls dits critiques, qui auraient été plus exactement dénommés procritiques. Il serait déplacé ici de donner même un simple aperçu des subtilités et des exagérations auxquelles ils s'étaient laissé entraîner en cette matière, et qui n'ont pu se soutenir devant une observation un peu rigoureuse. On trouve une ample démonstration de cette appréciation dans les *Recherches sur le pouls par rapport aux crises*, de Bordeu, qui a résumé en partie et dépassé en ingéniosité tous ses prédécesseurs. Aujourd'hui, malgré les restrictions justifiées que des auteurs plus récents, tels que Double, Landré-Beauvais, etc., ont apportées aux indications parfois exactes, plus souvent hypothétiques et contradictoires de Galien, Solano de Lucques, Nihell, Bordeu, etc., l'étude du pouls, au point de vue pronostique, est tombée dans un discrédit complet : les rares pathologistes contemporains qui en font mention se bornent à rappeler les assertions les moins sujettes à contestation des écrivains que nous venons de citer, et, pour la plupart, en nient formellement la réalité. La question vaut cependant la peine qu'on s'y arrête et qu'on recherche, à l'aide des moyens d'investigation plus précis que fournit la science moderne, si les mouvements critiques, qui impliquent un changement si considérable dans le fonctionnement organique, ne s'accompagneraient pas de modifications telles dans la circulation qu'ils pussent être reconnus et même prévus par l'examen du pouls. Il n'y a là rien que de conforme aux données que nous possédons actuellement sur le mécanisme de la circulation. Le pouls n'exprimant, en effet, pour l'observateur, que les résultats des changements périodiques de la tension artérielle, et cette tension étant fonction de plusieurs variables (force et mode de contraction du cœur, masse sanguine en mouvement, capacité du système vasculaire, résistance des parois de ce système, résistance au passage à travers les capillaires, etc.), toutes les circonstances qui modifieront notablement l'une quelconque de ces variables devront amener, à moins de compensation de la part d'autres variables, des modifications correspondantes dans la tension artérielle, et par suite dans la forme, la vitesse de translation de l'onde sanguine, c'est-à-dire dans le pouls.

Il n'y a eu cependant que de rares tentatives dans ce sens, et encore n'ont-elles pas porté directement sur la question litigieuse des pouls procritiques. Après M. Marey, l'ingénieux inventeur de tant d'appareils enregistreurs, qui a constaté, au moyen de son sphygmographe, que, « dans les différentes phases de la maladie, il y a des changements brusques ou lents dans la forme du pouls, et que ceux-ci correspondent à des changements simultanés dans l'état général du sujet » (*Physiologie médicale de la circul. du sang*, p. 250 ; Paris, 1862). Lorain a fourni quelques tracés se rattachant à cette question, mais complétement insuffisants à l'élucider. Il a recueilli, en effet, des tracés sphygmographiques chez un pneumonique, la veille de la défervescence, pendant celle-ci, et durant la convalescence, et il a ainsi établi, ce qui n'était pas mis en doute, que le pouls de la période fébrile diffère de celui de l'apyrexie (*Etudes de méd. cliniq. : le Pouls*, p. 159-160 ; Paris, 1870). Plus tard, il est revenu sur ce sujet, mais en se plaçant toujours dans les mêmes conditions, c'est-à-dire en ne se procurant les tracés de ses malades que tous les deux ou trois jours ; chez un seul pneumonique, sur cinq observés, les tracés ont été recherchés quotidiennement pendant quatre jours, mais seulement le matin (*Etudes de médec. cliniq. : la Température*, t. II). Pour être concluant, ces tracés, trop peu nombreux d'ailleurs, auraient dû être pris régulièrement matin et soir, de façon à permettre de comparer le pouls de la période d'état à celui de l'imminence critique, et le pouls de celle-ci à celui de la défervescence, etc. ; il y avait lieu, en outre, de tenir compte du genre de crise qui s'était réalisé, afin de vérifier si, suivant l'espèce de l'évacuation critique, le pouls précurseur variait de forme, etc.

C'est cette étude que nous avons essayé de faire, en recueillant matin et soir, pendant toute la durée de leur affection, les tracés sphygmographiques d'une certaine quantité de maladies. On sait toutefois qu'il n'y a pas de relations constantes entre les désignations du pouls jadis admises et les types fournis par le sphygmographe, qui décèle des caractères inappréciables au toucher, mais ne rend pas d'autres qualités du pouls, peut être indépendantes des variations de la pression artérielle, mais que le doigt perçoit simultanément et confond avec elle. Ainsi, dans l'appréciation des caractères du pouls, Bordeu avait admis deux grandes classes, les pouls d'irritation, non critiques, serrés, vifs, durs, convulsifs, et les pouls critiques, dilatés, développés, ramollis, pleins, forts, fréquents, souvent inégaux ; or, cette distinction, que le sphygmographe met parfois nettement en évidence (*Voir* fig. 12 A et 15 B) est souvent tout à fait impossible avec cet instrument. Cela dépend-il de ce qu'elle n'existe réellement pas ? Ou faut-il y voir le résultat de l'imperfection de l'appareil, qui n'appuie sur l'artère que sur un point limité, de 12 à 15 millimètres au plus, tandis que les doigts occupent une bien plus longue étendue du vaisseau, représentant ainsi quatre ressorts successivement soulevés, au lieu d'un seul? Ou bien encore, se passe-t-il pour le pouls ce qui se passe pour la chaleur appréciée au toucher, et qui peut être douce, mordicante, etc., par suite des qualités particulières de sécheresse ou d'humidité et de sécrétions diverses de la peau, tandis que le thermomètre indique une même élévation thermique? N'étant pas encore en mesure de résoudre ces questions, et pour rendre comparables, autant que possible, les résultats obtenus par les deux modes d'exploration, nos tracés, au nombre de quatre à huit, chaque fois, pour chaque sujet, étaient pris avec des pressions et des positions variées du ressort; de façon à simuler, dans une certaine limite, les divers degrés de pression que peuvent exercer les doigts sur la radiale, et qui ne laissent pas que d'influer sur les sensations tactiles perçues, celles-ci étant soigneusement notées d'avance.

En éliminant les cas à solution fâcheuse ou irrégulière, entravée par des complications, etc., nous avons pu suivre 23 cas de maladies terminées par crise rapide (14 pneumonies, 5 érysipèles, 2 rougeoles et 2 accès de fièvre intermittente), chez des sujets d'âge et de sexe différents. De plus, dans le but de séparer, s'il était possible, les changements du pouls liés à des modifications thermiques (et qui pourraient être considérés comme ceux du pouls procritique en général), des changements en rapport avec l'excrétion particulière qui allait accompagner la crise, nous avons recueilli les tracés d'individus apyrétiques placés dans des conditions analogues, au point de vue des évacuations probables, à celles de fébricitants dans la période d'imminence critique : ainsi nous avons pris le tracé de plusieurs femmes dans la période menstruelle, pour les hémorrhagies ; celui d'individus soumis à une médication évacuante, pour les vomissements, la diarrhée; à un traitement par le jaborandi pour la sueur (en prenant chez ceux-ci les tracés d'une façon en quelque sorte continue, toutes les deux ou trois minutes). Les résultats ainsi obtenus en dehors de l'état fébrile permettent de mieux interpréter les modifications du pouls dans cet état; ils ne sont pas toutefois, théoriquement du moins, complétement comparables, car dans la crise, ce qu'il y a d'important, c'est le mouvement décisif de retour vers la santé, impliquant une synergie organique, et non le fait brut de l'évacuation possible; sans cela les crises seraient faciles à provoquer, et l'on sait que malheureusement il n'en est rien. Quoi qu'il en soit de la justesse de ces réflexions, voici ce que nous avons observé dans les maladies fébriles aiguës.

Relativement à la fréquence, le rhythme du pouls suit habituellemnt, au moment de la crise, une marche à peu près parallèle à celle de la température; cependant, il n'est pas rare de voir l'accélération du pouls, au moment de l'exacerbation procritique, ou son ralentissement, quand la crise se prépare par une atténuation progressive, précéder de 12 heures au moins l'élévation ou l'abaissement du chiffre thermique. On ne peut donc pas dire que le pouls s'accélère constamment à l'approche de la crise; il devient un peu plus fréquent dans le cas d'exacerbation procritique, et se maintient au même rhythme ou se ralentit légèrement quand celle-ci fait défaut. De plus, assez souvent, mais non constamment, la diminution de fréquence du pouls (qui peut, comme la chute de la température, tomber de beaucoup au-dessous de la normale, dans le cas de crise rapide, avec évacuations abondantes surtout) ne persiste pas longtemps ou même fait défaut dans le cas de complications ou de résolution trop lente des lésions anatomiques, tandis que la température reste encore hyponormale, ou revient plus ou moins vite au niveau physiologique ou même le dépasse à son tour.

A ce point de vue, la plus grande mobilité du pouls, qui en fait un signe diagnostique d'une valeur ordinairement très-inférieure à celle des oscillations thermiques, lui donne à quelques égards l'avantage pour la prompte constatation de l'achèvement complet ou imparfait de la crise. On sait, en outre, que dans les cas de collapsus de mauvais caractère, avec une température hyponormale, on observe une accélération très-marquée du pouls.

Les autres caractères du pouls critique sont plus difficiles à déterminer. D'après la plupart des séméiologues, le pouls, au moment de la crise, devient fort, sans dureté, fréquent, développé, selon l'expression de Bordeu, et parfois inégal. Lorain, qui a en vue le pouls de la défervescence, parle du ralentissement et du polycrotisme comme caractères du pouls critique, tandis que Hirtz prétend « avec tous les séméiologues rigoureux, que le pouls devient dur, serré, quelquefois même intermittent ou accéléré, à l'approche de la crise; puis peu à peu il se dilate, se régularise, etc. » (art. Crise déjà cité, p. 249).

Nous ne savons sur quels auteurs s'appuie l'ancien professeur de Strasbourg pour émettre les assertions qui précèdent; dans les 23 observations que nous avons régulièrement suivies et dans un grand nombre d'autres, nous n'avons jamais observé la petitesse du pouls et sa dureté dans l'imminence critique; même lorsque des évacuations abondantes avaient lieu à ce moment, sauf dans un seul cas, nous avons toujours vu le pouls plus développé lors de l'exacerbation procritique ou la veille de la défervescence, quand cette exacerbation faisait défaut.

Les tracés qui suivent, pris à différents moments de l'évolution d'une pneumonie, dans laquelle la sueur ne se produisit que dans le cours de la défervescence (pour éliminer l'influence du pouls sudoral), donneront un aperçu de la façon dont les choses se passent habituellement : il s'agit d'un jeune soldat assez vigoureux, atteint d'une pleuro-pneumonie droite, traitée par une saignée de 300 grammes au troisième jour, un vésicatoire à la base du thorax, à droite, le quatrième jour, et enfin par une infusion de 2 grammes d'ipéca; bouillon et vin comme régime, pendant la période fébrile. (Service du professeur Combal.)

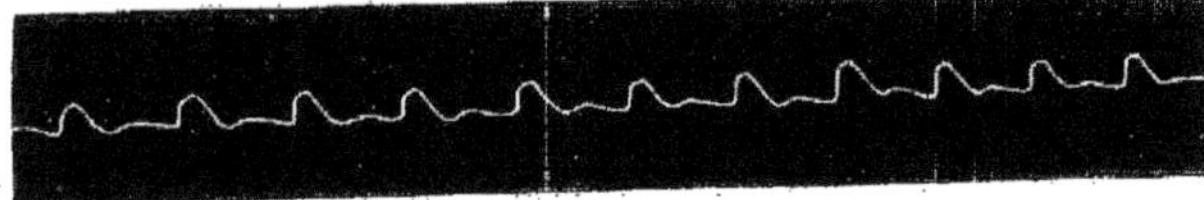

Fig. 3. — Pl.-pneumonie; période d'état. 4e jour, matin, 40°5; 88-92 puls., 28-32 resp.

Nous ne reproduisons pas les tracés sphygmiques du soir du quatrième jour, du cinquième jour (matin et soir) et du matin du sixième jour, ces tracés sont à peu près identiques à celui qui précède, sauf une élévation un peu plus grande de la ligne d'ascension, le soir.

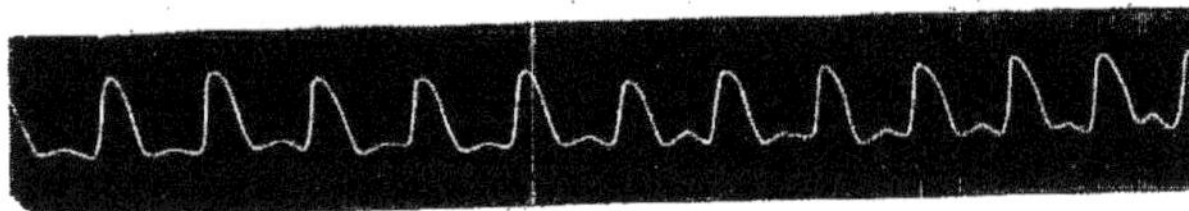

Fig. 4. — Pl.-pneumonie; exacerbation procritique. 6e jour, soir, 40°6; 96-100 puls., 36 resp.

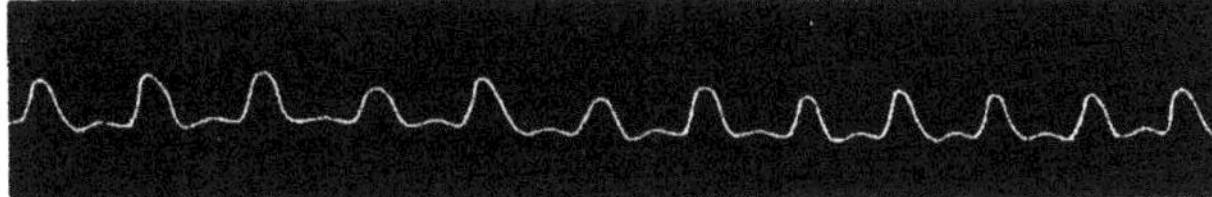

Fig. 5. — Pl.-pneumonie; légère rémission matinale durant l'exacerbation procritique. 7e jour, matin, 39°6; 88-92 puls., 40-44 resp.

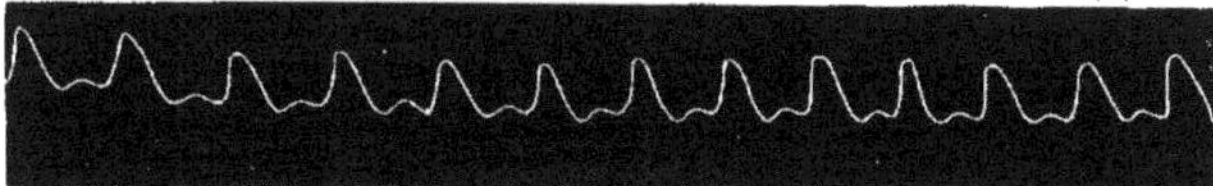

Fig. 6. — Pl.-pneumonie; fin de l'exacerbation procritique. 7e jour, soir, 40°4; 88-92 puls., 32 resp.

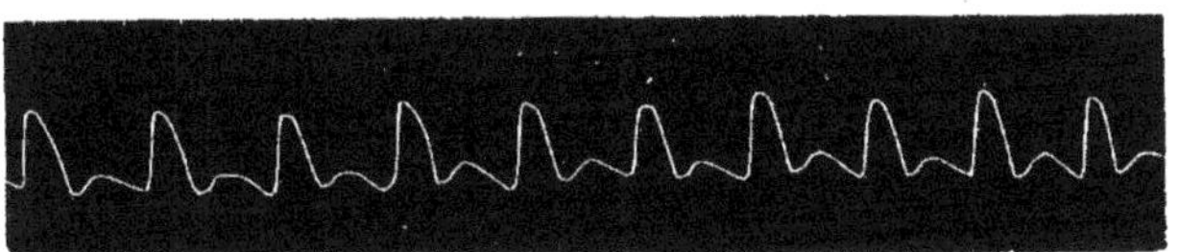

Fig. 7. — Pl.-pneumonie; période critique, début de la défervescence. 8e jour, matin, 39°2; 76 puls., 36 resp.

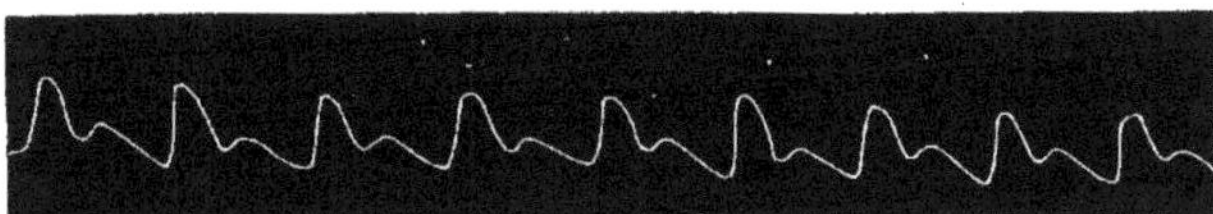

Fig. 8. — Pl.-pneumonie; défervescence; crise sudorale. 8e jour, soir, 38°; 72 puls., 28 resp.

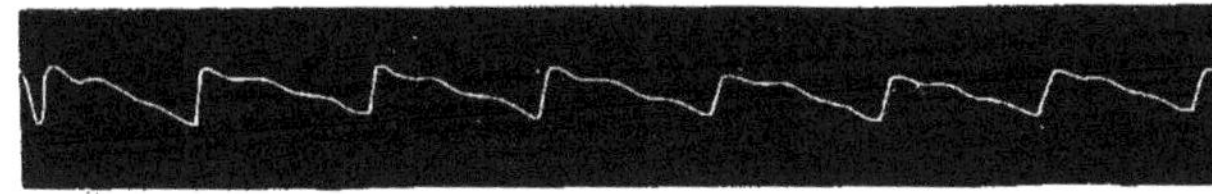

Fig. 9. — Pl.-pneumonie; période épicritique. 9e jour, matin, 37°4; 60-64 puls., 28 resp.

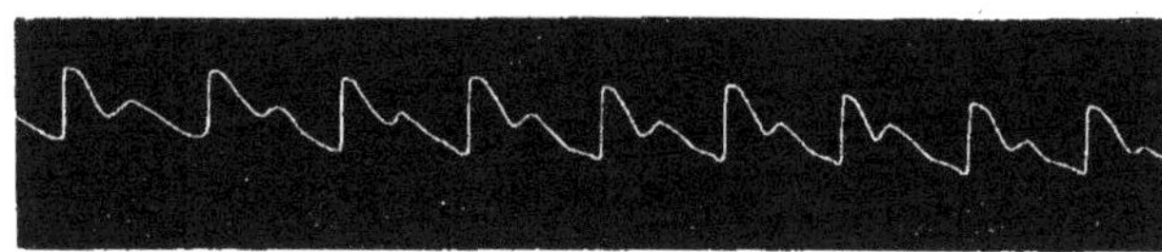

Fig. 10. — Pl.-pneumonie; période épicritique, forte moiteur. 9e jour, soir, 37°8; 72 puls., 24-26 resp.

Les tracés du dixième jour, matin et soir, avec 37°,4 et 37°,6, reproduisent le tracé du neuvième jour matin (fig. 9).

Le pouls, du quatrième au huitième jour, est noté, au toucher, comme médiocrement vite et ample, plutôt faible que fort, mou, dépressible, sans rebondissement et régulier jusqu'au sixième jour, avec léger accroissement de force le soir, et inégalité encore plus qu'irrégularité à partir du sixième jour soir; ce soir-là, le pouls, quoique un peu plus vif et plus ample, paraît encore plus dépressible. A dater du huitième jour, il est un peu plus résistant, sans dicrotisme. mais tendant à l'ondulation le matin, et *nettement rebondissant*, avec un peu d'inégalité, le huitième jour et le neuvième jour dans l'après-midi (moment de sueur), mais toujours dépressible; le matin de ce neuvième jour (1er d'apyrexie), il est indiqué comme assez large, mais mou, sans grande force, moins dépressible pourtant que les jours précédents, avec irrégularité légère; ces qualités sont celles du pouls des jours suivants. En aucun moment, le pouls n'a eu le caractère convulsif. Au sphygmographe, on constate jusqu'au huitième jour les caractères d'une faible tension artérielle, avec contraction cardiaque médiocrement énergique et légèrement prolongée, un peu plus forte le soir : avec un plateau arrondi, la ligne d'ascension et celle de descente sont presque verticales, et celle-ci un peu plus oblique retombe rapidement au minimum, pour se relever faiblement par l'élasticité artérielle (fig. 3, 4, 5 et 6). Au moment des exacerbations, vespertines et surtout lors de l'exacerbation procritique (fig. 4), qui ici dure 36 heures, avec légère rémission matinale le deuxième jour, il y a un peu plus de vivacité dans la contraction cardiaque, une plus grande hauteur des pulsations, avec une tension toujours faible. Le dicrotisme est presque nul jusqu'au huitième jour, mais la hauteur et la distance de chaque ligne d'ascension varient sans périodicité appréciable, à dater de cette exacerbation (fig. 4 à 8). Pendant la défervescence, le pouls, moins fréquent, plus ample, montre un rebondissement bien marqué, dans l'après-midi où se produit la sueur et dans celle du lendemain, dans la même condition (fig. 8 et 10); la tension artérielle paraît s'accroître, à en juger par l'obliquité de plus en plus grande de la ligne de descente, qui n'arrive plus jusqu'au minimum avant d'être interrompue par le relèvement dicrotique. Cet accroissement de tension avec fréquence moindre (60-64 pulsations) est surtout marqué le premier matin apyrétique (fig. 9) et le lendemain. Les inégalités du pouls, bien évidentes durant les trente-six heures de l'exacerbation procritique, disparaissent après la défervescence, mais les irrégularités persistent jusque pendant la période épicritique. Le polycrotisme, indiqué par Lorain comme caractéristique du pouls de la convalescence, fait ici défaut.

Le pouls n'a-t-il donc jamais le caractère convulsif signalé par les auteurs, et qui a été donné même comme pouvant annoncer la crise? Si, ce caractère existe, mais lorsque l'exacerbation s'accompagne d'un retour ou d'une exacerbation des phénomènes douloureux, de la pleurodynie, lorsqu'il s'agit de pneumonie, ou des douleurs tensives d'une nouvelle poussée érysipélateuse, etc. Chez le sujet dont nous venons de reproduire le pouls, celui-ci prenait une forme analogue à celle du premier tracé (fig. 11) de l'observation suivante, lorsque une quinte de toux ou un mouvement avait réveillé la douleur pleurétique, et c'est ce qui a pu induire certains cliniciens en erreur. Comme exemple, nous prenons encore un cas de pleuro-pneumonie droite, chez un homme de trente-trois ans, cultivateur, d'assez forte complexion, mais à teint légèrement cachectique, habitant d'un pays marécageux. La pleurodynie du début, amendée par une application de trois ventouses scarifiées le quatrième jour, revient plus intense dans la nuit du cinquième au sixième jour, malgré une sueur abondante qui se produit cette nuit-là, avec 40°2 le soir, et 39°9 le matin; moiteur et cependant diarrhée à partir du sixième jour (peut-être sous l'influence de l'infusion d'ipéca à 2 grammes avec 30 grammes de sirop diacode, qui, avec du bouillon, puis du potage et du vin, constitue tout le traitement pendant la période fébrile). Pas d'exacerbation procritique; défervescence le septième et le huitième jour, préparée par une légère diminution thermique pendant quarante-huit heures; le quatrième jour, 40° m. et 40°,6 s., le cinquième 40°,2 m. et s.; le sixième, 39°,9 m. et 40° s.; le septième, 39°,4 m., 38°,8 s., etc. Nous donnons une fois le tracé des deux radiales, parce que celle du côté gauche, en partie à cause de la saillie du tendon du grand palmaire, donnait un pouls bien plus faible, au toucher comme au sphygmographe, et un examen fait, tantôt d'un côté, tantôt de l'autre, aurait fourni des résultats bien différents; les autres tracés se rapportent tous à la radiale droite.

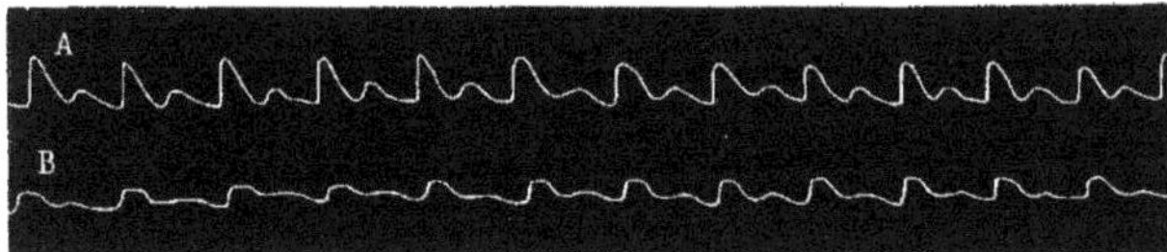

Fig. 11. — Pl.-pneumonie; période d'état. 5e jour, soir, 42°2 (matin et soir); 100-104 puls., 30 resp. A, radiale droite; B, radiale gauche.

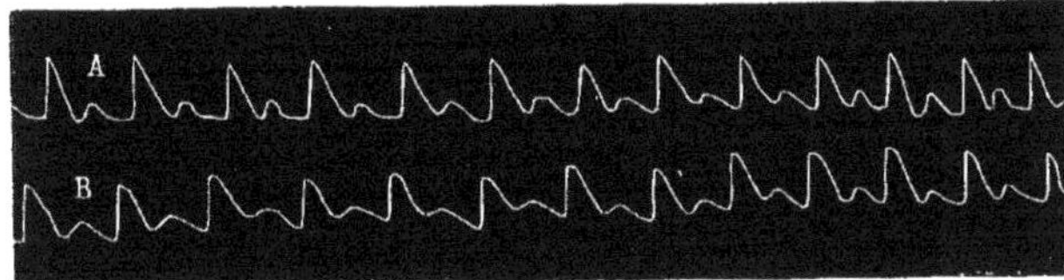

Fig. 12. — Pl.-pneumonie; période d'état, préparation procritique. 6e jour, matin : dans la nuit, sueur abondante qui continue; exacerbation de la pleurodynie, 39°9; 96-104 puls., 34-38 resp. — En A, douleur pleurétique plus vive; en B, douleur moindre.

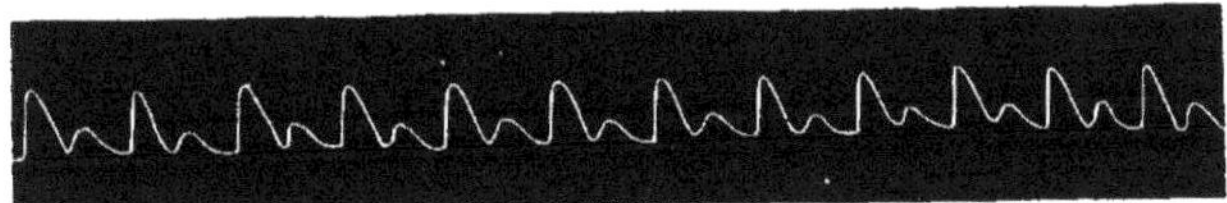

Fig. 13. — Pl.-pneumonie; même période. 6e jour, soir, pleurodynie moindre; moiteur; diarrhée légère, 40°; 104 puls., 40 resp.

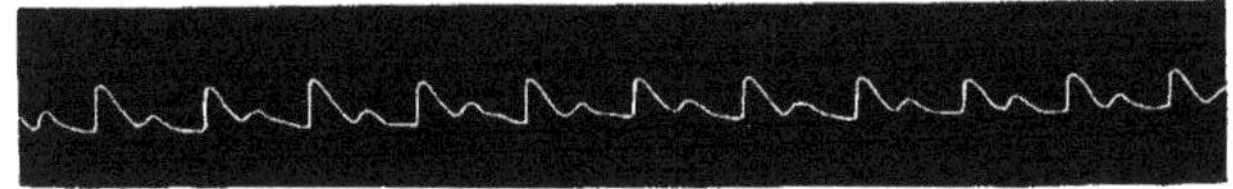

Fig. 14. — Pl.-pneumonie; période critique, début de la défervescence. 7e jour, matin, moiteur persistante, mais diarrhée abondante (six selles depuis la veille), 39°4; 92 puls., 40 resp.

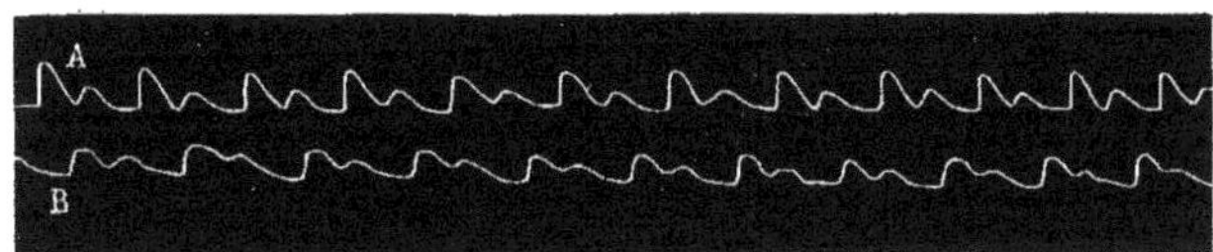

Fig. 15. — Pl.-pneumonie; période critique, défervescence. 7e jour, soir, diarrhée moindre, moiteur faible, mais sueur abondante dans la soirée, 38°8; 84 puls., 40 resp. — En A, douleur passagère par la toux, forme du pouls analogue à celle du matin; en B, bien-être, forme intermédiaire entre celle-ci et celle du lendemain.

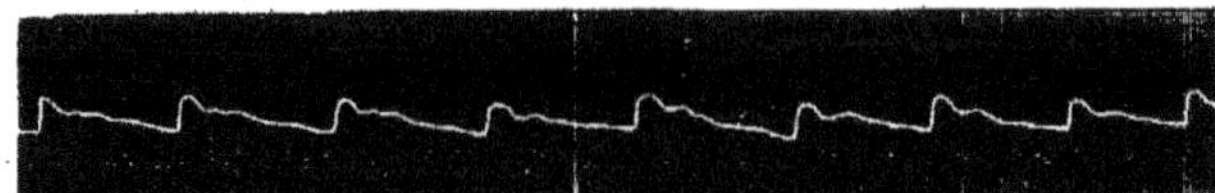

Fig. 16. — Pl.-pneumonie ; période épicritique. 8e jour, matin, 37°3; 64 puls., 24 resp. Le soir, 37°2; même forme du pouls, mais avec une irrégularité un peu plus marquée; diarrhée moindre.

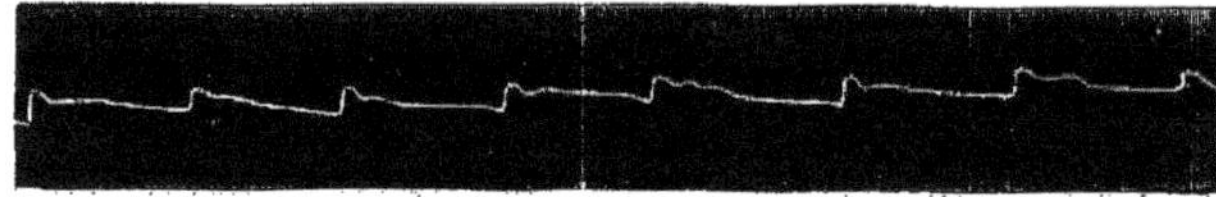

Fig. 17. — Pl.-pneumonie ; convalescence. 9e jour, matin, 36°8; 52-56 puls; diarrhée plus abondante dans la nuit.

Chez ce malade, depuis le début jusqu'à la crise, le pouls a été trouvé *vif*, *convulsif*, médiocrement fort et développé, parfois rebondissant, mais sans souplesse, surtout le sixième jour matin (fig. 12, A), moment où, de plus, il était légèrement inégal; le soir, il était plus fort, plus rebondissant ou dicrote, encore un peu convulsif (fig. 13). Le jour de la crise, il fut encore noté comme précipité, médiocrement fort, peu développé, très-dicrote le matin ainsi que le soir, ce qui n'était pas tout à fait en rapport avec le tracé sphygmographique du matin (fig. 14), mais correspondant assez bien avec celui du soir (fig. 15, A et B); dans la période épicritique, il était sans vitesse, plus développé, à peine rebondissant, médiocrement fort, inégal et surtout irrégulier; la fréquence diminua légèrement pendant la défervescence, pour tomber brusquement le lendemain. Les tracés sphygmographiques indiquent, en effet, la brusquerie et la brièveté de la contraction cardiaque, par la verticalité de l'ascension, suivie immédiatement de la descente, sans plateau (voir surtout fig. 12); une tension artérielle médiocre, avec réaction élastique des artères bien nette, par le rebondissement dicrotique (le malade depuis la période procritique était en moiteur ou même en sueur); le plateau ne commence à apparaître qu'en pleine défervescence, en même temps que la tension s'accroît. L'inégalité, encore plus marquée que l'irrégularité, la veille de la crise, disparaît presque, tandis que l'irrégularité s'accentue, avec le ralentissement de l'épicrise; et c'est seulement lorsque la convalescence s'établit que le pouls, se ralentissant encore davantage, présente le polycrotisme signalé par Lorain. La persistance de la douleur pleurétique a modifié les caractères du pouls, en maintenant la verticalité d'ascension avec descente immédiate ou presque immédiate, mais n'a pas empêché le rebondissement en rapport avec le mouvement d'expansion sudoral; celui-ci, qui a commencé dans la période procritique, ne paraît avoir été que médiocrement influencé par la diarrhée, que provoquait sans doute l'infusion d'ipéca.

La reproduction d'autres tracés nous montrerait, avec de légères variantes individuelles, les mêmes caractères du pouls, dans l'érysipèle, la rougeole, les deux derniers stades de l'accès de fièvre intermittente, comme dans la pneumonie. On peut conclure de ceux qui précèdent que, en dehors des qualités particulières qui lui sont imprimées par les phénomènes critiques à intervenir, le pouls subit, dans les différentes phases de la crise, des changements considérables en rapport avec les oscillations thermiques; loin d'être plus serré, plus dur, au moment de l'exacerbation procritique, il devient alors plus grand mais plus dépressible, et tend à perdre le caractère convulsif du début, quand celui-ci existait, par suite soit d'une douleur plus ou moins intense, soit de la susceptibilité particulière de l'individu ; il s'élargit, augmente de résistance, en diminuant quelque peu de fréquence, en même temps qu'il devient plus souple et plus ou moins rebondissant, pendant la crise, et se ralentit très-notablement, jusqu'à tomber au dessous du rhythme physiologique, à la fin de celle-ci. Pendant l'épicrise et la convalescence, si celle-ci est franche, le pouls, devenu rare et lent, est assez irrégulier mais plus résistant, et sans rebondissement bien marqué au toucher. Nous avons vu que, sous le rapport de la fréquence surtout, il en était autrement dans le cas de crise incomplète ou de crise par lysis. On trouve assez fréquemment le pouls inégal et irrégulier dans l'imminence critique, mais il est alors plus inégal qu'irrégulier, et c'est le contraire à partir de la crise et pendant la convalescence.

Par l'emploi du sphygmographe, on constate pendant l'imminence critique, avec une étendue plus grande des oscillations du levier, indice de variations plus considérables dans la tension artérielle, une diminution de cette tension qui peut aller jusqu'à laisser retomber immédiatement après la systole cardiaque le levier au niveau du point de départ, avant le relèvement dû en partie à l'élasticité artérielle, et qui est alors au minimum. Avec l'abaissement thermique, l'on voit la tension sanguine augmenter, la réaction artérielle s'accentuer, et le dicrotisme physiologique se manifester avec une intensité variable suivant les phénomènes critiques, mais qui est à son maximum lors de la crise par la sueur, et aussi après une hémorrhagie. La tension artérielle, à en juger par la forme du pouls, augmente encore après la crise, et le dicrotisme diminue, pour reparaître quelquefois, avec des oscillations multiples (polycrotisme), dans la convalescence ; mais le fait est moins commun que ne le croyait Lorain, et, en tous cas, n'est pas primitif, mais consécutif, ainsi que l'avait supposé M. X. Gouraud, au ralentissement de l'épicrise ; il n'est pas rare, en effet, que ce ralentissement soit encore plus prononcé dans la convalescence, et c'est à lui que semble lié le polycrotisme.

Il ne nous paraît pas exact, comme on l'a prétendu, que l'accroissement de tension artérielle de la défervescence prépare les phénomènes critiques ; d'une part, ces phénomènes peuvent précéder et accompagner la défervescence au lieu de la suivre, et, d'une autre part, on peut voir au contraire la production de la sueur à la fin de la crise, alors que la tension artérielle avait déjà notablement augmenté, s'accompagner d'une nouvelle diminution de la tension artérielle, avec dicrotisme beaucoup plus marqué (fig. 9 et 10). Nous n'insisterons pas davantage sur la contradiction apparente que l'on a cru trouver, dans la convalescence, entre l'accroissement de tension que semble indiquer le pouls très-ralenti, à descente progressive, et le polycrotisme, que l'on rattache à une faible tension artérielle, avec forte élasticité des vaisseaux. Ces difficultés, insolubles quand on suppose que la fréquence et la vivacité des contractions cardiaques sont uniquement en raison inverse de la résistance qu'offre la pénétration de l'ondée sanguine dans le système artériel (Marey), s'expliquent en partie si l'on admet que le cœur, comme tout autre muscle, est susceptible de recevoir du système nerveux des impulsions d'une énergie variable. C'est ce qu'on observe très-bien en prenant les tracés du pouls pendant l'accès de fièvre intermittente ; au début, il y a souvent une très-grande accélération des contractions cardiaques (fig. 1) et le pouls, à peine appréciable, se traduit par une ligne générale presque droite, avec ascension très-oblique et descente de même, sans dicrotisme. Le spasme, ici vasculaire, n'implique pas le pouls vite, convulsif, comme lorsqu'il s'agit de réaction douloureuse sur le cœur, par le mécanisme réflexe. Aujourd'hui, d'ailleurs, on sait suffisamment, par les découvertes de C. Cyon, Ludwig, Bezold, Cl. Bernard, etc., que la fréquence des contractions cardiaques n'est pas liée nécessairement à l'état de la tension artérielle. Il nous paraît plus probable que le polycrotisme, comme l'irrégularité habituelle de la convalescence, indique plutôt un état de fatigue du cœur, dont les mouvements sont lents comme ceux de tous les muscles; et ce qui contribue à nous le faire penser, indépendamment des syncopes quelquefois si faciles et si graves pendant la convalescence, c'est que chez certains sujets nous avons constaté pendant le sommeil, dans cette période, une irrégularité allant parfois jusqu'à l'intermittence, et qui disparaissait presque pendant la veille; nous pourrions en fournir de très-beaux échantillons sphygmographiques. De plus, il n'est pas constant chez le même individu; les deux tracés suivants, recueillis à deux minutes d'intervalle, sur le même papier, après la période de sueurs d'un accès de fièvre intermittente, le prouvent; sur d'autres tracés pris quelques minutes après, la différence est encore plus sensible, il n'y a même plus de tendance au polycrotisme; enfin pour faire disparaître ce dernier, il nous a suffi plusieurs fois de faire descendre un peu le sujet dans le lit, tandis que le décubitus le tronc un peu relevé, en amenant une plus grande obliquité du bras, le faisait reparaître.

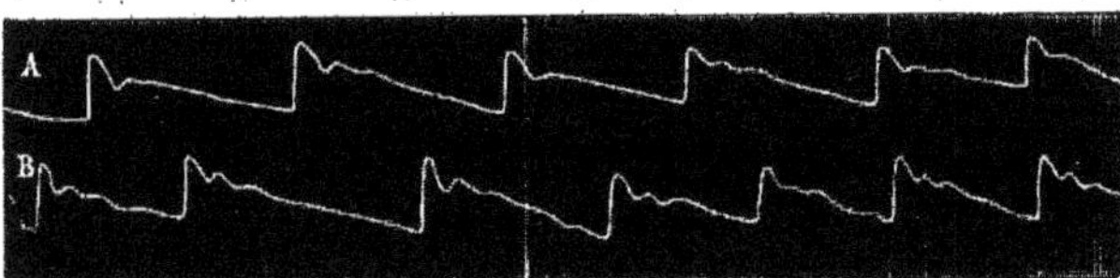

Fig. 18. — Fièvre intermittente, apyrexie; 60-64 puls.

Existe-t-il, en dehors de ces modifications du pouls liées aux changements thermiques qui sont le phénomène le plus saillant de la crise, dans les maladies pyrétiques aiguës, d'autres modifications en rapport avec l'évacuation critique qui va se produire? Les anciens le croyaient fermement et avaient indiqué de nombreux caractères du pouls permettant d'arriver à cette prédiction, d'une si grande importance. Nous les avons déjà mentionnés à l'occasion de chaque excrétion critique; il nous reste à fournir les résultats comparés de nos observations de pouls critiques spéciaux et de pouls recueillis chez des sujets soumis à certaines médications.

Le pouls procritique le moins contestable est celui de la sueur; nous en avons déjà donné des tracés suffisamment démonstratifs (comp. les fig. 8 et 10, et les fig. 7 et 9); mais on pouvait se demander si ce pouls plein sans dureté, ondulant, à rebondissement marqué, dicrote même, mais sans vivacité dans l'ascension, n'était pas celui de la sueur déjà en train de se produire, et la distinction était d'autant plus difficile à établir que les crises sudorales sont souvent précédées de tendance à la moiteur. L'administration du jaborandi, dans un cas où la sueur se produisit tardivement, nous a permis de trancher la question. Chez un homme de vingt ans, atteint d'épanchement pleurétique droit depuis neuf jours, presque apyrétique, une infusion de jaborandi, à 5 grammes pour 100 grammes de véhicule, fut administrée le 20 avril 1876, à 9 heures 54 du matin ; elle ne produisit aucun effet appréciable, sauf une sensation de chaleur à la peau et l'expulsion de quelques crachats salivaires, jusqu'à 11 heures 30; à ce moment, survint une sueur assez abondante qui dura une demi-heure environ ; le pouls, observé avant et après l'administration du jaborandi, n'accusa aucun changement jusqu'à 10 heures 23, c'est-à-dire 29 minutes après l'ingestion de l'infusion ; à partir de ce moment, il prit les caractères de la fig. 20 et les conserva jusqu'à 11 heures 6; 27 tracés en tout avaient été recueillis : nous n'en reproduisons qu'un seul de chaque type. Ce qui prouve que ce n'était pas le jaborandi qui était à lui seul cause des changements dans le pouls, c'est qu'une infusion de la même plante, à la dose de 6 grammes cette fois, qui fut donnée le lendemain, mais n'amena pas de sueur, laissa le pouls sans modifications : il en a été de même chez plusieurs autres sujets, d'ailleurs.

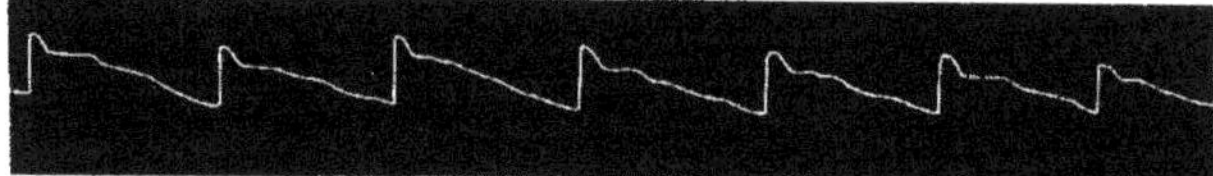

Fig. 19. — Effets du jaborandi. Pouls avant l'ingestion de l'infusion, 56-60 puls., 38°7. Les dix tracés suivants, après l'ingestion, sont identiques.

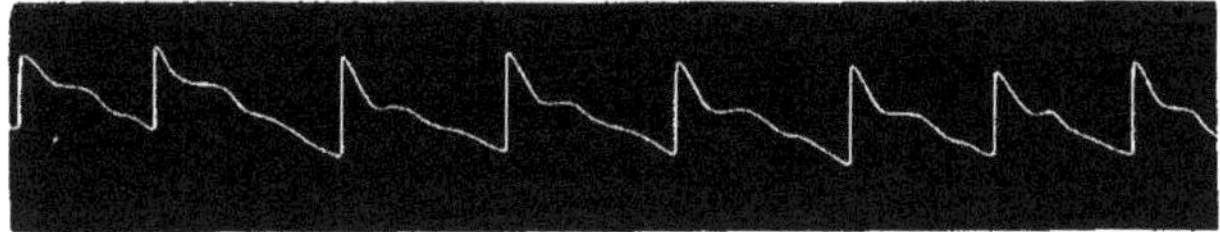

Fig. 20. — Effets du jaborandi. Pouls, 29 minutes après l'ingestion de l'infusion, 60 puls., 38°7. — Les quinze tracés suivants, le dernier pris 23 minutes avant la production de la sueur, sont identiques.

Chez un autre, le pouls prit les caractères du tracé fig. 12, A, quelques instants avant la sueur, mais sous l'influence, il est vrai, de coliques vives ; celles-ci une fois passées, le pouls revêtit la forme de la fig. 15, B : la sueur était alors arrivée.

On remarquera que ces tracés, qui se rapprochent de ceux du pouls sudoral pathologique par l'augmentation de force de la pulsation, la diminution de la tension artérielle et l'accroissement du dicrotisme (conséquence probable de la réplétion du réseau vasculaire de la peau), s'en distinguent par la vivacité de cette pulsation et par l'absence de plateau arrondi ; ce n'est, en effet, que lorsque la sueur était bien établie, et encore pas dans tous les cas, que l'on observait ce dernier caractère : le plus souvent, le pouls gardait de la vivacité. Ces modifications ne sont d'ailleurs rien moins que constantes, car elles ont fait défaut cinq fois sur onze, chez des sujets qui ont éprouvé de la sudation et de la salivation comme chez ceux chez lesquels ces phénomènes ont manqué.

Il y a donc dans la circulation certains changements déterminés par la fluxion qui se fait vers la peau avant la manifestation de la sueur ; mais ces changements, appréciables parfois dans des expériences physiologiques, se confondent ordinairement avec ceux qui résultent de la sudation elle-même ; le pouls qu'on nomme sudoral, et dans lequel nous n'avons jamais constaté ces séries de deux à quatre pulsations croissantes comme force, que lui attribuaient les anciens depuis Galien, est ordinairement le pouls de la sueur en train de se produire, qu'elle soit ou non bien manifeste.

La crise par les urines, dans les maladies fébriles aiguës, ne se manifeste par aucune modification du pouls qui lui soit propre, puisqu'elle dépend en grande partie du plus ou moins d'abondance de la sueur, des selles, etc. Théoriquement, comme on peut rattacher la polyurie de certaines convalescences à l'accroissement de la tension artérielle dans tout le système vasculaire, et par suite dans les glomérules du rein, le pouls de la forte tension artérielle annoncerait cette exagération de la sécrétion rénale. Il doit en être de même dans les maladies chroniques, si l'on en juge par les caractères que prend ordinairement le pouls après l'administration de la digitale, quand celle-ci donne lieu à de la diurèse; mais nous n'avons recueilli aucun tracé justifiant cette hypothèse pour les diurèses spontanées. Pour Bordeu, comme pour Solano, le pouls des urines avait beaucoup de rapports avec le pouls intestinal; mais ils ne sont entièrement d'accord ni sur l'un ni sur l'autre (*Recherches sur le pouls*, etc., t. I, p. 136, 157; 2ᵉ édit.), et le caractère *myure* de ce pouls, accepté par Landré-Beauvais (*Séméiotique*, p. 541, 3ᵉ édit.), n'est pas admis par Double (*Séméiologie générale*, t. II, p. 185).

Les évacuations gastro-intestinales sont parfois annoncées par des modifications dans les qualités du pouls; mais le plus souvent elles se réalisent sans que la circulation générale en paraisse influencée. Il faut en outre distinguer les changements qui appartiennent à l'état pathologique, et n'ont rien de critique, de ceux qui accompagnent les excrétions elles-mêmes et en sont l'un des symptômes, encore plus qu'un signe indicateur. Ainsi pour le vomissement, très-rarement critique d'ailleurs, à moins que l'on n'étende abusivement cette qualification au rejet des matières d'une indigestion, par exemple, et qui dans ces cas est habituellement réuni à la diarrhée, on ne saurait confondre l'état de semi-nausée qui dépend d'un trouble primitif de la circulation ou bien d'un embarras gastrique, et peut ne pas aboutir au vomissement, avec la nausée qui précède immédiatement l'expulsion de matières par les voies supérieures. Dans le premier cas, le pouls, inégal et irrégulier jusqu'à l'intermittence, peut être ralenti; c'est ce pouls, analogue à celui de la convalescence (fig. 17) qu'a figuré M. Marey, parmi les pouls d'algidité (*Physiolog. méd. de la circulation*, p. 386, fig. 99); et c'est également celui qui suit d'abondantes évacuations; c'est aussi le pouls des maladies cérébrales, notamment de la deuxième période de la méningite; dans le deuxième cas, le pouls, tout en gardant les caractères d'une forte tension, ou plutôt d'une contraction peu énergique du cœur, s'accélère et se régularise s'il y a lieu (fig. 21-22). Aussi Solano, qui déclarait du reste n'avoir jamais observé une simple crise par le vomissement sans une diarrhée, donne-t-il comme caractère du pouls du premier la tension de l'artère jointe à l'intermission, et il est suivi par Landré-Beauvais et Double, qui ajoute à l'inégalité le tremblottement, tandis que Bordeu prétend au contraire que ce pouls, le moins développé des pouls critiques, est aussi moins inégal que tous les autres pouls inférieurs et est fréquent avec des intervalles assez égaux; l'intermission, d'après lui, annonce un pouls *compliqué* avec le pouls convulsif (Bordeu, *loc. cit.* p. 78-79).

N'ayant jamais vu de vomissement réellement critique, nous ne pouvons que reproduire le pouls du vomissement provoqué par l'ipéca stibié; avec cette remarque que nous connaissons un certain nombre de malades chez lesquels tout embarras gastro-intestinal, même sans ictère, donne lieu à l'intermittence et au ralentissement du pouls, tandis que chez d'autres l'accélération du pouls, soit passagère, soit permanente, avec sa petitesse, est un des symptômes de cet état.

Nous choisissons comme exemple le fait d'un homme vigoureux de trente-neuf ans, atteint d'embarras gastrique léger, chez lequel 1 gr. 50 d'ipéca en poudre, pris à dix minutes d'intervalle, n'avaient pas encore amené d'évacuation au bout de deux heures, et avaient à peine produit, par instants, un très léger malaise plutôt que des nausées; il fallut ajouter 0,05 centigrammes de tartre stibié (en deux fois, à quarante minutes d'intervalle) pour déterminer des vomissements peu abondants, d'ailleurs, quinze minutes après la seconde prise, et qui furent suivis d'évacuations alvines peu nombreuses, mais copieuses.

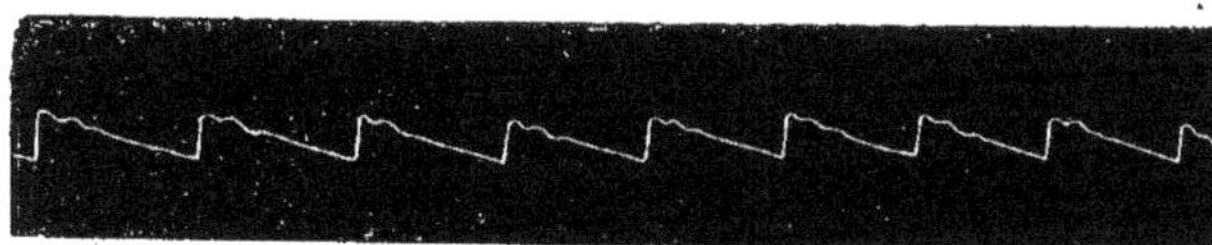

Fig. 21. — Effets des vomitifs. Pouls normal, 64 puls. (Avant l'ingestion du vomitif, il reste le même pendant près de 2 heures ensuite.)

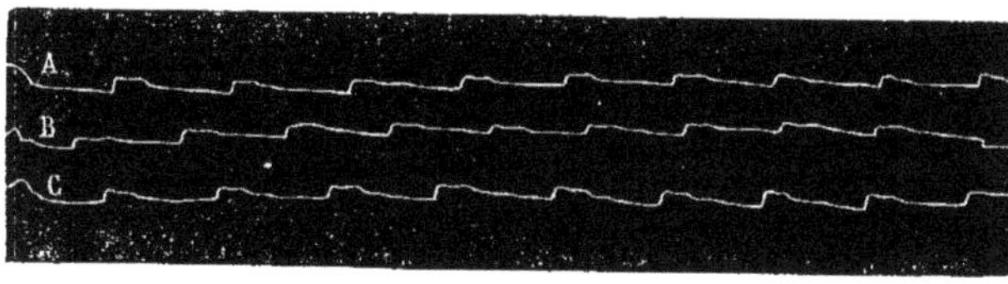

Fig. 22. — Effets des vomitifs. Pouls, 1 heure 55 minutes après l'administration de 1gr,50 d'ipéca, au moment d'un très léger malaise épigastrique, le pouls s'accélère brusquement à 80-84 (tracés A et B), et retombe presque aussitôt à 72-76, une fois le malaise passé (tracé C). — Les trois tracés sont pris consécutivement, sans interruption.

Le pouls, recueilli au moment d'une nausée, après l'ingestion du tartre stibié, fut identique à celui de la fig. 22 B, et resta tel après un vomissement peu copieux; il revint bientôt à l'état physiologique comme forme, avec un peu plus de fréquence (72-76 p.) et parfois un peu d'irrégularité (le sujet avait de temps à autre des borborygmes et de légères coliques dans l'intervalle des nausées), et ne fut décidément ralenti à 52-56, avec des irrégularités, que dans l'après-midi, après des évacuations alvines abondantes; il présentait alors le type de la fig. 17. Dans l'intervalle de deux vomissements rapprochés, ou plutôt d'un vomissement en deux temps, il était fort irrégulier, petit, concentré; mais il ne fut pas possible d'en recueillir le tracé sphygmographique. Le fait ci-dessus relaté démontre nettement, à cause du long espace de temps qui sépare la manifestation du premier malaise épigastrique du premier vomissement (une heure vingt minutes) et encore après l'ingestion du tartre stibié, que l'accélération du pouls, dans l'état de nausée même très-peu marqué, dépend bien de cet état et ne peut pas être attribuée à l'effort du vomissement, ainsi que l'a prétendu M. Marey pour justifier sa théorie du pouls d'algidité (contraction des artérioles amenant l'accroissement de la tension artérielle, d'où ralentissement du pouls, obliquité et peu d'élévation de la ligne d'ascension, descente lente, etc.). Peut-être cette théorie est-elle exacte pour la nausée d'origine cérébrale, pour celle du mal de mer ; mais dans la nausée des vomitifs le fait sur lequel elle s'appuie est en contradiction avec l'observation journalière, et un tracé fourni par M. Marey lui-même en témoigne (*loc. cit.*, p. 386, fig. 98). Nous avons déjà vu, à propos du polycrotisme de la convalescence, que certains phénomènes peuvent aussi bien tenir au mode de contraction du cœur qu'à une excitation des muscles artériels, et des recherches récentes confirment cette supposition en faisant voir que pendant le vomissement, malgré l'accélération des battements cardiaques, il n'y a pas de modifications dans la pression sanguine chez les animaux. Le même fait prouve que c'est à tort également qu'Ackermann (*Beobacht. über einige physiolog. Wirkung. der wichtigst. emetica*, Rostock, 1856. Canstatt, t. V) a avancé que cette accélération ne se produisait pas si l'effet du vomitif était empêché par une cause quelconque ; cette augmentation de fréquence s'est d'ailleurs manifestée après l'ipéca comme après le tartre stibié. Le pouls enregistré par le sphygmographe était alors plus petit, et la ligne d'ascension légèrement oblique avec disparition à peu près complète en B (fig. 22) du tricrotisme normal du sujet. Chez des fébricitants, les modifications peuvent être plus ou moins accentuées, mais elles sont toujours de même nature ; chez certains, la concentration du pouls va presque jusqu'à l'effacement de celui-ci, dont la ligne d'ascension devient très-oblique, rappelant le pouls avorté. Dans les embarras gastriques de certains sujets, dans les vomissements de cause cérébrale, ou dans l'intervalle d'évacuations rapprochées, Solano et, après lui, M. Marey ont donc raison ; mais dans la plupart des cas, et surtout pour la nausée des vomitifs, l'opinion de Bordeu est la seule fondée.

Le pouls des évacuations intestinales s'observe assez fréquemment, mais fait encore plus souvent défaut ; on ne le constate ni dans la diarrhée des typhoïsants, ni dans les autres maladies où celle-ci n'est pas critique, pas plus qu'à la suite de l'administration de la plupart des purgatifs, à moins que les déjections alvines ne soient très-abondantes, ou ne soient précédées de coliques assez vives ; dans le premier cas, le pouls devient simplement plus petit ; dans le second, il s'accélère et prend un caractère de vivacité qui le rend analogue à celui de la pleurodynie et d'autres localisations douloureuses (comp. la fig. 12 A et la fig. 24) et qu'on retrouve dans le tracé des coliques saturnines. Voici des exemples du pouls intestinal pris sur deux jeunes soldats atteints l'un et l'autre d'érysipèle de la face ; le premier soumis à une purgation avec 55 grammes de sulfate de soude (à prendre en trois fois), après une constipation de plusieurs jours (la nuit d'après, diarrhée encore et épistaxis abondante), le second ayant présenté les caractères d'une diarrhée critique spontanée. (Service du professeur Dupré.)

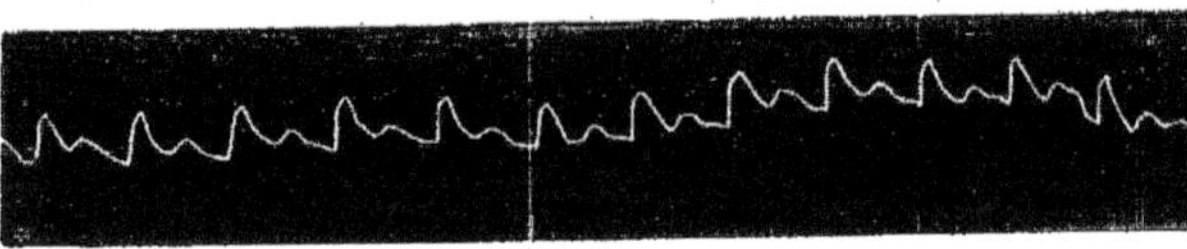

Fig. 23. — Erysipèle de la face. 10e jour, 84 puls., 40 resp. Pouls avant le purgatif.

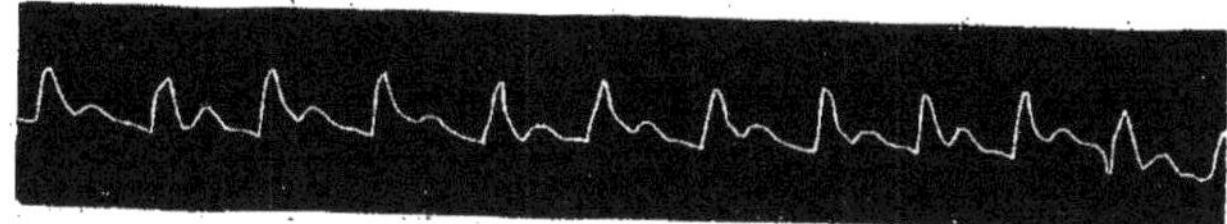

Fig. 24. — Erysipèle de la face. Pouls 10 minutes après l'ingestion du premier verre de la solution de sulfate de soude; quelques coliques.

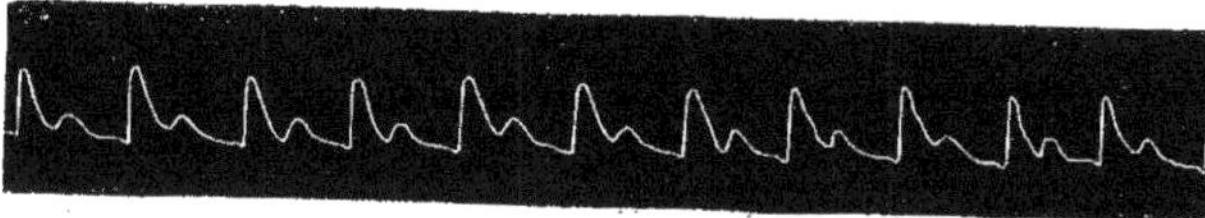

Fig. 25. Erysipèle de la face. Pouls immédiatement après l'ingestion du deuxième verre du purgatif; coliques (selle peu après).

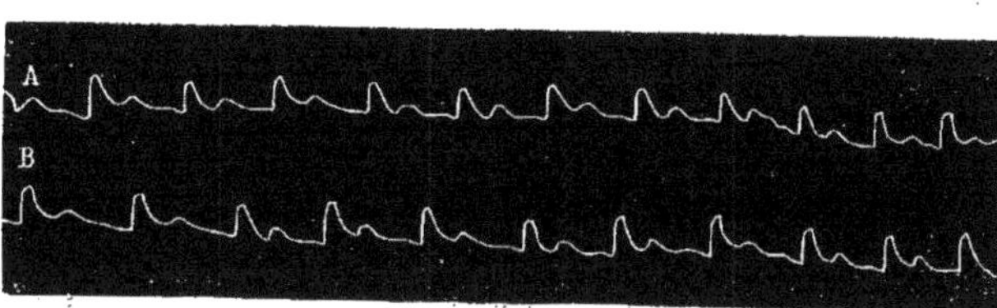

Fig. 26. — Erysipèle de la face. Pouls presque aussitôt après des évacuations assez abondantes qui ont fatigué le malade, et après l'ingestion du troisième verre du purgatif. — Deux tracés pris à 5 minutes d'intervalle : sur le premier, 84 puls., sur le second, 76 à 80.

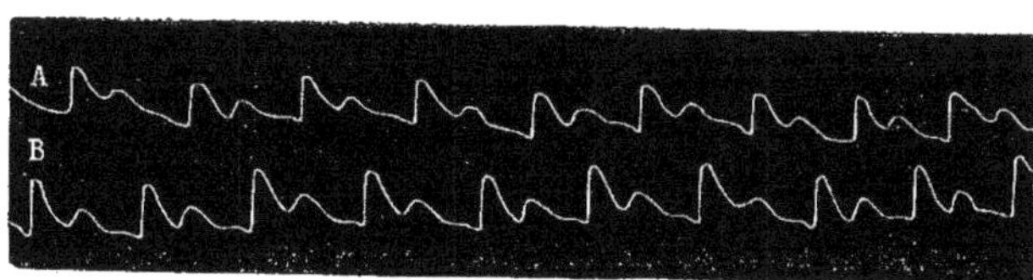

Fig. 27. — Erysipèle de la face. Pouls se développant progressivement, de 10 à 20 minutes après l'évacuation, jusqu'à ce que de nouvelles coliques ramènent le type des figures 24 et 25; 76 puls., 40°.

Comme il s'agit ici d'une diarrhée provoquée, il est inutile de reproduire les tracés des jours suivants ; ce que les tracés précédents ont de particulier, c'est dans tous un certain degré d'inégalité et d'irrégularité, avec une vivacité plus grande de la ligne d'ascension, qui retombe à angle aigu, sous l'influence des coliques, et la petitesse momentanée du pouls après une évacuation pénible et prolongée ; les selles ayant encore été abondantes et nombreuses dans la nuit et durant la journée suivante, malgré une épistaxis considérable, ces caractères du pouls ont persisté le lendemain. Nous les retrouvons dans les tracés suivants, se rapportant à un érysipèle jugé spontanément par les selles.

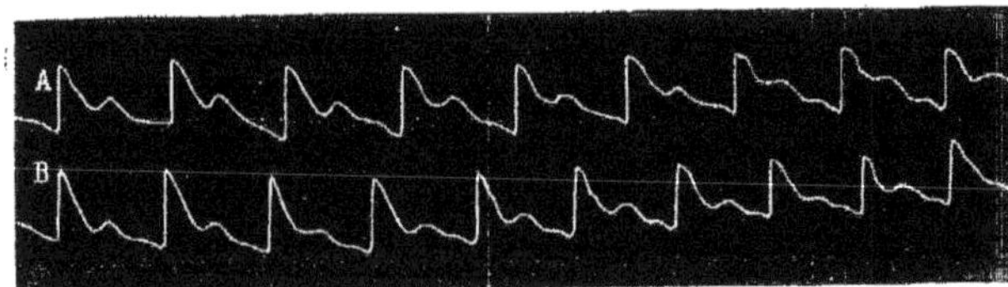

Fig. 28. — Erysipèle de la face ; rémission procritique. 3° jour, matin, 80 puls., 38°4 (tracé A); le soir, exacerbation à 40°2 ,pouls à 88-92 (tracé B) ; une selle la nuit suivante.

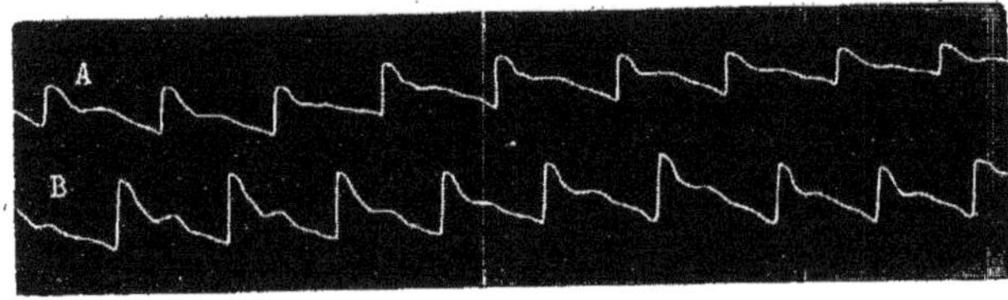

Fig. 29. — Erysipèle de la face ; défervescence ; diarrhée critique. 4° jour, matin, 84 puls., 38°8 (tracé A) ; le soir, légère exacerbation, 39°5, 84-88 puls. (tracé B), trois selles la nuit suivante.

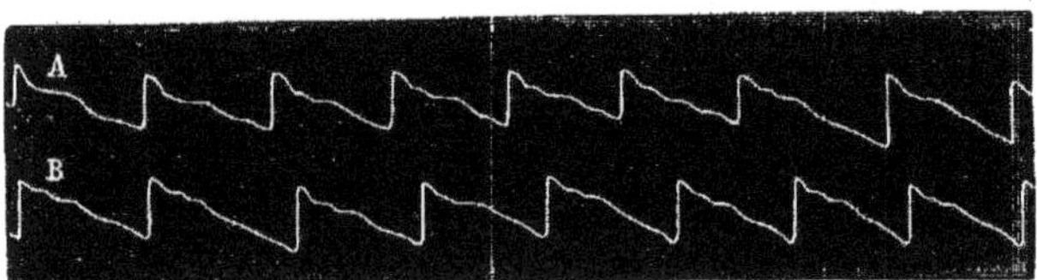

Fig. 30. — Erysipèle de la face; continuation de la défervescence et de la diarrhée critique avec moiteur générale (une selle dans la matinée, deux dans la nuit suivante). 5° jour, matin, 64-68 puls., 38° (tracé A); soir, 60-64 puls, 37°8 (tracé B).

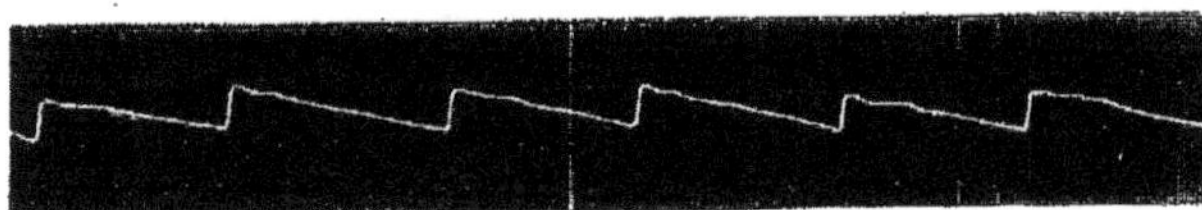

Fig. 31. — Erysipèle de la face; fin de la défervescence, continuation de la diarrhée critique et de la moiteur (deux selles dans la journée et deux selles la nuit suivante). 6° jour, matin, 37°2, 56-60 puls. (le lendemain, tracé analogue, sans polycrotisme, avec 48-50 puls.).

Le pouls des jours suivants garde les mêmes caractères; au quinzième jour encore, il est inégal et irrégulier et bat 60-64 fois à la minute. Mais, comme ces caractères sont également ceux de la convalescence, ils n'ont plus aucune valeur au point de vue des flux diarrhéiques critiques. On pourrait peut-être objecter que ces irrégularités tiennent plutôt à la nature de la maladie qu'aux déjections qu'elles accompagnaient; mais nous avons observé les mêmes faits dans les fièvres gastriques jugées par des selles et dans plusieurs cas de fièvre typhoïde, après l'administration d'un purgatif salin, mais ici d'une façon moins accentuée. Il y a une analogie marquée entre le pouls des évacuations provoquées et celui des évacuations spontanées; dans ce dernier cas, toutefois, il semble que les irrégularités de rhythme et les inégalités de force sont plus prononcées que dans le premier. Elles ne vont cependant pas (dans nos tracés) jusqu'à l'intermittence, qui était pour Solano le signe du dévoiement, mais dont Bordeu avait déjà restreint la valeur, en insistant surtout sur les deux caractères que nous venons de rappeler, et sur l'espèce d'alternance de deux ou trois pulsations assez égales et assez élevées avec deux ou trois moins développées, plus promptes, plus rapprochées (*loc. cit.*, p. 87) ; l'observation par les appareils enregistreurs ne confirme pas cette sorte de périodicité dans l'irrégularité, qui est pourtant indiquée encore par Landré-Beauvais (*loc. cit.*, 538), avec l'absence d'ordre dans les intermittences. Nos tracés démontrent, en outre, que le pouls intestinal, *quand il existe*, se manifeste déjà avant l'excrétion : ce qui s'explique suffisamment par le temps nécessaire à la circulation des matières dans l'intestin, et par les impressions qu'elles provoquent dans un parcours fort étendu, avant que l'évacuation ait lieu; en rapport avec ces impressions parties de la muqueuse intestinale et réfléchies sur le cœur, ce pouls conserve ses caractères distinctifs au milieu des autres variations de forme que lui imposent la marche de la maladie, les changements de température, etc.. On pourrait croire que sa faible tension dépend de l'afflux sanguin vers les viscères abdominaux que suppose la diarrhée, si la persistance de celle-ci avec le pouls ralenti et à forte tension apparente de la convalescence ne témoignait que les changements dans la répartition du sang n'ont qu'une action très-faible sur la forme de ce pouls : il n'en est pas ainsi, cependant, pour l'ampleur, que d'abondantes évacuations diminuent notablement, par un mécanisme certainement complexe, car la seule déplétion du système vasculaire devrait plutôt l'accroître, s'il n'y avait pas quelque autre influence mise en jeu.

Nous ne dirons rien du pouls de l'expectoration, cette excrétion ne se produisant que rarement seule, et les caractères qu'on lui a assignés nous paraissant ceux du pouls sudoral.

Les hémorrhagies par divers organes sont un phénomène assez commun dans le cours des maladies ; mais il est plus rare de les rencontrer au moment de la crise; aussi n'avons-nous recueilli que fort peu de tracés sphygmographiques annonçant ce genre d'évacuation. Dans les affections où l'hémorrhagie est symptomatique et peu abondante, dans la fièvre typhoïde, par exemple, le pouls n'est nullement influencé par les épistaxis du début ; il peut même arriver que, avec une même température, un sujet n'ayant pas eu de saignement de nez ait un pouls plus rebondissant (on sait que le dicrotisme était le caractère le plus saillant du pouls hémorrhagique pour les anciens) qu'un autre sujet ayant présenté ce symptôme. Parfois, cependant, lorsque les épistaxis se réitèrent et sont un peu plus copieuses, le pouls subit avant l'hémorrhagie certaines modifications qui peuvent la faire supposer, en voici un exemple :

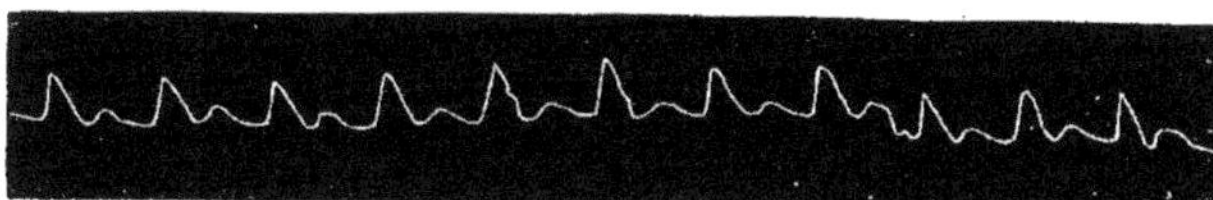

Fig. 32. — Fièvre typhoïde; période d'état. 15e jour, soir, temp. ax., 39°7, 84 puls., quatre épistaxis légères dans la journée, avant le tracé, puis à 4 heures du soir; une épistaxis plus abondante dans la soirée, vers 10 heures.

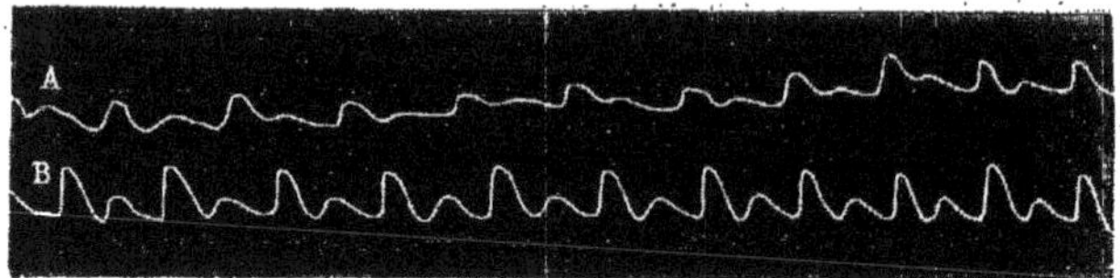

Fig. 33. — Fièvre typhoïde; fin de la période d'état. 16e jour, matin, 38°8, 88 puls. (tracé A); soir, 39°7, 92-96 puls., épistaxis demi-heure avant la prise du tracé, à 4 heures du soir (tracé B).

Le tracé 32, bien que recueilli après plusieurs épistaxis, présente, dans ses pulsations inégales, une vivacité remarquable de l'ascension, avec sommet aigu, et un rebondissement à peine sensible, qui contraste avec la largeur et le dicrotisme du tracé B de la fig. 33, pris également après une épistaxis, mais non suivi d'une autre, comme pour le premier tracé; le tracé intermédiaire (fig. 33, A) conserve les inégalités et, dans certaines de ses pulsations (l'anté pénultième, par exemple), un peu de la vivacité des pulsations du tracé 32; ce dernier caractère est même plus marqué dans d'autres tracés recueillis le même matin; c'est en réalité un pouls d'irritation, *convulsif*, et non un pouls de détente. Cette dernière désignation appartiendrait plutôt au tracé B (fig. 33) qui se rapproche assez, dans sa forme générale, du pouls sudoral. Dans ce dernier toutefois, la tension est habituellement plus forte, et il en résulte, avec un vivacité moindre de l'ascension, parfois un plateau arrondi et une ligne de descente plus oblique, interrompue par un rebondissement bien moins marqué, moins vif; le pouls est en outre plus régulier. Les hémorrhagies s'accompagnent, d'ailleurs, assez fréquemment de sueurs (c'était ici le cas), ce qui concourt à rapprocher les deux formes de pouls.

On remarquera, en outre, que le dicrotisme est beaucoup plus prononcé sur le dernier tracé pris peu après l'épistaxis que sur les deux précédents. Le même fait se reproduit toutes les fois qu'il y a une perte sanguine assez abondante; en voici un exemple recueilli chez le malade, atteint d'érysipèle de la face, qui a fourni les tracés du pouls pendant l'action d'un purgatif; la fig. 25, représentant le pouls avant l'administration du purgatif, accusa un rebondissement médiocre, bien que la nuit précédente le sujet eût déjà eu une légère épistaxis; malgré des selles abondantes qui enlèvent toute valeur pronostique au pouls de l'après-midi (semblable d'ailleurs au tracé B de la fig. 27), une épistaxis très-copieuse se produit la nuit d'après et le lendemain matin le pouls est le suivant :

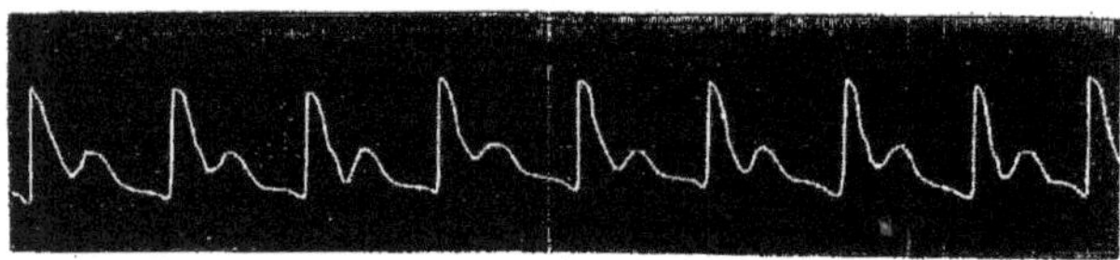

Fig. 34. — Erysipèle de la face. 11e jour, faible rémission procritique. Pouls après une épistaxis abondante et plusieurs selles, 76 puls., 39°7.

Le pouls est ici nettement dicrote, vif, beaucoup plus grand et fort, en même temps qu'un peu inégal encore; mais, tandis que la veille une pression un peu forte du ressort augmentait l'amplitude des oscillations du levier, ici elle la diminue. Le lendemain, pendant la défervescence, le rebondissement est à peine marqué, même avec une pression faible.

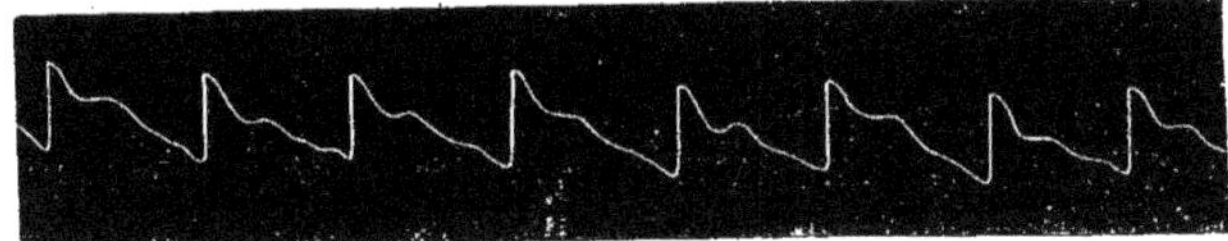

Fig. 35. — Erysipèle de la face. 12e jour, défervescence ; diarrhée arrêtée, 38°5, 60-64 puls.

Enfin, quand l'épistaxis n'est pas considérable, elle n'est ni précédée ni suivie de modifications appréciables du pouls, en rapport avec elle, ainsi que nous l'avons constaté dans deux cas de pneumonie avec hémorrhagie nasale au moment de la crise ; le changement, quand il existe, n'est autre que celui qui accompagne toute chute rapide de température : on a alors des tracés analogues à ceux des fig. 8 et 9 ou 13 et 14.

Solano considérait le pouls dicrote, de Galien, comme un signe certain d'hémorrhagie nasale ; Bordeu, tout en faisant des réserves sur la constance de ce signe, voulait que le pouls fût dur, plein, rebondissant avec vivacité, accompagné par conséquent d'un degré considérable d'irritation, pour annoncer une épistaxis qui pouvait n'être pas critique ; il distinguait conséquemment une autre espèce de pouls nasal, moins dur, moins plein, et rebondissant avec moins de véhémence et de constance, pour les excrétions critiques par les narines autres que les hémorrhagies. Fouquet insista sur la différence, négligée par Bordeu, qui existe entre le pouls rebondissant et le pouls redoublé, ce dernier étant le véritable pouls nasal (*Essai sur le pouls*, p. 45. Montpellier, 1767). Il n'y avait rien d'irrationnel à penser que, par suite d'un afflux de sang plus abondant dans la région où doit se produire l'hémorrhagie, la tension diminuait dans le restant du système artériel et donnait ainsi lieu à un dicrotisme plus marqué du pouls ; on se serait ainsi expliqué que le pouls dicrote ou bisphérien ne fût pas toujours suivi d'une évacuation sanguine, ce que Solano, d'après Nihell, aurait lui-même remarqué à la fin de ses jours (Nihell, *Observ. nouv. et extrord. sur la prédiction des crises*, p. 94-95, traduct. de Lavirotte ; Paris, in-12, 1748). Mais nos tracés démontrent que, ainsi que l'avait déjà affirmé F.-G. Hernandez (cité par Sprengel, *Histoire de la médecine* t. VI), c'est après l'hémorrhagie qu'apparaît le dicrotisme.

Nous n'avons jamais été témoin d'une hémoptysie critique ; mais le pouls des hémorrhagies pulmonaires, chez des tuberculeux, nous a fourni des tracés analogues à ceux de la fig. 34, avec un rebondissement moindre, quand la perte perte était peu considérable ou le sujet plus torpide.

Relativement au pouls des règles, Bordeu avance qu'il est inégal, avec des rebondissements moins constants et moins marqués que dans le pouls nasal, mais cependant assez sensibles ; il reconnaît toutefois qu'il est des femmes « dans lesquelles la révolution des règles est pour ainsi dire insensible » ; c'est ce que nous avons le plus ordinairement observé sur cinq jeunes femmes ou jeunes filles dont nous avons recueilli les tracés sphygmographiques, matin et soir, régulièrement, pendant la période menstruelle (depuis trois et même quatre jours avant jusqu'à deux jours après). Quatre ne nous ont rien présenté de particulier dans la circulation : les tracés, pris deux jours ou deux heures avant l'éruption cataméniale, ne différaient en rien de ceux des jours suivants ; la perte sanguine, assez abondante, n'amenait même pas de dicrotisme marqué, et cependant, chez l'une d'elles, le seul fait de la digestion déterminait des modifications sensibles dans la forme du pouls ; il est donc inutile d'en fournir des tracés. Chez une jeune femme, le pouls præmenstruel a offert des changements notables, en rapport avec les phénomènes douloureux qui se passaient dans l'abdomen. Les tracés sont assez significatifs pour nous engager à en reproduire les principaux types.

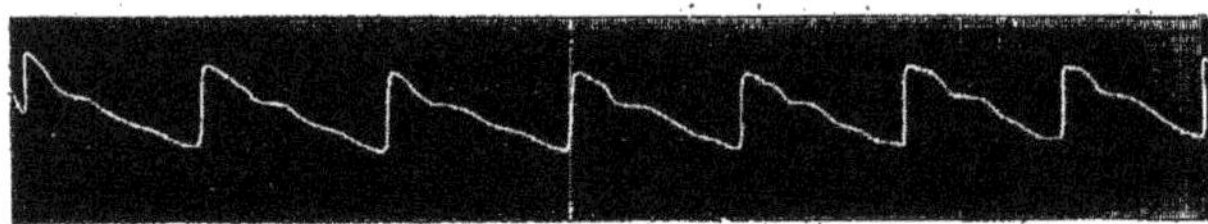

Fig. 36. — Pouls normal (deux jours avant la menstruation), 72 puls.

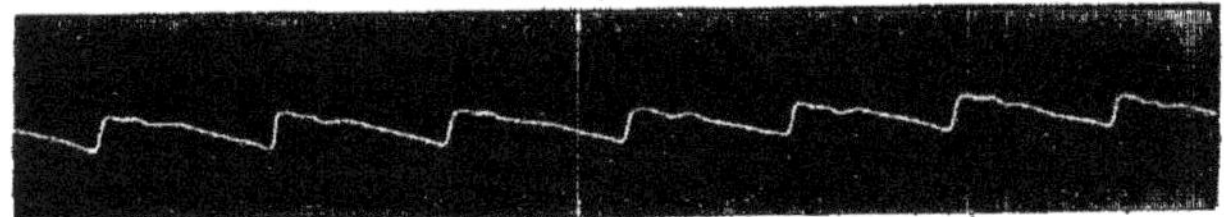

Fig. 37. — Pouls vingt minutes après, au moment de douleurs lombaires sourdes, 60-64 puls. (celui des douleurs ovariennes qui alternent est identique).

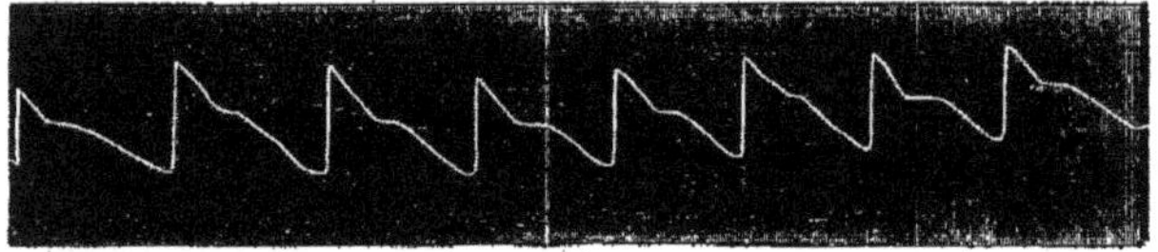

Fig. 38. — Pouls au moment de douleurs gastralgiques assez vives, 30 minutes après le tracé 37.

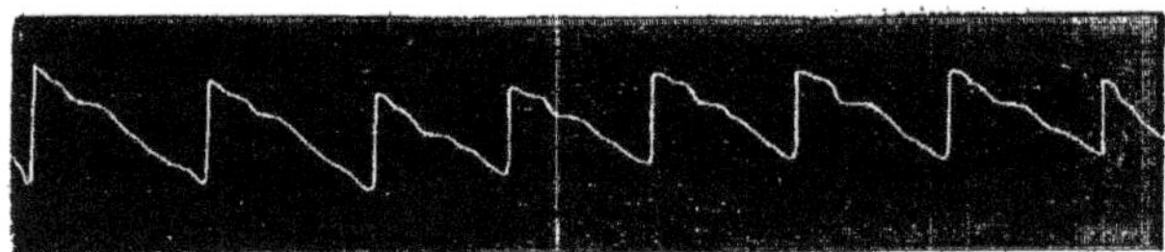

Fig. 39. — Pouls 1 heure 30 minutes avant l'apparition du flux menstruel, 72 puls. (par moments la production d'une crampe stomacale donne un tracé analogue à celui de la figure 38 ; il en avait été de même la veille).

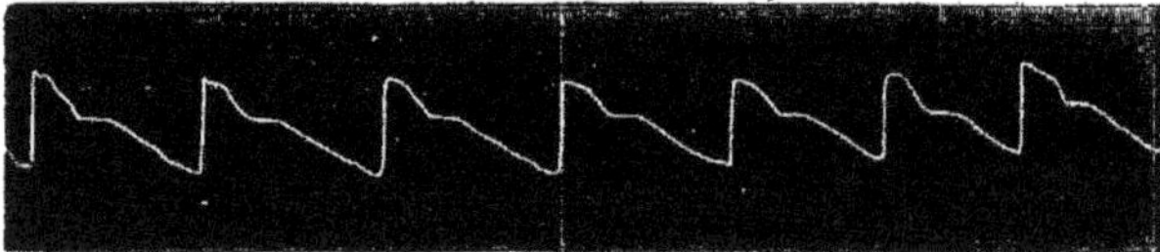

Fig. 40. — Pouls le lendemain du début de la menstruation (l'apparition, à un certain intervalle, de douleurs lombaires ou stomacales, ou épigastralgiques, ramène les types des figures 37 et 38).

A l'exception d'une irrégularité rhythmique plus accentuée le jour même de l'arrivée des règles, le pouls n'a donc présenté, ici encore, aucun changement manifeste pendant la période præmenstruelle et durant cette période, en dehors des accidents douloureux (deux jours après, le type était le même, malgré une perte assez abondante). Parmi les modifications constatées, il est assez curieux de voir se dessiner deux types : l'un, avec accroissement apparent de tension, se rapportant aux douleurs lombaires ou ovariennes ; l'autre, avec légère diminution de tension, mais vivacité plus grande de la pulsation, se rattachant aux douleurs gastralgiques ou épigastralgiques. Ces phénomènes, pour n'être que connexes à l'apparition du flux cataménial, ne nous en paraissent pas moins avoir une certaine importance théorique et pratique. Le petit nombre de faits dont nous disposons nous interdit des conclusions absolues; mais ils permettent de dire que, s'il n'y a pas, sauf l'irrégularité (et encore celle-ci n'est-elle pas constante) de caractère propre au pouls menstruel simple, le retentissement qu'ont sur la circulation les phénomènes douloureux, qui accompagnent si souvent l'ovulation, devient un signe indirect précieux de l'imminence de cette fonction.

Il resterait encore à parler du pouls indicateur des autres hémorrhagies signalées comme critiques par les auteurs, notamment du flux hémorrhoïdal, de l'hématémès, de l'entérorrhagie; mais, indépendamment de ce que ce caractère est généralement fort contestable, l'absence de changement marqué dans la circulation, au moment de l'imminence des hémorrhagies que nous avons déjà étudiées à ce point de vue, porte à croire qu'il en est de même pour celles-ci. Il en est autrement pour les qualités du pouls que l'on peut rencontrer pendant leur réalisation, et qui varient avec l'abondance et la rapidité de la perte : dicrotisme exagéré, battements plus forts même, en apparence, après une évacuation sanguine médiocre; petitesse, rapidité du pouls, après une évacuation copieuse et brusque; mais il ne s'agit plus ici de pouls critique, mais de symptômes d'hémorrhagies plus ou moins graves. Disons seulement que, pour Bordeu, le pouls hémorrhoïdal tient du nasal et de celui des règles; or nous avons vu que le plus souvent l'épistaxis et la menstruation se produisent sans modifications antécédentes du pouls.

Quand celles-ci existent, et pour résumer les principaux caractères des pouls procritiques, nous rappellerons qu'elles consistent pour ceux des hémorrhagies, en une vivacité plus grande de la pulsation et une certaine inégalité de force, ce qui les rapproche du pouls intestinal, mais avec un dicrotisme plus accentué, une plus grande force du pouls, et une moins grande irrégularité du rhythme; nous avons vu que c'est surtout l'irrégularité, au contraire, qui caractérisait le pouls intestinal, tandis que le pouls de la sueur, régulier, égal, large, est sans grande vivacité et médiocrement rebondissant. Le pouls de la nausée, toujours petit avec peu ou point de dicrotisme, est suffisamment déterminé soit par son irrégularité et son ralentissement, soit par son accélération subite à certains moments.

Du long exposé que nous venons de faire, et qui est loin d'avoir épuisé la question des pouls critiques, comme des nombreux tracés que nous n'avons pas craint de reproduire, il résulte que la prédiction des crises, et parfois même d'un certain genre de crise, par l'examen du pouls (toujours mis en parallèle avec l'ensemble des phénomènes) est possible dans une certaine mesure. Ce n'est pas qu'il y ait de forme du pouls qu'on puisse appeler critique ; pas plus dans l'état de santé que dans l'état pathologique, les caractères du pouls n'ont rien d'absolu, et il n'en est pas un qui soit d'une signification univoque, comme on l'a trop longtemps pensé ; mais il y a des conditions organiques ou fonctionnelles de la circulation, avec formes corrélatives du pouls, qui, se rencontrant plus communément, mais non exclusivement, dans certains états pathologiques, en deviennent, avec les formes du pouls qui les traduisent extérieurement, un symptôme important, nous ne disons pas pathognomonique. Dans l'imminence critique, les changements, et plus spécialement les évacuations qui vont s'effectuent, s'accompagnent assez souvent de modifications appréciables dans les conditions de la circulation, et ce sont les altérations que subit alors le pouls, *eu égard à ses qualités antérieures*, qui peuvent être les indices du travail critique, et non telle ou telle forme du pouls. Il faut d'ailleurs soigneusement distinguer les changements du pouls en relation avec la préparation d'une sécrétion, de ceux qui sont liés aux efforts d'expulsion. Les deux sont ordinairement réunis, mais peuvent rester séparés, et, dans ce cas, avec des signes manifestes d'une excrétion critique, celle-ci peut manquer plus ou moins complétement : ainsi le pouls sudoral, dépendant en partie de la fluxion sanguine qui se fait vers la périphérie du corps et qui se traduit parfois par la teinte rosée de la peau, etc., pourra se produire sans que l'on observe une transpiration bien marquée ; de même pour la diarrhée, pour le vomissement, etc. Inversement, il arrivera que par suite de circonstances qui ont influé sur la circulation en un sens opposé à celui qui résulte habituellement de la réalisation d'une secrétion, l'excrétion s'effectue sans avoir été précédée par les signes indicateurs de celle-ci. Enfin une dernière réserve qu'il faut ajouter à toutes celles que l'on doit faire sur l'incertitude du pronostic, c'est que le pouls, eu égard à sa mobilité, a besoin encore plus que d'autres phénomènes d'être associé à d'autres signes concordants pour fournir des indications de quelque valeur.

III. Diagnostic et pronostic. A cette question se rattache celle des conditions que doit remplir la crise, et celles des circonstances dans lesquelles elle s'observe.

Pour les anciens pathologistes, depuis Galien, la crise salutaire parfaite, celle qui jugeait complétement la maladie, devait remplir six conditions : il fallait qu'elle fût annoncée par les signes de coction ; manifeste, c'est-à-dire accompagnée d'excrétions ou d'abcès ; réalisée en un jour critique ; fidèle, c'est-à-dire ne laissant aucun reste de la maladie ; sûre ou sans symptômes périlleux ; enfin en rapport avec la nature de la maladie et l'âge, le tempérament, etc., du patient. L'absence d'une ou plusieurs de ces conditions caractérisait soit les crises imparfaites, soit les crises mortelles, etc. Cette énumération, bien que comprenant des circonstances d'importance fort inégale, peut servir de point de départ pour établir le diagnostic de la crise actuelle ou imminente et ses diverses modalités ; comme pour la symptomatologie, ce qui va suivre s'applique plus spécialement aux maladies fébriles aiguës ; nous y rattacherons plus tard ce qui a trait au diagnostic de la crise dans les maladies chroniques.

Le mouvement critique se révèle à nous par une série de phénomènes sur lesquels nous nous sommes longuement étendu, mais qui, nous l'avons vu, n'ont par eux-mêmes, envisagés isolément, aucune valeur absolue : « ce qui sert ressemble complétement à ce qui nuit, etc. », avait déjà remarqué Hippocrate. Pour reconnaître les différents temps de la crise, pour distinguer les exacerbations procritiques des paroxysmes dus à une aggravation ou à une complication, les défervescences critiques des simples rémissions ou des collapsus, il faut donc, comme dans toute question de diagnostic, considérer non-seulement les phénomènes en eux-mêmes, mais aussi dans leurs rapports avec les autres éléments de la maladie. De cette façon seulement, on peut arriver à un diagnostic sinon toujours exact, du moins rationnel.

La crise étant une phase de l'évolution morbide, celle dans laquelle se détermine le mouvement de retour vers l'état normal, doit arriver en un certain moment de cette évolution, après d'autres temps de la maladie; c'est ce que l'École de Cos avait déjà saisi, avec un sens supérieur : « Dans le commencement des maladies, dit l'auteur du deuxième livre des *Épidémies*, il faut examiner si elles arrivent tout d'abord à l'état; cela est manifeste par l'augment; l'augment l'est par les périodes; et c'est de là qu'apparaissent les crises; de même pour les redoublements dans les périodes, examiner s'ils avancent ou retardent, s'allongent ou se raccourcissent, gagnent ou perdent en intensité. Pour toutes les fièvres continues ou intermittentes... et probablement pour les autres choses communes, ce qui avance raccourcit la durée, ce qui retarde l'allonge. Les signes critiques en mieux ne doivent pas apparaître de bonne heure. Les phénomènes [ordinairement] critiques, ne faisant pas crise, amènent les uns une terminaison funeste, les autres une terminaison difficile. Les phénomènes critiques anticipant, si néanmoins il y a crise, annoncent la récidive, sinon une intempérie d'humeurs (*Épid.*, liv. II, 1re section, § 6).

Il ne faut donc pas s'attendre à une crise au début des maladies; et si des phénomènes critiques se produisent alors, ou bien ils appartiennent à une rémission procritique, ou au jugement de l'une des périodes d'une maladie paroxystique, et dans les deux cas ils sont suivis de récidive, suivant l'avant-dernière remarque citée; ou bien ils décèlent une anomalie de marche toujours suspecte, car « il ne faut pas se fier aux améliorations qui ne sont pas régulières, ni s'effrayer beaucoup des aggravations irrégulières, car la plupart de ces états sont instables et ordinairement ils n'ont guère de permanence et de durée » (*Aphorismes*, sect. II, 27). Et encore : « Dans le calcul des signes, les plus nombreux, les plus forts et les plus considérables, arrivant à temps annoncent le salut, arrivant hors temps sont de nature opposée » (*des Humeurs*, § 4). Toutefois, dans des cas exceptionnels, une maladie peut être arrêtée dans son évolution, *jugulée* suivant l'expression consacrée, dans la période d'état, et même dans celle d'augment, par des évacuations abondantes, une hémorrhagie, par exemple; mais, le plus habituellement, il ne s'agit que d'une rémission passagère. « Les hémorrhagies au quatrième jour sont de solution difficile » (*Épid.* II, 3e sect., § 9; VI, 2e sect., § 8). En présence d'une rémission même très-accentuée et avec les apparences d'une crise légitime, mais se manifestant de bonne heure, il faut donc garder la réserve, s'attendre à une recrudescence prompte, dans la journée habituellement, et ne considérer le mieux comme acquis que lorsque vingt-quatre heures au moins, et même quarante-huit heures, se sont écoulées sans exacerbation notable.

Les rémissions procritiques, les défervescences provisoires, bien que sans influence sensible sur la terminaison, sont cependant d'un certain intérêt au point de vue de la prévision de la crise, qu'elles ne devancent souvent que de un à trois jours, lorsqu'elles sont uniques, et dans les maladies à marche continue ou sous-continue. Les hippocratisants l'avaient déjà remarqué : « Quand au début d'une fièvre, une hémorrhagie nasale ou un éternuement survenant, l'urine offre un dépôt blanc le quatrième jour, c'est l'annonce de la solution pour le septième » (*Prénot coaq.*, 2e sect. § 3, 145, et *Aphor.*, IV, 71). L'aphorisme 564 de la 7e sect, § 34, des mêmes *Coaques*, est moins précis, mais plus exact, en avançant que le sédiment rouge survenant avant le septième jour annonce la solution pour le septième jour. Il est assez commun, d'ailleurs, d'observer après une crise provisoire, suivie d'une prompte recrudescence de l'état pathologique, une seconde rémission, moins accentuée généralement, dans la matinée qui précède la dernière exacerbation procritique. Il faut savoir, toutefois, que même dans des maladies à marche habituellement sous-continue ou rémittente, comme la pneumonie, on peut rencontrer exceptionnellement jusqu'à deux et trois défervescences provisoires, à peu de jours d'intervalle.

Lorsque l'affection est parvenue à la période dans laquelle les crises peuvent se produire (et l'époque en est variable suivant les maladies, selon qu'elles sont ou non cycliques, à marche monotypique ou pléotypique, et, pour chaque espèce de maladie, suivant les sujets), on a à se préoccuper de reconnaître l'imminence critique d'abord, la crise en voie de réalisation ensuite, et enfin son achèvement. Pour le premier point, ou la crise s'annonce après une évolution en général régulière, modérée, par une diminution progressive de tous les symptômes, par les phénomènes de coction, les tentatives insuffisantes de solution que nous avons déjà signalées (voir p. 000) : le diagnostic n'offre alors aucune difficulté ; ou bien elle est précédée par une exacerbation plus ou moins intense, qui donne l'impression d'un danger menaçant, et qu'il est nécessaire de ne pas confondre avec une aggravation réelle de l'état pathologique, nécessitant une intervention énergique : cette distinction n'est pas toujours facile, spécialement dans les maladies à marche paroxystique.

L'époque de la maladie ne peut être ici que d'un médiocre secours, à moins que la durée de celle-ci n'ait dépassé de beaucoup les limites ordinaires, ce qui éloigne la supposition d'une vraie crise. L'existence d'une rémission préalable est un indice favorable, mais sans signification absolue, car une complication a pu enrayer le mouvement rétrograde de l'affection.

Les causes d'exacerbation peuvent se ranger sous quatre chefs : le travail préparatoire ou, si l'on veut, la difficulté de la crise ; l'aggravation ou l'extension de l'état pathologique actuel, ou sa localisation sur des organes plus importants que ceux qui étaient primitivement atteints ; la survenance d'une complication en rapport plus ou moins direct avec cet état pathologique : ainsi la péricardite, la périhépatite pour la pleuro-pneumonie ; l'otite pour l'érysipèle, l'angine, et même les embolies ou les thromboses, les myocardites, les phlegmons, etc. ; enfin l'invasion d'une nouvelle affection : variole, accès d'origine palustre, etc., ou d'une localisation sans lien avec les précédentes : telle que phlegmasies diverses de cause externe, furoncles, une indigestion, etc. Un examen attentif de tous les organes, la considération de la constitution médicale régnante, épidémique ou endémique, permettront généralement de reconnaître ces deux espèces de complications, bien que certaines lésions intérieures puissent échapper aux explorations les plus minutieuses ; il en sera de même pour les déplacements métastatiques, tels que ceux du rhumatisme articulaire sur différents viscères, et aussi pour l'extension des lésions initiales d'un érysipèle ou d'une pleuro-pneumonie, par exemple ; mais ici les difficultés seront plus grandes, parce qu'il n'est pas rare, on pourrait même dire que c'est la règle pour la pneumonie, de voir les phénomènes locaux s'exagérer au moment de l'exacerbation procritique.

Ces causes d'erreur éliminées, il reste à distinguer l'exacerbation procritique de l'ascension thermique qui dépend d'une aggravation réelle de l'état du sujet.

que celle-ci résulte de la marche progressive de la maladie ou de circonstances accidentelles, telles que d'abondantes évacuations, des émotions vives, ou du traitement. Bien que, dans ces derniers cas, la cause apparente de l'aggravation soit ordinairement facile à reconnaître, il n'en est pas toujours de même de sa nature et de sa signification pronostique, le traitement ne devenant trop hyposthénisant ou ne donnant lieu à des selles abondantes, par exemple, que parce que les forces font défaut au patient, ou bien la débilitation produite par une cause accidentelle achevant d'enlever au sujet toute possibilité de réaction salutaire. Il est toutefois une remarque d'une certaine importance et que les auteurs qui ont écrit récemment sur cette question paraissent avoir négligée, c'est celle des rapports de la température avec les phénomènes qui dénotent une situation plus périlleuse : il ne faut pas confondre, en effet, l'exacerbation procritique, qui implique toujours une certaine élévation de température, avec les phénomènes graves qui peuvent survenir à la même période, sous l'influence des causes que nous venons de rappeler, et qui s'accompagnent plutôt d'un abaissement thermique. La distinction à établir entre ce dernier, qui peut aller jusqu'au collapsus, et la véritable crise, appartient à la phase suivante de celle-ci, et on ne saurait sans inconvénient réunir dans une même description les éléments du diagnostic différentiel de deux temps aussi différents : l'exacerbation procritique et la crise en voie de réalisation.

Le diagnostic différentiel se trouvant ainsi limité aux cas dans lesquels s'observe une élévation thermique, il reste à déterminer si celle-ci n'est que la manifestation de l'imminence critique ou bien si elle est symptomatique d'une aggravation persistante de l'état morbide primitif ou d'une complication demeurée inaperçue. La considération de la marche plus ou moins régulière de la maladie jusqu'à ce moment, des antécédents bons ou mauvais du sujet au point de vue pathologique, celle de son âge, de l'état de ses forces surtout, etc., fournit des présomptions d'une grande valeur en certains cas, mais insuffisantes à elles seules pour poser un diagnostic : d'une part, il n'est pas rare de voir, en effet, des affections, ayant normalement évolué jusqu'à l'imminence critique, prendre une gravité inattendue à ce moment, comme si les forces faisaient subitement défaut au patient, tandis que d'autres, traversées par des incidents nombreux, soit par suite de la constitution du sujet, soit par suite d'écarts de régime, d'un traitement irrationnel, éprouvent au dernier moment un changement favorable; d'autre part, on peut manquer de renseignements sur les anamnestiques et se trouver réduit aux seules notions fournies par l'état actuel. Ces derniers cas sont évidemment les plus difficiles.

Cependant il est assez souvent possible d'asseoir le diagnostic en remarquant que, lors de la perturbation procritique, le fonctionnement pathologique reste synergique; il y a plutôt recrudescence des phénomènes actuels ou réapparition de quelques symptômes précédents (point pleurétique, crachats sanglants, par exemple, dans la pneumonie, ou symptômes des exacerbations antérieures dans les maladies paroxystiques) que production de phénomènes nouveaux ou insolites. Nous nous séparons donc ici de ceux qui, avec Galien, veulent que toute crise soit précédée de quelque phénomène extraordinaire (*des Crises*, liv. III, chap. x). Il y a des phénomènes d'excitation, de l'agitation, du délire, plutôt que des phénomènes de dépression, bien que l'assoupissement, de l'affaissement physique et moral, puissent également se rencontrer — car nous ne savons pourquoi certains auteurs font intervenir ici l'intégrité des fonctions cérébrales, la moiteur de la peau et autres symptômes qui appartiennent plutôt à la crise se préparant par diminution progressive des symptômes, ou même déjà en voie de réalisation; mais le pouls, tout en devenant plus fort, garde une fréquence modérée, ne dépassant guère celle des jours précédents; la physionomie conserve son expression et sa coloration habituelles, quand elle n'est pas plus animée; les excrétions gardent ou acquièrent un aspect convenable, tel que le comportent la nature et la période de la maladie. Tandis que, dans le cas d'aggravation réelle, souvent des phénomènes nouveaux apparaissent, changeant ainsi plus ou moins notablement le tableau symptomatique; les traits s'altèrent, la coloration de la peau tend à devenir terreuse; le pouls s'accélère en se rapetissant (mais ce signe très-important n'est malheureusement pas constant) en même temps que la respiration s'embarrasse et s'accélère aussi; les excrétions prennent un mauvais caractère, les selles sont séreuses, les crachats diffluents, les urines limpides (d'où l'ancienne remarque, *pulsus bonus, urina bona et æger moritur*); la prostration fait des progrès, et peut aller jusqu'au relâchement des sphincters, aux excrétions involontaires. Souvent il y a défaut d'harmonie fonctionnelle, ataxie des grandes fonctions, sentiment trompeur de mieux, etc.; mais ici nous approchons de la période agonique, lors de laquelle nul doute ne peut rester sur le danger de la situation. Nous avons omis volontairement de faire entrer en ligne de compte le degré de l'élévation thermique, qui ne saurait être, dans la plupart des cas, d'aucune utilité pour le diagnostic différentiel du caractère critique ou symptomatique de l'exacerbation, car les mêmes températures peuvent être constatées dans les deux circonstances. Cependant, bien que le chiffre de 41° soit parfois dépassé dans les perturbations procritiques du typhus exanthématique, et surtout dans les accès de la fièvre récurrente, et qu'on l'observe aussi quelquefois dans les perturbations procritiques de la pneumonie et d'autres maladies, ce chiffre et, à plus forte raison, des températures plus élevées, se produisant après des maxima moindres dans les périodes précédentes, appartiennent de préférence aux exacerbations symptomatiques.

En résumé, la conservation des forces, de la physionomie habituelle du sujet, la fréquence modérée du pouls et le caractère louable des excrétions, sont les signes qui militent le plus en faveur de l'exacerbation procritique; tandis que les signes contraires, la prostration soudaine, l'altération des traits, la grande fréquence du pouls et sa petitesse, le défaut de *coction* des excrétions et surtout leur évacuation involontaire, annoncent plutôt une exacerbation symptomatique. Toutefois, il convient de rappeler que la clinique n'admet pas toujours des différences aussi tranchées que celles que nous venons de signaler, et qu'il est des cas, encore assez nombreux, où le pronostic reste douteux pendant vingt-quatre et même trente-six heures, notamment quand l'exacerbation est à forme ascendante. Certaines maladies, telles que le typhus à rechute ou fièvre récurrente, sont principalement citées comme fécondes en déceptions heureuses pour le praticien non averti de la gravité singulière des paroxysmes, dans lesquels la température peut dépasser 42°,5 sans que l'existence du malade soit nécessairement compromise.

Lorsque la crise est commencée ou déjà accomplie, elle est facilement reconnue à la défervescence dont elle s'accompagne nécessairement, à l'amendement de l'ensemble des symptômes, etc.; il ne peut y avoir d'hésitation que sur son caractère définitif ou temporaire, ou, lorsqu'elle se réalise trop rapidement avec une chute exagérée de la température, sur la distinction à faire entre le collapsus qu'on peut appeler critique et le collapsus de mauvaise nature. Le caractère provisoire ou définitif de la crise s'établit en partie d'après l'époque à laquelle elle se manifeste et aussi d'après les autres éléments que nous avons indiqués; il n'est d'ailleurs reconnu certainement que par l'observation ultérieure, car la plupart des traits de la crise légitime se retrouvent dans la fausse crise.

Les collapsus généraux, et le diagnostic ne peut porter que sur ceux-là, car ceux qui ne consistent qu'en un refroidissement des extrémités et de la face, avec conservation ou accroissement de la température du tronc, sont faciles à reconnaître et n'appartiennent jamais à la convalescence — les collapsus généraux ont des caractères communs, qui sont l'abaissement rapide de la température au-dessous de la normale (de 36°5 à 35°5, très-rarement au-dessous pour ceux de la convalescence), parfois des évacuations abondantes, des sueurs profuses surtout, et quelquefois aussi l'apparition de troubles cérébraux. Si le mouvement critique s'accompagne le plus souvent d'un amendement de tous les symptômes, d'un sentiment de mieux et même de retour des forces, avant toute alimentation, il n'est pas rare, nous l'avons dit dans la symptomatologie, que le délire, s'il existe déjà, persiste, ou se produise au moment de la défervescence, et que le sujet présente un affaissement d'apparence inquiétante et même reste engourdi, dans un sommeil profond, comme si son organisme était épuisé par l'effort qu'il vient d'accomplir pour revenir à la vie normale. Nous n'avons pas à nous appesantir ici sur les causes de cette hypothermie, ni sur les qualités que revêtent alors les évacuations critiques, qui peuvent être copieuses et fatiguer le malade par leur abondance, mais se rapprochent, pour les excrétions physiologiques, de celles de la santé : au point de vue diagnostique, deux symptômes suffisent généralement à reconnaître le collapsus critique : le ralentissement notable du pouls, l'expression normale, reposée, des traits, bien que ceux-ci puissent être légèrement amaigris en même temps que la coloration de la face plus pâle ; tandis que, dans les collapsus léthals, les traits sont profondément altérés, la peau plombée ou terreuse, couverte d'une sueur froide, visqueuse, et le pouls bien plus accéléré que les jours précédents, contrastant par sa plus grande fréquence, qui atteint et souvent dépasse 120 battements à la minute, à moins qu'il ne soit irrégulier et intermittent, avec l'abaissement thermique concomitant. Cette opposition entre la marche du pouls et celle de la température fait rarement défaut dans les collapsus graves et en est un des plus sûrs indices.

Dans les cas de crise par lysis, les phénomènes critiques sont moins accentués et peuvent même faire défaut (sauf la diminution de la température); mais l'amélioration progressive de l'état pathologique devient bientôt évidente, que la température baisse d'une façon continue ou par saccades, en escalier, comme on dit, et la seule difficulté du diagnostic consiste le plus ordinairement dans l'appréciation du caractère salutaire de quelques-uns des phénomènes observés. Il faut ici se rappeler le précepte hippocratique : « Juger les évacuations non par la quantité, mais suivant qu'elles sortent telles qu'il convient et qu'on les supporte bien... Il y a bonne tolérance quand les symptômes survenant spontanément soulagent et quand ils font crise » (*des Humeurs*, §§ 6 et 4).

Les mêmes principes doivent guider pour la détermination de la valeur critique des évacuations qui se rencontrent dans les crises des affections aiguës peu ou point fébriles, ou dans les maladies chroniques qui se jugent de la même façon : c'est le rapport plus ou moins étroit de ces excrétions, ici nécessaires, avec l'amélioration manifeste et décisive ou la disparition rapide de la maladie, qui donne leur caractère à ces phénomènes. Quant aux affections chroniques qui se terminent après le passage ou le retour à l'état aigu fébrile, leurs solutions ne diffèrent en rien de celles des maladies pyrétiques aiguës de même nature, sauf la plus grande fréquence du mode lytique; elles sont donc passibles des mêmes considérations, qui s'appliqueraient également aux dépôts, abcès et autres phénomènes, jadis considérés comme critiques, mais auxquels nous avons cru devoir refuser ce caractère.

Il reste enfin à déterminer si la crise est complète ou non, s'il n'y a pas de reliquats qui, suivant une observation maintes fois répétée dans les livres hippocratiques (*Aphorismes* II, 12; *Épidém.*, liv. II, 3e sect.; liv. VI, 2e et 3e sect., etc.), puisent donner lieu à une récidive. Les maladies peu ou point fébriles et les affections chroniques se caractérisant par des lésions anatomiques ou au moins des troubles fonctionnels apparents, il n'y a aucune difficulté, en général, à constater la persistance ou la disparition de ces troubles et de ces lésions, et, par suite, le retour à la santé. Il n'en est pas tout à fait de même pour les affections pyrétiques aiguës dans lesquelles la perturbation de l'état général, manifestée par la fièvre, s'accompagne de lésions ou de désordres fonctionnels qui en sont jusqu'à un certain point indépendants. Dans celles-ci, nous l'avons vu, la crise complète, en mettant un terme à l'état pathologique général ou généralisé, enlève ordinairement les localisations, mais n'en conserve pas moins son caractère décisif, lors même que la résolution des lésions anatomiques se fait attendre quelques jours. Comme cette prolongation des lésions s'observe également dans les crises imparfaites, on peut rester incertain sur sa signification, surtout dans les crises par lysis. Nous renvoyons, pour la distinction à établir entre ces états, à ce que nous avons écrit sur les caractères de la période épicritique et spécialement sur le parallélisme qui doit exister, dans une crise légitime, entre le pouls et la température, leur retour durable à un degré normal, et même sous-normal dans les crises rapides, étant le signe d'une solution complète; tandis que l'accélération du pouls, même avec une température physiologique, et, à plus forte raison, avec une élévation thermique, manifeste une crise incomplète, la persistance anormale de lésions anatomiques (fièvre secondaire), l'apparition de complications, etc..., à moins qu'on ne puisse rapporter cette fréquence et aussi l'élévation de température à une cause passagère (alimentation, fatigue, émotions, etc.). Dans les terminaisons par lysis, surtout lorsqu'elles se prolongent au delà de quelques jours, une fréquence modérée du pouls a moins de valeur; mais la température hypernormale conserve sa signification défavorable.

Peut-on prévoir non-seulement l'apparition probable d'un mouvement critique, mais la nature et le lieu des excrétions qui le manifestent habituellement? Les anciens n'en doutaient nullement et se croyaient en possession de nombreux signes permettant d'arriver à cette prédiction, mais dont l'observation contemporaine a récusé en très-grande partie la valeur, particulièrement en ce qui concerne les signes fournis par les urines (voir p. 268-270). Toutefois, nous avons vu aussi, en étudiant les principaux phénomènes critiques et les formes du pouls qui s'y rattachent, que, dans certains cas et dans des limites restreintes, cette prédiction est cependant possible. Pour éviter des redites, nous renvoyons, pour l'exposé des signes qui permettent de prévoir chacun de ces phénomènes en particulier, aux paragraphes que nous leur avons déjà consacrés, ainsi qu'aux différentes espèces de pouls, en rappelant seulement que la région ou l'organe par lesquelles doit se manifester la crise sont souvent le siége, un temps plus ou moins long à l'avance, de symptômes indiquant l'excrétion qui va se réaliser Nous nous bornerons à ajouter ici les indices que l'on peut tirer du genre de la maladie, de son évolution, des circonstances propres au sujet, et de la constitution médicale régnante.

La façon dont s'est effectuée la rémission procritique, dans les maladies où elle s'observe, fournit des présomptions d'une certaine valeur sur la manière dont s'accomplira la crise définitive, les phénomènes étant fréquemment les mêmes dans les deux cas. La nature de la maladie, son origine, la constitution médicale régnante, sont aussi à prendre en considération, mais avec un bien moindre degré de probabilité : c'est ainsi que l'on trouve écrit partout, mais sans démonstration rigoureuse, que les affections inflammatoires se jugent par les hémorrhagies ou les sueurs, qui sont l'excrétion critique la plus habituellement observée dans les affections catarrhales, tandis que les affections bilieuses ont leur solution dans les selles, etc. La suppression d'une sécrétion, d'un flux physiologique ou pathologique (sueurs, hémorrhagies, etc.), étant considérée comme la cause d'un état pathologique, on est porté à supposer que le retour à la santé se manifestera par le rétablissement de cette sécrétion on de ce flux, sans qu'il y ait rien d'assuré à cet égard. Dans certaines maladies saisonnières et surtout endémiques ou épidémiques, à caractères bien tranchés, il n'est pas rare de voir un assez grand nombre de cas se terminer d'une façon semblable, de manière à permettre une certaine prévision basée sur les faits déjà observés de l'affection régnante. On peut rapporter à ce dernier ordre d'influence et à celui de la nature de la maladie sur le genre de crise, l'action qui serait exercée par les saisons, et qui ne peut, en effet, être qu'indirecte.

Les éléments de pronostic (toujours au point de vue du genre de crise) fournis par l'individu sont également d'importance inégale et la plupart sans grande valeur. Les moins contestables sont les habitudes et les antécédents pathologiques des malades, et spécialement la connaissance des espèces des crises qu'il ont précédemment présentées, et qui, pour quelques sujets, se reproduisent presque toujours les mêmes, dans les divers états morbides dont ils sont atteints, surtout quand il s'agit d'affections habituelles ou à répétition (affections catarrhales, érysipèle, goutte, etc.). Les notions que l'on a voulu retirer de l'influence de l'âge, du sexe, du tempérament, sur la fréquence de certaines solutions et sur le lieu de ces solutions pour les hémorrhagies, les enfants et les adultes ayant plutôt des épistaxis, les gens d'âge mûr, des flux hémorrhoïdaires, etc., ne manquent pas d'une certaine vraisemblance, pour quelques-unes d'entre elles; mais elles ne reposent pas sur des faits assez constants pour qu'on puisse les appliquer avec quelque probabilité à un cas donné. Ainsi, pour l'influence des tempéraments, il semble plausible que les bilieux aient des crises par les selles, et les sanguins par les hémorrhagies, et cependant c'est bien souvent l'inverse qui s'observe. Sans négliger entièrement les indices que peut procurer la considération de ces circonstances individuelles, il n'y a donc lieu de les faire entrer que pour une part minime dans la prévision du genre de crise ; nous ne faisons exception que pour les crises habituelles chez certains sujets.

Une détermination préalable qui faciliterait beaucoup le diagnostic, si elle était toujours possible, est celle des conditions dans lesquelles se rencontrent les crises, des circonstances qui en favorisent ou en entravent la production.

D'abord, doit-on s'attendre à rencontrer les crises dans toutes les maladies, ou ces modes de solution sont-ils propres à quelques-unes d'entre elles seulement? Nombre d'auteurs refusent les crises aux maladies chroniques et les réservent aux seules maladies aiguës; mais cette restriction ne nous a pas paru admissible, et on doit reconnaître avec Jaumes (*Pathologie générale*, p. 490) que : « Il est impossible de diviser les maladies en celles qui ont des crises et en celles qui n'en ont pas. Celles qui en ont habituellement peuvent en manquer; celles qui d'ordinaire n'en ont pas peuvent en présenter. Pourquoi ces exceptions à la règle? Je me contente de dire que les praticiens aiment à constater des crises dans des maladies où elles se montrent habituellement; ils pensent qu'alors la guérison est plus rapide, plus assurée, plus à l'abri des rechutes. Les maladies aiguës où les crises se montrent le plus souvent et sous leur forme la plus complète sont les pyrexies, les fièvres inflammatoire, bilieuse, catarrhale, celles qui s'accompagnent d'une lésion des solides (fluxionnaire, phlegmasique ou autres). Au contraire, plus une maladie a le caractère nerveux, c'est-à-dire plus la forme et la structure organique restent intactes, moins elle est susceptible de crises. »

Les recherches thermométriques ont, d'une manière générale, confirmé ces indications; elles ont fait voir, en outre, sans qu'il y ait rien d'absolu dans ces distinctions, que certaines affections se jugent de préférence les unes par crise rapide, manifeste, les autres par lysis, tandis que d'autres présentent presque indifféremment les deux modes de solution, et qu'un assez grand nombre enfin n'en ont en réalité aucun des deux, qu'elles se terminent par la guérison ou par la mort. En se reportant à ce que nous avons dit à ce sujet, dans l'exposition des caractères généraux de la crise, on pourra donc espérer une solution rapide dans la plupart des maladies à ascension thermique rapide et à marche continue ou sous-continue, telles que la pneumonie franche, la fièvre d'invasion de la variole, la fièvre récurrente, dans la fièvre de lait, etc.; une solution par lysis dans quelques-unes des affections du même groupe (au point de vue de l'évolution fébrile), telles que la fièvre typhoïde (et encore la forme abortive a-t-elle souvent une crise rapide, mais on ne peut guère la prévoir), la scarlatine, et dans le plus grand nombre des maladies à marche rémittente, telles que certaines formes de pneumonie, le plus souvent mais non exclusivement avec bronchite ou pleurésie accentuée, les fièvres gastriques, catarrhales, etc.; l'un ou l'autre mode de terminaison, mais plutôt la crise proprement dite, dans l'érysipèle de la face, l'angine tonsillaire, le typhus exanthématique, la rougeole, la varicelle (les trois premières affections avec une fièvre sous-continue, rarement rémittente, les deux dernières à marche plutôt rémittente); tandis que dans les maladies atypiques ou irrégulièrement typiques, telles que le rhumatisme (qui parfois pourtant se termine par lysis, plus rarement par crise proprement dite), les fièvres secondaires, les affections habituellement mortelles, comme la plupart des méningites, la phthisie aiguë, les fièvres hectiques, etc., on ne peut guère compter sur une crise; il en est de même, bien qu'avec d'assez nombreuses exceptions, dans les affections peu ou point fébriles, telles que la roséole, dans la plupart des maladies locales sans réaction générale et dans la majorité des affections chroniques.

En dehors des prévisions que l'on peut ainsi former d'après la connaissance de l'évolution habituelle d'une maladie, et aussi d'après son état de simplicité ou de complication avec d'autres (cette dernière circonstance étant extrêmement défavorable à des solutions franches), il est souvent difficile de déterminer avec précision, dans chaque cas particulier des affections susceptibles de se terminer par crise, quelles seront celles qui présenteront ce mode de guérison et celles qui finiront de toute autre façon. Ce qu'on peut dire de plus général, c'est que, le mouvement critique n'étant pas caractérisé seulement par des phénomènes isolés, sans liaison entre eux, mais par un ensemble d'actes synergiques, toutes les conditions avantageuses ou contraires à la manifestation des synergies organiques le seront également à la réalisation des crises. Au premier rang des éléments à envisager à ce point de vue, se place l'état des forces, auquel se rattache étroitement le mode d'activité de l'individu. « Une crise, surtout une crise légitime, remarque excellemment notre regretté maître Fuster, exige des conditions pathologiques qui ne se rencontrent pas toujours, malheureusement : elle exige un état de forces suffisant et harmonique. Sous ce rapport, deux classes entières de maladies, les ataxiques et les adynamiques, sont dépourvues de ces conditions. Les maladies chroniques ne peuvent avoir de crises par une raison du même genre, dès qu'elles approchent de trop près de la période terminale. » (Thèse de concours pour le professorat, sur le *Pronostic médical;* Montpellier, 1848.) Nous n'avons pas à rechercher ici les moyens d'apprécier le réel état des forces, d'après les antécédents du sujet, l'origine et la nature de la maladie, l'étendue et l'importance des localisations, etc. ; il nous suffit de signaler la valeur des renseignements fournis, tant au point de vue du pronostic en général que de la prévision des crises, par une connaissance exacte de l'état des forces.

Le mode d'activité du sujet, ou son mode de réaction contre les causes morbides, ainsi qu'on l'exprime quelquefois, n'est pas d'une importance beaucoup inférieure, sinon au point de vue de la terminaison par la guérison ou par la mort, du moins pour le degré de probabilité d'une crise : avec une réaction forte, mais régulière, se traduisant par une évolution régulière aussi de la maladie et une susceptibilité convenable à l'action thérapeutique, les chances de crise, toutes autres choses égales d'ailleurs, sont au maximum ; elles faiblissent avec une réaction faible, paresseuse, contre les agents morbigènes ou thérapeutiques, et disparaissent entièrement dans les états ataxiques vrais, avec incohérence fonctionnelle, irrégularité d'évolution, réaction thérapeutique insuffisante ou exagérée. A ces trois états de la vitalité : activité, inactivité, ataxie, Récamier en ajoutait un quatrième qui peut être rattaché à l'inactivité, l'état réfractaire, se caractérisant par la tendance à la chronicité et la résistance plus ou moins opiniâtre à l'action des agents thérapeutiques (*Journal des connais. méd.-chirurg.*, janvier, 1848).

Les autres conditions individuelles sont à prendre en considération dans la mesure où elles influent sur les deux conditions majeures dont il vient d'être question : ainsi l'âge, le sexe, les tempéraments. Disons toutefois que, s'il n'est pas douteux que les crises s'observent de préférence dans la période moyenne de la vie et dans l'enfance, où la vivacité des réactions et la mobilité des localisations compensent le défaut d'énergie, plutôt qu'aux extrêmes de la vie et spécialement dans la vieillesse, cependant, lorsqu'elles se produisent dans cette dernière époque, elles ont les mêmes caractères que dans un âge moins avancé ; c'est du moins ce qui résulte, pour la pneumonie lobaire et lobulaire ou broncho-pneumonie, des tracés recueillis par M. Hugo Ziemssen (*Pneumonie des Kindesalters*, Berlin, 1862. cité par M. Charcot) et des travaux de M. Roger (*Recherches clin. sur les maladies de l'enfance*, 1872, t. Ier) comparés aux courbes thermiques fournies à M. Charcot par les vieillards de la Salpêtrière (*Leçons cliniques sur les maladies des vieillards;* Paris, 1867).

Les conditions de milieu ne peuvent pas être regardées comme complétement indifférentes, ne serait-ce que par leur influence sur l'état des forces et le mode d'activité vitale de l'individu, et cette considération n'avait point échappé aux hippocratiques.

« Dans les saisons bien établies et amenant les choses opportunes en temps opportun, les maladies sont réglées et de solution facile; mais dans les saisons irrégulières, elles sont irrégulières et de solution difficile. » (*Aphorismes*, III, 8; *des Hum.*, ꝧ 13; *Épidém.*, II, sec. 1re, ꝧ 5). L'auteur du deuxième livre des *Épidémies* ajoute judicieusement : « Dans ces circonstances (chaleur sans pluie), la crise est plus difficile que dans d'autres; cependant elle l'est moins si elle est entravée par des conditions extérieures, et non par le genre même de la maladie. »

C'est en s'appuyant sur cette influence du milieu dans la production des crises, que Baglivi, après Houillier, avait voulu expliquer pourquoi on ne rencontrait pas en Italie et dans l'Europe centrale les crises comme en Grèce et en Asie (Baglivi, *Médecine pratique*, chap. XII, trad. Boucher). La perturbation amenée dans la marche des maladies par une thérapeutique intempestive, qu'il invoquait également dans le même but, était plus justifiée : car les recherches de thermométrie clinique, muettes sur le degré de fréquence des crises, ont cependant démontré que ces mouvements salutaires se réalisent de la même façon dans des climats différents; ce que l'on pouvait supposer déjà en remarquant que, dans les mêmes contrées et à la même époque, il s'était rencontré des détracteurs et des défenseurs de l'existence des crises.

Mais cette action du milieu, sur la fréquence et la nature des crises, qu'il serait jusqu'à présent aussi difficile d'établir que de contester sur des documents irréfutables, se traduit, si elle est réelle, par des modifications dans la nature et l'évolution des états pathologiques; elle se rattache donc à celle des constitutions médicales et sera appréciée de la même façon.

Jours critiques. Les crises ne se produisant qu'à un certain moment de l'évolution morbide, il était naturel de rechercher si ce moment ne correspondait pas, dans les maladies fébriles aiguës, à des jours particuliers de cette évolution, qui mériteraient, par suite, le nom de critiques; mais on ne s'en est pas tenu à cette seule recherche, et, de la plus grande fréquence supposée des crises à certains jours, on en est vite arrivé à conclure que ceux-ci étaient les seuls dans lesquels une crise légitime et favorable pût se réaliser, et même qu'ils possédaient une vertu propre pour déterminer une solution avantageuse. C'est ce qui a constitué la théorie des jours critiques, que l'on ne saurait confondre sans dommage avec la doctrine des crises, qui en est parfaitement indépendante, et dont la réalité est aussi bien établie que celle de la première est sujette à contestation. Nous devons cependant donner ici un résumé de cette théorie, à peu près délaissée jusque dans ces derniers temps, mais sur laquelle des travaux contemporains de thermométrie clinique ont appelé à nouveau l'attention, et qui aurait acquis une importance majeure au point de vue du diagnostic et du pronostic, si son exactitude, même relative, avait pu être mise hors de doute.

Les premiers éléments de la théorie des jours critiques se rencontrent dans la collection hippocratique, qui, suivant les ouvrages considérés, la présente à des degrés divers de développement. Bien que l'enseignement n'y soit pas toujours uniforme, même dans les écrits attribués sans hésitation à Hippocrate lui-même (comparez à cet égard, au point de vue dogmatique, le *Pronostic*, §§ 20, 14, 15, 22, 24; les *Aphorismes*, sect. II, 24; sect. IV, 59, 64 d'une part, et les *Épidémies*, liv. Ier, sect. III, § 12, d'autre part, et, au point de vue des faits, les histoires particulières du Ier et du IIIe livre des *Épidémies*, les autres livres étant contestés), on peut dire que, d'une manière générale, pour l'école de Cos, l'évolution des maladies fébriles aiguës se faisait par septenaires, divisés en périodes de quatre jours comptées jusqu'au troisième septenaire par continuité, c'est-à-dire le dernier jour d'une période étant le premier de la période suivante, sauf pour la troisième, qui commençait le deuxième septenaire; que, dans ces septenaires, les jours terminaux (7e, 14e, 20e; puis 34e et 40e, 60e) étaient surtout ceux dans lesquels se produisaient les crises, ordinairement funestes en dehors de ces jours, tandis que dans les jours de la fin des périodes intercalaires des trois premiers septenaires, ou *indicateurs*, se produisaient les phénomènes annonçant la crise pour les jours critiques principaux (ainsi le 4e était indicateur du 7e, le 11e du 14e, et le 17e du 20e), et enfin que les jours impairs jouaient un rôle prépondérant et le plus souvent favorable pour la détermination des périodes et des jours critiques. Cependant il est affirmé, dans le Ier livre des *Épidémies* (sect. III, § 12), que les affections qui ont des redoublements aux jours pairs se jugent aux jours pairs (4e, 6e, 8e, 10e, 14e, 20e, 30e, 40e, 60e, 80e et 100e) et que les affections à redoublements aux jours impairs ont leurs périodes et par suite leurs crises au 3e jour, puis au 5e, au 7e, au 9e, au 11e, au 17e, au 21e, au 27e et au 31e; les crises qui surviennent hors des jours critiques annonçant la récidive de la maladie et même, en certains cas, la perte du malade, car les jours sont décisifs pour le salut ou pour la mort, ou du moins pour une amélioration ou une aggravation notables.

D'un autre côté, l'auteur du *Pronostic*, après avoir divisé la marche des maladies aiguës en périodes de quatre jours, reconnaît que rien de tout cela ne se peut calculer rigoureusement par des jours entiers; en outre, l'on a fait remarquer que le mot περισσὸς, traduit ordinairement par *impair*, veut aussi dire *éminent*, *supérieur*, *excellent*, ce qui modifierait notablement le sens de plusieurs propositions, mais non de toutes, puisque dans certaines les chiffres impairs sont énumérés (ainsi, dans les *Coaques*, sect. 1re, § 3, 144; dans les aphorismes 59 et 64 de la 4e section). En présence de ces contradictions, qui ont singulièrement exercé la patience et la sagacité des commentateurs, il est bien difficile de savoir quelle part ont eue, dans ces déterminations numérales, l'*à priori* systématique et l'observation, même généralisée abusivement, d'autant plus qu'aujourd'hui on refuse toute authenticité à la fameuse lettre d'Hippocrate à son fils Thessalus, sur laquelle certains écrivains, Bordeu entre autres, s'étaient appuyés pour démontrer que le fameux asclépiade de Cos avait été inspiré par les théories pythagoriciennes dans l'établissement des jours critiques.

Avec Galien, qui consacre à la question un volumineux traité en trois livres, la théorie se systématise et se complique en même temps un peu plus. Indépendamment des jours crisimes, critiques, principaux, ou décrétoires, comme on les appellera plus tard, et des jours indices, contemplatifs, ou démonstratifs, cet auteur admet des jours intercalaires (3e, 4e, 9e, 13e, 19e) nommés, plus tard aussi, provocateurs, irriteurs (provoquant la nature à la crise), dans lesquels se peuvent réaliser des crises favorables mais sans sécurité, et des jours vides, médicinaux (6e, 8e, 10e, 12e, 16e, 18e), qui n'ont aucune action ou n'en ont qu'une mauvaise, comme le 6e, et dans lesquels on peut donner médecine sans inconvénient. De ces jours, les uns jugent bien, parfaitement ; les autres, mal, imparfaitement ; ils n'ont pas tous, d'ailleurs, la même importance : au premier rang des jours heureux, Galien met le 7e, qu'il compare à un bon roi, et qui est imité surtout par le 14e ; viennent ensuite le 9e, le 11e et le 20e (plutôt que le 21e, parce que le jour critique du 5e septenaire est 40 et non 42), auprès desquels il faut placer le 17e et le 5e, puis le 4e et enfin le 3e et le 18e. Parmi les mauvais, il n'en est aucun qui soit assimilable au 6e, que Galien accuse de toute sorte de méfaits, regarde comme un tyran et dans lequel rien d'heureux ne saurait se produire ; quelquefois le 8e et le 10e s'en rapprochent, par les morts subites, mais ces jours présentent rarement des solutions rapides, de même que le 12e, le 16e et le 19e ; le 13e est classé entre ces derniers, qui ne jugent jamais, et les autres jours précédemment indiqués, dans lesquels s'observent des solutions bonnes ou mauvaises (*des Jours critiques*, livre Ier, chap. IV et V). Enfin comme si ce n'était pas assez de toutes ces subtilités, Galien, pour mettre d'accord la théorie et l'observation, les enseignements des *Aphorismes*, du *Pronostic* et les histoires particulières de maladies des *Épidémies* et des *Maladies*, invente un mois médical ou lunaire, en attribuant aux évolutions sidérales l'influence qu'il refuse aux nombres eux-mêmes.

Il est inutile de discuter les bases de cette théorie qui, fortifiée par les rêveries astrologiques des Arabes et des médecins du moyen âge, a fait loi, malgré des dissidences éclatantes, presque jusqu'à nos jours, et que l'on trouve encore soutenue dans le premier tiers de ce siècle par Landré-Beauvais (abstraction faite des explications astrologiques, bien entendu), et admise avec réserve par Andral ; mais on peut se demander, avec Forestus, Bordeu, de Haën, etc., si vraiment il n'y a pas des moments déterminés pour la réalisation des crises, et c'est ce qu'ont fait, à la suite de Traube, un certain nombre de cliniciens allemands. D'après Traube (de Berlin), la défervescence rapide, dans les maladies fébriles aiguës terminées par la guérison avant le 14e jour, arrive au 3e, au 5e, au 7e, au 9e ou au 11e jour, sauf exception résultant de l'emploi d'une thérapeutique perturbatrice antipyrétique (*Ueber Crisis und critische Tage*, in *Deutsche Klinik*, 1851-52) ; il fut appuyé par Ziemssen (*Pleuritis und Pneumonie im Kindesalter* ; Berlin, 1862), Niemeyer (de Tubingen), etc., mais fut combattu par Wunderlich (*Archiv. für phys. Heilkunde*, 1856 et 1858, et *Archiv. der Heilkunde*, III, 1862) et surtout par son assistant, L. Thomas (*Ueber die Temperaturverhaltnisse bei croupöser Pneumonie*, in *Archiv der Heilkunde*, t. V, 1864, et *Ueber die Lehre von den kritischen Tagen, bei croupöser Pneumonie*, même recueil, t. VI, 1865), par Lebert (*Handbuch der practischen Medicin*), etc. En 1864, il était revenu sur le même sujet, appuyé sur de nombreuses observations et avait maintenu ses premières conclusions.

Thomas n'a trouvé, sur 17 cas soumis à une quasi-expectation, que 9 terminés à des jours impairs (entre le 3e et le 7e, en moyenne le 5e jour), tandis que Ziemssen a observé cette solution 95 fois sur 107. D'après Traube enfin, soutenu par Ziemssen, la rémission procritique tomberait au 5e, au 7e et au 9e jour, tandis que Thomas l'a constatée 10 fois aux jours pairs et 12 fois aux jours impairs.

Les adversaires des jours spécialement critiques avaient depuis longtemps fait remarquer combien il est difficile d'arriver à une solution précise en cette question, à cause de l'incertitude du moment de l'invasion, dans nombre de cas, et de l'instant précis où débute la crise, lorsqu'elle tombe à la fin d'un jour impair ou au commencement d'un jour pair (et réciproquement), et à cause aussi de la durée de celle-ci, qui, se prolongeant souvent pendant deux jours et plus, peut être rapportée à l'un ou à l'autre de ces jours, surtout dans les cas où se produit une rémission préparatoire, que l'on peut comprendre ou non dans la crise.

Une autre difficulté, soulevée par Thomas, a trait à la façon de déterminer le moment de l'invasion ; d'après cet auteur, c'est à tort que dans la pneumonie on le compte à partir du frisson initial (ainsi que l'a fait Traube), le malaise, le point de côté, et même l'expectoration sanglante précédant parfois ce symptôme, qui ne se produit d'ailleurs, assez souvent, que lorsque la fièvre existe déjà depuis quelque temps; mais il suffit de s'entendre, à cet égard, de même que pour la manière de supporter le jour médical, les uns le comptant par nychthémère, les autres considérant comme jour entier celui où débute la maladie, et continuant ainsi de minuit à minuit.

Nos relevés sont d'accord avec ceux de Wunderlich et Thomas pour enlever toute prépondérance aux jours pairs : sur 66 cas de pneumonie d'adultes terminés par une crise rapide et dont le jour de début a été fixé par le frisson initial, le nombre de jours compté par journée de minuit à minuit (dans 15 autres cas, le moment de l'invasion n'a pu être précisé ou la maladie s'est terminée par lysis), nous avons observé le début de la crise 32 fois aux jours pairs, et 34 fois aux jours impairs : les cas se répartissent ainsi : 1 fois au troisième jour, 6 fois au quatrième, 9 fois au cinquième, 10 fois au sixième, 12 fois au septième, 11 fois au huitième, 10 fois au neuvième, 2 fois au dixième, 2 fois au onzième et 3 fois au douzième.

Les rémissions procritiques avaient eu lieu en nombre égal aux jours pairs et aux jours impairs, 1 fois au troisième jour, 6 fois au quatrième, 6 fois au cinquième, 4 fois au sixième, 6 fois au septième, 2 fois au huitième et 1 fois au douzième.

Nature de la crise. Les détails dans lesquels nous sommes entré, en faisant l'historique des principales conceptions de la crise, nous dispensent de plus amples développements sur les notions acceptées sur ce sujet jusqu'à aujourd'hui, et nous permettent de nous limiter à l'exposé de la manière de voir que nous avons adoptée.

Nous avons établi que la crise, changement décisif vers le mieux éprouvé par une maladie arrivée à son summum, est constituée par l'ensemble des actes qu'accomplit l'organisme, spontanément ou à la suite d'une provocation, pour revenir au type physiologique, quand il en a été momentanément éloigné par une cause morbifique. Cette définition implique l'admission de ce mode particulier d'action des êtres vivants que depuis Hippocrate on a appelé la nature médicatrice, et que, pour éviter toute apparence d'ontologisme, on a désigné plus récemment par l'expression de tendance à la restauration du type (Vulpian). Cette expression, qui a une compréhension plus générale, puisqu'elle s'applique aux cas de types défectueux comme aux autres, est en même temps plus correcte, en effet, et, constatant simplement un fait, sans rien préjuger sur sa cause, ni sur son but présumé, avantageux ou nuisible, échappe à la plupart des objections que l'on a pu adresser à celle de nature médicatrice, qui prête davantage aux interprétations abusives. Il suffit d'ailleurs de s'entendre sur le sens à attribuer à cette dernière, pour en conserver sans inconvénient l'emploi, consacré par une longue tradition, mais auquel nous renoncerions volontiers s'il devait être un obstacle à l'acceptation du fait même auquel elle s'applique; ce n'est pas au mot que nous tenons, mais à la chose.

Quant à cette chose, c'est-à-dire quant à la possibilité pour l'organisme malade de récupérer la santé, dans des circonstances déterminées, par sa seule action propre, en dehors de toute intervention thérapeutique, il nous paraît superflu d'en démontrer la réalité : le seul exemple des crises se produisant dans des maladies cycliques, telles que la pneumonie, traitées par l'expectation, suffirait à l'attester. Le seul point sur lequel les médecins puissent être en dissentiment est celui de l'importance qu'il convient d'accorder à cette possibilité d'une guérison spontanée, dans l'institution d'un traitement, et la discussion en sera mieux placée dans le paragraphe suivant, réservé aux déductions thérapeutiques. Nous nous bornerons à faire remarquer maintenant que ce fait du retour à l'état physiologique antécédent, réalisé par un organisme malade en vertu de son activité propre, quelque inexplicable qu'il soit pour nous, surtout quand nous oublions que l'organisme est le siége de changements incessants soumis à des lois déterminées, n'est pas sans analogue dans l'histoire des corps vivants, et doit être rapproché notamment du phénomène de l'atavisme dans l'espèce. Dans les deux cas, l'individu tend à revenir au type antérieur, originel.

On peut même dire, en étendant à l'évolution des êtres vivants l'interprétation qu'a donnée de l'habitude l'un des penseurs les plus éminents de notre temps, M. Ch. Renouvier (*Essais de critique générale*, deuxième essai), que l'individu, en revenant au type, ne fait qu'obéir à la loi générale de l'être, de persister dans sa manière d'être (ce qu'on désigne aussi sous le nom de principe d'inertie) : seulement ici ce n'est plus suivant une loi de stabilité, comme pour la matière brute, mais suivant la loi de changement, d'évolution, qui lui est propre, que l'individu tend à persister dans sa manière originelle d'être, de vivre, c'est-à-dire de *devenir*, et à la reprendre lorsqu'une cause accidentelle l'en a momentanément écarté. Quant au mécanisme du fait, on peut l'expliquer *en partie* en considérant que, dans un organisme en voie d'évolution, les déviations du fonctionnement régulier, acquis, de l'individu, lorsqu'elles dépendent de circonstances accidentelles, transitoires, à action momentanée, n'altérant pas profondément l'organisme, comme le sont un grand nombre de causes de maladies aiguës, peuvent être facilement surmontées ou effacées (si leurs causes ne se renouvellent pas) par l'action incessante des conditions essentielles, permanentes, qui résultent de la constitution originelle de l'individu, de son hérédité, et lui ont imprimé, jusqu'au moment de la déviation, un mode de vivre conforme à leur nature et d'autant plus tenace qu'il a déjà persisté plus longtemps. Evidemment il en est tout autrement, lorsque les circonstances accidentelles ont introduit dans l'organisme un trouble trop profond et incompatible, à des degrés et pour des motifs divers, avec une longue durée de l'existence; et c'est au point de vue de la lutte entre ces influences diverses, les unes accidentelles, les autres originelles, comportant d'ailleurs des rapports multiples d'intensité et d'importance, que l'on peut encore parler du rôle des éléments sains, de la *vita sana superstes*, dans la guérison.

Quoi qu'il en soit du bien ou mal fondé de ces interprétations et de ces rapprochements, le fait reste, et nous disons, pour conclure, que les crises sont une manifestation de la faculté médicatrice, ou, si cette manière de parler semble surannée ou prêter à l'ambiguïté, qu'elles sont la conséquence de la tendance à la restauration du type, et on peut l'ajouter, l'une de ses preuves les plus saisissantes. L'admission de la nature médicatrice ou de la tendance à la restauration du type ne doit pas empêcher, du reste, de rechercher et de déterminer, si c'est possible, dans quelles conditions l'une ou l'autre s'exerce le plus avantageusement — ce que nous avons essayé de faire au point de vue spécial de la production des crises — et quelles sont les indications pratiques que l'on peut baser sur l'existence de cette faculté, toujours au point de vue des crises, ce qu'il nous reste à établir.

IV. Conséquences pratiques. L'admission ou le rejet de la doctrine des crises implique théoriquement, dans les déterminations thérapeutiques, des différences, des oppositions même, que l'on est loin de toujours retrouver aussi marquées dans la pratique des partisans et des adversaires de cette doctrine. Lorsque Asclépiade le Bithynien, reprochant aux médecins de l'École de Cos leur inaction au lit du malade, prétendait que les œuvres de cette École n'étaient qu'une méditation sur la mort, il dénaturait la pensée de ses adversaires, au moins celle des premiers hippocratisants, pour mieux la combattre. Ceux-ci n'avaient pas, il est vrai, la présomption de juguler les maladies aiguës, et, pleins de confiance dans la puissance de la nature, ils en observaient avec soin les mouvements dans les différentes phases de la maladie, s'abstenant surtout de médications perturbatrices au moment de la crise ; mais ils ne renonçaient pas pour cela à toute intervention thérapeutique, et agissaient parfois énergiquement en vue même de favoriser ou de provoquer l'évacuation critique. Ils n'ignoraient pas d'ailleurs qu'en dehors des affections cacoëthes et même parmi les maladies se terminant par la guérison, un assez grand nombre n'avaient pas de crise (*Épidémies*, liv. Ier, 2e sect., 2e constitut., 4; liv. III, 3e sect., 2e constit., 3, etc.).

Leur pratique, au point de vue des crises, est suffisamment résumée dans les passages suivants du livre des *Humeurs* (§§ 5 et 6) : « Examinez... ce que produit le bénéfice de la nature ou celui de l'art ; car tout est semblable : les choses qui sont critiques, celles qui nuisent, celles qui délivrent. Éviter les unes et les éloigner; provoquer les autres, les amener et les recevoir... Ce qui annonce la crise, et quand il faut la provoquer. Parmi ces dépôts, ceux qui sont utiles, les favoriser par les aliments.... (suit une longue numération de moyens). Purger et mettre en mouvement les humeurs en état de coction, mais non en état de crudité, non plus que dans les commencements, à moins qu'il n'y ait orgasme... Les humeurs qu'il faut évacuer, les évacuer du côté où elles tendent le plus, par les voies convenables... Ne pas mettre en mouvement ce qui se juge et ce qui est complétement jugé et n'innover ni par des évacuants, ni par d'autres excitations, mais laisser les choses en l'état (*Id.; Aph.*, I, 20)... Diminuer la quantité des aliments avant la crise (*Id.; Aph.*, I, 19)... S'il le faut (à propos des évacuations), affaiblir ou causer la syncope (*Id.; Aph.*, I, 23) jusqu'à ce que vous ayez obtenu le résultat que vous voulez atteindre, et si alors il faut encore quelque chose, *se tourner d'un autre côté*, dessécher, humecter, opérer la révulsion jusqu'au point où le malade y suffira, » etc.

Ce dernier précepte démontre péremptoirement que les hippocratisants, tout en s'efforçant de ne pas troubler intempestivement la réalisation de la crise, n'attendaient pas indéfiniment celle-ci, cherchaient à la provoquer, et, le cas échéant, recouraient, à défaut d'indications précises, à la méthode exploratrice appelée plus tard à *juvantibus et lœdentibus*. Leur expectation, dans les premiers temps de la maladie et pendant la manifestation de la crise, n'avait donc rien de systématique et se justifiait largement par ce qu'ils savaient de l'évolution des maladies et par la pauvreté et l'incertitude de leurs moyens d'action.

A une époque plus rapprochée de nous, des partisans très-décidés de l'omnipotence de la nature médicatrice, tels que Sydenham, ont une thérapeutique encore plus vigoureuse et traitent la pleurésie (en réalité la pleuro-pneumonie), par exemple, par des saignées réitérées, procurant en moyenne une perte de sang de 1200 grammes, sans attendre la coction, et l'expectoration de la matière morbifique, prétendant évacuer cette dernière bien plus sûrement par leur lancette que par la trachée-artère (*Médecine pratique*, t. I, p. 409 ; trad. A.-F. Jault, revue par J.-B.-Th. Baumes); tandis que Chirac, après avoir traité Hippocrate et Galien d'empiriques, comparables aux maréchaux-ferrants qui ont reçu quelques traditions incertaines, en vient à parler de sueurs critiques au 7e jour, au 11e et au 14e, reconnaît que le 7e est un jour respectable, et qui demande suspension des grands remèdes, etc. (*Traité des fièvres malignes et autres*, cité par Bordeu dans ses *Recherches sur les crises*, à la suite des *Recherches sur le pouls*, t. II, p. 251-255.)

On pourrait multiplier ces exemples : mais les inconséquences de nos prédécesseurs ne doivent pas nous empêcher de chercher à mettre d'accord notre pratique avec les idées que nous nous formons de la nature et de l'évolution des états pathologiques. A ce point de vue, la vulgarisation de la thermométrie clinique et l'expectation systématique de quelques médecins ont rendu les plus grands services, en nous renseignant sur la marche naturelle des maladies et sur les modifications qu'elles subissent sous l'influence de traitements plus ou moins héroïques. On savait déjà que certaines affections, telles que les fièvres éruptives, ont une évolution déterminée, sont inabréviables. Louis avait démontré que les émissions sanguines ne raccourcissent que d'une façon insignifiante la durée de certaines phlegmasies ; mais ces derniers résultats, bien qu'appuyés sur d'importantes statistiques, n'avaient pas convaincu tous les médecins, dont quelques-uns se sentaient diminués par cet amoindrissement de la puissance de l'art. Il a fallu la représentation graphique de l'évolution thermique des maladies, pour démontrer aux plus sceptiques qu'il n'y a pas que les fièvres éruptives qui aient une marche typique, une évolution réglée, dont la terminaison est le plus souvent indépendante du traitement employé : ainsi la fièvre typhoïde, le typhus, un certain nombre de localisations, telle que la pneumonie, l'angine, etc.

On est revenu, à ce propos, sur les avantages comparés de la médecine agissante et de la médecine expectante, et, sans vouloir traiter à fond cette grave question, dont l'étude ne rentre pas dans notre cadre, nous ne pouvons nous empêcher de dire qu'il ne nous paraît pas qu'elle ait toujours été bien comprise par les auteurs qui s'en sont occupés à l'occasion des crises et l'ont liée à tort, selon nous, à l'admission ou au rejet de ces dernières. Les deux questions ont des rapports étroits, mais ne sont pas nécessairement inséparables l'une de l'autre ; si l'institution d'une thérapeutique expectante comporte en effet, qu'on le veuille ou non, l'attente des crises, il ne serait pas exact d'avancer que, inversement, une intervention thérapeutique active implique la négation de la réalité des crises et de l'importance de leur manifestation. Celles-ci, il ne faut pas l'oublier, ne sont qu'un mode particulier de terminaison des maladies, et si une thérapeutique avisée doit en tenir compte, un certain temps à l'avance, pour en préparer ou faciliter la réalisation, il serait déraisonnable, et aucun médecin prudent, quelque naturiste qu'il soit, ne se résoudrait à le faire, de négliger, en vue d'une solution éventuelle et en tout cas éloignée, les indications d'ordres divers qui se présentent dans le cours d'une maladie. Il ne faut pas confondre d'ailleurs, comme on le fait trop souvent, les méthodes naturelles de traitement d'une maladie, qui peuvent comporter une médication fort active, dans le but même de favoriser l'évolution normale de l'état pathologique, et l'expectation, qui n'est que l'application de ces méthodes aux cas dans lesquels cette évolution se réalise spontanément d'une façon convenable.

Pour le choix à faire entre les méthodes naturelles, comprenant l'expectation, et les méthodes agissantes, qui tendent à supprimer le plus promptement possible l'état pathologique, ce n'est pas tant la considération d'une crise possible que celle de la marche habituelle de la maladie, telle que l'ont fait connaître les travaux de thermométrie clinique, qui doit guider le praticien : ce qui lui importe, en effet, c'est bien moins de savoir si une maladie peut se terminer ou non par crise, que de reconnaître s'il a affaire à une affection à marche typique, cyclique, comme on dit aujourd'hui, c'est-à-dire à peu près inabréviable, à terminaison préfixée en quelque sorte, ou à une affection plus ou moins atypique, d'une durée indéterminée, ou encore à une affection intermédiaire à marche approximativement typique. Les premières sont celles qui présentent les plus beaux exemples de crise, il est vrai, tandis que ces terminaisons sont moins communes dans les autres ; mais il n'y a rien d'absolu à ce sujet, et il y aurait de graves inconvénients à prendre indifféremment comme base l'évolution cyclique ou la terminaison par crise.

Dans les maladies de la première catégorie, dont l'évolution ne saurait être abrégée (fièvres éruptives, pneumonie lobaire, etc.), c'est cette dernière circonstance et non la production probable de la crise future qui exige l'abstention d'une thérapeutique active, ayant pour but la jugulation, reconnue impossible ou dangereuse, de l'affection; et encore n'est-ce qu'eu égard à l'insuffisance actuelle de nos moyens d'action, car si nous possédions des agents permettant non-seulement de supprimer les manifestations morbides, mais d'en atteindre sans péril la cause (la modification affective de l'organisme), comme nous le faisons dans les états pathologiques d'origine paludéenne, nul doute qu'on ne dût les employer.

En renonçant aussi à toute médication tendant à supprimer brusquement ou à diminuer notablement la durée de l'affection, on est souvent amené, il est vrai, à observer une expectation armée, limitée aux moyens hygiéniques, et à attendre patiemment la crise, c'est-à-dire la solution naturelle de l'affection évoluant favorablement; car on n'agit pas pour agir, mais pour remplir une indication, et lorsque la maladie est simple, sans manifestations alarmantes, que son évolution est régulière, que le patient présente un état de forces suffisant ; en un mot, lorsque toutes choses marchent aussi bien qu'on pourrait le désirer en faisant usage d'une thérapeutique plus ou moins active, on s'en abstient, ce qui est inutile n'étant pas loin d'être nuisible. Il en est tout autrement dans le cas de complications, de prépondérance exagérée prise par certains éléments morbides ou par certains symptômes, de dépression des forces, etc., les indications qui se rapportent à ces diverses circonstances n'étant nullement affaiblies par la prévision ou l'attente d'une terminaison critique, au contraire ; il y a seulement lieu alors de ne pas recourir, à moins de nécessités pressantes, à des médications en opposition avec le mode de solution habituelle ou probable de la maladie à traiter : ainsi on ne donnera pas, sauf indication bien manifeste, un purgatif énergique dans l'imminence d'une crise sudorale; on préférera une exonération par un lavement ou un léger laxatif, s'il y a urgence d'évacuation intestinale.

Le fait seul de la crise, dans les maladies cycliques, n'implique donc que l'abstention des moyens destinés à juguler la maladie, mais n'est pas plus en opposition avec la méthode agissante qu'avec la méthode expectante : dans les premières périodes de la maladie, tout au moins, le choix de l'une ou de l'autre se base sur d'autres conditions. A plus forte raison en est-il de même dans les maladies à marche moins fixe, comme la fièvre gastrique, ou tout à fait irrégulière, comme certains épanchements pleurétiques, certains rhumatismes articulaires aigus, puisque dans celles-ci, non-seulement on peut avoir à remplir les mêmes indications que dans les premières, mais on est autorisé à chercher à raccourcir la durée indéterminée de l'affection, soit en l'attaquant directement, soit en s'efforçant de provoquer une crise.

Nous sommes ainsi amené à nous occuper des indications que fournit la crise elle-même. La première est négative, mais non sans importance; c'est celle de ne pas troubler le mouvement critique par une médication en opposition avec les tendances de ce mouvement. Elle se présente au moment de l'imminence du changement vers le mieux, surtout lors de la perturbation antécédente, et aussi pendant l'accomplissement de la crise. Ainsi l'on ne combattra pas par des antipyrétiques directs ou indirects l'exacerbation procritique, pas plus que l'on ne tentera d'enrayer par des astringents une diarrhée critique, comme on le ferait si le flux était symptomatique, d'une abondance extrême, etc. Nous avons assez longuement insisté pour ne pas avoir besoin d'y revenir, et précisément en vue des conséquences thérapeutiques, sur les caractères qui permettent de ne pas confondre les excrétions critiques avec les évacuations symptomatiques, et l'exacerbation ainsi que le collapsus critique avec les états de même apparence qui résultent d'une aggravation réelle de la maladie et exigent une intervention thérapeutique énergique. La distinction peut être parfois difficile ; mais d'un diagnostic exact ou erroné et d'une thérapeutique conforme peuvent dépendre le salut ou la perte du malade. Ce qui précède s'applique aux crises proprement dites, aux révolutions soudaines qu'éprouvent les maladies aiguës dans leur marche. Dans le cours des maladies à solution plus lente, maladies peu ou point fébriles, aiguës ou chroniques, les déterminations à prendre n'ont pas le même caractère d'urgence, ni de gravité; il n'importe pas moins toutefois de ne pas perturber intempestivement le travail de restauration et de bien apprécier le caractère salutaire ou symptomatique des excrétions dont il s'accompagne, avant de chercher à les faciliter ou à s'y opposer : un arrêt brusque des sueurs, par exemple, dans le décours de la fièvre typhoïde, pendant la résolution d'un épanchement pleurétique, etc., pourrait avoir les résultats les plus fâcheux.

A cette première indication, qui répond au *primum non nocere* antique, s'en joignent d'autres, positives celles-là : ce sont celles qui découlent de la prévision, de la préparation et de la réalisation de la crise. On les remplit en s'efforçant, d'une part, d'éloigner ou de neutraliser tout ce qui peut entraver le mouvement critique, et, d'autre part, en mettant en œuvre tout ce qui peut contribuer à le susciter au moment voulu et à le maintenir avec une régularité et une énergie convenables quand il s'accomplit. Tel est le principe, il resterait à exposer comment il doit être appliqué; mais les indications et les moyens les mieux appropriés d'y satisfaire varient tellement avec chaque cas particulier, qu'il est inutile d'en essayer même une simple énumération, qui resterait forcément incomplète eu égard à la diversité et à la complexité possibles des conditions individuelles et des états pathologiques; il faut se borner à quelques généralités.

Nous rappellerons donc que, pour se réaliser, la crise exige un état de forces suffisant et harmonique, c'est-à-dire la conservation et la mise en jeu facile des synergies organiques. On peut, par conséquent, dire que, parmi les circonstances défavorables à la production de la crise et auxquelles il convient de porter remède, se place en première ligne l'état insuffisant des forces, la faiblesse et l'irrégularité des réactions; viennent ensuite la complexité de l'état pathologique, sa nature maligne (par cause toxique, miasmatique, etc.), des évacuations abondantes, affaiblissant outre mesure le sujet ou en opposition avec celles qui devraient normalement concourir à l'accomplissement de la crise, une trop grande susceptibilité du système nerveux, etc. Les indications tirées de ces circonstances seront remplies les premières et souvent il suffira d'y déférer pour assurer un résultat heureux.

D'autres fois, il y a lieu, après avoir ainsi fait disparaître ou atténué les conditions défavorables, de provoquer, d'encourager un mouvement critique incertain, mal dessiné; dans ces cas, on prendra garde de ne pas essayer de faire naître une crise d'une autre nature que celle qui se prépare : l'observation du *quò natura vergit, eò ducendum*, est important pour le succès. Le diagnostic peut cependant rester douteux, et il n'y a alors qu'à essayer avec prudence l'emploi des divers moyens propres à susciter le genre de crise qui paraît le plus probable, eu égard à la nature de la maladie, à la constitution médicale régnante, aux conditions propres du sujet, et surtout aux phénomènes critiques antérieurement constatés, s'il y a déjà eu une rémission provisoire.

Peut-on réellement faire naître une crise, alors que rien ne la fait prévoir, que la maladie traîne sans prendre une marche déterminée, ou revêt une mauvaise tournure? Si la crise ne consistait que dans les phénomènes critiques, dans les évacuations ou la défervescence, rien ne serait plus facile, le plus souvent, que de la provoquer; mais il n'en est rien, malheureusement : on peut faire marcher un érysipèle à *blanc*, selon l'expression consacrée, abattre momentanément la fièvre d'une pneumonie par des antipyrétiques, sans pour cela déterminer la crise, qui est, au contraire, souvent retardée par l'emploi de tels moyens, quand elle n'est pas empêchée : celle-ci, on ne saurait trop le répéter, n'étant pas constituée par un phénomène isolé, facile à produire, mais étant l'expression d'un travail complexe, qui exige pour sa réalisation un ensemble d'actes synergiques. De sorte qu'il ne suffit pas de produire le phénomène critique, mais encore faut-il qu'il réponde à une disposition organique convenable. Ce n'est donc pas au début des maladies, mais plus tard, au moment de la crise, dans la période d'imminence critique présumée, que l'on aura le plus de chances de le faire naître ou d'en avancer la manifestation. Pour les auteurs qui ne veulent voir dans la crise qu'une défervescence rapide, c'est alors qu'il faut employer les antipyrétiques, et c'est un point sur lequel a beaucoup insisté Traube, qui affirme n'avoir jamais vu les agents de ce groupe (saignée, digitale, eau froide) réussir à amener une crise complète dans les premiers jours d'une pneumonie, tandis qu'ils avaient souvent ce résultat à partir du cinquième jour, au moment de l'imminence critique. Hirtz paraît être de cet avis, et invoque les succès qu'il a obtenus, dans des conditions analogues, par l'usage de la digitale et de la vératrine, mais qui n'ont pas été confirmés par d'autres observateurs : ce qui n'a rien d'étonnant pour ceux qui pensent que la crise est un fait plus complexe qu'une simple défervescence. Il faut, en outre, se rappeler que la digitale ne donne lieu ordinairement, et nous l'avons fréquemment constaté, à des modifications thermiques et circulatoires appréciables qu'au bout de vingt-quatre, trente-six et même quarante-huit heures, et que la vératrine, si elle ralentit le pouls dans un temps moindre, n'abaisse guère la température que de quelques dixièmes à 1° au plus (E. Labbé et Gubler), et encore n'avons-nous jamais pu obtenir cette rémission avec 4 à 5 centigrammes de vératrine par jour, dans la fièvre des phthisiques, il est vrai. De sorte que ces agents thérapeutiques, dont l'action antipyrétique et dépressive de la circulation n'est rien moins que constante dans les affections fébriles, administrés au cinquième au sixième jour d'une pneumonie, ont toute chance de produire un résultat satisfaisant au jour même où la crise s'effectuerait spontanément. L'usage de moyens de ce genre semblerait plus rationnel au moment des défervescences procritiques, pour transformer une crise provisoire en crise définitive ; on pourrait y joindre l'usage de médicaments susceptibles d'accroître les évacuations qui ont accompagné cette rémission, lorsque l'on juge celles-ci insuffisantes.

Il nous a même paru que c'était à une médication tout opposée qu'il convenait d'avoir recours pour décider la crise, lorsqu'on était porté à penser que celle-ci ne se produirait pas, par suite de la faiblesse générale du sujet ou d'une atonie locale ; dans ces cas, l'emploi de stimulants diffusables, tels que l'eau-de-vie, les alcoolats aromatiques, etc., et l'application d'épispastiques sur le côté malade, c'est-à-dire de moyens propres en apparence à augmenter la fièvre et à activer la circulation, nous a souvent semblé susciter un mouvement critique qui se faisait trop attendre avec la seule expectation : car nous sommes de ceux qui osent ne rien faire dans la pneumonie, en dehors des soins hygiéniques, lorsque nous ne voyons aucune indication se rattachant soit à l'état des forces, soit à l'un des éléments de la maladie, à remplir par des médicaments.

La pneumonie, maladie à marche cyclique, évoluant avec une régularité qui la rapproche des fièvres exanthématiques, est, du reste, un état pathologique mal choisi, à certains égards, pour étudier les moyens capables d'avancer la crise. Si les succès qu'on aurait constatés eussent eu une valeur incontestable, les insuccès ne prouvent rien contre la possibilité de susciter un mouvement critique. C'est dans les affections à type moins constant, à marche de durée plus variable, fébrile ou non, par suite plus accessibles aux influences thérapeutiques, que de telles tentatives peuvent être faites avec quelque chance de succès ; seulement il faut bien avouer que, par suite même de l'irrégularité de l'évolution, les résultats obtenus sont d'une interprétation plus difficile et ne peuvent être mis hors de doute que par un nombre de faits assez grand pour éliminer l'erreur provenant des simples coïncidences. La question reste donc à l'étude, et mérite toute l'attention des praticiens ; les essais se feront d'ailleurs dans des conditions d'autant meilleures que l'on connaîtra mieux la physiologie pathologique des maladies ; car, en définitive, chercher à faire naître une crise, ce n'est pas autre chose qu'essayer de provoquer l'un des modes de solution que l'organisme met souvent en œuvre spontanément pour revenir au type, quand il en a été dévié. El. HAMELIN.

CRISPO (ANTONIO). Né en 1600 à Trapani, en Sicile, où son père exerçait avec distinction l'art de guérir ; suivant cet exemple, il embrassa également la profession médicale et pratiqua avec beaucoup de succès dans sa ville natale. Profondément affecté de la mort d'une épouse adorée, il entra dans les ordres, sans abandonner pour cela la pratique de la médecine, et mourut à Trapani le 30 novembre 1688. Crispo a laissé d'assez nombreux ouvrages dans lesquels il manifeste ses tendances pratiques :

I. *Commentarius in acutæ febris historiam.* Panormi, 1661, in-4°. — II. *In lethargum febri supervenientem acutæ commentarii duo. Accedunt*, etc. Ibid., 1668, in-4°. — III. *Hypomnemata duo, in quibus de parotide laboriosis in febribus superveniente et simul.*, etc. Ibid., 1668, in-4°. — IV. *Epistola medicinalis ad Gradonicum Seminara, in qua exponitur ratio curandi febres putridas per venæ sectionem et purgationem per Alvum.* Ibid., 1682, in-4°. — V. *De sputo sanguinis, si a corporis partibus infirmis proveniat, cum tussi et febre, consultatio*, etc. Drapani, 1682, in-4°. — VI. *De SS. Cosmæ et Damiani thermalibus acquis liber*, etc. Ibid., 1684, in-4°. E. Bgd. et L. Hn.

CRISTA-GALLI (APOPHYSE). *Voy.* CRANE.

CRISTAL. On donne dans le commerce le nom de cristal à une espèce de verre, qu'on prépare, comme le *Fint-Glass* (*Voy.* ce mot), avec le sable blanc, le carbonate de potasse, le minium, et une petite quantité de nitre et de borax ; il est formé de silicates de potasse et de plomb.

Ce qu'on appelle le *cristal de roche* ou *quartz hyalin* est la variété cristallisée de l'acide silicique (*Voy.* SILICIQUE). On s'en sert pour faire des instruments d'optique. Il est très-employé dans la confection des lunettes, en raison de sa dureté, qui lui permet de résister aux frottements et de conserver son poli. (*Voy.* VERRE, VERRIERS.) D.

CRISTAL (CHIMIE). *Voy.* CRISTAUX.

CRISTALLIN. § I. **Anatomie.** Le cristallin est un organe lenticulaire placé entre l'humeur aqueuse et l'humeur vitrée, derrière l'iris, et maintenu dans sa position par un ligament annulaire appelé zonule de Zinn.

L'axe du cristallin coïncide à peu de chose près avec l'axe optique de l'œil. Son pôle antérieur correspond au centre de la pupille et se trouve à 3mm5, en arrière de la cornée. Son pôle postérieur en est distant de 0,007 à 0,008 et se confond presque avec le centre de courbure de cette membrane. En d'autres termes, il se trouve à l'union du tiers antérieur de l'axe optique avec ses deux tiers postérieurs (Monoyer, *Dict. de méd. et de chir.* art. CRISTALLIN).

Pour isoler cet organe, il faut :

1° Découper la cornée et enlever l'iris ;

2° Couper avec des ciseaux mousses le ligament suspenseur tout autour de la lentille ;

3° Enfin détacher avec précaution les adhérences à la fossette hyaloïdienne.

Le cristallin, ainsi isolé, se présente sous la forme d'une lentille biconvexe dont les deux faces, de courbure inégale, s'unissent angulairement sur la ligne équatoriale. Il varie de grosseur dans les diverses espèces animales et semble proportionné à la taille de chacune d'elles.

D'après Henle, dont les travaux ont été reproduits dans l'anatomie de Cruveilhier (t. II. p. 655), le diamètre du cristallin humain est de $0^m,008$ à $0^m,009$, et son épaisseur, d'après Helmholtz (*Optiq. phys.*, trad. franç., p. 108), de $4^{mm},2$ à $4^{mm},314$. Monoyer (*loc. cit.*) lui donne pour volume un quart de centimètre cube, et Sappey un poids moyen de 0,218 millig.

La densité de la substance cristallinienne est de 1,111 si on en croit Robertson. Mais comme cette densité n'est pas la même dans toutes les couches, Chenevix donne le chiffre de 1,194 pour les couches centrales et de 1,079 pour l'ensemble; tandis que Krause et Brewster établissent les chiffres suivants,

	KRAUSE.	BREWSTER.
Couches externes	1,105	1,377
— moyennes	1,420	1,386
Moyenne	1,454	1,399

bien supérieurs aux précédents :

Comme la densité est en relation intime avec l'indice de réfraction on peut, par la connaissance de ce dernier, se faire une idée très-exacte de la première. Les recherches sur ce point ont été poussées par nombre d'auteurs et au moyen de méthodes variées; nous pouvons citer Laqueur, Hirschberg, Abbe, Cyon et surtout Woinow, dont les travaux sont empreints d'un si haut cachet d'exactitude.

Woinow ayant opéré des recherches sur des yeux très-frais et à 15° Réaumur a obtenu les résultats ci-dessous.

INDICE DE RÉFRACTION TOTAL

Enfant, n° 1	1,4311
— n° 2	1,4303
16 ans, n° 3	1,4362
47 ans, n° 4	1,4411

INDICE DE RÉFRACTION DES DIFFÉRENTES COUCHES

	Couche périphère.	Couche moyenne.	Noyau.
Premier œil	1,3904	1,4003	1.4281
Deuxième œil	1,3932	1,4199	1,4315
Troisième œil	1,4005	1,4252	1,4387

D'où il résulte que :

a. Plus la personne est âgée, plus l'indice de réfraction est fort.

b. Les chiffres obtenus sont plus faibles que ceux adoptés pour l'œil schématique 1,4545.

c. Le noyau possède le plus fort indice de réfraction.

d. Les différences des indices ne s'amoindrissent pas avec l'âge.

Le cristallin frais est d'une admirable transparence; il tire sur le bleuâtre chez le bœuf, le mouton et le porc; chez l'homme il tire sur le jaune. Cette couleur semble s'accentuer avec l'âge, et chez quelques personnes elle peut atteindre des proportions qui ne sont pas sans quelques inconvénients physiologiques; ainsi Liebreich cite le cas du peintre Mulready qui, faute de bien voir le bleu, en surchargeait ses tableaux à ce point qu'il fallait les regarder à travers un verre jaune pour y rétablir l'harmonie et le coloris naturel.

Le cristallin est parfaitement lisse, il réfléchit les images suivant les lois de ses courbures, mais avec une complète netteté.

Sa consistance est assez ferme et son élasticité telle, qu'il peut se déformer sous son propre poids et reprendre son profil dès qu'on le place dans d'autres conditions.

Cette élasticité se manifeste encore, dès qu'on applique un corps obtus sur la surface de la lentille ; celle-ci se déprime et se relève à volonté. Enfin, c'est encore à cette propriété qu'est dû le *bombement* du cristallin dès que la zonule est rompue.

Laisse-t-on cet organe exposé à l'air, il ne tarde pas à se ratatiner, sa surface se plisse et peu à peu sa transparence se perd. Dans l'eau il se gonfle, s'arrondit, prend une teinte d'abord louche, puis laiteuse ; finalement son enveloppe se rompt, et l'on voit par les déchirures s'échapper une matière opaline fibrillaire qui flotte dans le liquide. Dans d'autres cas, on voit la masse cristallinienne s'entr'ouvrir par une déhiscence régulière, phénomène que nous aurons à interpréter.

Le nitrate d'argent blanchit d'abord vivement la surface du cristallin, puis la noircit en la durcissant.

Le chlorure d'or la rend violette et la durcit.

L'acide osmique lui donne une teinte ambrée d'abord, noire ensuite.

Enfin tous les réactifs qui ont pour propriété de coaguler l'albumine, durcissent la substance cristallinienne. Dès à présent nous pouvons affirmer comme général, ce fait, que tous les réactifs semblent assez vite modifier l'écorce de la lentille, mais que son centre ou comme l'on dit son *noyau* est beaucoup plus résistant. Nous compléterons l'étude chimique du cristallin lorsque sa constitution nous sera mieux connue.

Une chose d'importance majeure dans l'histoire de cet organe, c'est la recherche de ses courbures, parce que celles-ci ont une influence considérable sur la marche des rayons lumineux. Kepler dit que la face antérieure appartient à un sphéroïde ayant en moyenne $0^{m},020$ de rayon et que la face postérieure est une portion d'hyperboloïde à deux nappes. Telles ne sont pas les opinions de Krause, Chossat et Vallée qui regardent les deux surfaces lenticulaires comme des ellipsoïdes de révolution ; enfin Helmholtz (*loc. cit.*) établit les chiffres suivants : rayon de courbure au sommet de la surface antérieure de 10,162 à 8,865, rayon de courbure au sommet de la face postérieure de 5,860 à 5,889.

Nous avons dit qu'un corps obtus appuyé sur le cristallin le déforme ; mais vient-on à le toucher avec un instrument piquant, aussitôt on voit sa surface se déchirer, s'entr'ouvrir, et à travers l'ouverture s'échapper un contenu. Cette expérience bien simple, montre que cette lentille, d'apparence si homogène, est en réalité composée d'une enveloppe et d'une masse centrale ; nous allons faire connaître l'une et l'autre.

A. CAPSULE DU CRISTALLIN. L'enveloppe a été décrite sous le nom de capsule. Le meilleur moyen de la mettre en évidence, consiste à arroser un cristallin très-frais de quelques gouttes d'une solution au centième d'acide osmique. Dès que la préparation prend une teinte caramel, on fait sur sa face antérieure, avec une aiguille, une déchirure suivant un grand diamètre ; puis saisissant avec une petite pince à mors l'un des bords de la déchirure, on arrive avec quelques secousses, à faire sortir les masses propres du cristallin. Il reste dans ce cas une espèce de coque vide, qui prend la forme ou à peu près, de la lentille et que l'on aperçoit nettement dans l'eau où elle flotte.

A première vue on reconnaît que la paroi antérieure s'unit à la postérieure, juste au niveau de l'équateur en formant un angle arrondi, ce qui justifie les expressions de cristalloïde antérieure et de cristalloïde postérieure, d'angle des cristalloïdes qui ont aujourd'hui cours dans la science.

A première vue, un œil même peu exercé reconnaît que la cristalloïde antérieure est plus épaisse et plus ferme que la postérieure; dans le cas de la préparation indiquée, elle est visiblement louche, et ce manque de transparence occupe toute l'aire de la capsule, sauf une légère zone périphérique qui se détache en clair entre le centre et un cercle marginal très-étroit.

La cristalloïde postérieure au contraire est mince, souple, uniformément transparente, tout au plus accidentée par la présence de débris du corps vitré ou de repli de la zonule.

Werneck, dès 1834 (*Ammons Zeitschr. J. Ophth.* Bd. IV), avait non-seulement reconnu mais très-bien représenté la cause du louche de la cristalloïde antérieure. Il avait découvert, en effet, la couche des cellules qui tapissent la face postérieure de la membrane. Nous nous expliquons la possibilité de cette découverte en dehors de l'emploi des réactifs, parce qu'une cristalloïde légèrement macérée dans l'eau, laisse très-bien voir les taches opalines formées par l'épithélium. Malgré cela, Pappenheim en 1842 et Huschke en 1844, faussant la découverte de Werneck, placent le revêtement épithélial en avant de la capsule et sont imités en cela par Brücke, Robin et Lohmeyer; Henle et Krause restaient fidèles à la vérité ou plutôt à une portion de la vérité, puisqu'ils croyaient que la couche des cellules s'étendait sur la cristalloïde postérieure.

Grâce à l'emploi moderne des réactifs, des imprégnations d'or et d'argent, des matières colorantes, l'histologie de la capsule est à peu près complète. Voici quels sont les résultats de l'observation des auteurs qui ont étudié cette question et de la nôtre propre.

Ici nous demandons la permission d'ouvrir une parenthèse et de présenter quelques remarques d'une importance capitale.

L'étude d'un organe à la fois aussi compliqué et aussi transparent que le cristallin, présente cette curieuse difficulté que la transparence est le plus grand obstacle à la recherche de la texture. Pour découvrir celle-ci, il importe de manipuler l'organe de manière à faire apparaître des détails sans cela impossibles à reconnaître, et par là même de prêter le flanc au soupçon d'avoir créé soi-même ce que l'on décrit.

Il est donc d'une nécessité absolue, de dire toujours, lorsqu'on établit le résultat d'une observation, comment et par quels procédés de préparation on les a obtenus. Nous allons appliquer ces principes avec toute la rigueur possible, imitant en cela la méthode que le professeur Ranvier tend à vulgariser dans ses livres et dans ses cours.

La cristalloïde préparée à l'acide osmique nous a fourni bien des renseignements; rien qu'à la voir flotter dans l'eau, à voir se rouler les bords de sa déchirure, à comparer sa partie antérieure avec la postérieure, nous avons pu établir quelques faits positifs; mais il en reste d'autres à éclaircir. Et d'abord quelle est l'épaisseur des cristalloïdes? La meilleure manière apparente de résoudre ce problème est d'obtenir une coupe de la capsule de façon à la présenter de champ. C'est là un problème très-ardu, et sans rien dire de toutes les tentatives infructueuses que nous avons faites pour le résoudre, nous conseillerons de prendre un œil durci tout entier dans le liquide de Muller, d'en faire une section méridienne avec un rasoir bien tranchant, puis de durcir encore les deux moitiés avec la gomme et l'alcool. C'est ensuite sur le cristallin soutenu par la zonule qu'il faut faire les coupes.

On peut alors constater que la cristalloïde antérieure est plus épaisse que la postérieure; Bowman évalue cette différence à quatre ou cinq contre un au profit de la première; d'après Henle, la cristalloïde antérieure mesurerait de 0,011 à 0,018, tandis que la postérieure aurait à peine la moitié.

L'épaississement de la capsule antérieure est central et cesse brusquement au niveau de l'insertion du ligament suspenseur.

Enfin cette même capsule présente sur ses coupes une striation transversale que, pour ma part, je suis disposé à attribuer à l'action des instruments tranchants.

J'ai, dans le but de vérifier ce fait, examiné bon nombre de cristallins préparés de différentes façons, soit après l'action de l'acide osmique, soit après l'imprégnation par l'argent ou le chlorure d'or, soit enfin après des colorations variées par l'hématoxyline, le picro-carminate, le bleu d'aniline, etc., et je n'ai jamais constaté de striation régulière.

Arnold affirme cette striation qu'avaient signalée avant lui Valentin et Mensonides. Kœlliker fait remarquer qu'elle se développe surtout par l'action des acides et des alcalis. Les descriptions de Frey et de Robinski concordent avec celle d'Arnold. Cette observation serait importante, parce qu'elle confirmerait l'idée de la nature conjonctive de la membrane, qui sera appuyée, par l'histoire de son développement.

La capsule est très-élastique : L'expérience suivante due à Bowman le démontre clairement. Un cristallin plongé dans l'eau perd peu à peu sa forme et se gonfle en prenant l'aspect d'une vésicule. Vient-on à déchirer la capsule avec une aiguille, aussitôt le liquide est projeté vivement et la membrane vient se réappliquer sur le corps de la lentille. Les bords de la déchirure se volutent *en dehors.*

La cristalloïde est très-friable, à peine a-t-elle une solution de continuité, que celle-ci semble s'étendre, comme une cassure dans une glace. Cette cassure se fait suivant des lignes tourmentées et anguleuses, et il est remarquable que la cassure est toujours perpendiculaire à la surface, rarement elle empiète sur l'une ou l'autre face. C'est à cette manière de se rompre, ainsi qu'à son aspect homogène, que la capsule doit son nom de membrane *vitreuse.*

Malgré son apparence si dense et si dépourvue de toute lacune, la capsule est pénétrable aux matières colorantes. Un séjour de courte durée dans le carminate d'ammoniaque, le picro-carminate d'ammoniaque, la liqueur de Bœhner à l'hématoxyline, le bleu d'aniline, la colorent avec intensité et de leur côté, le chlorure d'or, le nitrate d'argent, l'acide osmique la pénètrent et la colorent. Ce sont, pour son étude, des réactifs d'une assez grande valeur.

L'action du nitrate d'argent est instructive, en ce qu'elle montre que c'est par la face interne que se fait surtout la coloration, et qu'elle semble noircir tandis que le milieu de la membrane garde sa clarté. J'ajoute que les grandes marbrures de teintes diverses que l'imprégnation impose à la membrane, et que l'on trouve depuis le violet jusqu'au brun foncé, indiquent des combinaisons variables, une pénétration différente du tissu et par suite une substance qui n'a pas la parfaite homogénéité qu'on lui croirait au premier abord.

Une chose que l'imprégnation d'argent rend très-évidente, c'est la disposition rugueuse de la face interne de la capsule. Le sel lunaire y dessine des lignes qui marquent évidemment des rides, et un pointillé qui ne saurait être que la trace d'empreintes laissées par des éléments cellulaires que nous étudierons plus tard.

Enfin çà et là se montrent des goutelettes de forme très-variées, qui indiquent la présence dans ces endroits, d'un corps comme huileux et non imprégnable, Nous chercherons aussi, la signification de ce phénomène.

La cristalloïde postérieure, si on doit regarder les signes que nous venons d'enregistrer comme une preuve de non homogénéité, serait beaucoup plus homogène que l'antérieure. Elle s'imprègne d'une façon beaucoup plus uniforme.

Un fait qui m'a frappé parcequ'il m'a paru constant, c'est que la cristalloïde antérieure, quelque soit le moyen employé pour la colorer, garde toujours près de son bord *une zone claire.*

Bowman a fait remarquer, qu'après la mort il est impossible, par aucune préparation, de faire perdre à la capsule sa transparence, tandis que pendant la vie elle est fréquemment atteinte d'opacité ; le fait est pour l'anatomiste anglais, la preuve que la membrane est pendant la vie, le siége d'échanges nutritifs actifs et importants.

Chimiquement la capsule est très-résistante. L'eau cependant la pénètre à la longue et la gonfle. Elle se dissout au bout de quelques heures de coction dans ce liquide, sans devenir gélatineuse par le refroidissement. L'acide tannique forme un précipité légèrement floconneux.

Le réactif de Millon donne un précipité plus abondant se colorant en rouge avec le temps. L'acide acétique, l'acétate de plomb ne le modifient pas. Mensonides attribue à la capsule une grande résistance à l'action des acides même concentrés. Mais Arnold se rallie à l'opinion de Strohl.

La non-gélatinisation de la capsule, après la coction, ne prouve pas qu'elle ne contient pas de mucine et que par suite ses réactions ne se rapprochent pas de celles des membranes conjonctives. Elle se distingue des membranes élastiques par sa moindre résistance aux acides.

Ainsi que nous l'avons déjà dit, la cristalloïde antérieure ne possède en avant aucun revêtement cellulaire, et bien que Cadiat dans une thèse récente ait cru devoir reproduire l'opinion contraire de Robin, nos recherches, confirmatives sur ce point, de celles d'un grand nombre d'histologistes ne nous permettent pas de l'admettre; quant à l'épithélium découvert par Warneck il est hors de toute contestation.

On le met en évidence par une foule de préparations; par la macération dans l'eau, par la solution osmique, par les imprégnations d'or et d'argent, par les colorations les plus variées.

La plupart des figures de cet épithélium publiées dans les livres, dans celui d'Henle, dans le mémoire d'Arnold, ont été dessinées sur des cristallins macérés par le liquide de Muller et colorés ensuite. Elles représentent un pavé polygonal à six pans très-régulier et très-élégant, dans lequel se détachent les noyaux ronds et granuleux pourvus d'un ou deux nucléoles brillants.

Nous avons quelques raisons de penser, que ce mode de préparation a enlevé au revêtement sa véritable physionomie, en gonflant et arrondissant les noyaux et en régularisant la distance qui les sépare les uns des autres.

En préparant des capsules très-fraîches au moyen de simples colorations, ou en les imprégnant d'argent, on n'a pas de peine à reconnaître que l'épithélium est formé par un pavé, en somme très-irrégulier. Les noyaux, presque tous ovales, sont semés à des distances très-différentes les unes des autres; le grand axe de ces noyaux dans des positions très-variées ajoute à l'irrégularité. Ces noyaux occupent dans la cellule granuleuse toutes les positions; souvent ils s'appuient sur un bord, ils ont un nucléole quelquefois deux (*voy.* fig. 1).

La véritable forme des cellules est assez difficile à mettre en évidence; ainsi nous avons vainement cherché à dissocier ces éléments au moyen d'une macération prolongée dans l'alcool 1/3; ce procédé qui réussit si bien pour la plupart des épithéliums a toujours échoué vis-à-vis de celui-là. Cependant si nous nous en rapportons aux cassures, que provoquent dans cette couche les manipulations auxquelles on est obligé de la soumettre, celles-ci révèleraient des formes très-irrégulières.

Une heureuse imprégnation d'argent (*voy.* fig. 1), nous a permis de recon-

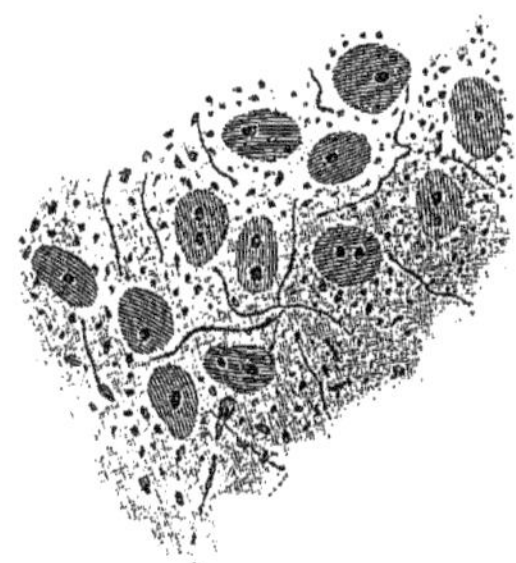

Fig. 1. — Épithélium qui tapisse la face postérieure de la cristalloïde antérieure (porc).

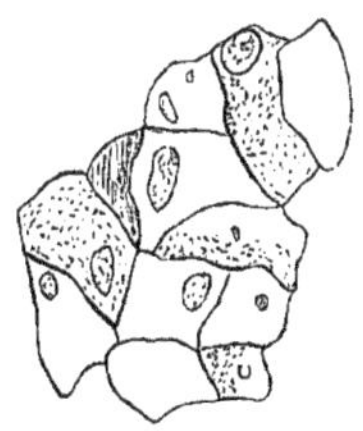

Fig. 2. — Lambeau d'épithélium de la face postérieure de la cristalloïde antérieure du porc imprégné d'argent. Ocul. 3, object. 6 (Hartnack).

naître un engrènement réciproque, qui s'éloigne sensiblement de la forme polygonale décrite par les auteurs.

Sur les coupes fraîches et bien colorées, on peut voir que la rangée des noyaux qui se montre sur la face interne de la cristalloïde antérieure n'est pas d'un parallélisme tel, qu'une même ligne concentrique puisse passer par leurs centres. Ceux-ci se trouvent en grand nombre soit au-dessous soit au-dessus de cette ligne.

Les lignes de séparation des cellules n'ont pu être exactement observées par nous qu'une fois, sur la pièce dessinée dans la fig. 1. Or, nous n'avons pu distinguer ni engrènement de dentelures, ni présence d'un mastic interposé; cela ne prouve pas que les deux choses ne puissent exister.

Le tapis épithélial est à peu près uniforme dans les neuf dixièmes de la surface de la cristalloïde; mais à mesure que l'on se rapproche des bords, au niveau de cette zone claire que nous avons signalée, les noyaux se montrent plus rares, et le protoplasma moins épais, moins facilement colorable, plus transparent en un mot; puis vient l'angle des cristalloïdes, dans lequel les noyaux semblent s'ammonceler au point de rendre obscures presque toutes les préparations, et où se rencontrent toujours des fibres. Ce point est particulièrement important, et nous y reviendrons.

La couche que nous étudions est assez adhérente à la capsule, pour qu'on en trouve toujours des portions plus ou moins considérables fixées à celle-ci; cependant dans les tentatives de séparation du cristallin d'avec son enveloppe, il reste des lambeaux d'épithélium attachés aux fibres. Chose à noter, dans les déchirures de la capsule, les cassures de la cristalloïde et celles de son revêtement ne coïncident pas toujours. De grands lambeaux de l'une peuvent dépasser les bords de l'autre, et réciproquement. Quelquefois, sur des coupes méridiennes, on voit de grands lambeaux d'épithélium unir le corps cristallinien avec des morceaux de sa capsule soulevée.

L'épithélium peut encore se plisser sur lui-même, se rouler et donner lieu à des complications microscopiques bizarres qu'il importe de bien interpréter.

Enfin on voit aussi se dessiner, sur le revêtement, des figures plus ou moins régulières, plus ou moins cellulaires d'apparence, auxquelles il ne faut pas se méprendre et qui s'expliquent très-facilement lorsque l'on connaît bien certaines propriétés des fibres du cristallin.

La couche des cellules ne s'arrête pas à l'angle des cristalloïdes; mais elle fait retour sur la face antérieure de la capsule postérieure, à une distance d'un millimètre environ, disposition qui a été reproduite avec exactitude dans les planches de Wenzel. Passé cette limite il n'y a plus d'élément de même nature, et ce que Robin avait autrefois pris pour un épithélium, ces cellules sans noyaux qu'il avait décrites, sont regardées aujourd'hui par tout le monde, comme les empreintes des extrémités de fibres cristalliniennes.

La seule chose que nous ayons à dire de cette capsule postérieure, c'est qu'il est difficile de la dépouiller de ses connexions avec le corps vitré, et qu'au moyen de colorations on met en évidence sur sa face postérieure de fins tractus et qui sembleraient accuser une tendance à se dédoubler en feuillets lamineux.

Une observation pour terminer : c'est que la zonule de Zinn ou tout au moins ses débris, se voient par transparence et viennent encore compliquer les préparations. Néanmoins le pigment dont elle est comme infiltrée la fera toujours reconnaître. Il n'y a qu'une chose qui appartienne à la description de la capsule; c'est l'insertion du ligament radié ou plutôt sa fusion avec les cristalloïdes au moyen de fines cannelures qui s'avancent assez près des pôles. C'est sur la cristalloïde antérieure surtout, que le fait peut s'observer.

B. Corps du cristallin. J'ai dit, en parlant de la préparation qui nous révèle le plus simplement l'existence de la capsule, à savoir son éventration sur un cristallin frais, que l'on voyait à travers l'ouverture se former la hernie d'une substance gluante et visqueuse très-transparente.

Si l'on vient à faire adhérer au doigt cette substance, on peut l'étirer en fils quelquefois assez longs. Si on la promène sur une lame de verre bien essuyée, on la voit abandonner sur cette lame des fils très-fins qui se sèchent rapidement. Ces fils examinés aussitôt avec de forts grossissements, apparaissent sous la forme de rubans, placés tantôt de champ, tantôt sur une face plane; tantôt tordus et pour la plupart embrouillés dans toutes les directions. On a ainsi sous les yeux l'élément ultime de la lentille ou du corps du cristallin, on a la fibre ou le tube cristallinien.

Quelque artifice préparatoire que l'on emploie on ne voit rien de plus, rien de moins que la fibre. Ce n'est que dans le cas où on aurait fait usage de cristallins déjà anciens, que l'on pourrait rencontrer des figures différentes qui ont longtemps trompé les observateurs et dont nous pourrons facilement donner plus loin la forme et l'interprétation.

Si maintenant nous reprenons méthodiquement nos recherches, si nous dépouillons de sa capsule un cristallin immédiatement extrait d'un œil frais, nous sommes en possession d'une lentille de même forme que la précédente, mais très-susceptible de se gauchir et de s'altérer.

Si déjà nous ne l'avions deviné, à travers la capsule nous apercevons des segments se former, nous voyons les parties qui s'attachent à nos doigts s'enlever dans des directions données, et laisser à la surface du cristallin des vides angulaires qui s'étendent d'un pôle à l'autre. Enfin si nous plongeons le tout dans l'eau, nous apercevons un *chevelu* qui se soulève et ondule dans le liquide, si bien que nous acquérons la conviction que si des fibres sont l'élément fondamental du cristallin, ces fibres sont arrangées dans un certain ordre qu'il importe de reconnaître.

Fibres du cristallin. Leeuwenhoek croyait le cristallin composé d'une seule fibre entortillée sur elle-même; mais il n'a jamais décrit cette fibre unique; plus tard Soemmerring, Behrens et Berzélius soutinrent que les fibres cristalliniennes étaient des produits artificiels, puis vinrent Howe et Bauer qui leur restituèrent leur véritable signification. Enfin, Brewster reconnut leurs dentelures chez les poissons et Corda ainsi que Werneck découvrirent leur forme prismatique. Il est donc difficile de rapporter la découverte de ces éléments à Samuel Bigelow et de la reporter à l'année 1849, comme le fait Robin dans la note qu'il a insérée dans le grand ouvrage de Sichel, note reproduite par Cadiat dans sa thèse d'agrégation.

Quoi qu'il en soit, tous les histologistes ne tardèrent pas à reconnaître qu'il y a plusieurs espèces de fibres mais que toutes les espèces ont une forme rubannée et prismatique.

C'est au procédé de dissociation qu'il faut demander la preuve de ces faits. Pour cela on plonge, pendant deux ou trois jours, un cristallin dépouillé de sa capsule dans de l'eau additionnée d'un peu d'acide sulfurique. Au bout de ce temps on détache, avec une aiguille, un mince segment de la lentille, que l'on porte sur la lame porte-objet et que l'on dissocie dans une goutte d'eau, avec le soin de ne pas embrouiller les fibres à mesure qu'elles sont isolées. On colore ensuite la préparation avec l'hématoxyline, le picro-carminate, le bleu d'aniline ou toute autre teinture.

A un fort grossissement ces éléments ainsi séparés apparaissent sous forme de longs rubans se présentant, tantôt par leur face la plus large qui a $0^{m},005$, tantôt par un bord beaucoup plus étroit, tantôt enfin comme un ruban tordu sur lui-même et présentant tour à tour une face ou un bord.

D'après Fr. Arnold, Harting et Valentin, ce ruban cristallinien aurait des striations longitudinales que Kölliker a décrites, à son tour, comme résultant de la fissuration des gaînes des fibres. Des auteurs plus récents, parmi lesquels il faut citer Frey, Babuchin et Robinski, attribuent à ces striations moins d'importance et sont disposés à n'y voir que des accidents de froncement et d'inégalité. Julius Arnold, dans son important article du *Handbuch de Al. de Graefe et Sæmisch*, fait remarquer que des fibres cristalliniennes plongées dans des solulutions très-faibles d'acide osmique se partagent en fibrilles; mais cet auteur se hâte d'ajouter qu'il est bien loin de considérer les rubans cristalliniens comme formés de fibrilles; que pour lui la striation, visible seulement sur les fibres centrales, serait la preuve qu'elles sont le siége d'un travail qui tend à transformer les épithéliums en substance cornée et une raison de plus de faire une distinction entre les fibres périphériques et les fibres du noyau.

La striation transversale signalée d'abord par Corda, puis par Werneck Wagner, Valentin, Henle, Kölliker, Babuchin, Robinski, Fubini, a été aussi l'objet de beaucoup de controverses et d'interprétations diverses.

Tandis que Valentin y voit une structure spéciale, Henle, Kölliker, Babuchin y voient la preuve d'une fissuration.

Fubini, ayant cru remarquer qu'elles ne se raccourcissent que dans certaine position de la fibre, lorsque celle-ci est placée de champ, il est probable qu'elles sont l'expression des dentelures des bords.

Pour nous, avertis de l'opinion d'auteurs si recommandables, nous avons bien des fois, sur des cristallins très-frais, cherché à voir les striations, soit longitudinales soit transversales, sans jamais y parvenir. Les fibres colorées nous ont toujours paru homogènes, et les légères chinures que nous y avons rencontrées nous ont paru le résultat du dépôt, en grains très-fins, des matières colorantes.

Nous avons multiplié les préparations, nous avons regardé des fibres colorées de bien des façons, et toutes les fois que nous avons pu isoler une seule fibre et l'observer étalée sur sa plus large surface, ce qui est rare, vu la tendance de ces éléments à se présenter de champ, toujours nous l'avons trouvée d'apparence homogène et sans aucune striation, ni transversale ni longitudinale.

Il faut donc attribuer l'opinion de Kölliker, d'Arnold et des autres à une différence de préparation, car nous n'osons pas penser que des auteurs aussi distingués, se soient laissé illusionner par les apparences que prennent un certain nombre de fibres accolées par leurs larges surfaces et se présentant de champ à l'objectif.

Quoi qu'il en soit, l'observation bornée à la préparation ci-dessus indiquée, tout en nous donnant l'idée que la fibre est rubannée, ne nous renseignerait pas sur sa forme exacte, si nous n'avions recours pour obtenir celle-ci à des coupes perpendiculaires à l'axe. Pour faire ces coupes, il faut prendre un faisceau de la lentille, le déposer sur le porte-objet et le couper en plusieurs tronçons avec un bon rasoir, incliné obliquement par rapport à la lame. Il est rare que, grâce à ce moyen et avec une bonne coloration, on ne trouve pas quelque coupe favorable à la découverte du problème dont nous cherchons la solution. On voit alors se dessiner çà et là des mosaïques élégantes, composées d'hexagones dans lesquels deux des faces opposées sont très-larges, comparativement aux quatre autres juxtaposées deux à deux. Tous les ouvrages d'anatomie renferment des figures témoignant de l'exactitude de ce fait. Si maintenant nous revenons à notre première préparation, pour examiner avec soin les bords que nous savons résulter de la rencontre de deux surfaces inclinées l'une sur l'autre, nous constatons que l'union des faces larges avec les petites faces, ne présente sur la fibre ni arête ni accident propre à la faire reconnaître, et c'est pour cela que sans la coupe on n'aurait pu la soupçonner. Au contraire, l'arête qui constitue le lieu de rencontre des deux petites faces contiguës et forme, en définitive, le bord apparent de la fibre, est ou parfaitement net ou bien le siége de fines dentelures. C'est à cette différence qu'est due la distinction, depuis longtemps établie, entre les fibres lisses et les fibres dentelées du cristallin. Disons simplement que l'absence des dentelures caractérise les fibres superficielles et que leur présence détermine les fibres centrales.

En anatomie comparée, chez les poissons, la même distinction subsiste; seulement les fines dentelures du cristallin humain sont remplacées par des crénelures profondes souvent subdivisées ou crénelées elles-mêmes. Bowman avait déjà signalé ce fait, ainsi que Brewster.

Un autre fait plus important encore, qui distingue les fibres superficielles des profondes, c'est la présence, dans les premières, d'un beau noyau ovale ou presque rond, finement granuleux, une ou deux fois nucléolé, qui n'existe pas dans les secondes; de là encore la distinction en fibres à noyaux et fibres sans noyaux.

J'ai obtenu une excellente préparation de quelques-unes de ces fibres à noyaux par le procédé suivant.

J'ai déposé sur une lame de verre un cristallin de porc extrêmement frais, puis je l'ai fait rouler d'un pôle à l'autre; dans cette manœuvre, grâce à sa viscosité, l'organe a abandonné, collé sur la lame, un mince faisceau que j'ai immédiatement noyé dans une goutte de liqueur à l'hematoxyline et recouvert de la lamelle. Après vingt-quatre heures de coloration, j'ai fait passer un courant d'eau distillée et ensuite une goutte de glycérine.

La préparation ainsi obtenue, m'a donné un assez bon nombre de fibres isolées une à une et très-convenablement tendues, et comme c'était les plus superficielles, plusieurs étaient pourvues de noyaux. J'ai pu me convaincre que, dans ces conditions, le noyau est ovale, à un ou plus souvent deux nucléoles, qu'il est plus vivement coloré que la fibre, et qu'il est plus gros qu'elle.

Si l'élément se présente de champ, on voit un petit renflement en forme de bâtonnet, s'il se présente par sa large face, on voit le noyau renflant la fibre qui ensuite s'effile en avant et en arrière.

Je ne voudrais pas considérer cette forme comme celle du ruban cristallinien en position normale, car je dois dire que sur d'autres préparations, dans lesquelles bon nombre d'éléments étaient restés en rapport sans être soumis à aucun tiraillement, le noyau est moins ovale et ne déborde pas l'élément qui le renferme.

Il résulte de cette double observation, que très-probablement la fibre cristallinienne est extensible et qu'en s'allongeant elle s'amincit. Le noyau reste dans la substance comme une espèce de nœud qui s'allonge bien un peu aussi, mais sensiblement moins.

Quelques anatomistes, Huschke entre autres, affirment avoir trouvé deux noyaux dans une même fibre. Il est difficile quand un fait d'observation est ainsi donné comme positif par un observateur aussi sérieux, de le révoquer en doute; aussi nous contenterons-nous de dire que nous ne l'avons jamais observé nous-même, que la superposition de deux fibres peut donner le change avec une extrême facilité, qu'enfin la présence de plusieurs noyaux dans un même élément histologique, est peu d'accord avec l'idée que nous nous faisons de son développement.

Un autre point aussi contestable et aussi contesté, c'est la véritable constitution de l'élément ultime de la lentille. Est-ce une fibre? Est-ce un tube? Kolliker, Frey et Robin ne paraissent pas en douter en ce qui concerne les rubans superficiels et nucles. L'apparence des lignes polygonales se détachant en clair, sur l'aire qu'elles circonscrivent, ou en couleur, si l'on a eu recours à une matière tinctoriale; l'écoulement par l'extrémité de la fibre coupée d'une matière huileuse bien étudiée par Robin; enfin l'apparition sur le bord de l'élément, d'un petit liséré clair, ou sa disparition, lors de la mise au point du microscope, sont autant de raisons qui militent en faveur de l'idée d'un tube pourvu d'un contour.

Mais, à l'appui de l'hypothèse contraire, nous pouvons dire, que souvent les fibres s'échancrent sur leurs bords, se cassent, à la manière d'un corps plein et non pas à la façon d'un tube. Il serait fort possible que l'élément en question, se composât d'une couche superficielle de nature un peu différente de la substance centrale, mais en tous cas, fusionnée avec celle-ci.

Il ne nous reste plus pour connaître la fibre cristallinienne, qu'à nous enquérir de ses extrémités. Ici la question se complique à cause de l'extrême flexibilité de cet élément, et de la difficulté de reconnaître au juste les points où il se termine.

Sans toucher à la question de structure que nous aborderons plus loin avec détail, nous pouvons supposer que nous trouverons des extrémités de fibres, soit contre la couche des cellules épithéliales de la capsule antérieure, soit contre la cristalloïde postérieure, c'est donc là que nous irons les chercher.

Arrosons d'une solution osmique au centième un cristallin frais, puis à peine un effet superficiel produit, enlevons la capsule avec quelques couches de fibres que la préparation y a laissées; découpons un segment dont l'équateur cristallinien forme la partie moyenne et qui se termine par deux angles courbes, colorons le tout et portons-le sous l'objectif. Nous aurons sous les yeux des terminaisons des fibres sur l'une et l'autre capsule.

Sur la cristalloïde antérieure nous les verrons s'effiler un peu, puis s'arrondir et se terminer d'une façon *orbe* et assez irrégulière. La compression réciproque doit s'imposer là avec ses caprices. Sur la cristalloïde postérieure, les fibres ont des terminaisons plus régulières; au lieu de s'amincir elles se renflent, et forment des hexagones élégants qui présentent la succession de toutes les coupes d'un prisme hexagonal par un plan, qui le rencontre sous tous les angles, depuis 90 degrés jusqu'à 0 degré.

Mais comme nous le verrons plus loin, toutes les fibres, tant s'en faut, ne rencontrent pas les cristalloïdes et la plupart vont se perdre sur les plans centraux figurés par Bowman en formant ce qu'on a appelé les sutures.

Dans plusieurs préparations j'ai pu examiner les plans de terminaison des fibres sur une certaine épaisseur, mais dans aucune je n'ai pu découvrir une de ces terminaisons isolées. Le plan lui-même, présente des surfaces à fines stries et à granulations; jamais une figure arrondie ou polygonale, pour rappeler la forme d'une section de la fibre.

Nous ne nous arrêterons pas à la description de certaines terminaisons en massue, qui ont porté sur des altérations cadavériques et ne sont plus aujourd'hui admises par personne.

Disposition des fibres du cristallin. Comment un assemblage des éléments que nous venons de décrire peut-il donner lieu à un organe de forme lenticulaire, tel est maintenant le problème qu'il s'agit de résoudre.

Un premier fait qui peut nous éclairer sur cet important sujet est celui-ci. Si on abandonne dans l'eau, puis dans l'eau alcoolisée, dans l'eau acidulée, etc., un cristallin frais, on ne tarde pas à le voir se désagréger, et se partager en segments plus ou moins nombreux, les uns portant leur extrémité angulaire jusqu'à l'axe de la lentille, les autres n'y atteignant pas; puis chacun de ces segments se décompose à son tour en couches concentriques que l'on a comparées avec justesse aux pellicules d'un oignon. Et comme le phénomène que nous venons de signaler, se répète avec une grande régularité pour tous les cristallins de même espèce animale, on est amené à conclure que cette déhiscence est un résultat de la stratification ou de l'arrangement des fibres. Il faut donc le suivre avec la plus grande attention.

Si l'on examine depuis son début la déhiscence du cristallin humain sur sa face antérieure, on voit au pôle se produire tout d'abord une petite dépression, d'où partent trois branches faisant entre elles des angles de 120 degrés; l'une est dirigée en haut, les deux autres en bas. Si l'on regarde la face postérieure le même phénomène se reproduit; seulement les lignes ont changé de place et leurs projections partagent en deux, chacun des angles antérieurs. On a bien exprimé cette disposition en disant que les deux figures étant primitivement en coïncidence ont tourné l'une sur l'autre de 60 degrés.

Ces figures, dites étoilées, du cristallin, n'ont la simplicité que nous venons d'indiquer que chez les enfants ; chez les adultes, les branches de chaque étoile, aussi bien de l'antérieure que de la postérieure, se subdivisent en s'approchant de l'équateur, au point de circonscrire de très-nombreux segments. Néanmoins, le fait important, c'est que toutes ces lignes constituent des lignes de déhiscence.

Il résulte de tout cela que l'on peut envisager le cristallin, soit comme formé de couches concentriques emboîtées les unes dans les autres, soit comme composé d'un certain nombre de segments en *côte de melon* se juxtaposant. Nous comprendrons bien la structure de l'organe, lorsque nous l'aurons successivement décomposé de ces deux façons.

Supposons d'abord que nous envisageons une des couches *concentriques*, formée par une série unique de fibres juxtaposées.

Un premier fait, c'est que les fibres du cristallin étant à six pans et ne s'unissant jamais par les angles de leur petite face, toutes celles qui sont placées sur une même courbe concentrique à la surface, sont incapables de former une couche continue; il faut nécessairement pour que cette couche soit complète et fermée, que d'autres fibres viennent se placer intermédiairement aux premières soit en avant, soit en arrière; si bien qu'on ne saurait envisager une couche du cristallin, sans la voir composée de deux plans de fibres formant des saillants et des rentrants alternatifs; de là, d'une couche à l'autre, un engrènement et non pas une simple juxtaposition.

Une considération qui frappe tout de suite, c'est que toutes les larges faces des fibres, sont sur des plans concentriques parallèles à la surface du cristallin, tandis que les lignes d'union des petites faces forment des zigzags passant par des méridiens, et comme l'adhérence des petites faces paraît se faire par des dentelures, cela explique comment la déhiscence en couches concentriques est plus facile que la dissociation suivant les méridiens.

Supposons maintenant que nous observons la couche intacte et par sa surface extérieure. Nous voyons courir les fibres à cette surface, mais dans un ordre tout particulier qui va nous donner la clef des figures étoilées.

Si nous prenons l'extrémité d'une des branches de l'étoile antérieure, nous en verrons partir une fibre qui gagnera tout droit l'équateur, puis revenant sur la face opposée, ira tout juste atteindre l'angle rentrant formé par deux des lignes de l'étoile postérieure. C'est ce qui doit être, puisque nous avons dit que la projection d'une des lignes antérieures coupait, en parties égales, l'angle fait en arrière par deux lignes de l'étoile postérieure.

A droite et à gauche de la fibre que nous venons de décrire, nous trouvons deux autres fibres qui partent d'un point un peu plus élevé de la ligne étoilée, ou en d'autres termes d'un point plus rapproché du centre ; elles gagnent l'équateur ayant fait sur la face antérieure un chemin un peu plus long, mais en revanche en arrière elles n'iront pas tout à fait jusqu'au centre, puisque les deux lignes étoilées qu'elles vont rencontrer, s'avancent en quelque sorte au devant d'elles.

Les fibres qui s'écartent symétriquement à droite et à gauche de la première, méritent une description analogue et on ne tarde pas à constater ce résultat inattendu ; c'est que cette ingénieuse disposition exige rigoureusement que toutes les fibres d'une même couche aient la même longueur. Elle résout en même temps le problème de permettre à des fibres rubanées de dimensions à peu près égales partout, d'engendrer des surfaces courbes, dans lesquelles il n'y a pas, au centre, de tassement de matière, et pas de raréfaction à la circonférence. C'est le mérite de Bowman d'avoir ingénieusement déduit les conséquences de l'arrangement des fibres.

J'ai pris le cas simple de deux étoiles à trois branches, il nous aidera à comprendre celui dans lequel les branches des étoiles se sont bifurquées, faisant entre les nouveaux bras des espaces angulaires, dans lesquels de nouvelles fibres trouvent à se placer ; c'est là un moyen de multiplier ces dernières à la périphérie et d'agrandir la circonférence sans accroître l'épaisseur. Nous verrons comment ce fait est en rapport avec le développement de la lentille.

Ce que nous venons de dire d'une couche, nous pourrions le répéter de toutes, quelle que soit leur position dans le cristallin ; aussi nous n'avons plus qu'à les rassembler pour reconstituer l'organe tout entier. Supposons donc que nous les tenons, chacune séparée ; et que nous pouvons les réintégrer les unes dans les autres ; nous exécuterons cette opération délicate, avec le soin de faire exactement coïncider les parties semblables.

Désignons sous les n° 1, n° 2, n° 3, n° x, les couches successives, en commençant par la plus externe.

En plaçant le n° 2 dans le n° 1 nous ferons coïncider exactement leurs lignes étoilées, les antérieures avec les antérieures, les postérieures avec les postérieures. Nous remarquerons seulement que les lignes du contenu seront un peu moins longues que celles du contenant.

Nous placerons de même le n° 3 dans le n° 2, le n° 4 dans le n° 3 et ainsi de suite. Ne voyons-nous pas que toutes les lignes étoilées antérieures exactement superposées, vont former des plans passant par l'axe du cristallin et coupant les surfaces courbes suivant des méridiennes. Ce sont là les plans si bien interprétés par Bowman. Ne voyons-nous pas en outre, que ces plans commençant à la ligne étoilée de la couche n° 1, pour finir à la ligne étoilée de la couche n° x qui n'est plus qu'un point ou à peu près, doivent avoir la forme d'un triangle. Ne voyons-nous pas enfin, que dans la couche x, la plus interne la face antérieure et la face postérieure étant au contact, les plans de l'hémisphère antérieur et les plans de l'hémisphère postérieur trouvent là leurs points de jonction.

La compréhension des plans d'insertion pour les fibres, qui ressort de l'exposition que nous venons de donner, nous conduit tout naturellement à envisager le cristallin non plus suivant ses couches, mais bien suivant ses segments naturels.

Lorsqu'on place un cristallin dans de l'eau alcoolisée après avoir enlevé ou déchiré seulement la capsule, on voit, ainsi que nous l'avons dit plus haut, se partager les segments, qui se séparent en commençant à l'extrémité antérieure de l'axe et en suivant les lignes étoilées. Il résulte de la disposition de ces lignes, qu'il y a trois segments en avant et autant en arrière qui ne correspondent pas.

Dans les cristallins humains adultes comme dans ceux d'autres animaux, la segmentation n'est pas aussi simple et l'on voit les trois parties fondamentales se partager à leur tour, en deux ou plusieurs segments secondaires dont les extrémités n'atteignent plus l'axe, mais seulement les bifurcations des plans, déjà décrites par Bowman et bien connues de tout le monde.

Arrivés à ce point de notre description, nous devons nous demander si les fibres qui viennent s'ajouter bout à bout, sont simplement juxtaposées ou soudées entre elles par un mastic interposé.

Tous les premiers investigateurs Werneck, Hannover, Kölliker, Henle, Leydig, Becker et autres, croient que les fibres ne sont pas en simple contact, mais collées suivant les rayons des étoiles, par une matière granuleuse ou sans structure qui deviendrait ainsi élément intégral du cristallin.

Becker (*Arch für Physiologie*, 1863) établit un rapport entre les espaces étoilés et les fissures interfibrillaires, où circulerait une substance parfaitement homogène et semi-fluide et dont les mouvements seraient liés au jeu physiologique de la lentille. Toutefois Hensen a démenti ce qu'il y a d'artificiel dans la conception de Becker, et Sernoff a finalement démontré, au moyen de très-forts grossissements, que les fibres s'adossent les unes aux autres en formant une ligne ondulée.

Pour nous, tous les efforts que nous avons faits pour isoler cette prétendue substance sont restés infructueux, et toute affirmation sur ce sujet nous paraîtrait téméraire.

Nous ferons remarquer néanmoins :

1° Que l'idée d'un mastic interfibrillaire est d'accord avec ce que l'on connaît sur les moyens d'union des épithélium.

2° Que si les fibres étaient simplement juxtaposées, elles devraient se séparer aussitôt après la rupture de la capsule et n'attendraient pas d'avoir macéré quelques heures.

3° Que si elles étaient unies par le simple fait de leur viscosité, leur délivrance n'aurait peut-être pas la régularité qu'on lui connaît.

4° Qu'enfin les chimistes distingués qui ont étudié la composition de la lentille ont indiqué une substance différente de celle des fibres.

Quelle que soit l'importance de ces remarques, elles ne sauraient avoir la valeur d'une observation positive, et pour Arnold qui n'admet pas le mastic unissant, toutes les fois qu'on a trouvé une matière globuleuse interposée, c'est qu'on s'est adressé à des organes altérés.

Nous n'en avons pas fini avec la description du cristallin, et l'étude que nous venons de faire des couches dans lesquelles les fibres arrivent jusqu'aux sutures étoilées, n'est pas suffisante pour nous donner une idée complète de l'appareil. Il faut examiner encore les fibres les plus superficielles de toutes, qui ne se comportent pas comme celles que nous avons décrites jusqu'ici et nous fournissent l'explication de certaines apparences dont nous allons rendre compte et qui resteraient, sans cela, incompréhensibles.

Arrosons d'une solution osmique au centième, un cristallin de bœuf, puis lavons-le à l'eau distillée dès qu'il a pris la teinte caramel. Ouvrons ensuite la cristalloïde postérieure, et arrangeons-nous pour garder l'antérieure dans toute son intégrité. Celle-ci entraîne avec elle un certain nombre de couches, les plus superficielles, qu'il est ensuite possible d'isoler, en procédant avec une grande précaution, et en se servant d'une petite spatule mousse.

Le résultat de cette préparation est très-intéressant, en ce sens qu'il donne une couche très-mince, qui en s'étalant sur un plan, se partage en une série de fines dentelures analogues à celle que donnerait le calice d'un œillet si on le soumettait à la même nécessité. Or ces dentelures examinées à un fort grossissement sont formées par les extrémités arrondies et naturelles de certaines fibres, qui n'atteignent évidemment pas le pôle de la lentille. Dans une préparation où nous avions ménagé les rapports de ces fibres superficielles avec la capsule antérieure, nous avons vu leurs extrémités s'étager sur la surface épithéliale de celle-ci. Et comme nous avons pu constater que cette espèce d'imbrication se poursuit de l'équateur au pôle antérieur, nous en avons conclu, qu'en avant, il existe un ensemble de fibres qui n'obéissent pas aux lois des sutures et dont les extrémités s'avancent d'autant plus près du centre qu'elles sont plus profondes. Or ces fibres ont aussi une extrémité postérieure en rapport avec la cristalloïde de même nom.

Ce rapport est tel, que chaque fibre est débordée vers le pôle postérieur par celle qui est placée immédiatement au-dessous d'elle, d'où cette conséquence, que la surface courbe de la capsule coupe tous ces éléments suivant un plan de plus en plus oblique par rapport à leur axe. Or, si l'on veut bien se souvenir que chaque fibre cristallinienne a la forme d'un hexagone, on s'expliquera, que ces sections de plus en plus obliques, donneront lieu à des figures dans lesquelles, deux côtés restant invariables, les autres s'allongeront de plus en plus.

C'est précisément la figure que nous donnent les préparations microscopiques que nous avons faites, pour étudier les terminaisons postérieures des éléments ultimes de la lentille; c'est précisément la figure que Henle en a publiée et qui est reproduite dans l'ouvrage de Cruveilhier. Enfin c'est à ces figures polygonales que par une interprétation erronée, Robin a donné une signification cellulaire, bien que le savant histologiste eût fait la remarque importante que ces cellules étaient sans noyaux.

Il est étonnant qu'une interprétation si simple n'ait pas été donnée depuis longtemps, mais il faut reconnaître qu'elle ne résulte pas immédiatement des préparations, parce que la transparence des parties, fait que les dessins polygonaux ressortent toujours sur des fibres, ou plus superficiellement ou plus profondément placées, suivant que la pièce est différemment tournée. Mais l'usage du microscope est lui-même un guide sûr, si l'on remarque que la mise au point vous montre les polygones fuyant ou apparaissant, suivant qu'ils sont amenés au foyer l'instrument.

Plus loin l'étude du développement de l'organe nous fera pénétrer davantage le détail de cet arrangement. Pour le moment contentons-nous de ces notions. Toutes les fibres du cristallin ne s'adossent pas les unes aux autres par leur extrémité; il en est de superficielles courtes qui ne dépassent guère la zone équatoriale en avant, et en arrière, d'autres plus longues, qui s'imbriquent sous les premières et ainsi de suite jusqu'à la rencontre des deux extrémités de l'axe.

Nous ne saurions mieux comparer l'arrangement des fibres qui remplissent l'espace compris entre le noyau à peu près rond et l'angle des cristalloïdes, qu'à celui des lames d'acier qui composent un ressort de voiture ; seulement pour que la comparaison fût tout à fait juste, il faudrait courber le ressort en totalité pour l'amener à se mouler sur un cercle.

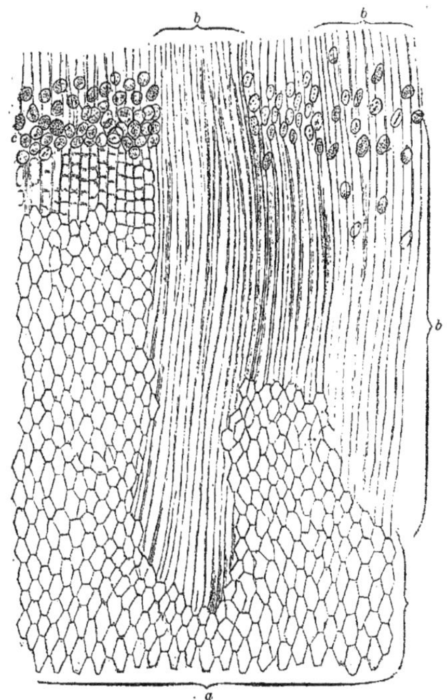

Fig. 3. Couches équatoriales du cristallin étalées, la surface externe regardant en haut. *a*. Extrémités polygonales des fibres coupées sous diverses incidences par la cristalloïde postérieure. *b*. Fibres mises en évidence par des cassures. *c*. Zone des noyaux.

C'est précisément l'ensemble de ces fibres ainsi disposées et munies de noyaux, qui forme la zone nucléaire du cristallin dont il nous reste à parler.

Si nous durcissons à l'acide osmique un cristallin très-frais de bœuf, et si nous taillons sur l'organe une lanière assez mince qui comprenne à la fois un segment de face antérieure, un segment de face postérieure et l'équateur qui les unit; si nous ne laissons adhérentes à la capsule qu'un petit nombre de fibres et si, ces dispositions prises, nous venons à étaler cette pièce sur la lame porte-objet en l'y appuyant par sa face profonde, nous voyons : qu'en rapport avec l'équateur, il existe une zone de noyaux très-serrés les uns contre les autres, mais qui n'occupent pas le même plan comme le démontre la mise au point de l'instrument. Et si la préparation est épaisse, nous voyons les noyaux profonds s'écarter les uns des autres et occuper un espace plus large que celui destiné aux plus superficiels. C'est là un premier aspect qui par lui-même, ne donnerait lieu qu'à une interprétation assez obscure, si sa signification ne s'éclairait vivement par une autre préparation que voici.

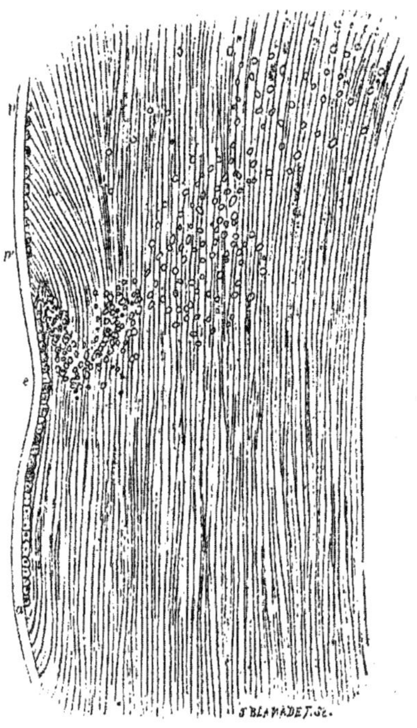

Fig. 4. Zone des noyaux sur quelques couches équatoriales redressées. *a*. Capsule. *e*. Équateur.

Sur un cristallin également frais que nous durcissons et colorons par un séjour de vingt-quatre heures dans une très-faible solution de chlorure d'or, prenons un mince segment équatorial analogue au précédent ; seulement, au lieu de l'étaler à plat, plaçons le de champ dans le sureau et taillons-y des coupes minces, que nous monterons dans la glycérine. Une coupe bien réussie, (et elles sont rares), nous montrera la zone des noyaux sous un aspect tout autre que le précédent, dont on peut prendre une bonne idée sur la fig. 4. On aperçoit d'abord la capsule dépliée, puis la zone des noyaux qui fait retour sur la cristalloïde postérieure, enfin à l'extrémité antérieure de cette zone, le point où les cellules commencent à s'allonger en fibres. En ce point où elles sont courtes, les noyaux semblent pressés, ils forment une traînée qui se recourbe une première fois, s'élargit en se raréfiant un peu ; puis, après s'être recourbée en sens contraire, va enfin se perdre dans un espace où les éléments figurés semblent se disperser de plus en plus.

Une semblable préparation est très-explicite, en ce sens qu'elle donne une idée juste de la coupe de la zone des noyaux et de sa disposition à l'équateur de la lentille ; elle a du reste été dessinée dans le *Manuel* de Stricker, article de Babuchin, et ailleurs.

Rapprochée de la précédente, elle prouve que la zone nucléaire est constituée par une sorte d'anneau prismatique, remplissant l'espace que laissent le noyau arrondi et les deux cristalloïdes, qui viennent angulairement à la rencontre l'une de l'autre. Cet anneau prismatique est formé de fibres de plus en plus courtes, qui s'étagent depuis le noyau jusqu'à l'angle équatorial, et comme les rapports entre la masse de ces fibres et celle de leur noyau tend de plus en plus à s'équilibrer à mesure qu'elles deviennent plus courtes, il est tout naturel que ces éléments se montrent plus nombreux et plus tassés vers la périphérie de la lentille.

Il est déjà permis de deviner le rôle anatomique de ces éléments pourvus d'un noyau, et de penser que c'est dans cette zone que se passent les phénomènes de nutrition, d'accroissement et de reproduction du cristallin.

En somme et pour nous résumer, le cristallin est formé d'une enveloppe ou capsule et d'un corps ou contenu.

La capsule est divisée en antérieure et en postérieure.

La cristalloïde antérieure est plus épaisse à son centre que vers ses bords, et en général plus épaisse que la postérieure.

La cristalloïde antérieure est tapissée en dedans d'une couche d'épithélium qui déborde d'un millimètre environ sur la postérieure. Partout ailleurs cette dernière ne présente pas de cellule, et les figures polygonales qu'on y remarque, sont le résultat d'empreintes des terminaisons des fibres de la zone nucléaire.

Le corps du cristallin est composé d'un noyau et d'une couche équatoriale. L'un et l'autre sont formés de fibres, de même forme prismatique à six pans, mais les unes dépourvues et les autres pourvues d'un élément figuré.

Dans le noyau du cristallin, les fibres sont de même longueur, ou à peu près ; leurs bords sont légèrement dentelés et leurs extrémités aboutissent à des sutures; ces sutures forment deux systèmes à trois branches, ou plus compliqués, occupant les pôles.

La couche équatoriale est formée de fibres pourvues de noyaux, d'autant plus courtes, qu'on les observe vers l'équateur où elles se réduisent à une cellule.

On s'étonnera peut-être que, dans cette description, nous n'ayons parlé ni de l'humeur de Morgagni, ni des cellules rondes, ni des gouttelettes, etc., autrefois décrites avec tant de soin par les auteurs les plus recommandables ; mais la plupart de nos lecteurs savent que les progrès de l'histologie ont mis hors de cause tous ces produits artificiels ou cadavériques. Nous devons même signaler ici, que l'usage d'une solution étendue d'acide osmique sur un cristallin frais, permet d'assister à la formation de gouttelettes d'apparence huileuse, que l'on voit peu à peu courir et s'accumuler sous la cristalloïde qui se plisse.

Chimie. La constitution chimique du cristallin n'est pas encore nettement déterminée, et cela s'explique par la difficulté à l'étudier.

Berzelius dit que la substance du cristallin renferme 6 p. 100 d'eau, 35 p. 100 de matières albuminoïdes solubles, 2, 5 de matières albuminoïdes insolubles représentant l'enveloppe des fibres du cristallin, 2 p. 100 de principes gras avec traces de cholestérine et au plus 0,5 p. 100 de cendres, phosphates, sulfates et chlorures alcalins.

Payen démontre que plus on se rapproche du centre, plus la proportion de l'eau et des matières solubles diminue, ce qui est parfaitement d'accord avec l'idée que l'on doit se faire de la nutrition et de la conservation de l'organe.

La nature des matières albuminoïdes qui forment le cristallin est discutable et discutée ; on admet généralement un produit particulier coagulable à 93 degrés, appelé *cristalline* ou *phacoglobuline*, distincte de la globuline du sérum et de la globuline que l'on rencontre dans les globules rouges; elle serait accompagnée d'un peu d'albumine.

Déjà en 1857, Frémy et Valenciennes ont indiqué dans le cristallin la présence de deux principes albumineux différents qui seraient interposés entre les fibres cristalliniennes, à savoir : un liquide coagulable à 65 degrés qui occupe le noyau et qu'ils nomment *endophacine* et une autre substance incoagulable à l'ébullition qu'ils nomment *exophacine*, parce qu'elle siége dans les couches superficielles; quant aux fibres elles-mêmes, elles seraient insolubles. Les recherches de Payen contredisent ces résultats en ce qui concerne la non-coagulabilité de l'exophacine. (Monoyer, *Dict. de médec. et de chir.*, t. X, p. 261.)

§ II. **Développement du cristallin.** Le cristallin est un produit épithélial; il est formé par le bourgeonnement en dedans de la partie profonde du feuillet externe de blastodème de l'épiblaste, comme l'appelle Balfour.

Le bourgeon formateur s'enfonce au-devant de la capsule optique, en face de laquelle il se trouve placé; il ne tarde pas à s'étrangler au niveau de son pédicule et finit par s'isoler du feuillet qui l'a fourni. Lorsque cet isolement est complet, l'organe est représenté par une vésicule à parois épaisses formée de cellules épithéliales en série, circonscrivant une cavité plus ou moins considérable suivant l'espèce animale. C'est chez les oiseaux qu'elle est le plus visible.

L'évolution des cellules de cette enveloppe est très-variable, suivant qu'elle se fait sur la partie postérieure ou sur l'antérieure. Sur la première, en effet, les cellules tendent à s'allonger en fibres, soit par une disposition spéciale comme le veut Huschke, soit par la soudure des éléments voisins selon l'opinion de Robin. Les cellules antérieures, au contraire, tendent à s'aplatir, et ce sont elles qui, bientôt atteintes par les postérieures, s'étalent pour former la couche épithéliale qui tapisse la face postérieure de la cristalloïde antérieure. C'est à ce développement embryogénique qu'est due l'absence de cette couche sur la cristalloïde postérieure.

Tandis que, parmi les fibres ainsi venues de la face postérieure, les plus centrales sont à peu près droites, les voisines s'incurvent peu à peu et de plus en plus, concourrant ainsi à donner déjà sa forme au cristallin.

Il arrive un moment où le cristallin ainsi constitué, les fibres du noyau n'ont plus à grandir, n'ayant plus de place pour se développer davantage ; c'est probablement aussi le moment où le noyau s'atrophie et où ces éléments passent à l'état purement négatif. Ils prennent en même temps le caractère plus ferme, plus coriace que nous leur connaissons ; ils se serrent les uns contre les autres, s'engrènent en quelque sorte.

Un fait intéressant du développement des fibres postérieures d'après Arnold, c'est que les plus centrales en se développant, s'écartent légèrement du tissu qui les limite en arrière et laissent entre elles ce qui sera plus tard la capsule postérieure, un espace triangulaire, ou plutôt pyramidal triangulaire, dont la pointe s'enfonce dans le cristallin et qui est le rudiment de la figure étoilée postérieure. On trouverait dans cet espace des capsules d'une nature particulière et mal définie qui seraient l'origine d'une substance unissante des fibres : ainsi serait tranchée cette question si controversée de l'existence d'un mastic interfibrillaire ; nous avons déja vu la chimie résoudre cette question d'une manière affirmative.

Au moment où le cristallin commence à se former, il existe à son centre, une toute petite cavité de forme elliptique, et les deux couches cellulaires antérieure et postérieure qui la confinent sont d'égale épaisseur ; mais le développement fait marcher inversement ces deux rangées. La postérieure s'épaissit par allongement des cellules, l'antérieure s'amincit par leur aplatissement ; ces deux modes inverses se poursuivent pendant quatre jours, à la fin desquels la rencontre des parois oblitère la cavité primitive. Les cellules postérieures sont devenues de véritables fibres disposées sur une rangée et dont les noyaux dessinent une courbe à convexité antérieure. Les cellules antérieures forment la couche épithéliale qui sépare la cristalloïde antérieure de la masse cristallinienne.

Les changements ultérieurs consistent principalement dans l'allongement continu, la multiplication des fibres du cristallin et la disparition partielle de leur noyau.

Cette question du développement du cristallin n'est pas encore absolument éclaircie; ainsi Bischoff et Moriggia croient au concours de plusieurs cellules pour former une fibre, ce qui expliquerait la possibilité de la présence de plusieurs noyaux dans un même élément, et justifierait la valeur théorique que nous avons attribuée à ce fait. Tous les auteurs ne sont pas non plus d'accord sur la part que prennent à ces transformations les couches antérieures ou postérieures de l'épithélium.

Pour nous, il nous semble que l'accroissement de la lentille est dû à la persistance de cette petite couche cellulaire en retour sur la cristalloïde postérieure, et dont les cellules se changent en fibres à mesure qu'elles atteignent l'angle des cristalloïdes ; ce mode d'accroissement explique bien la forme que prend l'organe ; elle explique aussi cette striation étoilée de l'équateur, qui ne répond pas à la striation étoilée du centre de la lentille.

Le développement de la capsule du cristallin et de la zonule de Zinn est loin d'être aussi bien établi que celui de la lentille. Remak, par analogie, avait été conduit à la regarder comme un dérivé du mésoblaste, mais sans en donner des preuves suffisantes.

Kölliker la regardait comme une membrane cuticulaire, produite par les cellules superficielles du cristallin.

Lieberkühn a décrit ce développement d'une manière bien différente. Suivant lui, le cristallin entraîne dans son invagination une couche très-mince de mésoblaste, qui demeure en continuité avec celui qui entoure le globe de l'œil, lequel, se développant au-devant de la lentille, finit par lui former une enveloppe mésoblastique complète.

Une très-mince couche en avant et en arrière du cristallin s'isole pour former la capsule et le ligament suspenseur. Le reste du mésoblaste donne en arrière naissance au corps vitré et à l'hyaloïde.

D'après C. Ritter, l'appareil cristallinien chez l'homme est en voie de formation dès le premier mois de la vie intra-utérine. A sept mois, la lentille est sphérique et a déjà, d'après Sappey, l'épaisseur qu'elle gardera toujours. Pendant la période embryonnaire le cristallin est enveloppé par un réseau vasculaire appelé membrane capsulo-pupillaire. Une branche de l'artère centrale de la rétine, qui perfore le corps vitré sous le nom d'artère capsulaire ou hyaloïdienne, vient aboutir au pôle de la cristalloïde postérieure; en avant les vaisseaux de la cristalloïde communiquent avec ceux de l'iris et des procès ciliaires. Mais Kessler n'admet pas cette communication et nie l'existence d'une veine hyaloïdienne.

Quoi qu'il en soit, tout ce système vasculaire transitoire disparaît dans les deux derniers mois de la vie intra-utérine.

Une question qui touche de très-près au développement du cristallin est celle de sa régénération après qu'il a été extrait. Des travaux déjà nombreux ont jeté sur ce problème des lumières assez grandes et nous permettent d'affirmer, de prime abord, la reproduction de la lentille accommodatrice dans certaines conditions, reproduction qui n'a rien pour nous étonner depuis que nous sommes fixés sur la structure et le développement du cristallin.

D'après Mayer, Vrolik en 1801, observa le premier la régénération du cristallin après une opération de cataracte. Plus tard en 1824, Dieterich reprit cette question, mais c'est à Leroy d'Etiolles et Cocteau que revient l'honneur d'avoir les premiers, dans des expériences sur les animaux, donné à la solution du problème ses véritables bases scientifiques. En 1827 ils lurent à l'Académie de chirurgie un mémoire, où ils relatèrent douze extractions avec cinq régénérescences.

Ces expériences furent reprises, d'abord par Bakhausen, qui, faute de garder assez longtemps ses animaux en expérience, crut pouvoir nier les faits de Leroy d'Etiolles et de Cocteau.

La même année, Löwenhardt de Prenzlau les confirma au contraire.

Day en 1828, Middlemore en 1832 reprirent la question et le dernier arriva à des conclusions assez détaillées. Pour lui : 1° le cristallin se régénère chez les jeunes animaux; 2° il est d'abord liquide, puis se solidifie ; 3° il n'a son entier développement qu'après un an; on retrouve dans ces conclusions la trace des idées de Winslow, d'Albinus et d'Hovius sur la structure et le développement du cristallin.

La même année Mayer (*Journal* de Græfe et de Walther) admit : 1° la régénération du cristallin; 2° sa régénération aux dépens de la cristalloïde antérieure; 3° le début de la régénération à l'équateur; 4° l'adhérence de la cristalloïde au produit nouveau ; 5° la transparence de ce dernier; 6° sa petitesse plus grande; enfin 7° il nia la régénérescence possible d'un produit déjà régénéré.

D'après Chelius, Pauli de Laudau constata une régénération chez un vieux chien opéré des deux yeux et chez un bœuf.

En 1842 parut le travail de Textor, important par les recherches historiques, important par les conclusions, qui reconnaissent : 1° la régénération ; 2° l'influence de la capsule; 3° l'aspect et la forme du produit; 4° la dépendance de cette forme, de la capsule et de ses lésions.

Enfin la même année 1842 vit paraître dans le journal d'Henle et Pfeifer, le travail où Valentin appliqua l'observation microscopique au produit régénéré. Il le trouva un peu plus petit et surtout plus mince que la lentille normale; mais en somme, composé des mêmes éléments; cellules polyédriques et fibres cristalliniennes, plus ou moins régulières.

Ajoutons à tous ces auteurs Balling et Gruby de Vienne, Ross, Sichel et Haumann, et nous aurons la liste de tous ceux qui jusqu'à Valentin se sont occupés de régénération cristallinienne.

Il faut maintenant arriver jusqu'à 1867 pour trouver une communication de Milliot à l'Académie des sciences, travail présenté de nouveau à l'université de Kiew, en même temps que Philippeau et Vulpian entretenaient du même sujet la Société de biologie.

Puis, en 1872, dans le *Journal de médecine et de physiologie* de Robin, un mémoire *in extenso* de Milliot auquel nous empruntons cet historique.

Après avoir décrit les précautions qu'il prend pour faire réussir ses expériences, l'auteur expose ainsi les formes qu'il a trouvées aux cristallins régénérés : 1° La forme normale mais avec rapetissement; 2° la forme d'un anneau équatorial; 3° la forme d'un fer à cheval; 4° la forme semi-lunaire; 5° la forme irrégulière échappant à toute description.

Il est facile de voir que les conditions dans lesquelles se place après l'extraction, la cristalloïde antérieure, que son recroquevillement, que ses soudures avec la postérieure dans des positions variées, commandent ces différentes formes.

Le fait capital et qui est tout à fait d'accord avec ce que nous ont appris nos études embryogéniques, est celui-ci : tant que les cellules équatoriales, les cellules formatrices de Becker sont respectées, tant que les cristalloïdes sont assez ménagées pour servir de moule à leurs produits, la régénération peut avoir lieu. Elle peut être favorisée par le léger travail inflammatoire qui se produit à la périphérie de l'iris et de la zonule de Zinn.

Mais si, pour une cause ou pour une autre, la zone équatoriale des cellules formatrices a été trop vivement intéressée, si le moule capsulaire est par trop endommagé, si enfin une inflammation trop vive s'éveille dans le voisinage, alors la régénération de la lentille est entravée plus ou moins complétement.

La régénération ne se montre qu'à la fin de la deuxième semaine après l'extraction.

La structure des éléments du cristallin régénéré, ne diffère pas de celle de la lentille normale.

La régénération secondaire peut avoir lieu, mais elle est plus languissante.

Depuis le mémoire de Milliot, au congrès de Heidelberg, session de 1873, Gayat a produit cette opinion que, en réalité, il n'y avait pas régénération réelle du cristallin mais seulement continuation d'accroissement des lentilles; en d'autres termes, que chez un jeune animal auquel on a enlevé le cristallin il n'y a pas régénération, mais juste production de ce qui se serait ajouté à la lentille si on l'avait laissé grandir. A l'appui de cette idée il invoque des pesées qui ont montré que la somme du cristallin extrait et des portions régénérées étaient égale en poids, au cristallin normal gardé comme terme de comparaison.

Cette opinion, reproduite plus tard dans un mémoire spécial, n'a rien qui nous choque et le tout est de s'entendre sur l'expression *régénération*. Dans tous les cas, les organes reproduits sont difformes, irréguliers, jouissant de propriétés optiques tout à fait anormales; jusqu'ici la chirurgie n'a pu leur demander aucune ressource, et sans être prophète il est permis de dire qu'elle n'a que faire de les rechercher.

§ III. **Physiologie.** La physiologie du cristallin comporte trois ordres de questions :

1° Quelle est l'influence de l'appareil sur la marche des rayons lumineux ;

2° Quel est son usage au point de vue de l'adaptation ;

3° Quelle est son influence sur la lumière et la chaleur?

Nous ne nous occuperons ici que du premier et du troisième sujet, le second ayant été longuement traité dans un article spécial (*Voy.* ACCOMMODATION).

1° L'influence du cristallin sur la marche des rayons lumineux dépend de sa forme et de son indice de réfraction; mais, comme ce dernier varie avec ses différentes couches, il en résulte que ne pouvant nous être complétement connu, il nous devient impossible de calculer les constantes optiques de la lentille, et que nous devons nous contenter de poser leurs limites.

Helmholtz démontre les deux propositions suivantes :

a. *Les distances focales du cristallin sont plus petites qu'elles ne seraient, si toute la masse avait l'indice de réfraction du noyau.*

b. *La distance qui sépare les points principaux est plus petite dans le cristallin que dans une lentille de même forme dont le pouvoir réfringent serait égal à celui du noyau.* Or une lentille qui aurait la forme du cristallin humain et l'indice de réfraction de son noyau, aurait ses points principaux distants environ de 1/4 de milimètre, c'est dire la limite étroite dans laquelle se trouvent enfermées ceux de l'organe que nous étudions.

Voici du reste le résultat des recherches de l'illustre physicien :

Longueur focale	45,144	47,155
Distance du premier point principal à la surface antérieure	2,258	2,810
Distance du deuxième point principal à la surface postérieure	1,156	1,499

Avec ces données la marche des rayons est facile à établir.

Une question qui se rattache directement à celle que nous venons de traiter, est relative aux effets catoptriques des courbures du cristallin ; notre tâche sera du reste très-simplifiée par ce qui en a été dit à l'article ACCOMMODATION.

La courbure antérieure du cristallin réfléchit une image droite et rapetisse les objets, la courbure postérieure une image renversée et trouble, et l'on sait tout le parti que le diagnostic a su tirer de ce fait, pour la découverte des opacités cristalliniennes et de leur siége.

Mais ce n'est pas seulement à ses surfaces que la lentille réfléchit les rayons lumineux; beaucoup d'entre eux frappant sur les éléments fibrillaires sont renvoyés au dehors sous des incidences variées donnant lieu à des reflets plus ou moins accentués ; il est peu de cristallins de vieillards qui ne donnent lieu à ces jeux de lumières, et Tweedy affirme avec raison, qu'en se plaçant dans certaines conditions, on peut toujours mettre en évidence les striations naturelles du cristallin, ce qui est une preuve de plus que la lumière est un précieux analyseur pour la structure de la lentille.

Dès que l'âge où quelque autre cause apporte du trouble dans l'arrangement des fibres, les phénomènes de réflexion se compliquent de dispersion sur les bords des éléments, et l'on voit apparaître les taches moirées ou nacrées, qui pour ne pas apporter un grand trouble dans la vision, n'en sont pas moins déjà la preuve d'un état pathologique.

Enfin pour en finir avec les fonctions catoptriques et dioptriques du cristallin nous dirons, que l'on doit à Hermann un bon travail sur la marche des rayons obliques dans cette lentille, et sur l'heureuse influence qu'elle exerce sur les rayons périphériques pour diminuer l'aberration de sphericité.

2° En ce qui concerne l'influence du cristallin sur les rayons qui le traversent elle a été étudiée par Bürcke, Cinna, Jansen, Helmholtz, Regnault.

Ces auteurs ont été conduits à se demander si les rayons extrêmes du prisme qui ne sont pas perçus en tant que lumière, sont arrêtés par les milieux, ou bien ont des longueurs d'ondes incapables d'ébranler la rétine; enfin les rayons caloriques sont-ils retenus par le cristallin?

Il est certain que cette lentille examinée à la lueur des rayons ultra-violets du prisme, manifeste une teinte bleuâtre ou, en d'autres termes, une fluorescence incontestable; or comme tous les corps qui manifestent cette propriété, la doivent à leur pouvoir absorbant pour la couleur dans laquelle ils la manifestent, il est permis de penser que le cristallin arrête un certain nombre des rayons extrêmes du côté violet.

Une autre preuve du pouvoir absorbant du cristallin pour la portion bleue de la lumière est celle-ci :

Si l'on expose à la lumière diffuse de la résine de gaïac fraîchement obtenue par la dessiccation d'une solution alcoolique dans l'obscurité, cette résine devient bleue. Mais l'expose-t-on à un faisceau lumineux qui ait traversé un cristallin de bœuf, elle ne se colore qu'en vert jaunâtre, preuve que les rayons bleus ont été déjà absorbés.

Les expériences de Cinna, Frantz et Jausen nous apprennent que la lentille oculaire absorbe environ 13 0/0 des rayons caloriques.

Dans les cas où la chaleur à laquelle l'œil est ordinairement exposé est intense, comme dans l'exercice des professions de verrier, de forgeron, etc., n'est-il pas permis de penser que l'organe est, par ce fait, soumis à une cause importante de désorganisation, ce qui expliquerait la fréquence plus grande des cataractes chez ceux qui exercent les professions susdites.

Nous savons par des expériences très-délicates, mais très-concluantes, que l'œil n'est pas un appareil dioptrique parfait, en ce sens que l'aberration monochromatique, autrement dit l'aberration de sphéricité, y est évidente.

Il est difficile d'établir la part du cristallin dans la production de ce défaut; néanmoins Donders, en promenant devant les différents secteurs de la lentille un très-fin cylindre de lumière blanche, a pu démontrer que toutes les fois qu'il se rapprochait de l'axe, il coupait celui-ci plus en avant que lorsqu'il s'en éloignait. Dans certains cas le vice est tellement accusé, qu'il peut donner lieu à la polyopie monooculaire.

Quant à l'aberration polychromatique elle est encore plus facile à démontrer, mais le raisonnement seul permet de dire que le cristallin, étant le plus dense des milieux transparents, doit être plus que les autres responsable de l'aberration.

La structure du cristallin en secteurs séparés par les lignes rayonnantes exerce une influence marquée sur les phénomènes catoptriques. Helmholtz, Donders, Listing, Tweedy ont signalé les figures étoilées qui en sont la conséquence, dans le champ visuel entoptique. Pourtant quelques-uns de ces auteurs ont rencontré des observateurs non suspects, chez lesquels ne se manifestaient pas de semblables phénomènes.

§ IV. **Pathologie**. Elle se résume tout entière dans des altérations : 1° de position; 2° de forme; 3° de structure et de transparence. Nous allons les passer successivement en revue.

Altérations de position. Le cristallin peut être déplacé soit spontanément, soit à la suite de traumatismes, et dans les deux cas son déplacement résulte d'une rupture préalable de son ligament suspenseur.

On désigne sous le nom de luxations les déplacements du cristallin.

Ces luxations peuvent être incomplètes et se borner : 1° à une simple décentration; 2° à une décentration avec inclinaison de l'axe de la lentille sur l'axe optique; 3° à un déplacement complet, *a* dans la chambre postérieure, *b* dans la chambre antérieure; 4° à une issue hors du globe avec arrêt sous la conjonctive; 4° enfin à une expulsion complète de l'appareil oculaire.

Dans les luxations il faut encore distinguer le cas où le cristallin est déplacé avec sa capsule et celui où l'enveloppe restant en position, c'est le contenu seul qui se déplace. Passons successivement tous ces cas en revue.

1° *Décentration simple.* Elle est souvent congénitale et n'est pas d'une extrême rareté. M. Dixon, d'après les traducteurs de Mackenzie, cite le fait de quatre membres d'une même famille atteints d'un déplacement du cristallin qui semble être congénital.

Chez la mère le cristallin est déplacé en haut et en dehors. Chez le premier enfant les cristallins sont déplacés directement en dedans, et l'iris ne tremble pas. Chez le second les cristallins sont fortement déplacés en haut et en dedans, et leurs bords paraissent dans la pupille. Il y a un fort tremblottement de l'iris. Chez le troisième les cristallins sont déplacés directement en haut.

De Græfe a observé un cas pareil à celui de l'observation du premier enfant. De Wecker signale le fait d'une jeune fille atteinte de luxation congénitale en haut et en dehors.

Testelin signale à son tour le cas d'un jeune lycéen atteint de luxation en bas; sans tremblotement de l'iris. Nous-même, il y a deux ans, avons été consulté pour une enfant de six ans, atteinte d'une double luxation congénitale en haut et en dehors.

La science fourmille de cas analogues comme on pourra s'en convaincre à l'indice bibliographique. Mais ceux-ci suffisent pour établir l'existence des décentrations congénitales.

Comme on a pu le reconnaître, elles se produisent dans tous les sens, s'accompagnant d'un retrait de l'iris là où la lentille a quitté la place, et fréquemment d'un tremblottement de la membrane.

Si le bord du cristallin arrive jusqu'à l'aire de la pupille, l'ophthalmoscope montre immédiatement celle-ci traversée par une ligne courbe, légèrement irrégulière, d'une teinte rouge plus sombre que la partie libre du champ pupillaire. Si le déplacement est moins considérable, il faut faire usage d'un collyre à l'atropine pour mettre le phénomène en évidence, et alors on voit nettement se dessiner autour du bord lenticulaire un croissant plus clair.

Les vaisseaux rétiniens peuvent se voir très-bien dans tout le champ; mais ils font un saut brusque au niveau du bord de la lentille déplacée, ce qui s'explique par la différence de réfraction des rayons lumineux.

Les troubles de la vision sont tout à fait en rapport avec la nature du désordre. Toutefois une chose nous a surpris, c'est la myopie excessive signalée par Dixon chez un de ses malades, par de Wecker chez la sienne. N'y aurait-il pas là plutôt de l'amblyopie, et ce qui le prouve, c'est que les deux sujets étaient très-améliorés par l'usage de verres fortement convexes. C'est aussi ce qui arriva chez notre petite malade. Enfin la diplopie monooculaire s'est montrée chez tous les malades dont le cristallin était assez décentré pour que son bord arrivât dans l'aire de la pupille. Rien de plus naturel aussi que les positions bizarres que prenaient quelques malades pour se soustraire à la double réfraction et faire passer leur ligne de visée soit à travers le cristallin, soit à travers l'espace laissé libre par lui.

L'étiologie de la décentration cristallinienne et son anatomie pathologique sont assez obscures. Il faut admettre une rupture partielle de la zonule et l'abandon de la lentille à la rétraction élastique de la portion de membrane restée saine. Quand il y a eu effort violent ou traumatisme, il est facile d'en comprendre l'effet, mais pour les cas de déplacement congénital la chose est plus difficile.

Il est probable que, dans certaines circonstances, l'humeur vitrée, au moins dans la portion qui confine à la lentille, est ramollie, ce qui expliquerait le tremblottement irien. Quant au cristallin, il est certain qu'il peut garder sa transparence, et rester, malgré sa dislocation, dans les conditions osmotiques indispensables à sa nutrition. Il existe une observation où, après trente ans, la lentille n'avait rien perdu de sa transparence.

La thérapeutique est assez bornée vis-à-vis de ces sortes de déplacements; et d'abord, elle n'a pas ses coudées franches, le malade ayant toujours un degré de vision qu'il est important de ne pas exposer.

La reclinaison est le moyen le plus rationnel, surtout si la dislocation a déjà porté la lentille en bas.

L'iridésis, qui a donné entre les mains de de Wecker un résultat vraiment utile, pourrait encore être tentée.

Nous proscrivons l'entraction qui pourrait être de la plus grande difficulté, et éminemment dangereuse par l'issue à peu près inévitable de l'humeur vitrée.

En somme, l'usage de lunettes fortement convexes est peut-être ce qu'il y a de plus convenable à proposer pour remédier à cette curieuse infirmité.

2° *Décentration avec inclinaison.* Dans la seconde espèce de dislocation que nous avons admise, l'axe du cristallin s'est non-seulement déplacé parallèlement à l'axe optique, mais il s'est encore incliné angulairement par rapport à celui-ci; en d'autres termes, il a basculé.

Nous avons observé et dessiné, il y a quelques années, un cas type de cette lésion chez un jeune homme de seize ans. Quand il renversait la tête en arrière et qu'on l'examinait à l'ophtalmoscope dans cette position, on arrivait à saisir dans l'aire de sa pupille, dilatée par l'atropine, la section oblique de son cristallin limitée en haut et en bas par deux croissants limpides. Ce cristallin avait tourné autour d'une ligne horizontale, comme les lentilles montées sur pieds dont on se sert dans les cabinets de physique.

La brisure des vaisseaux rétiniens se voyait aussi bien en bas qu'en haut, sur les bords de l'organe basculé. Il ne m'a pas semblé que celui-ci quittât jamais cette position, et je n'ai pas constaté de tremblotement de l'iris.

Le malade était extrêmement amblyope de cet œil, et sa pupille optique blanche et atrophiée; il ne se souvenait ni de l'origine de son infirmité, ni des causes qui avaient pu la faire naître.

Faut-il croire que, rompue en haut et en bas, la zonule de Zinn était restée aux deux extrémités du diamètre horizontal, comme une espèce de chalaze? La chose est possible sans qu'on puisse l'affirmer. Dans tous les cas, le cristallin était resté transparent.

Le malade ayant l'autre œil excellent, nous ne crûmes devoir prendre aucune mesure thérapeutique contre son infirmité.

3° *Déplacement complet.* Il arrive souvent qu'après des traumatismes sur un œil sain, ou un effort violent chez une personne atteinte d'affections trophiques de l'œil, le cristallin se détache complètement de la zonule et se déplace dans une humeur vitrée, ramollie; alors la dislocation est complète et bien plus grave que dans les cas précédents; elle est aussi le résultat naturel de l'opération de la cataracte par abaissement.

Dans ces conditions, le tremblottement irien est la règle, et les mouvements oculaires tantôt amènent devant la pupille, tantôt emportent loin d'elle la lentille à l'état de corps flottant. Et, si comme la chose peut arriver, elle tient encore par une languette de la zonule, on la voit vivement ramenée à sa place lorsqu'elle s'en est écartée. Le ramollissement de la vitrine est une condition du phénomène, et si elle n'a pas été la cause efficace de la luxation, elle succède au traumatisme qui a jeté le cristallin hors de sa place.

Souvent si la largeur de la pupille le permet, le cristallin passe dans la chambre antérieure, constituant ainsi une variété de ces déplacements.

Malgré d'aussi graves désordres, la vision peut être conservée dans une certaine mesure et avec les modifications de refringence liées à la disposition d'un milieu aussi important; les douleurs peuvent être nulles. Mais souvent aussi, le pire arrive, et outre la perte de la vision, des douleurs ciliaires et une inflammation des plus graves, peuvent être la conséquence des pressions et des chocs du cristallin contre le corps ciliaire et l'iris.

Aussi l'indication, dans ces cas-là, est-elle précise et faut-il faire tous ses efforts pour supprimer le corps du délit ou tout au moins le ramener à sa place. Lalor ramena une fois la lentille au moyen d'une curette, conduite à travers une incision faite aux limites de la hernie, et Sylvester à l'Hôpital ophthalmique de Bombay dit avoir employé plusieurs fois cette méthode avec succès.

Le déplacement complet du cristallin, peut encore avoir pour résultat son passage à travers la pupille et sa présence dans la chambre antérieure.

Dans ce cas, l'organe qui, avec le temps, peut subir des transformations qui augmentent sa consistance, devient soit pour la cornée, soit pour l'iris, une cause de souffrance et de danger.

Nous observons, dans ce moment même, un malade atteint d'une double luxation congénitale du cristallin : il a subi en 1864 une double iridectomie, et depuis quelque temps ses cristallins siliqueux sont engagés dans la chambre antérieure et s'y meuvent, en venant, à chaque tremblottement, frapper la face postérieure de la cornée à la façon d'un bélier.

Sous cette influence, les membranes se sont troublées, sont devenues coniques ou plutôt globuleuses, et nous ne doutons pas de l'étiologie de cette déformation, tant l'effet s'adapte bien à sa cause.

L'extraction est nettement indiquée en de semblables circonstances, et elle se pratique le plus simplement du monde à travers une incision cornéenne. Dans le cas précité, elle a été très-facile et nous a donné les meilleurs résultats.

4° *Luxation du cristallin sous la conjonctive.* Cette lésion n'est pas très-rare comme on pourra le voir à l'indice bibliographique, et pour notre part nous en avons observé huit cas, tous résultant de violents traumatismes. Deux fois c'étaient les bâtons d'une tente de café sur lesquels les malades s'étaient étourdiment jetés, trois fois des coups de cornes de vaches qui étaient cause de déplacement; toujours de violentes contusions.

On a signalé et notre observation personnelle le confirme, que c'est en haut et à deux millimètres du limbe cornéen, que se fait toujours la rupture scléroticale à travers laquelle s'échappe le cristallin. C'est donc toujours à l'extrémité supérieure du diamètre vertical de l'œil, et sous la paupière supérieure que se loge le corps du délit.

Tout récemment, nous avions cru trouver une exception à la règle : un vieillard en se jetant sur le manche d'une poêle à frire s'était complétement luxé le cristallin, et au premier examen nous le trouvâmes en bas, au fond du cul-de-sac inférieur. Mais un examen ultérieur, pratiqué après le retrait de l'ecchymose, nous a montré une plaie, située en haut et en dedans par où le cristallin avait dû sortir, et nous a convaincu que cette prétendue exception devait rentrer dans la règle.

Il est probable que cette sorte d'élection de lieu que fait le cristallin pour sortir de la coque oculaire, tient surtout à la direction habituelle des coups. Les corps vulnérants atteignent l'œil par en bas, là où il est moins protégé.

Au moment de l'accident, on trouve au point indiqué, une tuméfaction d'apparence ecchymotique, au milieu de laquelle on voit déjà apparaître un corps arrondi, jaunâtre, pénétrable à la lumière, dont la forme va s'accusant de plus en plus à mesure que le sang se résorbe. Un vaste coloboma irien s'ouvre vers le point entr'ouvert de la sclérotique, et des troubles visuels caractéristiques accusent le désordre qui s'est produit.

Après quelques jours, les symptômes caractéristiques de la luxation se révèlent dans toute leur netteté. Sous la conjonctive intacte, on aperçoit l'organe, accusant à travers le voile qui le couvre sa forme caractéristique.

C'est à peine si la muqueuse soulevée est sillonnée de quelques pinceaux vasculaires de plus. A la base ou plutôt sous l'espèce de pédicule que forme le retrait de la conjonctive au-dessous de l'équateur cristallinien, on peut apercevoir par transparence, l'ouverture scléroticale se dessinant en noir. Comme nous l'avons dit, la pupille est énorme et atteinte d'un large coloboma. L'éclairage oblique s'il est pratiqué peu après l'accident, révèle la présence du caillot sanguin filtrant soit le long de la cornée soit dans la vitrine.

Cet accident si grave est en général assez bien supporté par l'œil. Bien plus, les troubles des milieux qui l'accompagnent d'ordinaire ne tardent pas à disparaître et le malade reprend toute la vision dont il est susceptible. On le voit porter plus ou moins longtemps son cristallin, qui fait saillie même à travers la paupière supérieure.

Lorsque l'organe ainsi expulsé est enveloppé de sa capsule, il paraît assez bien résister à toute altération et garde une notable transparence. Nous avons récemment pu en étudier un, qui était resté quatre mois sous la conjonctive. Nous avons retrouvé les fibres à peu près intactes sauf un peu de dégénérescence vitreuse à la surface. Quand à la capsule, ses cellules épithéliales avaient subi une altération qui les avait agrandies, arrondies, et avait transformé leur contenu granuleux en une substance uniformément transparente. Ces modifications nous ont paru, du reste, le propre d'une foule de cataractes.

Il est tout à fait indiqué d'achever l'extraction de la lentille ainsi déplacée, seulement nous pensons qu'il est bon d'attendre quelques jours, pour que l'ouverture sclératicale puisse se refermer, et pour ne pas être exposé à laisser échapper l'humeur vitrée. Dans trois cas où nous avons pratiqué l'ablation de la lentille, les suites de l'opération furent de la plus grande simplicité.

Nous avons peu de choses à dire des cas où à la suite d'un traumatisme, le cristallin s'échappe complétement de l'œil. Il est rare, en effet, que cet organe ne soit pas si gravement désorganisé que l'issue du cristallin ne passe à un rang secondaire. Le plus souvent, cette circonstance est ignorée du malade, ou n'est que vaguement signalée par les personnes qui l'ont entouré au moment de l'accident. Le plus souvent aussi, les conséquences immédiates sont le phlegmon de l'œil, ou cet état d'inflammation subaiguë avec ramollissement du bulbe qui se terminent par l'atrophie.

Altérations de forme du cristallin. Ce chapitre de pathologie sera bientôt rempli, car nous ne connaissons qu'un seul fait qui s'y rapporte : c'est celui raconté par Schiess-Gemuseus (*Revue mensuelle de clinique ophth.*, p. 99 et 100) sous le titre de *Déformation congénitale du cristallin*. Il s'agit d'un jeune homme de vingt ans, dont le quart inféro-externe du cristallin manquait. Quand la pupille était dilatée, on apercevait à ce niveau une plaque obscure. Cet œil était emmétrope et le malade disait n'avoir jamais bien vu de ce côté.

Altérations de transparence et de structure. Ce dernier chapitre ne saurait non plus présenter de grands développements, il devrait être rempli presque tout entier par la Cataracte qui a été traitée ailleurs (*voy.* ce mot). Toutefois, nous devons dire quelques mots de l'*inflammation du cristallin*, puisque la question a éte soulevée et que des tentatives expérimentales ont été faites pour la résoudre.

C'est en 1871 que Forlarini voulut savoir si le cristallin suppurait et essaya des expériences dans ce but. Ces expériences consistèrent à faire pénétrer de tout petits corps étrangers dans le cristallin, à travers la chambre antérieure ou la chambre postérieure avec la précaution que la capsule pût se refermer après leur introduction.

Voici les résultats de cette série d'expériences :

1° Le cristallin peut suppurer.

2° A la condition que les causes d'irritation restent longtemps dans son intérieur.

3° Les causes irritantes même prolongées ne produisent quelquefois rien du tout.

4° La suppuration se localise aux couches corticales.

5° Le pus se forme dans les capsules épithéliales.

6° Les noyaux de l'épithélium se tranforment en globules de pus.

7° Le pus peut se former dans les fibres du cristallin.

8° Il n'y a pas prolifération de la fibre, mais simplement transformation en globules de pus.

9° La théorie de Cohnheim n'est pas applicable au cristallin.

10° Moer est dans l'erreur quand il prétend que le pus fuse entre les fibres du cristallin jusqu'à son centre et amène sa déhiscence.

11° Les fibres du noyau du cristallin ne suppurent pas.

Nous n'avons pas d'opinion à formuler sur les expériences de Furlarini et leurs résultats, il faudrait pour cela les avoir contrôlées et répétées. Cependant nous pensons que la voie expérimentale n'est peut-être pas la meilleure pour résoudre de semblables questions car elle est hérissée de difficultés et de causes d'erreurs presque inévitables.

GAYET.

BIBLIOGRAPHIE. — Anatomie, Structure et Développement. — STEPHAN. *Diss de lente cristallina oculi.* Lipsiæ, 1712. — PETIT. *De la capsule du cristallin.* In *Mémoires de l'Académie des sciences*, 1730, p. 455. — DU MÊME. *Sur le cristallin de l'homme, des animaux à quatre pieds, des oiseaux et des poissons.* In *Mémoires de l'Académie des sciences de Paris*, 1730, p. 4. — REY et SATTINY. *Lentis cristallinæ structura fibrosa. Diss. inaug.* Halæ, 1794. — CHOSSAT. *Mémoire sur le pouvoir réfringent de l'œil.* In *Annales de chimie et de phys.*, 2, t. XIII, p. 217, 1818. — BŒRMS. *Diss. inaug., sistens systematis lentis cristallinæ.* Tubingæ, 1819. — LIBLEIN. *Bemerkungen über das System der Kristallinse*, etc. *Diss. inaug.* Vineburgi, 1821. — KRAUSE (C.). *Bemerkungen über den Bau und die Dimension des menschlichen Auges.* In *Meckel's Archiv für Anatomie und Physiologie*, t. VI, p. 86, 1832. — DU MÊME. *Ueber die gekrümmte Fläche der durchsichtigen Theile des Auges.* In *Poggensdorff's Annalen der Physik und Chemie*, t. XXXI, p. 93, 1832. — DU MÊME. *Fortsetzung der Untersuchungen über die Gestalt und die Dimension des Auges.* In *Poggendorff's Annalen*, t. XXXIX, p. 529, 1836. — HUSCHKE. *Uber die erste Entwickelung des Auges*, etc. In *Meckel's Archiv der Anatomie und Physiologie.* VI, 1833. — BERZELIUS. *Traité de chimie.* Traduction française, t. VIII, p. 455, 1833. — BREWSTER. *London and Edinburg Philosophical Mag.* — HUSCHKE. *Ammons's Zeitschrift für Ophthalmologie*, Bd. IV, 1834. — WERNECK. *Ibid.*, Bd. IV u. V, 834. — VALENTIN (G.). *Handbuch der Entwickelungsgeschichte der Menschen mit Rücksicht der Entwickelung der Säugethiere und Vögel.* Berlin, 1835, 8. — CORDA. *Bau der Cristallinse des Auges.* (*Beiträge zur gesammten Natur- und Heilwissenschaft*), par Weitenweber, t. I, livre I, 1836. — VALENTIN. *Repert.*, 1837. — MEYER-AHRENS. *Müller's Arch.*, 1838. — SCHWANN (Th.). *Microscopische Untersuchungen über die Uebereinstimmung in der Structur und dem Wachsthum der Thiere und Pflanzen.* Berlin, 1839, p. 99. — HENLE. *Allgem. Anatom.*, 1841. — TEXTOR. *Ueber die Wiedererzeugung der Kristallinse.* Würzburg, 1842. — VALENTIN. *Mikroskopische Untersuchungen zweier wiedererzeugter Krystallinsen des Auges.* In *Henle und Pfeifer's Zeitschrift für ration Medizin*, t. I, 1842. — DU MÊME. *Handwörterb d. Physik.* — PAPPENHEIM. *Gewebelehre des Auges.* — VOGT (C.). *Histoire naturelle des poissons d'eau douce de l'Europe centrale*, par Agassiz. Neufchatel, p. 72. — DU MÊME. *Embryologie des salmonés.* Neufchatel. — BISCHOFF. *Entwickelungsgeschichte der Säugethiere und des Menschen.* 7ter *Band der neuen Ausgabe von S. Th. von Sömmerring. Bau des Menschlichen Kœrpers.* Leipsig, 1842. — DOESING. *Das Crystallinsenssystem des menschlichen Auges in physiolog. und patholog. Hinsicht.* Berlin, 1844. — HUSCHKE. *Sömmerring's Anatomie. Eingeweidelehre.* — A. HANNOVER. In *J. Muller's Archiv*, p. 478, 1845. — HARTING. *Histolog. Anteekning*, Bd. XII, 1846. — HANNOVER. *Quelques observations sur la structure du cristallin des mammifères et de l'homme.* In *Annales d'oculistique*, t. XVII, p. 97. Bruxelles, 1847. — BRÜCKE. *Anatom. Beschreibung des menslichen Augapfels.* — SCHŒLER (H.). *De oculi evolutione in embryonibus gallinaceis. Diss. inaug.* Dorpati Liv., 1848, in-4. — MENSONIDES. *Nederland. Lanc.*, 1848. — BOWMAN. *Lectures on the Parts concerned in the Operations on the Eye.* London, 1849 (Traduit du français dans les *Annales d'oculist.*, t. XXXII, p. 53, 1849). — KÖLLIKER. *Microscopische Anatomie*, Band II. Leipsig, 1850-1854. — BRÜCKE. *Wiener Akad. Sitzungsber.*, Bd. VI. — Fr. ARNOLD. *Handbuch d. Anatom.*, Bd. II. — THOMAS. *Wiener Akad. Sitzungsber.*, Bd. VI. — MEYER. *Beitrag zu der Streitfage über die Entwickelung*, etc. In *Archiv für Anat. und Phys.*, p. 202, 1851. — STROHL. *Das chemische Material der Linsenkapsel.* In *Archiv für physiologische Heilkunde*, t. XI, p. 33, 1852. — BREWSTER (D.). *On the Development and Extinction of double Refracting Structure in the Cristalline Linses of Animals after Death.* In *Phil. Magazine*, (4), t. III, p. 192, 1852. — GROS. *Du cristallin et de sa capsule.* In *Ann. d'oculist.*, t. XXIX, p. 22, 1852. — HENLE. *Zeitschr. f. rat. med.* N. F., Bd. II. — HUSSON. *Nach. d. Wissensch. Gesellsch. zu Göttingen*, 1853. — LOHMEYER. *Beiträge zur Histologie und Ætiologie der erworbenen Linsenstaare.* In *Zeitschrift für ration Medizin.* Nouv. série, t. V, p. 56, 1854. — LEREBOULLET. *Recherches d'embryologie comparée sur le développement du brochet, de la perche et de l'écrevisse.* In *Annales des sciences natur.* Ser. Zool. I et II, 1854. — VALENTIN (G.). *Grundriss der Physiologie*, 4e éd. Brunswick, 1855, p. 457. — KÖLLIKER. *Ueber die Entwickelung der Linse.* In *Zeitschr. f. wissen. Zool.*, Band VI, p. 142. — KRAUSE (W.). *Die Brechungsindice der durchsichtigen, Medien de menschlichen Auges.* Hannover, 1855. — REMAK. *Untersuchungen über Entwickelung der Wirbelthiere.* Berlin, 1855, in-fol. — SAPPEY, *Traité d'anatomie descriptive*, 1re édition, t. II, p. 690, 1855. — HELMHOLTZ. *Ueber die Accommodation des*

Auges. In *Archiv für Ophthalmologie*, t. I, 1re partie, p. 56, 1855. — TESTELIN. *Note sur quelques points de structure du cristallin et de sa capsule, à l'état normal et à l'état pathologique.* In *Ann. d'ocul.*, t. XXXIV, p. 109, et t. XXXV, p. 61 et 109, 1855. — SCHNEIDER (Rud.). *Chemische Untersuchungen verschiedener Augen von Menschen und Thieren*, etc. *Diss. inaugurale*, Fribourg, 1852. — PAYEN. *Sur la composition chimique du cristallin chez les poissons et les mammifères terrestres.* In *Comptes rendus de la Société de biologie*, juillet 1857, dans la *Gazette médicale de Paris*, p. 759, 1857. — MULLER (H.). *Ueber die anatomischen Verhältnisse des Kapselstaaren.* In *Archiv f. Ophthalmol.*, t. III, 1re partie, p. 55, 1857. — HULKE. *Observations on the Growth of the Crystalline Lens and on the Formation of Capsular Opacities.* In *Ophthalm. Hosp. Reports*, t. I, p. 182, 1858. — VALENTIN (Hub.). *Untersuchungen über die Polarisationserscheinungen der Kristallinsen des Menschen und der Thiere.* In *Archiv für Ophthalmologie*, t. IV, 1re partie, p. 227, 1858. — STSCHENOW. *Ueber die Fluorescenz der durchsichtigen Augenmedien.* In *Archiv für Ophthalmologie*, t. V, 2e partie, p. 205, 1859. — LEHMANN. *Handbuch der physiologischen Chemie*, 2e édit., p. 182, 1859. — JANSEN (J.). *Sur l'absorption de la chaleur rayonnante obscure dans les milieux de l'œil.* In *Comptes rendus de l'Académie des sciences*, 1860, t. LI, p. 128, 1860, et *Annales de chimie et de physique*, (3), t. XL, p. 71. — REGNAULT. *Fluorescence des milieux de l'œil.* In *Institut*, p. 410, 1858. — DU MÊME. *Étude sur la fluorescence des milieux transparents de l'œil.* In *Bull. de l'Académie de médecine*, 3 janvier 1860, t. XXV, p. 267. — KÖLLIKER. *Entwickelungsgeschichte des Menschen und der höhern Thiere. Acad. Vortrag.* Leipzig, p. 142, 1861. — BABUCHIN. *Beiträge zur Entwickelungsgeschichte der Retina.* In *Würzburger naturw. Zeitsch.* (4), p. 71, 1863. — LEREBOULLET. *Développement de la truite, développement du têtard, développement de la limnée.* In *Annales des sciences naturelles.* Sér. Zool., t. XVI, XVII, XVIII et XIX. — BABUCHIN. *Vergl. histologische Studien.* In *Würzburger naturwissensch. Zeitsch.*, V, p. 41, 1864. — Von BECKER. *Untersuch. über den Bau der Linse bei den Menschen u. den Wirbelthier.* In *Arch. f. Ophth.*, IX, p. 1, 1863. — ZANDER et GEISSLER. *Die Verletz. des Auges.* Leip. et Heidelb., 1864. Article : *Die Dislokationen des Linsensystems*, p. 358-373. — BENCE (Jones). *Proceedings of the Royal Institution of Great Britain*, octob. 1866, vol. IV, p. 6, n° 42. — BARKAU (A.). *Beiträge zur Entwickelungsgeschichte des Auges der Batrachier.* In *Wiener Acad. Sitzungsb. math. natur. Klasse*, Bd. LIV, 1 Abth., p. 70, 1866. — RITTER (C.). *Ueber das Centrum der Froschlinse.* In *Archiv für Ophth.*, XII, p. 17, 1866. — HELMHOLTZ. Traduction française, KLEIN et JAVAL, 1867. — SCHENK (L.-L.). *Zur Entwickelungsgeschichte des Auges der Fische.* In *Wiener Acad. Sitzungsber. Math. natur. Klasse*, Band 1867, Abth. 2, p. 480. — ZERNOFF. *Zum mikroskopischen Bau der Linse bei Menschen und den Wirbelthieren.* In *Arch. fur Ophthalm.*, t. XII, 2e partie, p. 521, 1867. — KÖLLIKER. *Gewebelehre*, p. 701. — ZERNOFF. In *Arch. f. Ophth.*, Band. XIII, 1867. — MILLOT. *Mémoire sur la régénération du cristallin.* In *Comptes rendus de l'Académie des sciences*, 28 janv. 1867, t. LXIX, p. 194, et *Bulletin de l'Académie impériale de méd*, t. XXXII, p. 408, 1867. — HIS. *Darstellung. Untersuchungen über die erste Anlage des Wirbelthierleibes.* Leipsig, 1868. Tafel IX. — MONOYER. Article *Cristallin.* In *Dict. de médec. et de chir. prat.*, t. X, 1869. — WOINOW (M.). *Ueber die Entstehung der bipolaren Anordnung der Linsenfaseren.* In *Wiener Acad. Sitzungsber. Math. natur. Klasse*, Band LX, Abtheilung 2, p. 151, 1869. — ROBINSKY. *Zur microscopischen Technick der Augenlieder.* In *Archiv fur Anatomie und Physiologie.* Jahr 1870, p. 724. — J.-W. HULKE. *The Ciliary Muscle and Cristalline Lens.* In *Monthly Microsc. Journal*, sept.-oct. 1870. — PHILIPEAUX. *Expériences montrant que le cristallin peut se régénérer chez les mammifères.* In *Société de biologie*, 23 avril 1870, et *Gaz. médicale*, p. 575. — FREY. *Lehrbuch der Histologie und Histochemie des Menschen*, 5te Aufl. Leipsig, 1870. — MORIGGIA. *Ueber die beste Dartsellungsweise und die Entwickelung der Rörchen der Cristallinse.* In *Moleschott's Untersuchungen zur Naturlehre*, X, 6, p. 658, 1870. — ROBINSKY. *Untersuchungen ueber die Linse, insbesondere zur Kritik der bisherigen Untersuchungsmethoden derselben.* In *Arch. f. Anat. und Physiol.*, p. 385. — BABUCHIN. *Die Linse*, cap. XXVI. *Des Stricker'schen Handbuches der Gewebenlehre*, p. 1000, 1870. — TWEEDY. *On a Visible Striation of the Normale Cristalline Lens. Lancet*, II, p. 776, 1870. — WOINOW. *Ophthalmometrie, mit 23 Holzschnitten.* Wien. W. Braumuller. — V. OETTINGEN. *Die Ophth. Klinik Dorpat's*, p. 88 à 102. — ROBINSKY *Zur Anatomie, Physiologie und Pathologie der Augenlinse der Menschen und der Wirbelthiere.* In *Arch. f. An. und Phys.*, 1872, p. 178-200. Tafel I. — MILLIOT. *De la régénération du cristallin chez quelques mammifères.* In *Robin, Journal d'anat. et de physiol.*, 1872, p. 1-59. — LIEBERKÜHN. *Ueber das Auge des Wirbelthierembryo. Schriften der Würzburg. Gesellsch. zur Beförderung der Naturw.*, Band X, p. 299-331. — TALKO. *Bemerkungen ueber Regeneration der Linse.* In *Polnisches Journ. f. Oesterr. Gesundheitspflege.* *Lemberg, Aprilheft*, p. 274-286. — KÜTSCHARIANZ. *Ueber die Regeneration der Linse nach Discissio von Cataracta punctata und zonularis.* In *Sitzungsber. der med. Ges. im Caucasus.* n° 9 (en russe). — MILLIOT. *De la régénération du cristallin chez quelques mammifères,*

In *Robin, Journal d'anat. et de physiologie*, 1872, p. 1-59. — LIEBREICH. *On Defects of Vision in Painters*. In *Macmillans Magazine*, april 1852, vol. V, p. 404-506. — S. FUBINI. *Beiträge zum studium der Krystal-Linse* (*contribution à l'étude du cristallin*). In *Moleschott's Untersuchungen zur Naturlehre*, 9 S. 1 Table, sep. A. — GAYAT. *Sur la régénération du cristallin*. In *Congrès médical de Lyon*, séance du 22 avril, et *Revue scientifique*, 3ᵉ année, 2ᵉ série, n° 9, p. 200. — DU MÊME. *Étude expérimentale sur la régénération du cristallin*. In *Sitzunbericht der ophth. Gesellschaf. Klin. Monatsblatt für Augen-Heilkunde*, p. 453-459. — Ch. ROUGET. *Note sur une organisation particulière du protoplasma qui s'observe dans certaines cellules* (*cellules à vacuoles*). In *Archives de physiologie*, p. 636-637. — ROBINSKY. *Recherches sur le cristallin*. In *Congrès d'opthalmologie de Londres*. p. 241 (Recommandation spéciale de sa méthode de recherche au moyen d'une faible solution de nitrate d'argent). Même publication pour 1870, p. 54, et 1871, p. 58. — VON LANG. *Zur Dioptrik*, etc. (*Sur la réfraction dans un système de surfaces sphériques concentriques*). In *Annales des sciences physiques de Poggendorf*, 149, p. 353-359. — TUBINI. *Contributio allo studio della lense cristallina*. In *Riv. clin. di Bologna*, vol. VIII, 2. *Febbrajo*, et *Atti della Reale Accademia delle scienze di Torino*, vol. VIII, 1874. — ZEHENDER. *Zur Ernährung der Linse nach Versuchen von Bence Jones*. In *Klin. Monatsbl. f. Augenheilk.*, XII, Jahrg. 1874, p. 152-153. — ARNOLD. *Microscopische Anatomie der Linse und des Strahlenplätchens*. In *Graefe und Sæmisch's Handbuch der ges. Augenh.*, I, p. 288-320. — DU MÊME. *Beiträge zur Entwickelungsgeschichte des Auges*, p. 79, 4, lith. tab. Heidelberg, 1874. — HOSCH. *Das Epithel der vorderen Linsenkapsel*. In *Arch. f. Ophth.*, Band XX, 1, p. 83-88, mit 1 Tafel. — MERKEL. *Macroscopische Anatomie des Auges*. In *Gräfe und Sämisch's Handb. der ges. Augenh.*, I. — WOINOW. *Ueber die Brechungscoefficienten der verschiedenen Linsenschichten*. In *Ophth. klin. Monatsbl. f. Augenh.*, p. 407-408. — HERMANN. *Ueber schiefen Durchgang von Strahlenbündeln durch Linsen und über eine darauf bezügliche Eigenschaft der Kristallinse*. In *Gratulation's Schrift der med. Facultät zu Zürich an Ludwig*. Zurich, p. 24, 1 Tafel. — HIRSCHBERG. *Ueber Prof. Laqueur's Ophthalmomicrometer und über eine objective Methode zur Messung des totalen Brechungsvermögens der Cristallinsen und der Axenlänge des lebenden Auges*. In *Centralbl. f. med. Wissensch.*, p. 769. — ABBE. *Neue Apparate zu Bestimmung des Brechungs- und Zerstreuungsvermögen fester und flüssiger Körper*. Iena. — HIRSCHBERG. *Ueber eine objective Method zur Messung der Hauptbrennweite der Cristallinse und der Axenlänge des lebenden Auges*. In *Tagbl. der Naturforscherversammlung in Breslau*, p. 105. *Wiener med. Presse*. — CYON. *Ueber den Brechungsindex der flüssien Augenmedien*. In *Centralbl. f. med. Wissensch.*, p. 785. — ARNOLD. *Die Linse und das Strahlenplättchen*. In *Græf. und Sæmisch's Handb. der ges. Augenh.*, Band I, 3ᵉ Kap., II. — TWEEDY. *On a Visible Stellation of the Normal and of the Cataractous Cristalline Lens of the Human Eye*. In *Opht. Hosp. Rep.*, VIII, p. 24-38. — WENGLER. *Ueber die Heilungsvorgänge nach Verletzung der vordere Linsenkapsel*. Göttingen, 1874, S. 36. — HENLE. *Ueber die Linsenfasern*. In *Nachrichten d. königl. Gesellsch. der Wissensch. zu Göttingen*, n° 21, 1ᵉʳ septembre. — GAYAT. *De la non régénération du cristallin chez l'homme et les lapins*. In *Comptes rendus*, t. LXXXI, p. 481-484. — GREEN. *Notes on the Examination of the Eyes of a Criminal Executed by Hanging*. In *Transact. Americ. Ophth. Soc.*, p. 354. — MIHALKOVICS. *Ein Beitrag zu ersten Anlage der Augenlinse*. In *Arch. f. microscop. Anat.*, XI, p. 377-387. — CADIAT. *Du cristallin. Anatomie et développement*; *Usages et Régénération*. Thèses d'agrégation de Paris, 1876. — *Congrès ophthalmologique de Heidelberg*. 1877. — O. BECKER. *De l'ouverture de la capsule*. — *Du bourrelet cristallinien*. — L. MATTHIESEN. *Détermination par le calcul de l'indice de réfraction absolu du noyau du cristallin*. In *Arch. für Ophthalm.*, 1878. — K. RITTER. *De l'histologie du cristallin*. In *Arch. für Ophth.*, 1878.

Pathologie, celle de la cataracte exceptée. — HŒRING (G.). *Recherche sur le siége et la nature de la cataracte*. In *Annales d'oculistique*, t. VIII, p. 13, 69, 109, 187, 2571 ; 837. — CUVIER. *Du déplacement spontané du cristallin*. In *Ann. d'oculist.*, t. I, p. 73 et 141, 1838. — MALGAIGNE. *Opinion sur le siége et la nature de la cataracte*. In *Gaz. méd. de Paris*. 1841, p. 142 ; 1842. — SICHEL. *De la dislocation et de l'abaissement spontané du cristallin*. In *Oppenheim's Zeitschrift für die gesammte Medecin*, nov. et déc. 1846. — RIVAUD-LANDRAU. *De la luxation et du déplacement du cristallin par une cause traumatique*. In *Gaz. méd. de Lyon*, t. II, p. 95 et 111, 1850. — BARRIER. *De la luxation sous-conjonctivale du cristallin*. In *Gaz. méd. de Lyon*, t. II, p. 117, 1850. — BRODHURST. *On the Cristallins Lens, and the Cataract*. London, 1850. — LEBERT (H.). *Anat. path. et curabilité de la cataracte*. In *Annal. d'oculist.*, t. XVI, p. 192, 1851. — FOLLIN. *Luxation conjonctivale du cristallin*. In *Archives générales de médecine*, 5ᵉ série, t. I, p. 210, 1853. — WHITE COOPER. *De la rupture de la sclérotique et de la perte du cristallin*. In *Ann. d'oculistique*, t. XXXII, p. 167, 1854. — DE GRÆFE. *Drei Fälle von Linsendislokationen*. In *Arch. für Ophth.*, t. I, p. 336, 1854. — DU MÊME. *Fälle von spontaner Linsenluxation*. Ibid., t. II, 1ʳᵉ partie, p. 250, 1855.

ROBIN (Ch.). *De l'anatomie pathologique des cataractes en général*. In *Traité des maladies des yeux*, par Desmarres, t. III, p. 38, 1854-1858, et *Archives d'ophthalm.*, t. V, p. 177, 1855. — TAYLOR (R.). *Corps amylacé dans le cristallin*. In *The Lancet*, 1855. — AERSTER. *Zur Pathologie, Anatomie der Cataracte*. In *Archiv für Ophthalm.*, t. III, 2ᵉ partie, p. 187, 1857. — BREWSTER (D.). *On certain Abnormale Structures in the Crystalline Linse of Animals and in the Human Cristalline*. In *Repert. of British Assoc.*, t. II, p. 7, 1858. — DIXON. *Anormal position of the Cryst. Lense accuring in pour Meinke of the some Family*. In *Ophthalmic Hosp. Reports*, t. I, p. 54, 1858. — ZUPPEL. *Die spontane Luxation der Linse und deren angeborene Ectopie*. Diss. inaug. Marbourg, 1859. — QUAGLINO. *Intorno alla caducta della Lente cristallina*. In *Giornale d'oftalmologia*, t. III, p. 26, 1860. — FISCHER. *De la luxation spontanée du cristallin*. In *Archives générales de médecine*, 5ᵉ série, t. XVII, p. 40, 1861. — VIOL. *Zuckergehalt des grauen Staaren bei Diabetes*. In *Med. Central-Zeitung*, nᵒ 51, 1860. — STŒBER. *Cataracte diabétique, présence du glycose dans le cristallin*. In *Gaz. médicale de Strasbourg*, p. 109, 1862. — MŒRS. *Beiträge zur pathologischen Anatomie der Linse*, etc. In *Virchow's Archiv für pathologische Anatomie u. Physiolog.*, p. 45, 1866. — RITTER (Ch.). *Anat. normale et pathologique du cristallin*. In *Traité des maladies des yeux*, par Wickers, 2ᵉ édit. Paris, 1868, t. II, p. 1. — VON BECKER. *Congenital Luxation of huar-dera Linsen*. In *Notizblad för läkare og farmæ*, p. 76, 1860. — TAYLOR (James). *Remarks on Dislocation of the Lens, with Notes of a Case*. In *Transact. Med. and Phys. Soc. Bombay*, 1870. — HIRSCHBERG. *Erst. Bericht ueber seine Augen-Klinik*, p. 551-552, 1870. — KOLLER. *Bericht der Krankenanstalt Rudolph's Stiftung im Wien von Jahre* 1870. Wien, 1871, p. 180. — SCHIESS. *Angeborene Linsendefect*. In *Klin. Monatsbl. f. Augenh.*, p. 99-100. — KELLER. *Fall von Dislocation der Linse am rechten Auge*. In *Wiener med. Presse*, 46. — NAQUARD. *Étude sur les luxations du cristallin*. Thèse de Paris, 37 pp. — JEAFFERSON. *Case of Congenital Malposition of the Lens in each Eye*. In *Ophth. Hosp. Rep.*, vol. VII, p. 186. — DU MÊME. *Detachment and entrusion of the Lens*. In *Ophth. Hosp. Reports*, VII, p. 190-192. — WATSON. *A Case of Traumatic Dislocation of the Cristalline Lens into the anterior Chamber*. In *The Practitioner, Novbr.*, p. 271-274. — MANFREDI. *Due casi di lussazione del cristalino e contribuzione della teoria sul mecanismo dell'accomodazione*. In *Annali di oftalm.*, p. 189. — KRAJEWSKI. *Verlust der Linse und Iris*. In *Klinik.*, VII, p. 97-99. Polnisch. — FORLARINI. *Studio sperimentale sulla inflammatione del cristallino*, p. 145-189. — BERTHOLD. *Ueber Verknöcherung der Kristallinse des menschlichen Auges*. In *Arch. f. Ophth.*, XVIII, 1, p. 104-112. — SAMELSON. *Retroflexion of the Iris*. In *Brit. Med. Journal*, Sept. 28, p. 351. — FORLARINI. *Un caso del rimarchevole di corpo straniero infitto nel cristallino*. In *Annali di oftalm.*, II, p. 523-529. — ANDRÉ. *Deux blessures rares de l'œil*. In *Annales d'ocul.*, 68, p. 184. — LAWSON. *A Chip of Iron Logded in the Eye Recovery*. In *Med. Times and Gaz.*, vol. XLV, p. 569. — WILSON. *Verknöcherung der Linse* (*Ossification du cristallin*). — DELACROIX. *Obser. de luxation congénitale des deux cristallins*. In *Soc. méd. de Reims*, bulletin nᵒ 8, p. 63. — TWEEDY. *Cholestérine dans le cristallin*. In *Lancet*, II, p. 519. — WILSON. *Ossification de la lentille cristallinienne*. In *Dublin Quart. Journ. of Med. Sc.*, V, 56, p. 424. — FUMAGALLI. *Un caso*, etc. (*Un cas de rupture de la capsule du cristallin pour servir à la théorie de l'accommodation*). In *Annali univers.*, novembre, p. 355. SECONDI. *Sulla*, etc. (*Sur la luxation spontanée du cristallin*). In *La Nuova Liguria med.*, nᵒ 5, et *Annali di oftalmol.*, III, p. 94-97. — DUFOUR. *Myopie par luxation du cristallin*. In *Bull. de Soc. méd. de Suisse Rom.*, nᵒ 10. — POLAILLON. *Vice de conformation des yeux*. In *Gaz. des hôpitaux*, nᵒ 31, p. 245. — BRESGEN. *Ein fall von angeborenem Defekt der Linse symetrisch in beiden Augen*. In *Arch. f. Aug. und Ohrenh.*, IV, 1, p. 119. — KEYSER. *Congenital Hereditary Dislocation of both Lenses*. In *Med. and Surg. Reporter*, Jan. — HIPPEL. *Fall von doppelseitiger spontaner Luxation der ungetrübten Linsen*. In *Arch. f. Ophth.*, XX, 1, p. 195-203. — ANDRÉ. *Luxation sous-conjonctivale du cristallin sans traumatisme*. In *Ann. d'ocul.*, 72, p. 111-115. — SANTISSON. *Corectopie mit Linsenverschiebung*. In *Petersbourg. med. Zeitsch.*, p. 262. — GORECKI. *Myopie progressive; guérison spontanée par absorption du cristallin*. In *Recueil d'ophthalm.*, p. 37-41. — BECKER. *Verkalkende Linse*. In *Ophth. ges. kl. Monatsbl. f. Augenh.*, p. 449-450. — Otto BECKER. *Atlas der pathol. Topographie des Auges*, IIᵗᵉ Liefarung. — WEBSTER. *Ein Fall von Lenticonus*. In *Arch. f. Aug. und Ohrenh.*, IV, 2, p. 262. — BRIÈRE. *Guérison spontanée et rapide d'une cataracte traumatique*. In *Gaz. des hôpitaux*, nᵒ 84, p. 668. — MASSELON. *Relevé statistique de la clinique ophthalm. de Wecker*, p. 7-14. — LEDERLE. *Luxatio lentis subconjunctivalis incompleta*. In *Klin. Monatsbl. f. Augenh.*, XIII, p. 30-35. — WILLIAMS. *Spontaneous Luxation of the Lens*. In *Transact. Amer. Ophth. Soc*, p. 291-293. — RAAB. *Doppelter Thränenpunkt*. In *Klin. Monatsbl f. Augenh.*, XIII, p. 331-333. — TALKO. *Luxatio Lentis*. In *Medycyna*, nᵒ 26. — ZEHENDER. *Spontane Luxation der Linsen unter die Conjonctiva*. In *Klin. Monatsbl. f. Augenh.*, XIII, p. 84-85. — MASSIL. *Des déplacements du cristallin sous la conjonctive*. — BROLÉ fils. *Luxation spontanée du cristallin dans la chambre antérieure. Extraction, irido-*

choroïdite purulente. In *Recueil d'ophth.*, p. 370-372. — BRUNHUBER. *Ein fall von traumatischer Luxation der Kristallinse im den Glaskörper.* In *Berliner Klin. Wochenschr.*, p. 569-585. — SCHŒLER. In *Klinischer Jahresbericht*, p. 22, 24, 27. — MASSELON. In *Clinique ophthalm. du Dr de Wecker*, p. 8.
GAYET.

CRISTALLINE. On désigne ainsi vulgairement les plaques de vésicules herpétiques qui se montrent souvent chez l'homme, au prépuce et au gland; chez la femme, sur les grandes et petites lèvres. D.

CRISTALLINE. Matière particulière du cristallin (*Voy.* CRYSTALLINE). D.

CRISTALLINÉINE. Le nom de cristallinéine est un de ceux qui ont été donnés au rouge d'aniline. D.

CRISTALLISATION. CRISTAUX. Les cristaux étant le produit de la *cristallisation*, il convient d'étudier les conditions dans lesquelles celle-ci s'opère.

On distingue trois manières de faire cristalliser les corps cristallisables : 1° par voie de fusion; 2° par voie de dissolution; 3° par voie de sublimation.

Cristallisation par fusion. Les cristaux obtenus par voie de fusion seront d'autant plus nets et plus volumineux que le refroidissement de la masse fondue sera plus lent. Il faut donc opérer sur une masse un peu considérable de substance pour que le refroidissement ne pénètre que lentement des parties extérieures vers le centre. Par le refroidissement très-lent de la substance fondue, il se forme sur toute sa surface extérieure une croûte solide, formée de cristaux, qui augmente de plus en plus. Lorsqu'on juge la cristallisation assez avancée, on perce la croûte supérieure, et on renverse le vase pour faire écouler les parties restées liquides, et mettre à nu les cristaux. C'est ainsi que l'on obtient la cristallisation du soufre, du bismuth, etc., etc.

Cristallisation par dissolution. Le but de cette opération est de séparer des corps solides, le plus souvent des sels, du véhicule qui les tenait en dissolution. Non-seulement on obtient ainsi les corps sous une forme régulière en cristaux, mais encore on les purifie des substances étrangères ; de plus on obtient une séparation complète des sels ou autres matières cristallisables qui ont pu se dissoudre avec eux ; soit que les corps étrangers présentent une solubilité moins grande que la substance à purifier, et alors ils cristallisent les premiers, laissant la seconde en dissolution ; soit qu'ils jouissent d'une solubilité plus grande, et, dans ce cas, la substance à purifier cristallise la première ; elle sera d'autant plus pure que les cristaux en seront plus nets, et mieux caractérisés.

La cristallisation par dissolution peut s'opérer de trois manières différentes.

L'expérience nous a démontré que, dans l'immense majorité des cas, la solubilité d'une substance dans un véhicule augmente avec sa température ; à chaque degré de température il existe un rapport entre le poids du dissolvant et le poids du corps qu'il peut dissoudre. Il en résulte que si un dissolvant saturé à une haute température d'une substance susceptible de cristalliser, vient à se refroidir lentement, une partie de cette substance sera mise en liberté, et alors, la force de cohésion intervenant, les molécules qui ne peuvent plus rester dissoutes se rapprocheront, et, en s'éliminant, affectent les formes géométriques que nous désignons sous le nom de *cristaux*.

Donc, 1° en opérant la solution à la température de l'ébullition du liquide et avec des proportions telles qu'il y ait un excès du corps à dissoudre, le liquide se chargera d'une plus grande quantité du corps solide qu'il n'en peut conserver à froid, et en abondonnera l'excédant pendant son refroidissement. La cristallisation sera d'autant plus belle qu'elle aura été plus lente.

2° On évapore, à l'aide de la chaleur, les liquides qui ne sont pas assez chargés de substance, pour fournir des cristaux par le refroidissement, ou bien qui se sont appauvris en fournissant une première cristallisation (eaux mères); lorsqu'ils ont acquis de nouveau le degré de concentration convenable, on les laisse refroidir. On reconnaît le point de cristallisation, ou le degré de concentration convenable soit par une pellicule composée de petits cristaux qui se forme à la surface du liquide chaud, ou bien si, déposant une goutte de la solution chaude sur la surface d'un métal froid, il se forme de petits cristaux.

3° Les plus belles cristallisations s'obtiennent en abandonnant la solution à l'évaporation spontanée, dans un courant d'air froid, ou dans l'étuve; par l'évaporation lente d'un véhicule, il arrive un moment où la substance en dissolution ne trouve plus assez de liquide pour la maintenir en dissolution, une partie s'en sépare en cristaux d'autant plus beaux que l'évaporation aura été plus lente.

Cristallisation par sublimation. Tout corps cristallisable, pouvant être réduit en vapeurs par la chaleur, reprendra la forme cristalline qui lui est propre, dès qu'il sera soustrait à l'action de cette chaleur. Dans la sublimation, quand l'opération a été bien conduite, on trouve le plus souvent la substance cristallisée à la partie supérieure du vase sublimatoire. C'est ainsi qu'en chauffant légèrement une cornue contenant quelques grammes d'iode, elle se remplira d'une vapeur violette, et en même temps on verra dans le col de la cornue, la partie la plus froide de l'appareil, des cristaux d'iode se déposer.

Cristaux. Dans tout cristal soit naturel, soit obtenu par cristallisation dans nos laboratoires, on distingue : les *faces*, les *arêtes* et les *angles solides*. Les faces des cristaux sont planes; à chaque face correspond, en général, une face qui lui est rigoureusement parallèle.

Les cristaux ont toujours des angles saillants, jamais rentrants, et si dans les cristallisations obtenues dans les laboratoires on observe des angles rentrants, ces angles sont produits par l'accolement de deux cristaux individuels, et jamais par un cristal isolé.

Les arêtes résultent de l'intersection de deux faces, et les angles solides sont formés par la réunion de trois ou d'un plus grand nombre de faces qui se réunissent en un seul point. On classe les angles solides d'après le nombre de leur faces : ainsi on dit : angles solides à 3, 4, 6 faces, etc., etc.

Dans un cristal, les faces sont de même espèce, quand elles sont égales entre elles et dans la même position. Elles sont au contraire d'espèces différentes quand elles ne sont pas égales ou qu'elles n'ont pas la même position.

Deux arêtes sont de même espèce, quand les deux faces dont l'intersection leur donne naissance, sont semblables et présentent la même inclinaison. Elles sont, au contraire différentes, quand elles résultent de plans différemment inclinés.

Deux angles solides sont de même espèce quand les angles plans, respectifs dont ils sont formés sont semblables entre eux. Exemple : dans un cube, toutes les faces, toutes les arêtes, et tous les angles solides sont de même nature. Dans le rhomboèdre, les faces opposées sont de même nature; et parmi les arêtes et les angles solides, il en est de même nature et de nature différente.

Règle générale. Dans tout cristal, quand une modification de sa forme a lieu, les parties de même espèce sont toutes modifiées à la fois et de la même manière.

Voyons maintenant comment un cristal peut éprouver des modifications dans sa forme. Tout cristal est composé de particules extrêmement petites, appelées *molécules*, dont la ténuité est telle qu'elles échappent à notre vue même armée du microscope; cependant leur existence ne saurait être mise en doute. Ces molécules ont nécessairement une forme quelconque. Les faits et le raisonnement nous démontrent que cette forme est régulière, et qu'elle se rapporte à l'un des polyèdres les plus simples de la géométrie, puisque tous les cristaux soit naturels soit artificiels sont des polyèdres réguliers. Ainsi donc les molécules des corps cristallisés sont, suivant les espèces, des cubes, des rhomboèdres, des prismes, etc.

Prenons la forme cubique comme exemple. Un cristal cubique sera formé d'une infinité de molécules cubiques disposées par couches ou lames, toutes formées d'un nombre égal de molécules. Que l'on introduise un petit cristal cubique, de sel marin par exemple, dans une solution concentrée de ce sel, on verra son volume s'accroître, parce que sur chacune de ses faces, s'ajouteront de nouvelles couches de molécules toutes égales, et qui recouvriront exactement les premières. La forme du cristal sera augmentée, mais nullement changée.

Mais supposons maintenant que ces nouvelles couches, qui viennent s'ajouter au noyau cubique, se composent chacune, successivement, d'une rangée de molécules de moins, sur chacune de leurs côtés, il en résultera nécessairement que les faces du cube se termineront chacune par une pyramide à quatre faces triangulaires; et comme ces décroissements se seront faits également sur chacune des six faces, il se sera formé un solide à douze faces rhombes ou dodécaèdre rhomboïdal. Le cube est la forme primitive et le dodécaèdre rhomboïdal est une de ses formes dérivées. Cet exemple suffit pour faire voir comment les cristaux peuvent être modifiés dans leurs formes, en se rappelant que le décroissement peut se produire non-seulement sur les faces du cristal, mais aussi sur ses arêtes et sur ses angles solides.

Du clivage. D'après ce qui précède on conçoit facilement la structure des cristaux, qui, ainsi que nous l'avons expliqué, sont composés de rangées de molécules, formant des lamelles superposées les unes aux autres. On conçoit dès lors que ces cristaux doivent, par l'action des agents mécaniques, se diviser plus facilement dans le sens de la superposition de leurs lamelles que dans tout autre. C'est ce qui a lieu en effet, et l'action par laquelle cette séparation a lieu porte le nom de clivage.

Systèmes cristallins. En examinant les diverses substances cristallisées, on est d'abord frappé du nombre prodigieux de formes variées qu'elles présentent. Ce nombre excède certainement plusieurs milliers. Cependant en examinant avec soin ces nombreux cristaux qui paraissent si différents, on ne tarde pas à s'apercevoir qu'il en est un grand nombre qui ne sont que des modifications les uns des autres, et qui, en dernière analyse, ont une forme commune pour point de départ.

Nous avons vu que le cube, par des modifications de décroissement sur ses faces, se transformait en dodécaèdre rhomboïdal ; mais, par des modifications analogues sur les arêtes et les angles solides, il produit un polyèdre à 14 faces, un octaèdre régulier, un dodécaèdre, un polyèdre à 24 faces, à 48 faces, etc. Il en est ainsi de toutes les formes primitives. En réduisant ainsi les cristaux à leur forme la plus simple, les cristallographes ont été amenés à rapporter tous les cristaux à six systèmes cristallins. On donne le nom de *système cristallin* à la réunion des différentes formes qui ont des systèmes d'axes semblables.

Centre du cristal. Dans tout cristal, il existe un point intérieur tel qu'une droite passant par ce point en joigne, soit les angles solides opposés, soit le centre des faces opposées, ou bien le milieu des arêtes opposées.

Axes du cristal. Les lignes qui passent par le centre du cristal et autour desquelles les faces sont disposées symétriquement sont appelées les axes du cristal. C'est d'après les rapports que ces axes affectent entre eux que les six systèmes cristallins ont été établis.

Premier système ou *système cristallin régulier.* Il est caractérisé par trois axes égaux, et perpendiculaires entre eux ; c'est le système cubique.

Deuxième système. *Système tétragonal* ou *du prisme à base carrée.* Encore trois axes perpendiculaires entre eux, mais deux seulement sont égaux, le troisième est inégal.

Troisième système. *Système hexagonal.* Caractérisé par quatre axes dont trois sont égaux, disposés dans le même plan se coupant sous des angles de 60° ; le quatrième est d'espèce différente, et se trouve perpendiculaire au plan des trois autres.

Quatrième système ou *système rhombique.* Les formes de ce système cristallin se distinguent par trois axes rectangulaires, tous les trois inégaux.

Cinquième système ou *système prismatique rectangulaire oblique.* Caractérisé par trois axes inégaux ; deux de ces axes sont obliques l'un sur l'autre, le troisième est perpendiculaire sur le plan des deux autres.

Sixième système ou *système du prisme oblique à base de parallélogramme obliquangle.* Ce système est caractérisé par 3 axes inégaux, obliques les uns sur les autres et ayant entre eux des rapports quelconques de grandeur.

Lutz.

CRISTALLOÏDE. On appelle ainsi, assez souvent, la capsule du cristallin (*voy.* Cristallin). D.

CRISTARIA. Genre de plantes Dicotylédones, appartenant à la famille des Malvacées et caractérisé par ses fleurs sans calicule, à calice quinquefide ; à corolle formée de cinq pétales réunis à la base par les filets des étamines, réunis en un faisceau surmonté de nombreuses anthères uniloculaires. Le fruit est formé de nombreux carpelles, réunis en étoile autour de l'axe commun et contenant chacun une seule graine ascendante, horizontale ou presque descendante.

Les *Cristaria* sont des herbes tomenteuses, appliquées contre terre, à feuilles le plus souvent anguleuses, lobées ou découpées, à fleurs solitaires à l'aiselle des feuilles ou disposées en grappes terminales.

Les *Cristaria* participent des propriétés adoucissantes des Malvacées : une espèce a été particulièrement citée comme pouvant être utile : c'est le *Cristaria betonicæfolia* Pers., ou *Cristaria à feuilles de Bétoine,* espèce employée au Chili comme fébrifuge et rafraîchissante.

BIBLIOGRAPHIE. — CAVANILLES. *Icones*, V, 10. — DE CANDOLLE. *Prodromus*, I, 458. — ENDLICHER. *Genera*, n° 5288. — BENTHAM et HOOKER. *Genera*, I, 202, n° 14. — BAILLON. *Histoire des plantes*, IV, 141. — FEUILLÉE. *Plant. médic.*, III, 40, t. 27.

PL.

CRISTATELLE (*Cristatella*). Ce nom a été donné par Cuvier à un genre très-curieux de bryozoaires vivant dans les eaux douces, et dont Roësel avait signalé et figuré l'espèce type appelée depuis lors *Cristatella mucedo.* Ce sont des sortes de panaches, groupés au nombre de trois ou quatre qui sortent d'une masse commune, transparente et charnue, qui constituent les premiers éléments coloniaux de ce genre de petits mollusques. Toutefois, de nouvelles recherches devaient montrer que les individus de ces associations naissantes deviennent bientôt plus nombreux, pour chaque groupe, et qu'ils forment par leur association des sortes de cordons rappelant ces passementeries auxquelles on donne le nom de chenilles.

La cristatelle vit principalement dans les étangs ; elle a été trouvée dans plusieurs parties de l'Europe et j'ai particulièrement eu l'occasion de l'observer aux environs de Paris, soit à Plessis-Picquet, soit au canal de l'Ourcq, ce qui m'a permis d'en indiquer les caractères plus exactement qu'on ne l'avait fait antérieurement.

Dalyell l'a aussi étudiée avec soin, d'après des exemplaires recueillis en Écosse.

Les œufs de la cristatelle sont discoïdes et pourvus sur un de leurs côtés de prolongements en forme d'ancres, insérés entre le bourrelet et la partie centrale, ce qui leur donne une physionomie tout à fait exceptionnelle.

P. GERV.

CRISTAUX DE VÉNUS. C'est l'acétate neutre de cuivre. D.

CRISTE MARINE. *Crithmum maritimum* L. Plante Dicotylédone de la famille des Ombellifères, qui habite les rochers des bords de la mer, tant dans la Méditerranée que dans l'Océan. Elle est remarquable par ses tiges herbacées, rameuses, striées, d'une belle couleur verte ; ses feuilles épaisses, succulentes, amplexicaules, bi ou tripinnées, à folioles linéaires lancéolées. Les fleurs jaunâtres, disposées en une ombelle involucrée, ont un calice à divisions à peine marquées ; une corolle à cinq pétales ; cinq étamines, un ovaire infère qui devient, à maturité, un fruit oblong, marqué sur chaque méricarpe de cinq côtes anguleuses, et portant un grand nombre de bandelettes qui recouvrent toute la surface de la graine.

La Criste marine porte encore le nom de *Fenouil de mer*, *Perce-pierre*, *Bacille* ; on la trouve désignée au seizième siècle sous le nom de *D. Petri herba*. C'est très-probablement le χρῆθμον d'Hippocrate, et le χρίθμον de Dioscoride. Elle est aromatique et a une saveur piquante, un peu salée, qui fait qu'on l'emploie comme condiment et qu'on la confit souvent dans le vinaigre. On la cultive quelquefois dans les jardins pour cet usage. Elle passe pour diurétique et, d'après Lavini, cité par Mérat et de Lens, ce serait un bon anthelmintique.

Enfin, Hippocrate conseillait les fruits de cette espèce dans les douleurs de matrice, ainsi que l'infusion de la plante dans du vin. PL.

BIBLIOGRAPHIE. — HIPPOCRATE. *Morb. mul.*, I, 591. — DIOSCORIDE. *Materia medica*, II, 157. — J. BAUHIN. *Historia plantarum*. — LINNÉ. *Species*, 247. — LAVINI. *Mémoires de l'Académie de Turin*, XXV, 13, 1822. — MÉRAT et DE LENS. *Dictionnaire de matière médicale*, II, 466. — GRENIER et GODRON. *Flore de France*, I. — SPRENGEL. *Historia rei herboriae*, I, 39 et 65. PL.

CRITHOMANCIE ou **ALEUROMANCIE** (de κριθή, orge, ou ἄλευρον, froment, et μαντεία, divination), divination au moyen des figures que produisait la farine d'orge ou celle de froment sur la tête des victimes (*voy.* DIVINATION). D.

CRITON vivait sous Trajan, dont il fut le médecin. Il est fréquemment cité et avec quelques détails par Galien, comme ayant écrit un bon traité sur la composition des médicaments. Il avait aussi donné un ouvrage très-complet sur la cosmétique, tiré en partie d'Héraclide de Tarente et de Cléopâtre, mais avec beaucoup de choses nouvelles. Fabricius a inséré dans sa Bibliothèque grecque quelques fragments conservés par Galien. On a quelquefois confondu ce Criton avec un homonyme qui est compté parmi les plus anciens médecins de la secte empirique, mais sur le compte duquel on ne sait absolument rien. E. BGD.

CROATIE. *Voy.* HONGRIE.

CROC-DE-CHIEN. Nom donné à quelques plantes épineuses de familles diverses, et entre autres au *Jujubier*, et au *Solanum paniculatum*, Solanée à gros aiguillons des Antilles. PL.

CROCE (VINCENT ALSARIO DELLA). Né vers 1570, dans le pays de Gênes, ce médecin pratiqua d'abord l'art de guérir à Bologne et à Ravenne ; ensuite il se rendit à Rome, où il fut nommé, en 1612, professeur de médecine, et quelque temps après médecin du pape Grégoire XV. Ses principaux ouvrages, relevés par Van der Linden, sont :

I. *De morbis capitis frequentioribus*. Romæ, 1617, in-4°; Venetiis, 1619, in-4°. — II. *Ephemeridum, idest diuturnarum observationum libri duo*. Bononiæ, 1641, in-4°. — III. *De verme admirando per nares egresso*. Ravennæ, 1610, in-4°. — IV. *De epilepsia...*. Venetiis, 1603, in-4°. — V. *De quæsitis per epistolam in arte medica, centuriæ quatuor*. Venetiis, 1622, in-fol. — VI. *Vesuvius ardens, id est motus et incendium Vesuvii montis in Campania XVI mensis decembris, anno M. DC. XXXI*. Romæ, 1632, in-4°. — VII. *Disquisitio generalis de fœtu nonimestri, parvæ adeo molis, ut vix quadrimestris appareret, in adolescentula primipara*. Romæ, 1627, in-4°. — VIII. *Consultatio medica pro adolescente oblivione et surditate laborante*. Romæ, 1629, in-4°. — IX. *Consilium prophylacticum a lue pestifera*. Romæ, 1631. — X. *De hæmoptysi, seu sanguinis sputo*. Romæ, 1633, in-4°. A. C.

CROCHET. Tige métallique recourbée, soit aux deux extrémités soit à une seule; les extrémités sont tantôt mousses, tantôt pointues. Dans ce dernier cas, surtout si la tige se termine par plusieurs crochets disposés en forme de râteau, l'instrument rentre dans la classe des érigues (*voy.* ÉRIGUES) et des Tenacula (*voy.* TENACULUM).

Le crochet mousse s'emploie principalement pour écarter les bords d'une plaie; pour isoler, dans une opération, une partie délicate; pour soulever un vaisseau, etc. Le crochet aigu de forte dimension sert à saisir et à attirer au dehors des parties plus ou moins profondes, plus ou moins adhérentes, sur lesquelles on veut agir ou qu'on se propose d'extirper. L'un et l'autre sont d'un usage journalier dans les dissections, où le crochet aigu aux deux extrémités a cet avantage de permettre de maintenir écartés les bords d'une incision sans l'intervention de la main, une des extrémités étant passée dans la lèvre de la plaie, tandis que l'autre est enfoncée dans une partie molle voisine ou accrochée à une partie osseuse.

Il existe aussi des instruments à crochets plats, destinés à écarter les parties sur une large surface ; on les appelle *écarteurs*, ou bien encore *abaisseurs* ou *releveurs*, suivant l'usage qu'on en fait. Tels sont ceux qu'on emploie pour abaisser ou relever les paupières ; ils sont connus sous le nom de Blepharistats : ils seront décrits au mot *Ophthalmostat* (*voy.* Ophthalmostat).

Quant aux crochets mousses ou aigus destinés à l'extraction du fœtus, il en sera parlé aux articles Dystocie et Embryotomie. Rappelons seulement que les crochets aigus, applicables seulement sur le fœtus mort pour l'attirer au dehors ou en sectionner une certaine partie (le crochet à tige droite, le crochet de Mesnard, dont la tige décrit une courbe en rapport avec celle du crâne, et un grand nombre d'autres plus anciens imaginés par Saxtorf, Aitken, Fabrice de Hilden, Levret, etc.) sont rarement employés aujourd'hui. Dans les crochets obstétricaux mousses, nous signalerons : 1° le crochet mousse *demi-circulaire*, c'est-à-dire décrivant une courbe régulière ; 2° le crochet *angulaire* imaginé par Burton, afin d'éviter l'inconvénient attribué au premier d'accrocher quelquefois par son extrémité les parties du fœtus; 3° le *crochet à décollation* de Braun (de Vienne), avec lequel on saisit le cou du fœtus et on le détache par de fortes tractions en rompant la colonne vertébrale ; 4° le *crochet articulé* de Wasseige (de Liége), consistant en un doigt artificiel métallique, formé de trois phalanges munies de peau, qui, unies par des articulations, peuvent se fermer comme les doigts de la main et appréhender les parties de l'enfant ; 5° le crochet mousse à rainure qui fait partie de l'*embryotome* de Jacquemier et sur lequel glisse la tige à lames articulées destinée à la section des tissus. D.

CROCIDISME (de κροκίς, flocon). Mouvement automatique qui accompagne quelquefois le délire et par lequel les malades semblent ramasser sur leur couverture des flocons ou des brins de fils. Le crocidisme a la même signification pronostique que la carphologie (*Voy.* ce mot). D.

CROCINE. *Acide crocique* ($C^{8}H^{12}O^{30}$). La crocine est une matière colorante jaune retirée d'abord, à l'état impur, du safran par *Quadrat*, et ensuite, à l'état de pureté, des baies jaunes du *Gardenia grandiflora* par *Mayer*, et étudiée par *Hochleder*.

Préparation. On traite les baies écrasées par de l'alcool bouillant, on exprime et l'on distille le liquide filtré. Le résidu aqueux, duquel s'est séparé un acide gras liquide, est filtré, additionné d'un excès d'alumine hydraté et abandonné pendant plusieurs jours. On filtre et on précipite par du sous-acétate de plomb. Le précipité, d'un jaune rougeâtre, est mis en suspension dans l'eau et décomposé par un courant d'acide sulfhydrique. La liqueur, séparée du sulfure de plomb par filtration, est bouillie avec de l'alcool, et la solution filtrée est évaporée dans le vide. Le résidu sec, réduit en poudre, présente une couleur d'un beau rouge ; il est soluble dans l'eau et dans l'alcool avec une riche coloration, analogue à celle de l'acide chromique. La solution aqueuse de *crocine*, évaporée, devient bleue, puis violette au contact de l'acide sulfurique.

La crocine est un glycoside : bouillie, en solution faible, avec de l'acide sulfurique ou chlorhydrique, elle se transforme, avec absorption de dix équivalents d'eau, en sucre incristallisable et en crocétine. Ce dédoublement ne peut avoir lieu que dans une atmosphère d'hydrogène ou d'acide carbonique, car la crocétine s'oxyde très-facilement. La crocétine est une poudre amorphe, d'un rouge foncé, soluble dans l'alcool, moins soluble dans l'eau. Les étoffes mordancées au sel d'étain prennent, par l'ébullition avec la crocétine, une couleur jaune-verdâtre, foncée, qu'un traitement à l'ammoniaque transforme en un jaune brillant, inaltérable à l'air et à la lumière. LUTZ.

CROCIQUE (ACIDE). *Voy.* CROCINE.

CROCIUS (CHRÉTIEN-FRÉDÉRIC). Médecin allemand, naquit à Brême le 26 septembre 1623. Il fit ses études médicales à Leyde, à Helmstaedt et à Bâle, et prit le bonnet de docteur à l'Université de cette dernière ville en 1650. Il revint à Brême où il enseigna les langues orientales, dont il avait fait une étude approfondie, puis obtint une chaire médicale à Marbourg en 1653. Il est mort dans cette dernière ville le 13 août 1673, laissant :

I. *Diss. utrum homo spontaneo ortu provenire possit.* Lugd. Batav., 1645, in-4°. — II. *Diss. de hæmorrhoïdum natura et curatione.* Marburgi, 1658, in-4°. — III. *Diss. de morbo, causis morbi et symptomatibus.* Marburgi, 1669, in-4°. L. HN.

CROCODILIENS. Des quatre ordres : *Chéloniens*, *Crocodiliens*, *Sauriens* et *Ophidiens*, qui constituent la classe des Reptiles, celui des *Crocodiliens* est évidemment l'un des plus remarquables, non-seulement par les dimensions considérables qu'atteignent plusieurs de ses représentants dans la nature actuelle, mais encore par le rôle important que certaines espèces ont joué dans les âges tertiaire et secondaire. A une date fort reculée, pendant la période jurassique, les Crocodiliens furent sans doute associés aux Ichthyosaures, aux Plésiosaures, aux Pliosaures, en un mot, à des reptiles gigantesques qui étaient conformés essentiellement pour vivre dans la mer et que, pour ce motif, M. Owen a proposé d'appeler *Enaliosauriens* (de ἐνάλιος, *marin*, σαῦρος, *lézard*) ; mais, peu à peu, à mesure que les conditions extérieures se modifiaient, les Crocodiliens se substituèrent à ces formes monstrueuses, et, dès le commencement de la période tertiaire, les remplacèrent complètement. Le changement n'ayant pas été brusque, il subsista néanmoins entre les Crocodiliens proprement dits et les Enaliosauriens, sinon, comme on l'a prétendu, des preuves de filiation, au moins des liens de parenté assez étroits, grâce aux Téléosaures, dont les vertèbres sont biplanes ou légèrement biconcaves. Ce sont ces affinités que le professeur Claus, de Vienne, a essayé d'indiquer en créant, sous le nom d'*Hydrosauriens*, pour les Crocodiliens et les Enaliosauriens, une sous-classe équivalente à celle des *Chéloniens* et à celle des *Plagiotrèmes*, qui comprend les Ophidiens et les Sauriens. D'un autre côté, par certaines particularités de structure, les Crocodiliens se rattachent aux Chéloniens ; aussi de Blainville avait-il proposé de réunir ces deux groupes sous le nom de *Emydosauriens* (*Chélonosauriens*, P. Gervais). Mais, en tous cas, dans l'état actuel de la science, il est impossible de laisser les Crocodiliens confondus avec les Sauriens, comme le faisait G. Cuvier, pour qui les Crocodiliens n'étaient que des *Sauriens cuirassés*.

Par l'ensemble de leur organisation, les Crocodiliens méritent d'occuper une place élevée dans la série herpétologique. Leurs téguments sont très-résistants, et se transforment, sur certains points du corps, en des plaques osseuses qui, sur le dos, sont seulement carénées, mais qui, sur la queue, sont surmontées d'une crête, double dans la portion basilaire, simple dans la portion terminale.

Comme chez tous les Reptiles, le crâne, chez les Crocodiliens, est articulé à la première vertèbre cervicale par un seul condyle ; il est large, aplati, formé d'os extrêmement rugueux, les alisphénoïdes sont distincts, une arcade temporale se dessine au-dessus de l'arcade maxillo-jugale, qui est séparée de l'orbite par un prolongement du jugal et du frontal postérieur ; l'os lacrymal est très-développé, et les os tympaniques, auxquels s'articule la mâchoire inférieure, sont fixés au crâne, mais reportés fort loin en arrière. Par suite de cette disposition, la gueule pouvant s'ouvrir largement jusqu'aux oreilles, pour engloutir des proies volumineuses, la mâchoire supérieure semble mobile, ce qui n'est pas en réalité. L'ostéologie de la tête des Crocodiliens est du reste extrêmement compliquée, par suite de l'adjonction de pièces nouvelles, ou plutôt, comme l'a dit Geoffroy Saint-Hilaire, de la séparation persistante, chez l'animal adulte, des pièces développées autour des divers points d'ossification. Ainsi, l'occipital unique de l'homme a pour représentants, chez les Crocodiliens, plusieurs os répondant : l'un, à la portion supérieure ; un autre, à la portion basilaire ; quatre autres, aux portions latérales. Mais, tandis que, chez les vertébrés supérieurs, le maxillaire inférieur est constitué seulement par deux pièces élémentaires intimement soudées, chez les Crocodiliens, cette même partie du squelette se compose de six os de chaque côté, savoir : un os dentaire, occupant le devant de la bouche et portant les dents ; un os operculaire, uni à la face interne du précédent ; un os angulaire, prolongé jusqu'à l'extrémité postérieure de la branche de la mâchoire, un os surangulaire ; un os articulaire, formant en grande partie la cavité destinée à recevoir l'extrémité inférieure de l'os tympanique, et un os complémentaire bordant en dehors et en avant l'orifice du canal dentaire. La mâchoire supérieure, solidement fixée au crâne et généralement allongée, de même que la mâchoire inférieure, présente en avant deux intermaxillaires et, sur les côtés, deux os maxillaires. Ces quatre os, ainsi que les palatins, sont confluents sur la ligne médiane ; les ptérygoïdiens se soudent également dans la plus grande partie de leur longueur, de sorte que la cavité buccale est parfaitement cloisonnée en dessus, sauf dans la région postérieure où s'ouvrent les arrière-narines. Les dents sont toutes implantées sur les mâchoires, dans des alvéoles profondes, et ont leur couronne légèrement striée et comprimée ; deux d'entre elles, occupant le quatrième rang à la mâchoire inférieure, sont toujours plus développées que les autres, affectent la forme de canines et viennent se loger, quand la gueule est fermée, dans des fossettes ou dans des échancrures *ad hoc* pratiquées dans la mâchoire supérieure.

La colonne vertébrale peut être nettement subdivisée en régions cervicale, dorsale, lombaire, sacrée et caudale, et les pièces qui la composent sont diversement conformées suivant les groupes. Chez les Crocodiliens de la période actuelle et chez ceux de la période tertiaire, les vertèbres sont concaves sur la face antérieure et convexes sur la face postérieure, comme chez tous les Sauriens (à l'exception des Geckos) ; chez les Téléosauriens de la période jurassique, elles sont biplanes ou légèrement biconcaves; enfin, chez les Sténéosauriens, qui ont également disparu de la surface du globe, elles sont arrondies en avant et creusées en arrière. C'est d'après ces caractères qu'on a pu diviser les Crocodiliens vivants et fossiles en trois sous-ordres : les *Procœliens* (ou mieux : *Prosthocœliens*, de πρόσθεν, *en avant* et κοῖλος, *creux*), les *Amphicœliens* (de ἀμφί, *des deux côtés*, etc.) et les *Opisthocœliens* (de ὄπισθεν, *en arrière*, etc.). Des côtes vertébrales existent non-seulement dans la région thoracique, mais encore dans la région cervicale, où elles commencent déjà sur l'axis et sur l'atlas, tandis qu'elles n'apparaissent chez les Sauriens qu'au niveau de la troisième vertèbre, et chez les Serpents que sur un point encore plus reculé de la colonne vertébrale. Le développement de ces os, sans être considérable, est assez grand néanmoins pour empêcher les mouvements de flexion latérale. Le sternum thoracique est suivi d'un sternum abdominal partant aussi des côtes qui, toutefois, ne viennent point se rattacher aux vertèbres lombaires. A la ceinture scapulaire, les clavicules font défaut, et dans le bassin, les deux os pubiens ne se rejoignent point à l'extrémité; le sacrum ne se compose que de deux vertèbres; la région caudale, au contraire, présente un assez grand nombre de ces pièces osseuses, munies d'apophyses épineuses très-développées.

La cavité buccale est, comme nous l'avons dit, singulièrement allongée : elle paraît dépourvue entièrement de glandes salivaires et porte, fixée à son plancher, une langue si épaisse, si peu protractile, qu'elle se confond avec les parties avoisinantes; aussi les anciens étaient-ils persuadés que cet organe de dégustation faisait complétement défaut chez les Crocodiles. L'œsophage, fort vaste, donne accès dans un estomac qui ressemble au gésier des oiseaux par sa forme arrondie et par la présence de deux disques musculaires; le duodénum a des parois assez minces, mais est garni de villosités ; l'intestin grêle est replié sur lui-même, et le gros intestin, dépourvu de cœcum, débouche dans un cloaque à la partie antérieure duquel on remarque un organe érectile servant à l'accouplement.

Les narines sont toujours situées dans la partie antérieure du museau et peuvent au besoin être fermées par des espèces de soupapes charnues ; d'un autre côté, il existe dans l'arrière-bouche un repli, une sorte de voile du palais qui sépare complétement de la cavité buccale l'extrémité des canaux nasaux et l'orifice de la trachée. Grâce à cette double disposition, les Crocodiliens peuvent, sans inconvénient, ouvrir sous l'eau leur vaste gueule, pour engloutir leur proie. Les poumons ne s'enfoncent pas dans l'abdomen et sont séparés des intestins par un diaphragme incomplet.

Mais c'est dans le système circulatoire que résident quelques-unes des particularités les plus curieuses de l'organisation des Crocodiliens. Le cœur est presque aussi bien conformé que chez les Vertébrés à sang chaud, et pourvu de quatre cavités, deux oreillettes et deux ventricules. La cloison interventriculaire est complète, de sorte que, dans l'organe d'impulsion, il ne peut y avoir de mélange entre le sang veineux et le sang artériel ; mais ce mélange s'opère un peu plus loin, grâce à un vaisseau qui, partant du ventricule droit, va rejoindre l'aorte descendante. En d'autres termes, tout le sang expulsé du ventricule droit ne va pas aux poumons ; une partie, encore impure, de ce sang va se mêler au fluide qui vient d'être chassé du ventricule gauche et qui, lui, s'est révivifié au contact de l'air. Il importe de remarquer, toutefois, que cette infusion de sang noir dans le sang artériel ne s'opère que sur un point de l'aorte situé *au-dessous* de l'origine des vaisseaux qui vont à la tête et aux membres antérieurs, de sorte que le cerveau, les organes des sens, etc., reçoivent exclusivement du sang rouge.

L'intelligence des Crocodiliens paraît assez obtuse, aussi leur cerveau n'occupe-t-il qu'un espace assez restreint relativement au volume de la tête. Pendant de longues heures ces animaux peuvent rester immobiles sur le sable des rivages, et ils ne déploient quelque activité que lorsqu'il s'agit de satisfaire leurs appétits. Alors on les voit courir en ligne droite, avec une rapidité inattendue, ou fendre les eaux à la nage ; mais d'ordinaire ils ont sur le sol une démarche lente et embarrassée.

Nous avons vu, plus haut, que l'ordre des Crocodiliens pouvait être subdivisé en trois groupes : les *Prosthocœliens* ou *Crocodiliens proprement dits*, les *Amphicœliens* ou *Téléosauriens* et les *Opisthocœliens* ou *Sténéosauriens*. Les Crocodiliens ont pour caractères des vertèbres concavo-convexes, une queue longue comprimée latéralement et munie en dessus de deux séries de crêtes qui, vers l'extrémité, deviennent confluentes, des pattes antérieures pourvues de quatre doigts libres, des pattes postérieures à 4 orteils plus ou moins réunis par une membrane interdigitale. Ils vivent dans les langunes ou à l'embouchure des rivières, nagent et plongent avec une grande facilité et se livrent, surtout pendant la nuit, à la chasse des poissons et des oiseaux aquatiques, qui constituent leur principale nourriture. Quoi qu'on ait dit, ils ne s'attaquent que rarement à des mammifères de grande taille. Lorsque la proie qu'ils ont saisie est volumineuse, ils l'entraînent sous l'eau et la laissent macérer quelque temps. Ils déposent dans le sable, au bord des fleuves, des œufs qui sont blancs et qui ressemblent un peu à des œufs d'oie, tout en ayant la coquille plus dure et plus rugueuse. Les petits qui en sortent ont à peine 1 à 2 centimètres de long, mais ils sont déjà fort agiles. Par un accroissement, qui parfois est extrêmement lent, ils peuvent atteindre une taille de 9 à 10 mètres.

A son tour, le groupe des Crocodiliens se subdivise en trois familles qui ne comprennent, chacune qu'un ou deux genres, la famille des *Crocodilides*, la famille des *Gavialides* et la famille des *Alligatorides*.

Les *Crocodilides* ont pour type le genre *Crocodilus*, dont le nom, assez mal choisi, signifie *animal qui craint le rivage* (Κροκόδειλος, en grec) et a été changé par Merrem en celui de *Champsès*, tiré de l'égyptien. Ils ont, sur le devant de la mâchoire inférieure, des dents coniques dont les pointes sont reçues dans des fossettes correspondantes de l'os incisif, et, de chaque côté, une canine qui vient se loger, quand la gueule se ferme, dans une échancrure du bord de la mâchoire opposée. Les trous auditifs, recouverts par la peau, sont placés entre le frontal antérieur, le pariétal et le mastoïdien. Il n'existe de plaques cutanées que sur les parties supérieures du corps, et les pattes postérieures sont entièrement palmées.

Dans le genre *Crocodilus*, le museau forme avec la tête un triangle isocèle ; les paupières sont membraneuses et les plaques cervicales sont séparées des plaques dorsales. L'espèce la plus connue de ce groupe est le Crocodile du Nil (*Crocodilus vulgaris*, Cuv.) qui a pour caractères principaux un museau relativement assez large, des pattes de derrière largement palmées et bordées en arrière par une crête festonnée, 6 plaques dans la région cervicale, des écussons dorsaux quadrangulaires et surmontés de 6 séries de carènes longitudinales, de hauteur médiocre. Ce crocodile est ordinairement d'un vert bronzé, piqueté et marqueté de brun en dessus, et tournant au vert jaunâtre en dessous. Il paraît répandu sur une grande partie de l'Afrique tropicale, et était jadis fort commun dans le Delta du Nil. Son plus grand ennemi est la Mangouste ou Ichneumon, qui détruit un grand nombre d'œufs et dévore même les jeunes encore trop faibles pour se défendre. En outre, comme Hérodote l'avait déjà remarqué, la gueule de ce grand reptile est constammont infestée de parasites ; heureusement il trouve dans un petit oiseau du groupe des Pluviers un ami complaisant qui le délivre de ces hôtes incommodes.

Sur divers points de l'Égypte, et particulièrement à Arsinoé et sur les bords du lac Mœris, les Crocodiles étaient l'objet d'une grande vénération ; ils étaient entretenus dans les temples et nourris aux frais de l'Etat et, après leur mort, leurs corps embaumés prenaient place dans les nécropoles à côté de ceux des Chats, des Cynocéphales, etc. Plusieurs de ces momies figurent dans les galeries du Muséum d'histoire naturelle de Paris.

Dans les premiers temps de l'empire romain, des Crocodiles parurent à diverses reprises dans les jeux du cirque : Auguste, Antonin et Héliogabale montrèrent successivement au peuple, dans l'arène inondée, de ces animaux qui avaient été amenés d'Égypte à grands frais. Enfin plusieurs colonies, soit en Numidie, soit dans la Gaule méridionale, firent représenter le Crocodile sur leurs médailles, peut-être dans le but de rappeler leur origine égyptienne.

Une espèce voisine du Crocodile vulgaire, ou même une simple race, à museau étroit, a été appelée par E. Geoffroy Saint-Hilaire *Crocodilus suchus* (du mot égyptien *Souch* qui, d'après Champollion, servait à désigner le Crocodile à Arsinoé ou Crocodilopolis. Dans l'Afrique occidentale vivent le *Crocodilus frontatus* (Murray), qui a le museau plus court et plus large que le Crocodile vulgaire, et le *Crocodilus cataphractus* (Cuv.), qui est devenu pour Gray le type du genre *Mecistops ;* à Madagascar on trouve le *Crocodilus madagascariensis*, dont le museau est étroit et dont les os nasaux se prolongent entre les intermaxillaires ; dans l'Asie méridionale le *Crocodilus palustris* (Less.) ; à Ceylan le *Cr. biporcatus ;* à Cuba le *Cr. rhombifer*, etc., etc.

Dans un autre genre de Crocodiliens, celui des *Osteolœmus* dont le type est l'*Osteolœmus frontatus* (Merr.) des côtes de l'Afrique occidentale, le museau est élargi, et les paupières sont munies de deux plaques osseuses.

D'après ce qui précède, il est facile de voir que les vrais Crocodiles ne sont pas, comme on l'avait cru d'abord, exclusivement propres à l'ancien continent : quelques espèces habitent l'Amérique, mais on n'en connaît point en Australie. A l'époque actuelle, ces animaux font également défaut en Europe, mais ils y ont vécu aux époques antérieures, nous allons avoir l'occasion de le rappeler.

La deuxième famille des Crocodiliens est celle des *Gavialides* (ou *Longirostres* de Cuvier) ayant pour caractères, d'abord, un museau très-allongé et très-étroit, sauf à l'extrémité qui se dilate et qui porte souvent, chez les mâles, des protubérances singulières, puis des dents longues, également espacées, celles de la mâchoire inférieure ne pénétrant pas dans des cavités de la mâchoire supérieure, mais se logeant simplement dans des échancrures, enfin des pattes postérieures palmées et garnies d'une crête en arrière. Comme les Crocodilides, il n'y a point de plaques dans la région ventrale.

Les *Gavialides* habitent l'Inde et l'Australie. Ils ont pour type le genre *Gavialis* ou *Rhamphostoma* (Wagl.), dans lequel les intermaxillaires sont presque toujours larges, soudés jusqu'au niveau de la quatrième dent, et les dents au nombre de 26 à 28 de chaque côté. Le Gavial du Gange (*Gavialis gangeticus* ou *longirostris*), dont il est déjà fait mention dans Elien, atteint souvent 6 ou même 8 mètres de long. Il est essentiellement aquatique et se nourrit presque exclusivement de poissons. Par suite de l'étroitesse de son museau, il ne peut saisir de proies volumineuses, et est à peine dangereux pour l'homme. Une autre espèce, le Gavial de Schlegel (*G. Schlegelii*), qui vit en Australie, a les intermaxillaires moins larges que d'ordinaire et soudés seulement jusqu'au niveau de la troisième dent; il ne porte d'ailleurs que 20 dents de chaque côté; aussi feu M. Gray avait-il voulu en faire le type d'un genre particulier.

Enfin les *Alligatorides* ou *Caïmans* ont la tête raccourcie, avec les trous de la partie supérieure du crâne rudimentaires, la mâchoire supérieure pourvue de fossettes pour recevoir les dents inférieures de la quatrième paire, le ventre garni de plaques ordinairement séparées, les pattes postérieures un peu arrondies, sans crête en arrière, et n'offrent qu'une membrane natatoire rudimentaire. Ils habitent exclusivement l'Amérique.

Dans le genre *Alligator* (Cuv.), dont le nom est, dit-on, tiré du mot portugais *Logarto*, qui signifie *Lézard*, les plaques dorsales ne sont pas articulées entre elles et les dents sont au nombre de 20 de chaque côté et à chaque mâchoire. L'*Alligator lucius* (Cuv.) ou *Crocodilus mississipiensis* (Daud.) ou *Caïman à museau de brochet*, a, comme son nom vulgaire l'indique, la tête fortement déprimée, terminée en avant par un museau arrondi, épaté, et pourvue sur le front d'une arête longitudinale. Sur la nuque on remarque deux écussons. Il peut atteindre jusqu'à 7 mètres de long et peut être considéré comme un animal assez redoutable. On le trouve sur les bords du Mississipi et de ses affluents, et dans les marais de la Louisiane et de la Caroline. D'après des observations faites récemment dans la ménagerie des Reptiles, au Jardin des Plantes, il paraît que ce Caïman a la singulière faculté de pouvoir rester immergé toute une nuit, neuf ou dix heures, sans remonter à la surface. C'est là un fait bien difficile à expliquer, les Caïmans, comme tous les Crocodiliens, étant pourvus non de branchies, mais de poumons, et respirant nécessairement de l'air en nature.

Dans le genre *Jacare*, il y a en général 20 dents à la mâchoire supérieure, de chaque côté, et 22 à la mâchoire inférieure, et les plaques dorsales sont articulées. C'est dans ce groupe que l'on fait rentrer maintenant le Caïman à paupières osseuses (*Alligator palpebrosus* Cuv., ou *Crocodilus trigonatus* Schn.), qui habite l'Amérique méridionale et qui atteint 1 mètre à $1^{m},50$ de long. Il a la tête allongée, rétrécie en avant et terminée par un museau légèrement relevé et arrondi : ses paupières supérieures sont ossifiées. Dans le genre *Jacare* se placent encore le Caïman à lunettes (*Alligator sclerops* Dum. et Bibr., ou *Crocodilus sclerops* Schn.), qui habite la Guyane, le Brésil et le Paraguay, le Caïman à points noirs (*Jacare punctulatus* Spix ou *Alligator punctulatus* Dum. et Bibr.), qui vit en Colombie et au Brésil, etc., etc. La plupart des Caïmans pondent leurs œufs dans le sable et les recouvrent avec des feuilles ; au bout d'un mois les petits éclosent, et la mère, dit-on, vient gratter la terre pour les aider à sortir; à partir de ce moment elle veille sur eux, les nourrit et les défend avec un grand courage.

Nous avons dit, plus haut, que des Crocodiliens proprement dits avaient vécu en Europe aux époques antérieures à la nôtre. On a découvert, en effet, des preuves incontestables de leur existence dans les lignites, dans l'argile plastique et dans le gypse des environs de Paris, dans les dépôts éocènes du Hampshire en Angleterre, dans les terrains miocènes de l'Auvergne, dans les terrains pliocènes du midi de la France et dans les terrains quaternaires de l'Himalaya. L'espèce trouvée dans ces derniers dépôts se rapprochait beaucoup, paraît-il, du *Crocodilus biporcatus* du Gange.

Dans des terrains plus anciens, datant de la période secondaire, les restes de Crocodiliens sont à la fois plus nombreux et plus importants ; mais ils se rapportent à des espèces qui diffèrent essentiellement des Crocodiles actuels, des Gavials et des Alligators par la forme de leurs vertèbres, et qui paraissent avoir été conformés pour vivre au sein des eaux. Parmi ces Crocodiliens, nous citerons les *Mystriosaures* au museau très-allongé, au crâne aplati, aux yeux dirigés en avant (*Mystriosaurus Chapmanni* du lias de Whitby dans le Yorkshire et *M. Laurillardi* du lias d'Altdorf), les *Macrospondyles* qui diffèrent des Mystriosaures par leurs vertèbres plus allongées et leurs fémurs plus courts (*Macrospondylus bollensis*, ou *Gavial de Boll* de G. Cuvier, du lias supérieur de Boll), les *Pélagosaures*, aux yeux assez écartés, aux membres antérieurs n'atteignant que la moitié de la longueur des membres postérieurs (*Pelagosaurus typus* ou *Steneosaurus Bronnii*, Laurill., de l'oolithe), et enfin les *Téléosaures* proprement dits, aux orbites grandes et rapprochées, aux dents très-nombreuses (160 environ) et alternant de grandeur, au museau aplati, 5 à 6 fois plus long que large, aux vertèbres dorsales munies d'apophyses transverses très-longues, aux scutelles épaisses, quadrangulaires, disposées par 15 ou 16 en une dizaine de séries (*Teleosaurus cademensis* E. Geoff. ou *Grand Crocodile de Caen*, ainsi qu'une foule d'espèces de l'oolithe décrites par MM. E. Deslongchamps). Tous ces genres appartiennent au groupe des Téléosauriens, c'est-à-dire des Crocodiliens fossiles à vertèbres excavées sur les deux faces. Au contraire, d'autres Reptiles dont les débris sont épars dans les couches comprises entre le lias et le kimméridgien, ont leurs vertèbres bombées en avant et creusées en arrière, et offrent, par conséquent, une disposition inverse de celle qui existe chez nos Crocodiles. Ces animaux, parmi lesquels on remarque le *Gavial de Honfleur à museau court* ou *Steneosaurus rostro-minor* Geoff. et le *Steneosaurus major* Cuv. constituent la troisième grande division des Crocodiliens, celle des *Sténéosauriens* ou *Streptospondyliens* de Hermann de Meyer (de στρεπτός, *retourné*, et σπόνδυλος, *vertèbre*).

E. OUSTALET.

BIBLIOGRAPHIE. G. CUVIER. *Règne animal*, 2e édit., 1829, t. II. — DUMÉRIL et BIBRON. *Erpétologie*, 1836, t. III. — G. CUVIER. *Sur les différentes espèces de Crocodiles vivants et sur leurs caractères distinctifs*. In *Ann. du Mus. d'hist. nat.*, 1807, t. X. — A. STRAUCH. *Synopsis der gegenwärtig lebenden Crocodile*. In *Mém. Ac. St-Pétersb.*, 1860, t. X. — GRAY. *Synops. spec. recent. Crocod. or Emydosaur*. In *Trans Zool. Soc. Lond.*, 1869. — RATHKE. *Untersuchungen über die Entwickelung und Körperbau der Crocodile*, 1866. — HUXLEY. *On the Dermal Armour of Jacare and Caïman*. In *Journ. Proc. Linn. Soc.*, 1860, t. IV. — Voyez aussi les Mémoires de MM. Brown, Kaup, Hermann de Meyer, Deslongchamps, Sauvage et le *Traité de paléontologie* de Pictet.

E. O.

CROCODILION. Sous le nom de Κροκοδείλιον, Dioscoride indique une plante dont les fleurs sont disposées comme celles des Synanthérées, dont les graines, en forme de double écusson, sont diurétiques, qui a une odeur forte et dont la décoction provoque des saignements du nez. Quelle est cette plante que Dioscoride dit croître dans les forêts? Adanson a cru y reconnaître l'*Echinops Ritro*; Linné y a vu une *Centaurée*, qu'il a nommée *Centaurea Crocodilion.* PL.

BIBLIOGRAPHIE. — DIOSCORIDE. *Materia medica*, III, 12. — LINNÉ. *Species.* — MÉRAT et DE LENS. *Dictionnaire de matière médicale*, II, 466. — SPRENGEL. *Historia rei herbariae*, I, 189. PL.

CROCUS. *Voy.* SAFRAN.

CRŒSER (LES).

Crœser (GERMAIN DE), de son nom latinisé *Cruserius*. Naquit en 1510 à Kempen, dans l'Over-Yssel (Pays-Bas). Non-seulement il apprit les langues, la philosophie et la médecine, mais encore la jurisprudence, et se fit recevoir docteur en droit civil et canonique. La réputation de son savoir et de son éloquence se répandit bientôt et attira sur lui l'attention de Charles, duc de Gueldre, qui l'attacha à sa personne comme conseiller intime; à la mort de ce prince, en 1538, Crœser fut honoré de la même faveur par Guillaume, duc de Clèves, qui le chargea plusieurs fois de missions importantes en France. Il mourut en 1574 à Königsberg, où il était allé accompagner la princesse Marie-Éléonore, fille du prince Guillaume, récemment mariée au duc Albert-Frédéric de Brandebourg.

Crœser, malgré ses études juridiques, ne négligea pas la médecine et donna la mesure de sa valeur, en cette dernière science, par ses ouvrages et traductions. Nous citerons de lui:

I. *Commentarius in Hippocratis librum primum et tertium de morbis vulgaribus : item in librum de salubri diaeta.* Basileæ, 1570, in-12. — II. Une traduction : *Claudii Galeni de pulsibus libellus ad tyrones. De pulsuum differentiis libri IV. De dignoscendis pulsibus libri IV. De causis pulsuum libri IV. De præsagitione ex pulsibus libri IV.* Parisiis, 1532, in-folio, et autres éditions. — III. Crœser a encore traduit du grec en latin les ouvrages de Plutarque. L. HN.

Crœser (JACQUES-HENRI). Médecin flamand, naquit à Grave, en 1691, et fit ses études sous la direction d'un habile chirurgien d'Amsterdam. Il revint ensuite dans sa ville natale et fut placé chez un pharmacien; mais ce métier ne lui convenant pas, il alla, au bout de six mois, suivre les cours de l'Université de Leyde et se forma aux leçons d'Albinus et de Boerhaave. Reçu docteur en médecine, il pratiqua d'abord son art à Grave, puis à Amsterdam, où il fut nommé médecin pensionné. Enfin, en 1724, il obtint la chaire d'anatomie et de botanique à l'Université de Groningue et la remplit honorablement pendant de longues années. Crœser mourut le 13 janvier 1753, laissant un certain nombre d'opuscules dont nous citerons seulement les suivants :

I. *Diss. de vulneribus thoracis.* Lugd. Bat., 1716, in-4°. — II. *Oratio de hominis primo ortu.* Groning., 1724, in-4°. — III. *Diss. qua sanguinis per foramen ovale trajectus indicatur, et membranæ ejus foraminis ante partum nullum esse usum, post nativitatem vero claudere id foramen.* Groning., 1735, in-4°. — IV. *Kort ontwerp vervattende de waare oorsaak der eerste inademing.* Groningen, 1740, in-4° (C'est un mémoire sur la docimasie pulmonaire). L. HN.

CROISEMENTS. Ce terme peut s'entendre des unions entre individus appartenant à des types de races diverses ou offrant, dans la même race, des caractères anatomo-physiologiques sensiblement distincts. Les définitions relatives aux races ne sont point encore assez rigoureuses pour que nos notions sur les croisements puissent être présentées sur une forme dogmatique. C'est ici une étude de faits. On trouve souvent des individus qui, pour la taille, les colorations, les formes proportionnelles et les autres caractères extérieurs, offrent dans la même race des écarts plus considérables que ceux qui nous séparent des races voisines : leur union peut porter le nom de croisement tout aussi légitimement que celui des races dont ils représenteraient les moyennes. Ces écarts tiennent-ils à des variétés spontanées, à des croisements antérieurs, à l'ATAVISME (*voy.* ce mot), à des influences de milieu? C'est ce qu'il est, pour l'heure, impossible de déterminer collectivement. Chaque cas particulier d'écart est un problème qui peut recevoir une solution propre. Ce qui est néanmoins certain, c'est que les types des races humaines sont loin d'être univoques. On parle couramment des races pélasgique, hellénique, étrusque, ligure, phénicienne, celtique, germanique, slave ; volontiers on cite la race aryenne, et quelques-uns poussent la fantaisie de leur langage jusqu'à rencontrer des races anglaise, italienne, espagnole, française, exactement comme si les groupements historiques et géographiques correspondaient à la définition classique de la race : variété primitive à caractères distincts et héréditaires. A ce compte, on peut dire que s'il existe plusieurs races protohistoriques, l'étude de leurs caractères différentiels est à peine ébauchée ; quant aux races contemporaines, s'il est vrai que l'on peut trouver çà et là des îlots de populations distinctes de l'ensemble, les moyennes nationales tendent singulièrement à se rapprocher.

Les croisements n'offriraient donc qu'une étude décevante s'il n'était question que des races, puisque ces races ne sont pas anthropologiquement déterminées. Mais il en est autrement si l'on va de la race au type, ou si, abstraction faite de toute donnée de filiation, on se borne à étudier méthodiquement les croisements des individus à caractères très-différents.

Il existe en effet dans l'humanité, à l'heure présente, trois grands types, dont l'homogénéité est respectivement aussi grande que leurs caractères différentiels sont constants. Je veux parler du type éthiopique ou nègre, du type mongolique et du type européen. La continuité de l'habitat, la nature et la couleur des cheveux et de la peau, les formes crâniennes et d'autres traits anatomiques moins importants peut-être, permettent de supposer légitimement que ces types *abstraits* de nos jours répondent réellement à des centres morphologiques primitivement distincts.

Sans aucun doute, si l'on considère ces types dans l'actualité, les écarts qu'ils présentent dans leur propre sein sont parfois considérables ; mais ils ne sont pas suffisants pour entamer le groupe dans son vaste ensemble. On pourra trouver des nègres brachycéphales et presque orthognathes, et des nègres au teint clair, et des nègres aux cheveux crépus et non laineux, mais en proportion si petite que l'homogénéité du type n'en sera pas sensiblement atteinte. De même, on voit souvent parmi les Européens des cheveux très-crépus, des crânes très-allongés, un prognathisme manifeste, sans qu'on puisse pour cela mettre en doute l'existence d'un groupe considérable d'hommes au teint blanc, aux cheveux lisses, à la face orthognathe et au crâne mésaticéphale (*voy.* CRANIOLOGIE).

Les mêmes remarques s'appliquent au type mongolique, avec moins de netteté peut-être, en raison de son immense habitat et de ses croisements plus anciens, mais avec une vraisemblance presque égale.

Tels sont les faits qu'il convient d'établir avant d'étudier utilement les croisement éthniques que j'ai déjà étudiés à l'article Métis. Envisagés selon ces vues collectives, on s'aperçoit aisément que les trois grands groupes humains sont de valeur inégale et que leur apport dans l'œuvre civilisatrice est loin d'être équivalent. Il est évident que si l'on pouvait transformer les populations de l'Asie et du nouveau monde en autant d'États-Unis américains, c'est-à-dire substituer ou à peu près les races du type européen aux nègres, aux Guaranis, aux Apaches, auz Australiens, aux Malais, etc., le rôle ethnogénique des races les plus parfaites serait accompli. Les croisements ne sauraient donc être avantageux aux Européens. Envisagée au point de vue de sa valeur collective, aucune race métisse n'a été et ne saurait être supérieure à la meilleure de celles qui l'auraient enfantée. Toute la question est donc de savoir si dans les produits du mélange on retrouvera la valeur totale des deux facteurs. C'est aux faits seuls à répondre, et ils sont loin d'être avantageux aux partisans des croisements. Dans tous les cas, la solution du peuplement de la terre par une race métisse n'est point une solution, puisque les races européennes étant relativement plus homogènes que celles d'un point quelconque du globe, elles fourniront incessamment un flot d'émigrants qui submergera les métis. En face des redoutables problèmes qui se posent chaque jour, il importe au plus haut point de préciser l'état de la question et de discuter s'il y a lieu, en général, de favoriser les croisements coloniaux, ou s'il ne vaut pas mieux pour les Européens vivre côte à côte avec les races inférieures, en déterminant les rôles respectifs et en restreignant au minimum les unions illégales et les mariages.

L'exemple des États-Unis d'Amérique, ceux de la Nouvelle-Zélande et de l'Australie, de Java, de la Tasmanie, de la Polynésie en général, celui des Arabes et des Turcs en Afrique, des Anglais aux Indes, en Chine, sont là pour répondre, Partout où les races conquérantes ont esquivé le métissage, soit à cause d'une incompatibilité absolue, soit à cause de la destruction presque complète des races conquises, la colonisation a été prospère. Partout, au contraire, où la fusion s'est faite, la colonisation est tellement précaire, le défaut d'homogénéité dans les entreprises collectives est tellement manifeste que la civilisation s'est à peine implantée, que l'unité nationale est sans cesse menacée et que la société est plus voisine de l'anarchie que de l'ordre.

La plupart des républiques de l'Amérique du Sud, le Brésil lui-même, si fortement hiérarchisé cependant, et le Mexique, comparés au colosse homogène du Nord-Amérique où le métissage est presque nul, semblent encore aux rudiments de la civilisation, malgré la prodigieuse supériorité du climat et la fécondité du sol. On peut évoquer, il est vrai, la différence des races colonisatrices et la supériorité primitive des Anglo-Saxons; mais à cette explication des plus contestables, surtout en présence de la florissante Cuba, nous préférons celle de l'infériorité qui résulte de l'état de métissage hispano-indigène et lusitano-éthiopique. Citons ici, sur ce point, les paroles du naturaliste Agassiz, dont les habitudes d'esprit véritablement scientifiques donnent aux observations une autorité considérable : « Ceux qui mettent en doute les pernicieux effets du mélange des races et sont tentés, par une fausse philanthropie, de briser toutes les barrières placées entre elles, devraient aller au Brésil. Il ne leur serait pas possible de nier la décadence résultant des croisements, qui ont lieu dans ce pays plus largement que partout ailleurs. Ils y verraient que ce mélange efface les meilleures qualités soit du blanc, soit du noir, soit de l'Indien, et produit un type métis indescriptible dont l'énergie physique et mentale s'est affaiblie.... Il serait bon de mettre à profit l'expérience d'un pays où l'esclavage existe sans doute, mais où il y a envers le noir plus de libéralisme qu'il n'y en eut jamais aux États-Unis. Que cette double leçon ne soit pas perdue : ouvrons aux nègres tous les avantages de l'éducation, mais respectons les lois de la nature, et dans nos rapports avec les noirs maintenons dans leur rigueur la plus grande l'intégrité de son type natif et la pureté du nôtre. » (*Voy.* au BRÉSIL, p. 297.)

Encore est-il question d'un pays où la population est incessamment modifiée par un courant assez sensible d'émigrés. Néanmoins sur 10 millions d'habitants (1874), il n'y a guère moins de 4 millions de noirs, et on ne sait au juste combien d'Indiens. Le municipe de Rio comptait à cette date 274 972 habitants, dont 151 799 blancs, 44 845 *pardos* (métis de noirs et de blancs), 28 406 nègres et 925 *cabocles* (métis d'Indiens et de blancs). On voit par ces chiffres, qui se retrouvent dans des proportions analogues à Pernambouc, à quel point la population est mélangée et pour quelle durée illimitée.

Mais quand il s'agit d'une population métisse plus ou moins fixée et abandonnée à elle-même, Haïti et Saint-Domingue, par exemple, la décadence est singulièrement rapide. Demandez aux voyageurs ce que deviennent ces colonies des Antilles jadis si florissantes, aujourd'hui incapables de subvenir à leurs besoins et livrées à l'anarchie !

Nous croyons inutile de nous étendre ici sur ces faits, que l'on pouvait rationnellement prévoir et dont l'instinct nous avertit. La théorie des avantages du métissage est née, chez les uns, d'un amour exagéré du monogénisme, chez les autres, d'un sentimentalisme outré en présence de la disparition des races inférieures. On suppose qu'étant nés d'un même couple primitif, les membres épars de la grande famille humaine se fondront avec quelque avantage, ou bien qu'en présence de la disparition des races inférieures par le fer, par la famine, par la phthisie, par l'alcool ou par le *quid ignotum*, le métissage est un moyen philanthropique.

Mais, ici encore, les faits viennent s'opposer au sentimentalisme. Les races métisses entre types divers ne subsistent pas sans un apport constant de sang mère qui, tôt ou tard, submerge les individus et ne laisse que des traces ataviques, le plus souvent déplorables. Si l'on en doute, que l'on cite un seul cas de population métisse, *vivant par elle-même*, qui ne soit pas à la veille de disparaître par voie d'extinction ou de destruction. On mentionne bien çà et là quelques groupes de métis dans les îles de la mer du Sud ; mais s'ils dépassaient quelques centaines sur 6 ou 8 millions d'habitants, on le saurait. Non, la disparition des races séparées des Européens aussi profondément que les Polynésiens, les nègres, les indigènes américains, les Bushmen, partout où elles seront en contact, est un fait réalisé pour beaucoup, extrêmement probable, avec le temps, pour les autres. Il faut s'y résigner et, en connaissance de cause, tirer le meilleur parti possible de cette loi.

On a dit que les croisements constituaient un excellent procédé d'acclimatement. Mais il faudrait, à supposer cette vue bien fondée, qu'il existât d'abord un groupe notable de population métisse, et c'est ce groupe qui est à créer. L'a-t-on créé sur la côte occidentale d'Afrique, où depuis cinq cents ans flottent les pavillons des colons et des armées européennes ? L'a-t-on trouvé aux Indes britanniques, où les *Half-Casts* ne dépassent pas quelques milliers ? L'a-t-on trouvé aux Indes néerlandaises, où les rares métis sont stériles ? Non, là où il existe des populations métissées qui se maintiennent par l'immigration, l'acclimatement est aussi facile pour les Européens que pour les métis, et la population se fût accrue comme aux États-Unis et au Canada, triplant en cinquante ans, si le métissage n'était venu restreindre cet accroissement dans des proportions énormes.

Il reste à considérer, au point de vue ethnologique, si les races les plus pures ne sont pas les meilleures, alors même qu'elles seraient jugées inférieures par l'ensemble de leurs caractères anatomiques et physiologiques. Sur ce point encore, je donnerai une solution affirmative. Là où les nègres ont été administrés humainement, ils ont rendu de grands services. L'esclavage et ses vices, l'orgueil égalitaire de l'affranchi ou du mulâtre, ont engendré ce que l'on constate partout où les barrières ont été rompues au nom des « principes » : l'horreur de tout travail régulier, la licence des mœurs, l'anarchie, le crime habituel. A vrai dire, il devrait être plutôt question d'adaptation à un milieu que de supériorité dans les races humaines. Le cultivateur javanais est très-supérieur au Hollandais dans son île, puisqu'il l'a peuplée plus qu'aucun pays et qu'il lui fait rapporter en sucre et en café plus qu'aucune île au monde. Mais le Hollandais est supérieur au Javanais, en ce qu'il a obtenu ce résultat par la supériorité d'une organisation que les Javanais n'ont jamais conçue. Chaque race peut trouver son adaptation, il faut savoir la déterminer et l'y maintenir. Croiser toutes les races humaines, c'est aller contre le grand principe de la civilisation : la division du travail.

Les considérations qui précèdent, s'appliqueraient avec avantage, si l'on en admettait la justesse, à notre colonie algérienne où, sur près de 300 mille Européens, on ne compte qu'une moitié de Français en face de plus de 2 millions d'indigènes arabes et kabyles. L'école *assimilatrice*, qui veut appliquer aux indigènes les institutions françaises, le Code civil, la propriété personnelle, la religion et jusqu'au costume, fait fausse route; on préconise les croisements ! on va jusqu'à écrire que la colonie ne sera florissante que le jour où l'on aura une population mixte italo-hispano-franco-arabe ! Ce rêve est chimérique, sans aucun doute; mais il sera désastreux même de le tenter : on pousse de la sorte à la création d'une race malheureuse, objet de mépris pour les uns comme pour les autres, déclassée, mais pleine de vices et d'orgueil. Ce n'est que par l'immigration appuyée sur les races berbères et par l'extinction ou l'éloignement graduel des Arabes nomades que notre colonisation se développera.

En résumé, nous considérons comme prouvé par les faits : 1° que les croisements des races physiologiquement voisines sont sans autres avantages et sans autres inconvénients que ceux qui résultent des circonstances au sein desquelles ils s'opèrent, et de la valeur primitive des groupes; 2° que les croisements entre types profondément distincts sont souvent stériles et que jamais ils ne parviennent à constituer une race fixe; 3° que, entre ces deux termes extrêmes, un grand nombre de croisements entre races assez distantes, mais plus rapprochées que ne le sont les trois grands types humains, mériteraient d'être étudiés avec soin et ne l'ont pas été. De ce nombre seraient les croisements scandinaves et italiens, par exemple, ou espagnols et flamands, franco-slaves..., franco-kabyles, franco-arabes, etc.

Si le lecteur veut bien maintenant se reporter à l'article MÉTIS, il retrouvera, appuyées par un grand nombre de documents, ces mêmes conclusions présentées avec beaucoup plus de réserve. Cinq années de nouvelles études sur cette grave question ont fortifié nos convictions sur l'inutilité en tous cas et sur le danger en plusieurs cas des croisements ethniques ; c'est pourquoi nous nous excusons du caractère très-affirmatif de ce travail.

Quant aux croisements entre individus de même race, ou plutôt de même nationalité, mais de caractères anatomo-physiologiques distincts, on en trouvera l'étude à l'article Hérédité. E. Dally.

CROISETTE (*Rubia Cruciata*). Plante de la famille des Rubiacées, série des Garances, plus connue sous les noms de *Galium Cruciata* Scop. (*F. carniol.*, I, 100), *Valantia Cruciata* L. (*Spec.*, 1491) et *Vaillantia Cruciata* Lamck. C'est une herbe vivace, commune partout, dans les bois, les prés, les haies, sur le bord des fossés, etc., annuelle, à tiges débiles, quadrangulaires, sillonnées, simples, dressés ou ascendantes-diffuses, chargées, de même que toutes les autres parties de la plante, de poils blancs et longs. Sa teinte générale est d'un vert jaunâtre, et ses fleurs jaunes sont réunies en cymes axillaires plus courtes que les feuilles, lesquelles sont hispides, longuement ciliées, 4-nées, ovales-elliptiques, obtuses, veinées-réticulées, à trois nervures ; la médiane plus prononcée ; étalées, puis réfléchies. Les fleurs sont polygames, et leurs pédoncules sont hérissés, portant des bractées lancéolées. La fleur terminale est hermaphrodite ; les latérales, souvent mâles et stériles. Leur corolle gamopétale a des divisions valvaires, au nombre de quatre ou seulement trois, brièvement acuminées ou aiguës. Les étamines sont dressées, puis réfléchies dans les sinus qui séparent les lobes de la corolle. L'ovaire infère, comprimé perpendiculairement à la cloison, a deux loges uniovulées. L'ovule est ascendant. Le fruit est gros, glabre et lisse, finalement sec, avec deux loges monospermes, et des graines à embryon arqué et à albumen corné. Cette espèce fleurit dès le commencement du printemps. On l'appelle encore vulgairement *Croix de Saint-André*, *Croisette velue* et *Eperonelle*. Nos pères la croyaient astringente et vulnéraire. Sa racine est tinctoriale et renferme une matière colorante rouge. Celle des feuilles est jaune-pâle. En médecine, elle est peu usitée, et voici ce qu'en dit Cazin, dans la troisième édition de ses *Plantes médicinales indigènes* (p. 357) : « La Croisette, dont les propriétés ont été indiquées d'une manière vague par les auteurs qui en ont parlé, paraît être légèrement tonique, astringente et diurétique. Cependant on lui a accordé la vertu de guérir les hernies ; on en donnait la décoction à l'intérieur, et l'on appliquait la plante cuite sur la tumeur. Sa propriété prétendue vulnéraire, vantée par Geoffroy, mérite à peine d'être mentionnée. Son infusion, un peu stomachique, peut être employée quand il s'agit de commencer une médication tonique graduée. Ce mince avantage peut être obtenu plus efficacement par d'autres plantes mieux connues que la Croisette, dont je n'ai parlé, au reste, que parce que les herboristes et les pharmaciens doivent l'avoir pour satisfaire au préjugé populaire qui en perpétue l'usage. » Les anciens médecins nommaient aussi *Croisette* ou *Croisée* le *Gentiana Cruciata* L. Pour eux, toutes les Croisettes étaient « bonnes à refermer les plaies » et aussi « bonnes contre le haut-mal », c'est-à-dire l'épilepsie. H. Bn.

CROISIC (Le). Bains de mer et hydrothérapie marine. *Voy*. Le Croisic.

CROISSANCE. La croissance est l'un des résultats de l'évolution individuelle. Elle commence à la conception et se poursuit régulièrement dans l'embryon; elle se continue chez le nouveau-né, avec une intensité qui diminue à mesure que l'âge augmente, et elle atteint, vers trois ans, la moitié du développement total; celui-ci est accompli entre vingt-trois et trente et un ans, selon les individus, et représente, en moyenne, trois fois et un quart le chiffre de la taille au moment de la naissance, tandis que le poids égale vingt fois le poids initial.

L'étude de la croissance peut se rapporter aux tissus et aux systèmes organiques, aux parties ou régions, et enfin à la croissance totale poids ou taille. Cette étude offre encore à examiner les maladies liées aux divers phénomènes de la croissance, et comme conclusions les règles qui en découlent au point de vue de l'hygiène sociale et privée, ainsi que de la thérapeutique.

Les procédés naturels d'accroissement, d'où résulte la croissance, se rattachent aux phénomènes histologiques et finalement à la prédominance de l'assimilation sur la désassimilation. Tantôt les éléments s'accroissent individuellement, tantôt leur nombre augmente. La vie cellulaire comprend donc elle-même, pour chaque élément anatomique, des phénomènes de prolifération par segmentation simple, germination, ou endogenèse; c'est au sein de ce travail intime qu'il faudrait pouvoir poursuivre l'étude de l'accroissement des spécialisations de tissus et, sans doute, des diathèses pathologiques. Mais nous n'avons encore, sur ce point, que des données incomplètes.

Autour des noyaux se développent ordinairement les éléments anatomiques; ils paraissent être des centres d'activité vitale et s'entourent d'une sphère de nucléoles et de protoplasme qui sert de milieu à de nouveaux éléments. Toutefois, selon Robin, ce mode de reproduction ne serait général que pour les tissus inférieurs; les cellules nerveuses et musculaires se développent par genèse spontanée au sein du blastème intercellulaire. Quoi qu'il en soit, au reste, des phénomènes intimes de l'accroissement, il nous importe seulement d'en retenir deux faits principaux: le premier, que la croissance résulte de l'augmentation du nombre ou du volume des éléments anatomiques et des blastèmes; le second, que ces phénomènes, chez les animaux, s'opèrent spécifiquement, élément pour élément, sans exemple de métamorphose d'une cellule en une autre au sein d'un même blastème.

Des connaissances plus étendues sur les observations histologiques nous donneraient peut-être l'explication d'un certain nombre de faits que nous devons nous borner à enregistrer. Ainsi, on peut supposer que, dans les croissances rapides associées à des phénomènes morbides, il y a disproportion entre l'activité évolutrice des divers systèmes. L'élément anatomique paraît être un centre de forces spécifiques; les cellules des divers systèmes, les ostéoblastes, les hématies, les globules, ne jouissent point des mêmes propriétés; les proportions relatives de leur développement, de leur nombre, ne sont-elles pas une condition d'équilibre pour les hautes fonctions? Quel rapport peut-on constater entre ces proportions et les symptômes morbides? Déjà, grâce à la numération des globules sanguins et à la constatation de leur rapide variation de nombre, de forme et de volume dans un grand nombre d'états pathologiques, quelque lumière a été jetée sur cette hypothèse vérifiable, à laquelle M. Bouchut préfère une autre hypothèse absolument imaginaire, celle d'une *promorphose* préexistante à laquelle la « matière obéit servilement, tant qu'une autre force ne vient pas la troubler », auquel cas « ce qui devrait être à droite se montre à gauche, le blanc passe au noir, ce qui est toujours droit se courbe », etc. Ces imaginations ont le tort grave de passer pour des explications dogmatiques. Au fond, elles n'avancent en rien la connaissance des choses; elles introduisent quelques mots de plus et de trop dans le langage, et c'est là tout; nous savons que les êtres vivants s'accroissent suivant certaines lois. En quoi l'hypothèse fantaisiste d'une *promorphose* qui dirige cet accroissement, dont l'influence peut être contrebalancée par une force hostile ou favorisée par une alliée, vient-elle aider l'esprit? Cela ne rappelle-t-il pas cette astrologie enfantine qui nous montrerait l'influence « promorphosique » ou fatidique de la planète Vénus détruite ou modifiée par la contre-influence Sirius ou Mercure?

Laissant ces chimères, il est certain que l'accroissement total exige le concours d'un ensemble de développements partiels qui sont soumis non à l'action d'une force, mais de nombre de forces ou plutôt de conditions d'activité sans unité nécessaire; l'intensité de la croissance varie selon les régions, selon les tissus, selon les âges, selon les milieux, selon les races; c'est ainsi que, d'après Quetelet, la croissance la plus rapide a lieu immédiatement après la naissance, puis elle diminue graduellement jusque vers l'âge de quatre ou cinq ans; à ce moment, elle s'opère avec une grande régularité jusque vers l'âge de seize ans, avec une moyenne annuelle de 56 millimètres; enfin au point de vue des régions, on remarque que les parties les plus développées au moment de la naissance sont celles qui, ultérieurement, se développent le moins vite. La tête, selon Béclard, représente près du quart de la hauteur totale du nouveau-né; à trois ans, elle n'en forme plus que le cinquième, et le huitième au moment du développement total. Le membre inférieur se développe plus rapidement que le supérieur; celui-ci ne prend que quatre fois sa longueur primitive, tandis que le premier la prend six fois, et cette différence est due presque entièrement à la cuisse; au point de vue des tissus, les recherches de Duhamel, de Broca et d'Ollier ont prouvé que l'accroissement des os longs s'opérait à l'aide de cartilages de conjugaison, dans le sens de la longueur et non dans tous les sens, ainsi qu'on le remarque dans tous les tissus mous dont le développement est interstitiel; au point de vue des milieux, Pagliani a établi que la croissance des enfants pauvres et des enfants riches était fort différente, et que, quand les premiers passaient dans la catégorie des seconds, c'était seulement sur le poids, dans la première année, sur les muscles et le thorax dans la seconde année, et sur la taille dans la troisième que l'égalité s'établissait; au point de vue des races enfin, on a remarqué que quelques-unes des plus inférieures conservaient quelque chose des proportions fœtales des membres, c'est-à-dire que leur croissance ne s'opérait pas dans les mêmes proportions. D'ailleurs il paraît résulter des travaux de Pagliani que les influences ethniques et celle de sexe sont les facteurs les plus puissants de la croissance.

Ce coup d'œil rapide jeté, le sujet n'en montre que très-incomplètement tous les détails; mais il suffira pour en faire comprendre toute l'importance.

Comme c'est surtout par le système osseux que s'opère la croissance, au sens restreint du mot, rappelons ici que, de 1861 à 1867, Ollier a établi, par de nombreuses expériences, que l'accroissement interstitiel des os ne joue qu'un rôle insignifiant et même contestable dans leur croissance. S'étayant des travaux de Duhamel, de Flourens, de Broca, il a prouvé qu'à l'état normal les os longs s'accroissent en longueur par la formation de nouvelles couches osseuses aux extrémités de leur diaphyse; il se fait là une formation continue d'ostéoplastes aux dépens des cellules contenues dans les cavités cartilagineuses. Ces cellules, dit l'éminent chirurgien, se transforment d'abord en moelle et secondairement en tissu osseux, comme l'ont démontré Muller et Ranvier. L'accroissement interstitiel, c'est-à-dire celui qui s'opère par l'élongation propre du tissu déjà formé par l'interposition de molécules nouvelles entre les éléments anciens, est insignifiant, et même chez les très-jeunes animaux il ne joue qu'un rôle secondaire.

Mais les deux cartilages de conjugaison ne jouent pas un rôle égal ; l'humérus s'accroît surtout par le cartilage supérieur ; le radius et le cubitus, au contraire, par les cartilages inférieurs, en sorte que les parties du coude n'ont qu'une très-faible influence sur le développement du membre supérieur. Le contraire s'observe au genou : c'est par le cartilage inférieur du fémur et par le supérieur du tibia que l'accroissement s'opère.

Ces faits, que les expériences des auteurs cités plus haut et celles de Hales, de Hunter et de Humphry (*Human Skeleton*, p. 44) avaient déjà fait connaître avec moins de netteté, sont aujourd'hui acquis et jettent une grande lumière sur la pathologie et la thérapeutique du système osseux. Rappelons ici que le calcanéum et le corps des vertèbres étant seuls parmi les os courts pourvus d'épiphyses, c'est par l'intermédiaire du blastème fourni par le périoste que s'opère la croissance de tous les autres.

Le terme physiologique de la croissance est donc l'ossification du cartilage de conjugaison et de l'épiphyse ; son terme pathologique, ainsi que l'ont prouvé les travaux d'Ollier, c'est l'ossification prématurée de ce cartilage ostéogénique ou, ce qui revient au même en un sens, son excision. Le chirurgien de Lyon a établi, en effet, que, si l'on irrite la diaphyse d'un os long par le périoste ou l'os lui-même, on obtient l'exagération des propriétés du cartilage de conjugaison, tandis que, si l'on irrite, au moyen de piqûres répétées, de dilacérations, d'incisions multiples, le cartilage lui-même, on arrête son évolution, tout en hâtant son ossification le plus souvent, sans que cette ossification hâtive soit absolument nécessaire. Nous n'entrerons pas ici dans les applications chirurgicales dont on trouvera l'énoncé plus loin ; mais nous ne pouvions parler de la croissance sans faire précéder notre étude de l'exposé du mécanisme qui l'accompagne. Ajoutons que le phénomène qui donne aux os leur configuration définitive (indépendamment de leur propriété évolutive), c'est la pression réciproque des surfaces, car, là où cette pression a disparu, soit après certaines résections, soit après certaines lésions inflammatoires, Ollier a observé un accroissement en longueur de l'os situé au-dessus ou au-dessous, auquel il a donné le nom d'*allongement atrophique*.

En résumé, accroissement périphérique sous-périostal pour les os courts ; accroissement épiphysaire pour les os longs, pour les vertèbres et pour le calcanéum, arrêt de l'accroissement par les pressions réciproques et surtout par l'ossification spontanée du cartilage de conjugaison, tels sont les procédés à l'aide desquels s'opère et se limite la croissance dans le squelette humain.

On conçoit que les parties molles puissent suivre ou ne pas suivre proportionnellement l'accroissement osseux. On conçoit même que cet accroissement s'accomplisse sans que l'épaisseur et la densité des os en soient proportionnellement augmentées. Dans le premier cas, grâce à l'élasticité du tissu lamineux et des fibres musculaires, il s'opère une élongation d'adaptation. Dans les deux cas, on s'explique qu'il n'y ait pas une relation constante entre la taille et le poids. Cependant, selon Quetelet, on peut dire qu'en général le poids de l'homme et celui de la femme, au moment de leur complet développement, est d'environ 20 fois le poids initial, tandis que la taille devient environ 3 fois et un quart ce qu'elle était à la naissance. Dans la vieillesse, le même auteur dit que l'on perd environ 6 ou 7 kilogrammes et 7 centimètres de taille. Pendant le développement, on peut regarder les carrés des poids, aux différents âges, comme proportionnels aux cinquièmes puissances des tailles. Après le développement, les poids seraient comme les carrés des tailles.

Lois démographiques de la croissance. On voit qu'il existe une certaine régularité manifeste dans les actes de l'accroissement. Les irrégularités sont nombreuses, mais accidentelles, et reçoivent des circonstances diverses au sein desquelles évolue l'être vivant une explication suffisante. Le sexe, la race, le climat, la nourriture, l'air et l'exercice, tels sont, outre la grande influence héréditaire, ce que Pagliani a ingénieusement appelé *I fattori della statura umana;* mais les règles individuelles peuvent-elles s'étendre à la collectivité? Les écarts, si sensibles dans toutes les épreuves anthropométriques, ne sont-ils pas ici plus étendus que quand il s'agit de mesures prises sur les adultes? Existe-t-il en un mot, une croissance moyenne à laquelle on puisse rapporter, toutes choses d'ailleurs égales, les croissances individuelles et vérifier ainsi quelle est l'influence de l'allure ascensionnelle sur la santé et la maladie? C'est aux faits, s'ils sont assez nombreux, à répondre.

Buffon a, le premier, croyons-nous, publié les mesures prises en pieds, pouces et lignes sur un jeune homme « de la plus belle venue », le fils de M. Guéneau, qui comptait à sa naissance 51 centimètres, et à 17 ans et 7 mois $1^{m},86$ (*voy.* le tableau, art. Age, p. 154). La seule règle qu'il en ait tirée est que, jusqu'à 5 ans, l'accroissement est égal pendant les semestres d'été et pendant les semestres d'hiver; mais au delà de 5 ans et jusqu'à 10 ans, la somme des accroissements pendant les semestres d'été dépasse de plus de 6 centimètres celle des semestres d'hiver. Cette règle, qui ne repose que sur une seule observation, a reçu depuis un certain degré de confirmation. Quetelet a comparé les mesures prises sur ses propres enfants à celles de Buffon. On peut voir sur cette table (*Anthropométrie*, p. 185), bien incomplète d'ailleurs, que les accroissements, rapides jusqu'à la troisième année, diminuent d'intensité assez irrégulièrement jusque vers 14 ou 15 ans, âge où ils reprennent une grande activité pendant un an ou deux.

Buffon avait donc justement précisé ce qui, depuis, a été plus nettement encore déterminé par Pagliani, Bowditch et d'autres auteurs : que la plus grande croissance a lieu aux approches de la puberté.

Mais il faut véritablement en venir aux travaux de Quetelet, qui n'ont pas duré moins de quarante années (1831-1871), pour avoir des notions étendues sur les lois géométriques de la croissance qui sont exprimées, selon cet auteur, « par la même loi binomiale que les travaux de Newton et de Pascal avaient attachée déjà à l'analyse ».

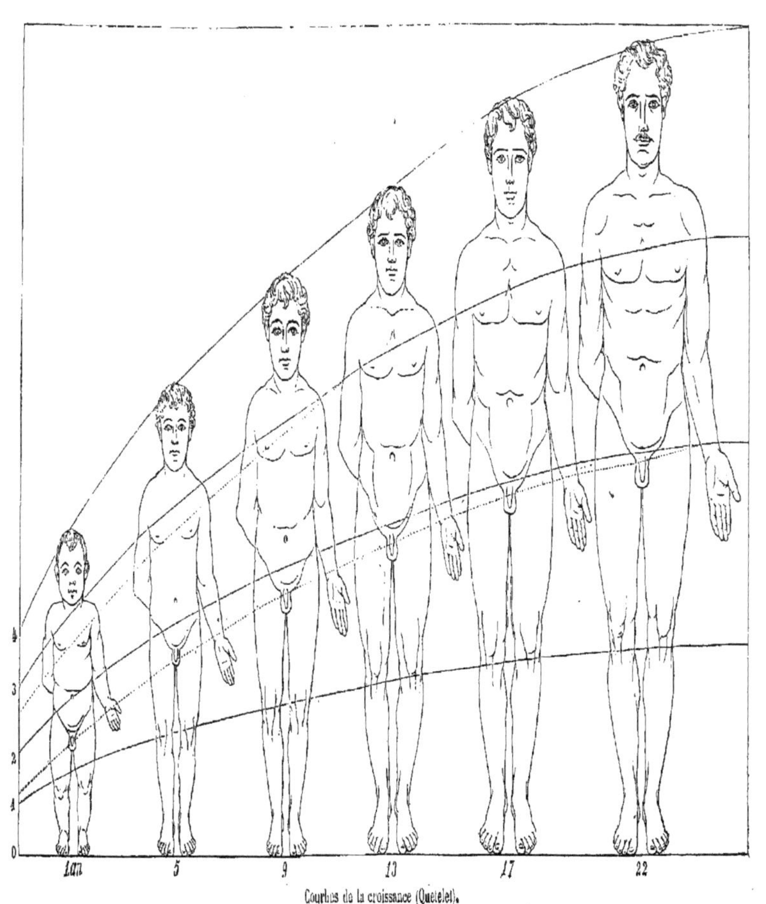

Courbes de la croissance (Quetelet).

TABLEAU A. — CROISSANCE ANNUELLE EN BELGIQUE, D'APRÈS QUETELET.

AGE.	HOMMES.					FEMMES.				
	Hauteur totale. a.	Sol au pubis. b.	Rapport de a/b.	Sol à la bifurcation. c.	Rapport de a/c.	Hauteur totale. a'.	Sol au pubis. b'.	Rapport de a'/b'.	Sol à la bifurcation. c'.	Rapport de a'/c'.
0.	0,500	0,182	2,75	0,160	3,13	0,494	0,180	2,74	0,158	3,13
1 an	0,698	0,273	2,55	0,241	2,90	0,690	0,269	2,56	0,238	2,90
2.	0,791	0 324	2,46	0,288	2,75	0,781	0,320	2,44	0,234	2,75
3.	0,864	0,367	2,35	0,328	2,64	0,854	0,362	2,36	0,323	2,54
4.	0,927	0,405	2,29	0,367	2,53	0,915	0,399	2,29	0,360	2,54
5.	0,977	0,442	2,23	0,404	2,44	0,974	0,434	2,24	0,396	2,45
6.	1,046	0,479	2,18	0,441	2,37	1,031	0,469	2,19	0,432	2,38
7.	1,104	0,516	2,14	0,478	2,31	1,087	0,504	2,15	0,468	2,32
8.	1,162	0,552	2,11	0,514	2,26	1,142	0,539	2,12	0,502	2,27
9.	1,218	0,588	2,08	0,550	2,21	1,196	0,573	2,09	0,536	2,22
10.	1,273	0,620	2,06	0,584	2,18	1,249	0,603	2,07	0,570	2,19
11.	1,325	0,652	2,04	0,616	2,15	1,301	0,634	2,05	0,600	2,17
12.	1,375	0,682	2,02	0,646	2,13	1,352	0,663	2,04	0,627	2,16
13.	1,423	0,710	2,00	0,674	2,11	1,400	0,691	2,03	0,654	2,15
14.	1,469	0,736	1'89	0,701	2,10	1,446	0,717	2,02	0,677	2,14
15.	1,513	0,762	1,99	0,723	2,09	1,488	0,742	2,01	0,698	2,14
16.	1,554	0,786	1,98	0,745	2,09	1,521	0,757	2,01	0,713	2,14
17.	1,594	0,806	1,98	0,766	2,09	1,546	0,769	2,01	0,725	2,14
18.	1,630	0,824	1,97	0,782	2,09	1,563	0,770	2,01	0,733	2,14
19.	1,655	0,836	1,97	0,794	2,09	1,570	0,761	2,01	0,736	2,14
20.	1,669	0,846	1,97	0,802	2,09	1,574	0,763	2,01	0,737	2,14
25.	1,682	0,853	1,97	0,806	2,09	1,578	0,783	2,01	0,739	2,14
30.	1,686	0,854	1,97	0,806	2,09	1,580	0,783	2,01	0,739	2,14
40.	1,686	0,854	1,97	0,805	2,09	1,580	0,781	2,01	0,739	2,14

TABLEAU B. — MOYENNE ET LIMITES DE LA TAILLE DE L'HOMME ET DE LA FEMME EN BELGIQUE.

AGE.	CROISSANCE DE L'HOMME.	LIMITES.		CROISSANCE DE LA FEMME.	LIMITES.		DIFFÉRENCES DES HAUTEURS EXTRÊMES.		DIFFÉRENCE MOYENNE
		Maximum.	Minimum.		Maximum.	Minimum.	Hommes.	Femmes.	
Naissance.	0,491	0,588	0,458	0,491	0,520	0,452	0,130	0,068	0,099
0 à 1 an.	0,620	0,688	0,504	0,620	0,695	0,570	0,184	0,125	0,154
1 à 3	0,792	0,883	0,680	0,780	0,862	0,664	0,203	0,198	0,200
3 à 5	0,947	1,011	0,882	0,808	1,027	0,8.2	0,129	0,205	0,167
5 à 7	1,050	1,139	0,927	1,030	1,150	0,958	0,212	0,192	0,202
7 à 9	1,176	1,215	1,150	1,112	1,186	1,071	0,065	0,115	0,090
9 à 11	1,251	1,380	1,122	1,223	1,298	1,060	0,258	0,238	0,218
11 à 13	1,308	1,358	1,245	1,326	1,413	1,263	0,113	0,150	0,131
13 à 15	1,412	1,454	1,360	1,440	1,500	1,339	0,094	0,161	0,127
Adolescent	1,482	1,602	1,375	1,498	1,562	1,429	0,227	0,133	0,180
Moins de 18 ans.	1,591	1,658	1,503	1,537	1,663	1,432	0,315	0,281	0,298
18 à 20	1,618	1,700	1,488	1,553	1,686	1,422	0,212	0,264	0,238
20 à 25	1,766	1,860	1,693	1,579	1,703	1,472	0,167	0,231	0,199
25 à 30	1,702	1,792	1,632	1,574	1,667	1,463	0,160	0,204	0,182
30 à 40	1,728	1,800	1,730	1,567	1,648	1,450	0,170	0,198	0,184

Il nous serait bien difficile d'entrer ici dans une analyse minutieuse des chiffres de Quetelet; voici, toutefois, les conclusions générales que l'on peut en tirer :

1° Les filles, dès leur naissance, sont plus petites (et moins lourdes) que les garçons. Cette différence se maintient pendant toute la période de développement. Le rapport des tailles est de 1 à 0,988 jusque vers 4 ans, en prenant celle du garçon pour unité ; vers l'époque du complet développement, les tailles sont dans la proportion de 1 à 0,937 ou de 16 à 15.

2° « En considérant la grandeur absolue, dit Quetelet, la croissance devient d'autant moins rapide qu'on s'éloigne davantage de l'époque de la naissance. Dans la première année, le développement en hauteur est de près de 2 décimètres pour les filles comme pour les garçons ; pendant la seconde année, il se trouve réduit de moitié et ne s'élève pas à 1 décimètre. L'accroissement annuel est réduit au quart ou à 5 centimètres vers 12 ans, et il continue à diminuer jusque vers l'âge de 20 ans, où il devient à peu près nul pour les filles ; pour les hommes, il se termine un peu plus tard » (*Anthropométrie*).

3° On résume approximativement les tableaux de Quetelet, en disant qu'en naissant l'enfant a un peu moins du tiers de la hauteur à laquelle il parviendra ; à 3 ans, il a atteint la moitié de cette hauteur ; vers 7 ans, les deux tiers, et vers 10 ans, les trois quarts.

Mais il s'en faut que ces conclusions puissent être appliquées à tout individu ; Quetelet l'a tout le premier indiqué, puisqu'il a reconnu que l'observation de Buffon sur l'intensité de la croissance individuelle à l'époque de la puberté était vraie. Les critiques qui ont été faites à plaisir sur ce phénomène qui, selon Quetelet, « *cause* une espèce de désordre dans les lois de la nature », tiennent à ce qu'on a confondu la croissance *moyenne* et la croissance individuelle. En outre, elles reposent aussi dans les citations sur l'omission du verbe *causer;* Quetelet n'a pas dit que l'irrégularité individuelle de la croissance était une espèce de désordre, mais qu'elle *causait* une espèce de désordre. Néanmoins, la comparaison des tableaux de ce célèbre statisticien avec ceux des savants qui depuis ont pris, eux aussi, des mesures aux divers âges, montre qu'il n'y a aucune concordance entre les unes et les autres. Quetelet a beau reconnaître qu'il se « présente toujours des points d'arrêt dans le développement d'une même personne, comme aussi des époques de croissance plus ou moins rapide » (*loc. cit.*, p. 183), il n'en reste pas moins fâcheux que personne n'ait vérifié la parfaite régularité de ses tables de mensuration. Nous reproduisons ici, pour montrer combien ce sujet est compliqué, les tables que Pagliani a dressées dans son beau travail sur *Les facteurs de la taille humaine* (Rome, 1877, p. 6 et 7).

TABLEAU C. — ACCROISSEMENT ANNUEL DE LA STATURE EN DIVERSES CONDITIONS D'AGE, DE GENRE DE VIE ET D'HABITAT

Sexe masculin.

AGE DE LA CROISSANCE.	CLASSE MIXTE.	CLASSE PAUVRE.	CLASSE MIXTE.	CLASSE PAUVRE. COWEL. — Angleterre.		CLASSE MIXTE.		CLASSE PAUVRE.
	QUETELET. — Bruxelles.	DUCPETIAUX. — Ruysselède en partie scrofuleux.	ZEISING. — Saxe.	Dans les fabriques.	Hors des fabriques.	FRACULIS. — Mantava.	PAGLIANI. — Torino.	PAGLIANI. — Colonie agricole. Moyenne générale.
6 à 7 ans..	5,8	»	6,4	»	»	»	»	»
7 à 8 . . .	5,7	»	4	»	»	»	3,2	»
8 à 9 . . .	5,6	»	0,6	»	»	»	5,1	»
9 à 10 . . .	5,4	5	4,5	4,8	5,3	»	5,5	»
10 à 11 . . .	5,2	4	1,8	3,2	1,0	5,7	3	1,8
11 à 12 . .	5	3	3,7	5,3	4,9	4,0	3,5	4,0
12 à 13 .	4,8	5	7,7	2,8	5,1	7,0	7	5,4
13 à 14 . . .	4,6	3	5,0	5,4	4,4	10,1	1,10	2,5
14 à 15 . . .	4,4	3	5,4	7,8	3,4	3,8	2	8,6
15 à 16 . . .	4,2	7	7,5	5,0	13,1	4,5	»	2,6
16 à 17 . . .	4,06	8	2,5	2,7	2,2	2	»	0,2
17 à 18 . . .	3,6	4	3,2	1,6	14,8	»	»	2,9
18 à 19 . . .	2,5	1	1,8	»	»	»	»	1,7

Sexe féminin.

AGE DE LA CROISSANCE.	CLASSE MIXTE.	CLASSE PAUVRE. COWEL. — Angleterre.		CLASSE MIXTE. ITALIE.				CLASSE ÉLEVÉE.
	QUETELET. — Bruxelles.	Dans les fabriques.	Hors des fabriques.	PAGLIANI. — Alghero.	PAGLIANI. — Turin.	BADIO. — Milan.	FRANCHI. — Montova.	PAGLIANI. — Italie.
6 à 7 ans..	5,6	»	»	1,9	1,4	»	6,3	»
7 à 8 . . .	5,5	»	»	7,7	3,8	»	3,5	»
8 à 9 . . .	5,4	»	»	6,3	4,0	6,0	4,6	4,6
9 à 10 . . .	5,3	»	»	»	8,0	7,5	4,2	5,8
10 à 11 . . .	5,2	4,2	2,4	2,2	3,2	4,2	5,9	2,9
11 à 12 . .	5,1	3,9	6,9	6,9	5,6	6,0	6,8	5,9
12 à 13 . . .	4,8	6,5	4,0	15,4	2,6	7,3	3,8	7,0
13 à 14 . . .	4,6	4,9	3,6	»	6,4	2,5	7,6	5,7
14 à 15 . . .	4,2	5,4	8,0	»	1,0	1,0	0,1	2,2
15 à 16 . . .	3,3	1,9	2,3	»	5,0	1,5	0,6	1,0
16 à 17 . . .	2,5	2,5	»	»	6,0	»	»	»
17 à 18 . . .	1,7	2,4	7,0	»	»	»	»	»
18 à 19 . . .	0,7	5,8	9,8	»	»	»	1,2	»

On voit, par ces documents, que la croissance se prolonge en Angleterre au point d'atteindre, de 17 à 18 ans, hors des centres industriels, une moyenne de 14 centimètres (Cowel); tandis qu'au même âge la moyenne ne serait que de

3,6 à Bruxelles (Quetelet), de 4 dans les Flandres, de 3,2 en Saxe (Zeising), de 2,9 en Italie, etc.; on voit aussi que la grande activité de la croissance est plus précoce chez les filles que chez les garçons et qu'elle atteint son maximum, à peu près partout, entre 11 et 14 ans. Mais ce que ces tableaux mettent aussi en lumière, c'est qu'aucun des observateurs dont les chiffres sont ici reproduits n'a constaté, comme Quetelet, la régularité décroissante avec l'âge de la croissance. Les courbes de croissance n'offrent aucun parallélisme entre la longueur et les espaces d'âge. Quelle est la cause de cette dissidence? Nous savons trop peu de chose sur les procédés de mensuration, sur le nombre, sur la condition des sujets mensurés, pour pouvoir le rechercher ici. Nous avons mis les documents sous les yeux du lecteur : c'est à lui à choisir; ce qui en tout cas paraît étrange, c'est qu'avec des séries individuelles extrêmement inégales on arrive à une grande régularité moyenne pour chaque âge. La croissance, d'après Quetelet, est plutôt, nous le craignons, une croissance idéale qu'une véritable croissance moyenne. Mais si Pagliani a fait ressortir ce qu'ont de douteux les tables moyennes de l'auteur belge, il se trouve d'accord avec lui sur bien des faits particuliers. C'est ainsi que Ducpetiaux ayant relevé la taille des jeunes colons de l'établissement pénitentiaire de Ruysselède (Flandre occid.), dont une bonne moitié sont scrofuleux ou rachitiques, entre neuf et dix-neuf ans, a trouvé qu'à chaque âge il y avait une différence énorme variant de 8 à 14 centimètres entre les jeunes colons et les individus de même âge pour toute la Belgique. (*Anthropométrie*, p. 191.) Pagliani a trouvé les mêmes chiffres que Ducpetiaux pour les colons d'un établissement du même genre, l'institut Bonafons; chez les individus mal nourris, la croissance est beaucoup plus lente, mais elle se prolonge; c'est le contraire chez les individus qui se trouvent dans de bonnes conditions alimentaires : le développement est rapide et précoce, surtout pendant la puberté; il devient ultérieurement très-minime. Mais si l'alimentation, en quantité insuffisante ou superflue, influe énormément sur la marche de la croissance, elle n'a aucune influence sur la taille finale, qui n'est réellement modifiée que selon les races et les croisements, c'est-à-dire selon l'atavisme (voy. ce mot), les croisements et l'hérédité. Pagliani a dressé des tables précieuses qui montrent encore l'influence d'un changement de vie, c'est-à-dire du passage de la misère sociale à une aisance relative (*Sopra alcuni fattori dello sviluppo umano*, Turin, 1876).

Ici les changements sont extrêmement rapides; ils modifient tout d'abord le poids du corps, puis les forces, la circonférence thoracique et enfin la taille, qui ne se ressent manifestement du changement de régime que dans la troisième année. Pour mieux montrer ces faits, l'auteur a dressé le tableau suivant qui donne la taille moyenne dans l'adolescence et la jeunesse, et dans diverses conditions ethniques et économiques [1] :

---

[1] J'ai prié un instituteur distingué de Neuilly, M. Gardé, de vouloir bien relever la taille de 238 élèves qui fréquentent l'école communale laïque de cette ville, et voici le résumé du tableau qu'il a bien voulu me fournir.

TAILLE MOYENNE DES ENFANTS A L'ÉCOLE COMMUNALE DE NEUILLY.

6 ans (25 sujets).	7 ans (40 sujets).	8 ans (41 sujets).	9 ans (36 sujets).	10 ans (38 sujets).	11 ans (38 sujets).	12 ans (25 sujets).	13 ans (10 sujets).
1.07	1.21	1.187	1.237	1.288	1.343	1.387	1.44

M. Steff a bien voulu me rendre le même service pour une école de Paris. En voici les chiffres :

TABLEAU D. — (D'APRÈS PAGLIANI.)

POIDS, TAILLE, ETC., DES SUJETS DE 10 A 19 ANS. MOYENNE.

AGE.	POIDS.	TAILLE.	CIRCONFÉRENCE THORACIQUE.	CAPACITÉ PULMONAIRE.	FORCE MUSCULAIRE.
10 ans	24,51	126,3	61,0	1660	66,5
11	26,18	128,1	61,2	1700	68,5
12	28,38	132,1	62,8	1860	79,0
13	31,75	137,5	65,2	2045	95,0
14	33,06	140	66,4	2100	105,0
15	39,36	148,6	69,5	2445	118,5
16	41,47	151,2	70,3	2485	121,0
17	43,20	151,3	71,6	2660	136,0
18	44,55	154,3	72,6	3115	142,0
19	46,65	156	74,2	3125	150,0

TABLEAU E. — (D'APRÈS PAGLIANI.)

AUGMENTATION MOYENNE ANNUELLE.

AGE.	POIDS.	TAILLE.	CIRCONFÉRENCE THORACIQUE.	CAPACITÉ PULMONAIRE.	FORCE MUSCULAIRE.
10 à 11 ans	1,67	1,8	0,2	40	2,0
11 à 12	2,20	4	1,6	160	10,5
12 à 13	3,37	5,4	2,4	215	16,0
13 à 14	1,31	2,5	1,2	55	10,0
14 à 15	6,30	8,6	3,1	345	13,6
15 à 16	2,11	2,6	0,8	45	2,5
16 à 17	1,73	0,2	1,3	175	15,0
17 à 18	1,35	2,9	1,0	455	6,0
18 à 19	2,10	1,7	1,6	10	8

Du poids dans la croissance. C'est encore à Quetelet que nous devons les premiers tableaux numériques sur l'accroissement du poids des enfants, tableau que nous reproduisons ici. On voit que le poids est triplé pendant la première année et que dès la seconde année l'accroissement relatif diminue jusqu'à l'âge de huit à dix ans. Puis les chiffres augmentent sensiblement de plus de 3 kilogrammes pour la femme à douze ans et pour l'homme de treize à quatorze ans. « Vers quinze ans, dit Quetelet, l'accroissement est plus rapide chez la femme : il devient annuellement de 4 kilogrammes ; chez l'homme, il s'élève même à plus de 4 kilogrammes et demi, de seize à dix-huit ans. Après ces termes maxima mais moindres, relativement, que chez l'enfant naissant, l'augmentation de poids diminue chez la femme et devient à peu près nulle vers vingt-trois ou vingt-quatre ans ; chez l'homme l'augmentation continue encore sensiblement pendant trois ou quatre années.

TAILLE MOYENNE RELEVÉE SUR 136 ENFANTS DE L'ÉCOLE DES DEUX-BOULES (PARIS).
(Classe ouvrière)

6 ans	7 ans	8 ans	9 ans	10 ans	11 ans	12 ans	13 ans
1.027	1.108	1.114	1.215	1.257	1.285	1.551	1.940
Accroissement en centimètres.							
1.037	7.1	6	10	4.2	2.8	6.6	8.9

TABLEAU F. — ANTHROPOMÉTRIE (DE QUETELET). — POIDS DU CORPS.

AGE.	DE L'HOMME				DE LA FEMME.			
	1835.	1840.	MOYENNE.	ACCROISSEMENT ANNUEL.	1835.	1840.	MOYENNE.	ACCROISSEMENT ANNUEL.
	kil.	kil.	kil.	kil.	kil.	kil.	kil.	kil.
Naissance	3,2	3,0	3,1	»	2,9	3,0	3,0	»
0 à 1 an	9,4	8,6	9,0	5,9	8,8	3,4	8,6	5,6
2 ans	11,0	11,0	11,0	2,0	10,7	11,3	11,0	2,4
3	12,4	12,6	12,5	1,5	11,8	13,0	12,4	1,4
4	14,2	13,8	14,0	1,5	13,0	14,8	13,9	1,5
5	15,8	16,0	15,9	1,9	14,4	16,2	15,3	1,4
6	17,2	18,5	17,8	1,9	16,0	17,6	16,7	1,4
7	19,1	20,7	19,7	1,9	17,5	18,1	17,8	1,1
8	20,8	22,5	21,6	1,9	19,1	18,6	19,0	1,2
9	22,6	24,4	23,5	1,9	21,4	20,6	21,0	2,0
10	24,5	25,9	25,2	1,7	23,5	22,7	23,1	2,1
11	27,1	27,0	27,0	1,8	25,6	25,4	25,5	2,4
12	29,8	28,2	29,0	2,0	29,8	28,2	29,0	3,5
13	31,4	31,9	33,1	4,1	32,9	32,1	32,5	3,5
14	38,8	35,3	37,1	4,0	36,7	36,0	36,3	3,8
15	43,6	38,7	41,2	4,1	40,4	39,5	40,0	3,7
16	46,7	44,1	45,4	4,2	45,6	42,9	43,5	3,5
17	52,8	46,6	49,7	4,3	47,3	47,0	46,8	3,3
18	55,8	52,0	53,9	4,2	49,0	51,0	49,8	3,0
19	58,0	57,2	57,6	3,7	51,6	53,5	52,1	2,3
20	60,1	59,0	59,5	1,9	52,3	53,0	53,2	1,1
21	61,2	61,2	61,2	1,7	52,4	56,1	54,3	0,8
22	61,4	64,4	62,9	1,7	52,5	57,0	54,8	0,5
23	61,5	67,3	64,5	1,6	52,8	57,7	55,2	0,4
25	62,9	69,6	66,2	1,7	53,3	56,2	54,8	0,5
27	63,3	68,4	65,9	»	53,8	56,5	55,1	0,1
30	63,7	68,6	66,1	»	54,3	56,4	55,3	0,0

Odier, dans ses recherches *sur la loi d'accroissement des nouveau-nés* (thèses de Paris, 1868), a donné le tableau suivant du *poids moyen :*

NAISSANCE.	MOIS.											
	1er	2e	3e	4e	5e	6e	7e	8e	9e	10e	11e	12e
3250	4000	4700	5350	5950	6300	7000	7450	9650	8200	8500	8750	8950

En divisant par 30 l'augmentation mensuelle on a pour l'augmentation quotidienne :

MOIS.											
1er	2e	3e	4e	5e	6e	7e	8e	9e	10e	11e	12e
25	23	22	20	18	17	15	13	12	10	8	6

Cette régularité dans la moyenne de l'augmentation en poids est des plus remarquables. Les écarts individuels dans la croissance du poids sont sans doute moins considérables que les écarts de la croissance en taille.

Quetelet exprime dans les termes suivants les relations de la croissance de la hauteur et du poids : « Le poids d'un enfant vers sa naissance croît comme le cube de sa hauteur ; après la première année, cette croissance devient moins rapide et diminue successivement. Vers quatre à cinq ans, elle n'a plus qu'une valeur entre la seconde et la troisième puissance de sa hauteur. Vers douze à treize ans ou bien vers le temps qui précède l'adolescence, le poids relatif du jeune homme a le moins de développement; puis sa croissance devient plus rapide. Vers l'âge de trente ans, et l'on peut dire depuis l'instant où il est formé comme homme, son poids est un peu au-dessous de la valeur qu'il aurait entre deux hommes ayant eu une croissance : l'un comme les carrés, l'autre comme les cubes de sa hauteur. » (*Anthropométrie*, p. 345.)

A l'égard des sexes le tableau montre que c'est vers l'âge de seize ans que le poids de l'homme prend un accroissement relatif considérable et tout à fait en désaccord avec une loi que Bowditch a exprimée dans les termes suivants : la relation entre le poids et la stature des jeunes gens en voie de croissance est telle que jusqu'à la hauteur de 1479, les hommes sont plus pesants que les femmes de taille égale; au delà de ce chiffre, on vérifie l'inverse.

M. Bowditch, professeur de physiologie à Boston, a publié sous le titre *De la croissance des enfants* (Boston, 1877) un travail important fondé sur près de 25 000 observations. Quelques-unes des conclusions de Pagliani se trouvent ici singulièrement confirmées. Ainsi il reconnaît avec l'auteur italien l'irrégularité apparente des périodes de croissance pour un même temps, et la coïncidence de la rapidité plus grande de la croissance avec la puberté, avec cette seule différence que, pour Pagliani, cet accroissement maximum se trouve dans les années qui précèdent ou qui amènent la puberté, tandis que pour Bowditch la puberté est le résultat de la cessation de l'accroissement intense, surtout chez les femmes. Cette opinion s'accorde d'ailleurs avec les vues de Carpenter et de Herbert Spencer, qui veulent que l'accroissement et la reproduction soient deux actes antagonistes, ce qui nous conduirait à rechercher si la précocité du développement sexuel n'est pas une cause de petitesse de la taille, et, réciproquement si les hautes tailles ne coïncident pas avec une aptitude reproductrice tardive.

La conclusion de Pagliani, relative à l'influence ethnique, se trouve d'ailleurs fortement corroborée par la statistique de Bowditch, qui montre que c'est dès l'enfance que dans des conditions identiques se révèle cette influence. Ainsi, sur les enfants âgés de cinq ans et offrant une stature de 41 pouces, on comptait 224 Américano-Irlandais, 229 Américains purs et 210 Irlandais, ce qui est en rapport avec ce que nous savons de la haute taille des Yankees et de la petite taille des Irlandais.

En résumé nous pouvons conclure avec Quetelet, Pagliani et Bowditch, et en agrandissant quelque peu leurs vues :

1° Que toutes les circonstances de milieu, l'alimentation, l'exercice, le climat, l'altitude, les professions, peuvent modifier la marche de la croissance avec d'autant plus d'intensité que les individus sont plus éloignés de leur développement final;

2° Que pour ce qui est de la taille finale, c'est presque exclusivement du sexe et de la race qu'elle dépend.

Cette dernière conclusion est absolument conforme à celle de Broca, qui a écrit dans son second mémoire sur l'anthropologie de la France (*Mém. de la Soc. d'ant.*, t. II) :

« J'ai reconnu que la taille des Français, considérée d'une manière générale, ne dépendait ni de l'altitude, ni de la latitude, ni de la pauvreté, ni de la richesse, ni de la nature du sol, ni de l'alimentation, ni d'aucune des conditions de milieu qui ont pu être invoquées. Après toutes ces éliminations successives, j'ai été conduit à ne considérer qu'une seule influence générale, celle de l'hérédité ethnique. »

Je me suis assez étendu sur ce sujet pour que l'on ne confonde pas la croissance et la taille, et pour que l'on n'applique pas aux modifications de celle-ci ce qui n'a droit qu'aux modifications de celle-là.

Croissance des diverses parties du corps. La *tête*, d'après Quetelet, est d'abord à peu près la moitié de ce qu'elle sera après le complet développement de l'individu. De 111 millimètres, elle passe après la première année à 154, puis à 173 et à 182. A 5 ans, sa taille est de 192; à 10 ans, de 205; à 15 ans, 215; à 20 ans, 227 ; à 30 ans, 228. La tête se développe plus en hauteur que transversalement; toutes les mesures verticales se doublent à peu près et c'est surtout par les parties inférieures que cet accroissement s'opère. Ainsi la longueur du nez, qui est de 20 millimètres à la naissance, est de 49 millimètres après 18 ans. De l'ouverture de la bouche au bas du menton, on compte 19 millimètres à la naissance et 42 millimètres de 20 à 25 ans. Les mesures transversales ne croissent guère que dans la proportion de 2 à 3.

La circonférence moyenne de la tête aux orbites est à la naissance pour les deux sexes de 335 ; elle atteint à 19 ans 564 (hommes) et 535 (femmes), et en parcourant des stades assez irréguliers d'année en année, 440 pour la deuxième et successivement 471, 486, 496, 503, 508, 513, 519, 523, 527, 531, 535, 539, 543, 547, 551, 555, 561, 563, 564.... De 20 à 30 ans, cette circonférence ne paraît pas varier.

Le *cou*, dont la hauteur est de 28 ou 29 millimètres à l'époque de la naissance, se dégage à 6 ou 7 ans et commence à prendre des accroissements sensibles ; après l'adolescence, sa hauteur est de 5 centimètres; l'accroissement, du menton aux clavicules, est de 2,07 pour les hommes et de 1,79 pour les femmes, par rapport à l'unité initiale.

Le *tronc* triple sa hauteur initiale ; il se développe plus rapidement chez les hommes que chez les femmes. Le diamètre transverse du thorax augmente dans les mêmes proportions que le menton ; le diamètre antéro-postérieur ne s'augmente que de 1 à 2,56.

La longueur du *membre supérieur*, moins la main, se trouve doublée entre 4 et 5 ans, triplée entre 13 et 14 et quadruplée au moment du complet développement. D'un autre côté la *main* n'est que doublée entre 5 et 7 ans ; sa longueur est triplée à l'âge adulte. A partir de l'âge de 5 ans la main constitue sensiblement la cinquième partie de la taille totale de l'individu.

Des os du membre supérieur, c'est le cubitus et le radius qui croissent avec le plus d'intensité, le rapport à l'unité native est de 1 à 4,26.

Au moment de la naissance, la longueur des bras étendus horizontalement est un peu moindre que la taille ; cette différence, qui est d'environ un centième, devient nulle entre 3 et 5 ans et se trouve être d'un centième en plus vers l'époque de l'adolescence. Chez l'homme, la différence absolue est de 6 à 7 centimètres; chez la femme, elle est seulement de 2,0 à 2,5, ce qui tient au développement des épaules et du thorax.

Le membre inférieur est doublé dans les deux sexes avant la troisième année, triplé à 7 ans, quadruplé à 12 ans et quintuplé à 20 ans. C'est la *cuisse* qui de tous les membres s'accroît le plus ; elle acquiert sept fois sa longueur primitive. La *jambe* ne s'accroît que de 87 millimètres à 390, nombre dont le rapport est de 1 à 48. Le rapport de la croissance totale du pied avec la longueur initiale est de 1 à 3,52.

D'après le savant belge, les hommes occupés de travaux pénibles et surtout du transport de fardeaux ne prennent pas leur développement complet; mais cette opinion est fort contestée. L'excès de taille se manifesterait plutôt pour les parties inférieures que pour les supérieures, et c'est aussi par les cuisses et les jambes que pèchent les gens de petite taille.

Au point de vue *des sexes* la hauteur à laquelle arrive la femme n'est que de de 0,947 pour 1000. Les jambes sont relativement plus courtes. La ligne qui divise la hauteur verticale en deux parties égales est chez les hommes un peu au-dessus du pubis; elle est chez la femme un peu au-dessous.

La plupart des chiffres que nous avons donnés sur la croissance partielle méritent d'être vérifiés : car Quetelet est à peu près le seul qui les ait établis et nous manquons de renseignements précis sur ses procédés et sur les éléments de ses moyennes. Ce n'est pas seulement l'artiste, c'est le physiologiste et le médecin qui profiteront de ces recherches. On en trouvera la preuve dans l'examen des travaux faits au point de vue trop restreint du recrutement des armées, par un grand nombre de médecins français et étrangers, mais surtout par MM. Arnould, Vallin, Alix et plusieurs de leurs collègues de l'armée. On sait que l'instruction ministérielle du 13 mars 1876 exige des conscrits, sous peine d'être ajournés ou classés dans les services auxiliaires, 2 centimètres au-dessus de la demi-taille chez les sujets dont la taille est au-dessus de $1^m,60$, et 3 centimètres chez ceux qui sont au-dessous de cette limite. Selon M. Vallin, cette exigence ne doit pas être maintenue. Cependant, d'après la table de Quetelet, la taille moyenne d'un Belge est de 1670. La circonférence prise par les aisselles est au même âge de 865 et « par le sternum » de 813. En supposant vraie une mesure moyenne un peu au-dessous du mamelon, c'est-à-dire conforme à l'*Instruction*, on trouve 834, et comme la demi-taille est de 830, il s'ensuit que la circonférence thoracique est réellement de 4 centimètres au-dessus de la demi-taille. Sans aucun doute la mensuration thoracique que j'ai prise, la moyenne, repose peut-être sur un faux raisonnement et je ne donne ce résultat que comme hypothétique; mais il montre qu'avec un peu de précision on peut arriver à savoir numériquement quelle est la valeur hygiénique du rapport de la circonférence thoracique à la taille; c'est ce que j'ai discuté dans un récent mémoire sur l'*Anthropométrie médicale*. Or il importe de savoir, au point de vue de la santé présente et future des jeunes gens, quelle mesure il convient de prendre médicalement, si le rapport normal qui doit exister entre ces deux chiffres est notablement inférieur dans un cas donné. Nous connaissons les agents qui peuvent modifier, sinon la taille, au moins la marche de la croissance. La détermination de proportion normale à un âge donné est préalablement indispensable. Il en est de même aussi dans un grand nombre de déformations.

Libarzik, dans son ouvrage sur les *lois de la croissance* (Vienne, 1862), a divisé le corps en six dimensions égales à la longueur du vertex au menton, et il a cherché à établir que ces six dimensions étant connues ainsi que la longueur de la clavicule, on connaît par le menu tous les détails des proportions humaines; mais il commet une singulière erreur en supposant que les proportions restent les mêmes. Il admet encore que l'accroissement total est terminé à vingt-cinq ans et comprend 24 époques. Ces 24 époques sont subdivisées en 3 périodes : la première, de la naissance à la fin du 21e mois; la deuxième, du 21e au 171e;

la troisième, du 171e au 300e. La croissance serait très-intense dans la première période, ralentie dans la seconde et de nouveau plus active dans la troisième. Cette troisième période commence à 14 ans environ, ce qui paraît coïncider avec les chiffres de Pagliani. Mais de 14 à 25 ans les phénomènes de croissance sont loin d'être uniformes.

Physiologie de la croissance. Nous avons déjà dit que la croissance était un phénomène essentiellement lié à l'accroissement des os en longueur. Broca, en 1852, a, dans un mémoire qui fait époque, clairement décrit les procédés de l'ostéogénie épiphysaire.

Il a reconnu, décrit le tissu chondroïde normal qui existe partout où une diaphyse osseuse s'accroît aux dépens d'une masse cartilagineuse adjacente, et dont l'épaisseur est proportionnelle à l'activité de l'accroissement local. C'est précisément en mesurant cette couche, qu'il est arrivé à déterminer expérimentalement le procédé d'accroissement des os. « Tout le monde sait, dit-il, que les divers os n'offrent pas les mêmes proportions relatives chez le nouveau-né et chez l'adulte et que, par conséquent, dans un temps donné, certains os s'accroissent plus rapidement que certains autres. Tout le monde sait encore que les diverses parties du même os ne croissent pas d'une manière uniforme, et que la configuration de certains os n'est pas la même à tous les âges. L'os iliaque, les maxillaires, la clavicule, l'extrémité supérieure du fémur subissent dans leur forme, par le progrès de la croissance, de profondes modifications. Les ingénieuses expériences de Duhamel, bien autrement sérieuses que celles de Hunter, ont établi que l'accroissement en longueur s'effectue dans toute l'étendue de l'os, mais qu'il est beaucoup plus rapide aux extrémités de la diaphyse qu'à sa partie centrale. Ainsi, pendant le développement du corps, l'accroissement ne se répartit pas régulièrement sur le squelette; il n'est jamais uniforme ni sur les divers os du même individu, ni sur les différentes parties de chacun de ces os. Ce sont là des faits acquis à la science. Quels sont les points sur lesquels se concentre, à un moment donné, la force qui préside à l'ossification? Dans quel ordre les diverses régions deviennent-elles tour à tour le siége de ce travail qui préside à la croissance du corps? Questions bien importantes pour la physiologie, bien importantes aussi pour la pathologie du système osseux. Il est très-probable que les maladies des os, si communes chez les enfants, et pourtant si peu étudiées, sont influencées dans leur marche, peut-être aussi dans leur étiologie, par les conditions de l'accroissement local. » (*Recherches sur le rachitisme*. Paris, 1852, p. 59.) Étudiant sur le fémur la position du trou nourricier de la diaphyse, le même auteur a reconnu que la distance de ce trou à l'extrémité inférieure de la diaphyse était, en représentant le fémur par 100, de 33 au moment de la naissance, 37 à sept mois, 41 à un an, 53 à deux ans, 56 à cinq ans. Par conséquent, « l'extrémité inférieure de cette diaphyse croît beaucoup plus rapidement que son extrémité supérieure pendant les premières années de la vie. »

Ces vues ont été reprises, discutées, adoptées ou combattues par divers auteurs (*voy.* Os, Rachitisme), et notamment par MM. Ollier, Ranvier et Tripier. Mais, quels que soient les procédés intimes de la croissance, on ne met plus en doute son mode apparent, c'est-à-dire l'accroissement en longueur, et spécialement par certaines extrémités. Il nous importe cependant de retenir ici, des études histologiques, que pour la plupart des anatomistes le corpuscule osseux provient d'une cellule cartilagineuse, laquelle est infiltrée de sels calcaires.

Telle est au moins l'opinion de Kölliker, de Rouget et de Virchow. Robin dit aussi : « Un dépôt de sel terreux remplit la substance transparente du cartilage et donne naissance à la substance fondamentale de l'os, qui est d'abord granuleuse, et peu à peu de plus en plus homogène. Les cavités du cartilage donnent naissance aux ostéoplastes, ou mieux, les ostéoplastes dérivent des cavités cartilagineuses, dont les corpuscules ou les cellules, suivant le cas, se résorbent, disparaissent, pour n'être remplacés que par un liquide plus clair, qui remplit l'ostéoplaste. » H. Muller diffère peu de Robin ; il dit que les ostéoplastes proviennent bien des cellules du cartilage, mais après avoir subi des modifications qui changent leurs propriétés vitales et qui sont caractérisées par un retour à l'état embryonnaire ; Selon Tripier, la question est maintenant jugée : « au lieu d'une transformation directe des éléments du tissu conjonctif, comme le voulait Virchow, on admet que, pour devenir cellules osseuses, les éléments doivent tout d'abord repasser par l'état embryonnaire. » (*Voy.* RACHITISME.)

Ainsi, pendant la période de croissance, ce travail considérable s'opère surtout à l'extrémité de la diaphyse ou des diaphyses aux couches périphériques des os plats et dans la profondeur même du tissu osseux. C'est autour de ce fait capital que viennent se grouper tous les actes intimes spéciaux pour chaque organe et pour chaque tissu. Il serait donc très-intéressant de présenter ici le tableau des croissances partielles du crâne, du cerveau, des os et des viscères. Mais pour entreprendre ce travail beaucoup de documents manquent encore, d'une part; d'autre part, on trouvera, à propos de chaque organe, dans les différents articles de ce Dictionnaire, l'état de la science sur l'évolution et le développement.

Pathologie de la croissance. Le tableau que nous venons de tracer des phénomènes normaux de la croissance, nous conduit à cette définition des *maladies de croissance :* celles qui résultent directement d'une irrégularité manifeste de l'accroissement normal. C'est ainsi qu'une croissance inégale de deux membres liée à une affection des centres nerveux, telle que la paralysie infantile, est une maladie survenue *pendant* la croissance, tandis que cette même inégalité sans cause contingente manifeste est proprement une maladie de la croissance. La scrofule, la syphilis, les fièvres éruptives et leurs suites relèvent de la pathologie générale ; mais les accidents de la dentition, les retards dans l'ossification et dans l'évolution des divers tissus, la persistance des états embryonnaires, le rachitisme, etc., sont essentiellement des maladies ou, plutôt, des affections de la croissance. J'ai hâté d'ajouter que toutes les conditions de milieu qui peuvent influencer la marche de la croissance, la nourriture, l'habitat, le genre de vie, l'exercice, peuvent déterminer des affections qui, en raison de l'époque de la vie où elles se produisent, ressortissent à notre sujet. Toutefois, comme il importe que les limites de notre cadre soient nettement tracées, on conçoit qu'il ne saurait être ici question des formes pathologiques dont l'importance ou la fréquence demandent une étude spéciale, telles que les MONSTRUOSITÉS, le RACHITISME, la DENTITION, etc. (*Voy.* ces mots.)

De la croissance non symétrique. Il ne saurait être ici question des croissances asymétriques qui sont la conséquence d'affections des centres nerveux dont l'intégrité paraît nécessaire à la nutrition, puisque ces asymétries ne résultent pas directement de la croissance. Mais les conséquences de ces développements asymétriques provoquent nécessairement un équilibre artificiel ou des suppléances articulaires ; là où une articulation est atteinte et incapable de mouvements propres, les mouvements se passent dans la jointure saine la plus voisine. De là des anomalies qui seront examinées plus loin.

La symétrie, c'est-à-dire l'égalité absolue des deux moitiés du corps, exprime la loi de conformation la plus importante de la forme humaine ; elle n'existe dans la nature que très-approximativement, même chez les sujets les plus parfaits. Ni les deux moitiés de la face et du crâne, ni les deux arcs du tronc, ni les extrémités ne sont rigoureusement symétriques, à quelque âge que l'on examine les sujets. Tantôt, c'est à l'hypertrophie d'une moitié de corps ou de l'un des membres, tantôt c'est à l'hypotrophie que la chose est imputable. MM. Trélat et L. Moncod, dans leur beau mémoire *sur l'hypertrophie unilatérale* (*Arch. génér. de méd.*, 1869), ont rapporté en douze observations minutieusement recueillies la plupart des faits connus d'hypertrophie congénitale portant tantôt sur l'un des membres, tantôt sur tout le corps, toujours sur tous les systèmes. D'après ces faits, on est autorisé à croire que la malformation était primitivement minime, et qu'elle n'a pris les proportions énormes constatées dans quelques-unes des observations que par la continuité de l'excès de croissance de l'un des côtés. Le cas dû à Friedberg permet de constater que, de dix à douze ans, toutes les parties du côté droit s'étaient accrues de plus du double de celles du côté gauche. Les différences de longueur variaient de 2 à 9 centimètres, les différences de circonférence varient au tronc de 1 à 2 centimètres, aux membres de 3 à 7 centimètres. Ce cas paraît être le plus grave que l'on connaisse ; mais il n'est pas rare de rencontrer des différences *réelles* de 10 à 15 millimètres dans la longueur des membres dues manifestement à l'hypertrophie.

Nous reviendrons dans la partie pratique de notre travail sur les faits de MM. Trélat et Moncod. Disons ici que ces judicieux et savants observateurs, tout en rattachant cette anomalie à une altération embryonnaire du feuillet moyen du blastoderme, ajoutent : « Nous avons ainsi précisé le point de départ sans être beaucoup plus avancé sur la nature de l'anomalie. » A s'en tenir au fait, on peut cependant reconnaître, et la chose n'est pas sans importance au point de vue thérapeutique, que ces hypertrophies impliquent la suractivité des conditions physiologiques de la nutrition. Or, ces conditions, nous les connaissons assez pour admettre que les excès de croissance unilatérale pourraient être prévenus.

Quant à la diminution de la nutrition unilatérale, elle est très-commune. A un faible degré, il est souvent difficile de savoir de quel côté est l'excès, de quel côté l'insuffisance ; mais, en général, il est manifeste que c'est l'hypertrophie qu'il faut accuser. Delpech, dans son *Orthomorphie* (t. I, p. 116), a beaucoup insisté sur l'inégalité des membres inférieurs qu'il suppose congénitale, et il a rattaché à cette anomalie la plupart des torsions de la colonne vertébrale. Mais il n'a pas su distinguer les inégalités dues aux attitudes du membre, et spécialement à celles de la cuisse sur le bassin, de celles qui sont réellement congénitales; le moindre déplacement dans la direction de la cavité cotyloïde entraîne une inégalité apparente des membres dont l'effet mécanique consécutif reste le même que si cette inégalité était primitive et réelle. Or, nombre de causes peuvent produire cette inégalité apparente : la torsion et l'inclinaison du bassin, les flexions du genou, l'aplatissement de la voûte tarsienne notamment. Quand la diminution de croissance atteint l'un des membres, les surfaces articulaires sont mal formées, et leurs moyens d'union sont imparfaits. Parfois le membre en retard diffère de 10 centimètres de son congénère; mais souvent la différence est très-minime et se réparerait spontanément si la marche prématurée ne venait favoriser notamment certaines luxations qui passent trop fréquemment pour congénitales (*voy.* son mémoire sur les *Luxations dites congénitales*. Paris, 1873).

Le défaut de croissance symétrique associé à la fonction précoce est donc l'une des causes les plus fréquentes des déformations graves. Si l'on a en vue que la fonction nécessairement imparfaite d'une articulation relativement trop faible confirmera cette malformation en l'aggravant, on pourra prévenir de nombreuses difformités. C'est en effet par suite d'une même action produite sur deux surfaces articulaires diversement déformées que se produisent de segments en segments des irrégularités habituelles d'action et d'attitudes.

L'asymétrie primitive du rachis, et par suite la croissance inégale a souvent été invoquée comme cause des difformités de cet appareil. Glisson a supposé plutôt qu'il n'a vu une inégale distribution des matériaux nutritifs aux deux côtés de la vertèbre. Bouvier parle vaguement de cas où l'on est tenté de croire que, par suite d'une disposition originelle, les forces qui président à l'accroissement, primitivement inégales à droite et à gauche dans un point du rachis, le font croître irrégulièrement (scoliose héréditaire); mais il n'insiste pas sur cette vue hypothétique et il se rattache à une autre hypothèse : l'action déformante de l'aorte sur un rachis doué d'une force plastique médiocre. Cependant dans leur travail sur le rachis (1874) MM. Bouvier et Boullaud déclarent que toute scoliose est constituée même à son plus léger degré par l'inégalité des deux moitiés latérales des éléments de la colonne vertébrale au niveau de chacune des courbures. La question d'origine reste entière. Malgaigne admet la prédominance originelle du développement de toute la partie droite; cette prédominance, favorisée d'ailleurs par l'action plus habituelle du côté droit, s'observerait non-seulement au membre supérieur, mais à la face. Si l'on admet, dit-il, la moindre différence de développement dans une des moitiés d'une tige composée de vingt-quatre os, on comprendra qu'il puisse se traduire par une concavité légère du côté le moins développé, qui pourra s'exagérer sous l'influence d'une cause donnée (*Leçons d'orthopédie*, p. 326). Mais il y a un point qui domine toutes les théories et qui ne permet de maintenir qu'à titre de rareté l'asymétrie primitive des vertèbres. C'est que les déviations congénitales du rachis n'existent que chez les monstres et chez les rachitiques. On sait que Chaussier a fait examiner à la Maternité 23 293 enfants sur lesquels un seul cas de déformation vertébrale s'est présenté. Dopp, dans un relevé qui comprend 155 enfants atteints de difformités congénitales, n'a pas trouvé un seul cas. (Cités par Malgaigne, *Leçons d'orth.*, p. 313.) Il ne reste donc à l'appui des partisans de l'asymétrie vertébrale primitive d'autre argument que d'invoquer, non plus un arrêt de développement, mais une cause occulte de déformation. Or les causes réelles et vérifiables sont à nos yeux suffisantes et ne laissent guère de place aux fictions. Le rachis subit les effets de conditions vicieuses plutôt qu'il ne les crée. Or ces conditions vicieuses sont d'abord mécaniques. La croissance est entravée par la compression, et pour peu que le poids du corps mal réparti, en raison d'attitudes vicieuses et de faiblesse relative, se porte habituellement sur la moitié du support vertébral, cette partie subira une forte diminution d'accroissement d'abord, une usure ensuite, tandis que la partie homologue s'accroîtra avec excès. C'est ce qu'on remarque aux côtes, sur le crâne et sur la face, ainsi que l'ont montré MM. Guéniot, Parrot, Broca.

Des croissances symétriques irrégulières. Nous avons vu que, d'après les tables de Quetelet, la croissance masculine moyenne était de près d'un mètre de 0 à 6 ans et allait en décroissant régulièrement d'intensité jusqu'à l'âge de 30 ans; les autres statisticiens ont trouvé des chiffres différents et une allure fort inégale (*voy.* les tableaux comparés entre eux); d'ailleurs, les chiffres de ces derniers sont aussi disparates que possible, de sorte que nous sommes bien forcé de conclure qu'il n'existe là jusqu'à présent aucune concordance réelle et générale entre l'âge et la croissance normale. Cependant il serait à désirer que nous connussions exactement les écarts des tailles des enfants à un âge donné et le nombre des enfants de chaque taille à chaque âge sur un très-grand nombre de sujets (1000?).

Ce grand travail pourrait être accompli avec profit dans nos écoles publiques, maintenant surtout que la ville de Paris vient de créer une centaine de places de médecins inspecteurs des écoles. Il sera facile de dresser un registre, de faire la comptabilité de l'existence humaine comme on fait celle des denrées et du matériel, peut-être moins précieux. Ce registre contiendrait par colonnes tous les renseignements concernant l'état civil, et de six mois en six mois le poids, la taille, la circonférence thoracique, l'hérédité, les prédispositions actuelles, etc. On voit tout de suite le parti que l'administration et les familles pourraient tirer d'un tel travail, facile à accomplir avec l'aide des instituteurs; le choix d'une profession, le climat à préférer, les aptitudes individuelles en seraient singulièrement éclairés. Que d'enfants fatalement voués à la mort, après avoir coûté à l'Assistance publique des sommes considérables, pourraient être sauvés et restituer par leur travail ce qu'ils ont coûté à la société par une direction mieux entendue du premier pas de leur existence!

On voit aussi ce que la science gagnerait à cette connaissance plus intime des lois de la croissance, tant au point de vue de la physiologie collective qu'au point de vue de l'hygiène individuelle, la première de toutes les sciences appliquées, si peu connue encore et si peu enseignée, puisque dans une école de médecine qui compte trente-deux professeurs et cinq mille élèves un seul maître est chargé de son enseignement!

Mais en attendant que cette grande œuvre sociale soit accomplie et en présence du désaccord des démographes, c'est à l'observation clinique qu'il convient de s'adresser.

La plupart des cliniciens divisent la durée de la croissance en trois époques: la première est contemporaine de l'évolution des premières dents; elle s'étend jusqu'à l'âge de sept ans. La deuxième part de cet âge et s'étend jusqu'à la puberté, c'est-à-dire jusqu'à quatorze ans, et la troisième a pour limite la croissance elle-même, accomplie dès la 21e année dans ses traits principaux. Cette division est simplement naturelle; cependant quelques auteurs, Hufeland et Barrier notamment, divisent la première époque en première et seconde dentition; M. Raoul Regnier, dans sa remarquable thèse sur les *Maladies de croissance* (Paris, 1860), accepte les divisions de Stahl: « Infantia primos septem annos ætatis habet; pueritia, secundos ad decimum quartum. Adolescentia tertium septenarium cum dimidio, quod pertingit ad vigesimi quinti anni medium. Hoc vero ætatis tempore, sensibiliter adolescere seu succrescere in longum et latum, homo fere remittit. » (*De morborum ætatis fundamentis*, cap. I.)

....

Première période : De la naissance à sept ans. Ici se placent un grand nombre de malformations dont nous n'aurons pas à nous occuper, non plus que des accidents de DENTITION (*voy.* ce mot). R. Regnier explique par la prédominance du système de la vie végétative et l'énorme volume relatif du foie, la localisation de la syphilis tertiaire dans cet organe chez les jeunes enfants. Il signale aussi le développement du système lymphatique et la fréquence du catarrhe infantile, enfin, et très-justement, il note avec Velpeau et Gubler la vascularisation excessive des centres nerveux, fait à l'aide duquel Gubler expliquait la susceptibilité exquise des enfants à l'action de certains agents, tels que l'opium, et leur résistance à l'influence des agents contraires, tels que la belladone et le quinine.

Pour ce qui est de la vie de relation, nous signalerons ici l'extrême fréquence dans cette période du retard dans le développement de certains systèmes histologiques et notamment des muscles. La plus grande partie des luxations coxo-fémorales dites congénitales est due à l'insuffisance des muscles et des ligaments de cette articulation, sous l'influence du poids du corps dans la marche relativement prématurée.

Nous avons fourni à cette thèse, après Verneuil, un certain nombre d'observations et nous en possédons une vingtaine qui sont inédites (*Mémoire sur les luxations dites congénitales*, in *Bulletin de thérapeutique*, avril et mai 1875). Il importe donc que ni la station verticale ni la marche ne soient permises aux enfants débiles qui n'ont d'ailleurs aucune tendance à marcher spontanément. Il y a lieu même, en tout cas, de surveiller cette marche prématurée : car un grand nombre de déformations du bassin, du genou et du pied n'ont pas d'autre origine. Il suffit, on le comprend, qu'un groupe musculaire soit en retard sur son antagoniste, qu'une légère arthrite inaperçue ait modifié les rapports des surfaces articulaires, pour qu'immédiatement des habitudes d'adaptation soient contractées par les muscles et déterminent peu à peu des déformations articulaires. Nous aurons à reproduire des remarques du même ordre pour la seconde période de la croissance, période scolaire par excellence.

R. Regnier considère l'hydrocéphale aiguë comme une anomalie de l'accroissement, dans laquelle il y a transport de ses phénomènes actifs sur la tête au détriment du reste du corps. Cette opinion ne paraît pas être suffisamment étayée, car l'hydrocéphale aiguë a souvent des causes pathologiques spéciales bien déterminées. Mais il existe nombre de cas où le volume de la tête s'accroît démesurément sans qu'on en puisse accuser ni le rachitisme ni l'hydrocéphalie. Le poids du cerveau est excessif pour les ligaments et les muscles, et la tête ne peut être maintenue en équilibre sur l'atlas.

Il est rare qu'en deçà des cas d'*hémitérie* (Isid. Geoffroy), on observe un arrêt symétrique de développement du tissu osseux aboutissant à une ossification prématurée. On constate très-souvent cependant que les cuisses, qui doivent croître plus que les bras dans la proportion de 4 à 1, ne prennent pas leur entier développement et restent relativement plus courtes ; à ces retards dans la croissance partielle, le grand remède est le repos et le changement d'air. A sept ans la taille ne doit pas être en France au-dessous de $1^m,05$ et ne doit pas dépasser $1^m,15$. Cet écart de 10 centimètres suppose que l'enfant est en retard ou en avance sur la croissance normale d'une quantité qui varie de 5 centimètres, c'est-à-dire environ une année. Si cette quantité est en plus, il importe de recommander aux enfants l'exercice de la marche. Si, au contraire, elle est en moins, le repos est nécessaire, repos diurne de deux ou trois heures par jour dans la position horizontale. Il est en effet d'expérience, notamment chez les gymnastes, que les exercices généraux actifs à cet âge favorisent l'accroissement des muscles et des os en largeur, tandis qu'ils diminuent l'accroissement en hauteur.

Il est rare que les phénomènes que Ducamp a appelés *secousses de croissance* se produisent avant la septième année. Cependant cet auteur en a rapporté une observation que nous reproduisons ici, parce qu'elle donne lieu, comme la plupart, à des interprétations diverses.

Observation V. Enfant de sept ans, fluet, pâle et issu cependant de parents robustes... Depuis un an et surtout dans les derniers temps sa taille s'est élevée de trois pouces. Il se trouve encore dans l'acuité d'une secousse de croissance; chaque jour, le soir et la nuit surtout, il éprouve six ou huit accès de douleurs violentes dans un genou, torsion douloureuse des poignets et parfois léger délire; leur durée est souvent instantanée, d'un quart d'heure ou d'une demi-heure. Dans les intervalles il joue dans l'appartement; il court ou il s'endort sur-le-champ, s'il se trouve au lit. Il est des accès qui ne sont qu'une douleur instantanée aux poignets, aux malléoles, aux genoux surtout que le fléchissement paraît soulager; point de fièvre, si ce n'est un peu de chaleur au lit et sans sueur; de l'accélération du pouls et des battements de cœur plus vifs pendant les accès : cette scène a déjà eu lieu il y a trois ans et ne dura que huit jours.

Ducamp note une éruption sur les doigts « qui disparut à l'arrivée des douleurs articulaires ». Il note aussi que le père de l'enfant fut sujet aux mêmes douleurs dans ses croissances, « et il lui est resté des rhumatismes aux genoux. »

Il y a lieu de faire remarquer ici que la croissance de trois pouces (huit cent.) de six à sept ans n'est que de très-peu excessive, et il pourrait bien se faire qu'il s'agisse ici de rhumatisme articulaire aigu dont les douleurs se jugent souvent par un érythème. L'insuffisance des éléments de l'observation lui enlève tout caractère démonstratif quant aux « secousses de la croissance ». Cependant nous sommes loin de nier absolument ces *secousses*, mais nous croyons qu'elles surviennent plus tardivement; nous sommes loin aussi de contester qu'à ces accélérations succède souvent une poussée cutanée, mais la relation causale que l'on voudrait établir ne semble pas fondée.

On observe souvent, tout au contraire, *à la suite* des fièvres éruptives, une croissance considérable; est-ce à dire que cette croissance suractive soit la conséquence de l'éruption? J'ai récemment observé une jeune fille de neuf ans affectée d'une pseudo-luxation hypotrophique de la hanche, qui fut prise de scarlatine régulière suivie d'une desquamation intense; quinze jours après sa convalescence, j'eus l'occasion de constater une amélioration considérable dans toute l'étendue des mouvements et la force des muscles pelvi-trochantériens. Faut-il en rendre grâce à la scarlatine ou au repos si difficile à obtenir de ce jeune sujet, à la bonne alimentation et aux meilleures conditions où elle s'est trouvée? Je penche vers cette dernière opinion.

M. Magitot a exprimé une opinion qui tout d'abord paraît assez paradoxale, mais à laquelle sa grande expérience donne cependant un poids considérable : c'est que les accidents de la dentition sont beaucoup plus rares qu'on ne le croit, si tant est qu'ils existent. De même les secousses de la fièvre et un grand nombre d'accidents de même genre, rattachés à la croissance, sont moins communs qu'on ne le pense. M. Gombault, dans son article *Croissance* du Nouveau Dictionnaire (1869), s'appuie sur l'opinion de Richard (de Nancy) et n'admet la fièvre de croissance que « théoriquement ». Regnier n'en fait pas mention dans sa thèse. Mon attention a été, depuis plusieurs années, attirée sur ce point et j'ai soigneusement observé un grand nombre d'enfants en vue de déterminer les caractères de cette fièvre; je dois dire que je n'ai trouvé aucun cas où les accidents de la première enfance puissent être clairement rattachés à la croissance. J'ai cependant constaté des poussées très-actives qui atteignaient parfois 6 et 8 centimètres en un an, sans qu'en ces années exceptionnelles la santé des enfants fût particulièrement éprouvée.

La période de la croissance dont nous nous occupons est celle du rachitisme, qui a été l'objet d'une étude très-complète dans ce Dictionnaire. Nous n'en parlerons donc ici que dans ses rapports avec la croissance. M. Bouchut dit dans son *Traité des maladies de l'enfance* (5e édit., p. 956) : « L'arrêt de la croissance est le résultat d'une seule maladie qui a le sang pour siége et pour nom le rachitisme. » Nous ne pensons pas, surtout après les travaux de M. L. Tripier, que cette double opinion soit fondée. Le rachitisme est une affection spéciale des os, héréditaire, qui ne produit pas nécessairement un arrêt de croissance et qui se montre le plus souvent en dehors des conditions de mauvaise alimentation, d'humidité, de froid, etc., que les auteurs et spécialement M. Jules Guérin lui ont assignées. C'est se payer de mots que de parler du sang comme siége du rachitisme : car on pourrait adapter cette phrase, en ce qu'elle peut avoir de clair, à toutes les maladies, sans éclairer en rien leur histoire. En tout cas, ce serait se faire du rachitisme une bien fausse idée que de l'attribuer aux mauvaises conditions alimentaires. On sait, en effet, que Tripier a vainement cherché à reproduire le rachitisme sur les animaux et, d'autre part, on voit souvent cette affection se montrer sur des enfants soumis aux meilleures conditions de milieu et notamment à l'alimentation lactée. L'hérédité, en ces cas, fait rarement défaut.

Cependant on peut dire qu'en général une bonne alimentation, le grand air, le repos aident à la guérison du rachitisme, surtout quand ces conditions ont fait défaut; et si les épiphyses ne se sont pas soudées par une ossification prématurée, la croissance reprend son mouvement ascensionnel, parfois même avec une intensité compensatrice. On voit souvent, chez des sujets de taille moyenne, d'incontestables traces de ce trouble passager dans l'évolution du tissu osseux, des *nouures* et des *courbures* au niveau des cartilages ou sur les diaphyses. Le rachitisme, d'après les recherches modernes, se rattache donc, dans l'une de ses phases, à la persistance d'états embryonnaires dans les épiphyses et dans une seconde phase, qui manque souvent parce que les sujets guérissent ou succombent à une ossification prématurée.

Mais d'autres causes que le rachitisme, quoi qu'en pense M. Bouchut, peuvent amener l'arrêt ou le ralentissement de la croissance; bien plus, on a souvent à constater, dans la pratique médicale, des cas de ce genre auxquels on ne peut assigner aucune cause; quelquefois un Atavisme (*voy.* ce mot) reculé, c'est-à-dire l'introduction dans une famille d'un individu de fort petite taille, vient rendre compte des limitations prématurées de l'accroissement. En dehors des causes inconnues du rachitisme, l'un des plus puissants facteurs de l'arrêt de croissance c'est l'exercice excessif prématuré, dont les effets seront étudiés dans la seconde enfance; nous le signalons ici parce qu'il arrive souvent que, sous prétexte de fortifier les enfants ou de les faire grandir, on les excite dès la cinquième année à des efforts mécaniques dont les suites sont désastreuses.

Période de sept à quatorze ans. Pendant cette période qui prépare la puberté, la croissance paraît en moyenne décroître, d'après Quetelet, de 1 à 5 millimètres par an, c'est-à-dire que de 5,6, de 6 à 7 ans, elle tombe à 4,6 : toutefois dans les observations individuelles on remarque de nombreux écarts. Nous produisons ici un tableau que l'on pourra comparer à ceux que nous avons cités plus haut ; il semble indiquer une plus grande régularité que ceux de Pagliani, et cependant les onze sujets qui le composent étaient ou avaient été en traitement pour des affections plus ou moins sérieuses (attitudes vicieuses, scolioses, etc., huit filles et quatre garçons). En outre, nous devons dire que chaque année plusieurs observations individuelles ont manqué.

TABLEAU G. — ACCROISSEMENT ANNUEL DE 7 A 14 ANS (MOYENNE DE 11 OBSERVATIONS)

AGE.	TAILLE.	AGE.	TAILLE.
De 7 à 8 ans	5c,8	De 11 à 12	5c
8 à 9	6c	12 à 13	5c,2
9 à 10	5c,4	13 à 14	5c
10 à 11	5c,7		

Dans le tableau que nous avons dressé d'après les élèves de la rue des Deux-Boules, on remarque un accroissement très-irrégulier, dont les maxima sont entre 8 et 9 et 12 et 13. Mais il faut reconnaître que c'est habituellement entre 13 et 14 ans que l'on constate une augmentation sensible de la croissance. Dans le second septenaire annuel de l'existence, la mortalité est moins grande ; la seconde dentition s'opère généralement sans accident, et tandis que la taille s'est accrue jusque-là de 50 ou 60 centimètres, elle ne s'accroît dans cette seconde période que de 35 à 45.

Le poids subit une augmentation plus sensible. L'accroissement annuel atteint 2 kilogrammes pour être porté à 4 à partir de 13 ans. C'est qu'en effet cette période de l'accroissement commence à faire sentir ses effets dans l'épaisseur des membres ; les caractères sexuels se dessinent, les hanches s'élargissent, l'intelligence se développe ; c'est là qu'il faut donner un aliment à l'activité cérébrale, mais trop souvent on surcharge les jeunes cerveaux d'un travail excessif. C'est l'âge où l'on réussit à leur faire prendre l'étude en horreur grâce aux programmes du baccalauréat, qui exige des connaissances encyclopédiques dont il ne reste aucune trace après quelques années et que l'on commence à préparer de très bonne heure. Il conviendrait peut-être qu'avant de faire raisonner l'enfant on lui apprît à sentir, à voir, à penser, à mesurer, à lui donner une idée concrète des choses dont le langage va l'occuper ; mais on lui enseigne le langage sans les choses, en sorte qu'il porte un très-médiocre intérêt et souvent même une haine résolue au calcul et à la grammaire.

Les maladies de la croissance consistent surtout dans cette période en déformations liées aux attitudes vicieuses contractées les unes pendant l'école, les autres dans la marche. J'ai établi que l'action du poids du corps s'exerçant pendant une attitude vicieuse était le grand facteur des déformations. C'est de sept à quatorze ans qu'en raison de l'augmentation du poids du corps et des exigences sociales, elles prennent naissance surtout dans les villes et chez les filles, car elles sont peu communes chez les garçons de la campagne. Nous en verrons la raison. Le poids du corps s'appliquant sur un organisme symétrique dont les soutiens sur le sol sont symétriques, est généralement proportionnel à la résistance des articulations et des muscles. Mais si le poids est trop longtemps supporté ou si, au lieu de deux soutiens, on n'en a plus qu'un, les articulations cèdent et se déforment. C'est ce qui arrive aux enfants fatigués, d'une part, et, d'autre part, aux enfants qui, au lieu de se tenir habituellement sur les deux pieds ou sur les deux fesses, se tiennent sur un seul pied ou sur une seule fesse. Il se produit alors dans le premier cas des affaiblissements symétriques, des dos ronds, des flexions articulaires, des tassements de cartilages et très-souvent de la fièvre de fatigue chez les enfants surmenés.

Il arrive en effet très-souvent que, sous prétexte de fortifier les enfants, on leur fait faire des exercices excessifs, de longues promenades de cinq à six heures, une gymnastique prématurée ou trop active. Que d'accidents dus à ces vues erronées n'ai-je pas rencontrés! Tantôt des maux de tête très-violents qui interrompent toute étude pendant plusieurs années, tantôt des douleurs fulgurantes souvent prises pour des rhumatismes et accompagnées de fièvre, tantôt des états nerveux, spasmodiques, des chorées, de l'excitation, de l'inappétence. Ces états sont souvent mis au compte de la croissance, et comme ils coïncident souvent avec une interruption de l'accroissement, on dit que c'est une « croissance difficile ». Quand ils coïncident avec une croissance rapide, c'est une « croissance exagérée »; de sorte que l'explication verbale ne manquera jamais. La vérité est que souvent ce sont les circonstances de milieu qui ont déterminé l'excès ou l'arrêt de croissance, et non le contraire. Parmi ces circonstances, l'exercice joue un rôle important; nous répétons ici, en l'accentuant, ce que nous en avons déjà dit : quand la croissance est trop rapide, c'est-à-dire quand elle dépasse (dans cette période), et plusieurs années de suite, 6 ou 7 centimètres annuellement, il convient de faire faire aux enfants des exercices qui auront pour effet de diriger la croissance sur les muscles et de favoriser l'accroissement en épaisseur. Si, au contraire, la croissance annuelle est inférieure à 5 centimètres, il y a lieu de mettre les enfants au repos relatif, aux marches modérées, et de ne jamais les laisser se fatiguer : car, ainsi que nous l'avons vu, le repos ne s'oppose pas à la croissance, il en favorise plutôt les manifestations.

Quant aux attitudes vicieuses de l'écolage, elles dépendent souvent, nous l'avons dit, de ce que les enfants pour écrire s'asseyent sur la fesse gauche et reposent le tronc sur l'avant-bras gauche appuyé tout entier sur la table. Cette attitude, qui est recommandée par le plus grand nombre des « méthodes d'écriture », a pour effet de faire supporter une partie du poids du corps par l'ischion gauche et d'incliner le tronc de ce côté; l'os iliaque devient oblique en dehors, le sacrum s'incline et les vertèbres lombaires se tordent sur leur axe pour suivre le mouvement d'inclinaison du bassin. Le haut du tronc suit aussi ce premier mouvement, et une partie du poids du corps vient reposer sur l'avant-bras gauche, tandis que le rachis a subi une inclinaison et une torsion. Cette attitude prolongée est tellement mal équilibrée qu'elle fait supporter le poids du corps à une moitié des supports, c'est-à-dire que les résistances articulaires sont insuffisantes; les jointures cèdent, les muscles s'adaptent à la nouvelle disposition des surfaces, et ce que j'ai appelé la scoliose *scolaire* se produit (*voy.* Déformations et Scolaire [Hygiène]). Ce n'est pas ici le lieu d'insister sur cette déformation si commune chez les jeunes filles, parce qu'elles restent plus longtemps assises que les garçons, et qu'elles transportent au piano, à la couture et à tous les exercices assis les habitudes contractées en écrivant. Mais je rappelle que j'ai montré que la station debout sur la jambe droite, la hanche droite, produisait mécaniquement les mêmes effets que ceux que je mets ici sur le compte de la station assise sur la hanche gauche.

C'est surtout dans cette période que l'on contracte des habitudes de station et de locomotion bonnes ou mauvaises. Aussi rappelons-nous la nécessité de surveiller la marche, l'attitude des pieds qui, posés trop en dehors, s'inclinent en dedans et favorisent le pied plat valgus ainsi que la tarsalgie et le genou valgum. Nous arrêterons ici ces remarques médicales. Vers l'âge de quatorze ans, les diverses manifestations de la puberté se traduisent par un développement qui souvent coïncide avec un ralentissement très-marqué de la croissance. On trouvera aux articles PUBERTÉ, MENSTRUATION, des études spéciales sur ces sujets.

Des maladies de l'adolescence. Un certain nombre d'affections chirurgicales dépendent directement de la croissance et se montrent précisément à l'époque où l'accroissement en hauteur se ralentit. M. Gosselin a consacré huit des leçons de sa *Clinique chirurgicale* (1875, 2ᵉ édition) à l'ongle incarné, à l'exostose sous-unguéale, aux exostoses épiphysaires, au polype fibreux naso-pharyngien, à l'hyperostose du fémur, à l'ostéite épiphysaire aiguë et à la tarsalgie des adolescents. Nous citons ici les titres de ces leçons, afin de montrer par ces titres mêmes quelles sont les affections chirurgicales les plus fréquentes de l'adolescence ; mais nous ne parlerons que de celles qui relèvent directement de la croissance.

A l'égard de l'ongle incarné, Gosselin a noté, sur 54 cas opérés par lui, que les sujets avaient de quatorze ans et demi à trente ans ; dans 12 cas ils avaient seize ans ; dans 8 cas, dix-sept ans. Il s'agit donc bien ici d'une maladie de marche et de chaussure pendant la croissance.

A l'égard des exostoses épiphysaires que M. Gosselin appelle des aberrations de l'adolescence, il faut rappeler ici que c'est à Broca que sont dues les premières recherches précises sur ces tumeurs. Les *exostoses de croissance* (*Bull. de la Soc. de chir.*, 1865, et article TUMOR du *Cyclopedia of Pract. Surgery*, 1861) naissent au niveau du cartilage sous-épiphysaire et sont constituées par un bourgeonnement latéral de ce cartilage. Si on les trouve sur le corps de l'os à quelque distance de l'épiphyse, c'est parce que la diaphyse s'est allongée depuis que l'exostose est formée ; elles renferment souvent des parties cartilagineuses formées comme le cartilage sous-épiphysaire du tissu cartilagineux proprement dit et de tissu chondroïde ; celui-ci peut conserver la propriété de prolifération dévolue au tissu chondroïde normal ; l'exostose prend alors un développement considérable.

Un élève de Broca, M. Soulier, a établi dans sa thèse inaugurale (Paris, 1864), le *parallélisme parfait* entre le développement du squelette et celui de ces exostoses qu'il a pour cette raison même appelées exostoses *ostéogéniques*. « Les exostoses multiples et symétriques des os longs, dit-il, siégent le plus souvent sur le tiers inférieur du fémur et le tiers supérieur des os de la jambe, sur le tiers supérieur de l'humérus et le tiers inférieur des os de l'avant-bras. Elles arrivent pendant la période de développement des os, cessent de croître lorsqu'elle est finie, ne produisent jamais de douleurs par elles-mêmes et ne dépassent pas un certain volume, mais sont le plus ordinairement assez petites pour ne pas nécessiter l'ablation. Eh bien ! il est un grand nombre d'exostoses isolées qui ne diffèrent en rien des précédentes, si ce n'est qu'elles sont isolées. » Quant au siége, voici par ordre de fréquence leur lieu d'élection : l'extrémité inférieure du fémur plus ou moins au-dessus des condyles principalement à la face interne, l'extrémité supérieure de l'humérus, l'extrémité supérieure du tibia, du péroné; l'extrémité inférieure des os de l'avant-bras de la jambe, les extrémités des os qui forment le coude; leur volume varie de 1 à 4 ou 5 centimètres en hauteur et 2 ou 3 centimètres en diamètre. Leur forme varie beaucoup ; tantôt verruqueuses, tantôt tuberculeuses, assez souvent arrondies en forme d'apophyses, c'est-à-dire plus ou moins conoïdes ; parfois coracoïdiennes, parfois en crochets; quant à leur nombre et à leur symétrie, elles peuvent être isolées ou multiples; « chez les jeunes gens, dit Broca, et quelquefois dans l'enfance, une variété d'exostose se montre au point de jonction de la diaphyse d'un os long et de son épiphyse qui n'est pas encore complétement ossifiée. Ces productions reposent sur la couche cartilagineuse de conjugaison. Ce cartilage engendre de l'os sur un ou plusieurs points de sa circonférence plus que la quantité nécessaire à la croissance de l'os en longueur: elles s'élèvent quelquefois simultanément ou successivement des extrémités de plusieurs os et quelquefois symétriquement sur plusieurs points des membres, et quand cela arrive, l'excès d'ossification peut être considéré comme le résultat d'une disposition générale à l'exagération dans l'action des causes dont dépend le développement de l'os. » Leur marche est lente et suit le développement du squelette et plus particulièrement de l'os qui porte l'exostose et de l'*extrémité* sur laquelle elle repose. Elles se développent sans causer de douleur, mais elles sont exposées à des contusions fréquentes; en outre, comme il se forme à leur niveau une bourse séreuse, il se produit parfois des complications qui résultent de son inflammation.

Ce sont ces mêmes exostoses que Chassaignac appelait des *ostéophytes* et dont il avait déjà remarqué la symétrie et le siége préféré (*Bulletin de la Soc. de chir.*, 1856).

Une autre affection des os en voie de croissance a été décrite principalement par plusieurs chirurgiens sous le nom de *décollement épiphysaire*, par Giraldès sous celui de *périostite phlegmoneuse*, et par M. Gosselin sous le nom d'*ostéo-arthrite épiphysaire aiguë ;* elle a son siége dans le cartilage de conjugaison. Un des élèves de M. Ollier, M. James, en a donné, dans sa thèse inaugurale (*De l'ostéo-périostite juxta-épiphysaire*, Paris, 1862), une excellente description. La maladie, assez rare d'ailleurs, débute par un état fébrile intense, accompagné de frisson, de céphalalgie et de douleurs extrêmement violentes dans les membres; à mesure que l'affection se développe, elle se localise; au moindre attouchement, le malade pousse des cris; les douleurs sont excruciantes et donnent lieu à une sensation particulière de fracture des os ; plusieurs os sont successivement envahis, et l'on constate la formation d'un phlegmon du périoste qui suit son cours. Cependant, la portion de la diaphyse qui se trouve en contact avec le cartilage de conjugaison se vascularise, se sépare du périoste et de l'épiphyse : de là, la fréquence du décollement et du glissement épiphysaires, que l'on constate par les signes habituels. MM. Gosselin et Chassaignac veulent que l'arthrite accompagne toujours l'ostéo-périostite juxta-épiphysaire ; il semble en effet difficile que de telles lésions puissent exister sans se propager aux jointures. Mais M. Gamet et d'autres auteurs croient pouvoir, sur ce point, faire quelques réserves. La mort paraît être la règle, dans une affection assez rare pour ne s'être montrée que trois fois en deux ans dans un hôpital aussi vaste que la Charité de Lyon. Ce sont les extrémités diaphysaires du genou qui sont le plus fréquemment atteintes, soit au fémur, soit au tibia; le coude et l'extrémité humérale supérieure viennent ensuite par ordre de fréquence.

L'ostéite épiphysaire est essentiellement une affection de croissance, qui frappe les régions au sein desquelles s'opèrent les actes évolutifs d'accroissement. Nous n'avons aucune donnée précise sur son étiologie. Toutefois, l'apparition primitive des symptômes généraux, leur gravité, leur intensité, qui avaient fait risquer à M. Chassaignac l'expression de *typhus des membres*, montrent qu'il s'agit ici d'une affection *totius substantiæ* distincte de l'ostéo-myélite et de l'ostéo-périostite ordinaires, ou plutôt, ainsi que le dit M. Gosselin dans ses leçons cliniques, composée d'ostéite, d'ostéo-myélite, de périostite, « pour le développement desquelles l'inachèvement de l'ossification est la condition prédisposante capitale. » (*Op. cit.*, p. 149, t. I.)

Quant à la tarsalgie des adolescents (Gosselin), elle est constituée par une *ostéo-arthrite tarsienne*, ou mieux, arthro-ostéite, avec ulcération des cartilages et contracture consécutive. Selon M. Gosselin, « cette affection se développe chez les sujets qui, au moment d'une poussée de croissance, sont obligés à des travaux pénibles, à des marches prolongées, souvent avec l'addition au poids du corps de fardeaux plus ou moins pesants » (*op. cit.*, p. 160). Il faut ajouter à cette étiologie l'attitude vicieuse du pied pendant la marche, sur laquelle nous avons insisté à plusieurs reprises. Le vulgaire pied plat de la tarsalgie est précédé d'ordinaire par la contracture et la douleur pendant la marche; et c'est parce que tout le poids du corps est supporté dans l'abduction forcée de la pointe du pied, par les articulations astragalo-scaphoïdienne et calcanéo-cuboïdienne, à l'exclusion des autres, que les jointures deviennent le siége de l'arthrite sèche. Nous avons observé un assez grand nombre de tarsalgies qui ont guéri après repos et traitement convenable, par une gymnastique spéciale du pied, d'où résultait la restitution des conditions normales mécaniques du pied. Le repos, le bandage inamovible, l'électricité ne peuvent que remédier à l'état actuel du pied; mais elles ne s'opposent pas au retour du mal et à la déformation graduellement plus grande du membre, sous l'influence de la même cause. Aussi voit-on un grand nombre d'ouvriers et de jeunes soldats qui ne sont sortis *guéris* des hôpitaux que par ankylose confirmée de ces jointures, c'est-à-dire avec perte de l'un des centres de mouvement du pied. Dès lors, le platus et le valgus s'accentuent de plus en plus, la marche devient très-douloureuse, et les malheureux atteints de ces déformations deviennent des non-valeurs sociales, si leur condition les oblige à la marche. C'est pourquoi nous insistons ici sur la nécessité d'étudier et de surveiller la marche, principalement dans les écoles primaires publiques, où les ressources de l'éducation musculaire font à peu près défaut et qui, cependant, fournissent la masse des soldats et des ouvriers manuels. Ce n'est pas qu'ailleurs les pieds plats et les valgi accompagnés de tarsalgie fassent défaut; mais ils sont dans une proportion relativement infime. En résumé, la tarsalgie représente la forme aiguë du pied plat valgus.

Telles sont les principales affections chirurgicales de l'adolescence. Les autres sont accidentelles et rentrent dans les cadres de la pathologie commune à tous les âges.

Arrivé au terme de cette rapide investigation dans les phénomènes de la croissance, nous n'avons pas l'intention de dresser en aphorisme, sur le modèle d'un célèbre contemporain, des réflexions sentimentales sur ce que nous avons écrit. Nous ne dirons pas que la croissance est « une des plus curieuses manifestations de la force motrice » ; nous ne dirons pas que « la croissance s'accomplit d'après des lois régulières et *absolues, variables* dans chaque race, etc... » Nous ne dirons pas que « la croissance qui résulte des maladies aiguës est plus considérable en *apparence* qu'en *réalité* », parce que l'apparence et la réalité, en ces matières, sont une seule et même chose pour ceux qui mesurent. Mais, sans avoir l'ambition de tracer des aphorismes, il semble que l'on puisse contredire tous ceux que nous venons de citer. C'est ce que l'on trouvera peut-être dans le résumé suivant :

CONCLUSION ET RÉSUMÉ. 1. La croissance, c'est-à-dire l'accroissement en longueur, est le phénomène le plus important de l'accroissement général. Il a pour siége dans les os longs le cartilage épiphysaire et les centres sous-jacents.

2. La croissance est d'intensité inégale pour les différents os, et, par suite, pour les différentes régions. D'où il suit que les proportions du corps humain varient selon les âges.

3. Les règles de la croissance ne sont pas encore suffisamment établies. Mais ce que l'on en sait de positif montre que chaque individu subit en un même temps des croissances fort inégales, et que rien d'absolu ne peut être invoqué. Les écarts dans les moyennes sont très-considérables.

4. Il est probable et, à quelques égards, il est même certain que les moyennes de race à race offrent des différences très-sensibles, et que les races inférieures ont accompli leurs croissances partielles plus tôt que les races supérieures. Mais les faits sont encore trop peu nombreux pour faire loi.

5. D'après un tableau scolaire bien étudié, il n'existe aucune relation appréciable entre l'aptitude intellectuelle générale et la taille à un âge donné. On trouve un nombre égal de bons et de mauvais sujets à une taille et pour un âge donnés.

6. Les conditions au sein desquelles vivent les individus n'influencent pas la taille finale, mais le mode de croissance. Les privations relatives et le travail cerébral, l'exercice prématuré, le séjour des villes retardent le développement. Les conditions opposées paraissent le favoriser. C'est la race, c'est-à-dire l'hérédité, qui a la plus grande influence sur la taille finale.

7. La croissance, même irrégulière et par poussées, ne paraît pas avoir sur la santé générale une influence très-marquée ; toutes choses égales, au contraire, les états généraux, les affections aiguës, les changements d'air et de condition de vie impriment à la croissance une allure généralement plus vive. En outre, les affections graves qui surviennent pendant la croissance prennent de ce chef un caractère exceptionnel.

8. Les attitudes vicieuses prolongées impriment à la croissance, par suite de l'action continue du poids du corps, des déformations spéciales qu'il est facile de combattre par la rectification des attitudes et par l'éducation des mouvements.

9. Il serait utile que le tableau des accroissements partiels et de l'accroissement total de chaque enfant fût pris dans les familles comme dans les écoles, de façon que, les antécédents connus, on pût prévoir et diriger l'allure de la croissance.

E. DALLY.

BIBLIOGRAPHIE. — STAHL. *Morborum ætatum fundament.* — DAIGNAN. *Tableau des variétés de la vie humaine*, 1766. — DUCHAMP. *Des maladies de croissance*, 1823. — GENDRIN. *De l'influence de l'âge sur les maladies.* — REGNIER. *Des maladies de croissance.* Thèse de Paris, 1860. — LIHARZIC. *Loi de la croissance et structure de l'homme.* Programme en français. Vienne, 1862. — Quetelet. *Anthropométrie*, etc. Bruxelles, 1875. — Broca. *Recherches sur quelques points de l'anatomie pathologique de rachitisme.* — Ollier. *De l'accroissement en longueur des os des membres.* Paris, 1863; *de l'inégalité d'accroissement des deux extrémités des os longs chez l'homme.* Paris, 1863.

D.

CROIX DE MALTE. *Voy.* Compresse.

CROL (Le) (Eaux minérales de). *Voy.* Le Crol.

CROLL (Oswald) ou **CROLLIUS**, de son nom latinisé, l'un des sectateurs les plus célèbres de Paracelse, naquit en 1580 à Wetter sur la Lahn, en Hesse. Il fit ses études médicales et chimiques dans les Universités de Marbourg, de Heidelberg, de Strasbourg et de Genève. Il visita les principaux États de l'Europe pour se perfectionner et pour acquérir de nouvelles connaissances, et à son retour dans la Hesse, fut nommé gouverneur du comte de Pappenheim, puis médecin du prince Christian d'Anhalt et conseiller de l'empereur Rodolphe II. Il mourut en 1609. Supérieur à la plupart des chimistes de son temps, il aurait fait faire des progrès à la science et l'aurait peut-être enrichie de découvertes réellement utiles, s'il n'avait été un partisan trop fanatique des rêveries et des idées extravagantes de Paracelse, pour lequel il professait une admiration illimitée; entre autres secrets merveilleux, il attribuait à son maître celui de prolonger indéfiniment la vie humaine.

Parmi les préparations purement chimiques que Croll a décrites, nous mentionnerons le chlorure d'argent, auquel il donna le premier le nom de *lune cornée;* il connaissait l'or fulminant. C'est lui qui vulgarisa l'usage médical du sulfate de potasse (*Tartarus vitriolatus*), de l'acide succinique, de l'éther sulfurique, de l'acide chlorhydrique, du safran de mars, du sulfate de zinc, qui resta longtemps le vomitif en vogue, de l'antimoine diaphorétique, des composés mercuriels; il appelle le mercure : *Balsamum naturæ, in quo est virtus incarnativa et regenerativa, mirabiliter renovans et clarificans ab omnibus impuritatibus.* A côté des remèdes nouveaux que donne son *Basilica chymica*, se trouvent mentionnés des remèdes oubliés, qu'il remit ainsi en honneur; si ses idées sur l'action des médicaments sont quelque peu fantastiques, il n'en est pas moins vrai que les règles qu'il donne pour leur préparation sont excellentes. En somme, on peut dire avec Hæser que Croll est l'un des fondateurs de la pharmacie.

Il est l'auteur des ouvrages suivants :

I. *Basilica chymica, continens philosophicam, propria laborum experientia confirmatam descriptionem, et usum medicamentorum chymicorum selectissimorum e lumine gratiæ et naturæ desumptorum.* Francof., 1608, in-4°. Ibid., 1609, in-4°. Ibid., 1620, 1647, 1650, in-4°. Ibid., 1622, in-8°. Cologne, 1610, in-4°. Ibid., 1620, 1628, in-8°. Leipzig, 1634, in-4°. Genève, 1630, 1631, 1635, 1638, 1643, 1658, in-8°. Les éditions de Genève contiennent un grand nombre de suppléments de Jean Hartmann. Cet ouvrage a été traduit en français par J. Marcel, sous ce titre : *La royale chymie de Crollius.* Lyon, 1624, in-8°, aut. édit. Paris, 1633, in-8°. Rouen, 1634, in-8°. Trad. angl. Londres, 1670, in-fol. — II. *Tractatus de signaturis.* Leipzig, 1634, in-4°. — III. *Crollius redivivus, oder Hermetischer Wunderbaum, worinnen zu ersehen, wie die wunderbare Werke Gottes, von Liebhabern chymischer Arzneyen, recht zu verstehen und zu erkennen.* Frankfurt, 1630, in-4°. Ibid., 1647, in-4°.

L. Hn.

CROM-LEKH. Enceinte de monolithes ou de trilithes dont on attribue la construction aux Celtes ou aux Gaëls, et qui ont, en ce sens, une valeur ethnique (*voy.* Celtes, p. 735).

CRONTHAL (Eaux minérales et cures de petit-lait de). *Athermales* ou *protothermales, chlorurées sodiques moyennes, carboniques fortes*, en Allemagne, au pied du Taunus, à un myriamètre de Francfort-sur-le-Mein, à trois kilomètres de Soden, à huit kilomètres de Hombourg (*Voy.* ces mots) et à 500 mètres seulement de la petite ville de Cronberg. L'air de cette vallée, très-bien abritée, malgré sa position élevée, est très-pur et le climat doux, la température moyenne de l'année est de 11° centigrade; la végétation est très-riche comme l'attestent les forêts de chênes et de châtaigniers, les grandes pépinières, les sapins et les bois de haute futaie qui couvrent les côteaux voisins. Les promenades et les excursions les plus suivies sont celles de Cronberg et de son vieux château, du Dachberg célèbre par ses forêts, de Königstein connue par les ruines de son ancienne forteresse, du Falkenstein d'où l'on jouit d'une vue magnifique, des vallées de Lorhsbach et d'Estein, la Suisse du Nassau, où se trouvent les ruines de la Burg. Les buveurs qui sont assez agiles pour faire des ascensions, gravissent les sommets de l'Altkönig et du Feldberg au haut duquel conduit une route que peuvent parcourir même les voitures. La saison commence le 1er juin et se prolonge jusqu'à la fin du mois de septembre.

La vallée de Cronthal est tellement riche en sources que partout où l'on creuse à un ou deux mètres, et surtout au pied du côteau oriental, on découvre des griffons soit d'eau minérale, soit d'eau douce. On a capté cinq sources minérales; les deux plus minéralisées et les deux plus abondantes doivent trouver place ici, parce qu'elles sont presque seules employées aux usages thérapeutiques. Ces deux sources se nomment *die Stahlquelle* (la source ferrugineuse) et *die Wilhelmsquelle* (la source de Guillaume); elles ne sont distantes l'une de l'autre que d'une vingtaine de mètres. L'eau des deux sources principales de Cronthal est claire et limpide, bien qu'un dépôt rouillé se soit formé au fond et sur les parois des bassins et surtout à la fontaine de la Stahlquelle. Des bulles nombreuses, d'un volume assez petit, traversent l'eau et viennent éclater à sa surface, celles de la Wilhelmsquelle sont les plus abondantes. La saveur de l'eau est agréable, elle est plus sensiblement martiale à la Stahlquelle; elle ressemble beaucoup à celle du Rakoczy de Kissingen, comme elle, elle a un goût légèrement salé. Ces eaux n'ont d'autre odeur que celle du gaz acide carbonique qu'elles laissent dégager. Elles rougissent assez promptement la teinture et le papier de tournesol. La température de l'air ambiant étant de 20° centigrade, celle de l'eau de la Stahlquelle est de 11°,9 centigrade et celle de la Wilhelmsquelle de 16°,5 centigrade. M. le docteur Jung a trouvé les principes suivants dans 1000 grammes de l'eau de chacune des deux sources principales de Cronthal.

	STAHLQUELLE.	WILHELMSQUELLE.
Chlorure de sodium	2,150	2,150
— magnésium	0,080	0,300
Bicarbonate de chaux	0,155	0,285
— magnésie	0,020	0,010
— protoxyde de fer	0,100	0,010
Sulfate de soude	0,080	0,060
Alumine	0,070	0,055
TOTAL DES MATIÈRES FIXES	2,655	2,900
Gaz acide carbonique libre	33 p. c. 336	29 p. c. 627

M. Jung n'indique pas la présence dans les eaux de Cronthal des bromures et des iodures alcalins qui très-probablement s'y trouvent dissous. Le voisinage de Soden, de Hombourg et de Nauheim où se trouvent des eaux similaires quoique beaucoup plus minéralisées, semble indiquer qu'une nouvelle analyse dirigée dans ce sens signalera la présence de ces principes bromurés et iodurés.

L'établissement est placé au milieu de plantations, à 200 mètres au-dessous des sources, sur le côteau que limite à l'est la vallée. Sa façade principale est exposée au midi. Le Curhaus où logent aussi les baigneurs est placé à la suite des jardins qui entourent les sources. Les cabinets de bains et de douches d'eau et de gaz se trouvent seulement à l'établissement minéral.

Mode d'administration et doses. On donne à Cronthal en boisson, en bains et en douches l'eau des deux sources de Stahlquelle et de Wilhelmsquelle, mais on prescrit encore en boisson, en bains généraux et en douches générales et partielles, le gaz acide carbonique qu'elles contiennent en excès. On trouve aussi à l'établissement de Cronthal le moyen de suivre un traitement par les sucs d'herbes ou par le petit lait naturel ou chargé de gaz acide carbonique recueilli sur les sources.

Les eaux des sources de Wilhelmsquelle et de Stahlquelle se prennent ordinairement le matin à jeun et à une dose qui varie de trois à cinq ou six verres. Quelques malades reçoivent aussi le conseil de les mêler au vin qu'ils boivent à leurs repas. La durée des bains d'eau artificiellement chauffée est presque toujours d'une heure ; celle des douches chaudes en jet ou en pluie varie de dix à vingt minutes. Les bains généraux, pris à la températures native des sources, doivent être très-courts; il en est de même des douches minérales froides en jet ou en pluie qui doivent rarement se prolonger au delà d'une minute. Les bains généraux et locaux, les douches partielles et générales de gaz acide carbonique chauffé, ou à sa température naturelle, se prolongent ordinairement pendant un quart d'heure ou une demi-heure.

Il arrive souvent que le traitement par le petit-lait à l'intérieur est assez mal supporté par quelques personnes qui ont des dyspepsies acides ; on a pris à Cronthal une habitude qui a donné de très-bons résultats alors ; on gazéifie le petit-lait au moyen de l'acide carbonique recueilli sur les sources et sa digestion devient facile et son action favorable. Les cures de sucs d'herbes se font à Cronthal comme partout ailleurs ; on ne réclame à cette station allemande qu'en faveur de la qualité exceptionnelle de son lait.

Les deux sources principales de Cronthal renfermant les mêmes principes fixes et gazeux, à quelques légères différences dans les proportions, devraient avoir les mêmes effets physiologiques et thérapeutiques, et cependant la clinique démontre d'une manière évidente qu'il est loin d'en être ainsi.

Emploi thérapeutique. L'action de la Wilhelmsquelle est la plus douce, son eau s'assimile avec une grande facilité. Les principes gazeux sont intimement combinés avec l'eau, de sorte que, quoiqu'elle soit moins pétillante que la Stahlquelle, elle se digère plus aisément. Son ingestion occasionne un sentiment de fraîcheur au creux épigastrique, bientôt suivi d'une sensation d'agréable chaleur; elle détermine des renvois dus à son acide carbonique qui se dégage dans l'estomac ; elle augmente l'appétit dès les premiers jours et elle active sensiblement la digestion. Il est rare qu'elle ne produise pas, au début de la cure, une constipation que les moyens les plus simples d'ailleurs suffisent à combattre.

L'eau des sources de Cronthal est diurétique ; la Wilhelmsquelle agit plus énergiquement sur les reins que la Stahlquelle, la sécrétion urinaire est non-seulement plus active pendant et quelque temps après les heures de la buvette, mais elle est plus marquée pendant toute la première partie de la journée. Les urines sont alors aussi claires que celles qui sont excrétées après une crise nerveuse ; celles de la nuit sont, au contraire, briquetées et laissent déposer un sédiment coloré qui adhère fortement aux parties des vases avec lesquelles elles sont en contact. Lorsque les organes de la respiration sont sains, l'eau de ni l'une ni l'autre des deux sources de Cronthal n'a d'action physiologique marquée, mais lorsque les buveurs sont affectés de bronchites chroniques essentielles ou symptomatiques même, la toux change de caractère, devient moins fréquente, et l'expectoration, après avoir eu une exacerbation de quelques jours, diminue peu à peu et cesse quelquefois complétement. Nous verrons que toutes les eaux fortement carboniques réclament à bon droit des effets analogues. La circulation du sang est légèrement diminuée par l'usage interne des eaux de Cronthal, mais si ce phénomène est marqué pendant les bains d'eau, il l'est surtout après les bains de gaz acide carbonique. Les eaux de Cronthal excitent au contraire l'innervation, à moins que l'on ait eu soin de prendre les bains à une basse température.

Les phénomènes éprouvés par les personnes en santé qui boivent l'eau de la Stahlquelle sont un peu plus accentués que ceux que nous venons de noter en traitant des effets physiologiques de la source de Guillaume. Il est facile de s'en rendre compte en se reportant à l'analyse chimique de la Stahlquelle qui nous montre qu'elle renferme et plus de gaz et plus de matières fixes, et, en particulier, plus de fer. Cette eau en boisson, en bains généraux et en douches sur tout le corps, est essentiellement tonique et reconstituante. Aussi son emploi a-t-il besoin d'être surveillé de très-près, lorsqu'il a produit ou qu'il est sur le point de produire l'action remontante qui pourrait ne pas tarder à dépasser le but que le médecin s'était proposé d'atteindre.

Nous croyons inutile d'insister sur les effets physiologiques et curatifs du gaz acide carbonique à l'intérieur, en bains et en douches, qui font souvent partie de la cure de Cronthal. Nous avons dit et nous dirons, nous jugeons inutile de le répéter ici, ce que nous en pensons aux articles que nous avons consacrés et que nous consacrerons à *Saint-Alban*, à *Nauheim*, à *Kissingen*, à *Vichy*, etc. (*Voy.* ces mots.)

Les eaux de Cronthal et surtout de la Stahlquelle sont principalement indiquées dans toutes les diathèses, dans toutes les maladies, dans tous les états pathologiques essentiels ou consécutifs à une grande perte de sang, à une pyrexie qui a nécessité une longue abstinence, à un empoisonnement qui a profondément débilité l'économie, etc. ; en un mot, dans tous les cas où il convient de prescrire une médication analeptique et réconfortante. Ce que nous venons de dire s'applique aux diverses sortes d'anémie, à la chlorose, à l'hystérie qui ont profondément altéré le sang et diminué la quantité des globules rouges qu'il doit avoir lorsque la santé est complète.

Les médecins qui ont écrit sur la station de Cronthal, partant du principe que ses eaux ont l'action physiologique que nous avons indiquée sur la toux et l'expectoration qu'elles parviennent à diminuer ou à faire cesser ont été jusqu'à appeler près de leurs sources les asthmatiques, les catarrheux et les phthisiques qu'ils prétendent pouvoir guérir avec leurs eaux et avec le gaz qui s'en échappe.

Nous ne pouvons les suivre sur un pareil terrain parce que nous nous défions toujours de l'action des eaux ferrugineuses dans les maladies des voies respiratoires dans lesquelles il importe tant de ne pas s'exposer à des hémoptysies presque toujours dangereuses et qui peuvent être mortelles. Nous avons plus de confiance dans l'efficacité des eaux de Cronthal, et spécialement de celles de la Wilhelmsquelle, contre les affections des voies urinaires où le médecin veut obtenir une diurèse prononcée, une élimination marquée de l'acide urique et des urates excrétés par les reins, lorsqu'en même temps, il est formellement indiqué de tonifier, de reconstituer les malades éprouvés par une diathèse qui a progressivement et profondément altéré leur forces.

Les raisons qui nous ont empêché de donner des explications plus détaillées sur les effets physiologiques des bains généraux et locaux, des douches générales et partielles avec le gaz acide carbonique, des inhalations dans les voies aériennes et de l'ingestion dans les voies digestives de ce même gaz, doivent nous dispenser de traiter de son action dans les diverses espèces de paralysies totales ou localisées, dans certaines névralgies et dans certaines névroses, dans certaines affections des membranes muqueuses nasale, palpébrale, ou auriculaire qui sont traitées à Cronthal, comme elles le sont aux stations françaises ou allemandes auxquelles nous avons renvoyé.

Les eaux de Cronthal, comme toutes les eaux ferrugineuses d'ailleurs, sont *contre-indiquées* chez toutes les personnes qui ont à craindre leur action tonique, excitante et manifestement reconstituante. Ainsi les pléthoriques, les congestionnés, les apoplectiques, etc., doivent être soigneusement éloignés de ces sources.

La *durée* de la cure est de vingt à vingt-cinq jours.

On *exporte* peu les eaux de Cronthal. A. ROTUREAU.

BIBLIOGRAPHIE. — KÜSTER (F.). *Soden und seine Heilquellen, nebst einem Anhange über die Heilquellen von Cronberg*. Hadamar, 1820. — DU MÊME. *Kurze Nachricht über die mineralquellen bei Cronberg*. Francfurt-a.-Mein, 1826. — DU MÊME. *Kurze Nachricht über die Gas, Mineral-Wasser, Krautersaft- und Molkenkur-Anstalt in Cronthal*. Francfurt, 1839. — DU MÊME. *Ueber Kaltwasserheilanstalten mit besonderer Berücksichtigung der Anstalt in Cronthal*. Francfurt-a.-Mein, 1840. — DU MÊME. *Cronthal*. In *Traité sur les eaux minérales du duché de Nassau, précédé d'une esquisse et d'une carte géographique du Taunus*. Wiesbade, 1853. — GRÄFE und KALISCH'S *Jahrbücher der Heilquellen und Seebäder Deutschlands*, 1837-1840. — *Cronthal in den Jahren* 1840-1842. In *Medizin. Jahrbücher für das Herzogthum Nassau*. Heft 2. Wiesbaden, 1843. — *Skizzen aus Cronthal in den Heildelberger Annalen* XI, I, 1845. — *Beitrag zur Würdigung des therapeutischen Nutzens des kohlensauren Gazes*. In *Caspers Wochenschrift*, 1847, nos 34, 35. A. R.

CROONE (WILLIAM), se trouve quelquefois écrit CRONE ou CROUNE. Né aux environs de Londres, il fit ses humanités à Cambridge et fut reçu maître ès-arts en 1654; il fut nommé professeur de rhétorique au collége de Gresham en 1659. Mais Croone avait en même temps étudié la médecine et il se fit recevoir docteur à Cambridge le 7 octobre 1662.

En 1665, il fit un voyage en France pour se perfectionner dans l'art de guérir; en 1670 le collége des chirurgiens de Londres le chargea d'enseigner la myologie; le 29 juillet 1675 il se fit agréger au collége de médecine de la même ville et peu après fut élu membre de la Société royale. Arrivé ainsi à une position vraiment enviable, il s'établit définitivement à Londres et y termina ses jours le 12 octobre 1684.

Croone devait être en possession d'une certaine fortune, car il fonda des leçons sur la structure, les rapports et les lois des mouvements des muscles; il indiqua dans son testament le plan de ces leçons, au nombre de deux chaque année, et qui devaient être faites, l'une au collége de chirurgie, l'autre à la Société royale.

La veuve de Croone, en mourant (1701), légua une somme dont les intérêts (3 l. st., 75 fr.) devaient couvrir les frais de ces leçons. Elles ont commencé en 1738, et les plus grands noms du monde médical de l'Angleterre ont tenu à honneur d'être désignés pour accomplir le vœu du testateur. Plusieurs de ces leçons ont été publiées sous le nom de *Croonian Lectures.*

Comme l'indiquent le sujet du cours qu'il avait professé, le but de cette fondation, et le titre de ses ouvrages, on voit que Croone s'était beaucoup occupé du système locomoteur et de sa physiologie. Ses idées sur le système nerveux, sa fermentation, son effervescence, son rôle dans les mouvements, sont celles de son temps.

On a de lui :

I. *De ratione motus musculorum.* Londini, 1664, in-4° (anonyme) et Amstelodami, 1667, in-12 (signé). — II. Leçons faites à la Société royale, *On Theory of Muscular Motion*, 1674 et 1675, dont quelques fragments ont été insérés dans les *Philosoph. Collect.* de *Hook.* Lond., 1681. L. Hn.

CROSS ou **CROSSE** (John-Green). Chirurgien anglais du plus grand mérite, naquit en 1790 à Stowmarket. Il fit ses études médicales à *St-George's Hospital* à Londres et à l'École anatomique de *Windmill-street* dans la même ville, et c'est à ce moment qu'il se lia d'amitié avec Benjamin Brodie et Charles Bell; puis il fut pendant quelque temps démonstrateur d'anatomie à l'Université de Dublin, et de 1814 à 1815 fit un voyage en France; il visita surtout Paris et Montpellier pour y étudier l'organisation médicale et hospitalière; il fut particulièrement en rapport avec Dupuytren, Magendie, Béclard, Orfila, Roux, etc. A son retour en Angleterre, il s'établit à Norwich, où il fut nommé en 1823 *assistant-surgeon* du *Norfolk and Norwich Hospital* et en 1826 chirurgien en titre, fonctions qu'il remplit avec le plus grand éclat; il se distingua particulièrement comme lithotomiste.

Cross fut agréé membre du Collége royal des médecins et des chirurgiens de Londres, dès 1820, et membre de la Société royale de Londres en 1836, et en 1845 l'université de Saint-Andrews lui conféra le titre de docteur en médecine. Il fut, dès sa fondation, l'un des soutiens les plus sérieux du *Provincial Medical and Physical Association*, et en 1846 présida cette société. Il mourut universellement regretté le 9 juin 1850.

Cross est l'auteur d'un assez grand nombre de publications médicales qui ne manquent pas de valeur et d'originalité.

Nous citerons entre autres :

I. *Sketches of the Medical Schools of Paris, including Remarks on the Hospital Practice, the Lectures, Anatomical Schools and Museums, and exhibiting the Actual State of Medical Instruction in the French Metropolis.* Glasgow, 1815, gr. in-8°, 2 pl. — II. *Paris et Montpellier, ou tableau de la médecine dans ces deux écoles*; trad. de l'angl. par E. Revel. Paris, 1820, in-8°. — III. *A History of the Variolous Epidemic, which occurred in Norwich in the year* 1819, *and destroyed* 530 *Individuals; with an Estimate of the Protection afforded by Vaccination, and a Review of past and present Opinions upon Chicken-pox, and Modified Small-pox.* London, 1820, in-8°. — IV. *A Treatise on the Formation Constituents and Extraction of the Urinary Calculus* (Jacksonian Prize Essay). London, 1835, in-4°. — V. *A Memoir upon the Method of securely closing Moist Anatomical Preparation preserved in Spirit.* Worcester, 1836, in-8°. — VI. *A Retrospective Adress upon Medical Science and Literature.* Worcester, 1836, in-8°. — VII. *On the Use of the Cerebellum, on the Spinal Marrow, and on Respiration.* In *Thomson's Annals of Philosophy*, t. V, p. 111, 1815. VIII. *Refutation of Mr. Walker's Claims to the Discovery of the Uses of the Cerebellum; with further Observ. on Respiration.* Ibid., p. 420. — IX. *Remarkable Case of Palsy.* Ibid., t. VIII, p. 121, 1816. — X. *Analogy between the Kidneys and Testicles.* Ibid., p. 396. — XI. *Description of two Cases of Tetanus.* Ibid., p. 441. — XII. *Mémoire sur l'efficacité de l'huile essentielle de térébenthine contre le ténia et les ascarides.* Rapp. fait à la soc. méd. d'émul. par. E.-P. Chaumeton. In *Journ. de méd. de Leroux*, t. XXXV, p. 147, 1816. — XIII. *A Case of Amputation, with some Experiments and Observations on the Securing of Arteries with Minute Silk-Ligatures.* In *Lond. Med. Reposit.*, t. VIII, p. 353, 1817. — XIV. *Two Letters showing the Impropriety of electing Assistant Surgeons, respectfully addressed to the Norfolk and Norwich Hospital.* Norwich, 1827, in-8°. — XV. *A Remarkable Case of Inverted Displacement of the Urinary Bladder.* In *Transact. of the Prov. Med. a. Phys. Assoc.*, t. XIV.

Il ne faut pas confondre cet auteur avec un autre **Cross** (John), docteur de l'Université de Glasgow et auteur de deux livres qu'on a quelquefois attribués au précédent et dont voici les titres :

I. *An Attempt to establish Physiognomy upon Scientific Principles; originally delivered in a Series of Lectures.* Glasgow, 1817, in-8°. — II. *On the Mechanical Structure of the Human Foot and Leg.* Glasgow, 1819, in-8°. L. Hn.

CROTALARIA. Genre de plantes Dicotylédones, appartenant à la famille des Légumineuses-Papilionacées. Ce sont des herbes ou des arbrisseaux à feuilles composées palmées, à cinq, trois ou une seule foliole. Les fleurs, les plus souvent jaunes, ont un calice à cinq lobes, presque bilabié; une corolle papilionacée à grand étendard cordiforme; dix étamines toutes soudées entr'elles en un seul faisceau fendu en-dessus. Le fruit est une gousse renflée, le plus souvent polysperme.

Quelques espèces de ce genre ont des fibres résistantes qui peuvent être utilisées comme matière textile. La plus connue à cet égard est le *Crotalaria Juncea* L. des Indes orientales. Ses tiges sillonnées, recouvertes de poils appliqués, portent des feuilles lancéolées atténuées en coin à la base. On la cultive et on emploie son tissu libérien comme le chanvre chez nous.

D'autres *Crotalaria* sont employées comme remèdes. Tel est le *Crotalaria verrucosa* L., à rameaux tétragones, à feuilles ovales, à fleurs bleues en grappes terminales. D'après Ainslie, les médecins des Indes orientales prescrivent le suc amer des feuilles et des jeunes pousses, soit à l'intérieur, soit à l'extérieur, contre la gale, l'impétigo, etc., etc.

Le *Crotalaria retusa* L., qui vient dans les Indes orientales et aux Moluques, et qui a été introduit dans les Antilles et à Maurice, a des fleurs jaunes, pourprées sur l'étendard, qu'on mange cuites dans certaines régions. Pl.

Bibliographie. — Linné. *Genera*, 802. *Species*, 1004 et 1005. — Rumphius. *Herbar. amboin.* V, tab. 96, f. 1. — Rheede. *Malabar*, 9, tab. 25 et 26. — Ainslie. *Materia medica*, II, 505 et 478. — De Candolle. *Prodromus*, II, 124. — Endlicher. *Genera.* — Bentham et Hooker. *Genera*, 6472. Pl.

CROTALIDES. CROTALE, *Crotalus* Lin. Les Crotales si redoutés pour leur morsure appartiennent à la famille des *Crotalides*, à la section des *Serpents Solénoglyphes* de Duméril et Bibron ; ils sont caractérisés principalement par l'existence à l'extrémité de la queue d'une série d'étuis cornés, maintenus les uns dans les autres et dont l'entrechoquement détermine la production d'un bruit particulier. C'est la faculté de produire volontairement ce bruit qui leur a fait donner de tout temps le nom de serpents à sonnettes ; d'où le nom scientifique de Crotale, de κροταλον, grelot. Les jeunes ne portent pas encore de sonnettes ; les étuis constituants n'apparaissent qu'avec les progrès de l'âge et leur nombre va toujours croissant.

Le genre Crotale proprement dit ne comprend que des espèces exclusivement confinées dans les provinces méridionales de l'Amérique du Nord. Les auteurs ont distingué un assez grand nombre d'espèces ; mais beaucoup d'entre elles paraissent être des variétés de quelques espèces typiques ; un savant herpétologiste, M. G. Jan, n'admet dans son catalogue que les six espèces suivantes :

1. *C. durissus* L. Amér. sept. ; Louisiane ; Caroline du Sud ; Nlle Angleterre.
2. *C. adamanteus* Pal. Beauv., *C. rhombifer* Latr. Caroline du Sud ; Mexico ; Amér. sept.
3. *C. horridus* L. Orizaba ; Mexico ; Caracas.
4. *C. lugubris* Jan. Mexico.
5. *C. cerastes* Hallan. Californie ; Mexico.
6. *C. miliarius* L. Louisiane.

La famille des Crotalides comprend, indépendamment du genre Crotale, une série de genres qui présentent la même disposition générale de l'appareil venimeux et se distinguent des Vipérides par la présence de fossettes lacrymales ou fausses narines. Tous ces serpents étant extrêmement redoutables et se rencontrant dans les diverses régions du globe, il convient peut-être de citer les différents genres et d'indiquer leurs caractères distinctifs. J'emprunterai à M. G. Jan le tableau des genres composant la famille des Crotalides :

1.	Queue terminée par des sonnettes	I. *Crotalus.*
	Queue sans sonnettes	2
2.	Vertex de la tête couverte de plaques	II. *Trigonocephalus.*
	Vertex de la tête couverte d'écailles	3
3.	Extrémité de la queue revêtue en dessous de petites écailles	III. *Lachesis.*
	Extrémité de la queue revêtue en dessous de plaques	4
4.	Écailles du dessous de la tête lisses	5
	Écailles du dessous de la tête carénées	V. *Tropidolæmus.*
5.	Plaques supra-oculaires distinctes	IV. *Bothrops.*
	Plaques supra-oculaires couvertes d'écailles plus ou moins proéminentes.	VI. *Atropos.*

Appareil venimeux. Chez la plupart des Couleuvres, le maxillaire porte de 20 à 25 dents ; chez les Serpents venimeux il en porte un moins grand nombre et chez les Crotales en particulier il supporte seulement un simple crochet perforé et quelques crochets de remplacement en cas de rupture du premier (*voy.* Serpents venimeux).

Les glandes venimeuses du Crotale occupent les côtés de la tête et sont placées derrière les yeux et au-dessous du muscle temporal antérieur ; les extrémités postérieures s'étendent un peu au delà de la commissure des lèvres ; leurs extrémités antérieures s'arrêtent au-dessous et derrière les yeux.

M. Weir Mitchell a pesé avec soin le contenu exprimé des glandes de six serpents à sonnettes vivants, mais retenus en captivité depuis deux jusqu'à huit semaines ; suivant les dimensions des animaux, les poids obtenus ont varié entre 48 et 81 centigrammes.

La couleur du venin des Crotales varie entre le vert émeraude pâle, l'orange et le jaune paille ; elle est plus foncée lorsque le poison est resté longtemps dans la glande. Le liquide secrété est toujours plus ou moins gluant, sèche très-lentement, est adhésif comme une solution épaisse de gomme arabique ; complétement sec, il ressemble à de l'albumine desséchée et présente des couches jaunes et transparentes traversées par d'innombrables craquelures.

D'après M. Weir Mitchell, le liquide venimeux du Crotale aurait la composition suivante :

Une substance albuminoïde (*crotaline*), non coagulable à 212° Fahr.
Une substance albuminoïde, composé coagulable à 212° Fahr.
Une matière colorante et une substance indéterminée soluble dans l'alcool.
Une matière grasse.
Des sels (chlorures et phosphates).

Nous renvoyons pour l'étude complète de l'appareil venimeux et du venin des serpents au mot SERPENTS VENIMEUX.

BIBLIOGRAPHIE. — DUMÉRIL. *Erpétologie générale ou histoire naturelle complète des reptiles* (suites à Buffon). Paris, 1854, t. VII, 2e partie, p. 1451 et suiv. — S. WEIR MITCHELL. *Researches upon the Venom of the Rattlesnake with an Investigation of the Anatomy and Physiology of the Organs concerned.* Washington, published by the Smithsonian Institution. January 1861. Cet excellent mémoire mérite tout particulièrement d'être consulté : l'anatomie, la physiologie, la toxicologie, sont également bien traitées ; on trouvera à la suite de l'ouvrage une bibliographie des plus complètes. — G. JAN. *Elenco sistematico de gli Ofidi.* Milan, 1863. — Richard OWEN. *On the Anatomy of Vertebrates*, t. I, 1866, p. 395 et suiv.— G. JAN et F. SORDELLI. *Iconographie générale des Ophidiens.* Paris, liv. XLXI, 1876. — C. TOMES. *On the Development and Succession of the Poison-fangs of Snakes.* Phil. Trans., t. CLXVI, p. 377, pl. 37. KÜNCKEL.

CROTAPHITE. *Voy.* TEMPORAL.

CROTAPHOCÉPHALIE (de κροταφός, tempe, κεφαλή, tête). Expression proposée récemment par M. Barrier (*Archives vétérinaires*, t. I, p. 332 et suiv. Paris, 1876), pour désigner une monstruosité observée sur un sujet appartenant à l'espèce bovine, et qui, tout en se rapprochant de la *sphénocéphalie* (voy. ce mot), s'en éloigne pourtant par des particularités importantes, dont les principales sont l'existence de deux oreilles distinctes, la fusion médiane et antérieure des temporaux, et quelques modifications du sphénoïde postérieur. Pour plus de détails, voy. OTOCÉPHALIENS. O. L.

CROTON (L.). Genre de plantes dicotylédones, de la famille des Euphorbiacées, auquel on a pendant longtemps rapporté la plupart des plantes ligneuses de cette famille. Plus limité aujourd'hui, le genre *Croton* renferme des plantes dont les fleurs sont petites, régulières ou à peu près, unisexuées, monoïques ou plus rarement dioïques. Leur réceptacle est convexe ou presque plan. Dans les fleurs mâles, il porte un calice de cinq sépales, plus rarement quatre ou un nombre supérieur à cinq, libres ou unis à la base, imbriqués en quinconce ou valvaires dans le bouton. Les pétales, en même nombre et alternes, sont valvaires ou imbriqués dans le bouton, par leurs bords souvent ciliés ou laciniés. Ils sont quelquefois si étroits qu'ils n'arrivent même pas au contact les uns des autres. Les étamines sont disposées par verticilles ; et elles sont souvent en même nombre que celui des sépales et des pétales. Ainsi, dans les fleurs pentamères, il y a d'abord cinq étamines alternipétales, formant un premier verticille. Elles sont superposées chacune à une glande alternipétale. Dans d'autres espèces, il y a un deuxième verticille de cinq étamines alternes avec les précédentes, c'est-à-dire oppositipétales. Ailleurs il y a de la sorte trois, quatre, cinq, etc. verticilles à l'androcée, et le plus intérieur d'entre eux est souvent incomplet, ne comprenant, par exemple, que trois étamines au lieu de cinq. C'est ainsi qu'il y a des *Croton* à fleurs mâles 8-andres, 13-andres, 18-andres, etc. Chaque étamine est formée d'un filet libre, atténué de bas en haut, plus ou moins incurvé dans le bouton, et d'une anthère biloculaire, introrse, de façon qu'avant l'épanouissement, elle regardait en dehors par suite de l'inflexion du filet. Chaque loge de l'anthère s'ouvre suivant sa longueur par deux fentes verticales. Il est exceptionnel qu'il y ait au centre de la fleur mâle un rudiment de gynécée. La fleur femelle à un calice formé d'un nombre variable de folioles, souvent cinq (plus rarement 4 ou 6-12), disposées bien plus souvent dans le bouton en préfloraison valvaire qu'en préfloraison imbriquée. Les pétales peuvent manquer, ou n'être représentés que par des languettes glanduliformes, de taille et de configuration variables, ou bien ils sont semblables à ceux de la fleur mâle. Les cinq glandes alternipétales qui s'observaient dans la fleur mâle, se retrouvent ici, tantôt indépendantes, et tantôt réunies en un disque hypogyne plus ou moins développé. Le gynécée est généralement trimère. Son ovaire sessile est surmonté d'un style à trois branches, bientôt bifides ou partagées en un nombre variable et quelquefois très-considérable de ramifications stigmatifères. Dans chaque loge ovarienne, l'angle interne est occupé par un placenta axile qui supporte un ovule descendant, à micropyle extérieur et supérieur, et un obturateur qui vient coiffer le micropyle. Le fruit, capsulaire, ordinairement tricoque, a une columelle centrale dont se détachent à la maturité, avec élasticité, les coques, elles-mêmes déhiscentes en deux moitiés et renfermant chacune une graine descendante, anatrope, souvent coiffée d'un petit arille micropylaire ou caroncule. Son albumen abondant est huileux et enveloppe un embryon axile dout la radicule cylindro-conique est supère, et dont les cotylédons, larges et foliacés, minces, penninerves, atteignent souvent par leurs bords les surfaces latérales de l'albumen. Il y a des *Croton* dans lesquels le nombre des étamines devient considérable, non-seulement à cause de la multiplication des étamines, mais aussi à cause des dédoublements qui s'opèrent dans chacun des verticilles. On compte dans ce genre environ 450 espèces ; ce sont des arbres, des arbustes ou des herbes, vivaces ou annuelles, avec des feuilles le plus souvent alternes, accompagnées de stipules entières ou découpées, souvent glanduliformes, parfois nulles. Leur limbe est entier, denté ou lobé, penninerve ou 3-5-plinerve. Il peut être glabre, de même que toute la plante ; mais plus souvent il est chargé de poils, simples, étoilés, peltés ou écailleux, et parfois il est glandulifère. La signification de ces glandes est variable, comme nous l'avons démontré (*Et. gén. Euphorbiac*, 230). Les fleurs sont disposées en épis ou en grappes, axillaires ou terminales, simples ou ramifiées, souvent composées de petites cymes ou glomérules. Dans les espèces monoïques, les fleurs mâles sont nombreuses dans la portion supérieure des inflorescences ; et les femelles, solitaires ou en petit nombre, en occupent la base. Ce sont des plantes des régions tropicales ou sous-tropicales du monde entier. Les espèces utiles sont nombreuses. Les principales que nous signalerons sont les suivantes :

I. *Croton Tiglium* L., *Spec.*, 1004. — Mér. et Del., *Dict. Mat. méd.*, II, 477.— Guib., *Drog., simpl.* (éd. 6), II, 357, fig. 476.— Lindl., *Fl. med.*, 181.

— Kl., in *Hayn. Arzn.*, XIV, t. 3. — Pereira, *Elem. Mat. med.* (ed. 4), II, p. I, 403.— Rev., in *Fl. méd. du XIXe siècle*, I, 421. — Rosenth., *Synops. plant. diaphor.*, 835. — Berg et Schm., *Darst. Off. Gew.*, t. 17. — Moq.-Tand., *Bot. médic.*, 399, fig. 108. — L. March., in *Adansonia*, I, 232, t. IX, 10. — H. Bn, *Hist. des plant.*, V, 130, 131, fig. 196-202, p. 163. — *C. Pavana* Wall., *Cat. pl. ind.* n. 7722 A. — *C. Jamalgota* Ham., in *Trans. Linn. Soc.*, XIV, 258. — *Tiglium officinale* Kl., in *Nov. Act. nat. cur.*, XIX, Suppl., I, 418 (*Bois de Tigli, de Tilly, Bois purgatif des Moluques*, etc.). Cette espèce, si célèbre en médecine, est un arbuste ou un petit arbre, à peu près glabre, d'un vert un peu jaunâtre et d'une odeur désagréable. Ses rameaux grêles portent des feuilles alternes, dont le limbe a 6-16 centimètres de long, plus long que le pétiole qu'accompagnent à sa base deux très-petites stipules. Ce limbe est ovale-aigu, arrondi à sa base, où il porte de chaque côté du point d'insertion du pétiole une très-petite glande sessile à sommet ombiliqué ; acuminé à son sommet, finement denté sur les bords, membraneux, glabre et ne portant que de très-rares poils étoilés, penninerve, triplinerve à la base, avec des veines transversales ou légèrement obliques, peu anastomosées. Les inflorescences terminales sont formées de fleurs des deux sexes, pédicellées. Les boutons mâles sont déprimés, d'un vert-jaunâtre, avec le bord des sépales blanchâtre. Il y a de 15 à 20 étamines, sur quatre verticilles, à filets glabres, à anthères jaunes. Dans les femelles, le calice a ses divisions légèrement réfléchies. Les pétales ont la forme de baguettes, terminées par une petite tête déprimée-cupuliforme. Leur insertion est subpérigynique. Les poils étoilés sont abondants sur l'ovaire, tandis qu'ils sont très-clair-semés sur le calice. Le nucelle sort par l'exostôme et forme sous l'obturateur une courte pointe conique. Le style a ses trois branches bientôt partagées en deux longues lanières égales, subulées, enroulées en vrille en dehors. Le fruit est une petite capsule ovoïde, légèrement trigone, pâle, glabre, accompagnée souvent à sa base du calice non accru. Il renferme trois graines, dites *Petits pignons d'Inde, Graines de Tigli*, qui ont la forme de celles du Ricin, plus petites d'un tiers, plus pâles en général quand elles sont recouvertes de leur couche superficielle jaunâtre ou d'un brun très-clair, mais qui deviennent noires à la surface, en partie ou presque en totalité, quand cette couche vient à manquer plus ou moins ; ce qui n'enlève à la graine aucune de ses propriétés. L'arille micropylaire est petit, déprimé, plus ou moins desséché ou flétri, blanchâtre. Cette plante, aujourd'hui introduite dans toutes les régions tropicales du globe et cultivée dans nos serres où elle fleurit quelquefois, est originaire de l'Inde orientale; elle se trouve à Ceylan, aux Philippines, à Borneo, à Java. On la dit introduite au Japon, aux îles Mascareignes où elle se développe bien. Elle a été figurée par les anciens auteurs tels que Rumphius (*Herb. amboin.*, IV, t. 42), Burmann (*Fl. zeyl.*, t. 90) et Rheede (*Hort. malab.*, II, t. 35).

II. Plusieurs *Croton* jouent un certain rôle en médecine comme fournissant la Cascarille. Ils ont été étudiés à propos de ce mot auquel nous renvoyons.

III. Il y a des *Croton* beaucoup moins utiles que le *C. Tiglium* et les espèces à Cascarille, mais dont on fait cependant quelque usage. Nous citerons d'abord l'arbre qui donne l'*Ecorce de Malambo*, jadis attribuée à un *Drimys*, à une Rutacée voisine des *Cusparia*, etc. C'est M. Karsten qui a découvert sa véritable origine, et il a nommé *Croton Malambo* l'arbre de la Nouvelle-Grenade qui la produit (in *Linnæa*, XXVIII (1857), 418; *Fl. colomb.*, 25, t. 13). Haut de 12 à 15 pieds, il a un tronc droit, de 4 pieds de haut. Ses feuilles pétiolées sont ovales-oblongues ou oblongues-elliptiques, obtuses ou presque obtuses aux deux extrémités; leur limbe à environ 8 centimètres de long, sur 4 centimètres de large; il est crénelé-denté, avec des glandes dans les crénelures; glabre, penninerve, d'une odeur fétide de bouc, avec deux grosses glandes latérales, à sa base. Son pétiole est long de 2 1/2 à 8 centimètres, et ses stipules sont linéaires-lancéolées. Les fleurs sont disposées en grappes allongées, avec les femelles à la base, longuement pédicellées, et au nombre de sept environ. Leurs pétales sont inconnus (ils ne sont pas représentés dans la figure donnée par M. Karsten), et elles ont des staminodes. L'ovaire ovoïde est chargé de poils étoilés, et les branches du style sont deux fois bifides. Le fruit capsulaire est presque globuleux « légèrement didyme », large de 6 à 8 millimètres, finalement glabre. Les divisions du style sont rigides et étalées. Cette plante croît sur les côtes du Venezuela et de la Nouvelle-Grenade. Son écorce y passe pour digestive, stomachique, fébrifuge, tonique. On lui a, à une certaine époque, accordé toutes les propriétés des quinquinas. Elle vient surtout, dit-on, des provinces de Choco, Antioquia et Popayan, et il paraît qu'elle se trouve aussi dans les îles voisines de la côte. On la trouve, dit Guibourt (*Drog. simpl.*, éd. 7, II, 368), « en morceaux longs de 50 à 65 centimètres, larges de 8 centimètres, presque plats, ayant appartenu à un tronc d'un diamètre considérable. Elle est épaisse de 11 à 15 millimètres, d'un gris un peu rougeâtre, filandreuse et cependant pesante, compacte et grasse sous la scie, en raison de la grande quantité d'huile et de résine dont elle est imprégnée. Elle a une odeur analogue à celle de l'Acore vrai, mais beaucoup plus forte, et une saveur très-amère, âcre et aromatique ». Par ses caractères organoleptiques, en effet, cette écorce se rapproche de certaines Cascarilles. Sa saveur est piquante, et c'est avec raison qu'on la compare à celle de la Cannelle blanche et du *Paratudo*. On la trouve parfois dans le commerce, substituée à celle du *Cinnamodendron*, et cela n'a guère d'inconvénient, les propriétés de l'une et de l'autre devant être fort analogues; mais l'écorce de Malambo est bien plus grise ou blanchâtre sur la surface extérieure. Provenant des branches de l'arbre, elle se trouve dans le commerce sous le nom de *Palo matras;* elle est alors « cintrée ou demi-roulée, épaisse de 5 à 10 millimètres. Le périderme est très-mince, adhérent au liber, plus ou moins tuberculeux, presque blanc, parsemé de petits Opégraphes noirs, semblables à l'*Opegrapha heterocarpa* de Fée. Le liber est dur, pesant, ligneux, non huileux, d'un gris un peu rougeâtre, semblable à un bois dur et compacte, lorsqu'il est poli ». Guibourt conclut que ces petites écorces, moins sapides que les premières, sont de qualité inférieure.

Il y a dans l'Amérique tropicale un assez grand nombre de *Croton* à feuilles ordinairement grandes, lobées et couvertes d'un épais tomentum farineux blanchâtre, qui renferment un suc propre dont la couleur varie du jaune clair au rouge plus ou moins intense et qui, tous très-odorants, aromatiques à la façon de certaines Labiées et Synanthérées, sont renommés comme vulnéraires, stomachiques ou pectoraux, stimulants ou toniques. Ces espèces appartiennent pour la plupart à un groupe particulier dont Klotzsch avait fait un genre *Palanostigma*, que nous n'avons considéré que comme une section du genre *Croton*, et qui a aussi reçu le nom de *Cyclostigma* Kl. L'une d'elles, le *C. Caryophyllus* Benth. (in *Hook. Journ. Bot.*, VI, 374), originaire des bords du

Rio-Negro, a des feuilles odorantes, qui sentent tout à fait le girofle. Notre *C. vulnerarius* (*Adansonia*, IV, 328), de la province de Saint-Paul, au Brésil, doit son nom à ce que les indigènes l'emploient comme tonique et vulnéraire. Le *C. cynanchicus* H. Bn (in *Adansonia*, IV, 329), des environs de Rio-Janeiro, est un astringent, employé contre les angines. Le bois et l'écorce du *C. coriaceus* K. sont aromatiques et répandent une odeur suave quand on les brûle. Le *C. stipulaceus* K. partage avec plusieurs espèces de ce groupe le nom de *Sangre de Drago*, à cause des caractères de son suc propre, notamment avec le *C. polycarpus* Benth., espèce colombienne ; le *C. hibiscifolium* K., du même pays, qui donne par incision une sorte de Sang-dragon employé comme médicament ; le *C. Urucurana* H. Bn (in *Adansonia*, IV, 335), de la Province de Saint-Paul, au Brésil, dont le suc a des qualités analogues et lui a valu le nom de *Sangue de Drago;* le *C. Draco* Schlchtl, du Mexique, dont l'écorce est aromatique et fébrifuge, et le suc vulnéraire; le *C. erythrochilus*, du Pérou, qui a aussi le suc rouge.

Le *Croton salutaris* Casar., du Brésil central, qui appartient à une autre section du genre, nommée *Eutropia*, doit son nom générique à la présence d'un suc gommo-résineux de couleur rouge, que les indigènes emploient comme médicament tonique et astringent. Le *C. anisatus* H. Bn, petite espèce de Madagascar, dont le port est tout différent, a une odeur suave d'anis-étoilé. Le *C. menthodorus* Benth., de la Colombie, a une forte odeur de Labiée.

L'Écorce de *Copalchi*, qui a été plusieurs fois substituée aux Cascarilles, est produite par le *Croton niveus* Jacq. (*Amer.*, 255, t. 162, fig. 2), qui a ultérieurement reçu les noms de *C. syringæfolius* H. B. K. et de *C. Pseudo-China* Schlchtl (in *Linnæa*, IV, 84). Humboldt l'avait crue produite par le *C. suberosus* H. B. K., et elle a même été attribuée à une Loganiacée, le *Strychnos Pseudo-China*. Elle se trouve dans le commerce en longs tubes droits, enroulés les uns dans les autres, et est blanche en dehors, douée d'une odeur térébenthinée et d'une saveur amère. Elle passe pour fébrifuge et stimulante. La plante croît au Mexique, en Colombie, au Vénézuela (*Voy.* Kl., in *Hayn. Arzn.*, — 14, t. 2. Nees, *Pl. off.*, Suppl., 5, t. 9, in *Jarb. der Pharm.*, XXXIX).

Le *Croton campestris* A. S. H. (*Pl. us. des Brasil.*, t. 60) sert au Brésil, au traitement des affections syphilitiques. C'est une petite plante basse des campos, toute chargée d'un duvet mou. Il porte le nom vulgaire de *Velame do campo*. Le *C. fulvum* Mart. est employé aux mêmes usages. Le *C. antisiphiliticus* Mart. (*Isis* [1824], 586), du même pays, a surtout été étudié dans ses propriétés par A. Saint-Hilaire (*Pl. us. Bras.*, t. 59) sous le nom de *C. perdicipes*; c'est une espèce commune du Brésil méridional, aromatique, stimulante, sudorifique, employée au traitement des affections vénériennes, sous le nom de *Pe de Perdis*, *Erva mular*. Au Cap, le *C. gratissimus* Burch. (*Trav.*, II, 268) fournit un parfum recherché. Sur les bords de l'Amazone, les *C. adipatus* H. B. K. (*Nov. gen. et spec.*, II, 68) et *thurifer* H. B. K. (*loc. cit.*, II, 76) donnent une sorte d'encens. Aux Antilles, le *C. humilis* sert à préparer des bains aromatiques. Le *C. flavens* L. (*Amœn. acad.*, V, 410) sert à préparer la liqueur aromatique et digestive, dite *Eau de Mantes*. Les feuilles des *C. fragrans* H. B. K. (*loc. cit.*, II, 81), *menthodorum* L. (*Amœn. acad.*, V, 409) et *balsameum* Benth. (*Pl. Hartw.*, 248), espèces américaines, sont aussi très-aromatiques. L'écorce du *C. glabellus* Mart. (in *Linnæa*, XXXIV, 107), très-odorante, se substitue, aux Antilles, à celle du *C. Eluteria*. Le *C. macrostachyus*

A. Rich., d'Abyssinie (*Rottlera Schimperi* Hochst. et Steud.) est le *Tambuch* de ce pays, assez souvent employé par les indigènes comme ténifuge.

Dans plusieurs espèces de l'Asie tropicale, le suc propre se modifie à la suite de la piqûre de certains insectes et devient résineux. Ainsi, l'on dit que c'est à la suite de l'action sur leurs branches d'un hémiptère, le *Coccus Lacca*, que les *C. lacciferum* L. (*Spec. plant.*, ed. 1, 1005) et *aromaticum* L. (*Spec. plant.*, 1005) laissent exsuder une gomme-laque, semblable à celle que les mêmes animaux produiraient sur des plantes tout à fait différentes par leur organisation.

Le *Croton argenteus* Forsk. est une variété du *Tournesolia tinctoria*.

Le *C. cascarilloides* Rœusch. est la plante au *Kamala*, c'est-à-dire l'*Echinus philippinensis* H. Bn (*Rottlera*).

Le *C. coccineus* Vahl est la même plante.

Le *C. digitatus* Fisch. est le *Manihot digitata*.

Le *C. lanuginosus* Forsk. est le *Tournesolia plicata* H. Bn.

Le *C. macrocarpus* Reichb. est l'*Excœcaria sebifera* (*Stillingia*).

Le *C. montanus* W. est l'*Echinus philippinensis* H. Bn.

Le *C. obliquus* Vahl est le *Tournesolia tinctoria*.

Le *C. philippinensis* Lamk est la plante au *Kamala*.

Le *C. punctatus* Retz est la même plante.

Le *C. Rottleri* Geis. est le *Tournesolia plicata*.

Le *C. spinosus* L. est le Ricin commun.

Le *C. tinctorius* L. est le *Tournesolia tinctoria*.

Le *C. urens* L. est le *Tragia cannabina*.

Le *C. villosus* Sibth. et Sm. est le *Tournesolia tinctoria*.

Nous avons compris dans le genre *Croton* tous les genres ou sous-genres suivants : *Andrichnia* (H. Bn), *Angelandra* (Endl.), *Anisophyllum* (Bvn, nec Haw.), *Argyrodendron* (Kl.), *Astrœa* (Kl.) *Astrœopsis* (Griseb.), *Astrogyne* (Benth.), *Barhamia* (Kl.), *Brachystachys* (Kl.), *Brunsvia* (Neck.), *Calyptriopetalum* (Hassk.), *Cascarilla* (Griseb.), *Cinogasum* (Neck.), *Cleodora* (Kl.), *Codonocalyx* (Kl., nec Miers), *Crotonanthus* (Kl.), *Cyclostigma* (Kl.), *Decarinium* (Rafin.), *Drepadenium* (Rafin.), *Eluteria* (Griseb.), *Engelmannia* (Kl.), *Eutropia* (Kl.), *Furcaria* (Bvn), *Geiseleria* (Kl.), *Gynamblosis* (Torr.), *Hendecandra* (Eschr.), *Heptallon* (Rafin.), *Klotschiphytum* (H. Bn), *Lasiogyne* (Kl.), *Leucadenia* (Kl.), *Medea* (Kl.), *Micranthis* (H. Bn.), *Microcroton* (Griseb.), *Monguia* (Chapel.), *Myriogomphus* (Diedr.), *Ocalia* (Kl.), *Palanostigma* (Mart.), *Petalostigma* (Mart., nec F. v. Muell.), *Pilinophytum* (Kl.), *Podocalyx* (Kl.), *Podostachys* (Kl.), *Ricinocarpus* (Boerh.), *Ricinoides* (T.), *Stolidanthus* (H. Bn), *Tiglium* (Kl.), *Timandra* (Kl.) et *Tridesmis* (Lour.). H. Bn.

Bibliographie. — L., *Gen.*, n. 1083 (part.). — Adans., *Fam. pl.*, II, 355. — Juss., *Gen.*, 389 (part.). — Lamk, *Dict. encycl.*, II, 203 (part.); Suppl., II, 404; *Illustr.*, t. 790. — Geisel., *Croton. Monogr.* (Halle, 1808). — A. Juss., *Tentam. Euphorb*, 28, t. 8; fig. A. — Endl., *Gen.*, n. 5827. — H. Bn, *Et. gén. Euphorbiac*, 349, t. 17, 18, fig. 1-7; *Hist. des plant.*, V, 129, 170, 225, fig. 196-203. — Muell. arg., in *DC. Prodrom.*, XV, s. II, 512. — Mér. et Del., *Dict. Mat. méd.*, II, 473. — Guib., *Drog. simpl.*, éd. 7, II, 364. — Flück. et Hanb., *Pharmacogr.*, 505, 613. — Rosenth., *Synops. plant. diaphor.*, 803, 1154.
H. Bn.

CROTON TIGLIUM (Huile de). Préparation et composition chimique. L'huile de croton se retire généralement par expression des graines venues des Moluques et du Malabar et qui, de toutes, sont les plus riches en principe actif.

Les graines réduites en poudre sont enfermées dans des sacs de coutil, puis exprimées entre deux plaques de fer étamées et chauffées dans l'eau bouillante. Peut-être vaudrait-il mieux exprimer les graines à froid pour diminuer les chances d'évaporation d'une partie de l'acide actif contenu dans l'huile. On laisse déposer, pendant quelques jours, l'huile ainsi obtenue, puis on filtre pour la purifier.

Soubeiran a conseillé de reprendre le tourteau déjà épuisé par une très-forte pression et de le traiter par l'alcool rectifié, qu'on retire ensuite par la distillation. L'huile brune et épaisse qui reste dans le bain-marie, après cette opération, est filtrée au bout d'une quinzaine de jours et mélangée avec l'huile obtenue par expression. Par l'expression seule, on n'obtient que 30 pour 100 d'huile, tandis que les deux procédés réunis en fournissent 50 pour 100.

Dans les pharmacies, où en général on ne débite qu'une faible quantité d'huile, il est préférable, pour avoir un produit sûr et non falsifié, de traiter les semences de croton par un mélange d'éther et d'alcool, et de tenir la liqueur obtenue au bain-marie, afin de volatiliser le mélange éthéro-alcoolique et d'en retirer l'huile. Il est vrai que ce procédé est relativement coûteux et qu'il est difficile de débarrasser complétement l'huile des dernières traces d'alcool qu'elle retient obstinément.

On peut extraire aussi l'huile de croton à l'aide du *sulfure de carbone.* Cloëz, qui, le premier, a indiqué ce procédé, a fait construire des appareils spéciaux à cet usage. Le sulfure de carbone mêlé aux graines triturées dissout l'huile de croton, et la liqueur ainsi obtenue est filtrée, à sa sortie de l'appareil, et évaporée au bain-marie. 100 grammes de semences de croton traitées par le sulfure de carbone, ont fourni 36 à 38 grammes d'huile jouissant de propriétés très-énergiques.

L'huile de croton est un liquide limpide d'une couleur jaune orangé, d'une odeur nauséabonde et d'une saveur excessivement âcre. Insoluble dans l'eau, mais soluble dans l'alcool et dans l'éther, elle se coagule à une température de + 5 degrés et se solidifie à zéro. Warington a démontré que la solubilité de l'huile de croton dans l'alcool s'accroît avec l'âge de l'huile et avec l'âge des semences avant leur expression, et Harold Sennier a fait remarquer que la partie de l'huile de croton qui reste insoluble dans l'alcool n'a aucune propriété rubéfiante, tandis que la partie soluble qui, seule, présente la couleur brun-rougeâtre et l'odeur caractéristique de l'huile de croton exerce, sur la peau une action vésicante rapide et énergique. Chauffée à 237 degrés, l'huile soluble dans l'alcool ne perd rien de son activité, d'où Sennier conclut que l'huile extraite par l'alcool est préférable pour l'usage médical à celle qu'on obtient par l'expression seule.

Quel est le principe actif de l'huile de croton? Jusque dans ces dernières années on avait cru que le principe vésicant, ainsi que le principe purgatif étaient constitués exclusivement par l'*acide crotonique* extrait pour la première fois par Pelletier et Caventou et dont la formule $C^4H^6O^2$ n'a été déterminée que beaucoup plus tard par Schlippe. L'acide crotonique que Pelletier et Caventou ont obtenu en saponifiant l'huile avec la potasse, a été préparé par Will et Korner, au moyen du cyanure d'allyle provenant de l'acide myronique et par Claus au moyen du cyanure d'allyle artificiel. C'est un liquide huileux, volatil, extrêmement âcre et se solidifiant à la température de 5 degrés. Outre l'acide crotonique, l'huile de croton renferme, d'après Schlippe, de la palmitine, de la stéarine, de la myristine et de la taurine, ainsi que des corps gras contenant les éléments des acides de la série oléique qu'on n'a pu séparer les uns des autres. Enfin cette huile renferme encore de l'acide angélique ($C^5H^8O^2$) et une matière vésicante que Schlippe a appelée *crotonal*. Si les corps précédents et particulièrement les acides jouissent de propriétés rubéfiantes, aucun d'eux n'est doué des vertus purgatives de l'huile de croton. Il est extrêmement probable, d'après cela, que l'huile de croton renferme à la fois une matière irritante et une matière purgative encore inconnue. Tout porte à croire que la matière irritante n'est autre que l'acide crotonique si âcre et si volatil, d'autant plus que d'après les expériences de Buckheim (*Archiv. der Pathologie*, 1873), l'huile de croton débarrassée de son acide actif ne produit plus d'éruption, mais conserve néanmoins ses effets purgatifs. Quant à la vertu purgative de l'huile, ne résiderait-elle pas dans cette substance résineuse brune ou noire, d'une âcreté excessive que Vautherin a retirée des semences de croton, tout comme la vertu purgative du jalap, de la scammonée et de l'aloès réside dans la partie résineuse de ces substances?

Si nous ajoutons à tout ce qui précède que, tout récemment, MM. Geuthez et O. Frœlich ont soutenu que l'huile de croton ne renferme ni acide crotonique, ni acide angélique, nous aurons montré que la chimie est loin d'avoir dit son dernier mot sur la composition de cette substance et que de nouvelles recherches sont nécessaires pour fixer d'une manière précise la nature de ses principes actifs.

Mode d'emploi médical. A l'*intérieur*, l'huile de croton, en raison de l'irritation qu'elle peut déterminer dans l'arrière-gorge et dans l'œsophage, ne doit être prescrite qu'à très-faible dose. Pour en masquer l'âcreté, on en mêlera une ou deux gouttes à un looch de 125 grammes ou à 30 grammes d'huile d'amandes douces édulcorée avec du sirop de gomme et aromatisée avec l'alcoolat de citron. On ne donnera la potion que par cuillerées toutes les heures ou toutes les deux heures, et on en suspendra l'usage dès que l'effet purgatif sera obtenu.

On peut aussi administrer l'huile de croton sous la *forme pilulaire* qui est, après la potion émulsive, la meilleure préparation :

Huile de croton une goutte, conserve de roses et poudre de guimauve q. s. pour une pilule.

Ou encore :

Savon médicinal, 0,25, huile de croton, 5 gouttes pour 5 pilules.

On pourrait substituer avec avantage aux pilules des *capsules gélatineuses* renfermant une demi-goutte à une goutte d'huile de croton.

Le *saccharolé* d'huile de croton (oléo-saccharum de cannelle 4 grammes et huile de croton une goutte), est une préparation peu usitée. Il en est de même des *pastilles* (10 grammes d'huile de croton, 3 grammes d'amidon et 8 grammes de sucre incorporés dans 15 grammes de chocolat ramolli à la chaleur, pour 60 pastilles contenant chacune 1/6e de goutte d'huile purgative).

A l'*extérieur*, lorsqu'il s'agit de provoquer une éruption révulsive, on verse petit à petit 10 à 20 gouttes d'huile de croton sur une flanelle, on frictionne pendant cinq minutes environ dans un espace restreint pour éviter l'extension de l'éruption aux parties voisines et l'on recouvre la partie frictionnée d'une feuille de taffetas gommé. Au bout de vingt-quatre heures, on panse avec du cold-cream ou de la poudre d'amidon. On peut aussi étaler l'huile sur le milieu d'un emplâtre de sparadrap dont on fait adhérer les bords sur la région où l'on veut déterminer l'éruption (Gubler). Chez les jeunes enfants, il est bon, pour mitiger l'action de l huile de croton, de la mélanger avec une ou deux parties d'huile d'amandes douces.

Action physiologique. L'huile de croton, introduite en Europe, il y a deux siècles, par les Portugais et les Hollandais, fut abandonnée pendant longtemps à la suite de quelques accidents graves survenus après son emploi. Elle n'a été relevée de son discrédit en France et en Angleterre que vers 1824, après les publications d'Ainslie et de Conwell et les expériences physiologiques faites sur les animaux par Bailly, Récamier et Magendie. Mais c'est surtout depuis les observations cliniques recueillies par Andral en 1831 et les travaux ultérieurs de Joret, Léon Marchand, Tessier, Nonat, etc., que l'huile de croton a conquis sa place en thérapeutique à titre de purgatif drastique et d'agent révulsif extérieur.

L'huile de croton, grâce à l'acide crotonique dont elle est le véhicule, est un irritant des plus violents. La vapeur qui s'en dégage, pendant son extraction, suffit pour enflammer la muqueuse nasale et pour déterminer une conjonctivite avec œdème de la paupière et des joues. Administrée à l'intérieur, l'huile de croton, à la dose minime d'une à deux gouttes et lors même qu'elle est mélangée à un excipient émulsif abondant, produit à son passage dans la bouche et dans le pharynx une cuisson vive et désagréable qui se propage jusqu'à l'estomac. Elle fait rougir les lèvres et les parois de la bouche, ainsi que la langue dont les papilles deviennent saillantes, et provoque en même temps un peu de salivation accompagnée de soif. Tous ces phénomènes disparaissent au bout de quelques minutes. Il va sans dire que les effets de l'huile de croton sont bien moins marqués et parfois nuls lorsqu'elle est administrée sous forme de pilules recouvertes ou non d'une feuille d'argent.

L'huile de croton n'éveille en général que peu ou point de douleur à l'estomac, et rarement elle provoque des nausées et des vomissements, à moins que la dose ingérée n'ait été excessive. Une ou deux heures, quelquefois seulement vingt-quatre heures après son administration, surviennent des coliques légères suivies bientôt de selles *séreuses* très-abondantes, et accompagnées de fortes cuissons à la marge de l'anus. Donnée en lavement, l'huile de croton est bien moins purgative que prise par la bouche et détermine des démangeaisons violentes à l'anus et à la partie inférieure du rectum.

Les expériences d'Andral ont prouvé que les frictions d'huile de croton faites sur le ventre ou dans l'aisselle n'ont aucune action purgative; mais si on applique le médicament sur une partie quelconque de la peau dénudée par un vésicatoire, comme l'a fait Rayer, les effets purgatifs se manifestent. Rabuteau conclut de ce dernier fait que l'huile de croton, ou plutôt son principe actif, exerce une action élective sur les éléments anatomiques de l'intestin, nerfs ou plans musculaires. D'après Joret, M. Fonssagrives n'aurait jamais obtenu de purgation en administrant l'huile de croton par la méthode endermique. En raison de ces allégations contradictoires, il serait désirable qu'on reprît à nouveau les expériences d'ailleurs très-délicates de Rayer.

L'huile de croton, à dose thérapeutique, n'a pas d'action sensible sur la respiration. Selon Joret, elle ralentirait parfois la circulation. Chez certains sujets, elle provoque des urines abondantes et quelquefois un peu de dysurie, mais rien n'a confirmé l'action irritante sur la vessie que Ricord lui avait attribuée.

En résumé, l'huile de croton prise à l'intérieur est un purgatif drastique des plus énergiques. Pour peu qu'on en exagère la dose, elle peut déterminer des effets toxiques et même la mort. Comme la plupart des médicaments très-énergiques, elle est très-variable dans son degré d'activité suivant les susceptibilités individuelles. Ainsi, à dose égale chez des sujets du même âge et de la même constitution, tantôt elle provoque une superpurgation dangereuse et tantôt elle produit à peine une selle. S'il existe dans la science des cas d'intoxication où, malgré l'ingestion de 8 à 15 grammes d'huile de croton, la guérison a pu être obtenue, même chez des enfants, nous avons cependant été témoin à l'hôpital de Milianah (Algérie) d'accidents mortels survenus après l'ingestion de 5 gouttes d'huile prises par erreur et d'un seul coup à la place d'une goutte unique. Le malade, âgé de près de quarante ans et atteint d'une constipation opiniâtre liée à un embarras gastrique, fut pris d'une superpurgation effrayante avec vomissements incessants, algidité complète, cyanose des extrémités, crampes, facies cholérique, etc., et il succomba en moins de vingt-quatre heures. Tels sont, du reste, les symptômes habituels de l'empoisonnement par l'huile de croton. Ils simulent, à s'y tromper, les symptômes du choléra ; mais ils s'en distinguent toutefois par la rougeur de l'arrière-gorge, les douleurs pharyngiennes et le ballonnement abdominal qui accompagnent l'intoxication crotonique, ainsi que par l'absence de selles riziformes. Pour prévenir les accidents liés soit aux dispositions idiosyncrasiques, soit à l'activité plus ou moins marquée de l'huile suivant son mode de préparation, la prudence exige qu'à l'exemple de Trousseau, on n'administre le médicament que petit à petit, 2 1/2 à 5 centigrammes toutes les heures, jusqu'à ce que l'apparition des coliques indique l'imminence de la purgation.

Appliquée en friction sur la peau pendant cinq à six minutes, l'huile de croton pure, à la dose de 4 à 5 gouttes, y détermine une éruption spéciale qu'on a comparée à l'impétigo et qui, d'après M. Hardy, représente ce qu'il a désigné sous le nom d'érythème vésiculo-pustuleux. Cette éruption, qui se manifeste au bout de douze à trente-six heures en s'accompagnant d'une faible cuisson, consiste en une multitude de petits boutons rouges qui se transforment rapidement en autant de vésico-pustules acuminées, de grandeur variable, tantôt discrètes, tantôt et le plus souvent confluentes et reposant sur un fond rouge, légèrement érythémateux. Au bout de quatre à cinq jours, les pustules se dessèchent (les plus petites les premières) en se transformant en croûtes peu épaisses, jaunâtres, qui ne tardent pas à tomber, et la peau reprend bientôt son aspect habituel. Quelquefois, les pustules se rompent et donnent lieu à des ulcérations qui ne guérissent que lentement et en laissant à leur suite des cicatrices indélébiles. Certains sujets sont complétement réfractaires à l'action vésicante de l'huile de croton. L'éruption se produit moins abondamment sur le tronc, le cou et le cuir chevelu que sur la face et les membres. Elle s'étend toujours bien au delà du point sur lequel l'huile a été appliquée. Souvent aussi elle se manifeste dans des régions très-éloignées des parties où l'on avait pratiqué les frictions, particulièrement sur le scrotum. D'après Joret, l'éruption secondaire de cette région serait due à l'absorption du médicament, et Rabuteau n'est pas éloigné de l'attribuer à l'élimination de l'acide crotonique par la peau du scrotum, toutes les substances volatiles, dit cet auteur, pouvant s'éliminer par les téguments, surtout là où ils sont minces et délicats. Mais si l'huile de croton était réellement absorbée à la suite des frictions, on ne voit pas pourquoi elle ne produirait pas des effets purgatifs, comme elle le fait après son application par la méthode endermique. Il nous semble que le contact de la main du malade avec la région frictionnée et ensuite avec les parties génitales, au moment de la miction, explique suffisamment l'origine de l'éruption secondaire du scrotum, dont la peau fine et lâche se prête d'ailleurs si bien à l'action médicamenteuse. Quant à la conjonctivite qui survient parfois après les frictions pratiquées sur la poitrine ou sur le cou, elle peut provenir soit des vapeurs qui se dégagent de l'huile de croton, soit du transport de cette substance par les mains du malade.

Action thérapeutique. L'huile de croton est un médicament dangereux qu'il ne faut employer à l'*intérieur* qu'à bon escient, un drastique puissant qui a l'avantage de pouvoir s'administrer sous un petit volume, mais dont il faut s'abstenir, toutes les fois que la muqueuse gastro-intestinale présente quelque symptôme d'irritation. M. Gubler fait remarquer que, dans ce cas, l'huile de croton non-seulement peut devenir dangereuse, mais peut même rester inefficace, parce que l'inflammation aiguë de l'intestin dessèche la muqueuse et diminue sa puissance sécrétante.

L'huile de croton est indiquée toutes les fois qu'il s'agit de combattre une constipation opiniâtre ou de produire une dérivation énergique sur l'intestin, dans le but de favoriser la résorption d'un liquide épanché dans le tissu cellulaire, dans les cavités séreuses ou dans les parenchymes. On en a retiré surtout de bons effets dans les obstructions intestinales rebelles à tous les autres purgatifs et occasionnées par des corps étrangers ou des matières stercorales indurées. Elle a réussi aussi, mais avec un succès moins constant, dans l'étranglement herniaire, dans le volvulus et dans l'invagination. Kinglake, Tanquerel et Double l'ont employée avec quelque succès contre la colique de plomb; mais la nécessité où l'on se trouve, en cas de coliques opiniâtres, d'en renouveler fréquemment les doses, peut rendre son emploi dangereux. Pour la même raison, nous préférons à l'huile de croton un purgatif plus doux et moins irritant, lorsqu'il s'agit de combattre par une dérivation intestinale *répétée* les hydropisies du tissu cellulaire et des cavités séreuses.

A l'*extérieur*, l'huile de croton est employée bien plus fréquemment qu'à l'intérieur. Elle est indiquée, à titre de révulsif, dans tous les cas où sont indiqués les vésicatoires. Si son action révulsive n'est pas toujours aussi puissante que celle de la cantharide, elle a sur elle l'avantage de ne pas irriter les voies urinaires, de laisser à sa suite des marques beaucoup moins durables et de pouvoir s'appliquer sans inconvénient dans certaines régions mobiles où l'application du vésicatoire devient difficile et douloureuse. Par son mode d'action et par l'éruption qu'elle provoque, l'huile de croton se rapproche de l'emplâtre de *thapsia;* mais elle ne donne pas lieu, comme lui, à ces démangeaisons insupportables et prolongées qui souvent font trouver le remède pire que le mal. Les enfants supportent bien l'application extérieure de l'huile de croton et, chez eux, elle sert avec avantage à combattre les laryngites aiguës et chroniques et les bronchites. En général, son emploi réitéré peut influencer favorablement, même chez l'adulte, la bronchite chronique et les accidents aigus de la phthisie pulmonaire. L'huile de croton a été utilisée encore comme révulsif contre les douleurs rhumatismales, les arthrites et les névralgies ; mais ici son action est moins puissante que celle du vésicatoire. Hahn, Lachapelle, Turner d'Édimbourg et autres ont préconisé contre la méningite des enfants les frictions d'huile de croton sur le cuir chevelu et sur la nuque ; mais on se demande si les succès durables ou temporaires obtenus par ces médecins se rapportaient toujours à de véritables méningites, et s'ils n'auraient pu être obtenus aussi bien avec le vésicatoire ou avec tout autre révulsif énergique. Trousseau se servait des frictions d'huile de croton à haute dose sur les extrémités inférieures, pour combattre les hydropisies consécutives aux maladies du cœur et du rein. Cette révulsion puissante peut diminuer les épanchements du tissu cellulaire et des cavités séreuses ; mais, comme le dit avec raison M. Hardy, c'est acheter bien cher, au prix de cruelles douleurs, une amélioration précaire et momentanée.

L'huile de croton a été employée aussi comme agent modificateur des affections cutanées. Bazin et Hardy, qui l'ont essayée dans l'*acné* et dans les affections scrofuleuses de la peau, n'en ont rien obtenu et n'ont pas tardé à y renoncer.

Ladreit de la Charrière en a tiré plus de profit dans le traitement de la *teigne tonsurante*, comme moyen épilatoire peu douloureux et entraînant rapidement la chute des cheveux avec la chute des croûtes qui succèdent à l'éruption crotonique. Les expériences de L. de la Charrière, reprises par Cadet de Gassicourt, ont fait reconnaître à ce dernier que l'huile de croton est un parasiticide puissant capable de guérir la teigne tondante plus rapidement que ne le fait la méthode épilatoire ordinaire, aidée du turbith et du sublimé, pourvu que par une application lente et méthodique du remède on sache éviter l'inflammation excessive de la peau et la destruction des follicules pileux qui peut en être la conséquence. Du reste, pour obvier à cet inconvénient, on peut se servir des crayons à l'huile de croton, que M. Limousin prépare avec une partie de beurre de cacao, une partie de cire et deux parties d'huile, et qui permettent de toucher exclusivement les parties malades et d'éviter ainsi la diffusion du liquide sur les surfaces.

Enfin, l'huile de croton a été mise en usage pour combattre l'*alopécie*. Associée, à la dose de quelques gouttes, à la teinture de cantharides, elle forme la base de la plupart des pommades vantées contre la calvitie ; son action ne paraît être de quelque efficacité que contre l'alopécie indépendante d'une affection du cuir chevelu et contre la chute des cheveux consécutive aux maladies graves (Hardy).

V. Widal.

Bibliographie. — Conwell. *Du crot. tigl.* Thèse inaugurale. Paris, 1824. — Tavernier. *Mémoire sur les propriétés purgatives de l'huile de crot.* (*Biblioth. médic.*, t. IX, 1825). — Ainslie. *Materia Medica of Hindoustan.* London, 1826. — Joret. *Du crot. tigl.* Thèse inaug. Paris, 1833. — Du même. *De l'huile de crot. tigl., de ses propriétés et de ses usages* (*Bullet. gén. de thérap.*, 1861, p. 385 et 441). — Friedlander. *Journal complément. des sc. médic.*, t. XVII, 1836. — Dublanc. *Sur les propriétés de l'huile de crot. tigl.* (*Bullet. de l'Acad. de médec.*, 1851-52). — Marchand (Léon). *Du crot. tigl. Recherches botaniques et thérap.* Thèse inaug. Paris, 1861. — Du même. *Des progrès de l'emploi de l'huile de crot. en thérapeut.* (*Journ. de médec. contempor.*, 1862). — Turner. *L'huile de crot. en frict. sur le cuir chevelu dans les inflammat. des méning. cérébr.* (*Edinburg. Medic. Journ.*, novembre 1868). Traduit de l'anglais par Gauchet (*Bullet. gén. de thérap.*, t. LXXVII, p. 473, 1869). — Hardy. Article *Crot. tigl.* du *Nouveau Dictionn. de médec. et de chirurg. pratiques*, t. X, 1872. — Ladreit de la Charrière. *Note sur le traitem. de la teigne tonsurante par l'huile de crot.* (*Bullet. gén. de thérap.*, t. LXXXI, p. 97, 1876). — Cadet de Gassicourt. *Du traitement de la teigne tondante par l'huile de crot.* (*Bullet. gén. de thérap.*, t. XCIII, p. 385 et 436, 1877).

V. W.

CROTONINE. D'après *Brandes*, les grains de *Tilly*, croton tiglium, contiendraient un alcaloïde auquel il a donné le nom de *Crotonin;* mais, après examen cette crotonine n'est qu'une combinaison de magnésie et d'acide gras. Lutz.

CROTONIQUE (ACIDE), $C^8H^6O^4$. Cet acide a été extrait de l'huile de *Croton tiglium*, par Pelletier et Caventon. On saponifie cette huile en la faisant bouillir avec une lessive de soude caustique. Le savon, purifié par des précipitations avec le sel marin (*voy.* SAVONS), est décomposé par l'acide tartrique. On distille le liquide acide après l'avoir filtré. Le produit de la distillation est saturé par de l'eau de baryte ; le crotonate de baryte, évaporé à siccité, est décomposé par de l'acide phosphorique très-concentré, dans une cornue, dont le récipient est refroidi à l'aide d'un mélange refrigérant.

Propriétés. L'acide crotonique est un liquide oléagineux. Il se solidifie au-dessous de 5 degrés et émet déjà des vapeurs très-sensibles à 2 ou 3 degrés au-dessus de 0. Ces vapeurs répandent une odeur pénétrante affectant désagréablement le nez et les yeux. Sa saveur est extrêmement âcre : il agit comme poison.

Crotonates métalliques. Les crotonates sont inodores.

Crotonate de potasse. Inaltérable à l'air, soluble dans l'eau, difficilement soluble dans l'alcool à 0,85 de densité; il cristallise en prismes rhomboïdaux.

Crotonate de baryte. Très-soluble dans l'eau et dans l'alcool. La solution aqueuse laisse déposer, par l'évaporation, des cristaux nacrés dont la poussière irrite vivement la gorge.

Crotonate de magnésie. Grenu, très-peu soluble dans l'eau.

Crotonate ferreux. Insoluble dans l'eau, d'une couleur jaune-isabelle. Le crotonate ferrique est soluble dans l'eau ; les crotonates d'argent et de plomb sont blancs et insolubles; le crotonate de cuivre est insoluble et blanc-bleuâtre, le crotonate mercurique est soluble. LUTZ.

CROTONOL, $C^{18}H^{14}O^4$. D'après *Schlippe*, le crotonol serait le principe vésicant contenu dans l'huile de croton tiglium. Il l'extrait de la manière suivante. On saponifie l'huile de croton par une solution alcoolique concentrée de potasse caustique. La saponification opérée, on ajoute de l'eau et l'on filtre. Le liquide filtré est décomposé par l'acide chlorhydrique. Il se sépare un mélange huileux d'acides gras et de *crotonol.* On fait digérer ce mélange sur de l'hydrate de plomb. Les acides gras se combinent à l'oxyde de plomb et le crotonol reste libre en solution dans l'eau. On filtre et l'on ajoute de l'eau légèrement alcaline. La solution se trouble, puis elle s'éclaircit de nouveau, et le *crotonol* s'en sépare; on le purifie par sa dissolution dans de l'éther, et l'évaporation de l'éther dans le vide.

Le crotonol est un liquide visqueux, incolore ou légèrement jaunâtre, d'une consistance de térébenthine. C'est, d'après Schlippe, le principe vésicant, mais non purgatif de l'huile de croton.

Le crotonal n'est pas volatil. Soit à l'air, ou dans un courant d'acide carbonique, la chaleur le décompose. Distillé avec de l'eau, il donne une huile incolore ; mais ce produit, entraîné par la vapeur d'eau, ne distille pas à 200 degré même dans le vide. LUTZ.

CROTONYLÈNE, C^8H^6. C'est un carbure d'hydrogène appartenant à la série de l'*acétylène* et de l'*allylène.* Il prend naissance en traitant le *bytylène bromé* par l'alcoolate de soude. C'est un liquide incolore, entrant en ébullition à 18 degrés et distillant entre 18 et 24 degrés. Densité de vapeur = 1,868. Son odeur est forte et alliacée. Il brûle avec une flamme éclairante et fuligineuse.

Il se combine facilement avec le brome et forme avec lui deux combinaisons, le *bi-bromure* de *crotonylène* $C^8H^6Br^2$ et le *tétrabromure* $C^8H^6Br^4$, tous les deux isomérés avec les termes correspondants du *butylène :* le butylène bi-bromé $C^8H^6Br^2$, et le bromure de butyline bi-bromé $C^8H^6Br^2Br^2$.

En nous reportant à la composition de l'acide crotonique $C^8H^6O^4$ (*voy.* ce mot), on voit que cet acide $C^8H^6O^4$ peut être considéré comme le produit de l'oxydation du corps C^8H^6, c'est-à-dire du *Crotonylène.* C'est en raison de cette parenté que le nom de *Crotonylène* lui a été décerné. LUTZ.

CROTOY (LE). Station marine. *Voy.* Le CROTOY.

CROUP. Home trouva ce mot dans le langage populaire d'Écosse et proposa, mais sans succès, de le remplacer par l'expression de *suffocatio stridulosa.* Depuis lui le mot *croup* a été généralement adopté et mérite d'être conservé, parce que, n'ayant pas de sens propre, il ne peut causer ni erreur ni méprise.

Quelle en est la signification précise? Elle n'a pas toujours été, et n'est pas encore aujourd'hui exactement la même pour tous; aussi devons-nous commencer par bien l'exposer.

Pour l'immense majorité des médecins français, le mot *croup* répond à l'idée de *laryngite diphthéritique ;* si bien que ces deux expressions, *croup* et *laryngite diphthéritique*, sont synonymes et employées indifféremment l'une à la place de l'autre.

La netteté de l'idée qui localise le *croup* dans le larynx se trouve un peu obscurcie par ce fait que la laryngite diphthéritique n'est point une lésion isolée, puisque, dans la presque universalité des cas, on trouve en même temps qu'elle des lésions identiques, soit au-dessus soit au-dessous du larynx, dans l'isthme du gosier ou dans la trachée et ses subdivisions. Mais la preuve que le croup n'existe, dans ce qu'il a de propre, d'individuel, que par le larynx, c'est qu'on le fait disparaître, au moins quant à son expression symptomatique et à ses conséquences immédiates, en pratiquant la trachéotomie; c'est-à-dire, en mettant momentanément le larynx de côté, au point de vue fonctionnel.

Que voit-on en effet après cette opération? Les symptômes du croup disparaissent, non-seulement en ce qui concerne la voix et la toux, mais surtout en ce qui concerne la dyspnée laryngée et toutes ses conséquences. Ce qui reste, au point de vue de la symptomatologie, de la marche et des suites de la maladie, relève de la cause première, c'est-à-dire de la diphthérie; plus, des lésions ajoutées à celles du larynx (trachéite, bronchite diphthéritiques, etc.); en un mot, des lésions qui dépendent directement ou indirectement de la diphthérie. Quant au croup, nous le répétons, il n'existe plus, ou s'il existe encore, en vertu de la lésion laryngée, celle-ci cesse de s'accuser par ses symptômes et l'asphyxie qu'elle entraînait rapidement à sa suite.

Notre définition du croup, qui donne comme caractère prochain de la laryngite sa nature *diphthéritique*, paraîtra inexacte ou trop restrictive à ceux des médecins français et étrangers qui veulent bien que la fausse membrane soit le caractère prochain, spécifique, de l'affection, mais admettent que la pellicule peut naître sous d'autres influences que la diphthérie, et reconnaissent un croup diphthéritique et un autre qui ne l'est pas (voir sur ce sujet la thèse fort intéressante où M. Morax traite de ces différentes espèces de croup). Pour ces auteurs, le croup doit être défini simplement une *laryngite pseudo-membraneuse*.

Un certain nombre de médecins anglais, mais qui va tous les jours diminuant, continuateurs en cela de l'idée de Home, admettent le croup comme une sorte d'espèce morbide, une inflammation locale du larynx de nature exsudative, couenneuse, et différente de la diphthérie, qu'ils regardent, ainsi que nous, comme une maladie essentiellement générale. Mais comme ils reconnaissent, d'ailleurs, qu'on voit souvent le croup survenir dans la diphthérie, ils sont contraints d'en admettre deux espèces : l'une diphthéritique ; l'autre non diphthéritique qui, en réalité, serait pour eux le vrai croup. Ils se rapprochent, comme on voit, des médecins français dualistes qui admettent deux laryngites pseudo-membraneuses, l'une diphthéritique, l'autre non diphthéritique. Mais ils vont plus loin que ces derniers, en faisant du croup une sorte d'entité morbide. Les partisans de cette manière de voir sont, d'ailleurs, de plus en plus rares en Angleterre.

En Allemagne, on parle un langage fort différent du nôtre, et propre à engendrer la confusion : aussi ne pouvons-nous l'adopter. Il y a croup ou affection croupale (car les mots n'ont plus le sens précis et limité que nous leur donnons) toutes les fois que, sous l'influence d'un travail inflammatoire, une muqueuse quelconque se trouve doublée d'une pseudo-membrane sans présenter de lésions appréciables dans sa structure, c'est-à-dire en conservant à peu près tous ses caractères normaux. Au contraire, il y a diphthérie lorsque la trame de la muqueuse a subi des altérations, se trouve pénétrée et plus ou moins altérée par le produit d'exsudation. C'est ainsi qu'on ne décrit pas seulement une laryngite croupale, mais aussi une bronchite, une pneumonie, une entérite, etc., de même nature et qui est le croup de chacun de ces organes.

Sans nous attarder à faire la critique d'une pareille manière de voir, et du langage qui la traduit, disons qu'en ce qui concerne le larynx, ce que les Allemands décrivent comme le croup ou l'affection croupale de cet organe répond exactement à ce que nous entendons par le mot *croup*, et doit être tenu par nous comme de nature diphthéritique en dépit de leur distinction anatomo-pathologique.

Revenant sur notre définition, nous nous bornerons à dire, pour le moment, que l'étude de l'anatomie pathologique, de l'étiologie et des conséquences du croup démontrera, plus de 99 fois sur 100, qu'elle n'est autre chose qu'une laryngite diphthéritique ; et qu'aucune des raisons qu'on donne, soit en France, soit à l'étranger, pour admettre une ou plusieurs espèces de croup non diphthéritiques, n'est jusqu'à présent suffisante pour établir solidement une telle division.

Qu'une partie de l'ensemble symptomatologique, y compris l'asphyxie par le larynx ; que le syndrome constituant symptomatiquement le croup, tel que nous l'entendons, puisse relever d'une laryngite couenneuse non spécifique due à l'action d'irritants, à celle du froid, à des causes générales diverses, ou à une maladie antérieure, c'est ce qu'on ne peut nier. Les expérimentateurs ont produit par irritation une laryngite exsudative avec tous les symptômes du croup. Nous verrons Bretonneau admettre que toutes les inflammations sont, à la rigueur, capables de donner naissance à la fausse membrane. Mais ces faits, excessivement rares, s'éloignent par quelques-uns de leurs caractères du croup, tel que nous le voyons journellement, et ne sont pas suffisants pour autoriser à diviser en deux espèces une maladie dont l'unité s'accuse, dans la presque universalité des cas, par l'identité de la lésion anatomique, la communauté de la cause, la même marche, les mêmes conséquences. C'est donner trop d'importance aux exceptions contre la règle. Nous tiendrons d'ailleurs de ces formes le compte qu'elles méritent, soit au point de vue nosologique, soit à celui des difficultés pratiques qu'elles peuvent constituer.

Pour ceux qui s'étonneraient de nous voir restreindre le croup à la lésion du larynx, alors qu'il y a, dans l'immense majorité des cas, concurremment des fausses membranes dans l'arrière-gorge, la trachée ou les bronches, nous répéterons que si l'on tient bien compte de la symptomatologie propre du croup, de sa marche et de sa tendance à produire l'asphyxie par occlusion du larynx, on verra qu'il commence juste au moment où cet organe est atteint, et que tout ce qui le caractérise et constitue son individualité, dépend de la lésion laryngée. Pour le reste, il se confond avec la diphthérie, dont il est une dépendance. Cette notion sera pour nous de la plus grande importance quand nous aurons à étudier les symptômes dont les uns, immédiats, relèvent de l'affection laryngée ; les autres, éloignés, contingents, appartiennent à la cause : à la diphthérie ou à ses localisations diverses. Déjà Starr, en 1749, dans son très-court travail que je n'hésite pas à qualifier de très-remarquable, avait reconnu dans la *maladie strangulatoire* ces deux ordres de phénomènes.

« Je les regarde, dit-il, en parlant des symptômes laryngés, comme les signes pathognomoniques de la véritable maladie strangulatoire » ; quant aux autres, « on doit plutôt les considérer comme les symptômes de la cause que comme ceux de la maladie ». De même, la localisation du croup dans le larynx traduite par ses symptômes propres devra avoir une très-grande influence sur nos déterminations par rapport à la trachéotomie. Plus elle sera nettement accusée, plus cette opération sera indiquée; plus, au contraire, elle sera mise au second plan par la prédominance des signes de la diphthérie généralisée, plus il y aura de motifs pour s'abstenir.

Le mot *croup* a dans la littérature médicale des synonymes qu'il est bon de connaître, bien qu'ils ne soient plus usités. En voici quelques-uns : Affection caractérisée par l'orthopnée, Baillou ; Cynanche stridula, Wahlbom ; Angina suffocatoria, S. Bard, Engstrem ; Morbus strangulatorius, Starr ; Morbus truculentus infantum, Van Bergen ; Garotillo, Mercatus, de Ilerdia ; suffocatio stridulosa, Home ; Cynanche trachealis, Cullen ; Angina polyposa, Callisen ; Angina membranacea, sive polyposa, angina trachealis, etc., etc.

Toutes ces expressions ont été heureusement abandonnées, attendu qu'elles sont toutes défectueuses : les unes s'appliquent à des affections autres que le croup ; les autres ne mettent en relief qu'un ou plusieurs des symptômes de la maladie, laissent les autres de côté et, par conséquent, ne donnent de celle-ci qu'une idée fausse ou incomplète.

Historique. Il serait aussi inutile que fastidieux d'énumérer tous les travaux qui ont eu le croup pour objet. Je ne veux, autant que possible, citer que ceux qui ont eu une influence sur la marche de la science, ou bien ceux qui sont venus élucider un point de l'histoire de la maladie, qui nous occupe.

Si Hippocrate en a parlé, c'est d'une manière trop vague et trop obscure pour que nous soyons bien sûrs d'interpréter exactement la pensée contenue dans les lettres hippocratiques. La première notion certaine de l'existence du croup doit être cherchée dans le livre d'Arétée, c'est-à-dire à une époque mal déterminée.

Ce médecin, en observant les ulcères syriaques ou égyptiaques, que nous savons, maintenant, n'avoir été autre chose que notre angine couenneuse, a vu le mal envahir le larynx et causer la mort par suffocation. En parlant des modes de terminaison de ce mal de gorge, il dit en effet : « *Si le mal vient à gagner la poitrine par la trachée, le malade peut mourir le jour même, par suffocation : car le poumon et le cœur ne peuvent supporter longtemps l'ulcération, la sanie et une telle infection; il survient une toux violente et une difficulté extrême de respirer. Ce sont surtout les enfants, jusqu'à l'époque de la puberté, qui sont exposés à cette maladie.*

Malgré l'erreur d'interprétation anatomique qui tient au temps et au défaut d'autopsies, il est évident qu'Arétée a vu le croup lié, comme il l'est encore le plus souvent aujourd'hui, à une angine diphthéritique préexistante ou simultanée. Voyez plutôt la symptomatologie tracée par l'auteur : « Surviennent la toux et la difficulté de respirer, puis la mort dont le mode de production est des plus cruels qu'on puisse imaginer. La face est pâle et livide, la gorge douloureuse à la pression... Les malades, à peine couchés, se lèvent et prennent la position assise, ne pouvant supporter la position horizontale : fatigués, vaincus par le besoin de sommeil ils se recouchent, pour se lever encore et finir par se livrer à la marche dans l'impossibilité où ils sont de goûter aucun repos. L'*inspiration est longue; l'expiration, au contraire, très-courte; la voix devient rauque, puis s'éteint.* »

Galien ne paraît pas avoir eu connaissance des travaux d'Arétée, puisqu'il ne les cite nulle part. Mais on peut juger qu'il a observé le croup, car il parle de malades expulsant des fausses membranes par la toux, et l'une de celles-ci, qui formait un tuyau, fut considérée par lui comme la tunique interne de la trachée. Cœlius Aurelianus a observé une maladie dans laquelle les sujets atteints avaient la face livide, la voix éteinte, la respiration stridente ; ce son est tel (pendant la toux) qu'il ressemble à l'aboiement d'un chien : « quibusdam caninus vocis sonitus ». C'est lui qui nous apprend qu'Asclépiade a conseillé la laryngotomie contre certaines formes d'esquinancie.

Aétius d'Amide ajoute à la description d'Arétée un commentaire et des particularités qui ne permettent pas de douter qu'il n'ait revu la même affection.

A partir de cette époque, le silence se fait sur le croup, et il faut arriver à la fin du seizième siècle pour en entendre de nouveau parler. En 1575 Baillou, à Paris, semble l'avoir observé; mais ce qu'il dit des malades vus par lui prouve, qu'il n'avait pas toujours une idée bien nette de la maladie : pourtant, on ne peut guère douter qu'il ne s'agisse du croup, puisqu'il note une respiratoire pénible, pendant laquelle les malades recherchent la position assise ou droite. Certains médecins, dit-il, voulaient voir là un catarrhe, une inflammation ou phlogose du poumon, ce qui était peu croyable puisqu'il n'y avait pas même une fièvre digne d'être notée. Enfin, un chirurgien affirma avoir trouvé, sur le cadavre d'un enfant mort avec cette gêne de la respiration, une *pituite* épaisse, tenace, qui tapissait la trachée-artère comme une membrane, « de manière à ne pas laisser le passage libre pour l'entrée et la sortie de l'air : d'où la suffocation rapide ».

A partir de la fin du seizième siècle, les épidémies de croup se multiplient et on les observe dans différentes régions. Ici, la maladie porte un nom; là, elle en reçoit un autre, suivant la prédominance d'un symptôme, de quelque particularité ; ou bien, encore, parce que les observateurs ont été différemment impressionnés par le spectacle qu'ils avaient sous les yeux. C'est ainsi que les Espagnols l'appellent *garotillo*, parce que ceux qui en étaient atteints périssaient comme s'ils avaient été étranglés avec une corde.

La description est toujours la même : ce sont les mêmes plaques, ulcérées, gangreneuses, vues par le médecin de Cappadoce, et c'est à leur extension dans les voies respiratoires qu'est due la suffocation. Pourtant Cascalez ne pouvait comprendre comment des ulcères, c'est-à-dire un mode d'altération qui a pour caractère une perte de substance, pouvait rétrécir ou boucher un conduit où ils se seraient étendus, et signalait la présence de fausses membranes.

L'invasion des voies aériennes s'annonçait par des symptômes que nous reconnaissons comme ceux du croup : la voix s'altérait et se perdait, la respiration devenait difficile et, aussitôt, le malade était pris d'une suffocation mortelle. Ce fut ce dernier symptôme qui frappa le plus les esprits ; et le peuple effrayé, ne pouvant les comparer qu'à ce qui se passait chez ceux condamnés au supplice du garrot, nomma la maladie *garotillo*. Les médecins adoptèrent cette expression : « qui hujus modi vexantur morbo suffocati, acve luti laqueo constricti moriuntur, ob idque garotillo merito vulgariter nuncupatur morbus iste » (Cascalez). « Souvent il arrive, dit Mercatus, que ceux qui sont atteints du garotillo périssent en moins de quatre jours, *instar laqueo suffocatorum* ». Dans ses consultations il constate, en s'en étonnant, comment des individus paraissant jusque-là jouir de la meilleure santé sont mortellement atteints, et note la disproportion qui existe entre l'apparence souvent si légère du mal et le danger réel. « Il ne faut pas prendre confiance, dit-il, de ce que la fièvre existe à peine ou devient peu intense ; car souvent la suffocation arrive plus vite que si la fièvre s'était allumée. La voix s'altère et la parole est inintelligible ; la respiration devient profonde, et l'aspiration de l'air se fait avec de grands efforts et une distension très-marquée des ailes du nez. »

De Heredia a remarquablement observé une épidémie d'angine maligne avec croup : « L'écoulement de sang par les narines est, dit-il, d'un mauvais signe, parce qu'il provient de la gangrène et de l'érosion des vaisseaux, et annonce une mort très-certaine... On ne peut enrayer la marche du mal à l'intérieur ; c'est pourquoi le flux de sang par les narines ou par la bouche est regardé comme très-périlleux... Tous s'accordent à regarder cette maladie comme très-perfide... Après la guérison des ulcères de la bouche et des parties que la vue peut découvrir, ainsi que de l'inflammation, le malade peut encore succomber ; parce que l'affection gangréneuse rampe peu à peu à travers la trachée-artère vers le cœur, ou par le gosier vers l'estomac, » etc. Suit la description des symptômes que produit la diphthérie quand elle a envahi les voies respiratoires.

En 1618, l'Italien Carnavale observa une épidémie qui commença au village de Chiaia près du rivage de la mer et qu'il appelle *strangulatoire*, parce qu'elle semble suffoquer ou étrangler les malades. En 1620, elle avait déjà fait périr 2,000 personnes. Elle attaqua d'abord les enfants, mais au fort de l'épidémie les adultes furent également atteints. La suffocation n'est pas la terminaison nécessaire de la maladie, mais le mode de terminaison le plus ordinaire : « Si j'entends, dit-il, qu'elle étrangle la plupart des malades, c'est parce que le putrilage et la corruption des parties (lisez les fausses membranes) s'opposent au passage de l'air (*viam ingredientis egredientisque aeris impediunt, arctant, claudunt*). » Il traite des divers aspects qu'offre la maladie dans le pharynx, puis de sa transmission à la trachée, à l'œsophage, ou à la membrane pituitaire (dans son *Traité des ulcères syriaques*, 1632).

A Palerme, Alaynus a manifestement observé la terminaison par propagation aux voies respiratoires : « Et pour en finir, dit-il, par un pronostic unique, s'il survient de la difficulté de respirer ; si les malades ne peuvent rester étendus et sont forcés de s'asseoir ; si, étant assis, ils ne peuvent trouver de repos ; si la voix devient rauque, etc., toutes ces choses signifient qu'il existe un obstacle considérable dans les voies de l'air et présagent une fin subite. »

Cortesius observait, vers la même époque, l'angine maligne à Messine, et voulut y voir une affection différente du garotillo des Espagnols ; mais ce qu'il dit de la mort de son gendre et de celle de son petit-fils prouve le contraire, puisque ces malades succombèrent asphyxiés. Il s'opposa à l'autopsie, demandée par le sénat de Messine, alléguant qu'elle serait absolument inutile, puisqu'il suffisait de faire ouvrir la bouche aux malades pour voir qu'ils périssaient de la gangrène, dont toutes les parties de l'arrière-bouche, et surtout les tousilles, étaient affectées. On aurait, sans aucun doute, trouvé la fausse membrane caractéristique du croup : car la même maladie ayant reparu à Naples, quelques années plus tard, on en trouva une dans la seule autopsie qui fut faite : « Pervestigata larynx crustacea quadam pituita facie exteriori contecta citra ulceris speciem. »

Depuis le milieu du dix-septième siècle jusque vers le milieu également du dix-huitième, on trouve peu d'écrits ayant trait à l'angine couenneuse, et, par conséquent, au croup, que nous avons toujours trouvés unis.

En 1743, Molloi décrit une maladie qui présente aussi les symptômes de l'angine maligne et du croup. Elle se montrait chez les jeunes enfants. Ils avaient de la toux et la voix rauque, ce qui ne les empêchait pas d'aller et de venir comme s'ils n'avaient pas été malades. Au bout de quelques jours, ils étaient pris de suffocation avec couleur livide et plombée de la face, etc.

Cadwalder-Colden, dans une lettre adressée à Fothergill, publiée en 1754, rend compte d'une épidémie qui avait commencé à Kington, en Amérique. Elle s'exerçait presque exclusivement sur les enfants et les jeunes gens. Des taches blanches, qui souvent noircissaient, et que l'auteur qualifie d'ulcères et d'eschares, se montraient sur les amygdales. La suffocation (croup) survenait par suite des progrès du mal. La toux était enrouée et profonde, la respiration laborieuse ; la face était livide comme chez les individus qu'on étrangle, et les malades mouraient de suffocation. Pendant cette épidémie, on observa souvent des mortifications semblables à celles de l'arrière-bouche, derrière les oreilles, aux parties génitales, aux plaies des vésicatoires, aux piqûres des saignées, etc.

De 1743 à 1748, régnèrent à Paris des maux de gorge semblables à ceux qui firent tant des victimes en Espagne et en Italie.

Malouin, historien de cette épidémie, rapporte qu'un enfant de six à sept ans cracha, le quatrième jour de sa maladie, un canal membraneux qui était une portion considérable de la membrane interne de la trachée-artère, où l'on distinguait à la vue les impressions des anneaux et les vaisseaux de cette membrane.

Chomel l'ancien vit, à la même époque, une maladie semblable, et en rapporte plusieurs observations ; témoin celle d'une jeune fille de douze ans. Sauf la fétidité de l'haleine qui eut lieu dès le premier jour et s'accrut ensuite au point de devenir insoutenable à la fin de la maladie, cette jeune fille ne présenta pendant les sept premiers jours que les symptômes d'une angine ordinaire. Le huitième jour, la voix était entrecoupée et la respiration mêlée de sifflement; la malade était comme si on l'étranglait, etc.

Jusqu'à cette époque, le croup isolé, c'est-à-dire sans affection du pharynx, n'avait pas été signalé d'une manière précise. L'épidémie observée à Crémone, en 1747 et 1748, par Ghisi en offre des exemples. Il n'est pas douteux non plus que cet auteur ne se soit fait une idée très-exacte de la nature de la fausse membrane, comme produit pathologique, tandis que la plupart de ses contemporains voyaient encore en elle une exfoliation de la muqueuse aérienne. Il a évidemment observé deux types d'angines, les unes avec gêne plus considérable de la déglutition (angines proprement dites), d'autres où le phénomène était à peine sensible, puisqu'il dit : « D'autres mortelles et traîtresses angines, qui s'accompagnaient à peine de gêne de la déglutition, tuaient inopinément et absolument de la même manière que celles de la première sorte dont on avait négligé les progrès. » Voici un passage qui prouve la connaissance parfaite qu'il avait de la fausse membrane : « Si, par les effets de la toux, quelque chose se détachait des voies aériennes, c'était le plus souvent une membrane entièrement semblable à ces concrétions gélatineuses qui se voient sur le sang tiré de la veine de quelques malades, et sont connues sous le nom de couennes pleurétiques, ou encore sous celui de faux polypes, quand, après la mort, elles nagent dans la cavité du cœur ou dans celle des gros vaisseaux. » « Une jeune fille, âgée d'environ six ans, était affectée de l'angine que je viens de décrire, dit-il. Un jour avant sa mort, elle expectora avec toux et danger de suffocation un grand lambeau d'une substance ferme, blanchâtre. Après l'avoir déplié, et attentivement observé, je trouvai que ce lambeau présentait exactement la figure et le diamètre de la trachée et d'une portion des bronches. Cette substance était membraneuse et semblait leur avoir servi de tunique interne. »

En raison des préjugés populaires, Ghisi ne put faire qu'une seule autopsie, celle de l'enfant, âgé de quatre ans, du pharmacien Scotti. Elle eut lieu en présence de deux confrères, fut très-complète, et amena dans la trachée les constatations suivantes : « Au-dessous du larynx, la trachée-artère se trouvait intérieurement enflammée jusqu'à l'extrémité des bronches... Au milieu de ce conduit, nous trouvâmes un corps blanchâtre, long de plus d'un travers de doigt, en tout semblable à celui qui avait été rendu avec des efforts de toux par la fille du docteur Carnevalini, et dont j'ai déjà fait mention. »

En 1747 et 1748, Arnault d'Orléans fait mention d'esquinancies terribles qui emportèrent quelquefois les malades en vingt-quatre heures ; et, en même temps que l'angine pharyngée, il dit avoir trouvé à l'autopsie que la muqueuse de la trachée s'est trouvée détachée comme un rouleau de la longueur de trois à quatre doigts. C'est toujours, comme on voit, l'association de l'angine maligne et de ce qui, un peu plus tard, reçut le nom de croup.

Starr a observé, en 1748, des cas de croup, dont il donne, dans une lettre au docteur Mortimer, secrétaire de la Société royale de médecine de Londres, une description si importante et si frappante de vérité que j'ai été étonné, en la lisant, de ne l'avoir pas vue appréciée par tous à sa juste valeur. En voici un long extrait qu'on me pardonnera, je l'espère, après l'avoir lu.

« Il règne depuis quelque temps, dans nos contrées, en certaines saisons, une maladie formidable dans sa marche et funeste dans ses effets. C'est une espèce d'*angine occulte*, qu'on nomme avec assez de raison *maladie strangulatoire* (morbus strangulatorius), et que je regarde comme infiniment plus grave que le mal de gorge ulcéré de Fothergill ; que la fièvre scarlatine de Cotton de Saint-Albans, etc.

« Je conserve avec soin quelques membranes rendues par mes malades ; elles serviront peut-être à donner une idée plus claire de cette maladie ; je pourrais même vous les envoyer, si vous pensiez que cela fût nécessaire pour la confirmation des faits que j'avance ; mais je suis persuadé que vous ne me croyez pas capable d'en imposer sur un point aussi important et qui est d'un si grand intérêt pour l'humanité, etc.

« Elle (la maladie strangulatoire) a exercé ses ravages dans plusieurs paroisses, où elle a souvent enlevé tous les enfants de diverses familles : preuve manifeste qu'elle est contagieuse.

« Un assez grand nombre de sujets eurent à la bouche des eschares gangreneuses ; et, à peine se plaignaient-ils de la maladie que déjà elles étaient formées, tant les symptômes étaient rapides dans leur marche ; quelquefois, l'invasion s'annonçait par une légère douleur dans la déglutition, suivie de chaleur, d'un pouls fébrile, dont les pulsations étaient assez pleines et fortes, d'une toux courte, profonde, convulsive, et tellement rauque que le malade ne se faisait ordinairement entendre qu'avec peine, dès le premier ou le second jour de la maladie. Au bout d'un temps plus ou moins long (car je n'ai jamais pu observer de périodes fixes dans cette affection) la respiration devenait difficile, bruyante, et comme celle des personnes qu'on étrangle.

« Je regarde ces derniers symptômes comme les signes pathognomoniques de la maladie strangulatoire. Quant à ceux que j'ai rapportés plus haut, on doit plutôt les considérer comme les symptômes de la cause que comme ceux de la maladie. Je n'ai point fait mention de la fétidité de la bouche, puisque ce symptôme, qui s'annonce assez souvent dès le commencement, n'est pas constant.

« Quoique la respiration ressemble à une véritable asphyxie, elle a cependant, surtout dans l'invasion, ses rémissions et ses exacerbations : d'où l'on peut conclure que la cause n'est pas permanente. Je l'attribue à la présence de quelque matière dans la trachée ou dans le larynx, que l'air est obligé de traverser. Si elle est de nature à pouvoir être expectorée, aussitôt qu'elle a été rejetée par la toux, la respiration devient libre pendant quelque temps, et le malade paraît délivré d'une crise qui semblait devoir l'étouffer ; mais s'il se reproduit une nouvelle matière (ce qui ne manque pas d'avoir lieu toutes les fois qu'on ne parvient pas à arrêter les progrès du mal), ce symptôme reparaît, » etc. Suit l'histoire d'une petite fille de quatre ans atteinte de la maladie strangulatoire, dont la respiration était accompagnée de strangulation, et la toux excessivement rauque, etc. « Elle fut prise d'une toux plus violente et rejeta un large morceau d'une espèce de chair blanchâtre, ou de membrane mêlée avec une matière gluante et visqueuse. La respiration devint alors aussi libre que si elle n'avait ressenti aucun mal ; mais, trois heures après, elle fut prise d'un nouvel accès qui, augmentant par degrés, devint aussi violent que le premier. » Cette enfant succomba au milieu de tous les symptômes de la période asphyxique. L'auteur dit à propos de l'expectoration des malades : « Ce qu'ils rendaient consistait, en grande partie, en des glaires semblables à de la gelée légèrement transparente, mêlée d'une espèce de pus blanc et opaque, *et ressemblant plus ou moins à une membrane déchirée*, ou *à ces concrétions qui se forment quelquefois dans différentes parties du corps*. J'en ai vu de semblables au bras et au cou d'un de ces malades à qui on avait appliqué des vésicatoires. On les avait pansés avec des feuilles de chou, et ils suppuraient fort peu ; mais il s'éleva bientôt à leurs bords de petites pustules rouges légèrement enflammées ; elles rendirent en quelques heures une grande quantité de sérosité et devinrent entièrement blanches ; elles s'élargirent à leur base et se confondirent bientôt; et, comme il en survenait de nouvelles dans les parties adjacentes, elles formèrent une large croûte blanche qui ressemblait à une membrane macérée dans une liqueur, etc., etc. Je saisis cette croûte avec mes ongles, et je l'enlevai aisément sans causer la moindre douleur; elle ressemblait à cette espèce de pus concret rendu par l'expectoration, et dont j'ai parlé plus haut. Je crois être en droit de conclure de ce fait que, dans la maladie strangulatoire, l'affection du larynx et de la trachée est de même nature que celle qui, chez le malade, s'est manifestée au cou et au bras; que les concrétions s'y forment de la même manière, et proviennent de la même cause interne; et, en supposant cette conjecture vraie, il ne me paraît pas difficile de rendre raison des différents symptômes. » Ne croirait-on pas ces pages écrites d'hier? Starr rapporte un cas remarquable de diphthérie cutanée avec hémorrhagies nasales où la mort survint par syncope; et, pour bien indiquer à quel point ces affections cutanées lui semblent de même nature que la maladie strangulatoire, il ajoute comme réflexion :

« Quoique cette affection ne puisse pas être regardée comme une véritable maladie strangulatoire, je juge qu'elle lui ressemble beaucoup et qu'elle provient de la même cause ; il est même probable que, si on avait fait l'ouverture de ceux qui sont morts de la maladie strangulatoire, on aurait trouvé dans leur trachée des concrétions semblables à celles qui se sont formées au dos de cet enfant. Ce qui donne encore plus de probabilité à cette opinion, c'est qu'on a vu plus d'une fois ces deux différentes affections se manifester en même temps chez différents sujets de la même famille. » La notion de l'identité de nature qui existe entre la maladie strangulatoire (croup) et l'angine que nous désignons actuellement sous le nom d'angine diphthéritique, n'est pas moins nette dans l'esprit du médecin de Liscard. En voici la preuve dans une observation un peu longue, mais que je relate pour montrer où en était la question en 1750 et comment on aurait pu, en suivant la voie tracée par Starr, arriver promptement aux notions les plus exactes sur la nature du mal.

« On vint me chercher, le 11 décembre 1749, pour donner des soins à un enfant de dix ans et demi, fils de M. Kitto, fermier de la paroisse de Saint-Ève. Il était au septième jour de sa maladie. Les premiers symptômes du mal avaient été une douleur assez légère pendant la déglutition, une toux rauque fort incommode, semblable à celle qui survient au commencement d'un catarrhe, accompagnée, dans l'intérieur des oreilles, d'une douleur qui revenait de temps en temps. Il rendait par la bouche une matière ichoreuse peu épaisse, et tellement abondante qu'elle s'élevait à une pinte et demie par jour. La douleur de la déglutition était si légère, lorsque je le vis, qu'il prit, en ma présence, et d'une seule haleine, une assez grande tasse de tisane. Sa voix était tellement éteinte, qu'il pouvait à peine se faire entendre. La toux rauque, cassée, courte, ne procurait aucun soulagement; la respiration embarrassée se faisait avec bruit, surtout pendant l'inspiration. Ce son rauque, ou plutôt ce râlement se faisait entendre au loin, pendant les accès de la toux et quelque temps après. Cette toux, lorsqu'elle n'était pas sèche, donnait lieu à une expectoration de matières glaireuses assez peu abondantes, et dans lesquelles on remarquait quelquefois des espèces de membranes blanches qui paraissaient déchirées.

« Le malade pouvait aisément mouvoir la langue sans éprouver aucune douleur, mais la base de celle-ci paraissait chargée (fured). Après l'avoir abaissée avec une spatule, j'aperçus un corps blanc qui recouvrait le voile du palais et les amygdales. Je priai M. Scotch-Burn, chirurgien, qui était là, d'examiner avec ses pinces si ce corps adhérait au voile du palais, ou s'il était libre : il trouva qu'il était fortement collé à cette partie; l'enfant ne ressentait aucune douleur lorsqu'on saisissait ce corps; les parties voisines étaient un peu plus rouges que dans l'état normal ; l'haleine était fétide, la respiration extrêmement gênée ; il y avait peu d'altération, le pouls était vif et assez fort, le malade dormait peu et son sommeil était troublé; il respirait plus facilement debout que dans le lit, qu'il craignait beaucoup, car il était toujours en danger d'y être suffoqué. » L'auteur prescrit un traitement qu'on ne désavouerait pas aujourd'hui, et il ajoute en parlant du malade : « Il s'était gargarisé plusieurs fois, lorsqu'il fut pris d'un violent accès de toux qui lui fit rendre, avec beaucoup de glaires et de mucosités, une membrane qui se sépara du voile du palais; elle était réellement formée par la muqueuse qui recouvre cette partie, n'offrait point la désorganisation qu'on remarque sur les croûtes qui ont lieu sur les différentes parties du corps, conservait sa structure membraneuse et était assez forte pour qu'on pût la toucher et la distendre sans la déchirer, » etc. On est surpris de cette opinion erronée de Starr sur la nature de la pellicule, quand on a lu ce qui précède au sujet des fausses membranes cutanées. Le rejet de la fausse membrane soulagea beaucoup le malade. « Ce soulagement, comme il arrive ordinairement, fut de peu de durée ; au bout d'une heure et demie, la respiration redevint sonore, l'enrouement augmenta, la toux était courte, rauque, fatigante et douloureuse. Quelquefois l'enfant, absolument semblable à un homme qu'on étrangle, était dans les angoisses de la mort; d'autres fois, il revenait entièrement à lui. Ces accès et ces rémissions durèrent plusieurs jours, au bout desquels son père aperçut dans sa bouche quelque chose qu'il prit pour du mucus, s'en saisit avec les doigts, et en fit l'extraction : c'était un tube rempli d'une grande quantité de matières qui lui parurent corrompues et putréfiées; il était aussi gros que le doigt, et il avait plusieurs pouces de longueur », etc., etc. Ici l'auteur montre que, malgré les considérations auxquelles il s'est livré sur le mode de production des membranes intérieures à propos de la diphthérie cutanée, il commit une erreur grossière et prit cette fausse membrane pour la muqueuse même des voies respiratoires. Voici d'ailleurs ce qu'il dit : « Je le fus encore bien plus (surpris) lorsque je vis que ce tube dont on m'avait parlé, n'était autre chose que la membrane muqueuse d'une partie du larynx, de toute la trachée et des grandes divisions des bronches, etc., etc. Il est très-probable que cette affection se prolongeait le long des divisions bronchiques; car on voyait évidemment que l'extrémité inférieure de ce tube était déchirée, et qu'il restait encore des membranes qui auraient dû se séparer et être rejetées au dehors, » etc.

« J'examinai l'arrière-bouche et le voile du palais, d'où s'était séparée la première membrane. Je n'y aperçus ni plaies ni ulcères : cette partie était nette et unie; elle ressemblait à une peau nouvelle qui n'aurait pas encore acquis toute sa fermeté.

« Le malade rejeta encore, en ma présence, une membrane d'une figure irrégulière, de la largeur d'un écu et plus épaisse qu'aucune de celles qu'il avait rendues précédemment ; elle venait de l'arrière-bouche.

« J'appris, dans la suite, qu'il avait encore rejeté un tube assez large, et que toutes les fois qu'il avait la force d'expectorer, on remarquait des petits morceaux de membrane mêlés à des glaires et à des mucosités.

« Il vécut encore vingt et une heures après qu'on lui eut fait l'extraction de la seconde membrane, et il mourut ensuite conservant toute sa raison. Il est à remarquer que je n'ai jamais vu personne attaqué de délire dans cette maladie. » Je ne connais pas d'observation de diphthérie pharyngo-laryngée plus complète que celle-ci, et l'on peut dire de l'ensemble de ce travail que, si l'auteur ne s'était pas mépris sur la nature des produits membraneux, qu'il paraît entrevoir un moment, son travail n'aurait plus laissé à élucider que les questions de détail.

En 1756, neuf ans avant la publication du travail de Home, commença à Aumale et dans les parties environnantes de la Picardie une épidémie d'*angine putride*, dont Marteau de Grand-Villiers se fit l'historien. Il publia d'abord sur ce sujet une lettre à Raulin, médecin à Nérac, dans le *Journal de Vandermonde*; puis trois ans plus tard, dans la même feuille, un mémoire fort bien fait *sur le mal de gorge gangréneux*. Enfin, il publia en 1868 un travail complet sous le nom de : *Description des maux de gorge épidémiques qui ont régné à Aumale et dans le voisinage*. Il y décrit avec une exactitude parfaite l'état de l'arrière-bouche aux différentes périodes de la maladie. Les amygdales étaient affectées les premières, mais bientôt le mal s'étendait soit au palais et jusqu'aux gencives, soit au voile du palais, soit enfin à l'œsophage et au larynx. L'auteur note avec le plus grand soin les symptômes qui accusaient la propagation du mal à ces différentes parties. La toux était regardée par lui comme un symptôme suspect, parce qu'elle indiquait l'affection de la trachée-artère et des bronches, cas presque toujours mortels. Quand la maladie gagnait les canaux aérifères, la toux devenait rauque et sourde, le malade avait même quelquefois de l'aphonie ; puis survenaient de l'oppression, des secousses d'une grosse toux ferme, mais sourde. Elle n'était pourtant pas constante, et alors l'oppression pouvait exister seule. Il pense que la toux était produite par une exfoliation : du moins a-t-il vu souvent les malades qui toussaient rendre des lambeaux d'eschare? Marteau eut l'occasion de voir un fait de croup sans angine diphthéritique, préalable ou concomitante, ce que nous appelons un croup d'emblée. Ce fait fut observé à la suite de l'épidémie, et publié à part dans le *Journal de Médecine de Roux*, octobre 1769, p. 302. La maladie commença bien par du mal de gorge, mais il n'y eut dans l'arrière-gorge aucune tache blanche ou autre. Au quatrième jour, une violente quinte de toux *arracha un lambeau d'exfoliations gangréneuses, de membranes roulées*. Le malade parut respirer avec un peu plus d'aisance, mais ce n'était qu'une trêve; le lendemain il étranglait, il étouffait, sa voix était éteinte, il avait de violentes quintes d'une toux sourde. Il n'y avait rien dans la gorge. Marteau n'avait vu que le croup consécutif à l'angine gangréneuse ; il ne l'avait jamais vu isolé; pourtant, en retrouvant ici tous les caractères qu'il avait déjà trouvés dans quelques esquinancies gangréneuses, le rejet de fausses membranes compris, qui avaient spécialement affecté les organes de la respiration, il annonça, sans hésiter, l'expectoration future d'*eschares de gangrène blanche* et une mort inévitable. Sur ce dernier point seulement son pronostic se trouva être en défaut. Après plusieurs saignées, les accidents se calmèrent, l'expectoration des eschares gangréneuses commença et se soutint jusqu'au onzième jour. Leur épaisseur était au moins d'une demi-ligne. Ayant été rassemblées et étendues à mesure sur un papier, elles avaient la forme intérieure des voies aériennes. Marteau, étonné que le malade eût pu survivre à l'expectoration d'une si grande quantité d'eschares, et que les parties dont elles s'étaient détachées aient pu se cicatriser, les fit graver, afin que les anatomistes pussent juger, par la somme totale des surfaces, si elles excédaient celle de la trachée-artère d'un homme de moyenne taille.

On voit, par ce qui précède, que Marteau, moins bien avisé et moins bien observateur que Ghisi, dix ans auparavant, a imité l'erreur de Starr en regardant les fausses membranes comme des exemples d'exfoliation de la membrane muqueuse trachéale et bronchique.

Nous voici arrivé à une époque célèbre dans l'histoire du croup, époque où ce mot passe du langage populaire dans celui de la science, où on s'en sert pour la première fois. En 1765 paraît le Traité de Home ; ce n'est plus la relation simple d'une épidémie, mais l'histoire d'une maladie méconnue, que l'auteur croit découvrir, et qu'il expose, sans tenir compte des travaux de ses devanciers, affirmant qu'il n'y a rien dans la science qui se rapporte au sujet qu'il traite. « Je ne connais, dit-il, aucun écrit sur cette maladie (le croup), à l'exception d'une thèse, dans laquelle l'auteur ne nous rapporte aucun fait, et classe le croup parmi les maladies spasmodiques, quoiqu'il ne leur ressemble ni dans sa marche ni dans son traitement, etc. Je regarderai donc le croup comme absolument inconnu dans sa nature, ses causes, ses effets et son traitement. » Home a pourtant lu le travail de Starr, mais il n'en parle qu'incidemment, et considère les faits qu'il contient comme des exemples d'angine maligne. Or, son but est de séparer de cette dernière la maladie qu'il décrit, et sa prétention à une découverte ne peut se justifier que de cette façon. Voici, d'ailleurs, ce que renferme le travail de Home. Comme ses prédécesseurs, dont il parle peu, il observe la maladie surtout chez les enfants ; rarement chez ceux à la mamelle ; jamais au-dessus de douze ans. Ayant observé la maladie au bord de la mer, il croit qu'il y a là une influence locale importante. L'auteur rapporte douze observations, dont il tire ensuite des corollaires. Dans la première observation, il s'agit d'un enfant de quinze mois, souffrant la veille, qui le matin présentait les symptômes suivants : la respiration était difficile, le pouls fort, donnant 130 pulsations par minute. La voix devint aiguë et striduleuse, *semblable à celle du coq :* ce qui constitue le véritable diagnostic de la maladie. Chez cet enfant, soumis au traitement franchement antiphlogistique, tous les symptômes avaient disparu le lendemain (c'est là un faux croup). L'observation dans laquelle il s'agit d'une fille âgée de dix-huit mois qui guérit par le même traitement, bien qu'un peu moins vite, se prête aux mêmes réflexions. Dans la troisième observation, il s'agit d'un enfant de deux ans, à peine guéri de la petite vérole, qui a, le 8 août, la voix croupale (croupy). Home le voit le 12 : il y a gêne marquée de la respiration, gonflement du cou ; il prescrit des fumigations et des sangsues ; le 13, l'enfant est mieux ; le 14, tous les symptômes ont disparu.

« Je ne rapporterai pas un plus grand nombre de faits de cette espèce (dit l'auteur) ; ceux-ci me paraissent suffisants pour faire connaître le caractère d la maladie, toutes les fois qu'elle se présente sous le même aspect. » Je remarquerai seulement que les symptômes observés chez les trois malades, et la méthode curative démontrent évidemment que le croup, dans tous les cas semblables, est de nature inflammatoire, qu'il attaque les organes de la respiration, et principalement la partie supérieure de la trachée, et que cette inflammation locale se termine souvent par la résolution. » Ces trois observations se rapportent évidemment à des laryngites : les deux premières catarrhales ou érythémateuses; la dernière secondaire à la variole et également superficielle. Ce ne sont point là des cas de croup. Les neuf autres observations du mémoire sont bien des exemples de croup, et à l'aide d'autopsies pratiquées avec soin, l'auteur qui, comme l'ont fait ses devanciers, est tenté de voir dans la première fausse membrane trachéale qu'il a sous les yeux, une altération de la muqueuse elle-même, reconnaît qu'il s'agit là d'un produit pathologique, le décrit, l'étudie en lui-même, et dans ses rapports avec les autres parties, d'une façon assez complète. Mais on sent qu'il est préoccupé de l'idée de bien séparer l'affection trachéale de toute communauté avec l'angine pharyngée, dont il ne peut pourtant méconnaître l'existence chez un de ses malades. La symptomatologie est bien tracée pour le temps; soit pour les signes locaux, soit pour les phénomènes généraux. Comme l'auteur a confondu, dans les trois premières observations, la laryngite striduleuse avec le vrai croup, c'est pour lui une cause d'embarras dont il croit se tirer en admettant deux états tout à fait différents. « Dans le premier, dit-il, qui est moins grave, le pouls est généralement fort, la face rouge, la toux considérable, et les évacuations sanguines peuvent être utiles. Dans le second, qui est extrêmement dangereux, le pouls est petit et très-fréquent, la langue humide, et les évacuations ne font que précipiter la mort. L'un de ces états peut s'appeler *état inflammatoire*, et l'autre *état de suppuration*.

Le siége principal du mal est dans la trachée à un pouce au-dessous du larynx. C'est à ce point que les malades rapportent la douleur. C'est de là aussi que partirait le plus souvent la fausse-membrane, qui est plus épaisse et plus constante sur la partie non cartilagineuse de la trachée. Home voit dans la pseudo-membrane du mucus concrété par la perte de l'eau qui entre dans sa composition, etc.

Dans l'étiologie, l'auteur insiste sur l'influence des saisons froides. Il signale aussi l'influence de certaines maladies éruptives, telles que la rougeole et la petite vérole. La marche de la maladie, son pronostic sont justement appréciés.

La division admise par l'auteur, et signalée plus haut, lui sert de base pour exposer son mode de traitement qui est antiphlogistique pendant la durée de l'état inflammatoire et cesse de l'être pendant la période dite de suppuration. Il ne s'agit alors que d'évacuer les matières produites, mais l'auteur ne croit pas aux vomitifs qui n'agissent que sur l'estomac et on sent qu'il n'a guère confiance dans les ressources de la thérapeutique. Il le dit d'ailleurs d'une manière explicite : « Lorsque la fausse-membrane est complétement formée et qu'elle a acquis un certain degré de consistance, il me paraît impossible qu'aucun médicament, tant interne qu'externe, puisse la résoudre ou l'expulser des voies aériennes. Le seul moyen que nous ayons alors de sauver la vie du malade est de tenter l'extraction de cette membrane en faisant une incision à la trachée. Pourquoi n'aurait-on pas recours à cette opération dans les cas désespérés? Je ne vois pas qu'on puisse la combattre par aucune objection solide. On en fait tous les jours de plus hasardeuses, et l'on aurait d'autant plus lieu d'espérer un heureux succès, que, la membrane étant libre, il paraît facile d'en faire l'extraction. »

Tel est, très-abrégé, le premier traité spécial sur le croup, qui a fait à Home sa réputation. Si celui-ci eût tenu compte des travaux de ses devanciers et n'eût pas, dans le désir, peut-être, de décrire une maladie nouvelle, méconnu les liens qui existent entre le croup et la diphthérie décrite alors sous le nom d'angine maligne, ce travail eût fait faire un grand pas à la science et l'œuvre de Bretonneau n'eût pas eu de raison d'être.

Ce défaut de l'ouvrage du célèbre médecin d'Édimbourg est d'autant plus frappant que cette production se trouve placée entre le mémoire de Starr qui le précéda de quinze ans, et celui de Samuel Bard de New-York qui parut six ans après.

L'erreur de Home peut pourtant, en partie, s'expliquer par les conditions que présentèrent les sujets de ses observations, et par l'état de la science à l'époque où il écrivit. Les neuf observations qui font la base de son mémoire, ont été recueillies en un assez long espace de temps et paraissent des cas de croup isolés, sporadiques, qui n'ont point été précédés d'une angine considérable ou même appréciable, comme c'est encore aujourd'hui assez souvent le cas, en pareille circonstance; peut-être est-il tombé sur une série de ces exemples de croups d'emblée dans lesquels l'angine pharyngée manque complétement, ou ne vient qu'après l'affection du larynx, et à une époque où on ne songe plus à la rechercher. Il est certain qu'il y a une différence comme expression symptomatique entre les faits qu'il rapporte et ceux auxquels on avait appliqué les noms de garotillo, de *morbus strangulatorius* et qui avaient été décrits dans les différentes épidémies. Il restait pourtant un lien commun entre les cas d'angine gangreneuse ou maligne terminée par les symptômes du garotillo, et la maladie que Home pensait découvrir; c'était la fausse membrane trachéale présente et invariablement présente dans les deux ordres de faits, toutes les fois qu'on l'avait cherchée; et Home sera pour toujours inexcusable de n'avoir pas tenu compte de ce fait capital. Il a tenu trop de compte des symptômes. Jusqu'à lui, on n'avait décrit que des épidémies d'angine maligne, frappant un très-grand nombre d'individus; épidémies, dans lesquelles le croup était précédé d'une angine pharyngée avec plaques blanches, grises, noires, fétidité de l'haleine et autres signes de *putridité*. — La strangulation (croup) y était moins regardée comme une maladie que comme la période ultime de l'angine maligne. Aussi quand Home la rencontra sans le mal de gorge préexistant, quand il vit ce qu'on a, depuis lui, appelé très-improprement le *croup simple*, il put croire qu'il avait affaire à une maladie nouvelle. Pourtant Ghisi avait signalé des croups sans angine, ou à peu près. Enfin, après avoir cherché les motifs qui peuvent expliquer l'erreur de Home, terminons en disant qu'il sera toujours difficile de comprendre comment, s'il avait une connaissance exacte des travaux de ses prédécesseurs, il n'ait pas vu dans l'identité des lésions anatomiques des voies respiratoires avec celles de l'angine pharyngée une raison suffisante pour effacer l'impression que, de prime-abord, quelques différences symptomatiques pouvaient faire sur son esprit.

L'épidémie de New-York (1771) présente la plus grande ressemblance avec celle décrite vingt-deux ans auparavant par Ghisi. Comme le médecin de Crémone, S. Bard paraît avoir rencontré trois variétés de son angine. Dans certains cas, elle n'affectait que l'arrière-bouche, et alors le malade n'offrait d'autres symptômes que ceux du mal de gorge gangreneux. Dans d'autres cas, les voies aériennes étaient primitivement et seules affectées. Enfin, chez le plus grand nombre des malades, l'affection commençait par la gorge, et de là s'étendait dans les conduits aérifères. Dans ce cas, l'angine *suffocative* se présentait avec tous les caractères du *garotillo* et du *morbus strangulatorius*.

S. Bard vit l'angine seule, notamment chez deux femmes, ce qui prouve, comme il le dit, que la maladie peut passer des enfants aux adultes. « L'une d'elles qui donna des soins à deux enfants qui moururent de cette maladie, qui d'abord ne semblaient annoncer qu'une angine inflammatoire ; mais le troisième jour, les amygdales se recouvrirent de mucosités épaisses ; le pouls devint petit et faible, la peau était humide, et il y avait de l'abattement et de l'anxiété, mais la respiration n'était point gênée comme chez les enfants. »

En voici un autre exemple. La femme d'un soldat, après avoir éprouvé une petite fièvre, ressentit quelques douleurs à la gorge ; les amygdales se gonflèrent et se couvrirent, ainsi que celles des enfants, d'un mucus épais ; mais son haleine exhalait une odeur plus désagréable, et il n'y avait point de suffocation.

Le second sujet, dont S. Bard fit l'autopsie, est un exemple de croup sans angine couenneuse. « C'était un enfant d'environ sept ans qui avait éprouvé tous les symptômes de la maladie, *quoique les glandes de l'arrière-bouche et la partie supérieure du larynx fussent restées entièrement saines.* Le mal se bornait à la trachée, qui était tapissée d'un mucus épais, et assez coriace pour former une espèce de membrane. Il nous fut facile de l'extraire des grandes divisions de la trachée, et l'on voyait évidemment que les petites ramifications bronchiques en étaient obstruées. »

Dans les deux autres autopsies, Bard trouva la même fausse membrane tapissant les voies respiratoires, mais, de plus, la pseudo-membrane existait dans le pharynx, et dans ces deux cas, l'identité ainsi que la continuité des lésions pharyngiennes et laryngées furent parfaitement saisies par lui. Voici une de ces autopsies : à l'ouverture du cadavre qui se fit le jour de la mort, vers le soir, on trouva toutes les parties postérieures de la gorge et la base de la langue couvertes çà et là de croûtes blanchâtres, et les parties subjacentes plutôt plus pâles qu'enflammées ; nulle odeur désagréable ne s'exhalait de ces membranes ni du corps ; œsophage sain, épiglotte légèrement enflammée et recouverte, ainsi que toute la cavité du larynx, de mucus blanchâtre semblable à celui qui venait des glandes de l'arrière-bouche ; toute la trachée jusqu'aux divisions bronchiques était tapissée d'un mucus épais en forme d'une membrane ferme et coriace. Parvenue dans les bronches, celle-ci devenait plus mince et finissait par disparaître entièrement ; elle était tellement coriace qu'il fallait employer une force assez considérable pour la déchirer. Elle n'était nullement adhérente et avait l'apparence et l'épaisseur d'une légère peau de chamois. La membrane propre de la trachée offrait quelques traces d'inflammation. Les poumons étaient également enflammés comme à la suite d'une péripneumonie ; l'inflammation était surtout manifeste au lobe droit, où l'on remarquait de larges taches livides, quoiqu'elles ne fussent ni corrompues ni putrides. Le lobe gauche était couvert de petites taches qui ressemblaient à celles imprimées sur la peau par la poudre à canon (ecchymoses).

L'auteur a vu pendant cette épidémie des manifestations cutanées de la diphthérie, comme on peut en juger. M. W., de New-York, avait 9 enfants qui furent tous atteints. Les 4 premiers eurent la forme ordinaire ; 3 succombèrent. Chez les 3 plus grands, il y eut une diphthérie cutanée qui commença par des petits boutons rouges comme chez les malades de Starr ; après quoi survint une ulcération, d'où s'écoulait un liquide ichoreux qui corrodait les parties voisines ; de sorte qu'en peu de jours, les parties postérieures des oreilles et du cou ne formaient plus qu'une croûte. D'autres enfants eurent de semblables ulcères derrière les oreilles, et chez quelques-uns la respiration fut très-gênée. Mais, dit S. Bard, ce symptôme ne fut jamais alarmant tant que cette évacuation eut lieu.

Bard a vu la paralysie diphthéritique survenir chez une petite fille, qui avait en même temps l'*angine suffocante* et de la diphthérie cutanée. « Le larynx conservait une sensibilité particulière par rapport aux liquides, de sorte qu'au moment où la petite malade cessait de boire, elle tombait dans un accès de toux, bien qu'elle pût avaler les aliments solides sans difficulté. Ces symptômes s'évanouirent, à l'exception de la faiblesse et de l'aphonie qui persévérèrent pendant plus longtemps ; de sorte qu'au dernier mois, elle pouvait difficilement marcher seule et élever la voix au-dessus du chuchotement. » Rapprochant les symptômes et les lésions anatomiques observés par lui de ce qu'avait dit Home, quelques années avant, l'auteur conclut avec raison qu'ils ont observé l'un et l'autre la même maladie et il fait cette réflexion très-juste. « Il est vrai que Home ne compte parmi les symptômes ordinaires, ni le gonflement des amygdales, ni la croûte muqueuse dont elles se recouvrent ; mais ces symptômes ne furent pas constants chez tous mes malades, et quelques-uns des siens eurent les amygdales et les glandes de la base de la langue recouvertes de mucus ; on ne peut donc pas s'empêcher de regarder ces deux maladies comme identiques. » Après une longue discussion très-bien conduite, il arrive à cette conclusion que je partage à peu près complétement. « Tout porte donc à croire que la maladie strangulatoire des Italiens, le croup du docteur Home, le mal de gorge de Huxham et de Fothergill, la maladie que j'ai observée à New-York, celles du docteur Duglass de Boston, quelque différentes qu'elles puissent être sous le rapport de la putridité et de la malignité, ont cependant entre elles une grande affinité; qu'elles procèdent d'un même levain. » Il n'y a quelque restriction à faire que pour les angines décrites par Fothergill et Huxham. Cet auteur admet franchement la contagion directe. Au traitement S. Bard parlant de la saignée, dit qu'il faut en être sobre et il justifie son opinion ainsi. « Parmi ceux qui ont eu recours à ce remède, dans la maladie qui a régné ici, je ne connais personne à qui il ait été utile ; je n'oserais donc le prescrire. » L'auteur regarde la fausse membrane comme le résultat d'une affection des glandes muqueuses qui en serait la cause prochaine. « Je crus d'abord, dit-il, que ce mucus était une espèce de pus semblable à celui que l'on rencontre, quelquefois, à la surface des membranes enflammées ; mais après l'avoir enlevé, la membrane propre ne paraissait pas assez enflammée pour confirmer cette opinion, et d'ailleurs, la trachée d'un homme qui mourut, il y a quelque temps, d'une violente inflammation de la membrane trachéale ne contenait aucune espèce de mucosité. De cette idée, à celle de quelque chose de spécial dans la nature du travail inflammatoire, à la nature de la *spécificité*, il n'y avait qu'un pas, mais Samuel Bard ne le fit point. Il faut arriver à Bretonneau pour voir ce progrès s'accomplir ; mais on doit reconnaître après ce que nous venons de dire que l'œuvre du célèbre médecin de Tours fut singulièrement bien préparée par ses devanciers. Bard, à l'exemple de Duglass, préconisa le traitement par le mercure, comme fondant, dans le but d'empêcher la concrétion du mucus, d'amener la liquéfaction des produits pseudo-membraneux et de favoriser les sécrétions glandulaires ainsi que l'expectoration. Il conseilla, en même temps, les sudorifiques et le polygala. Regardant les engorgements ganglionnaires comme une fluxion salutaire critique, il conseilla les vésicatoires au cou. Ayant oublié ou n'ayant pas lu les observations de Starr, ce médecin conseilla d'entretenir les ulcérations derrière les oreilles qu'il regardait comme salutaires et dérivatives, en raison sans doute des idées humorales régnantes. Il ne conseille de les guérir qu'au cas où elles durent trop longtemps, et il arrive à ce but avec une très-faible disso lution de vitriol blanc. Il faudrait se garder de suivre tous ces conseils sous peine d'augmenter l'infection diphthéritique.

Pendant que S. Bard publiait son travail à New-York, paraissait à Stockholm le Traité des maladies des enfants, de Rosen, où se trouve un chapitre consacré à la *Croup ou suffocation striduleuse*, et où on trouve les traces de l'influence du travail de *Home*. « Ce mal de gorge s'est montré, dit-il, non-seulement à Stockholm, mais encore à Upsal et a fait tant de ravages en 1761 et 1762, que tous les enfants en furent enlevés dans nombre de maisons. Les uns en mouraient le deuxième jour, mais la plupart le quatrième ou le cinquième de la maladie. Ils vomissaient quantité de flegmes et quelquefois des lambeaux d'une espèce de pellicule. Les enfants qui allaient voir leurs camarades étaient bientôt attaqués du même mal. On doit la distinguer (cette maladie) d'un autre mal de gorge qui était presque oublié, et qui a reparu depuis peu en Suède, en France et en Angleterre, où il a fait périr beaucoup d'enfants. » Ce mal de gorge est l'angine gangréneuse (c'est-à-dire notre angine diphthéritique). A peine Rosen a-t-il fait cette recommandation qu'il rapporte deux observations de croup avec angine gangréneuse ou diphthéritique des plus manifestes, comme on peut en juger par les détails suivants : « Déglutition de plus en plus difficile aux approches de la nuit..., croûte brune dans la bouche, à la luette, au voile du palais (etc.), c'est-à-dire, ce que nous voyons journellement chez nos malades avant que n'apparaissent les symptômes du croup.

A partir de Samuel Bard, les successeurs de Home paraissent n'avoir rencontré que le croup simple, c'est-à-dire dégagé de tout lien avec l'angine gangréneuse. Peut-être sous l'influence des préoccupations du moment, mettait-on de côté les faits qui se présentaient avec ce double aspect. Il faut toutefois reconnaître qu'ils ont dû être moins fréquents pendant une longue période, mais il était impossible de ne pas tenir compte des faits observés antérieurement et dont nous avons fait l'historique. Qu'en faire? Quelle place leur assigner? L'embarras devenait grand quand on arrivait, forcément, à les comparer aux faits actuels avec lesquels on ne pouvait récuser leur parfaite ressemblance symptomatique et anatomique, la question de l'âge mise à part.

Cet embarras se montre d'une manière saisissante dans l'ouvrage de Michaëlis, qui parut à Gottingue, en 1778, sous le titre d'*Angine polypeuse*. L'auteur n'a observé personnellement qu'un seul fait, et les autres observations sont empruntées à Zabel, Ghisi, Bloom, Wahlbom, etc. Pour lui comme pour Home, le croup est une entité morbide de nature inflammatoire, mais il fait intervenir l'élément *nerveux*, qui joue, suivant lui, un plus grand rôle que le volume de la concrétion dans la production de la mort. Tout ce travail de cabinet était facile avec un peu d'imagination. Mais quel est le rapport de ces faits, avec les cas d'angine gangréneuse terminés par suffocation croupale et où on a trouvé, comme dans le croup simple de Home, la même fausse membrane trachéenne et les mêmes lésions anatomiques? Pour Michaëlis, la séparation est établie par la présence ou l'absence de la *putridité*. Existe-t-il une haleine infecte, la langue est-elle recouverte d'un enduit bilieux; existe-t-il des ulcérations de la bouche, des taches blanches, grises ou noires dans l'isthme du gosier, il y a *corruption putride des humeurs;* il s'agit d'une angine gangréneuse. Dans le croup, par opposition rien de semblable, pas de signes de putridité à l'arrière-gorge; il n'y a que les troubles de la respiration et l'expulsion de fausses membranes par les efforts de toux. A l'aide de ce singulier raisonnement, qui est, si je ne me trompe, une pétition de principe, Michaëlis croit s'être tiré d'affaire et ne s'aperçoit pas qu'il a laissé la question entière. Il avoue pourtant son embarras en face des observations de Starr; et il aurait pu en faire autant pour celles de Ghisi et de Samuel Bard. Il fait ici usage d'un procédé dont on use en pareille occurrence : Starr, dit-il, a cru n'observer qu'une seule et même maladie là où il en a réellement observé trois; l'angine gangréneuse, celle-ci compliquée de symptômes de suffocation, et enfin, le croup. Celui-ci est la même maladie que celle que lui-même décrit; quant aux deux autres, elles n'ont rien à faire avec elle. Mais Starr a été si précis dans la dernière observation que nous avons rapportée, que Michaëlis doit employer, pour rejeter ce fait, un argument qui sent presque la mauvaise foi. Le corps membraniforme expectoré, n'était pas, dit-il, une concrétion polypeuse, mais la tunique interne des voies aériennes gangrénées. Il prend, comme on le voit, au pied de la lettre, l'erreur commise par Starr, et il cherche à prouver que ce dernier a eu raison de croire à une exfoliation de la muqueuse trachéale. Mais, si Michaëlis a pu se servir ainsi d'une erreur qu'il admet avec trop de complaisance comme une vérité, que fera-t-il des observations de Ghisi et de Samuel Bard? Il n'en parle pas, et cela tranche la difficulté. Ce fut d'ailleurs une manière de procéder à peu près générale, à partir de cette époque; on a tellement perdu de vue les rapports existant entre les deux maladies, les liens qui les unissent l'une à l'autre, qu'on ne cherche plus à établir le diagnostic entre ces deux affections. On semble avoir oublié les travaux qui ont été publiés antérieurement, par Ghisi, Starr, Marteau de Grandvilliers, Samuel Bard; et comme il arrive de rencontrer des cas de croup où il existe en même temps une angine gangréneuse (pseudo-membraneuse), on voit dans celle-ci une complication, ou bien, le cas est rayé du catalogue des croups. En veut-on un exemple, on le trouvera dans l'ouvrage de Des Essarts. « La gangrène, dit-il, n'a été vue chez aucun malade ni pendant la durée de la maladie, ni après la mort. Un seul exemple offre cette dépravation mortelle de la bouche; mais en rassemblant tous les symptômes, il sera aisé de reconnaître que l'enfant qui en est le sujet a été victime non du croup simple, mais d'une affection aphtheuse véritablement inflammatoire, et que c'est mal à propos qu'on l'a inséré dans le catalogue des enfants morts du croup. »

Tel était l'état de la question à l'époque où mourut le fils de Louis Bonaparte. On n'y connaissait plus que le croup simple, tel que l'avait décrit Home.

Le grand concours provoqué par la mort du jeune prince ne modifia point le courant des idées. Il y eut certainement d'excellents travaux, mais le meilleur d'entre eux, celui de Jurine de Genève, n'est qu'un exposé exact des idées du temps. En 1802, Schwilgué, dans un travail où la fausse-membrane est soigneusement décrite, avait reconnu que l'angine gangréneuse était souvent confondue avec le croup et réciproquement; que cette dernière affection était souvent compliquée de la première. Jurine accentua cette idée et exprima même des doutes sur la nature gangréneuse de l'angine de ce nom. C'est au moins ce qui ressort d'un passage cité par Rilliet et Barthez qui ont lu le mémoire. « Il est une autre maladie épidémique et peut-être contagieuse, avec laquelle le croup se complique *ordinairement*, et qui, sous quelques rapports, ressemble à l'angine gangréneuse ordinaire, tandis qu'elle en diffère assez sensiblement sur d'autres pour mériter de forcer l'attention des médecins; cette maladie est l'angine gangréneuse des enfants. Lorsqu'on lit les ouvrages des auteurs qui ont décrit les symptômes de cette maladie, et que l'on réfléchit sur la disposition que les enfants ont à la prendre, sur la promptitude avec laquelle la concrétion se forme dans la trachée, sur la nature des taches ou ulcères qui tapissent les amygdales et le fond de la gorge, et enfin, sur sa terminaison, on sent s'élever des incertitudes sur l'existence de la gangrène dans la plupart des angines; de sorte qu'on serait tenté de supposer que ce n'est que le croup lui-même, déguisé par l'influence putride de l'épidémie, et en conséquence, de le nommer croup aphtheux, putride ou malin. » Comme on le voit, Jurine se rapprochait des idées de l'école ancienne et n'était pas loin de reconnaître l'identité qui fut plus tard proclamée; mais sacrifiant aux idées du temps, il ne s'en applique pas moins à séparer le croup de l'angine gangréneuse. On trouve entre autres choses excellentes dans son travail, la séparation du croup spasmodique (laryngite striduleuse), du croup proprement dit. Il émet aussi des idées fort justes, qui s'étaient déjà produites, d'ailleurs, sur le croup secondaire à différentes affections, particulièrement à la rougeole. Royer-Collard, chargé de rendre compte du concours de 1807, adopta les idées de Jurine et n'alla même pas aussi loin que lui par rapport au rapprochement à faire entre l'angine maligne et le croup. Dans les cas, dit-il, où la réunion des symptômes de l'angine maligne et du croup se présente à la fois, il faut croire qu'il y a complication des deux maladies, et ce n'est pas, selon lui, l'angine gangréneuse qui simule le croup; c'est le croup qui complique l'angine gangréneuse.

Dans tous les travaux de cette époque, la maladie est considérée comme une phlegmasie des voies aériennes; phlegmasie qui se rapproche des affections catarrhales et dans laquelle le travail inflammatoire est plus ou moins intense : quand la réaction est très-vive, le croup est dit sthénique; dans le cas contraire, il est dit asthénique. On y distingue un croup secondaire qui se montre de préférence dans la rougeole, la variole, la scarlatine; mais il est aisé de voir que les auteurs des mémoires du concours de 1807 ont souvent qualifié du nom de croup des pharyngo-laryngites morbilleuses, varioliques, qui n'avaient rien de commun avec le croup, et Albers, de Brême, rapporte au croup un bon nombre de faits où il ne faut voir que des angines scarlatineuses suivies de mort. Pour répondre à une des questions qui leur était adressée, les auteurs de ces mémoires cherchèrent à produire le croup artificiellement, à l'aide d'irritants; leurs expériences sont incomplètes; pourtant ils arrivèrent à produire des laryngo-trachéites plus vives que dans le croup, avec production d'un exsudat membraneux, et pendant la vie, des symptômes du côté de la voix et de la respiration assez analogues à ceux du vrai croup; mais, ils sont unanimes à reconnaître que ces phlegmasies sont un fait purement local; que la fausse-membrane naît et meurt sur place sans tendance à se propager; que la muqueuse est plus vivement enflammée; qu'il n'y a pas d'engorgement ganglionnaire, etc.

Terminons par cette réflexion de Deslandes. La manière dont Jurine, Schwilgué, Royer-Collard et leurs contemporains considérèrent la question, était le résultat inévitable de la position dans laquelle ils se trouvèrent placés. L'angine gangréneuse est rarement sporadique, et le hasard paraît avoir fait qu'il ne se montra pas d'épidémie de cette affection depuis que les recherches nécroscopiques avaient pris un si brillant essor. Ils écrivaient donc sous l'influence des idées qu'on s'était faites de l'état local dans les angines gangréneuses; et ces idées n'étaient rien moins qu'exactes. D'une autre part, l'éclat donné au travail de Home, le concours ouvert, en 1779, par la Société royale de médecine, et celui à jamais célèbre du 4 juin, avaient fait recueillir tous les exemples de croup qui s'étaient sporadiquement présentés. Dès lors, la masse des observations de cette angine devint énorme, et c'est avec elles et d'après elles que les auteurs cités plus haut ont cherché à poser les limites de leurs réflexions. Ce sont ces faits, enfin, qui ont servi de base, de point de départ à leur jugement; mais, l'époque n'était pas éloignée où, tout en profitant des progrès que tant de travaux accomplis depuis l'époque de Home avaient fait faire au croup; on allait pourtant se faire une opinion différente de la maladie et revenir aux idées contenues en germe dans les travaux de Ghisi, Starr, Samuel Bard, etc.

En 1818, la légion de la Vendée vint tenir garnison à Tours; il y avait déjà, parmi les soldats qui la composaient, une épidémie de fégarite (stomatite ulcéro-membraneuse), et au dire de Bretonneau, chez quelques malades, cette affection de la bouche s'étendait au pharynx. En tout cas, ces angines, regardées d'abord comme gangréneuses, se déclarèrent sur les militaires et chez des civils au voisinage de la caserne; ces angines se terminèrent, pour la plupart, par la mort des malades, laquelle survint avec tous les symptômes du croup alors bien connus; et bientôt Bretonneau fut en mesure d'affirmer que, dans l'épidémie qu'il avait sous les yeux, le croup n'était que le dernier degré de l'angine maligne ou gangréneuse; que celle-ci n'est pas gangréneuse et qu'il n'y a aucun rapport entre le sphacèle, entre une mortification si superficielle qu'on la suppose, et les altérations que cette maladie laisse à sa suite. » Voici comment il prouve à l'aide de l'anatomie pathologique l'exactitude de cette dernière proposition. Un enfant de cinq ans meurt après avoir présenté tous les signes de l'angine gangréneuse terminée par le croup. « Le voile du palais est d'une teinte grise noirâtre jusqu'à la hauteur de la voûte palatine; la décomposition putride des amygdales paraît encore plus avancée; les eschares s'étendent de l'ouverture gutturale des fosses nasales à la naissance de l'œsophage; elles pénètrent dans la glotte, *où elles prennent une teinte d'un blanc mat;* leur circonscription est marquée par une vive rougeur; la membrane muqueuse de la trachée n'offre aucune trace d'inflammation. Cette altération gangréneuse a si peu gagné en profondeur, que le voile du palais, divisé d'avant en arrière, présente une coupe vermeille entre deux lignes grises tout à fait superficielles. » Il était difficile, rien qu'avec cette observation seule, de voir là un travail gangréneux ayant détruit les parties; mais Bretonneau accumule les observations de même nature et les autopsies viennent démontrer la même intégrité de la muqueuse sous un produit qui est une fausse membrane, et par conséquent, l'absence de gangrène. Ce qui a fait croire à cette dernière, ce sont les aspects divers que la fausse-membrane peut prendre dans l'isthme du gosier. Pour démontrer que le croup et l'angine qui le précédait ne faisaient qu'un, Bretonneau aurait pu s'adresser à la symptomatologie, à la marche de la maladie à son étiologie. Pour le moment il préfère avoir recours à l'anatomie pathologique, et voici comment il rend compte de l'autopsie du sujet de sa troisième observation.

« De même que chez l'enfant qui fait le sujet de la première observation, les parois du pharynx sont en apparence recouvertes d'eschares; mais des différences inattendues se remarquent à l'intérieur de la trachée; un tuyau de substance membraniforme, blanc, souple, élastique, consistant, qui adhère faiblement à la membrane muqueuse, ou même ne lui est qu'appliqué, s'étend de l'orifice du larynx aux dernières divisions des bronches. »

Il devient impossible de méconnaître la fausse-membrane qui caractérise le croup, et de douter que les voies aériennes n'aient été le siége de cette maladie. Les conjectures naissent en foule d'un examen plus circonstancié. Le conduit inorganique invaginé dans la trachée, se continue avec les eschares de l'isthme du gosier, et ces prétendues eschares figurent le pavillon d'un entonnoir dont le tuyau trachéal forme la tige. Celle des faces de la fausse membrane qui, dans le pharynx, est en contact avec le tissu muqueux, n'est ni grise ni noirâtre, comme l'est celle du côté opposé; elle a la blancheur, la consistance et l'aspect inorganique de la concrétion retirée de la trachée et des bronches. Ce qui est plus digne de remarque, c'est que les concrétions une fois enlevées (et, pour les enlever et les détacher, il a suffi de les soulever avec des pinces à disséquer), les parois du pharynx n'offrent pas la moindre trace d'altération gangreneuse, des taches rouges, et pointillées elles-mêmes de rouge plus foncé, sans érosion, sans épaississement de tissu sont les seules marques d'inflammation qu'on y puisse observer; la rougeur inflammatoire est encore moins prononcée dans la trachée.

« A quelle affection cet enfant avait-il succombé? était-ce au croup, à l'angine maligne, ou à la complication de ces deux maladies? Jusqu'à ce jour, tous les symptômes de l'angine maligne avaient seuls été signalés..... Pendant la vie de l'enfant, l'affection du gosier avait présenté tant de similitude avec l'angine maligne, que la nature du mal n'avait pas laissé de doute. Après la mort, l'anatomie pathologique découvrit avec le croup des rapports plus certains et plus positifs, et sous le point de vue de la lésion inflammatoire du tissu muqueux, et sous celui de l'exsudation couenneuse qui en était le produit. »

Sur 55 autopsies faites dans l'espace de deux ans, une seule fois il est arrivé que la fausse-membrane ait existé dans la trachée sans qu'il se soit trouvé de concrétions ni sur les amygdales ni sur les autres points du pharynx : et dans aucun cas, lors même que l'angine maligne avait pris le caractère le plus repoussant, Bretonneau n'a rien pu découvrir qui ressemblât à une lésion gangréneuse.

Mais qu'est-ce au fond que cette maladie qui se traduit par un produit pathologique que l'on retrouve sur la muqueuse du pharynx, sur celle des voies aériennes et sur la peau dénudée de son épiderme, comme le constate Bretonneau après Starr et Samuel Bard? Est-ce une inflammation dont les caractères sont dus à la nature des tissus enflammés? Cette explication ne peut satisfaire Bretonneau et s'il voit là un travail inflammatoire, il le considère comme d'une nature toute spéciale, toute spécifique, en raison de sa cause, de son génie propre; et il s'exprime d'une manière catégorique à ce sujet. « La spécificité de l'inflammation, dit-il, bien plus que son intensité, bien plus que la nature du tissu qui en est le siége, influe sur le trouble que chaque lésion apporte dans les fonctions. C'est à la spécificité de l'inflammation que se rapportent la durée, la gravité de la plupart des pyrexies..... et forçant la note à l'extrême, il ajoute : « Je ne dirais pas toute ma pensée, si je n'ajoutais que je vois dans cette inflammation couenneuse une phlegmasie spécifique, aussi différente d'une phlogose catarrhale, que la pustule maligne l'est du zona; une maladie plus distincte de l'angine scarlatineuse que la scarlatine elle-même l'est de la petite vérole; enfin une affection morbide *sui generis* qui n'est pas plus le dernier degré du catarrhe que la dartre squameuse n'est le dernier degré de l'érysipèle. »

Bretonneau avait du coup créé la doctrine de la spécificité et une maladie, une entité morbide spécifique à laquelle il donnait le nom de διφθέρα (Pellis), maladie qui comprenait l'angine couenneuse (maligne, gangreneuse des anciens), le croup et d'autres manifestations pseudo-membraneuses, soit sur les muqueuses soit à la peau.

Je ne continuerai pas plus longtemps l'analyse de l'œuvre de Bretonneau qui est si complète que j'aurai à chaque instant des emprunts à lui faire dans les développements de cet article. Je veux seulement terminer par une réflexion, c'est qu'il n'a pas été au fond aussi exclusif qu'il le pensait. Certes pour lui, comme maintenant pour la majorité des médecins français, la diphthérie est la grande cause de production des pseudo-membranes. Mais Bretonneau admet qu'il en peut exister d'autres, et en voici la preuve : « Si l'on fait attention, dit-il, que les surfaces muqueuses sont rarement excoriées sans qu'elles se recouvrent d'une exsudation couenneuse, on comprendra aisément que l'existence d'une concrétion dans le larynx n'est pas l'indice certain d'un seul et même mode inflammatoire. » De même s'il affirme que l'angine maligne, telle que lui et ses devanciers l'ont observée n'était point une gangrène, il admet qu'il puisse y avoir des cas où il se produise une exfoliation gangreneuse « Je ne conçois pas pourquoi, dans quelques circonstances, elle (la gangrène) ne succèderait pas à l'inflammation diphthéritique, mais ce cas doit être fort rare puisqu'il ne s'est pas présenté une seule fois dans plus de 50 ouvertures de cadavres. » Comme l'illustre médecin de Tours avait vu l'angine diphthéritique surtout sous forme épidémique, il est disposé à reconnaître que certaines histoires particulières d'angines membraneuses ne semblent pas se rapporter à l'angine maligne (par conséquent à la diphthérie) et il donne à ces faits le nom d'*angine membraneuse ou polypeuse sporadique*, il en voit un exemple dans l'histoire d'une femme rapportée au paragraphe 124 de son livre II. Parmi les nombreuses observations de croup publiées dans les ouvrages périodiques, dit-il, il en est plusieurs ou la maladie se termine par l'heureuse expulsion d'une fausse-membrane. L'intensité de la fièvre, la douleur rapportée au larynx et la marche entière de la maladie semblent indiquer une inflammation d'une tout autre nature que l'angine maligne. J'ai rencontré un exemple remarquable de cette affection sporadique chez une femme adulte.

« Une vive douleur, accompagnée de fièvre et rapportée au larynx, se fit sentir avant et surtout après l'éjection d'une fausse-membrane qui fut trouvée flottante au milieu de crachats abondants et visqueux; elle avait plus d'une demi-ligne d'épaisseur et, par sa demi-transparence, elle ressemblait moins aux concrétions croupales qu'à la couenne pleurétique », la malade guérit. Cette affection que Bretonneau a de la tendance à séparer de la diphthérie, s'est toujours montrée isolément : on a pu la rapporter à des causes appréciables. Les symptômes inflammatoires y sont plus prononcés que dans l'angine diphthéritique, il y a douleur au larynx dès le début, plus vive encore après l'expulsion de la concrétion qui ne paraît pas s'accroître à la manière des concrétions diphthéritiques. Bretonneau cite l'exemple emprunté à Marteau de Grand-Villiers, dont nous avons parlé. Il paraît bien évident que, d'après le paragraphe emprunté au livre de Bretonneau (p. 281), notre auteur admet des fausses-membranes et un croup non diphthéritique. Nous verrons ce qu'il en faut penser. Bretonneau d'ailleurs diminue la certitude des opinions précédentes en admettant la diphthérie sporadique.

« Nul doute, dit-il, que l'angine diphthéritique trachéale, comme toute autre affection contagieuse épidémique, ne puisse quelquefois se montrer isolément. »

« On voit aussi la variole, maladie si éminemment transmissible, attaquer un seul individu au milieu d'une nombreuse population. »

Ce fut à l'époque de Bretonneau que l'on sépara définitivement d'avec le croup une affection laryngée qui avait été et qui est encore, je le crains, souvent confondue avec lui; j'ai dit que les trois premières observations du mémoire de Home me semblaient des exemples de faux croups. Il s'en présentait probablement des exemples à tous les observateurs et ce sont surtout ces faits qui ont permis à certains médecins de guérir un si grande nombre de croups. C'est d'eux, autant qu'on peut le croire, d'après la description obscure qu'il en donne, que Millar a voulu parler dans son traité de l'*Asthme aigu*. Wichmann s'en est occupé sans trancher définitivement la question. Jurine et Albers de Brême séparent également du vrai croup le croup spasmodique dont le caractère anatomique se trouve dans l'absence de la fausse-membrane. Geursent l'envisage de la même façon, et le décrit sous le nom de pseudo-croup. Enfin, Bretonneau dans un paragraphe consacré à cette affection, reconnaît qu'elle peut simuler le croup mais n'en est pas un : ce qui ressort de sa marche de son peu de gravité en général et surtout de l'absence de fausse-membrane. Il en fit une affection catarrhale sous le nom de *laryngite striduleuse*.

Enfin, je ne peux quitter l'œuvre de Bretonneau sans ajouter qu'il a obtenu le premier cas authentique de guérison par la trachéotomie. D'autres l'avaient proposée, pratiquée même; à lui revint le mérite d'avoir montré qu'elle pouvait être couronnée de succès. Nous verrons ce qu'est devenu, par la suite cette précieuse conquête.

L'œuvre de Bretonneau, commencée en 1818 par des recherches, fut établie dans un premier mémoire en 1821, et terminée par la publication de son *Traité de la Diphthérite* en 1826.

A partir de cette époque, le croup, pour l'école française, se trouve n'être qu'une dépendance de la diphthérie, il est en partie intégrante et tout ce qui se dit ou se publie sur l'un s'applique à l'autre. Trousseau, qui adopta les idées de Bretonneau et en fut le propagateur autorisé, complète la doctrine et émet sur la diphthérie des idées que nous trouvons applicables de tout point au croup, ce qui nous engage à les citer.

La diphthérie, dit-il, est *une* de sa nature... On n'en peut douter quand on voit dans les épidémies, la diphthérie affecter des localisations si diverses et se transmettre d'individu à individu sous diverses variétés de localisation. Lorsque l'on considère combien sont grandes les différences qu'offrent entre elles les diverses formes de la maladie; il semblerait que celle qui tue par propagation aux voies respiratoires et celle qui tue par intoxication générale, peuvent être de nature très-distincte. Eh bien, sous cette diversité de formes comme tout à l'heure sous la variété des manifestations locales, nous retrouvons toujours la même maladie. Il en est de la diphthérie comme de la variole qui, confluente ou discrète, bénigne ou maligne, est toujours la variole. La comparaison que nous établissons à ce point de vue entre la diphthérie et la variole, nous semble d'autant plus acceptable, qu'indépendamment de ses formes simples et malignes, la maladie pélliculaire, en revêt en quelques circonstances, une autre qui semblerait être à celle-ci, ce que la varioloïde est à la variole. Dans certaines épidémies, en effet, on a vu des individus prendre des angines qui, par leurs caractères anatomiques, semblaient être toutes des angines couenneuses communes, celles que produit l'herpès du pharynx, soit même des angines simples, bien qu'en réalité on ait à faire à des angines diphthéritiques, mais à des angines diphthéritiques singulièrement modifiées : ce qui rend notre comparaison acceptable en tout point, ce qui prouve l'identité de nature de ces différentes formes. Trousseau fut le propagateur infatigable de la trachéotomie; il enseigna aux élèves qui suivaient ses leçons, à l'hôpital des Enfants, à la pratiquer, démontra l'importance des soins consécutifs, et imprima une impulsion des plus efficaces à l'étude de tout ce qui concerne le croup. A partir de cette époque (1848), les thèses se multiplient, les mémoires abondent sur ce sujet. Ici, on discute sur les indications et contre-indications de l'opération; sur la période du croup où il est le plus avantageux de la pratiquer; là, on apprécie les avantages de tel ou tel procédé; celui-ci se livre à l'étude des accidents qui peuvent se produire pendant l'opération, à celle des complications qui la suivent, tandis qu'un autre expose en détails les soins que réclament les opérés, modifie les instruments, imagine quelque procédé nouveau, etc. Il serait trop long et sans avantage d'énumérer tous les travaux auxquels le croup a donné lieu depuis cette époque jusqu'à aujourd'hui. Quiconque voudra faire l'étude d'un point particulier de cette maladie, pourra trouver à la bibliographie l'indication des travaux qu'il devra consulter et on peut dire qu'il n'est peut-être pas une seule particularité qui n'ait fait l'objet d'un travail spécial.

Anatomie pathologique. Le caractère nécroscopique essentiel du croup consiste, comme nous l'avons dit déjà, dans la présence d'une pseudo-membrane, d'une pellicule diphthérique, qui tapisse le larynx en totalité ou en partie. — C'est là la condition pour qu'il y ait croup : mais, on voit qu'à l'autopsie la membrane peut manquer dans le *larynx*, bien qu'elle ait existé pendant la vie. — On la trouve aussi dans la trachée (c'est même souvent en ce point qu'elle apparaît le plus nettement à première vue (aussi Home faisait-il du croup une trachéite), et très-fréquemment dans les bronches, même jusqu'à leur termison. C'est donc cette fausse-membrane qu'il faut tout d'abord étudier; nous la retrouverons aux symptômes, voyons-la maintenant sur le cadavre.

Quand on la trouve avec sa forme type, on a sous les yeux une membrane qui a pris la disposition des parties qu'elle tapisse et qui paraît s'y être coulée comme dans un moule. Mais il ne faut pas compter la trouver souvent à ce degré de perfection, parce qu'elle n'est pas souvent aussi complète; ou bien que, si elle l'a été, elle s'est en partie détruite en veillissant. Si bien que, dans l'une ou l'autre de ces deux conditions, on trouve, au lieu d'un revêtement continu, des bandes plus ou moins larges, et allongées; des plaques plus ou moins espacées, et de dimensions variables, dont quelques-unes n'ont pas plus de surface qu'une lentille; quelquefois il n'y a que des sortes de grains disséminés sur la membrane muqueuse. Ces dispositions, comme je viens de le dire, tiennent, ou à ce que la fausse-membrane n'est qu'incomplétement développée, et dans ce cas le produit est plus ou moins adhérent; ou bien, à ce que le produit diphthéritique, déjà ancien, est en voie de régression, de disparition; auquel cas, son adhérence aux parties sous-jacentes est des plus minimes. Mais ce qu'il faut savoir, sous peine de ne rien comprendre au désaccord qui existe entre les symptômes constatés pendant la vie et les lésions trouvées après la mort, c'est que la fausse-membrane peut manquer complétement; ceci se voit surtout après les croups qui ont duré longtemps, et particulièrement dans les cas où la trachéotomie a prolongé la vie assez pour faire espérer la guérison. Sans tenir compte du rejet de fausses-membranes pendant la vie et des lésions concomittantes de la muqueuse ou du tissu pulmonaire, on trouverait, dans ces cas, une preuve de l'existence passée de la pseudo-membrane : dans la présence d'une matière demi-liquide composée (à l'examen microscopique) d'un amas énorme de cellules épithéliales cylindriques à cils, de globules pyoïdes et de matière granuleuse sans mélange de globules de mucus et de pus; dans une sorte de *diphthérite coulante*, suivant l'expression de M. Peter, auquel j'emprunte ces détails. D'après une statistique due à Bretonneau et à Hussenot, il est établi que, sur 171 autopsies, on n'a trouvé des fausses-membranes que 150 fois et que 21 fois elles manquaient, c'est-à-dire que, sur 8 autopsies de croup bien diagnostiqué, on constatera une fois l'absence de fausses-membranes dans les voies respiratoires. Sur 105 autopsies, Peter a trouvé des fausses-membranes dans le larynx 81 fois seulement.

La fausse-membrane, quelle que soit sa disposition, ne se trouve pas avec une égale fréquence sur tous les points du larynx ou des autres parties de l'arbre respiratoire. — Dans le larynx, on la voit particulièrement à la base de l'épiglotte, sur les ligaments aryténo-épiglottiques, à la partie postérieure ou inter-aryténoïdienne, dans les ventricules, à la face supérieure des cordes vocales. — Dans la trachée, c'est surtout à la partie postérieure ou partie membraneuse qu'elle prédomine. Il est des cas où on trouve la trachée tapissée de fausses-membranes plus ou moins étendues, sans qu'il en ait dans le larynx : ce qui signifie seulement quelles se sont détruites dans cette dernière partie.

Les pseudo-membranes laryngées et trachéales, ainsi que celles des bronches, sont habituellement d'un blanc crème, et elles doivent, sans aucun doute, à leur siége qui les met à l'abri de toute contamination, et à la rareté des sugillations sanguines en ces régions, de conserver cette couleur blanche, primitive, propre à toute fausse-membrane diphthéritique naissante. Toujours est-il qu'on ne les voit pas, ou très-exceptionnellement, devenir grises, noirâtres, comme celles qui tapissent l'arrière-gorge dans la diphthérie pharyngée.

L'épaisseur de la fausse-membrane est variable : quelquefois, elle ne forme qu'une pellicule si fine qu'on la laisserait passer inaperçue si on n'exerçait un léger grattage; généralement, elle est plus solide, et atteint à 1 ou 2 millimètres d'épaisseur ou même plus. Elle est alors très-résistante et donne de prime abord l'idée d'un tissu organisé : ce qui explique comment les premiers observateurs ont cru reconnaître dans les tubes expectorés une exfoliation de la membrane muqueuse. La surface libre paraît généralement lisse et lubrifiée par une sorte de matière muqueuse. Du côté de la face adhérente, la membrane est comme tomateuse, villeuse, ce qui tient à une multitude de petits prolongements par lesquels elle adhérait à la muqueuse sous-jacente; on a observé, assez souvent, sur cette surface des points, des stries rougeâtres, qu'on a pu prendre, mais à tort, pour un commencement de vascularisation et qui ne sont dus qu'à une imbibition sanguine produite par des petites hémorrhagies à la surface de la muqueuse. Le produit d'exsudation qui caractérise la diphthérie constitue une *fausse-membrane* dans le sens propre attribué aujourd'hui à ce mot, et non point une *néo-membrane*. Ce qui signifie qu'elle n'est pas susceptible de s'organiser comme on a pu s'en assurer par des examens microscopiques multipliés.

La séparation de la fausse-membrane d'avec la muqueuse des voies aériennes est généralement facile, beaucoup plus facile que dans le pharynx; mais il existe des différences suivant l'âge du produit et suivant son siége. Dans les croups à évolution rapide, qui enlèvent les malades en quarante-huit heures par exemple, on trouve l'adhérence beaucoup plus grande; elle est au contraire beaucoup moindre quand la maladie est ancienne. Les fausses-membranes se détachent même constamment, alors, et c'est pour cela que les malades peuvent en expectorer pendant la vie, et qu'à l'autopsie on en trouve qui sont flottantes, à l'état de débris et même qu'on en peut constater l'absence complète. L'adhérence serait plus considérable là où existent des plis, des inégalités, des anfractuosités et un système glandulaire plus développé, comme au larynx et à la partie postérieure de la trachée. Je n'ai pas été frappé par ces faits qui ne s'accordent pas absolument avec la manière de voir de quelques micrographes. — Suivant ceux-ci la fausse-membrane, dans les voies respiratoires, n'est à aucun moment de son développement intimement unie au chorion; la membrane amorphe, normale, l'en sépare; d'ailleurs, les glandes muqueuses, dont le conduit excréteur est oblitéré par la fausse-membrane continuant à sécréter, leur produit s'accumule au-dessous de la fausse-membrane qu'il contribue à détacher; d'où il résulte qu'à aucune période la fausse-membrane des voies respiratoires n'est très-adhérente. Au moment où elle se détache, la fausse-membrane est ramollie et tend à la diffluence, ce qui en partie dépendrait de ce que la fibrine qui la constitue s'altère et se transformerait, partiellement au moins, en mucine, etc.

Nature et mode de formation. On a, suivant les époques, considéré les fausses-membranes comme du mucus concret, comme un exsudat albumineux; maintenant, en tenant compte de leurs caractères physiques et chimiques, on les considère comme composées de fibrine. D'après Laboulbène, qui a étudié la fausse-membrane dans ses deux principaux siéges, le pharynx et le larynx, elle est constituée par 1° de la fibrine amorphe parsemée de fines granulations moléculaires animées du mouvement brownien; 2° de la fibrine offrant l'aspect de fibrilles grêles, étroites, parallèles ou entrecroisées; 3° de la matière grasse formée de globules arrondis, ambrés, de dimensions variables, solubles dans l'éther ou la térébenthine; 4° des éléments épithéliaux à des degrés divers de développement; 5° des végétaux sous forme de spores et de mycélium; 6° des vibrioniens du genre bacterie, surtout reconnaissables à leurs corps filiformes et raides; 7° des globules de pus et des corps granuleux (leucocytes hypertrophiés, emprisonnés dans la matière amorphe et les fibrilles.

D'après cet examen, on voit que la fausse-membrane est le résultat d'une exsudation fibrineuse, emprisonnant lors de sa coagulation, des éléments épithéliaux, de la matière grasse, des produits d'inflammation et quelques parasites végétaux et animaux venant probablement du dehors.

Un auteur allemand, Wagner, qui considère aussi la fausse-membrane comme de nature fibrineuse, lui assigne une autre genèse assez facile à comprendre, lorsqu'il s'agit d'une muqueuse à épithélium pavimenteux, comme la gorge, mais qui s'explique moins bien lorsqu'il s'agit, comme pour les voies aériennes, d'une muqueuse à revêtement épithélial cylindrique. Voici ce mode de formation aussi abrégé que possible. Tout étant disposé suivant les règles micrographiques, la fausse-membrane se présente sous forme d'un réseau clair, homogène, formé par des cellules lymphoïdes ou de vrais globules de pus, quelquefois des globules rouges, dont la proportion variable influe beaucoup sur les couleurs du produit; des éléments dont on ne peut pas toujours déterminer la nature cellulaire ou nucléaire. Enfin des granulations protéiques ou graisseuses. Les trabécules, les linéaments, qui limitent les mailles ont une grosseur variable. Du côté de la surface libre, le réseau est recouvert par les cellules aplaties de l'épithélium, dont les noyaux sont plus ou moins reconnaissables; du côté de la face profonde, il est, aussi, nettement délimité et n'atteint pas le chorion.

Suivant Wagner, ce réseau, qui est la membrane diphthéritique résulte d'une métamorphose particulière des cellules épithéliales pavimenteuses.

Ces cellules commencent à s'agrandir suivant tous leurs diamètres; cet agrandissement est dû à une sorte de distension produite par l'accumulation d'éléments protéiformes; le noyaux devient plus volumineux qu'à l'état normal et présentent plusieurs nucléoles. Dans cette cellule agrandie, surtout à la périphérie, se forment de petits espaces clairs, ronds ou ovales, qui, en s'accroissant la déforment considérablement. En même temps, le protoplasma de la cellule subit des modifications, dans sa composition chimique, qui rapprochent cette dernière de celle de la fibrine. Il résiste davantage aux réactifs. Le noyau disparaît, de nouveaux espaces se développent, de telle sorte que le protoplasma de la cellule, repoussé en divers sens, revêt les formes les plus irrégulières et les plus bizarres. Les extrémités qui en résultent se réunissent à celles des cellules voisines et le réseau se trouve ainsi formé. Les cellules les plus superficielles de la couche épithéliale ne participent pas à ces altérations.

Sur la face postérieure de l'épiglotte et sur les cordes vocales supérieures où la muqueuse présente une structure presque identique à celle de la muqueuse du pharynx, la fausse-membrane offre les caractères sus indiqués. Au-dessous de la glotte et dans la trachée, elle se distinguerait par la ténuité extrême des fibres du réseau. Les éléments contenus dans les intervalles des mailles seraient relativement plus abondants. Wagner attribue la formation de la pseudo-membrane à la transformation des cellules cylindriques de l'épithélium, mais il reconnaît que cette transformation est bien plus difficile à voir.

Cette interprétation de la formation des pseudo-membranes diphthéritiques est contestée, même en Allemagne, ou, du moins, n'est pas acceptée par tous, et beaucoup croient encore à un exsudat fibrineux d'abord liquide, dans lequel la fibrine, comme c'est sa tendance, à l'air libre, s'est disposée en fibres qui constituent un réseau emprisonnant divers éléments normaux ou pathologiques.

Voici ce que disent Robin et Verdeil (*Chim. anat.*, t. III, p. 267) : « La couenne diphthéritique, quelle que soit son origine, est composée de fibrilles de fibrine entrecroisées en tous sens, très-adhérentes entre elles, souvent flexueuses, difficiles à isoler dans une longueur un peu notable. Elles entraînent toujours des granulations moléculaires, souvent des globules de pus, des cellules épithéliales de la muqueuse où elles se sont formées. Quand elles sont anciennes ou, au contraire, récentes, encore très-molles, la fibrine perd son aspect fibrilleux ou strié et prend un aspect homogène grenu. Mais dans la majorité des cas, surtout quand les plaques membraneuses sont très-blanches, on reconnaît au microscope les caractères de la fibrine de la manière la plus nette ». C'est le cas des fausses-membranes des voies respiratoires. A sa naissance et à sa fin, la fausse-membrane serait donc fluide; l'exsudat fibrineux, fluide à son apparition, deviendrait de nouveau liquide, en se désagrégeant.

Mise au contact de divers réactifs, la fausse membrane éprouve des effets différents.

La fausse-membrane est insoluble dans l'eau froide ou chaude.

L'acide azotique la ratatine, la jaunit, mais ne la détruit pas : au moins après une journée entière, le réseau est-il encore parfaitement visible.

L'acide sulfurique la fait se contracter, la brunit et la dissout en un temps qui varie entre quelques minutes et une heure.

L'acide chlorhydrique, tant vanté par Bretonneau et Trousseau, fait gonfler la fausse membrane et en détermine le ramollissement.

Sous l'influence de l'acide acétique, les fibrilles se gonflent au point de faire disparaître les mailles du réseau, mais la fausse membrane ne disparaît pas pour cela.

D'après Adrian et Bricheteau, l'acide citrique diminuerait l'épaisseur des fausses membranes sans en opérer la dissolution, mais la trame restant dans l'éprouvette serait très-mince.

Acide lactique. D'après les mêmes expérimentateurs, 2 gouttes de cet acide dans 5 grammes d'eau réduisent, en quelques secondes, la fausse membrane à une trame translucide, et, après quelques minutes (10), il ne reste plus qu'une substance gélatiniforme semblable à de l'écume. Après l'addition de quelques gouttes d'acide, il ne restait plus qu'un léger nuage transparent.

Sanné a expérimenté avec la même solution, c'est-à-dire 5 grammes d'acide pour 100 grammes d'eau, et a obtenu très-promptement l'amincissement de la trame cellulaire, sans pouvoir même, en augmentant l'acide, la faire disparaître complétement.

Alcalins. Küchenmeister, de Dresde, a signalé le pouvoir dissolvant de l'eau de chaux sur la fausse membrane diphthéritique. Cette action puissante et rapide a été constatée depuis par Biermer, de Berne, et par Sanné. Ce dernier a toutefois obtenu des résultats variables qu'il ne sait pas comment expliquer.

La soude caustique en solution dans l'eau ou la glycérine, dans la proportion de 25 sur 100, amène rapidement la désorganisation des fausses membranes pharyngiennes (Roger et Peter).

Le chlorate de potasse et le chlorate de soude en solution ont un pouvoir dissolvant (Isambert et Barthez), mais lent. Celui du brome et du bromure de potassium est également réel, mais plus lent encore (Ozanam).

État de la muqueuse. La membrane muqueuse sous-jacente à la fausse membrane peut être, dit-on, *parfaitement saine :* et les meilleurs observateurs affirment l'avoir constaté : mais, il ne faut pas prendre cette donnée au pied de la lettre. Oui, la membrane peut paraître saine à l'œil nu ; mais en fait, elle a toujours perdu sa couche la plus superficielle, son épithélium, dont la production diphthéritique entraîne la destruction. J'ai vu des plaques de diphthérie se développer sur la muqueuse des lèvres ; et, à l'œil nu, on pouvait voir que l'exsudation se faisait au-dessous de la couche épithéliale la plus externe : celle-ci était conservée et servait de revêtement à la fausse membrane pendant vingt-quatre à trente-six heures, puis elle se détruisait. Ce que j'ai pu voir maintes fois s'accorde avec ce que nous disent les micrographes du développement du réseau diphthéritique dans l'épaisseur de l'épithélium, en dehors de la membrane amorphe qui sépare celui-ci du chorion muqueux. J'ai vu souvent la muqueuse du voile du palais, de ses piliers, érodée, d'un rouge tomenteux à la suite, et après la chute des fausses membranes ; mais, il faut reconnaître que dans les voies respiratoires, les lésions sont beaucoup moins marquées. Déjà Albers avait noté que la muqueuse paraissait absolument saine ; tout en faisant observer que cet état ne devait pas être regardé comme la représentation exacte de ce qui se passe pendant la vie. Depuis qu'on se sert du laryngoscope, on a pu constater avec son aide que dans tous les cas de croup où on s'est servi à temps de cet instrument, il y avait une rougeur très-vive de la membrane muqueuse laryngée précédant la formation de la pseudo-membrane ; on la constate aussi sur les points exempts de la production diphthératique, d'où on peut conclure qu'il existe une hyperhémie qui disparaît après la mort. Il est certain qu'après la mort on trouve, assez souvent, la muqueuse du larynx pâle et en apparence parfaitement saine : particularité sur laquelle on a surtout insisté à l'époque où on avait à démontrer que la diphthérite était une espèce morbide qui n'avait rien à faire avec la gangrène et ne relevait pas de l'intensité de l'inflammation. Mais on trouve la muqueuse, dans d'autres cas, injectée, rouge et même quelquefois d'un rouge très-foncé ; et nous avons dit qu'il se fait quelquefois à sa surface de petites hémorrhagies ; résultat certain d'une érosion. On a aussi trouvé des globules sanguins extravasés dans les couches superficielles du chorion, des granulations amorphes de la matière grasse et quelquefois même des globules de pus. Jurine a noté la dilatation des orifices des canaux excréteurs des glandes.

La muqueuse, en général, ne se montre ni épaissie ni ramollie. Rilliet et Barthez ont pourtant vu chez deux de leurs malades, et j'ai eu l'occasion de faire la même constatation, une tuméfaction des ligaments aryténo-épiglottiques capable de rétrécir l'orifice supérieur du larynx. Enfin, ils ont quelquefois, et le fait est réel, constaté un peu de ramollissement de la muqueuse laryngée. On trouve souvent dans le larynx et la trachée, en même temps que le produit d'exsudation ou sans lui, un liquide d'aspect muco-purulent qui provient des sécrétions glandulaires altérées par l'inflammation, ou de la fonte des éléments de la au sse membrane en voie de régression.

Lésions concomitantes. Angine couenneuse. Sur 60 cas de croup, Bretonneau n'en a vu qu'un où il n'y eut pas, en même temps, de la diphthérie dans le pharynx. Cet accompagnement serait ainsi, d'après lui, à peu près constant. Mais il faut remarquer que le résultat était constaté en temps d'épidémie, c'est-à-dire, au milieu de conditions qui peuvent ne pas se présenter dans toute autre épidémie, surtout dans le cas de croup sporadique. Garnier (thèse de Paris, 1860) a vu 75 fois l'angine couenneuse sur 95 cas de croups.

Sur 30 observations recueillies dans mon service et que j'ai sous les yeux, 25 fois on a constaté l'existence de fausses membranes dans le pharynx, soit dans les 5/6 des cas : d'où il résulte que cette affection, sans être aussi constante que le pensait l'auteur du traité de la diphthérite, est très-commune ; mais c'est plutôt pendant la vie qu'on doit en faire la constatation qu'après la mort, car, à ce moment, l'absence de fausses membranes peut tenir à ce qu'elles ont disparu. La diphthérie pharyngée peut d'ailleurs se présenter, soit pendant la vie, soit après la mort, avec tous les caractères que l'on trouvera à l'article angine diphthéritique et dont nous n'avons pas à traiter. Nous reparlerons de cette question aux symptômes.

Trachée et bronches. On peut admettre comme une vérité que toutes les fois, ou à peu près, que le croup existe, c'est-à-dire qu'il y a diphthérie laryngée, on doit, en même temps, trouver la même lésion dans la trachée. Pour ce qui concerne les bronches, la pseudo-membrane ne s'y trouve pas aussi habituellement, mais y existe souvent, comme on va le voir.

Sur 65 autopsies, Bretonneau a trouvé 23 fois la diphthérie bronchique.

Hussenot, sur 87	19 fois. (Thèse de Paris, 1833.)
Garnier, sur 95	33 fois. (Thèse de Paris, 1860.
Millard, sur 55	16 fois.

De ces quatre statistiques réunies, il résulterait que la diphthérie bronchique, accompagnant le croup, n'existe pas tout-à-fait une fois sur trois. Mais on peut admettre que, pendant la vie, elle a existé au moins une fois sur trois, car il y a, comme nous le verrons, des croups avec diphthérie bronchique qui guérissent, et d'autres où on n'en trouve pas à l'autopsie, bien qu'il y en ait eu pendant la vie, comme l'a prouvé le rejet de fausses membranes tubulées et ramifiées venant évidemment des bronches.

L'étude de cette question a été reprise et poussée très-loin par Peter pendant l'épidémie de croup de 1858 (condition qui n'autorise pas à étendre ses conclusions au croup en général).

Voici ce qu'il a vu à l'hôpital des Enfants :

Sur 105 autopsies de croup où il a cherché la diphthérie bronchique, il en constate l'existence 52 fois, soit à peu près dans la moitié des cas, et pour avoir une idée de la rapidité de la production il a noté la date de la mort.

DATE DE LA MORT.	DIPHTHÉRIE BRONCHIQUE.	
3e jour	6 cas.	36 cas.
4e jour	12	
5e jour	6	
6e jour	8	
7e jour	4	
8e jour	1	15 cas.
9e jour	4	
10e jour	1	
11e jour	1	
12e jour	2	
32e jour	1	
TOTAL	46	

Ce tableau montre, d'une part, la fréquence de la diphthérie des bronches, et, d'autre part, une rapidité de production (dans cette épidémie au moins) qu'on ne soupçonnait point : puisque, en 4 jours, cette membrane muqueuse a pu être tapissée par la fausse membrane dans une étendue considérable. Dans les 6 faits de diphthérie bronchique observée au troisième jour, 4 fois le produit morbide cessait à partir des grosses divisions ; 2 fois il pénétrait dans presque toute l'étendue de l'arbre bronchique. La rapidité de sa production et l'identité de ses caractères dans les différents points tendraient à faire croire que la diphthérite a évolué partout simultanément. En général, la fausse membrane était alors résistante et adhérente à la muqueuse sous-jacente. Au quatrième jour, même proportion d'extension aux radicules bronchiques. Aux jours suivants on trouvait un peu moins souvent les fausses membranes dans les radicules bronchiques, et à cette époque elles se présentaient plus souvent sous la forme de plaques, de fragments, de filaments peu adhérents, et mélangés à un liquide muco-purulent dont j'ai parlé déjà, et qui résulte de la fonte de la pseudo-membrane, plus, des sécrétions de la muqueuse inflammée. En somme, la diphthérite capillaire existe dans le tiers à peu près des cas de diphthérie bronchique. Quand les petites bronches sont ainsi envahies et que la fausse membrane n'a pas eu le temps de se désagréger, elle forme de petits cylindres creux, coulés dans les bronches d'où on peut les retirer comme de petit tubes de macaroni : j'ai vu des fausses membranes bronchiques qui n'avaient pas plus de deux jours de durée dans des cas de croup, et Millard dit qu'il y en avait chez plusieurs de ses malades dans cette même condition : d'où l'on peut conclure que cette production est quelquefois très-hâtive.

Il va sans dire que la distribution n'est pas égale dans les deux arbres bronchiques, qu'elle peut prédominer d'un côté, n'exister même que d'un seul côté, fait rare ; et quand elle est capillaire, envahir tous les lobules, ou se distribuer à quelques-uns seulement. Il est impossible et inutile, dans une description générale, d'insister sur toutes ces particularités.

Toute la membrane muqueuse qui est, ou a été couverte de fausses membranes, porte des traces d'inflammation dans la trachée, et aussi bien dans les bronches : quelquefois, un peu ramollie, elle présente une coloration rouge plus ou moins intense, même violacée et comme noirâtre. Je l'ai toujours trouvée, en même temps, baignée d'un liquide muco-purulent qui, dans certains cas, paraît assez abondant et assez visqueux pour devoir être capable d'empêcher la libre circulation de l'air. Je suis donc de l'avis de M. Rilliet et Barthez, qui se contentent de dire (*Traité des maladies des enfants*), qu'ils ont trouvé les bronches enflammées à divers degrés chez tous les malades qu'ils ont observés. Il y avait phlegmasie bronchique chez les 52 malades de Peter qui avaient de la diphthérite des bronches. Mais, en dehors de cette dernière, il a trouvé 42 fois des traces d'inflammation des bronches, ce qui, pour les 121 autopsies où les recherches ont été dirigées dans ce sens, montre cette lésion existant dans les cinq sixièmes des cas. C'est ce que je constate tous les jours.

Broncho-pneumonie. Ce que nous venons de dire fait présager que cette affection doit être fréquente et c'est ce qui a lieu ; les anciens auteurs avaient vu les altérations pulmonaires, comme nous avons eu occasion de le signaler dans notre étude historique : mais, ce sont les modernes qui ont fait surtout cette étude. C'est la lésion pulmonaire que j'ai le plus fréquemment rencontrée, dans les très-nombreuses autopsies de croup que j'ai pratiquées : Rilliet et Barthez admettent que les lésions pulmonaires, broncho-pneumonie, ou pneumonie, existent dans les cinq sixièmes des cas, c'est-à-dire au moins aussi souvent que la phlegmasie bronchique. Millard, sans donner de chiffre, signale ces lésions comme étant des plus communes. Peter (*Op. cit.*) regarde aussi cette lésion comme une des plus fréquentes. On peut même dire, suivant lui, qu'elle vient immédiatement après la diphthérie du larynx. Voici en effet le résultat général que lui ont fourni les 105 autopsies dont j'ai parlé. Diphthérite laryngée, 81 ; pneumonie, 98 ; diphthérite bronchique, 52.

Cet observateur a ensuite fait un tableau indiquant la date de la mort, à partir du début de la diphthérie, et le nombre de cas de pneumonie correspondant à chaque date ; ce qui a donné le résultat que voici :

DATE DE LA DIPHTHÉRIE.	NOMBRE DES CAS DE PNEUMONIE.	
3e jour	4 cas.	37 cas.
4e jour	11	
5e jour	12	
6e jour	10	
7e jour	3	
8e jour	4	
9e jour	4	

Etc., jusqu'au 42e jour où il en a encore trouvé un cas.

Il résulte, de ce tableau, que presque la moitié des cas de pneumonie se sont produits dans les premiers jours de la diphthérie; c'est-à-dire, qu'on les a surtout trouvés à l'époque où la mort arrive, le plus souvent; et qu'on peut en conclure que cette lésion se produit avec une très-grande rapidité et doit concourir pour une grande part à la terminaison fatale. Il résulte aussi de ces observations, qu'à toute époque on peut craindre l'apparition de la pneumonie; raison pour que le pronostic reste réservé, jusqu'à la fin. Il faut d'ailleurs remarquer avec M. Peter, qu'un certain nombre de ces pneumonies se produit chez des sujets non opérés et que, chez les opérés, elles peuvent se montrer quelques heures seulement après la trachéotomie et atteindre en peu de temps un grand degré d'intensité; ce qui tend à prouver que ni leur origine, ni leur façon rapide d'évoluer ne sont attribuables à l'opération. Ce serait, d'ailleurs, une grande erreur de rapprocher ces lésions qui, la plupart, sont pourtant de nature inflammatoire, des phlegmasies pulmonaires franches. Elles ont été depuis longtemps rapprochées de semblables altérations que l'on trouve dans les fièvres graves; et nous croyons devoir maintenir cette comparaison que justifient les formes anatomiques elles-mêmes.

Quand on retire de la poitrine le poumon d'un enfant mort du croup, on doit prévoir qu'on y trouvera des lésions multiples : les bronchites dont nous avons parlé, la congestion pulmonaire, la pneumonie lobulaire, la plus fréquente de toutes, la pneumonie lobaire hypostatique, assez fréquente. La pneumonie lobaire franche, fort rare. L'apoplexie pulmonaire (peu commune), l'atélectasie ou retour à l'état fatal; enfin l'emphysème. Le mode de distribution de ces diverses altérations, sans être régulièrement le même, suit pourtant un certain ordre : les portions enflammées occupent surtout les lobes inférieurs dans leurs parties inférieures et postérieures; les congestions et les grandes masses de pneumonies hypostatiques se trouvent en arrière des parties inférieure et moyenne; les lobules atélectasiés se rapprochent des bords antérieurs des lobes; c'est aussi sur ces derniers et surtout au sommet qu'il faut chercher l'emphysème.

Nous ne dirons qu'un mot de ces diverses altérations.

Congestion. Elle est assez fréquente; le tissu pulmonaire est rouge, violacé, comme noirâtre, mou au toucher; et on sent qu'il y a un certain degré d'œdème; l'insufflation rend leur aspect à un certain nombre de cellules. Le tissu divisé laisse écouler une grande quantité de liquide séreux : il ne plonge pas, au moins d'une manière complète. Elle siége surtout à la partie postérieure, et doit dépendre de la gêne de la respiration, de l'altération du sang et de l'hypostase. En tout semblable à celle des fièvres graves, elle correspond en général à des bronches très-enflammées, quelquefois contenant des fausses membranes.

La *pneumonie lobulaire* se montre, comme son nom l'indique, disséminée plus ou moins sur des lobules qui sont saillants, violacés, noirâtres, résistants au toucher; lobules qui se réunissent entre eux, et finissent par former des masses considérables d'un tissu véritablement enflammé, lequel plonge quand on le met dans l'eau. Cette lésion représente le plus souvent le second degré de la pneumonie. Cette pneumonie naît souvent de la propagation de la bronchite aux cellules pulmonaires, et au tissu cellulaire des lobules, et l'on peut suivre jusqu'à un certain point cette évolution : ainsi l'on voit les lobules frappés d'inflammation dépendre de bronches enflammées et remplies de produits diphthéritiques. Cette dernière condition n'est pourtant pas nécessaire, car on trouve, souvent, des lobules très-nettement hépatisés et qui répondent à des bronches exemptes de fausses membranes. Mais, toujours ces bronches sont rouges et congestionnées, en même temps qu'elles contiennent un liquide muco-purulent, quelquefois des plus abondants et visqueux.

Il est peu probable, toutefois, que ces lésions diverses soient simplement le résultat de la propagation de la phlegmasie diphthéritique; il y a d'autres facteurs sûrement : et la malignité de la maladie avec laquelle ces lésions sont en proportion; l'état du sang; peut-être dans quelques cas, des infarctus emboliques comme on l'a dit; les modifications de l'innervation qui préside aux actions des capillaires sanguins (etc., etc.). Toutes ces questions attendent encore une solution; mais on peut être à peu près sûr qu'il y a là des causes puissantes auxquelles sont en partie subordonnées les lésions que nous indiquons.

On a encore trouvé dans le poumon des noyaux d'apoplexie, mais bien moins souvent qu'on aurait pu le croire. Les partisans de l'endocardite diphthéritique végétante, de la thrombose cardiaque, ont eu de la tendance à voir dans différentes de ces lésions le produit d'embolies capillaires et ont cru trouver des infarctus. Ainsi Labadie Lagrave dit formellement : « Les poumons renferment souvent des noyaux d'*apoplexie pulmonaire* ou *infarctus* dus probablement à des *embolies artérielles* ou *capillaires*. Ces organes présentent souvent, entre leurs lobules, de petites *thromboses veineuses*; des *infarctus sanguins* ont quelquefois lieu sous le péricarde. Des *thromboses veineuses* existent dans la pie-mère, dans le *cerveau*, dans les *tissus de la dure-mère*, dans le *foie* et dans différentes parties du corps. » Je ne pense pas que l'embolie joue le rôle important qu'on lui attribue. La pneumonie lobulaire n'est pas plus de nature embolique ici que dans la rougeole, par exemple, et toutes les bronchites capillaires. Il arrive de trouver dans ces cas, au centre des noyaux de pneumonie lobulaire, de petites coagulations sanguines qu'on ne peut regarder comme produites par une embolie. Je sais, qu'à l'heure présente, on admet l'endocardite avec les petits dépôts et les petits tractus fibrineux dans la plupart des fièvres où existent de semblables lésions pulmonaires; pourtant je ne crois pas que ces tractus, ces corpuscules, existent dans tous les cas où se produisent des lésions apoplectiformes du poumon. Enfin, si l'endocardite végétante entraîne après elle ces conséquences, comment, puisque son siége est surtout à gauche, ne les produit-elle pas dans tous les tissus plutôt que dans le poumon? Peut-être me suis-je déjà trop étendu sur toutes ces questions dans un article comme celui-ci.

La *pneumonie hypostatique*, la *splénisation*, la *carnification pulmonaire*, occupent habituellement les parties inférieures et postérieures du poumon où elles forment des masses considérables qui englobent, quelquefois, toute la partie postérieure d'un poumon. Le tissu de l'organe ainsi altéré est rouge, violacé, noirâtre, mou au toucher, se laisse quelquefois déchirer avec facilité, n'est point solide, friable, et grenu sur la surface des déchirures comme dans la pneumonie franche; il plonge, aussi, incomplétement au fond de l'eau.

Comme nous l'avons dit, la pneumonie franche est rare et se reconnaît sur le cadavre à ses lésions anatomiques ordinaires.

Atelectasie. Les plaques qui représentent cette altération se voient surtout sur le bord antérieur, et vers le sommet de l'organe; elles sont rouge foncé, violettes et au-dessous du niveau des parties environnantes du tissu pulmonaire, lesquelles sont souvent rouge clair, rouge pâle, plus rarement blanches et atteintes d'emphysème; au toucher, elles ne donnent pas la sensation de dureté des noyaux de pneumonie lobulaire. Elles disparaissent toutes rapidement par l'insufflation bien faite.

Emphysème. Je l'ai trouvé dans presque toutes les autopsies que j'ai faites et où je l'ai cherché. Rilliet et Barthez disent l'avoir rencontré chez la plus grande partie de leurs malades. Peter le considère comme une lésion constante. Sa forme ordinaire est l'emphysème *vésiculaire;* mais on le trouve aussi *interlobulaire*, et du tissu cellulaire du poumon l'air a pu passer dans celui du médiastin et même sous la peau pour former un emphysème généralisé (Rilliet et Barthez, t. I, p. 298. Roger, *Arch. gén.*, août 1862, p. 147).

Ce n'est point le lieu de discuter son mode de production. Je dirai seulement qu'on devra s'attendre à le trouver en raison de ce qu'aura été la gêne de la respiration pendant la vie.

La pleurésie est loin d'avoir la fréquence des lésions pulmonaires; elle est même rare relativement et paraît tout à fait secondaire. On la voit sous la forme de pleurite ou de pleurésie fibrineuse sans épanchement. Quand il y a épanchement, celui-ci est en général peu abondant. Peter, qui n'a trouvé la pleurésie que 9 fois sur 121 autopsies, a constaté deux fois un épanchement double, peu considérable, et séro-sanguinolent.

On trouve quelquefois sous la plèvre, comme en d'autres points, des ecchymoses, plus ou moins étendues, mais en général très-petites comme des pétéchies et qui ont été signalées depuis longtemps.

Coryza. Bretonneau, après avoir signalé ce fait, vrai en général, que les productions diphthéritiques s'arrêtent à l'orifice postérieur des fosses nasales, a rapporté des exemples de croup où la muqueuse de ces cavités, dans ses différents replis, était tapissée par la fausse membrane et fait observer que ces cas étaient presque toujours mortels. Trousseau a insisté sur les mêmes particularités et dans le même sens. Garnier a donné une statistique d'où il résulte que sur 95 cas de diphthérie il y en aurait eu 39 avec coryza. Cette proportion, d'après les faits que j'ai vus sans en tenir note, me semble beaucoup trop élevée et devait tenir à l'épidémie qu'a observée cet auteur.

Je passerai sous silence, comme étant tout à fait exceptionnelle, l'extension de la diphthérite à l'œsophage. Toutes les localisations de la diphthérite sont d'ailleurs possibles, soit sur les muqueuses, soit à la peau.

Altérations du sang. Depuis quelques années, on s'est livré à l'étude des altérations du sang dans la diphthérite, et à celle de certaines lésions du cœur ou de l'endocarde, que l'on a données soit comme des complications, soit comme des conséquences de cette maladie. Ce sont là des sujets encore à l'étude sur lesquels il y a de grandes divergences d'opinion, et nous ne les traiterons qu'avec réserve.

Millard (1858) a décrit comme il suit l'état du sang dans 5 cas de croup graves avec diphthérite nasale: « (Il (le sang) tache les doigts presque comme la sépia et communique aux organes qui en sont imprégnés (viscères et muqueuses) une teinte sale caractéristique; lui-même est troublé et légèrement bourbeux; les caillots qu'il forme ont, à part leur mollesse, une sorte de ressemblance avec du résiné trop cuit. Ajoutons, comme dernier trait, que souvent les artères, au lieu d'être vides, en contiennent presque autant que les veines), p. 37. »

Peter (Th. Paris, 1859) a vu, comme Millard, la diffluence, et des caractères analogues à ceux désignés ci-dessus. Lorain et Lépine (*Nouv. dict. de méd. et de chir.*, t. XI, p. 609) adoptent ces idées.

M. Regnard, interne à l'hôpital des Enfants, et préparateur du cours de physiologie à la Sorbonne, s'est livré à des recherches qui ne permettent pas encore de prendre des conclusions, mais engagent la question dans une nouvelle voie qui peut être féconde en résultats.

Ayant remarqué que la couleur brune du sang n'était point celle de l'hémoglobine, et ne disparaissait pas par l'agitation du liquide en présence de l'oxygène, il a présumé que le pouvoir d'absorption de l'oxygène était considérablement diminué et qu'une partie de l'hémoglobine avait disparu, d'où une forme d'asphyxie spéciale aux diphthéritiques.

Pour s'en assurer, Regnard a d'abord recherché, par un procédé que je n'ai pas à juger ni à décrire, quelle était, par rapport à l'oxygène, la capacité d'absorption du sang chez les enfants atteints de maladies chirurgicales ou chroniques ; et il a trouvé 28 ou 30 : ce qui veut dire que 100 grammes de sang sont capables d'absorber 28 à 30 cent. cubes d'oxygène à 0° et à la pression de 760mm. Soumettant le sang des diphthéritiques au même examen, il a trouvé les résultats que résume le tableau suivant :

MALADIE.	SEXE.	AGE.	OPÉRATION.	TERMINAISON.	COEFFICIENT D'ABSORPTION.
Croup	Garçon.	3	Trachéotomie.	Mort.	22,9
Croup	Fille.	3	Idem.	Mort.	19,5
Croup	Garçon.	3	Idem.	Mort.	17,6
Diphthérie généralisée. .	Fille.	4	»	Mort.	16,5
Diphthérie généralisée. .	Fille.	4	»	Mort.	16,0
Diphthérie généralisée. .	Garçon.	3	»	Mort.	11,3

Les résultats sont à peu près comparables comme ayant été recueillis sur des enfants presque du même âge. La différence dans l'absorption a paru être en rapport avec la gravité clinique des cas. Chez le dernier malade le sang avait la teinte sepia.

L'existence de cette diminution de la capacité absorbante, dans la diphthérie sans croup, prouve qu'elle n'est pas un résultat de la gêne de la respiration. Il serait intéressant au point de vue thérapeutique, dit l'auteur, de savoir si le sang en circulation est saturé d'oxygène quand il a absorbé les 16 ou 17 cent. cubes qu'il est susceptible de prendre.

Ce sont là des questions intéressantes, mais qui demandent à être étudiées avant de donner une solution positive et pouvant éclairer la pratique.

A côté des constatations d'où il résulterait que, dans le croup et la diphthérie graves, le sang a de la diffluence, on en a fait d'autres d'où ressort sa tendance à la coagulation. J'emprunte les détails suivants à la thèse de Robinson Beverley (Paris, 1872, p. 6 et 7) intitulée de la *Trombose cardiaque dans la diphthérie.*

Werner, de Linz, voit le premier des concrétions cardiaques qui ont causé la mort subite[1]. Winkler rapporte trois cas semblables[2]. Richardson[3] constate les mêmes concrétions dans le croup *diphthéritique* et oppose les symptômes de la *circulation obstruée* à ceux de la *respiration obstruée*. Barry, de Tunbridge,

[1] *Gaz. des hôpit.* Lenz, 1842.

[2] *Die Blutklumpen in der hautigen Bräune.* Wien, 1852.

[3] *Med. Times and Gaz.*, 8 mars 1856. — *Brit. Medic. Journ.*, février et avril 1860.

Wells[1] disent avoir vu des concrétions dans toutes les cavités du cœur. Smith[2] constate ces concrétions et admet qu'il y a des symptômes du croup qui en dépendent plus que des obstacles situés dans les voies respiratoires. Thompson[3] les constate et les considère comme la cause de mort la plus fréquente, etc., etc. Après ces citations et bien d'autres, Robinson Beverley cite le résultat de sa propre observation : sur dix-sept autopsies faites sur des enfants morts de croup ou d'angine diphthéritique, sept fois il a trouvé des caillots dans le cœur droit, oreillette et ventricule ; quatre fois ces caillots étaient stratifiés, exempts de cruor, intriqués dans les cordages et les colonnes charnues, et devaient s'être formés longtemps avant la mort ; un avait des prolongements répondant aux valvules sigmoïdes ; il y avait aussi, dans un cas, étranglement au niveau d'un orifice, caractères auxquels Robinson n'attache pas d'importance, mais qui ont été regardés par d'autres comme signes de formation des caillots pendant la vie. L'auteur leur rapporte un certain nombre de symptômes observés pendant la vie ; il leur attribue une part dans la production de la mort, et les regarde comme la cause des morts subites.

La thrombose cardiaque est une complication assez fréquente de la diphthérite en général et du croup.

Les coagula fibrineux, élastiques, entortillés entre les valvules, ou qui adhèrent intimement aux parois, se forment avant la mort, quelquefois même avant l'agonie.

Ils sont souvent le résultat et non la cause de l'état très-grave où se trouvait le malade.

Ils causent la mort, subitement, ou après un état d'anxiété, d'angoisse plus ou moins long.

On trouve en effet quelquefois, mais moins souvent qu'il est arrivé à Robinson, des coagula tels qu'il les décrit chez les diphthéritiques, mais les individus qui les présentent sont morts, soit très-vite, soit très-lentement. Il faudrait dans ces derniers cas que la concrétion eût pu se former lentement tout en permettant la vie. Dans ce cas, la fibrine devrait être altérée. Robinson n'en dit rien, et Callandreau (thèse de Paris, 1873) dit n'avoir rien trouvé de semblable. Ce dernier attribue la formation des caillots à l'asphyxie, peut-être à la dégénérescence graisseuse du myocarde, encore celle-ci est-elle très-peu forte. Après avoir fait la critique des observations de Robinson, il ne trouve pas qu'elles justifient les conclusions de ce dernier. Homolle (*Contribution à l'étude de la diphthérie*, 1875, p. 11) est disposé à croire que les thromboses cardiaques, dans les cas rares où elles ne sont pas cadavériques, doivent leur origine à la paralysie cardiaque consécutive à l'altération granulo-graisseuse du myocarde. Mais il reconnaît que la coïncidence entre ces deux états n'est pas constante. Il note aussi le défaut de corrélation qui existe, souvent, entre les lésions cardiaques et les symptômes qu'on leur a attribués, et il cite des observations à l'appui de ces deux propositions.

Pour Bouchut, Labadie-Lagrave et tous ceux qui admettent la fréquence de l'endocardite diphthéritique, cette dernière est la véritable cause des concrétions fibrineuses.

Endocardite. Ce serait là, suivant certains travaux récents, une lésion secon-

[1] *Brit. Med. Journ.*, juillet 1858.
[2] T. H., p. 617, 1459.
[3] *Medic. Times*, t. I, 1860, p. 23.

daire fréquente dans la diphthérie et le croup. Voici quel est l'état de la question d'après la thèse de Labadie-Lagrave. Dans le croup et la diphthérie grave, on trouve souvent (22 fois sur 40 autopsies) *une endocardite végétante aiguë* avec des dépôts fibrineux qui sont l'origine de fréquentes embolies. La cause première de cette altération réside dans les qualités du sang dues à la nature spécifique de la maladie générale. Cette endocardite a pour siége de prédilection les valvules, et se voit surtout à leur face la plus interne. L'ordre de fréquence des valvules atteintes est le suivant : la mitrale, la tricuspide, les sygmoïdes aortiques et pulmonaires. Voici la description de l'auteur :

« La valvule enflammée présente, en général, une *coloration* rouge, diffuse sur toute sa face supérieure ou centrale ; à quelques millimètres de son bord libre, on distingue nettement une guirlande festonnée de couleur rouge vif, et le tissu examiné à la loupe offre à ce niveau une série de petites villosités ou mieux de *saillies mamelonnées* de coloration rouge vif à leur base, grise rosée à leur partie moyenne et souvent blanchâtre à leur sommet; ces *végétations miliaires* donnent un aspect rugueux, inégal et comme chagriné à la face valvulaire sur laquelle elles siégent. Parfois disposées en simple strie linéaire ou légèrement sinueuse et ondulée, elles circonscrivent exactement le bord libre de la valvule; elles forment autour d'elle comme un double feston; plus rarement elles sont moins limitées et plus étendues sur la valvule. »

Ces *lésions premières* en saillie se coiffent de sortes de *stalactites verruqueuses*, donnent naissance à de petits coagula, à des *thromboses en miniature*. Ces produits sont-ils empruntés, par le battement, au sang? Sont-ils le résultat d'un exsudat inflammatoire? Ont-ils même quelque chose de la nature spécifique de la maladie première? Sont-ce des sortes de fausses membranes diphthéritiques? Toutes ces questions sont agitées par l'auteur, qui donne d'ailleurs des analyses microscopiques contestées depuis par certains observateurs.

Bouchut, dans le service duquel Labadie-Lagrave a recueilli ses observations, continuant les recherches commencées en commun avec ce dernier, a trouvé l'endocardite végétante dans les maladies les plus différentes, de sorte qu'il cesse de lui reconnaître un caractère de spécificité et en fait simplement une conséquence de l'état fébrile.

A ce titre, l'endocardite devrait cesser de m'occuper ici. De plus, Callandreau (thèse de Paris) conteste à ces lésions la nature phlegmasique. Parrot (*Arch. de physiolog.*, 1874), dans un mémoire plein d'intérêt, arrive à la même conclusion. Dans tous les cas, c'est une question qui demande à être réservée.

Myocardite. La transformation granulo-graisseuse des fibres musculaires du cœur, signalée dans bon nombre de maladies infectieuses par divers observateurs, l'a été pour le croup et la diphthérite par Bouchut et Labadie-Lagrave. Callandreau l'a trouvée, mais à un degré très-faible ; selon lui la grande majorité des fibres cardiaques conservent l'état normal ; les fibres altérées sont relativement très-rares. La transformation granuleuse des fibres, généralement partielle, peut devenir générale ou presque telle; on ne rencontre plus de fibres indemnes. Le myocarde devient alors friable, d'une couleur jaune feuille morte. Cette altération ne peut ici être due à l'intensité de la fièvre et est, comme le dit Homolle, comparable à la stéatose qui accompagne certains empoisonnements.

D'après ce dernier observateur, la myocardite serait assez fréquente (il l'a trouvée 6 fois sur 14 autopsies) et dans certaines, au moins, elle pourrait expliquer les symptômes observés pendant la vie.

Lésions des muscles du larynx. N'ayant fait aucune étude personnelle de ces altérations qui sont d'ailleurs généralement mal connues, j'emprunte textuellement à la thèse de Callandreau la description suivante :

« Les muscles du larynx sont atteints à des degrés divers. Les muscles extrinsèques ne présentent que rarement quelques fibres granulo-graisseuses. Viennent ensuite les muscles arythenoïdiens postérieurs, un peu plus souvent affectés; mais presque toujours, dans les cas d'inflammation croupale du larynx, les muscles thyroarythénoïdiens présentent les altérations que nous allons décrire.

Ils apparaissent à l'œil nu pâles, tuméfiés, d'une teinte feuille morte. Ils sont le siége d'un œdème très-marqué. Si l'on vient à les disséquer, on constate que leur friabilité s'est considérablement accrue. Ce dernier caractère devient surtout manifeste lorsqu'on détache quelque fragment de tissu pour l'examiner au microscope. A l'état frais, par des lacérations, on voit que les fibrilles sont augmentées de volume, contiennent une foule de granulations très-réfringentes pressées les unes contre les autres; il semblerait qu'on ait affaire à la dégénérescence graisseuse phosphorée. L'acide acétique rend ces granulations plus apparentes; l'éther et le chloroforme les font diminuer de nombre et bientôt disparaître; leur nature graisseuse est bien évidente, la striation n'existe plus, les noyaux du myolemme sont multipliés, mais seulement sur quelques fibres. Telles sont les lésions des fibrilles très-altérées. A côté, l'on peut observer tous les intermédiaires, jusqu'à l'état sain, mais d'une façon générale, tout le muscle offre de nombreuses lésions. »

Altérations rénales. Depuis la découverte de l'albuminurie, l'état des reins a été l'objet de nombreuses recherches, mais sans qu'il en soit résulté des données très-importantes. On a noté l'hyperhémie de ces organes et des altérations surtout microscopiques, telles que l'opacité de l'épithélium, sa chute facile et sa destruction rapide, avec production de cylindres de différentes formes, tels qu'on les trouve dans les urines albumineuses. En un mot des lésions du parenchyme assez peu spéciales.

Symptômes. Tout cas de croup présente deux ordres de symptômes qu'il importe de distinguer. Les uns qui relèvent directement de la présence de la fausse membrane dans le larynx et constituent les caractères propres, essentiels, indispensables de la maladie; d'autres, de nature et d'origine diverses, qui, bien que très-importants dans l'étude de la maladie, n'en sont pas moins des caractères contingents, empruntés, si je puis dire. Toutefois ces derniers, bien que de seconde main, au point de vue de l'étude de l'affection laryngée, ne peuvent à aucun titre être négligés, parce qu'ils jettent sur sa nature, sa marche et sa gravité probable une lumière qui est un guide précieux dans la pratique. Par contre, ces mêmes symptômes peuvent par leur intensité, leur exagération, dans quelques cas particuliers, et surtout dans certaines épidémies, primer ou simuler la symptomatologie croupale de façon à troubler le jugement du praticien.

Ainsi, l'angine couenneuse pharyngée, comme nous l'avons dit, par la seule présence des fausses membranes à l'isthme du gosier, devient un signe du croup dans ce sens qu'elle indique la nature de toute affection laryngée qui l'accompagne, et peut faire dire à l'avance, dès l'apparition des premiers linéaments de la laryngite, que celle-ci sera un vrai croup. Puis, suivant l'intensité de l'angine elle-même, l'abondance et l'extension des fausses membranes, l'engorgement des ganglions fait prévoir que le cas sera plus ou moins grave.

D'un autre côté on voit, dans quelques épidémies et dans certains cas isolés, l'angine couenneuse prendre une telle importance, produire une si grande gêne de la respiration, qu'on est tenté d'admettre l'existence du croup, bien que la gêne de la respiration, d'ailleurs spéciale en pareil cas, dépende des lésions placées au-dessus de l'orifice supérieur du larynx.

Ce que je dis ici de l'angine est applicable au coryza couenneux, par exemple, qui ne peut jamais troubler l'expression symptomatique du coup, mais éclaire sur la portée du mal et à ce titre doit figurer dans son histoire, d'autant qu'il a une grande influence sur les déterminations à prendre. Nous pourrions également mentionner ici, à titre d'exemples de phénomènes secondaires dans l'étude du croup, d'autres manifestations qui ne se relient même pas toujours indirectement à l'affection laryngée : telle est l'albuminurie qui se montre fréquemment pendant le cours de l'affection croupale, a une importance pronostique considérable, mais ne relève que de la cause première, de la diphthérie.

En voilà assez pour bien établir qu'il importe, sous peine d'accorder aux phénomènes observés une importance égale, qu'ils sont loin d'avoir, de séparer avec le plus grand soin les symptômes vrais du croup, de ceux qui doivent être à juste titre considérés comme secondaires, bien que dans la description on soit souvent obligé de les rapprocher les uns des autres.

Caractères essentiels du croup au point de vue symptomatologique. Ils se prêtent à une division en trois périodes ou phases ; depuis l'apparition des premiers troubles laryngés, jusqu'au moment où l'air ne passe plus à travers l'organe, ou du moins le fait dans une proportion si minime que la vie ne peut plus se prolonger longtemps.

Dans une première période il existe des troubles laryngés sans qu'il y ait encore de gêne manifeste à l'entrée et à la sortie de l'air.

Dans une deuxième phase, la gêne respiratoire s'ajoute aux autres symptômes déjà existants (altération de la voix toux-spéciale), soit sous forme d'accès de suffocation, avec dyspnée persistante dans l'intervalle, soit sous la forme d'une gêne respiratoire continue et régulièrement croissante, sans accès ; on l'appelle aussi *période dyspnéïque*. Dans une troisième période, où la voix et la toux sont aphones, la gêne de la respiration est portée assez loin pour qu'il ne passe plus qu'une minime colonne d'air par le larynx et que surviennent de ce fait les symptômes de l'asphyxie par strangulation. Cette troisième période peut être dite période *asphyxique* ou *anesthésique.*

Tel est le mode de développement progressif que suivent les phénomènes morbides, je dirais dans tous les cas, si les phénomènes pathologiques étaient susceptibles de cette régularité absolue.

Je vais essayer de tracer d'une manière bien nette les caractères de chacune de ces périodes, parce que non-seulement ils permettent d'affirmer sûrement l'existence du croup, mais de plus, indiquent exactement où en est la circulation de l'air dans le larynx et sont, avec les données que fournit l'état général et l'existence de la diphthérie sur d'autres points, la vraie base de nos raisonnements. Ce sont eux qui nous servent de guide quand il s'agit de mesurer l'imminence du danger, les probabilités de mort ou de guérison, les limites dans lesquelles peut se mouvoir l'intervention médicale, et nous permettent de déterminer le moment de recourir à l'intervention chirurgicale. Ayant pratiqué plus de deux cent soixante fois la trachéotomie, ma responsabilité s'est trouvée assez souvent engagée pour que j'aie mûrement réfléchi à ces questions. J'ai toujours trouvé les indications de la trachéotomie dans les symptômes laryngés portés à un degré que nous déterminerons, et les contre-indications dans l'état général, la multiplicité des localisations diphthéritiques ; en un mot dans des conditions qui ne dépendent pas directement du croup lui-même. Une réflexion encore avant de passer à la description. Notre esprit habitué à ce que la division en périodes dans la plupart des maladies soit basée sur des différences, des modifications anatomo-pathologiques, est porté à se demander si, dans le croup, ces périodes que nous admettons ne répondent pas également à des altérations anatomo-pathologiques propres à chacune d'elles? Il n'en est rien.

Dans le croup, les lésions restent les mêmes du début à la fin et ne varient qu'en quantité. Dans la pneumonie, il y a la période d'engouement, celle d'hépatisation qui explique la différence des symptômes. Dans le croup, rien de semblable : c'est toujours la même laryngite pseudo-membraneuse dont les lésions vont en s'aggravant, aggravation qui est suivie par celles des symptômes qui nous servent seuls à établir notre division, laquelle est exclusivement symptomatique.

Première période. On y a noté une sensation douloureuse au larynx, accusée par les malades assez âgés pour fournir ce renseignement ; mais son vrai caractère consiste en des modifications de la voix et de la toux qui sont assez particulières. On s'est demandé s'il y avait un moment où ces symptômes existaient sans qu'il y ait encore exsudation, et la réponse devait être affirmative pour les premiers moments, du moins, à en juger par ce qui se passe pour l'angine pharyngée, où l'on a pu voir la rougeur des parties avant qu'elles fussent recouvertes de fausses membranes (période de durée très-courte d'ailleurs) ; ce que l'on avait admis sans l'avoir vu pendant la vie, et sans avoir été à même de le constater après la mort, a été définitivement établi par l'examen au laryngoscope ; on a pu constater cette congestion inflammatoire avant la fausse membrane qui ne tarde pas à se produire, si bien qu'il est rare de voir la muqueuse exempte du produit membraneux, et c'est une recherche qu'on ne fait presque jamais.

Voix. Dire que la voix est *croupale*, c'est ne rien dire, ou dire quelque chose de faux : si on entend par là une *voix sonore, rauque, grosse*, comme on le fait quelquefois. C'est souvent, au début, un simple enrouement. Les croupeux ont la voix enrouée, éraillée, rauque, mais avec un abaissement de ton ; il y a d'ailleurs dans cette voix des tonalités différentes, des discordances, et s'il est juste de dire avec le professeur Jaccoud, qu'elle a un *caractère bitonal*, il le serait plus encore de dire que le caractère est *multitonal*. A mesure sans doute que les conditions physiologiques des cordes vocales sont modifiées par l'inflammation et le dépôt pseudo-membraneux, la voix s'altère davantage. Mais, nous le répétons, elle n'est souvent qu'enrouée. Elle perd plus tard sa tonalité, son timbre ; devient plus sourde, plus voilée, plus éteinte pour cesser de se faire entendre dans les périodes suivantes. Trouvera-t-on ces caractères à chaque examen qui sera fait du malade? Non, et il n'y a point lieu d'en être surpris puisque, sous l'influence de la toux, des efforts d'expectoration, les conditions d'où dépend l'altération vocale peuvent être modifiées ou même disparaître. D'ailleurs, il faut noter que ces altérations vocales ne sont pas caractéristiques.

Toux. Il ne faut pas croire que la toux se répète très-fréquemment au début, ni même dans tout le cours du croup. Elle peut ne pas apparaître dès le début même, mais elle ne manque jamais de se produire, le plus habituellement par quintes plus ou moins rapprochées et plus ou moins violentes. On s'est épuisé en comparaisons pour donner une idée des caractères de cette toux qui ne ressemble ni à l'*aboiement du chien*, ni au chant d'un jeune coq, ni au cri d'une poule irritée, ni à aucun autre des sons auxquels on a pu la comparer. D'abord elle ne diffère guère de celle d'une phlegmasie catarrhale laryngée, et prend ensuite des caractères qui tiennent de ceux de la voix; elle est enrouée, éraillée, plus ou moins sonore, rarement comme dans la laryngite striduleuse; mais plus la maladie avance, plus elle tend à perdre sa tonalité, à s'éteindre. Dans cette première phase, elle ne provoque pas une expectoration bien abondante, et celle-ci, quand elle existe, est généralement muqueuse, composée d'un liquide blanc visqueux et mousseux; rarement y trouve-t-on des fragments de fausse membrane, à une époque aussi peu avancée; remarquons qu'en général ces sécrétions salivaires, quand elles existent, tiennent moins à l'affection laryngée qu'à l'angine couenneuse concomitante, et qu'elles sont d'autant plus abondantes que celle-ci est plus accusée. A la fin de chaque quinte de toux, il y a une sorte de reprise sifilante qui rappelle, mais incomplétement, ce qui se passe dans la coqueluche.

Respiration. A cette période elle paraît se faire librement; pourtant, il arrive de saisir déjà un léger sifflement marquant l'inspiration de l'air à travers le larynx, surtout pendant la nuit, et qui tient au rapprochement des ligaments aryténo-épiglottiques tuméfiés ou déjà recouverts de fausses membranes.

2e période. Le croup y est bien confirmé, et en même temps que la voix baisse et perd sa sonorité, que la toux tend à s'éteindre, on voit la respiration devenir pénible et prendre des caractères qui, sans être exclusivement propres au croup, l'accusent pourtant d'une manière assez sûre; on sent, on entend, qu'il y a une gêne respiratoire dont le siége est au larynx. L'inspiration est lente, pénible, et l'air en franchissant l'organe rétréci, y produit un sifflement caractéristique, à l'aide duquel on peut apprécier l'étroitesse de l'aire glottique. Le malade qui a conscience de l'obstacle à surmonter, fait des efforts inspiratoires, de sorte que l'introduction de l'air, au lieu de se faire en vertu d'un acte en quelque sorte automatique, s'accomplit par un effort, instinctif sans doute, mais quelquefois voulu et calculé en raison de la difficulté à vaincre. L'introduction de la quantité d'air nécessaire à la respiration ayant lieu, en vertu de cet effort à travers un canal rétréci, se fait nécessairement en un temps d'autant plus long et en produisant un sifflement d'autant plus accusé que l'étroitesse est plus considérable. Il se produit donc ces deux résultats à peu près constants, savoir : que l'inspiration est un peu plus longue qu'à l'état physiologique et surtout qu'elle s'accompagne d'une sorte de sifflement qui tend à aller en augmentant à mesure que le mal s'aggrave. Ces deux particularités constituent deux caractères excellents de la dyspnée due au croup. Il est facile de saisir la différence qui existe entre cette dyspnée, due à l'insuffisance de la prise d'air, et celle qui est due, par exemple, à la diminution du champ de l'hémastose; comme dans l'affaissement du poumon dû à la présence d'un épanchement pleurétique; soit à la suppression des vésicules pulmonaires par leur réplétion dans la pneumonie lobaire, et leur occlusion due à leur effacement, par lobules, dans la bronchite capillaire où la broncho-pneumonie. La dyspnée qui provient de ces dernières causes est caractérisée par la brièveté de l'inspiration qui de plus est silencieuse.

A l'inspiration succède l'expiration qui, suivant la plupart des auteurs, s'accomplirait toujours facilement et en silence. Ceci est vrai au début du croup, alors que la gêne respiratoire n'est qu'ébauchée, mais cesse de l'être souvent quand la dyspnée devient très-forte. Si on observe bien tous les cas et chacun d'eux assez longtemps, on ne tarde pas à se convaincre qu'il y a, dans certains, une véritable dyspnée croupale à l'expiration. Dans ces cas sans doute, la cause matérielle produit un obstacle à l'expiration qui se fait lentement et en occasionnant un sifflement sous l'influence de la contraction exagérée des muscles expirateurs. On s'explique que le sifflement à l'expiration ne soit pas aussi fort, ni aussi constant que celui qui a lieu à l'inspiration, mais il arrive que les deux temps de la respiration se trouvent 99 fois avoir la même durée, et même que l'expiration est plus longue (Gendron et Hache), mais n'est jamais aussi puissante que celle des muscles inspiratoires.

De ce que nous venons de dire il devrait résulter que le nombre des respirations fut constamment au-dessous de la moyenne physiologique, et pourtant il n'en est pas ainsi, il lui est habituellement supérieur. Voici pourquoi : s'il est vrai que l'inspiration se fait toujours péniblement dans la seconde période du croup et que l'expiration tende à devenir notablement plus prolongée, d'un autre côté, le temps de repos qui suit habituellement l'expiration est de beaucoup raccourci, ou même se trouve seulement marqué par un silence, de sorte que ce rapprochement des actes respiratoires vient plus que compenser le ralentissement de l'un ou des deux temps; et si l'on regarde un croup simple, avec dyspnée, on voit que l'individu est constamment occupé à respirer, sans repos ni trêve ; la volonté joue certainement un rôle, comme nous l'avons dit, dans cet acte d'habitude inaperçu, et c'est pour cela, sûrement, que les malades redoutent le sommeil ; que, pendant celui-ci, la dyspnée fait des progrès plus rapides; ce qui explique aussi ces réveils en sursaut, l'agitation et les accès de suffocation qu'on observe souvent pendant la nuit, quand on veille les malades. La gêne de la respiration commence d'habitude à augmenter le soir, s'accentue pendant la nuit, comme les autres symptômes d'ailleurs ; au jour, il se fait souvent une légère détente. Mais c'est aussi fort souvent à la première heure après une nuit d'agitation et d'angoisse que se montrent les signes de l'asphyxie.

Il est d'observation que, pendant la seconde période, la respiration, comme nous venons de le dire, n'est pas également gênée à tous les instants et qu'il y a des moments de calme et de repos pendant lesquels les phénomènes de dyspnée s'atténuent, et semblent disparaître pour se reproduire quelque temps après. Au réveil, sous l'influence d'une émotion, d'une colère, on voit la respiration s'embarrasser; il survient des quintes de toux après lesquelles la respiration peut être plus gênée, ou bien au contraire, notablement plus facile ; ce dernier phénomène se produit surtout quand il y a rejet de quelque fausse membrane ; particularité qui se voit plus souvent dans la deuxième période qu'à tout autre moment. Au milieu du liquide filant et muqueux dont nous avons déjà parlé se voient alors des fragments, des lambeaux assez grands, de fausses membranes qui semblent avoir été moulés sur les cordes vocales ou dans les ventricules laryngés; quelquefois des tubes membraneux représentant la trachée et même les bronches avec leurs premières divisions; dans ces cas, le produit expectoré constitue non-seulement un signe pathognomonique du croup confirmé, mais il donne encore une idée de l'étendue des lésions, et conséquemment de la gravité du mal. Quand les fausses membranes sont fragmentées, brisées, il faut les agiter dans l'eau pour les distinguer du mucus concret. On voit qu'elles ne se dissolvent pas comme le fait ce dernier. Si, d'ailleurs, il restait un doute, on le lèverait facilement à l'aide du microscope et des réactifs dont nous avons parlé. Ce signe physique de l'existence du croup est incontestablement le plus sûr quand on a bien déterminé le point d'origine de la membrane. La gêne de la respiration, suspendue pendant un temps plus ou moins long par ce rejet de fausses membranes, ne tarde pas beaucoup à reparaître.

A part quelques rares exceptions, toute dyspnée croupale est sujette à des exacerbations qui conduisent bientôt aux grands accès de suffocation. Pendant ce redoublement de gêne, le petit malade change volontiers de place, demande à quitter son lit, montre de l'agacement, de l'anxiété. C'est souvent le soir, et pendant la nuit surtout, que la respiration se montre d'habitude plus embarrassée et que survient fréquemment le premier grand accès de suffocation. Voici comment, en pareil cas, j'ai vu les choses se passer.

L'enfant dort, et à mesure que le sommeil se prolonge, on entend, on sent au sifflement laryngé, on voit par les efforts instinctifs, que l'air passe de plus en plus difficilement ; le petit malade fait un mouvement brusque, se rejette dans une autre position, tout en sommeillant ; ce changement est suivi d'un instant de calme, puis nouvelle recrudescence de la dyspnée laryngée, et alors nouvelle agitation et nouveau déplacement pour trouver une position plus favorable à la respiration ; après ces agitations et ces changements, au milieu d'un demi-sommeil troublé, l'enfant se dresse sur son séant, commence un cri qui ne sort pas, ou ébauche une quinte de toux, et est saisi d'un violent accès de suffocation. Si c'est le jour, ou que pendant la nuit l'enfant ne dorme pas, il change souvent d'attitude, est agacé, irritable, veut une chose et la repousse, mordille ses lèvres, demande à quitter son lit et à passer dans les bras de ceux qui le soignent, paraît inquiet, anxieux ; pendant que la respiration devient de plus en plus serrée au larynx, et que les ailes du nez se dilatent puissamment. Enfin brusquement, à l'occasion d'une contrariété, parce qu'il a essayé de boire, qu'il a toussé, éclate l'*accès de suffocation.* Dans d'autres cas beaucoup plus rares, rien ne peut faire prévoir l'explosion de la suffocation : elle survient au milieu d'un calme relatif et sans que la respiration laryngée paraisse plus gênée ; dans les cas précédents on pouvait les prévoir, ici il éclate à l'improviste, sans prélude, comme certains accès de convulsions. Porté à son plus haut degré, l'accès de suffocation est très-particulier et a quelque chose d'effrayant. Toutefois, la description de Jurine n'est exacte qu'autant que les accidents se présentent à leur degré le plus élevé. « La dyspnée, dit-il, est effrayante, la respiration striduleuse, et la suffocation, avec tout ce qu'elle a d'affreux en fait d'angoisses, d'anxiété et de souffrance, menace à chaque instant la vie de l'enfant. Dans ce moment, il porte inutilement la tête en arrière, pour allonger la trachée et ouvrir un plus grand passage à l'air ; son cou se gonfle, son pouls est faible et intermittent, les yeux semblent s'enfoncer dans leur orbite et son corps est couvert d'une sueur froide » (Rilliet et Barthez). A ce moment, l'enfant qui s'était dressé debout, ou assis sur son lit, tombe épuisé et dans un calme qui n'est dû qu'à cet épuisement. Mais les désordres sont loin d'être toujours portés aussi haut ; une plus grande agitation, l'exagération dans l'état d'anxiété du malade ; celle du sifflement laryngé à l'un ou aux deux temps, le besoin de changer d'attitude, de se tenir dans la position assise, le cou tendu, sont les seuls symptômes qui marquent un accès après lequel on voit la respiration redevenir relativement calme sans cesser d'être gênée, et l'enfant consentir à abandonner les bras de sa garde pour reprendre la position horizontale où accidentellement il peut goûter quelque repos. Il peut même se remettre à ses jeux.

Ces accès durent plus ou moins longtemps, depuis quelques minutes jusqu'à un quart d'heure ou à une demi-heure, dit-on. Mais il faut distinguer; jamais les grands accès ne durent aussi longtemps et c'est heureux, car la mort viendrait infailliblement au premier ayant cette gravité et cette durée; on peut, en général, dire que la durée est en raison inverse de l'intensité.

Quant à la fréquence de leur reproduction, elle est très-variable; un enfant peut n'avoir d'accès que vingt-quatre heures après le premier, ou bien, au contraire, en avoir toutes les trois ou quatre heures, toutes les heures, ou même plus souvent, auquel cas la marche vers l'asphyxie est des plus rapides. La dyspnée qui existait avant l'apparition de l'accès de suffocation, existe après, avec cette particularité qu'elle est augmentée; ce n'est qu'immédiatement après l'accès, à cause de l'épuisement et en raison de la faiblesse des efforts respiratoires, qu'elle paraît calmée; parce que le sifflement laryngé se trouve diminué en raison de ces conditions même; mais elle reparaît bientôt et plus intense. Il y a un cas, dont nous avons parlé, où il y a une diminution frappante et telle, dans certains faits, qu'elle peut faire naître des espérances décevantes; c'est quand les efforts de toux et de vomissement ont accompagné l'accès, et amené le rejet de la totalité ou d'une portion des fausses membranes qui tapissaient le larynx. Mais, sauf ce cas, on peut regarder comme une règle invariable qu'après chaque accès il y a augmentation de la gêne respiratoire.

Tous les cas de croup présentent-ils des accès? Non, un certain nombre en est exempt et la gêne de la respiration va se développant du début à la fin, jusqu'à produire l'asphyxie d'une manière régulièrement progressive. Ce fait aurait lieu dans un tiers des cas d'après certains observateurs. Et sur ce fait, on a admis l'existence d'un croup avec accès de suffocation et un autre sans accès. Sans vouloir contester l'existence de cette dernière forme, je la regarde comme étant de beaucoup au-dessous de l'estimation que je viens de citer; et c'est ici qu'il importe de tenir compte de l'intensité symptomatique des accès; si pour que ceux-ci existent, on veut un tableau aussi rudement accusé, aussi sombre en couleurs que celui de Jurine, on les trouvera à peine dans les deux tiers des cas. Si, au contraire, on veut tenir compte de ce fait, qu'au cours de la dyspnée croupeuse on voit presque tous les enfants être pris d'une recrudescence dans l'intensité des phénomènes dyspnéiques, s'agiter, changer de place, porter la main à leur cou, ou dans la bouche, demander à quitter le lit, à passer dans les bras, montrer une anxiété plus accusée, pendant que les ailes du nez se dilatent davantage, que le visage se couvre de sueur, etc.; puis un calme relatif succéder à ce trouble, on reconnaîtra que la dyspnée sans accès est moins commune que ne l'ont dit certains observateurs. Pour mon compte, j'ai vu l'exagération de la dyspnée, sous forme de crise, sauf dans deux conditions. Quand l'asphyxie et l'empoisonnement carbonique étaient portés à un très-haut degré; et quand il y avait un empoisonnement diphthérique tel qu'il avait agi sur le système nerveux de façon à jeter l'individu dans une prostration extrême, dès le début de l'invasion du larynx, ou même avant; si bien que toute réaction était éteinte. Toutefois, je dois signaler cette forme sans accès dont l'existence n'est pas contestable. Quoi qu'il en soit, la dyspnée, avec ou sans accès, va croissant du début à la fin, et sa marche n'est suspendue que dans les cas de rejet de fausses membranes; encore ce repos n'est-il, habituellement, que momentané. Sauf ces nuances, l'accroissement est régulier et on peut, pour ainsi dire, voir les progrès de cette dyspnée. Walbhom avait noté, déjà, que chez les individus atteints de croup, pendant l'inspiration, le ventre paraissait refoulé vers la poitrine. Ce phénomène a été bien étudié, depuis, sous le nom de *tirage*, et on a distingué le *tirage abdominal* ou *inférieur* et le *tirage sus-sternal* ou *supérieur*. Voici ce qui se passe : L'aire de la glotte se trouvant rétrécie au point d'être presque effacée, les muscles inspirateurs tendent à soulever les parois thoraciques sans que le fluide atmosphérique puisse pénétrer suffisamment dans les poumons. On voit alors, sous l'influence de la contraction du diaphragme, le creux épigastrique se déprimer fortement, tandis que plus bas le ventre fait une saillie globuleuse, malgré la tension des muscles abdominaux. Chez les enfants jeunes, de 2 à 4 ans, par exemple, qui ont les côtes très-flexibles, on voit même se former une sorte de sillon de dépression tout autour de la base de la poitrine, qui se trouve comme étranglée au niveau des points d'attache du diaphragme, tandis que le ventre est projeté en avant. Celui-ci n'est donc pas positivement repoussé, comme le disait Walbhom et comme cela a lieu dans la paralysie du diaphragme. Dans le tirage supérieur, il se produit une dépression très-marquée dans le creux sus-sternal et dans les deux triangles sus-claviculaires. Ce sont là des signes très-précieux de la dyspnée d'origine laryngée et qui, par leur intensité, permettent de juger de l'étroitesse du passage resté libre. Ces phénomènes en sens inverse de ce qui se passe à l'état physiologique, joints à la contraction extra-normale des muscles inspirateurs, dépendent de la difficulté qu'a l'air à traverser la glotte et peuvent servir à la mesurer. Leur ensemble a été désigné, comme nous l'avons dit, sous le nom de *tirage*, expression heureuse qui résume la description symptomatique que je viens de faire. La raison des phénomènes du tirage est trop simple pour qu'il soit besoin de la développer longuement. Au moment de l'inspiration, c'est-à-dire, au moment où les muscles inspirateurs soulèvent la cage thoracique, l'air ne pénétrant pas ou très-difficilement à travers le larynx, toutes les parties molles ou flexibles cèdent sous la pression de l'air extérieur qui tend à combler le vide prêt à se faire dans l'intérieur de la poitrine ; il doit en être de même pour le sang, ce qui suffit pour expliquer la pâleur. La contraction musculaire agit aussi puissamment pour produire ces mouvements.

La continuité de la dyspnée et l'aggravation progressive de cette dernière s'accordent bien avec la présence de la fausse membrane dans le larynx et son augmentation progressive d'épaisseur. Mais comment expliquer les accès ? Le plus grand nombre des auteurs s'accordent à faire jouer un rôle prédominant dans la production de ces accès à la contraction spasmodique des muscles intrinsèques du larynx. La physiologie pathologique d'un semblable spasme ne semble point difficile à comprendre. L'inflammation de la muqueuse, la présence des fausses membranes qui jouent le rôle de corps étranger, détermineraient une irritation transmise au bulbe par l'intermédiaire des nerfs sensitifs. De cette impression transmise au bulbe naîtrait une action réflexe qui, par l'intermédiaire des nerfs moteurs, provoquerait la contraction convulsive des muscles du larynx. La contraction des muscles constricteurs de la glotte l'emportant en puissance sur celle des dilatateurs, il en résulterait un rétrécissement qui serait la cause immédiate de l'accès de suffocation. Avant d'adopter cette explication qui, à tout prendre, n'est qu'une hypothèse plausible ne reposant point sur une constatation directe, il est bon de rechercher si le trouble pathologique est bien analogue aux spasmes : ce qui paraît assez évident, si on tient compte de la soudaineté de l'accès, de sa cessation après une certaine durée, du calme relatif qui le suit, de son retour après un temps de repos plus ou moins long. Ces accès ne se reproduisent plus vers la fin de la maladie, alors que les troubles asphyxiques sont portés très-haut, alors probablement que l'intoxication carbonique a fait perdre au bulbe une partie de son excitabilité. C'est probablement aussi cette même influence de l'asphyxie qui limite la durée de chaque accès pris isolément, dont la cessation a lieu quand la congestion du bulbe par un sang non oxygéné est portée assez haut pour éteindre en lui l'excitabilité; ce qui permet au muscle de tomber dans le relâchement.

C'est vraisemblablement par une action analogue du poison diphthéritique que, dans certains croups infectieux, dès le début, on ne voit à aucun moment de leur durée des accès bien prononcés : c'est que l'excitabilité de la portion respiratoire du bulbe aurait été considérablement affaiblie par l'intoxication. Bretonneau a contesté l'explication des accès par le spasme et, après avoir fait remarquer que la tendance à procéder par accès était commune à toutes les maladies, il a voulu rapporter les phénomènes de recrudescence dyspnéique, qu'on avait expliqués par un spasme, à une augmentation passagère et mobile des lésions des cordes vocales, à une sorte d'enchifrènement amenant des modifications momentanées dans l'aire de la glotte. Ce serait un trouble analogue à celui qui a lieu en cas de coryza dans le canal que l'air doit franchir à travers les narines, qui pourtant offrent une capacité plus grande et moins apte que la glotte à se prêter à des modifications de dimension en plus ou en moins. Cette explication de Bretonneau n'a pas été admise généralement, et c'est par le spasme que l'on a continué à se rendre compte des accès dyspnéiques. Quant à ce qu'il y a de continu dans la dyspnée, on s'en rend parfaitement compte, comme nous l'avons dit, par la fixité des lésions laryngées (inflammation et fausses membranes). Niemeyer, le premier, je pense, a fait intervenir la paralysie des muscles intrinsèques du larynx pour expliquer cette gène continue de la respiration. Cette paralysie, du moins à la fin de la maladie, est admissible d'après les lésions qui ont été fréquemment trouvées à l'autopsie. Ce sont ces lésions qui servent de base à la théorie de Niemeyer. De plus, il fait intervenir les considérations suivantes : analogie des phénomènes dyspnéiques du croup avec ceux que produit la section des pneumogastriques ; altération musculaire dominant dans les muscles dilatateurs (crico-aryténoïdiens postérieurs) : ce qui n'est pas prouvé ; absence de la *glotte respiratoire* chez les enfants. Quand les muscles dilatateurs sont paralysés, l'air qui tend à traverser le larynx pendant l'inspiration, rapproche les cordes vocales l'une de l'autre et ferme la glotte. Il n'en est plus de même à l'expiration. Comme Niemeyer admet que la gêne respiratoire peut aussi dépendre de l'occlusion laryngée par les fausses membranes, il regarde comme possible de dire à laquelle de ces deux causes, paralysie des muscles ou occlusion par les fausses membranes, est due la dyspnée. Si celle-ci est due aux fausses membranes, elle existe aussi bien à l'expiration qu'à l'inspiration ; au contraire, elle n'a lieu que pendant cette dernière, si la paralysie musculaire est sa cause. Nous ferons à cette théorie les objections suivantes : La connaissance que nous avons de l'altération musculaire est trop incomplète pour lui servir de base. S'il est vrai que les phlegmasies des séreuses ou des muqueuses causent la paralysie des muscles sous-jacents, on ne sait pas à quelle époque a lieu cette paralysie. Il n'est pas probable que cela ait lieu si promptement ; la théorie de la paralysie ne pourrait s'appliquer qu'à la dyspnée de la dernière période, et surtout ne se comprend plus pour les cas de croup où la gêne respiratoire apparaît très-près du début. Enfin, le mode d'explication n'est point applicable aux accès de dyspnée suivis d'un temps de repos relatif, et encore moins à ces croups où les accès dyspnéiques sont suivis d'une rémission telle qu'on les a nommés croups intermittents. Son application resterait donc très-limitée. Ces croups intermittents qui constitueraient une troisième manière d'être de la dyspnée croupale, consistent en ce que, chez un individu qui a la voix et la toux propres au croup, il survient un accès de dyspnée qui, une fois terminé, ne laisse plus après lui aucune gêne de la respiration, ou n'en laisse plus qu'une insignifiante. Toutefois, si on y regarde de près, la respiration n'est presque jamais entièrement libre, et l'entrée de l'air à l'inspiration se fait un peu entendre, surtout pendant le sommeil. Après douze, vingt-quatre heures de cet état, où la gène de la respiration n'existe pas ou est sensiblement nulle, survient un autre accès de suffocation qui peut être suivi d'un ou de plusieurs semblables avant que la dyspnée ne devienne continue et franchement croupale. Que se passe-t-il en pareil cas? Ce que nous avons vu nous autorise à dire qu'il s'agit là de croups à marche très-lente, au cours desquels surviennent, à périodes très-éloignées, des accès spasmodiques. Toujours est-il que si ces croups, dits intermittents, ne sont pas des laryngites striduleuses, ils quittent cette forme pseudo-périodique pour devenir franchement continus. On a aussi dit que, dans ces faits, le temps de repos consécutif aux accès d'oppression était dû au rejet possible de la pellicule pseudo-membraneuse. Ce sont d'ailleurs là des faits très-exceptionnels.

3° *Période asphyxique.* La voix n'a plus de timbre, c'est à peine si l'on peut entendre ce que dit le malade qui souffle ses paroles avec les lèvres; la toux est également aphone, double modification qui tient sans doute à ce que les cordes vocales gonflées, à demi paralysées et recouvertes de fausses membranes ne sont plus en état de vibrer convenablement ou que, le fussent-elles, la colonne d'air expirée est insuffisante en raison de son peu de volume et de sa faible impulsion pour y déterminer des vibrations. La sensibilité de la muqueuse paraît diminuée, à en juger par les quintes de toux qui diminuent de force, s'éloignent et finissent par cesser. La dyspnée est portée au plus haut point. La colonne d'air introduite va toujours en diminuant de volume, et les efforts d'inspiration ne luttent plus avec succès pour vaincre l'obstacle; aussi le sifflement laryngé va-t-il en s'effaçant pour disparaître tout à fait et les phénomènes du tirage, qui s'étaient exagérés à la fin de la période précédente, diminuent et ne sont plus aussi accusés. L'asphyxie, qui est le résultat forcé d'une hématose insuffisante, va en s'accusant, attendu qu'à chaque acte respiratoire l'air ne venant plus remplir en quantité voulue les vésicules pulmonaires, il y a défaut d'absorption d'oxygène, et comme conséquence, expulsion insuffisante par exosmose de l'acide carbonique qui se produit incessamment dans l'organisme, et s'accumule dans la masse du sang pour agir comme agent toxique sur tout l'organisme. C'est alors que l'on voit les fonctions de la vie de relation et celles de la vie organique se troubler et se suspendre. L'agitation du malade cesse. C'est à peine si, de temps à autre, il fait un effort désespéré pour retomber dans sa somnolence; les accès de suffocation ont cessé, ou ne sont plus qu'ébauchés; la lutte est désormais impossible. Les centres nerveux, sous l'influence de l'intoxication carbonique, ne perçoivent plus que confusément les impressions, et leur excitabilité n'est plus que faiblement mise en jeu. C'est alors que la respiration apparaît plutôt moins gênée, moins serrée et ralentie, que l'on cesse d'entendre le sifflement laryngé, ou au moins qu'il est très-diminué. Cette apparence de calme, qui pourrait induire en erreur si la gravité de la situation n'était pas manifeste, tient à ce que le besoin de respirer n'est plus aussi bien senti; que les centres, surtout, ne provoquent plus, comme nous l'avons déjà dit, que faiblement les contractions musculaires, et qu'enfin les muscles eux-mêmes, participant à l'intoxication carbonique, sont incapables de se contracter énergiquement. Le sang stagne dans les radicules veineuses, et il en résulte ces colorations violacées qu'on observe sur la face et les lèvres. La sensibilité générale est très-émoussée, et l'on peut constater que le tégument externe, surtout aux extrémités, est presque insensible, ou dépourvu de toute sensibilité. Non-seulement les malades ne sentent pas le contact des objets, mais on peut les pincer, les piquer, sans qu'ils éprouvent de douleur (anesthésie, analgésie). C'est à cette dernière particularité qu'il faut attribuer le peu de souffrance que paraît provoquer la trachéotomie, quand on la pratique à la période extrême du croup. L'enfant est alors constamment assoupi, la face altérée, livide, inondée de sueur ainsi que le tronc; le pouls est petit, irrégulier, incomptable, les inspirations deviennent rares, les extrémités se refroidissent, et le malade s'éteint dans une sorte de coma asphyxique, à moins qu'il ne survienne une attaque convulsive qui l'enlève.

Tel est l'ensemble des symptômes du croup en général, mais on y peut observer des modifications dans certaines conditions: ainsi lorsque la maladie se développe chez l'adulte.

En raison du développement des cartilages aryténoïdes, la partie de la glotte dite glotte respiratoire a pris chez l'adulte un développement tel, que son obstruction est bien plus difficile que chez l'enfant. Aussi, la gêne de la respiration s'établit bien plus lentement chez l'adulte; le sifflement laryngé est moins prononcé, moins aigu que chez l'enfant; la dyspnée se produit lentement et paraît due au moins autant à l'extension des fausses membranes dans les ramifications bronchiques, qu'à la présence de la production pelliculaire dans le larynx. Les accès de suffocation sont rares; mais quand ils se produisent, ils sont d'une extrême intensité et peuvent amener la mort presque soudainement. Le spasme, chez l'adulte, paraît s'exagérer sous l'influence de la notion qu'a le malade du danger qui le menace; rien n'est effrayant comme l'aspect qu'il présente en pareille circonstance. Nous verrons que la trachéotomie donne très-peu de succès chez l'adulte, et ceci tient probablement à ce que les croups qui la réclament sont ceux-là seulement où la diphthérie a gagné les bronches profondes, tandis que les cas où le mal n'a pas dépassé le larynx sont susceptibles de guérir par le traitement médical avant d'avoir atteint la période asphyxique. Le tirage est beaucoup moins accusé, sauf dans les cas extrêmes, que chez l'enfant.

A la suite de certaines maladies, de la rougeole notamment, il se montre des cas de croups, dits croups secondaires, et qui ont été, suivant moi, divisés avec grande raison par Barthez en croups secondaires diphthéritiques vrais, et en croups secondaires non diphthéritiques. Les premiers ne diffèrent en rien de la maladie telle que nous venons de la décrire, au moins tant au point de vue anatomo-pathologique qu'à celui de la symptomatologie. Mais il est très-vrai qu'il existe d'autres cas où la maladie s'éloigne un peu du croup tel que nous l'avons défini et décrit. A l'autopsie, on trouve, dans ce cas, la muqueuse du larynx rouge, tuméfiée, parsemée de petites ulcérations, et présentant çà et là de petits grumeaux blancs dans lesquels il est vraiment difficile de reconnaître une fausse membrane, surtout quand cette production n'existe nulle part ailleurs. Il n'est guère possible de voir dans ces lésions autre chose que les suites anatomiques d'une laryngite ulcéreuse à marche plus ou moins rapide. Pendant la vie, les symptômes se sont rapprochés de ceux du croup au point de se confondre avec eux et de faire porter le diagnostic de croup. La voix est devenue éraillée, éteinte, la respiration a été gênée, légèrement sifflante, mais jamais comme cela s'observe dans le croup vrai; de plus, c'est lentement, silencieusement, que ces symptômes s'établissent, et la marche de la maladie a une lenteur toute particulière. Rarement voit-on survenir des accès de suffocation. La dyspnée est très-réelle et peut aller même jusqu'à produire l'asphyxie; mais c'est rarement que l'on voit s'établir les phénomènes du tirage tels que nous les avons indiqués. Si on n'intervient pas, la mort arrive par une asphyxie lente qui ne semble pas dépendre aussi exactement de l'occlusion du larynx que dans le croup ordinaire.

Au tableau descriptif que nous venons de faire du croup, ajoutons quelques détails propres à compléter les notions que l'on doit avoir sur tout ce qui concerne cette maladie.

Pendant que ces diverses phases se déroulent, on est tenté de demander à l'auscultation des informations sur ce qui se passe du côté des bronches et du tissu du poumon; mais, nous devons le dire tout de suite, ce moyen d'investigation est d'un faible secours. Pendant la première période, les phénomènes stéthoscopiques restent à peu près normaux, le murmure vésiculaire s'entend dans toute la poitrine, sauf les cas où il y aurait une des complications dont nous parlerons (bronchite et broncho-pneumonie, etc.). Mais quand le sifflement laryngé s'est établi, il n'en est plus de même; pour peu qu'il soit fort, il masque et le murmure vésiculaire, et les bruits morbides s'il en existe. On n'entend que son retentissement dans les deux côtés de la poitrine. Cette absence de murmure vésiculaire, toutefois, tient en partie à une autre cause, c'est-à-dire au peu de volume de la colonne d'air qui pénètre dans la poitrine à chaque inspiration, et qui n'est plus suffisante pour déplisser les vésicules pulmonaires, pas plus qu'elle ne peut produire les râles sonores ou les bulles auxquelles sont dus les râles humides. On comprend très-bien qu'en face de ces deux facteurs, une colonne d'air peu volumineuse, pénétrant à chaque inspiration, et un fort sifflement se produisant en même temps au larynx, on n'entende que celui-ci et nullement ce qui se peut passer dans les bronches et le parenchyme. Quand le sifflement laryngé est faible, ce qui a lieu alors que le rétrécissement est peu considérable, on peut entendre la respiration affaiblie et les bruits morbides, s'il en existe. Certains auteurs ont cru que la présence des fausses membranes jusque dans les radicules bronchiques, pouvait être invoquée pour expliquer l'absence du murmure vésiculaire. Mais il n'en est rien, et pour s'en convaincre, il suffit de faire observer que ce murmure se reproduit toujours aussitôt après la trachéotomie, dans les cas mêmes où le rejet d'un arbre pseudo-membraneux finement ramifié vient démontrer l'existence de la diphthérie jusque dans les petites bronches.

Comme signe de la présence des fausses membranes dans les voies respiratoires, Barth et Roger signalent un bruit de *tremblotement, de drapeau*, perceptible à l'aide du stéthoscope soit au larynx soit sur le trajet de la trachée. Pour que ce bruit puisse se produire, il faut qu'il existe une fausse membrane détachée en partie et flottante que l'air vienne agiter. Je ne l'ai jamais entendu après l'avoir cherché bien des fois, et je ne crois pas que M. Roger lui accorde une grande importance ; sa constatation, si elle avait lieu, aurait bien la signification qui lui est attribuée.

Rejet de fausses membranes. Nous avons dit, en faisant le tableau de la maladie, que ce rejet constituait le signe le plus certain de l'existence du croup quand on s'est bien assuré que la fausse membrane vient des voies aériennes. Malheureusement il n'existe pas constamment, et en admettant qu'on le constate dans un tiers des cas, on est peut-être au-dessus de la vérité. Il faut rechercher les fausses membranes dans le mucus de l'expectoration ou dans les matières vomies, à partir de la deuxième période, parce que, plus près du début, il n'en est jamais rejeté : l'expectoration est alors simplement muqueuse. Pour bien reconnaître les fausses membranes il faut placer les matières à examiner dans de l'eau et les agiter avec une baguette : le mucus se dissout et les membranes deviennent très-apparentes, en s'étalant. Celles qui viennent du larynx forment des lambeaux diversement contournés en forme de cornet, déchiquetés sur les bords ; ceux-ci auraient, d'ailleurs, à peu près la même forme s'ils représentaient le revêtement d'une amygdale, et il faut bien inspecter la gorge pour éviter l'erreur ; celles qui viennent de la trachée ou des bronches forment des cylindres creux plus ou moins étendus, avec ou sans divisions, représentant quelquefois la trachée, ses deux divisions, et les subdivisions des bronches placées au-dessous : un véritable arbre bronchique. D'autres fois, ce sont des portions de cylindre, des plaques plus ou moins étendues. Toutes ces pellicules diphthéritiques sont englobées dans des produits d'expectoration séro-purulents, muqueux dans les cas les plus favorables, mélangés d'un peu de sang, ou bien, comme nous l'avons dit, dans des matières vomies où il faut les rechercher.

Engorgement ganglionnaire. Il répond, comme nous l'avons déjà dit, surtout à l'angine couenneuse, et son dévelopement, en général, est en rapport avec la gravité de cette dernière et de la diphthérie ; de sorte que son existence chez un enfant qui a le croup, a de l'importance plutôt au point de vue pronostique séméiologique. Est-il minime, on doit augurer bien de l'issue possible ; est-il au contraire considérable, le cas doit être regardé comme mauvais. L'engorgement ganglionnaire manque souvent dans le croup d'emblée ou ascendant. Il faut, en outre, savoir que l'influence épidémique a une grande action sur le développement des ganglions, et que dans telle épidémie qui sera alors généralement plus grave, il se trouve porté plus haut ; tandis que dans d'autres, il est très-minime ou peut même manquer ; et ces différences ont lieu sans qu'on en trouve l'explication dans l'état de la gorge. On y constate dans l'un et l'autre cas de l'inflammation, un dépôt pseudo-membraneux identique, ce qui tend bien à prouver que l'engorgement ne relève pas seulement de l'état local, mais aussi d'une cause qui lui est supérieure.

Je n'ai point parlé, et à dessein, de l'anorexie du début, qui est pourtant constante, parce qu'elle n'a pas grande valeur ; nous aurons l'occasion de parler d'une anorexie complète, d'une véritable horreur pour les aliments, qui se montre plus tard, souvent après la trachéotomie, et est d'un très-mauvais augure. Les troubles gastriques, les vomissements se prêtent aux mêmes considérations.

Nous avons eu occasion déjà de dire que le croup est souvent précédé par une angine couenneuse. Ce serait même une règle à peu près absolue dans certaines épidémies. Ainsi Bretonneau n'a vu manquer l'angine qu'une fois. Guersant estimait qu'elle ne manquait qu'une fois sur 20 cas. D'autres observateurs n'ont pas vu qu'elle précédât aussi souvent l'invasion du croup. Garnier (thèse de Paris) l'a constatée 75 fois sur 95 cas. Je l'ai constatée 25 fois sur 30 cas observés l'année dernière dans mon service à l'hôpital des enfants, et j'ai obtenu la même proportion cette année même. Ces citations suffisent pour établir que l'angine précède ou accompagne le plus habituellement le croup, mais ne permettent pas d'établir une loi; et on aurait grandement tort de vouloir en établir une qui se trouverait en contradiction avec les faits à la première occasion. Ainsi on voit certaines épidémies où la maladie débute fréquemment d'emblée par le larynx, comme il est arrivé dans la plupart des faits observés par Hache et souvent dans ceux analysés par Vauthier, qui estime que l'angine a manqué dans la moitié des cas. Il y a donc lieu de tenir compte sous ce rapport, comme sous beaucoup d'autres, des années et des épidémies. Toujours est-il qu'on peut admettre un mode de début, qui est le plus fréquent de tous, dans lequel l'angine diphthéritique précède l'invasion du larynx : c'est le début ordinaire.

Il y en a un autre où cette phase prémonitoire, qui jette un grand jour sur la valeur des troubles laryngés, à leur apparition, manque complétement; dans ce cas la première production diphthéritique se fait dans le larynx, et le croup est alors dit croup d'*emblée*. Enfin, la production diphthéritique peut n'exister d'abord ni dans le pharynx ni dans le larynx et commencer par les bronches ou la trachée, pour se produire ultérieurement dans l'organe de la voix, et même dans l'arrière-bouche; dans ce cas le croup est dit ascendant; et dans cette dernière circonstance, les signes propres au croup sont consécutifs à des symptômes du côté des bronches, comme dans les premiers ils succèdent aux signes de l'angine couenneuse.

Premier mode de début. L'angine couenneuse qui sert de prélude au croup, est exactement la même que celle dans laquelle, en d'autres circonstances, on voit la production diphthéritique ne pas dépasser l'isthme du gosier, soit qu'elle s'y éteigne sur place, soit que la maladie enlève les malades; et personne ne peut dire *à priori*, étant donnée une angine couenneuse, si celle-ci sera suivie ou non du croup. C'est encore un point sur lequel le génie épidémique a la plus grande influence, et sur lequel on ne peut avoir pratiquement quelques données qu'au cours de l'épidémie régnante. Bretonneau ayant vu toutes les angines diphthéritiques de l'épidémie qu'il observait se terminer par le croup, avait, à tort, pensé qu'il en était toujours ainsi. Il s'était, d'un autre côté, fait une idée fausse de la marche de la maladie; il la regardait comme primitivement locale et croyait que l'extension des lésions se faisait de proche en proche et de haut en bas. Il n'en est point ainsi; le larynx est envahi non pas précisément parce qu'il y a propagation ou progression de la lésion dans le sens propre du mot. On voit assez souvent le larynx se prendre et les amygdales seules être recouvertes de diphthérie, pendant que les points intermédiaires restent indemnes (Rilliet, observations recueillies à Genève). L'invasion du larynx se fait sous l'influence de l'état général. Combien de temps l'angine peut-elle exister seule avant que les symptômes du croup apparaissent? Il est impossible de répondre à cette question d'une manière précise; et on peut dire que les caractères propres de l'affection du pharynx ne peuvent servir de guide; telle angine très-intense restera longtemps localisée à l'arrière-gorge ou même ne la dépassera pas, tandis qu'une autre moins grave ou, si l'on veut, moins accusée comme symptômes physiques, sera promptement suivie des symptômes du croup. Dans l'épidémie de Tours, Bretonneau a vu la période angineuse durer de deux à sept jours avant l'apparition des symptômes du croup. Ferrand, dans l'épidémie de La Ferté-Gaucher, a vu le croup apparaître après quatorze heures. J'ai observé des cas de croup sporadique où celui-ci ne survenait qu'après une semaine, alors que toute crainte semblait devoir être éloignée ; et d'un autre côté, j'ai vu avec mon collègue et ami le docteur Millard un enfant qui, la veille, n'avait rien dans la gorge qu'un peu de sensibilité, avoir le lendemain une angine couenneuse, et les symptômes du croup très-accusés dès le milieu de la journée. Il est donc impossible d'être fixé sur le temps qui s'écoulera entre l'apparition de l'angine et celle des symptômes du croup. Dans les cas de croup d'emblée ou commençant par les bronches, le pharynx peut être pris consécutivement. Rilliet dit avoir vu cette marche dans plus de la moitié des cas qu'il a observés à Genève. J'ai vu cette angine survenir après l'opération, alors que je m'étais positivement assuré de sa non-existence, et ces observations me font croire que si l'on recherchait l'angine couenneuse pendant toute la durée des croups dits simples parce qu'ils ne présentent point cette coïncidence, le nombre de ces derniers se réduirait notablement.

Dans le croup d'emblée, la maladie commence par les symptômes laryngés tels que nous les avons décrits. Il y a, d'habitude, une période ressemblant au début d'un rhume; malaise, abattement léger, un peu de fièvre et une toux légèrement rauque ; puis, du jour au lendemain, les symptômes s'accentuent ; pendant ce temps, l'enfant a continué souvent à se lever, à sortir, et on ne se doutait pas de l'importance du mal jusqu'au moment où les symptômes graves se sont accusés. Dans quelques cas rares, presque sans qu'il y ait eu le moindre symptôme antérieur, on voit se montrer en même temps la toux et la voix croupales bientôt suivies d'accès de suffocation, et les symptômes marchent avec une extrême rapidité ; ces deux formes de début par le larynx ont quelque chose de très-insidieux, et la dernière est généralement propre à des cas d'une extrême gravité en peu de temps. Plus rarement encore le début ressemble à celui de la laryngite striduleuse. L'absence d'angine couenneuse rend le diagnostic des plus difficiles.

Quand le début se fait par les bronches, il y a tout d'abord les symptômes d'une bronchite intense; mais on ne sait pas reconnaître pendant la vie si cette bronchite est pseudo-membraneuse. On admet qu'il en est ainsi, parce que l'on constate l'apparition du croup survenant consécutivement : et il est probable que cette manière de voir est exacte ; toujours est-il que dans ces cas, pendant un, deux, ou trois jours on constate une fièvre intense, qui répond à la phlegmasie bronchique, une accélération considérable de la respiration ; les malades toussent et l'on entend des râles dans les deux côtés, ou dans un seul en arrière; et c'est après une durée variable de ces symptômes que ceux du croup apparaissent et les masquent.

La maladie débute par les bronches et les lésions suivant une sorte de marche ascendante évoluant plus tard dans le larynx ; ce qui paraît prouver qu'il en est bien ainsi, c'est qu'on a vu la fausse membrane survenir en troisième lieu dans l'arrière-gorge dans quelques-uns de ces cas.

Quel qu'ait été le mode de début, le croup une fois établi présente l'ensemble des symptômes que nous avons décrits.

Fièvre, pouls, température, respiration. Le croup s'accompagne de fièvre ;

mais, pas plus que les autres manifestations de la diphthérie, la laryngite diphthéritique ne provoque une fièvre vive. Il n'y a point, au début, de l'affection simple, dans le croup d'emblée par exemple, d'appareil fébrile accusé par les caractères du pouls, et l'élévation de la température qu'on observe dans les phlegmasies et au début de certaines pyrexies. Le pouls peut être fréquent (120, 130, 140); mais en même temps la température enregistrée à l'aide du thermomètre oscillera autour du chiffre 38°, 38°,5. Fréquemment, même, on ne trouvera pas plus de 37°,6 à 37°,8. Il faut d'ailleurs dans ces constatations tenir bien compte de l'état de simplicité ou de complication du croup. C'est dans la première de ces conditions qu'il est habituel de trouver de très-faibles élévations de température. Si, au contraire, il existe quelqu'une de ces complications phlegmasiques du côté des bronches ou du poumon, dont nous avons signalé la fréquence (voy. l'*Anatomie pathologique*), elle a une influence marquée sur les caractères du pouls, qui est fréquent et plus ou moins vibrant, mais surtout sur l'élévation de la température. Il faut être prévenu du fait pour bien rapporter ces deux symptômes à la complication qui est leur véritable cause et non pas au croup lui-même. D'ailleurs, la fréquence du pouls n'est point en rapport constant et nécessaire avec l'élévation de la température; c'est-à-dire que celle-ci étant peu élevée peut correspondre à de nombreuses pulsations dans le cas de croup simple; seulement, en général, on voit la fréquence du pouls et la température augmenter parallèlement chez un même croupeux quand se développe une complication inflammatoire.

En ce qui concerne les actes respiratoires, nous avons eu déjà l'occasion de dire que la respiration était plutôt difficile qu'accélérée dans le croup dégagé de toute complication, bien qu'en raison de la diminution du temps de repos qui sépare un acte respiratoire complet de celui qui le suit à l'état physiologique, le nombre des inspirations se trouvât pourtant au-dessus de la moyenne (30, 32, 34, 40 et plus par minute).

Nous ajouterons que c'est au croup simple que correspondent les inspirations peu nombreuses, tandis qu'elles s'accélèrent lorsque survient une complication bronchique ou pulmonaire; et rapprochant cette particularité de ce qui se passe en pareil cas pour le pouls et la température, on peut dire que toute complication inflammatoire broncho-pulmonaire agit dans le même sens, pour les augmenter, sur la fréquence du pouls, celle de la respiration, et l'élévation de la température.

A l'hôpital, où nous avons eu le loisir et la possibilité de faire ces remarques, nous n'avons eu guère l'occasion de voir le croup qu'à la deuxième période; de sorte que les tracés que nous donnons plus loin ne sont applicables qu'à cette phase et ne peuvent guère fournir de renseignements qu'en ce qui regarde la trachéotomie ou l'apparition des diverses complications. Il faut aussi tenir compte de l'asphyxie dans les cas de croups avancés.

L'asphyxie a une influence sur l'élévation de la température, qui augmente à partir du moment où la gêne de la respiration commence à être assez prononcée; le thermomètre peut alors marquer 39° et 39°,5; et si une cause accidentelle, comme l'expulsion d'une fausse membrane, vient à rendre plus facile l'entrée de l'air, on voit la température s'abaisser. Il ne faudrait pas croire toutefois que cette élévation va croissant jusqu'à la mort par asphyxie; c'est le contraire qui a lieu : quand les phénomènes asphyxiques sont portés à leur summum, il y a abaissement de température au-dessous de la moyenne, et au moment de la mort on peut constater 36° et au-dessous. Ces résultats s'expliquent par les expériences de Claude Bernard (*Leçons sur les anesthésiques et sur l'asphyxie*) qu'il serait trop long de relater.

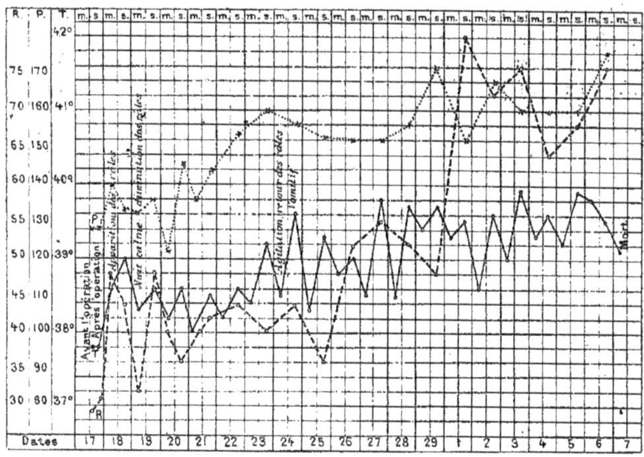

Fig. 1. — Tracé n° 1.

Le tracé n° 1, croup simple à la seconde période, est un exemple de la température qu'a cette maladie, quand elle est dégagée de toute complication. La trachéotomie laisse tout d'abord la température au niveau où elle était ; puis celle-ci s'élève assez rapidement, et l'apparition d'un catarrhe bronchique doit y avoir eu sa part d'influence. Ce qui le prouve, c'est que celui-ci venant à diminuer, la température revient au chiffre modéré de 38°,3 autour duquel elle oscille pendant 4 jours, laissant de grandes espérances ; bientôt elle s'élève au-dessus de 39°, en même temps que des râles bullaires viennent indiquer l'existence d'une bronchite profonde qui persiste jusqu'à la mort arrivée le dix-neuvième jour après l'opération. Le pouls et la respiration ont suivi, bien que d'une manière non parfaitement parallèle, la marche de la température. Il faut ici que je fasse une réflexion, c'est que, chez les enfants atteints de croup, il est très-difficile de compter la respiration, qui est irrégulière, variable, incomplète et certainement incapable de fournir à elle seule un renseignement digne de quelque confiance. On pourrait presque en dire autant du pouls, dont les variations d'un instant à l'autre sont très-étendues ; si bien que pour faire un tracé de ces deux ordres de phénomènes à peu près juste, il faut les compter à plusieurs reprises et en saisissant, autant que possible, le moment où l'enfant est en repos. Une quinte de toux, l'agacement produit par une fausse membrane flottante, ou par toute autre cause, modifient complétement les conditions d'observation. Le temps du sommeil est le plus favorable pour faire tous les relevés. La température au contraire ne trompe jamais sur l'état présent ; relevée une ou deux fois dans la même visite, elle fournit toujours le même chiffre. J'ai indiqué qu'après l'opération la température était restée la même qu'immédiatement avant ;

toutes les autres fois où j'ai fait cette recherche, j'ai trouvé, une demi-heure après la trachéotomie, un demi-degré d'élévation environ. Comme ce résultat est contraire à celui obtenu par certains observateurs qui ont noté un abaissement, j'ai pensé que, peut-être, ils avaient observé après une hémorrhagie abondante; mais, même dans ce cas, il y a une élévation de la colonne mercurielle peu après l'opération, de sorte que je suis embarrassé pour expliquer cette erreur de fait entre mes observations et les leurs, et il faut probablement l'attribuer à la différence d'intensité de l'asphyxie au moment de l'opération dans les deux cas.

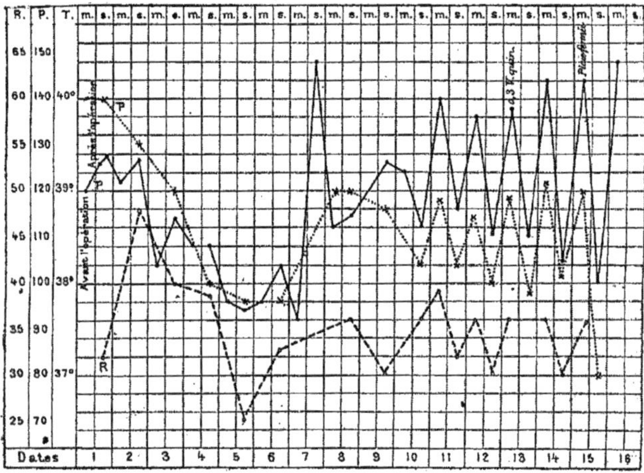

Fig. 2. — Tracé n° 2.

L'enfant auquel se rapporte le tracé n° 2 était déjà souffrant quand il fut pris des symptômes du croup. On nous l'amena le 1er mai à huit heures et demie du matin (4e jour du croup); l'asphyxie commençait; on l'opéra immédiatement: il perdit du sang abondamment et resta très-pâle au moment de l'opération, la température étant de 39°; une demi-heure après, malgré la perte du sang, elle était à 39°,3. Cette température élevée s'explique par l'état des deux bases des poumons, où l'on constatait après l'opération un peu de submatité et une respiration rude; on craignit le développement d'une pneumonie; il n'en fut rien; le lendemain ces signes ont disparu, et la température a plutôt diminué. Dans la nuit suivante, il y a une chute d'un degré; puis la température oscille de 38°,2 à 38°,5, pour tomber à 37°,7, le cinquième jour. Pendant ce temps il s'est montré de l'albumine dans les urines; mais l'état général est bon, et l'enfant mange bien; le 7, très-rapide ascension de la température à 40°,4; on craint quelque phlegmasie; le pouls et la respiration n'ont pas monté sensiblement; le lendemain il s'est fait une défervescence considérable et pendant trois jours la température se tient autour de 39°; à partir du 13 survient une sorte de fièvre intermittente ou au moins rémittente avec accès le matin (température à 39°,8 et même 40°,2) et défervescence le soir (température à 38°,5 et même 38°. Pendant ce temps, l'enfant continue à être bien, sauf au moment de l'accès ; il mange, peut se passer de canule, la plaie est presque fermée. Je considère la fièvre, dont l'accès au matin et la résolution le soir sont au rebours de ce qui se passe dans les phlegmasies catarrhales, comme une fièvre vernale. D'ailleurs, il n'y a rien dans la poitrine, et l'albuminurie a cessé. Je donne du quinine et conseille le changement d'air : huit jours après, l'enfant es ramené parfaitement rétabli. C'est là un fait rare; mais propre à montrer comment dans tous les cas, le croup étant dégagé de complications, la température est relativement basse magré la plaie du cou, quand on a opéré, et qu'il faut chercher en dehors de lui l'explication des recrudescences qui se produisent. Une cause passagère sans importance, et sans suite, produit souvent une ascension considérable, mais momentanée. Ainsi celle du septième jour doit, je pense, être rapportée à une indigestion.

Les résultats auxquels nous sommes arrivés d'après nos observations personnelles, sont sensiblement les mêmes que ceux obtenus par Roger (*Température dans les maladies de l'enfance*, page 33). Il y a, d'après lui, élévation de la température, mais très-faible dans les cas simples; il l'a trouvée souvent normale à 37°,2, 37,°6. Ce sont les complications, bronchite, broncho-pneumonie, qui causent l'élévation de la température, le plus souvent ; puis les accidents de la plaie, s'il en survient après la trachéotomie. Cet observateur rapporte un fait de fièvre intermittente à accès le matin, survenue au quinzième jour et guérie par le quinine.

Albuminurie. Dès l'année 1852, alors que j'étais interne de Blache à l'hôpital des Enfants, j'avais, en examinant l'urine de tous mes malades, constaté l'existence de l'albumine dans l'angine couenneuse et le croup, et je m'étais aperçu, au bout de peu de temps, que le phénomène se produisait dans les conditions les plus diverses, si bien qu'il n'éclairait pas d'une lumière bien vive le diagnostic, indiquait une plus grande gravité de la maladie et ne pouvait d'ailleurs fournir des indications thérapeutiques précises. Je négligeai de rien publier à ce sujet. Le premier travail sur cette question est celui publié en 1857 par le docteur Wade de Birmingham dans un journal de la localité, puis en 1862 dans *the Lancet* (p. 203). Il y constate que l'albumine peut se montrer à une époque quelconque de la maladie, mais le plus souvent vers le septième ou huitième jour ; il ne l'a pas vue survenir près du début ; il a remarqué qu'elle coïncidait souvent avec la diminution de la sécrétion urinaire, l'augmentation de l'acide urique, et avec des symptômes nerveux, tels que l'indifférence des malades, la somnolence, le coma. Son apparition coïnciderait fréquemment avec une exacerbation de la fièvre, et ces symptômes seraient atténués par une augmentation de l'urine sécrétée. Il a trouvé souvent des cylindres de différentes formes dans cette urine albumineuse, des cellules épithéliales, etc.

Sur trente observations de croup que j'ai recueillies dans mon service en 1875, on a trouvé de l'albumine dans les urines dix-sept fois. Le plus tôt qu'elle se soit montrée, après le début du croup, ç'a été le quatrième jour, et le plus tard, le douzième jour. Mais une fois établie, elle a pu persister jusqu'au dix-huitième jour augmentant et diminuant suivant que l'état général se modifiait. Des observations ultérieures ont donné les mêmes résultats. Elle a été quelquefois légère, le plus souvent notable, et quelquefois très-abondante. Jamais je n'ai vu d'hématurie au début de l'albuminurie et rarement d'anasarque dans son cours, comme cela arrive pour les albuminuries scarlatineuses, ce qui est conforme aux observations du professeur Sée (*Société médicale des hôpitaux*, 1858). Elle s'est montrée dans des croups d'emblée et qui auraient pu être pris pour des laryngites striduleuses, au début. Le plus souvent nous ne l'avons constatée qu'après la trachéotomie faite depuis plus ou moins longtemps, et on ne pouvait la mettre sur le compte d'une asphyxie qui n'existait pas. Elle ne peut être regardée comme dépendant absolument de la gravité ou du caractère infectieux du mal, puisqu'elle s'est montrée dans des croups simples. Pourtant, elle est plus abondante et plus constante dans la diphthérie grave. Sa présence ne peut être considérée comme un signe positivement funeste, mais elle indique que le cas est grave. Quand elle existe, il est de bon augure de la voir diminuer; toutefois, j'y insiste, elle peut être abondante et persister assez longtemps dans des cas qui se terminent par la guérison. Témoin les faits suivants : Un enfant est opéré; trois jours plus tard commence l'albuminurie, qui dure cinq jours abondante; l'enfant sort guéri au quatorzième jour après l'opération. Un autre enfant entre pour le croup, sans angine, si bien qu'on hésite sur le diagnostic; la suffocation survient, on opère et on trouve des fausses membranes. Le quatrième jour après l'opération, huitième de la maladie, l'albuminurie se montre, elle dure jusqu'au douzième jour après l'opération, cesse pendant deux jours, recommence le quatorzième en quantité notable pour durer jusqu'au dix-huitième; ce qui n'a pas empêché l'enfant de sortir guéri.

Ces réserves faites, disons que l'albuminurie imprime un cachet de gravité à la maladie.

L'urémie est rare, comme l'a observé le professeur Sée, et je n'ai vu que deux fois la mort survenir de cette façon; chez un enfant opéré qui respirait librement, et dont les poumons à l'auscultation étaient exempts de toute lésion, il y avait une albuminurie très-prononcée et des urines peu abondantes. Celles-ci allèrent progressivement en diminuant, et vingt-quatre heures avant la mort, septième jour de la maladie, il n'en rendait que 120 grammes contenant une minime quantité d'urée; cet enfant vomit plusieurs fois pendant les quarante-huit dernières heures de sa vie, tomba dans la somnolence et mourut dans le coma. Il y a lieu, je crois, de tenir grand compte de l'observation de Wade sur la diminution de la quantité d'urine, dans tous les cas, et surtout quand il y a albuminurie; nous reverrons ces questions à l'occasion du pronostic.

Quant à la cause du passage de l'albumine dans les urines, elle a été différemment interprétée. On l'a placée dans une congestion rénale exagérée sous l'influence d'une asphyxie intense et prolongée. Mais cette supposition n'est plus acceptable quand on voit l'albuminurie manquer alors que les phénomènes asphyxiques ont été des plus prononcés; ne pas cesser lorsqu'on a fait disparaître ces derniers; survenir seulement après la trachéotomie, et se montrer dans des angines où il n'y a pas trace d'asphyxie. Est-elle due à l'existence d'une scarlatine antérieure? le fait est possible et je suis certain de cas où les choses se sont ainsi passées, mais ce ne sont là que des exceptions. Pour attribuer l'albuminurie à la scarlatine d'une manière générale, il faudrait admettre que la diphthérite et le croup ne sont que des déviations de la fièvre scarlatine, ce qui pourrait bien être vrai, mais, à l'heure présente, ne peut être ni enseigné, ni même admis. Même en se plaçant à ce point de vue hypothétique, on serait embarrassé par ces faits : que l'albuminurie ne commence point ici par de l'hématurie, ne donne point lieu en général à de l'œdème, et n'est point suivie de phénomènes urémiques autant que celle qui dépend de la scarlatine. Enfin, on peut l'attribuer à l'action de la diphthérite, sans toutefois qu'il soit nécessaire que cette dernière revête le caractère infectieux, comme on l'a dit. Mais comment et sur quels éléments agit la diphthérie? est-ce sur le sang d'abord, ou sur les vaisseaux? Dans ce dernier cas, est-ce directement ou par l'intermédiaire du système nerveux? C'est ce qu'on ne sait pas. Cette albuminurie est-elle consécutive à une lésion des reins? Oui, dans certains cas, puisqu'on a trouvé dans l'urine des éléments anatomiques détachés du rein, et après la mort sur l'organe lui-même les preuves de l'existence d'une néphrite. Mais dans d'autres cas ces constatations ont été impossibles à faire.

Le seul fait incontestable est que la diphthérie laryngée donne fréquemment lieu à l'albuminurie.

Il arrive, fréquemment peut-être dans certaines constitutions épidémiques, mais à coup sûr fort rarement dans le croup pris dans son ensemble, que cette maladie s'accompagne d'éruptions cutanées mal définies, sur la nature desquelles on est loin d'être fixé; elles ne se montrent pas dès le début, se voient plus souvent après l'époque où l'opération a été rendue nécessaire. Ces éruptions ont eu dans certains cas les caractères de la scarlatine vraie, qui a été reconnue et admise. Pour le reste des faits où ces caractères n'existaient pas, certains médecins, et je suis du nombre, ont voulu y voir, nonobstant, la scarlatine, mais altérée, modifiée, défigurée dans sa manifestation éruptive comme dans d'autres de ses modalités. Le professeur Sée, pour prouver que ces éruptions ne sont pas scarlatineuses, a donné les raisons suivantes : 1° l'apparition tardive; 2° la marche plus rapide que celle de la scarlatine; 3° le peu d'intensité de la fièvre qui tombe quelquefois dès le lendemain; 4° le défaut d'influence fâcheuse sur le croup qui semblerait guérir plus souvent; 5° la variété dans la forme éruptive qui n'est pas celle de la scarlatine; plaques érythémateuses, colorations rouges uniformes, etc.; 6° absence de desquamation et d'albuminurie; 7° fréquence plus grande chez les tout jeunes enfants; 8° apparition possible d'une scarlatine ultérieure.

Quelques-unes de ces raisons sont excellentes pour démontrer qu'il ne s'agit pas là d'une scarlatine régulière, mais ne portent plus, si on se place, ce qui est le cas, au point de vue de la scarlatine profondément modifiée. La dernière observation, si elle était répétée et bien établie, aurait le plus de poids. En somme, cette question, comme toutes celles qui ont trait au rapport existant entre la scarlatine et la diphthérite, est très-délicate et ne peut être actuellement tranchée.

Diagnostic. De tous les symptômes du croup il n'en est qu'un qui puisse être regardé comme pathognomonique, c'est le rejet de fausses membranes après, toutefois, qu'on s'est assuré, selon les dispositions physiques de ces fausses membranes, qu'elles proviennent bien du larynx ou de la trachée et non d'un autre point. Si donc un malade, présentant d'ailleurs une réunion de symptômes mal accusés ou pouvant être rapportés à une autre affection, venait à rejeter par une quinte de toux ou dans un effort de vomissement une pellicule tubulée, ce seul fait lèverait les incertitudes et autoriserait à affirmer qu'il s'agit du croup. L'existence actuelle d'une angine, ou sa préexistence, établie par des témoignages autorisés, sans avoir la même importance que le rejet de fausses membranes, donne à des symptômes de laryngite incapables par eux-mêmes de fixer le jugement une importance telle qu'on est à peu près fondé à admettre l'existence du croup. Et l'importance de ces deux données est telle qu'il faut rechercher, dans les cas douteux, s'il n'y a pas existence de l'une ou de l'autre. C'est, le plus souvent, la présence de l'angine couenneuse qui viendra faire cesser les doutes.

En dehors de ces preuves matérielles dont on devra toujours rechercher avec soin la présence, l'esprit peut pourtant trouver un guide assez sûr pour ne pas craindre de s'égarer dans la réunion des symptômes que nous avons exposés, ainsi que dans leur mode d'évolution. Ces symptômes, sous une forme continue ou en présentant des exacerbations et des rémissions, tendent à arriver à l'aphonie de la voix et de la toux, à la dyspnée laryngée avec les phénomènes du tirage et en dernier lieu à l'asphyxie par strangulation. Il est difficile, quand on les voit s'enchaîner et croître comme nous l'indiquons ici, et comme nous l'avons fait plus complétement ailleurs, de ne pas reconnaître l'existence d'un croup. Mais, comme il y a des faits sans existence d'angine, sans rejet de fausses membranes et où les troubles fonctionnels, un peu exceptionnels dans leurs caractères propres, dans leur marche et dans leur enchaînement, peuvent être aisément attribués à d'autres affections, puisqu'ils n'ont au fond rien de pathognomonique, nous sommes obligés, pour mettre le praticien à même de se prononcer aussi sûrement que possible, de placer ces affections en regard du croup et d'en faire le diagnostic différentiel. Il sera toujours sous-entendu que ce dernier se présente sans ses caractères les plus sûrs, tels que l'angine couenneuse et le rejet des fausses membranes, et qu'il ne reste pour guider le médecin que les caractères de la toux, ceux de la voix, la dyspnée, les accès de suffocation, et le sifflement laryngé. Or, nous verrons que si les caractères de cet ordre peuvent se ressembler dans diverses maladies, il y a pourtant dans leur qualité, leur manière d'être et dans les conditions de leur apparition, de leur développement, de leur marche, des différences qui peuvent permettre de se prononcer d'une manière à peu près certaine, si l'on peut recueillir sur ces différents points des renseignements suffisants. Les maladies qui peuvent simuler le croup sont les suivantes :

1° La laryngite striduleuse ;
2° Les abcès rétro-pharyngiens ;
3° La laryngite grave ;
4° L'œdème de la glotte ;
5° Les corps étrangers dans les voies respiratoires.

Laryngite striduleuse. La maladie débute par un accès de suffocation quelquefois très-violent. Avant, il existe fréquemment un catarrhe bronchique, oculaire ou nasal insignifiant, mais rien de plus; pas de toux, pas de voix croupales ; ce début par accès soudain de suffocation et de toux a lieu habituellement la nuit vers onze heures ou minuit ; quelquefois un peu plus avant dans la nuit ou exceptionnellement au réveil, le matin. La toux qui caractérise cet accès est rauque, sonore, *aboyante;* et chaque fois qu'elle se reproduit, dans les premiers moments au moins, elle garde ce caractère, sans tendance à devenir sourde, éteinte comme dans le croup. Quand elle cesse d'être rauque, c'est pour devenir *catarrhale, grasse.* La voix garde son timbre ou est seulement un peu rauque, mais ne se voile point pour arriver à l'aphonie comme dans le croup. Il y a lieu de croire que l'enfant va suffoquer dans cet accès où la face devient rouge congestionnée ; mais bientôt après ce trouble violent et brusque, le calme se rétablit et l'enfant s'endort, la respiration reste seulement un peu ronflante mais libre ; il y a une légère réaction fébrile. Dans la journée qui suit, l'enfant est généralement bien.

Le premier accès qui marque le début va quelquefois jusqu'à l'orthopnée et peut se prolonger d'une manière vraiment inquiétante. Il est souvent unique, mais quelquefois il s'en reproduit un second, moins violent d'habitude, le matin au réveil, dans la journée, ou la nuit suivante. Dans l'intervalle de ces accès éloignés les uns des autres, l'enfant est bien, sans dyspnée, sans toux croupale, avec la voix normalement timbrée, ou tout au plus, comme la toux, un peu rauque. Puis la toux devient grasse et toute difficulté de diagnostic disparaît. Cette maladie est surtout fréquente chez les tout jeunes enfants, à un âge ou au contraire le croup est rare.

De tels symptômes, un mode de début, une marche si différentes de ce qui se passe dans le croup ne semblent pas permettre de concevoir la possibilité d'une confusion, et en effet, celle-ci ne serait pas possible si les choses se présentaient toujours très-nettement tranchées de part et d'autre. Mais, la difficulté du diagnostic provient, dans des cas heureusement exceptionnels, des deux causes suivantes : 1° de ce que le croup d'emblée, qui aura plus tard des symptômes propres, peut avoir un mode d'invasion absolument analogue à celui de la laryngite striduleuse, par la brusquerie de son apparition, par un accès de suffocation au début même, avec la toux rauque du faux croup ; 2° de ce que la laryngite striduleuse après avoir débuté comme on sait, ne revêt pas les caractères d'une affection catarrhale mais prend ceux du croup : la toux et la voix, au lieu de rester rauques et sonores, deviennent enrouées et tendent à s'éteindre ; les accès d'oppression qui d'ordinaire s'éloignent, se rapprochent et la respiration au lieu de redevenir libre dans leurs intervalles, reste dyspnéique, de sorte qu'on a sous les yeux le syndrôme qui caractérise le croup. C'est un croup, en effet, moins les fausses membranes, car on a vu, dans des cas excessivement rares il est vrai, la gêne respiratoire aller jusqu'à l'asphyxie laryngée. Comment dire en pareil cas si on a affaire à un croup ayant débuté comme une laryngite striduleuse ? ou à celle-ci se terminant comme un croup, c'est-à-dire comme une laryngite diphthéritique ? La réponse est impossible en l'absence de la constatation de la fausse membrane. Ces difficultés qui peuvent être insurmontables, rarement par bonheur, même alors qu'on a observé la maladie dès le début le sont à plus forte raison, et plus fréquemment, quand on doit s'en rapporter au récit qui vous est fait sur les premiers temps de l'affection. C'est assez dire qu'il est des cas où il est impossible de trancher la question de nature de la laryngite qu'on observe. En pareille circonstance, la conduite à tenir se résume en ces deux données : supposant qu'il existe une fausse membrane chercher à en provoquer l'expulsion et se tenir prêt à pratiquer la trachéotomie, si l'asphyxie l'exige.

On vint un jour, dit Trousseau (*Clinique de l'Hôtel-Dieu*, t. I, p. 555) me chercher pour aller voir un élève du collége de Juilly, garçon de quinze ans, qui se mourait. Il avait été pris d'une oppression épouvantable le matin même ; il avait une toux rauque croupale, sa voix était enrouée, éteinte, et les inspirations produisaient un sifflement des plus bruyants. La distance fit que Trousseau ne put arriver qu'après la mort. Il enleva le larynx et la trachée-artère qu'il put examiner, et dans lesquels il put constater l'absence de toute fausse membrane. La muqueuse du larynx et des cordes vocales ainsi que des ligaments aryténo-épiglottiques était rouge, tuméfiée, mais exempte absolument de fausse membrane, et pendant la vie on n'en avait constaté ni dans l'arrière-gorge, ni dans les crachats. C'était donc bien une laryngite striduleuse, un faux croup qui avait produit la mort par asphyxie.

Il n'est pas d'année où on n'apporte, dans les salles de hôpital, des enfants chez lesquels l'affection laryngée a débuté, dit-on, d'une manière brusque, à l'instar du faux croup. Ils ont la voix plus ou moins éteinte, ainsi que la toux ; l'inspiration sifflante, de la gêne de la respiration ; et celle-ci peut aller jusqu'à produire des phénomènes asphyxiques avant qu'on ait pu dire, faute de constater l'existence de fausses membranes, et faute de renseignements, s'il y a croup ou laryngite striduleuse anomale. Il faut reconnaître qu'en pareil cas, lorsqu'on est amené à pratiquer la trachéotomie, on constate presque toujours le rejet de fausses membranes. Ces enfants, le plus souvent, ont été mal observés au début et la soudaineté d'invasion exagérée par ceux qui les apportent.

Abcès rétro-pharyngiens. Ils peuvent simuler le croup en raison de la dyspnée avec sifflement laryngo-trachéal et des accès de suffocation. Il faut d'abord remarquer que ces symptômes n'ont point apparu aussi rapidement que dans le croup et ne s'aggravent pas non plus aussi vite. Il y a eu une période fébrile plus ou moins longue, quelquefois avec frissons, gêne de la déglutition sans que rien dans la gorge put la justifier ; raideur du cou avec douleur, ce qui fait crier l'enfant quand on comprime ou que l'on veut faire mouvoir cette partie ; gonflement unilatéral du cou, quelquefois engorgement des ganglions placés au-dessous de la mâchoire, d'un seul côté, et sans qu'il y ait angine. D'ailleurs, il n'y a pas la toux ni la voix croupales. Celle-ci est quelquefois nasonnée mais non éteinte ; quand l'enfant crie, le cri est souvent éclatant. Les accès de suffocation suivent le plus souvent la déglutition, qui est douloureuse, difficile ; le sifflement laryngo-trachéal sans être permanent, l'est plus que dans le croup ; il y a cependant des temps de repos ; d'ailleurs ce n'est pas l'inspiration sifflante du croup. C'est ce bruit, plus une sorte de gargouillement qui se passe dans l'arrière-gorge. La gêne de la respiration est plus prononcée chez quelques malades dans la position verticale, je l'ai toujours vue plus accusée pendant la nuit ; le bruit laryngé allait croissant et il survenait des accès de suffocation. Quand l'abcès est formé et qu'il n'est pas placé trop bas, on l'aperçoit sous forme d'une tumeur, d'un relief, dont la rougeur se confond avec celle de la muqueuse environnante toujours hyperémiée. Le doigt porté profondément constate l'existence de cette tumeur fluctuante, ce qui ne permet plus le doute. D'ailleurs, jamais d'anginue couenneuse, ni de rejet de fausses membranes. La ponction avec le bistouri ou avec un trocart, donne lieu à un écoulement du pus phlegmoneux, après quoi tous les symptômes cessent.

Laryngite aiguë. Nous avons vu la laryngite striduleuse ou catarrhale aller exceptionnellement jusqu'à donner lieu à l'ensemble séméiologique au syndrome, qui relève d'habitude de la laryngite pseudo-membraneuse, mais qui peut, comme on le voit, exister sans cette dernière condition ; on en a une autre preuve dans ce qui se passe pour certaines laryngites aiguës ; sans qu'il existe de pseudo-membrane, la voix peut y être enrouée et presque éteinte ; la toux sourde, sans éclat, également éteinte, la respiration gênée, sifflante, dyspnéique avec accès d'oppression. Comment distinguer ces cas d'un croup, où la production diphthéritique ne se traduirait ni par l'angine couenneuse, ni par le rejet de fausses membranes ? Il n'y a évidemment plus que des nuances, et par conséquent l'erreur est possible. Dans la laryngite sans exsudat, la voix et la toux en arrivent rarement à être éteintes ; le sifflement laryngé n'est jamais aussi complet que dans le croup, et à juger par ce fait, par les efforts moindres du *tirage*, aussi bien que par l'auscultation, le rétrécissement de l'aire glottique n'est pas considérable. Enfin, comme si l'absence de fausse membrane, du corps étranger, diminuait l'excitation, les accès spasmodiques de suffocation sont plus rares et moins accusés dans la laryngite grave que dans le croup.

De plus, il faut reconnaître que, dans la laryngite grave, la douleur laryngée, la réaction fébrile et les symptômes de courbature, de malaise général, de soif plus ou moins vive, donnent plutôt l'idée d'une phlegmasie franche que d'une laryngite pseudo-membraneuse. Mais, comme nous devons le répéter, ce ne sont là que des nuances, et en pareil cas, il faut examiner chaque jour l'isthme du gosier et les produits d'expectoration, s'il en existe; en un mot être à l'affut de la fausse membrane.

Il est une autre espèce de laryngite grave consécutive à diverses affections, surtout aux fièvres, sur laquelle nous reviendrons à propos du croup secondaire.

Œdème de la glotte. Cette affection simule le croup parce que ses deux caractères principaux consistent dans de la dyspnée surtout à l'inspiration et en des accès des suffocation. Il convient d'abord, de savoir, au milieu de quelles conditions se montre l'œdème ou la phlegmasie œdémateuse des ligaments aryténo-épiglottiques. C'est, le plus souvent au cours d'une affection chronique du larynx (laryngite ulcéreuse), ou d'une hydropisie chronique que surviennent les symptômes de l'œdème glottique, ce qui en détermine la nature. Mais ils peuvent également survenir au cours d'une laryngite aiguë ou d'une hydropisie aiguë, comme après la scarlatine, ce qui rend l'interprétation des symptômes plus délicate. Il faut alors tenir compte de toutes les conditions du fait et on voit : que la voix et la toux n'ont point les caractères bien connus du croup; que le sifflement laryngé plus prononcé à l'inspiration n'existe pas à l'expiration, comme cela existe souvent dans le croup; que les accès de suffocation sont plus éloignés; qu'il n'existe point d'angine, point d'engorgement ganglionnaire, et qu'enfin, on peut sentir avec le doigt porté profondément derrière la base de la langue, les bourrelets qui bordent l'orifice supérieur du larynx. Ces particularités rapprochées de la non-existence de fausses membranes, permettent de rejeter l'idée d'un croup pour admettre l'œdème.

Corps étrangers dans les voies respiratoires. Au milieu d'une santé parfaite, sans prodromes aucuns, l'individu tout à l'heure bien portant, est pris d'un accès de suffocation dont l'intensité peut varier, mais est toujours très-grande, quelquefois extrême; il porte la main à la gorge, et quant il peut faire des expirations suffisantes, pousse des cris. A moins que ce premier accès soit mortel, ce qui est rare, le calme revient momentanément, et on peut savoir par le malade, dans tous les cas s'il s'agit d'un adulte, et assez fréquemment si c'est un enfant, qu'il y a eu introduction d'un corps étranger; mais, ce renseignement peut manquer même quand le corps vient du dehors, et manque toujours lorsqu'il vient du dedans, comme dans le cas de l'introduction d'un ver intestinal dans les voies respiratoires. Le calme qui suit l'accès de suffocation est variable et plus ou moins durable suivant le volume, la configuration du corps obturateur et le lieu qu'il occupe; souvent il y a gêne continue de la respiration, et c'est le cas où la ressemblance avec le croup est plus grande; pourtant cette gêne ne donne pas lieu à l'inspiration sifflante de la laryngite pseudo-membraneuse, pas plus que la voix et la toux ne prennent les caractères qu'elles affectent dans le croup. L'inspection de la gorge permet de constater l'absence d'angine; les vomissements assez fréquents à la suite des accès de suffocation n'amènent point le rejet de fausses membranes et peuvent produire l'expulsion du corps étranger, auquel cas, le diagnostic et la guérison deviennent sûrs.

MARCHE. Le croup, une fois établi peut présenter des recrudescences momentanées; les accès de suffocation que nous avons décrits; une exacerbation de tous les symptômes, surtout le soir; et d'un autre côté, des améliorations assez marquées pour donner le change et faire croire à la guérison. Mais au milieu de ces variations de détails, la maladie poursuit une marche constante, qui aboutit à l'asphyxie, sauf dans quelques cas, malheureusement trop rares, où la guérison a lieu. Voici comment les choses se passent : si l'enfant a une angine couenneuse, on constate pendant un ou deux jours ou plus, qu'il n'existe aucune altération de la voix ni de la toux, et comme on est sur ses gardes relativement à la production de ces symptômes, on les saisit dès leur début; dans le croup d'emblée, ils constituent le début même de la maladie et, dans la forme ascendante, ils succèdent à des signes de bronchite plus ou moins accusés. Ces altérations de la voix et de la toux ont les caractères que nous avons indiqués et sur lesquels il est inutile de revenir. Elles vont en augmentant, et après un, deux, trois jours de durée au plus, la voix est presque complétement éteinte et la toux également. C'est alors que l'inspiration devient sifflante et que commence la dyspnée, qui constitue le caractère de la seconde période, puis viennent les accès de suffocation, avec des temps de repos plus ou moins longs. Ceux-ci ont été quelquefois si accusés et la respiration est quelquefois devenue si libre, surtout dans le courant de la journée, qu'on a admis, comme nous l'avons vu, des croups intermittents. Des améliorations de cette sorte se comprennent très-bien après le rejet de fausses membranes, et c'est alors qu'on les observe effectivement le plus souvent. Même dans ce cas, il ne faut pas se faire d'illusion, car s'il arrive que ce rejet de fausses membranes puisse être suivi de la guérison, il est habituel de voir les syptômes se reproduire et le croup reprendre sa marche. Mais même en dehors des cas où il y a eu rejet de fausses membranes, on voit quelquefois une amélioration marquée et plus ou moins durable dans les symptômes; la voix et la toux sont plus près du type normal, le sifflement, s'il avait existé, est moins prononcé, indique un rétrécissement moins considérable de l'aire glottique. Il y a, en un mot, un état stationnaire ou amendé, qui le plus souvent n'est que passager, mais qui exceptionnellement peut conduire à la guérison; car comme nous l'avons dit, c'est pendant la première période qu'on est surtout autorisé à espérer cet heureux résultat spontanément ou à l'aide des moyens médicaux. Il est beaucoup plus rare de voir la maladie rétrograder quand elle a atteint la deuxième période, et je crois qu'on trouvera en général peu de faits aussi heureux que ceux de Barthez et auxquels j'ai fait allusion au cours de cet article. Pour mon compte, je n'ai point vu, si ce n'est très-exceptionnellement, les croups soumis à mon observation, rétrocéder quand ils avaient atteint la deuxième période; c'est-à-dire alors qu'il existait un sifflement laryngé très-nettement accusé, de la dyspnée et du tirage indiquant l'étroitesse de la glotte. Les accès de suffocation jouent un grand rôle dans la marche plus ou moins rapide du croup vers l'asphyxie; quand ils sont intenses et rapprochés, on voit généralement la période asphyxique ou anesthésique se montrer à courte échéance; si, au contraire, les symptômes de stricture laryngée sont peu accentués, qu'il n'y ait pas des phénomènes spasmodiques, qui jouent un si grand rôle dans la production des accès, la marche du mal est en général plus lente en même temps qu'elle est plus calme ; ici, les enfants succombent à l'asphyxie sans doute, mais au moins autant à l'intoxication diphthéritique. Dans le premier cas, on observe les phénomènes violents de la strangulation. C'est la mort comme par le garrot, et le patient engage une lutte violente contre l'occlusion mécanique du larynx qui le prive d'air. Dans l'autre, l'asphyxie se produit plus lentement avec moins de violence, et on est souvent embarrassé pour dire si elle dépend de l'obstacle laryngé ou de l'envahissement de tout l'arbre bronchique. C'est effectivement ce qu'on observe dans la diphthérie maligne. C'est aussi ce qu'on observe chez l'adulte chez lequel le dévoloppement des cartilages aryténoïdes et l'existence d'une glotte respiratoire très-prononcée laissent encore assez de liberté à la circulation de l'air à travers le larynx, alors que celui-ci est déjà abondamment tapissé par les fausses membranes. Aussi observe-t-on moins souvent chez lui les accès de suffocation et un fort sifflement laryngé. La dyspnée laryngée s'établit plus lentement, et, en général, quand elle se traduit par des symptômes accusés, c'est que le mal est très-avancé.

Arrivé à la troisième période, le croup marche rapidement vers la terminaison fatale, qu'il y ait eu des accès de suffocation ou que l'asphyxie soit le résultat d'une dyspnée lente. Jamais ou à peu près, on ne voit de guérison à cette période, à moins que ce ne soit par le rejet des fausses membranes.

C'est donc à la mort qu'arrive presque fatalement cette redoutable maladie abandonnée à elle-même, et par une marche qui peut, comme nous l'avons dit, présenter des alternatives d'exacerbations et de courts amendements, mais qui, en définitive, est continue dans son ensemble. Si la guérison doit avoir lieu, on voit la toux devenir catarrhale, grasse et cesser d'être aussi éteinte, éraillée ; la voix cesse d'être presque insonore et se rapproche progressivement de son timbre normal, la dyspnée, s'il en existait déjà, diminue progressivement ou cesse brusquement après le rejet de fausses membranes, l'expectoration se compose de matières muqueuses catarrhales jaunâtres et de débris de fausses membranes. On voit même cette heureuse terminaison avoir lieu dans quelques cas excessivement rares où le tirage porté très-haut, doit faire craindre la mort comme une issue fatale, et on juge de la marche en arrière de la maladie par la diminution de tous les symptômes.

Durée. Combien le croup une fois déclaré mettra-t-il de temps à arriver à la guérison, à la mort, ou à l'asphyxie, voisine de celle-ci et nécessitant l'opération? Ce sont là autant de questions auxquelles il est difficile de répondre d'une manière catégorique.

1° Il est difficile de savoir à quel moment s'est produite la guérison, chez un enfant qui a échappé à la mort parce que la gêne de la respiration peut diminuer alors qu'il existe encore des fausses membranes dans le larynx ; et que d'autres caractères du croup : tels que l'altération de la voix et de la toux, peuvent persister encore quelque temps après que le larynx est débarrassé des fausses membranes.

2° On peut mesurer plus exactement la durée du croup depuis son début jusqu'à la mort ou jusqu'au moment où l'opération est devenue urgente : ce qui est à peu près équivalent, puisque la mort est alors imminente et ne tarderait que de quelques heures si on n'opérait pas. C'est du 2e au 4e jour que survient le plus fréquemment la mort chez les croups que l'on n'opère pas et c'est aussi dans cette limite du 2e au 4e jour qu'on est le plus souvent, obligé de pratiquer l'opération. M. Sanné à fait à ce sujet, un tableau statistique que nous lui empruntons et qui met bien cette vérité en évidence :

NOMBRE DES JOURS.	CROUPS NON OPÉRÉS. MORT.	CROUPS OPÉRÉS. NÉCESSITÉ D'OPÉRER.
1	10	92
2	18	152
3	13	150
4	10	90
5	15	41
6	5	32
7	3	99
8	5	17
etc.	etc.	etc.

C'est donc, d'après ce tableau du 2e au 5e jour que survient la mort chez les croups abandonnés à eux-mêmes et c'est pendant le 2e et le 3e jour qu'on est obligé de pratiquer le plus grand nombre d'opérations. Le nombre des cas où on peut attendre jusqu'au 4e est déjà restreint presque de moitié et devient encore moindre de moitié au 5e. Le nombre assez considérable de croups où la mort spontanée a eu lieu au 5e jour seulement, sans qu'on ait opéré, s'explique par ce fait qu'un certain nombre de malades atteints de laryngite diphthéritique périssent moins par l'asphyxie laryngée que par la propagation de la diphthérie dans les bronches, et par l'infection diphthéritique : circonstances dans lesquelles la mort survient moins vite, et sans que l'indication de l'opération s'accuse nettement.

On peut dire, d'une manière générale, que plus les enfants sont jeunes, plus ils sont débiles et leur constitution altérée par les maladies antérieures ou les mauvais soins hygiéniques, moins ils résistent et plus la terminaison est précipitée. La durée un peu prolongée de l'angine qui précède habituellement le croup peut faire présumer que la marche de celui-ci ne sera pas très-rapide. Les croups d'emblée avec fièvre un peu vive, symptômes de bronchite, et surtout ceux dans lesquels les accès de suffocation apparaissent de bonne heure, sont très-intenses et très-rapprochés, marchent vite et arrivent rapidement à une terminaison fatale ou à la nécessité de l'opération.

S'il est difficile d'assigner une limite à la durée totale de la maladie, il est encore plus difficile de mesurer celle de chacune des périodes. La plus longue de celles-ci est incontestablement la première qui oscille entre 2 et 4 jours; vient ensuite la seconde à laquelle on peut assigner de 24 à 36 heures, tandis que la troisième ne dure guère plus de quelques heures. Il y a un intérêt à connaître la durée de ces périodes qui appartiennent en propre au croup; il y en a un non moins grand à connaître celle de l'angine diphthéritique qui le précède habituellement. D'après Bretonneau, celle-ci dure de 2 à 7 jours avant que le croup se développe; passé ce temps on peut espérer que le larynx ne se prendra pas. Dans l'épidémie observée par Ferrand, cette durée n'était que d'un jour.

Étiologie. Dans la pratique, on est assez souvent embarrassé pour rattacher le croup à une cause spécifique contagieuse ou épidémique et ces cas, qui sont isolés, qui constituent le croup sporadique, semblent se développer sous l'influence des causes générales, comme le froid et l'humidité qui déterminent la laryngite catarrhale ou la bronchite; si bien, que l'on comprend la manière de penser des médecins qui n'ont vu, dans ces laryngites pseudo-membraneuses qu'une phlegmasie exsudative et ont admis que ces sortes de croup ne pouvaient être considérées comme de la même nature que ceux qui succèdent à l'angine diphthéritique. Mais, si l'on tient compte de tous les caractères de ce croup, on voit que la lésion ne reste pas en général, limitée au larynx, gagnant par en haut l'isthme du gosier et par en bas la trachée et les bronches; que l'étiologie, obscure en ce qui concerne le fait qu'on observe, s'éclaire par cette autre circonstance que ce croup, qui apparaît isolé, sporadique, peut être contagieux et donner naissance sur un autre sujet à l'angine diphthéritique, au coryza couenneux ou à toute autre manifestation de la diphthérie; que sa symptomatologie est la même que celle des croups reconnus par tout le monde comme franchement diphthériques. Simples au début, ces croups peuvent présenter plus tard les signes de l'intoxication, s'accompagner d'albuminurie et être suivis de phénomènes de paralysie; de sorte que la maladie que l'on considérait au départ comme une affection accidentelle et locale est bien la manifestation de la maladie générale que nous désignons sous le nom de diphthérie. Mais, comme j'ai vu le croup, à son apparition et pendant toute la durée du processus morbide, se conduire comme une maladie accidentelle locale et, en apparence développée sous l'influence des causes générales (refroidissement, etc.), je m'explique très-bien qu'on l'ait voulu dans ce cas, séparer de la diphthérie à laquelle il n'est relié que par l'existence de la fausse membrane. Cliniquement, il peut même y avoir avantage à cette séparation, mais on ne me paraît pas plus autorisé à séparer cette laryngite du croup tel que nous le comprenons, qu'on ne l'est à faire de l'angine couenneuse commune une espèce distincte de l'angine diphthéritique. Dans tous les cas, on peut dire que si, au point de vue de la nosologie on peut admettre ces distinctions, elles cessent d'être possibles, dans la clinique. Je ne connais pas de médecin capable de dire sûrement qu'une angine pseudo-membraneuse n'est pas diphthéritique et s'éteindra sur place ou qu'un croup n'est autre chose qu'une laryngite pseudo-membraneuse non spécifique et devant rester limitée au larynx.

Pour prouver que le croup était une simple phlegmasie exsudative, des expérimentateurs ont à l'aide d'irritants, provoqué une inflammation de la muqueuse laryngée qui s'est accompagnée d'une exsudation pseudo-membraneuse en déterminant des symptômes que l'on pouvait rapprocher de ceux du croup. Mais il faut remarquer que la membrane, produit artificiel de l'inflammation, restait limitée au point irrité, n'avait nulle tendance à s'étendre, était très-adhérente au derme et avait tout à fait l'aspect des pseudo-membranes dues à la brûlure ou à la vésication. L'étude étiologique du croup n'autorise en aucun cas, jusqu'à cette heure, à le séparer de la diphthérie. De sorte que s'il y a effectivement des cas où la laryngite pseudo-membraneuse semble naître sous l'influence d'une ou de plusieurs causes générales, reste sporadique, n'exerce autour d'elle aucune contagion, peut n'être accompagnée d'aucune autre manifestation de la diphthérie à laquelle elle n'est reliée que par la fausse membrane, on n'est point autorisé à la séparer de la grande classe des affections diphthéritique à laquelle pourtant Bretonneau admettait que certaines affections couenneuses pouvaient échapper, puisqu'il leur a consacré un chapitre à part.

Le croup comme l'angine couenneuse a régné et règne encore souvent d'une manière épidémique; les preuves de ce fait abondent dans nos documents historiques et le fait se reproduit en France aussi bien qu'à l'étranger chaque année (lire les *Bulletins de l'Académie de médecine* et les recueils de sociétés savantes étrangères). A Paris, il existe depuis longtemps d'une manière endémique avec des recrudescences accidentelles qui lui donnent le caractère épidémique (voir les tableaux placés à la fin de l'article). Quelle est la cause de cette fréquence toujours croissante et de ces épidémies? Il serait difficile de le dire d'une manière précise et surtout de le prouver. On a invoqué, dans certains cas, les constitutions saisonnières, le froid, l'humidité, la direction des vents, dans certaines vallées les inondations suivies du retrait des eaux, etc. Toutes ces causes paraissent certainement avoir de l'influence, mais comme elles ont existé de tout temps elles ne peuvent expliquer la plus grande fréquence actuelle. Il faut tenir compte d'ailleurs de ce fait que les maladies semblent plus fréquentes à mesure qu'on les connaît mieux et qu'au lieu d'être décrites sous dix noms différents, elles sont classées sous une même désignation; toutefois, il est certain que les cas de croup sont aujourd'hui beaucoup plus nombreux et les épidémies plus fréquentes. La vraie cause n'en peut être placée entièrement dans les conditions que nous venons d'indiquer; elle ne peut guère être cherchée avec plus de chance de succès dans la modification de la constitution individuelle, les conditions d'hygiène générale ou privée, les soins donnés aux enfants (etc.). L'angine couenneuse et le croup auraient-ils remplacé une autre maladie devenue plus rare? n'en seraient-ils qu'une autre modalité? ne seraient-ils qu'une sorte de déviation de la scarlatine qui ne se traduirait plus que par des manifestations sur les muqueuses de la gorge et sur les reins. Ce n'est là qu'une simple hypothèse, une vue de l'esprit qui n'avance pas la question. La vraie cause de la fréquence du croup me semble devoir être cherchée dans la contagion et dans la multiplication des germes. Je sais que la puissance contagieuse de l'angine couenneuse ne s'accuse pas d'une manière assez tranchée pour s'imposer et que bon nombre d'excellents esprits ont résisté pendant longtemps avant d'admettre que l'angine ou le croup fussent contagieux. Il n'en peut plus être ainsi aujourd'hui. Les histoires de familles où trois, quatre, cinq membres ou plus sont successivement affectés, à des degrés variables, de croup ou d'autres manifestations diphthériques; celles de villages, de villes, de contrées où les faits se passent de la même manière; cette autre observation, vingt fois répétée que les individus les plus épargnés dans une famille sont ceux qui n'approchent pas les malades : tout concourt à faire admettre la contagion comme jouant un grand rôle dans la multiplication des cas de croup. Le développement, en apparence et peut être réellement spontané de cas isolés, de croups sporadiques ne prouve pas plus contre la contagion dans l'espèce que l'existence isolée d'un cas de scarlatine, de rougeole ou de variole ne peut prouver contre la nature contagieuse de ces maladies. Le principe de la contagion une fois admis, la plus grande fréquence des cas de croup et l'existence des épidémies deviennent plus faciles à comprendre. Incontestablement il y a certaines conditions générales qui sont favorables à l'apparition de cas multiples de rougeole, de variole ou de scarlatine, de même en est-il pour le croup. Si des causes générales restaient seules, nul doute que nous ne verrions jamais d'épidémies de ces maladies; je doute même que jamais nous eussions connu ou la rougeole ou la variole. Pour que ces cas nombreux se montrent il faut outre les conditions générales un germe et un terrain propre à recevoir cette semence. Il est peu probable que les conditions générales propres au développement de la rougeole aient été absentes des îles Feroë pendant soixante-dix ans et qu'elles se soient trouvées toutes réunies à un moment donné pour faire éclater l'épidémie de rougeole décrite par Panum. Outre ces conditions, il a fallu l'arrivée du matelot danois atteint de rougeole pour rapporter le germe perdu depuis soixante-dix ans. Les causes générales jouent un rôle tellement secondaire dans les maladies contagieuses qu'on peut affirmer que si à l'aide de la vaccination bien faite et suffisamment répétée on tuait la réceptivité chez les individus en même temps que le temps et l'isolement des quelques varioloïdes accidentelles diminueraient les germes, on arriverait à faire disparaître complétement la petite vérole. Je crois donc qu'une fois la nature contagieuse du croup admise, son acclimatement dans une localité, en d'autre termes son endémicité, la multiplicité des cas en apparence isolés et spontanés, et le caractère épidémique que prend la maladie sont explicables au même titre et par les mêmes lois qui régissent les maladies contagieuses en général. Comment se fait la contagion? Bretonneau, qui croyait que la maladie était d'abord locale et n'affectait l'économie que consécutivement, à la manière du chancre par exemple, n'admettait que la contagion par contact direct à la façon des virus. Ce mode grossier de transmission dont l'observation paraît avoir constaté l'efficacité dans quelques cas rares (transmission au sein de sa nourrice par un enfant ayant de la diphthérie buccale) (Trousseau) n'a pu être reproduit par Trousseau ou par Peter qui se sont courageusement inséré sous l'épiderme des muqueuses ou de la peau, des produits diphthéritiques. La propagation du croup se fait donc par la contagion à distance, sans doute à l'aide de germes microscopiques dont, sans les connaître et par analogie, on peut tout aussi bien admettre l'existence qu'on le fait pour les fièvres éruptives ou pour la coqueluche. Ce mode de contage paraît être commun à toutes les manifestations diphthéritiques puisque, dans une même famille ou dans une même localité, on voit coexister les diverses manifestations qui procèdent manifestement les unes des autres; ce qui, non moins que l'identité de la lésion anatomique, démontre que toutes ces manifestations appartiennent effectivement, comme l'avaient vu Ghisi, Starr, Bard et Bretonneau, à la même maladie. On trouve dans les conditions extérieures, ou dans celles propres aux sujets eux-mêmes, des causes secondaires que favorisent le développement du croup.

Climat. Bien que le croup existe sous les latitudes méridionales et qu'on en ait observé de terribles épidémies en Italie et en Espagne, il n'en est pas moins vrai contrairement à ce que pensait Trousseau que la maladie est plus fréquente dans le nord et que ce fait est explicable par le froid et l'humidité; on l'observe aussi souvent au bord de la mer, au voisinage des grands lacs, dans les endroits humides, marécageux ou sujets aux inondations.

Saison. Si l'on veut jeter un coup d'œil sur les tableaux qui suivent cet article on y trouvera une nouvelle preuve de ce fait que le croup domine dans les saisons d'hiver, de novembre à mai (à Paris), c'est-à-dire qu'il est surtout fréquent pendant la période où régnent les phlegmasies catarrhales. L'observation prouve que les épidémies de laryngite pseudo-membraneuse sont souvent précédées par une épidémie de catarrhes ou se développent parallèlement à celle-ci. Ce qui tendrait à prouver que les phlegmasies catarrhales des muqueuses prédisposent au développement de la maladie pelliculaire. On voit, d'après nos tableaux, que le maximum de fréquence du croup a eu lieu pendant les 6 mois de novembre à avril inclus. Le chiffre total pendant cette période a été, pour les deux hôpitaux d'enfants, de 2607. Le minimum a lieu pendant les six autres mois, de mai à octobre inclusivement. On n'a eu, pendant cette période que

1759 cas. Le mois le plus chargé a été janvier; le moins, juillet. La fréquence commence à diminuer, à la fin d'avril, et à se relever à la fin d'octobre. Les choses se passent à peu près régulièrement dans cet ordre chaque année et M. Besnier, dans ses très-remarquables rapports à la société des médecins des hôpitaux de Paris, formule ainsi cette donnée « chaque année l'épidémie permanente de diphthérie atteint le point le plus déclive de sa courbe dans le troisième trimestre, se relève durant le quatrième, atteint son paroxysme durant le premier et décline de nouveau dans le second ».

Condition sociale. Le grand nombre d'enfants atteints de croup que nous recevons à l'hôpital tient à ce que cette maladie règne plus parmi les classes pauvres. Cette prédominance peut s'expliquer, en partie, par de mauvaises conditions hygiéniques multiples que nous n'avons pas à énumérer, et ce fait serait de nature à donner une plus grande importance à l'intervention des causes générales. Mais il faut faire remarquer, d'abord, que le croup est loin d'être rare dans les classes riches ou aisées, et que, d'ailleurs, lorsque dans ces conditions un enfant est atteint de croup, on l'isole tout aussitôt; tandis que dans les familles pauvres qui vivent dans un local restreint et commun, la contagion s'exerce dans les conditions les plus favorables. Le malade continue à rester au milieu de la famille parce qu'on n'a pas notion de l'importance de l'isolement et surtout parce qu'on est dans l'impossibilité de pratiquer la séparation. Aussi est-ce un fait des plus fréquents à l'hôpital des enfants, d'apprendre qu'un petit malade vient d'une famille où un plus ou moins grand nombre de membres ont été pris (enfants et adultes) et ont été les uns pour les autres cause de contagion. L'entassement des individus dans un local trop étroit, mal ventilé doit être une condition très-favorable au développement du croup mais surtout à sa propagation, une fois le premier cas produit.

Age. Les enfants à la mamelle y sont peu disposés et, à cet âge, le croup est une exception aussi bien que l'angine couenneuse (les maux de gorge, en général, sont d'ailleurs rares à cette période de la vie). A partir de 2 ans, le croup devient fréquent et en regardant les tableaux des deux hôpitaux d'enfants, de Paris, on voit que les admissions ont été, de 2 à 3 ans, de 1186 (pour rester dans le vrai, il convient de dire que, dans ces chiffres, figurent quelques enfants bien au-dessous de 2 ans et portés comme ayant cet âge pour satisfaire au règlement); de 3 à 4, 987; de 4 à 5, 819; de 5 à 6, 572; au-dessus de 6, la progression décroissante est encore plus rapide, de sorte que le maximum de fréquence est entre 2 et 3.

Sexe. Les premiers observateurs dont l'attention s'est fixée sur ce point, ont admis, d'après des chiffres très-peu importants, que les filles étaient bien moins souvent atteintes de croup que les garçons. Quelques-uns concluaient à un écart considérable dans ce sens, puisque suivant leurs données, la différence aurait été supérieure à la moitié. Cette idée, émise par Jurine, a été ensuite trouvée très-exagérée; puis, par d'autres, entièrement dénuée de fondement. A l'hôpital des Enfants, rue de Sèvres, où le nombre de lits de chaque sexe est exactement le même, nous trouvons en 13 ans (1866 à 1875 inclus) 994 garçons, 847 filles.

Cette proportion moindre du nombre des filles admises à l'hôpital, pourrait peut-être s'expliquer par la vie plus sédentaire, plus retenue des petites filles, par rapport à la vie vagabonde et plus abandonnée des jeunes garçons des classes qui réclament les secours hospitaliers.

Tempérament. Constitution. Hérédité. Je trouve dans le livre de Rilliet et de Barthez, des proportions dont j'ai maintes fois cru reconnaître la parfaite justesse, savoir : 1° que les enfants atteints du croup ont pour la plupart, les attributs du tempérament lymphatique; 2° qu'ils appartiennent à des familles où règnent le tubercule, les dartres ou le cancer, ou qu'ils sont nés de parents consanguins; 3° qu'il est infiniment rare de voir cette maladie sur un bel enfant dont les conditions héréditaires sont favorables sauf, toutefois, le cas où sévit une épidémie très-générale; et même alors le croup choisit d'ordinaire, les enfants placés dans les conditions sus-indiquées; 4° que plusieurs enfants de la même famille sont quelquefois simultanément atteints.

Je crois que l'on peut résumer toutes les conditions en disant que la contagion a surtout prise sur les organismes faibles ou affaiblis.

Comme je reviens fréquemment sur le rôle important que joue la contagion dans la production du croup, je ne voudrais pas laisser croire que je regarde la diphthérie comme aussi contagieuse que bien d'autres maladies, telles que la rougeole la variole ou même la coqueluche : elle l'est certainement beaucoup moins; et il m'arrive souvent de répéter aux élèves, que si, à l'hôpital des Enfants, le croup ou l'angine diphthéritique étaient aussi contagieux que la rougeole, et celle-ci aussi grave que ceux-là, nous n'aurions bientôt plus personne dans nos salles.

J'ajouterai à ces longues considérations sur la contagion ce qu'en dit Bretonneau. (Il faut toutefois convenir que, souvent, il a été impossible de remonter à l'origine de la contagion, et que dans la circonstance il était tout à fait improbable qu'elle eût ocasionné la maladie. S'il était plus positivement démontré que la dipthérie est contagieuse, il n'en serait pas moins certain que c'est à un degré fort inférieur à d'autres maladies). L'hésitation n'est plus permise aujourd'hui; il est très-positivement démontré que la maladie est contagieuse, mais il n'est pas moins certain que son pouvoir de transmission est moindre que celui de plusieurs autres maladies.

Peter, qui a fait des recherches intéressantes sur la contagion, fixe à huit jours en moyenne la durée de l'incubation, mais c'est une question qui a besoin d'être reprise (thèse de Paris).

Complications. Doit-on considérer comme telles les manifestations diphthéritiques autres que la laryngite pseudo-membraneuse et qui existent souvent en même temps? Si on se place au point de vue nosologique, évidemment non. Les fausses-membranes qui se montrent sur la muqueuse de l'arrière-gorge, du nez, de la vulve, du larynx, voire même celles qui apparaissent sur la peau dépouillée de son épiderme ou non, ne sont pas plus des complications les unes des autres que ne le sont, par rapport à elles-mêmes, les manifestations multiples de la syphilis.

Elles indiquent seulement une grande intensité de la maladie, et doivent faire prévoir son caractère infectieux. C'est l'habitude, contractée à tort depuis Home, de considérer le croup comme une entité morbide, qui à pu faire considérer les diverses localisations de l'exsudat diphthéritique comme autant de complications de la laryngite croupale. On ne peut plus aujourd'hui soutenir cette idée et l'existence simultanée du croup et d'autres lésions diphthéritiques multiples, bénignes ou graves, n'a plus qu'une valeur purement clinique qui sert à établir les probabilités plus ou moins grandes de guérison ou de terminaison par la mort, en dépit du traitement le mieux entendu. Nous avons souvent eu l'occasion de parler du croup infectieux; c'est là, à proprement parler, une locution vicieuse, car c'est moins le croup que ses accompagnements qui méritent ce nom. On l'emploie en général dans les cas où, en même temps que la laryngite diphthéritique, il existe de la diphthérie dans le nez, dans la gorge, dans les divisions bronchiques, derrière les oreilles, à la vulve, sur un vésicatoire, etc., en même temps que l'on constate des engorgements ganglionnaires, une pâleur excessive, de l'albumine dans les urines, de la petitesse du pouls et de la tendance au refroidissement des extrémités. Dans de pareils cas, toutes ces manifestations de la diphthérie peuvent être considérées comme complication du croup; mais il est bien plus rationnel d'envisager ce dernier comme un épiphénomène de l'ensemble diphthéritique, épiphénomène des plus importants sans doute, et qui prime même tout le reste par le seul fait qu'il peut, en très-peu de temps, déterminer la mort par asphyxie.

Ce n'est que pour nous conformer à l'usage et pour aider au pronostic que nous dirons quelles sont les différentes localisations diphthéritiques que l'on peut envisager comme des complications du croup.

Angine couenneuse. Quand les fausses-membranes tapissant tout l'isthme du gosier, sont épaisses, grisâtres, accompagnées d'un fort engorgement ganglionnaire, d'une sorte d'œdème du tissu cellulaire du cou; en un mot, quand il existe une angine que l'on peut considérer comme maligne, on doit voir dans celle-ci une complication du croup dans ce sens qu'elle rend la terminaison funeste très-probable et qu'après la disparition des symptômes asphyxiques par la trachéotomie ou autrement, la mort par intoxication restera la règle, en dépit du traitement.

Coryza couenneux. Manifestation relativement rare de la maladie générale, la diphthérite nasale qui accompagne le croup donne à celui-ci un caractère de gravité spéciale et sous ce rapport peut être envisagée comme une complication « De toutes les manifestations de la diphthérie, c'est la plus dangereuse, dit Trousseau : elle est l'indice de l'empoisonnement diphthéritique auquel les malades succombent fatalement ». C'est, peut-être, aller un peu trop loin, car il existe des cas de guérison obtenus par la trachéotomie chez des individus qui, en même temps que le croup, avaient de la diphthérie n. sale, mais il faut reconnaître qu'en général, ces succès n'ont été obtenus que chez des malades où la diphthérie existait seulement au voisinage des narines, et l'affirmation de Trousseau resterait probablement vraie, si on n'entendait parler que de la diphthérite généralisée à toute la muqueuse nasale.

Les autres manifestations diphthéritiques prises isolément, donnent toutes un certain caractère de gravité mais qui n'a rien de particulier. Il en est de même de leur réunion sur le même sujet. Le pronostic, dans ce cas, est des plus sévères.

Bronchites. L'inflammation des bronches est, comme nous l'avons vu à l'anatomie pathologique, l'accompagnement habituel du croup, puisque à l'autopsie on la trouve toujours soit seule, soit liée à la diphthérie bronchique. Cette fréquence devrait peut-être la faire regarder plutôt comme un des éléments de la maladie que comme une complication. Mais au point de vue du pronostic, il est très-important de savoir si le croup que l'on a sous les yeux est exempt de toute extension du produit diphthéritique aux bronches ou même de toute inflammation simple de celles-ci. Dans ce cas, on pourrait le considérer comme simple puisque tout s'y réduirait à l'affection du larynx et que, dans ce cas, le traitement médical et surtout chirurgical aurait beaucoup de chance de triompher du mal. Est-il possible de dire s'il existe des fausses membranes dans les bronches? Oui, si le malade en a rejeté de tubulées et de divisées suivant le moule de l'arbre bronchique. En dehors de cette circonstance cela est à peu près impossible; le bruit de soupape, de drapeau est, comme chacun sait, absolument exceptionnel; le silence général de la respiration tient à la petitesse de la colonne d'air qui traverse le larynx et non à l'oblitération des bronches. Le silence, par place, ou d'un côté de la poitrine seulement, tient le plus souvent à la congestion, à l'affaissement du tissu pulmonaire.

Quant aux râles sibilants ou muqueux de la bronchite, inutile de compter sur leur constatation. S'ils se produisent réellement ils sont masqués par le sifflement laryngé; mais le plus souvent la colonne d'air qui se meut dans les bronches est trop faible pour en déterminer la production.

Après la trachéotomie, au contraire, on peut constater leur existence, qui n'est masquée que par le timbre métallique de la respiration dû au passage de l'air à travers la canule. L'oreille, une fois familiarisée avec ce dernier, saisit parfaitement les râles sonores ou humides qui se produisent dans les bronches.

Broncho-pneumonie. Ce que nous venons de dire de l'insuffisance de l'auscultation pour permettre de faire le diagnostic de la bronchite concomitante d'un cas de croup est applicable, au même titre, à la broncho-pneumonie, qui n'est que l'exagération du premier état que vient aggraver la phlegmasie au parenchyme pulmonaire; les râles fins, mélangés de bouffées de souffle, s'ils se produisent ne se peuvent constater, et très-probablement, ne se produisent même pas, en raison des conditions spéciales où se trouve la respiration laryngée. Trouvât-on de la submatité que celle-ci ne signifierait pas grand chose, car je l'ai plusieurs fois constatée d'une manière certaine, dans des points bien déterminés, pour la voir disparaître aussitôt après la trachéotomie : ce qui m'a fait penser qu'elle tenait à un certain degré de congestion qui disparaissait aussitôt après l'entrée libre de l'air et par le fait de la dilatation vésiculaire que cette entrée libre d'une forte colonne d'air rendait possible.

Pour diagnostiquer la phlegmasie des bronches et surtout celle plus franchement inflammatoire qui va jusqu'au tissu du poumon, il faut s'adresser aux symptômes rationnels. Nous avons vu que le croup, comme toutes les manifestations diphthéritiques n'était guère pyrétogène. Si donc chez un enfant atteint de cette affection on voit le thermomètre s'élever à 39° et au-dessus, il faudra penser à une phlegmasie concomitante et si à l'élévation de température on voit se joindre l'accélération de la respiration de façon à ce qu'il y ait environ 50 inspirations par minute, ce qui n'a point lieu dans le croup simple, on sera autorisé à penser qu'il existe une bronchite profonde et surtout une broncho-pneumonie. Après la trachéotomie, la broncho-pneumonie se diagnostique assez bien : toute la question est de ne pas prendre le bruit rude de la canule pour du souffle et d'ausculter quand la canule est silencieuse.

M. Sanné ne paraît pas avoir été frappé, autant qu'il y a lieu de l'être, des difficultés du diagnostic de la broncho-pneumonie et il a dressé un tableau de l'époque où se montre habituellement cette complication qui est surtout fréquente dans les premiers jours.

ÉPOQUE OÙ A ÉTÉ PORTÉ LE DIAGNOSTIC DE LA BRONCHO-PNEUMONIE.	NOMBRE DES CAS.
1er jour	2
2e	14
3e	12
4e	13
5e	14
6e	14
etc.	etc.

C'est à l'influence de la diphthérie qu'il faut attribuer pour la plus forte part la fréquence des phlegmasies bronchiques et pulmonaires qui accompagnent le croup. Mais l'action du froid joue aussi un rôle et ces complications ne sont jamais plus fréquentes que dans les saisons froides, et chez les enfants qui n'ont pas été environnés de tous les soins propres à les éviter.

Elles ont une grande influence sur l'issue funeste de la maladie et c'est surtout après la trachéotomie que cette action fâcheuse se constate d'une manière très-évidente; c'est une des causes les plus ordinaires de nos insuccès.

Pneumonie. Quand le croup est à sa seconde période, que le sifflement laryngé est très-prononcé et la colonne d'air qui traverse l'organe très-peu volumineuse, il est tout aussi difficile de diagnostiquer l'hépatisation du poumon que la bronchite et la broncho-pneumonie; le râle crépitant et le souffle ne s'entendent pas, la matité a une valeur incertaine et il faut interroger les symptômes généraux, élévation de la température, accélération du pouls et de la respiration, pour se guider.

L'existence d'une pneumonie constatée, ce qui a pu être fait, ou même soupçonnée, doit faire porter un pronostic des plus graves, comme nous aurons l'occasion de le dire ailleurs. Si la guérison n'est pas alors impossible comme le démontrent quelques cas exceptionnels, elle est au moins excessivement rare.

Pleurésie. On l'observe rarement, et quand elle se montre c'est à des périodes très-différentes de la maladie; comme les complications pulmonaires, elle est d'un diagnostic très-difficile et cela d'autant plus qu'elle est habituellement liée à ces dernières dont les symptômes viennent masquer ceux qui lui sont propres.

La congestion pulmonaire, l'apoplexie, l'emphysème ne se diagnostiquent pas et nous ne pourrions ici que répéter ce que nous avons dit à l'anatomie pathologique.

Gangrène pulmonaire. On ne la voit pas isolée, en général, mais liée à celle des amygdales de la luette, ou de la trachée, si elle survient après la trachéotomie. Dans ces conditions, l'odeur gangreneuse de l'haleine, des matières expectorées n'a pas de valeur pronostique réelle. On pourrait la soupçonner dans ces cas, si on voyait le malade tomber dans une prostration profonde et rapide peu de temps avant la mort.

Le croup peut survenir au cours ou à la suite de certaines fièvres et en être alors la complication; il constitue dans ce cas ce que l'on désigne sous le nom de croup secondaire. Mais ces mêmes affections peuvent survenir pendant le cours du croup soit dans les familles nombreuses, soit surtout dans les hôpitaux. Ainsi la rougeole, la scarlatine, la coqueluche dans nos hôpitaux d'enfants viennent quelquefois compromettre les résultats de la trachéotomie. Toutes les fois qu'elles se montrent chez un enfant atteint de croup elles constituent une complication des plus graves et qui doit laisser peu d'espoir.

Nous aurons l'occasion de reparler de quelques-unes de ces complications à l'occasion du pronostic et des suites de la trachéotomie.

Récidives. Chez deux enfants j'ai vu le croup récidiver : l'un d'eux a été opéré deux fois et a guéri. Guersant, Gombault, Warmont, Millard ont dû opérer des enfants atteints de croup pour la seconde fois. Sanné a aussi vu des cas de récidives, mais dans lesquels la seconde atteinte n'a pas été aussi grave que la première et n'a pas nécessité l'opération. On voit aussi des croups non-opérés récidiver également et, suivant Sanné, ce sont eux qui récidivent le plus souvent. En s'en rapportant à ces faits, on doit en conclure que la disposition à contracter cette maladie s'éteint moins sous l'influence d'une première atteinte qu'elle ne le fait en pareille circonstance pour certaines autres maladies contagieuses, la coqueluche par exemple.

Pronostic. Envisagé d'une manière générale, le pronostic du croup est des plus graves. Une statistique comprise entre les années 1826 et 1858(32 ans) due à MM. Roger et Sée, n'a donné que 2107 guérisons sur un total de 10 721 malades, c'est-à-dire que, sur 5 enfants atteints de cette redoutable maladie, on en a guéri 1 seulement. Les relevés que j'ai pu faire dans les deux hôpitaux d'enfants de Paris, pour une période de treize ans (1866 à 1878 inclus) ont donné un résultat un peu plus favorable puisque sur 4241 enfants atteints de croup on en a guéri 1011 avec ou sans intervention de la trachéotomie, c'est-à-dire que sur 4 enfants on en a guéri 1 moins une fraction très-minime.

En consultant les chiffres de nos tableaux on peut se faire une idée de ce que serait la mortalité du croup si on se bornait à l'emploi du traitement médical seul.

Tous ceux qui ont une notion exacte de la marche de la maladie et qui connaissent la pratique, de nos hôpitaux d'enfants, où on n'opère guère qu'à la fin de la deuxième période, admettront sans peine que l'immense majorité, si ce n'est la totalité, des croups qui ont été opérés seraient morts. Or, sur le chiffre de 4241 malades, 675 seulement n'ont pas été opérés et ont donné 212 guérisons, 463 décès, ce qui équivaut approximativement à 1 guérison sur 3 cas ; mais si à ce nombre de 463 décès, on ajoute comme tels les 3565 cas qui ont été opérés et qui se seraient tous ou à peu près terminés par la mort sans l'intervention chirurgicale on voit que le traitement médical seul aurait donné 212 guérisons sur les 4241 cas de croups, soit 1 guérison seulement sur 20 malades, résultat approximativement vrai qui donne à la fois l'idée juste de la gravité du mal et de l'importance de la trachéotomie.

Tel est l'état des choses en ce qui concerne la pratique hospitalière, mais il faut dire qu'il existe, probablement, dans les classes pauvres, des cas assez légers pour qu'on ne les amène pas à l'hôpital et qui diminueraient la mortalité. Mais, en admettant qu'ils abaissent le chiffre de celle-ci d'une manière sensible on ne peut croire que ce soit de la moitié : d'où on peut accorder qu'en admettant un cas de guérison sur 10 malades soumis au traitement médical seul, on reste optimiste.

On voit en consultant ces mêmes tableaux que la mortalité y est plus grande certaines années que d'autres, et qu'en général elle est d'autant plus grande que les cas sont plus multipliés, ce qui est conforme à ce qu'on a presque toujours observé en comparant le croup épidémique au croup sporadique qui est généralement moins grave. Cette influence de l'épidémicité, vraie en général, n'est pourtant pas une règle invariable, car il y a des années où les croups sont très-nombreux et par conséquent épidémiques sans être pour cela plus graves. Mais cette réserve faite, il convient de reconnaître que plus le croup, en raison du petit nombre des cas, se rapproche du caractère sporadique, moins il est grave. Ainsi en 1868 il est entré à l'hôpital des Enfants malades 70 croups seulement, qui ont fourni 29 guérisons, c'est-à-dire 1 sur 2,4.

Nous avons déjà vu l'âge avoir une grande influence sur la rapidité de la marche du mal, nous constaterons également qu'il en a une des plus considérables sur sa gravité, en consultant notre statistique. Sur 476 enfants de deux à trois ans opérés ou non : il y a eu 42 guérisons, soit 1 sur 11,3 à une très-minime fraction près, sur 453 de 3 à 4 ans, 82 guérisons, soit 1 sur 5,5 ; sur 346 de 4 à 5 ans, 97 guérisons : soit 1 sur 3,5 ; sur 294 de 5 à 6 ans, 99 guérisons : soit 1 sur 3 et enfin sur 267 enfants au-dessus de 6 ans, 10 guérisons, soit 2,5.

Ce qui se résume dans le petit tableau suivant :

	GUÉRISONS.	
De 2 à 3 ans	1 sur	11,3
3 à 4	1	5,5
4 à 5	1	3,5
5 à 6	1	3,0
6 et au-dessus	1	2,50

Sans tenir compte du sujet, il y a dans les manières d'être de la maladie des conditions qui peuvent la faire regarder comme particulièrement grave. Au point de vue nosologique on ne peut faire des manifestations multiples de la diphthérie autant de complications du croup : mais, pratiquement, et pour juger sainement des chances bonnes ou mauvaises, il est de la plus grande importance de constater s'il existe une angine bénigne ou grave, de la diphthérie nasale ou cutanée, et de considérer ces manifestations, quand elles existent à un haut degré d'intensité, comme de très-fâcheuses conditions. Il arrive, même, que leur importance est telle, dans le cas d'angine hypertoxique par exemple, que le croup passe au second plan ; de même une diphthérite nasale très-étendue et profonde doit laisser peu d'espoir.

Ces conditions réunies ou même isolées, pourvu qu'elles soient bien accusées, sont une preuve d'intoxication et le croup peut alors être considéré comme *infectieux* c'est-à-dire d'une gravité extrême. Barthez (Lettres à Rilliet) a bien résumé les caractères qui doivent faire admettre qu'il y a intoxication et, par conséquent, que le croup est infectieux, ce sont :

1° *L'extension des fausses membranes sur différentes muqueuses*, à la condition qu'elles seront étendues à une grande surface et sur des points divers ;

2° *La couleur grise, gris-noirâtre, l'apparence gangréneuse* des pseudo-membranes visibles ;

3° *L'engorgement ganglionnaire considérable ;*

4° La *diphthérie cutanée* ; 5° la gangrène de la peau, des muqueuses ; 6° l'albuminurie abondante ; 7° le *teint plombé* et la *résolution* des forces. On peut ajouter à cet ensemble les hémorrhagies par les muqueuses ou dans les tissus.

La réunion de quelques-uns de ces caractères suffit, comme le dit très-bien Barthez, pour donner l'idée de la nature infectieuse du mal.

Les affections du côté des bronches et du poumon, dont nous avons déjà parlé, surtout à propos de l'anatomie pathologique, comme d'une des plus fréquentes complications du croup, en augmentent aussi beaucoup la gravité.

Le croup simple, dégagé de toutes complications, celui qu'on appelle sporadique, a quelquefois des caractères qui trahissent sa gravité. Il faut les chercher dans l'invasion brusque, la marche rapide des symptômes, l'apparition hâtive des accès de suffocation, leurs répétitions rapprochées, la fréquence du pouls, celle des respirations et l'élévation de la température. Ces derniers symptômes, qui ne relèvent pas directement de l'affection croupale, ont de l'importance, surtout parce qu'ils font prévoir une complication pulmonaire ou bronchique, dont on ne trouve pas les caractères physiques à la percussion et à l'auscultation.

A part ces conditions, le croup simple, c'est-à-dire dégagé de toute manifestation diphthérique, est de beaucoup moins grave que celui qui se présente dans les conditions opposées, et surtout que le croup infectieux. Mais, au début, il faut être circonspect car, dans le cas de croup où l'affection paraît exister seule d'abord, on peut voir apparaître, au cours de la maladie, d'autres manifestations et des signes qui annoncent l'infection, ou l'imprégnation de toute l'économie par le principe actif de la diphthérie, quel qu'il soit.

Le croup peut se terminer par la guérison, et le plus souvent, cette heureuse terminaison se fait d'une manière progressive probablement; parce que la force de production des fausses membranes est minime, et que celles qui existent se désagrégent et disparaissent; la respiration apparaît d'abord plus facile, les accès, s'il y en avait, cessent de se reproduire; la voix et la toux perdent le caractère croupal pour prendre celui du catarrhe. Dans d'autres cas, la guérison suit l'expulsion d'une fausse membrane, et se produit d'une manière, pour ainsi dire, instantanée. Que ce fait soit possible, qu'il se soit produit, c'est ce dont on ne peut douter, d'après le témoignage des auteurs, et je viens d'en observer deux cas très-remarquables, mais c'est un fait extrêmement rare. Aussi ne suis-je pas disposé, au rejet d'une fausse membrane, surtout si elle est étendue, à partager la joie et les espérances de l'entourage. A quelle période se produit, le plus souvent, la guérison? C'est incontestablement à la première, mais il importe beaucoup de ne pas se faire d'illusions et de se rappeler qu'à cette phase, les signes du croup n'ont rien de caractéristique et peuvent exister avec une laryngite simple, striduleuse ou autre, mais exempte, dans tous les cas, de l'exsudat fibrineux qui caractérise la diphthérite. C'est pour n'avoir pas fait cette distinction sans doute, que certains auteurs ont pu guérir un aussi grand nombre de croups, ou se sont flattés de les avoir arrêtés. C'est ici que la présence d'une angine couenneuse éclaire le diagnostic d'une vive lumière, et pourtant, même dans ce cas, on peut se faire cette question: Est-il certain, quand, au cours d'une angine diphthéritique, on voit apparaître la voix et la toux dites croupales, qu'il y ait un croup confirmé, c'est-à-dire laryngite diphthéritique? Pour la plupart des médecins, le doute ne paraît pas permis. Pour moi, il existe, et je crois que, dans ces conditions, il peut y avoir inflammation simple du larynx sans que l'exsudat se produise. Si, dans un pareil cas, l'examen laryngoscopique est possible, c'est le seul moyen de lever ce doute. La guérison, spontanée ou sous l'influence du traitement médical, se produit encore à la deuxième période, et même, d'après une statistique de Barthez (lettre à Rilliet), elle y serait fréquente. Voici les chiffres qui, malheureusement, sont peu nombreux: Croups arrivés à la deuxième période, 44 (26 morts, 18 guéris = 1 sur 2,4). Ce résultat est très-beau et a été obtenu soit par la trachéotomie, soit par le traitement médical. Voici les deux résultats comparés :

PAR LA TRACHÉOTOMIE : 30. (9 guéris, 21 morts).						PAR LE TRAITEMENT MÉDICAL : 14. (9 guéris, 5 morts).			
Avec intoxication : 18.				Sans intoxication 12.		Avec intoxication 5.		Sans intoxication 9.	
Antérieure à l'opération.		Postérieure à l'opération.							
Morts.	Guéri.	Morts.	Guéris.	Morts.	Guéris.	Morts.	Guéri.	Mort.	Guéris.
6 âgés de 3 à 10 ans.	1 âgé de 2 ans.	9 âgés de 2 à 7 ans.	2 âgés de 26 mois et 3 ans.	6 âgés de 2 à 4 ans.	6 âgés de 4 à 6 ans.	4 âgés de 3 à 6 ans.	1 âgé de 12 ans.	1 âgé de 4 ans.	8 âgés de 27 mois à 13 ans.

On peut voir, par ce tableau, la confirmation de ce que nous disions plus haut sur l'influence funeste de l'intoxication ; mais, ce qu'il y a de plus frappant dans ce petit nombre de faits, c'est l'opposition entre les résultats dus à la trachéotomie et au traitement médical. La supériorité de celui-ci s'y montre telle qu'on se demande pourquoi on ne s'en rapporterait pas à lui et pourquoi on opérerait à cette période (je dois faire observer que les caractères des périodes admises par Barthez, sont les mêmes que ceux tracés par nous) ; mais, je dois dire que ce résultat digne de toute confiance, d'après son origine, ne me semble pas pouvoir s'appliquer aux faits pris en général ; jamais ni avant, ni depuis cette publication, je n'ai vu le croup arrivé à la deuxième période, c'est-à-dire bien confirmé, céder aussi fréquemment au traitement médical.

A la troisième période, la guérison par le traitement médical est tout à fait une exception, et s'obstiner à l'espérer, c'est exposer le malade à une mort à peu près certaine.

Traitement. Il y a eu, et il y a encore aujourd'hui de nombreux modes de traitement du croup; mais, à vrai dire, il n'y a pas, comme nous le dirons, un seul traitement de cette redoutable maladie à l'aide duquel on puisse se flatter de l'arrêter dans sa marche. Le plus souvent, la thérapeutique médicale ayant échoué, on se trouve acculé à la nécessité de pratiquer la trachéotomie. Or, cette opération, toute précieuse qu'elle soit, ne peut passer pour une manière de traiter le croup en tant qu'affection diphthéritique ; elle n'est autre chose qu'un expédient : elle en supprime les effets immédiats, permet au malade de vivre et de guérir, si la diphthérie a de la tendance à s'arrêter dans sa marche, mais elle n'agit point sur la maladie elle-même. D'où viennent à la fois la richesse apparente de la thérapeutique opposée au croup, et la pénurie réelle où nous sommes ? De causes multiples. L'idée particulière que chacun a pu se faire de la maladie a donné lieu à autant de modes de traitement. Ceux qui y ont vu une inflammation ont tout naturellement, comme Home et ses successeurs, adopté la médication antiphlogistique; tandis que d'autres, reconnaissant au mal une nature spécifique, ont institué une thérapeutique répondant à l'idée qu'ils s'étaient faite de cette spécificité. C'est de cette façon qu'on en est venu à proposer les fondants, les altérants, les balsamiques, etc., comme des moyens capables d'arrêter le croup dans sa marche et d'en prévenir le développement, à la suite de l'angine couenneuse. Non-seulement, le traitement général est né de l'idée qu'on s'est faite de la diphthérie, mais même le traitement local. Ainsi voit-on Bretonneau, qui regarde l'affection comme primitivement locale et susceptible de se propager de proche en proche, insister, à l'exemple des anciens qui croyaient à une gangrène, sur la nécessité de détruire l'angine pharyngée *in situ*, si l'on veut prévenir le croup, qu'il regardait comme étant la règle à la suite de l'angine pelliculaire. On voit encore des médecins, persuadés du caractère primitivement local de la maladie, insister sur les cautérisations, même sur l'ablation des amygdales pour éviter, soit l'infection générale, soit la propagation au larynx. Tandis que d'autres, au contraire, convaincus de la nature primitivement générale de la diphthérie, n'attachent qu'une médiocre importance à la destruction des couennes dans l'arrière-gorge comme moyen de prévenir le croup, et surtout ne tentent rien pour aller détruire la fausse membrane dans le larynx. Ajoutons que bien des agents thérapeutiques, vantés comme spécifiques, n'ont dû leur réputation qu'à des erreurs de diagnostic qui avaient fait croire au croup quand il n'existait qu'une laryngite aiguë ou une laryngite striduleuse.

Il est un genre de difficulté facile à comprendre, et difficile à éviter dans l'exposition du traitement du croup : c'est celui qui consiste à ne pas traiter, à propos de cette dernière affection, de tout ce qui a trait à l'angine couenneuse et aux autres manifestations diphthéritiques. Aussi tâcherons-nous, dans cet article, autant que possible, de nous restreindre à ce qui regarde la laryngite pseudo-membraneuse.

En somme, au lit du malade, les indications à remplir peuvent se résumer de la façon suivante :

1° Prévenir l'envahissement du larynx. Cette indication ne se présente que dans les cas, d'ailleurs les plus nombreux, où la première manifestation diphthéritique se produit sous forme d'angine pseudo-membraneuse. Elle pourrait exister dans le croup ascendant, si la bronchite ou la trachéite pseudo-membraneuses pouvaient être diagnostiquées, ce qui n'est pas. Quant au croup d'emblée, on n'a point à le prévenir, parce que rien ne le peut faire prévoir.

2° Le croup existant, il faut, par les moyens que l'on jugera les plus propres à atteindre ce but, débarrasser le larynx du produit pseudo-membraneux et combattre l'inflammation de la muqueuse.

3° Si on ne peut arrêter le croup dans sa marche et que l'asphyxie devienne une cause de péril qui prime toutes les autres, il faut ménager à l'air une entrée artificielle au-dessous de l'obstacle qui le retient, en pratiquant la laryngo-trachéotomie ou la trachéotomie.

Telles sont, sommairement, les indications principales auxquelles tous les médecins ont cherché à satisfaire : les uns par une médication, les autres par une différente, un grand nombre en employant divers moyens à la fois ; ce qui rend très-difficile le jugement à porter sur le degré d'efficacité de chacun d'eux en particulier.

Pour n'avoir pas à revenir sur la première des indications que nous venons de poser, nous dirons qu'on cherche à y satisfaire en recourant au traitement soit général, soit local, à l'aide duquel on espère pouvoir triompher de l'angine diphthéritique, suivant l'idée qu'on s'en est faite. C'est ici que les partisans de la nature primitivement locale de la maladie, insistent sur les cautérisations, les attouchements avec des substances propres à détruire les fausses membranes, et à arrêter leur marche envahissante de proche en proche ; les uns emploient des caustiques violents, comme l'acide chlorhydrique ; d'autres touchent avec des solutions d'acide citrique, de soude caustique, d'acide phénique, font des insufflations de tanin, d'alun, des projections de poudre de nitrate d'argent, etc., et un grand nombre de ces médecins qui déclarent que la maladie est primitivement locale, instituent en même temps, sans tenir compte de la contradiction de leurs idées, un traitement général ; qui par le mercure, qui par l'émétique, dans le but d'enlever au sang de sa plasticité, etc. En un mot, pour nous résumer, on fait le traitement de l'angine, dont l'un des buts est de prévenir le croup, en arrêtant la diphthérie à sa première manifestation. C'est donc le traitement de l'angine couenneuse devenant secondairement traitement préventif du croup. Nous aurons à apprécier quel est son importance et ses succès.

La deuxième indication qui résume, à proprement parler, le véritable traitement du croup, a été abordée différemment par les praticiens, suivant l'idée qu'ils s'étaient faite de la maladie, et les moyens qu'ils ont mis en œuvre constituent autant de procédés, autant de modifications que nous allons passer en revue et apprécier.

Méthode antiphlogistique. Celui à qui doit être rapportée cette méthode de traitement est Home. Il divisa la maladie en deux périodes : une première inflammatoire, une seconde purulente. Contre la première, sa ligne de conduite fut toute tracée par son idée sur la nature du mal, et il employa le traitement antiphlogistique dans toute sa rigueur. Il s'y trouva d'autant plus encouragé que la guérison rapide suivit souvent de près son intervention (*Voir* à l'*historique* comment, dans ce cas, il s'agissait de laryngite striduleuse). Bard, qui écrivait peu après, s'éleva contre ce traitement appliqué à une maladie dont le caractère de putridité n'était pas douteux pour lui ; mais Michaelis, médecin de cabinet, qui paraît n'avoir guère vu de croup, s'élève contre cette idée de Bard et dit : « Le croup est une maladie inflammatoire et non putride, comme le pense Bard, qui administre les antiseptiques et perd presque tous ses malades, tandis qu'un autre médecin de New-Yorck (pas de nom), qui traite le croup comme une maladie inflammatoire sauve *presque tous les siens.* »

L'impulsion donnée par Home, les occasions relativement rares d'observer le croup, peut-être aussi une modalité un peu différente de la maladie, firent que le traitement antiphlogistique fut adopté généralement. Les mémoires du fameux concours institué par Napoléon le préconisèrent ; le rapporteur, Royer-Collard, dont le travail, remarquablement écrit, n'indique pas un grand sens pratique, se range à l'avis de ceux qu'il devait juger. La doctrine de Broussais n'était pas faite pour modifier les idées à cet égard, comme en témoigne l'apologie qu'a faite Desruelles, de la saignée contre le croup dans son *Traité de la diphthérite.* Aussi n'y avait-il qu'une manière de traiter les enfants atteints de croup, c'était les saignées locales dans tous les cas, et souvent la saignée générale.

Cette pratique régna sans discussion jusqu'à Bretonneau qui en contesta l'opportunité dans le croup épidémique ; après l'avoir mise en œuvre contre cette maladie qu'il considérait comme une *phlegmasie spécifique* et non plus, à l'exemple des anciens, comme une maladie *putride gangréneuse*, il finit par la proscrire complétement comme donnant les plus mauvais résultats. A partir de ce moment, il y eut un revirement complet. Non-seulement les maîtres n'admirent plus l'utilité des émissions sanguines mais on les proscrivit d'une manière à peu près complète. Trousseau surtout, de notre temps, s'éleva vigoureusement contre cette pratique et tous ceux qui suivirent l'École de l'hôpital des enfants se firent les propagateurs de la même idée. Mais la pratique proscrite persista encore longtemps et l'on continua à mettre assez souvent des sangsues. Il n'y a que quelques années, il n'était pas rare de voir apporter à l'hôpital, de jeunes enfants pâles, anémiés autant par le traitement que par la maladie. Ce n'est pas sans un certain étonnement que l'on voit Barrier faire des réserves en ce qui concerne le croup sporadique auquel il conseille d'opposer le traitement antiphlogistique. Cette réserve ne peut être maintenue ; le croup sporadique, généralement beaucoup moins grave que celui qui est endémique ou surtout épidémique n'est pas moins de la même nature que ces derniers ; chez les enfants qui en sont atteints, il y a, comme chez les autres, tendance à la diffluence du sang, à l'anémie, à l'albuminurie consécutive, et dans ces conditions, la saignée est irrationnelle, même en présence d'une certaine réaction inflammatoire qui, d'ailleurs, n'est jamais portée très-haut. Que si, malgré ce traitement spoliateur un certain nombre de croups sporadiques ont guéri, ce résultat est explicable par la gravité du croup, beaucoup moindre dans cette condition spéciale ; sans compter les succès qui peuvent être attribués à des erreurs de diagnostic qui auraient fait admettre comme croup des exemples de laryngite simple ou de laryngite striduleuse. Tant que le croup restera la maladie que nous voyons, les émissions sanguines resteront bannies de son traitement ; et s'il peut y avoir une méthode utile de traiter le croup, toute idée sur la spécificité du mal mise de côté, c'est la médication tonique.

Le traitement antiphlogistique à l'aide des émissions sanguines abandonné, a été, dans ces derniers temps, repris sous une autre forme par l'administration de l'émétique à dose rasorienne. C'est mon collègue à l'hôpital des enfants, Bouchut, qui a surtout soutenu les bons effets de ce mode de traitement qui pourtant, avait été mis en œuvre antérieurement par d'autres. Ainsi le docteur Chapelle d'Angoulème, envoyait à l'Académie de médecine un mémoire sur les succès obtenus par le traitement du croup avec l'émétique à dose rasorienne (1852). Mais, en 1859, un second mémoire du même médecin accusait des revers si multipliés qu'il avait dû renoncer à ce mode de traitement. En 1853, le docteur Gigon d'Angoulême, était partisan de l'émétique et émettait la théorie suivante : « A dose vomitive, dit-il, on ne combat qu'un accident : l'obstruction du larynx ; tandis que l'émétique à haute dose, ce fluidifiant par excellence combat la diathèse morbide sous l'influence de laquelle l'albumine du sang se concrète et passe à l'état de membrane. » Le tartre stibié, dit Bouchut, est, dans ces cas, employé comme dans la pneumonie aiguë et, sauf exception, il ne produit pas d'affaiblissement ni de prostration inquiétants. Il semble bien résulter de cette proposition, qui peut servir de prémisse générale a tout le travail que M. Bouchut devrait regarder la pneumonie aiguë et le croup comme des plegmasies comparables, sinon comme nature au moins comme intensité : ce que nul, croyons-nous, ne peut admettre, pas même l'auteur. Si donc il a été conduit à cette méthode de traitement par induction, on peut dire que celle-ci était forcée. Mais voyons les résultats qui, en thérapeutique, peuvent légitimer tout, même les plus grandes hardiesses. M. Bouchut a pu reunir 115 cas traités par cette méthode et qui ont donné 88 guérisons. Ces faits sont empruntés à différents auteurs, entr'autres à M. le docteur Constantin d'Amiens qui cite, à l'appui de son traitement, 46 guérisons sur 53 croups traités : ce qui paraît absolument prodigieux.

Mais la statistique de M. Bouchut a un tort grave, c'est d'avoir emprunté à Valleix 53 faits où l'émétique n'avait pas été employé seul et surtout n'avait été employé que comme vomitif. Voici donc presque la moitié des cas d'une statistique qui ne justifient à aucun titre leur emploi et qui, pas plus que les vues théoriques de M. Gigon ou la comparaison de Bouchut, ne peuvent justifier l'usage de l'émétique à dose rasorienne

Que se passe-t-il quand on donne l'émétique à haute dose? Bouchut ne nie pas qu'il en résulte un certain degré d'affaiblissement et de prostration ; seulement ces phénomènes ne vont pas jusqu'à être inquiétants. Ils sont dus soit à l'action vomitive et purgative, car, pour mon compte, j'ai toujours vu les deux résultats suivre l'administration de l'émétique ; soit à l'action dépressive que ce médicament exerce sur tout l'organisme par son action interne. La plupart des médecins ont noté ces effets ; et on se demande quel résultat utile on peut attendre de cette action débilitante dans une maladie qui, comme la diphthérie, est si puissamment débilitante d'elle-même. A ceux qui voudraient suivre cette thérapeutique nous donnerons un conseil : c'est de la suspendre à la deuxième période et surtout quand arrivera la période asphyxique ; particulièrement quand il y a des accès, sous peine de voir succomber le malade avant qu'on ait eu le temps de le secourir à l'aide de la trachéotomie.

Dans une excellente thèse, M. Garnier, interne de l'hôpital Sainte-Eugénie en 1859, a fait de la méthode qui nous occupe une très-juste critique.

« L'émétique à haute dose fut employé, dit-il, chez 6 enfants. Dans 3 cas la trachéotomie dut être pratiquée et les 3 enfants succombèrent. Le premier y fut soumis dès le début du croup et prit ce médicament pendant 3 jours à la dose de 20 centigrammes ; des vomissements abondants sans diarrhée se produisirent, mais la dyspnée n'en fit pas moins de progrès, et l'opération devint nécessaire. Les deux autres sujets prirent, seulement pendant un jour, 20 centigrammes d'émétique : chez l'un il détermina de la diarrhée seulement, chez l'autre de la diarrhée et des vomissements. Nous ne parlons pas d'un quatrième enfant chez lequel les premières cuillerées déterminèrent une telle diarrhée, qu'on dut en suspendre l'emploi.

« Sous l'influence des préparations stibiées, 3 enfants ont échappé à la trachéotomie. Le premier prit pendant 4 jours 20 centigrammes d'émétique, le premier jour il eut des selles abondantes et les autres jours de la diarrhée et des vomissements. La première période du croup ne fut pas dépassée, mais le sujet mourut subitement alors que les accidents laryngés avaient disparu.

« Le deuxième prit pendant 3 jours 20 centigrammes d'émétique et eut des vomissements et de la diarrhée : il guérit.

« Le troisième enfant fut le plus gravement atteint et l'asphyxie en vint à un tel point que l'opération fut jugée nécessaire : Chez lui l'émétique présenta cette particularité, que l'effet vomitif ne se manifesta que six ou sept heures après son ingestion. Six potions de 20 centigrammes furent administrées et la guérison obtenue; on le renvoya dans sa famille; mais deux ou trois jours après, il mourut subitement. »

Voilà ce que l'on obtiendra en donnant l'émétique à haute dose. Constamment, ou à peu près, des vomissements ou de la diarrhée; le plus souvent les deux, au grand détriment de la résistance du sujet. M. Garnier constate deux morts subites sur deux enfants traités et au moment où on ne s'y attendait pas. J'en ai vu plusieurs exemples mais au milieu de la période asphyxique.

Voici pour les médecins qui voudront recourir à cette médication, que je considère comme dangereuse directement, et compromettant les succès de la trachéotomie quand on n'arrive pas à l'éviter, les formules des deux auteurs qui s'en sont le plus servi.

BOUCHUT.

Julep gommeux		100,00
irop diacode		15,00
Tartre stibié	0,50 à	0,75

Une demi-cuillerée à bouche toutes les heures.

CONSTANTIN.

Julep gommeux	250,00
Sirop de morphine	60,00
Tartre stibié	1,00

Une cuillerée à bouche toutes les heures. — On peut commencer par des doses moins élevées.

Médication altérante. Cette médication peut être placée à côté de la précédente; elle se propose, comme elle de combattre l'inflammation, d'empêcher la formation de la fausse membrane et d'en amener la fonte, la destruction et le décollement. Un de ses principaux moyens est le mercure.

La pratique qui consiste à donner les mercuriaux (le calomel surtout) a pris naissance en Amérique et y a acquis un degré de confiance absolu. Nous ne ferons pas l'historique de son développement. Ses promoteurs et ceux qui les imitèrent se proposaient comme but immédiat : d'augmenter les sécrétions muqueuses de la bouche et de l'arrière-gorge, de les rendre plus fluides et d'empêcher ainsi la formation de la fausse membrane (vue toute théorique). Les doses auxquelles on le donna varièrent de 20 à 30 centigrammes jusqu'à 2 grammes par jour (à des enfants d'un an). On ajouta quelquefois l'opium dans la proportion de 1/20 à 1/16 pour atténuer son action nuisible. Le traitement du croup par le mercure passa d'Amérique en Europe où on y donna le médicament avec non moins de libéralité, en général. Les Allemands joignirent à l'emploi du calomel à l'intérieur, les frictions avec l'onguent mercuriel. Quelques médecins se signalèrent, soit par leurs vues particulières, soit par leur audace à administrer le mercure. Ainsi, en Allemagne, Autenrieth avait la prétention d'éteindre l'inflammation des voies aériennes en en déterminant une autre sur l'intestin. Il administrait habituellement de 0,75 centigrammes à 1 gramme de calomel associé à de la magnésie, en 24 heures; et faisait donner des lavements fortement vinaigrés dans le but de déterminer une forte fluxion sur l'intestin. Il eut, dit-il, des succès, contestés par ses contemporains. En France, où l'engouement fut bien moins grand on se tint à des doses plus modérées et Miquel, d'Amboise, donna une formule qui a servi de guide à toute une génération médicale. Elle consiste à donner alternativement, toutes les deux heures, 0,10 de calomel et 0,15 centigrammes d'alun. Le but de ce dernier est de diminuer la plasticité du sang et de favoriser l'absorption des produits déjà déposés sur les muqueuses, tout en prévenant les accidents mercuriels. Ceux-ci avaient déjà été constatés par Bretonneau qui, au début de l'épidémie observée par lui en Touraine, avait commencé par traiter ses malades à l'aide des mercuriaux et avait cru devoir leur rapporter certains succès. Ainsi, chez un malade, il avait vu l'administration du calomel suivie d'une expectoration plus facile et du rejet d'un long tube membraneux. Une autre fois c'est la suffocation qui diminue après un certain temps du traitement qui avait été poussé avec activité. Ailleurs ce sont les accès de toux qui s'éloignent et sont moins pénibles. Et toutes ces modifications, Bretonneau crut pouvoir les attribuer à l'action dissolvante du mercure sur les fausses membranes du larynx. Il n'y eut, d'abord, pas d'accidents, mais ceux-ci survinrent et l'auteur les attribua d'abord à l'abaissement de la température, ou à quelque altération de la bouche antérieure à l'administration du mercure. Ces accidents furent la liquéfaction extrême du sang, la gangrène de la bouche, la carie des maxillaires, etc. Ces accidents sont ceux que produit le mercure avec ou sans cause occasionnelle; et il n'y a pas lieu de s'étonner que Bretonneau les ait observés, quand on voit qu'il donnait 0,20 centigrammes de calomel d'heure en heure, en même temps qu'il faisait faire des frictions avec l'onguent napolitain toutes les trois heures.

Dans notre pays, la médication mercurielle ne tarda pas à être abandonnée et elle le fut précisément pour les raisons qui y avaient fait recourir, c'est-à-dire à cause de l'action irritante du calomel sur les muqueuses et de la propriété dont il est doué d'appauvrir le sang, de disposer aux hémorrhagies, aux ulcérations, etc. Et, en effet, il faut reconnaître que les conséquences les plus probables de l'administration du mercure aux doses élevées que nous avons indiquées, seront toujours, les salivations, les ulcérations des gencives, les diarrhées incoercibles et épuisantes, des hémorrhagies : en somme un véritable état cachectique. Si au prix de tels risques, on pouvait espérer que les mercuriaux amenassent réellement la destruction des fausses membranes et fussent capables d'enrayer la marche du croup, on pourrait y exposer les malades, mais il faut reconnaître qu'il n'en est pas ainsi.

Chlorate de potasse. Un moment on a cru trouver dans ce sel un spécifique contre les productions pseudo-membraneuses quelle que fut leur cause et quel que fut leur siége. L'action dissolvante du chlorate de potasse sur certaines productions pelliculaires de la bouche, telles que celles qu'on observe dans la stomatite mercurielle et dans la stomatite ulcéro-membraneuse, n'est pas douteuse et est même des plus remarquables. Mais, il est loin qu'il en soit de même pour les fausses membranes diphthéritiques ; que celles-ci siégent dans le pharynx ou dans le larynx. Il y a peu d'années, les auteurs d'un beau mémoire (Fischer et Bricheteau), pouvaient écrire « personne ne conteste plus l'utilité du chlorate de potasse dans le traitement de l'angine couenneuse, mais il n'en est plus de même quand il s'agit du croup. » Aujourd'hui, nous pouvons dire que l'utilité de ce médicament contre la dipthérie, quelle que soit la localisation des produits de cette dernière est au moins douteuse.

Ce n'est pas à dire qu'on ne trouve des observations de guérison de croup à la suite de l'administration du sel de potasse, Isambert en a cité et après lui André et Millard; ce dernier a toutefois été dans ses conclusions, d'une réserve qu'il est bon de citer : « Le chlorate de potasse me semble favoriser souvent la guérison des opérés (de croup), en tout cas, il est parfaitement inoffensif. Je ne vois aucun inconvénient à l'administrer. » Je n'en vois pas davantage que mon judicieux ami, mais il faut savoir qu'on administre là un remède d'une utilité très-douteuse et ne pas trop compter sur son action, surtout avant l'opération, sous peine de perdre un temps précieux; je ne l'ai jamais vu avoir aucune influence sur la solution des nombreux cas de croup dans lesquels je l'ai administré, et tous les raisonnements sur ce que son administration peut avoir de rationnel à cause de ses propriétés physiologiques et dissolvantes mises en lumière par Isambert, ne peuvent être suffisants pour résister à cette conclusion de la pratique générale; et notre conclusion est que le chlorate de potasse, sorte de spécifique contre les stomatites mercurielles et ulcéro-membraneuses, est un agent inerte contre le croup. Ce que nous disons ici, s'applique également au chlorate de soude.

Bicarbonate de soude. Il a été proposé par Marchal (de Calvi), sur les idées théoriques suivantes : 1° qu'il a la propriété de ramollir et de dissoudre la fibrine; 2° sur ce que le sang des diphthéritiques contient un excès de fibrine. La dose était 12 grammes par jour 1 gramme toutes les heures. Le traitement devait être commencé dès le début et continué pendant cinq ou six jours. Donné plus tard ou à dose insuffisante, il est sans action. Cette méthode n'a pas donné les résultats que promettait son auteur et est généralement abandonnée.

Sulfure de potasse (foie de soufre). C'était un remède souvent employé à Genève, où il paraît, d'après ce qu'en disent Rilliet et Barthez, avoir rendu des services. Ces mêmes auteurs disent l'avoir fait accepter facilement aux jeunes malades, malgré sa saveur âcre et son goût désagréable. Comme il agit vivement sur le tube gastro-intestinal en provoquant des vomissements et de la diarrhée, il faut être circonspect dans son administration aux enfants, à ceux surtout qui sont enclins à avoir de ces sortes de dérangements.

Voici les doses et le mode d'administration conseillés par un auteur allemand Senff. De un à deux ans, de 5 à 9 centigrames, aux plus âgés de 10 à 20 centigrames toutes les deux heures dans de l'eau bien sucrée, ou en pilules avec de l'extrait de réglisse. MM. Rilliet et Barthez estiment ces doses un peu fortes et conseillent comme maximum, suivant l'âge, de 5 à 10 centigrammes toutes les deux heures, de façon à ne pas dépasser de 50 centigrammes à 1 gramme en vingt-quatre heures, dans un looch. C'est un remède abandonné, mais qui pourrait être repris.

Expectorants. Le *Polygala*, le carbonate d'ammoniaque et la gomme ammoniaque, qui sont des expectorants, ont été donnés presque comme spécifiques. Ainsi un médecin américain, Archer, a fait du polygala un médicament d'une très-grande activité contre le croup. Voici la préparation qu'il préconise; faire bouillir 15 grammes de polygala dans 250 grammes d'eau, jusqu'à réduction à 125 grammes. Une cuillerée à café d'heure en heure. Pour compter sur son action, il fallait l'administrer avant la formation de la fausse membrane. Dans les cas graves, Archer donnait concurremment les mercuriaux, preuves d'une médiocre confiance dans le spécifique. Nous retrouverons ce médicament quand il sera question des vomitifs.

Médication vomitive. C'est la seule qui ait conquis l'assentiment général et qui ait été employée de tout temps. Ici l'esprit n'est point préoccupé de théories plus ou moins hasardées sur des propriétés fondantes altérantes ou autres. On ne poursuit qu'un but, provoquer le décollement et le rejet de la fausse membrane. Peu de médecins ont employé les vomitifs seuls, et dans ces médications complexes, il est difficile, lorsqu'arrive une solution heureuse, de savoir quelle est la part à faire aux vomitifs. Valleix lui-même déclare ne les avoir employés que comme médication principale (résumé de thérapeutique générale). « Dans 53 cas, dit-il, on a employé trente et une fois, comme médication principale, l'émétique et l'ipécacuanha, et il y a eu 15 guérisons, c'est à peu près la moitié ; tandis que dans 22 autres, où les vomitifs ont été donnés avec parcimonie, il n'y a eu qu'une guérison. En envisageant le sujet sous un autre point de vue, on arrive à un résultat qui ressemble beaucoup au précédent. Parmi les 31 sujets qui ont été traités par les vomitifs énergiques, 26 ont rendu des fausses membranes dans les efforts de vomissement, et de ce nombre, 15, ou près des trois cinquièmes, ont guéri. Les 5 autres, au contraire, n'ont pas rendu un seul fragment de fausse membrane et ils sont tous morts. Restent maintenant les 22 sujets chez lesquels les vomitifs n'ont été employés que d'une manière timide et comme médication secondaire. De ce nombre, 2 ont rejeté des fausses membranes et 1 a guéri ; les 20 autres n'ont pas rendu de lambeaux pseudo-membraneux et ils sont tous morts. » Cette statistique de Valleix est citée par tous les auteurs, pour prouver l'efficacité de la méthode vomitive ; mais aucun n'a depuis été aussi heureux, et nous-même avons souvent employé la méthode d'une façon très-rigoureuse, combattant pas à pas la dyspnée par des vomitifs répétés chaque fois que l'oppression augmentait, sans obtenir rien qui approche, même de loin, du résultat signalé par Valleix. Nous dirons toutefois, avec tous ceux qui ont eu recours à cette manière de faire, qu'elle soulage les malades, retarde la marche des accidents et, dans certains cas, contribue à la guérison. Les agents de la médication sont l'ipécacuanha, le polygala, l'émétique, le sulfate de cuivre et le sulfate de zinc.

A quelle période doit commencer ce traitement spécial? Suivant moi, dès que les symptômes laryngés se montrent. Ainsi, je ne comprends pas bien l'usage du vomitif tant qu'il n'y a qu'angine couenneuse, à moins que celle-ci soit tellement intense, que le malade parvienne difficilement à débarrasser l'arrière-gorge des mucosités qui l'encombrent. Mais, dès que les symptômes du croup se montrent, c'est-à-dire, dès que l'on constate les altérations de la voix et de la toux qui marquent le début de l'envahissement du larynx, il y a indication de faire vomir. Si le succès suit cette médication, est-on bien sûr d'avoir guéri un croup? C'est probable. Mais la certitude n'existe pas, car la simple tuméfaction inflammatoire des cordes vocales, un léger dépôt sur les téguments ary-téno-épiglottiques suffisent pour donner lieu à ces phénomènes morbides, comme je l'ai vu à l'autopsie sur des enfants morts dans ces conditions avec une angine couenneuse. Mais, il ne faut pas être trop exigeant et l'on peut accorder comme guérisons dues à la médication, celles qu'on obtient dans ces cas. En est-il de même dans les cas où on administre les vomitifs dès le début d'une affection laryngée donnant l'idée du croup, mais sans manifestation diphthéritique en aucun point? non parce que le diagnostic est trop incertain. Quand il y a dyspnée en même temps qu'altération de la voix et de la toux, et que cette dyspnée tend à faire des progrès, il faut les administrer fréquemment, c'est-à-dire plusieurs fois dans la journée, en tenant compte de la résistance du malade ; et, quant au mode d'administration et au choix du médicament, nous ne pouvons mieux faire que d'emprunter à Rilliet et Barthez le passage suivant, qui répond tout à fait à l'idée que nous nous faisons de la manière d'administrer les vomitifs. « Comme le médicament doit être renouvelé à plusieurs reprises, il faut employer d'abord les plus doux, puis les plus énergiques. Nous commençons par un mélange de sirop et de poudre d'ipécacuanha (60 centigrammes de poudre pour 30 grammes de sirop), puis nous donnons une potion composée de 10 à 20 centigrammes d'émétique, 60 grammes d'eau et 60 grammes de sirop d'ipécacuanha. Une cuillerée à soupe toutes les huit minutes jusqu'à effet vomitif. Quand l'effet vomitif de ce médicament est épuisé, nous remplaçons dans cette potion l'eau, par une infusion concentrée de polygala, 3 à 4 grammes pour 90 grammes de véhicule. Il est très-rare que ce vomitif ne produise pas l'effet désiré. Nous aidons son action en plongeant les jambes de l'enfant dans un bain chaud sinapisé; nous avons donné jusqu'à 40 et 50 vomitifs à un enfant qui a guéri. » Je ne suis jamais allé aussi loin et je me demande s'il est bien prudent de le faire. D'ailleurs, il est certain que les vomitifs même puissants ainsi répétés, cessent généralement de faire de l'effet. Ceci se voit surtout dans les périodes avancées, alors que la dyspnée est portée très-haut : les émétiques cessent d'agir comme vomitifs et produisent au contraire des diarrhées souvent incoercibles qui épuisent les malades sans effet utile ; insister serait funeste : il faut, au contraire, administrer quelques médicaments capables de relever les forces tout en modérant la diarrhée.

Il arrive qu'en changeant d'agent, lorsqu'on n'a rien obtenu avec celui précédemment employé, on parvienne à faire vomir le malade. C'est ainsi que nous avons souvent donné le sulfate de cuivre et obtenu un effet vomitif alors que l'ipécacuanha et l'émétique avaient cessé d'agir. Seulement, on fait au sulfate de cuivre le reproche d'exercer sur le tube gastro-intestinal une action irritante nuisible, ce que je n'ai point constaté qui eut lieu à un degré plus marqué qu'il n'arrive avec l'émétique, par exemple. Je ne voudrais point dire que le sulfate de cuivre mérite tous les éloges qu'en a fait Hoffmann, dès 1821; lequel d'ailleurs, le donnait comme altérant. Le professeur Stœber, de Strasbourg, s'est également beaucoup loué de son emploi. Comme, en définitive, on ne peut nier qu'il n'ait une action locale irritante et une influence générale déprimante, il faut l'administrer à petite dose comme 20, 30 ou 40 centigrammes dans 60 à 100 grammes d'eau sucrée, dont on donnera une cuillerée à dessert toutes les 8 ou 10 minutes, jusqu'à ce que l'enfant ait bien vomi.

Ce médicament a, comme nous l'avons dit, été préconisé comme altérant et même comme spécifique. Employé dans ce but, il doit être administré à doses réfractées et continué pendant plusieurs jours.

Le sulfate de zinc a exactement les mêmes propriétés que le précédent sel, et il n'y a rien que nous ayons dit de celui-ci qui ne s'applique à celui-là.

Nous allons maintenant passer en revue certains modes de traitement qui ont été regardés par leurs auteurs comme spécifiques, et qui, la plupart, ont été conçus d'après certaines vues théoriques, dont la justesse est souvent plus ou moins contestable.

Traitement par le perchlorure de fer. Aubrun a employé cet agent thérapeutique intrus et extra, et les succès qu'il a obtenus le lui font regarder comme un vrai spécifique dans le traitement de l'angine et du croup. En ce qui concerne ce dernier, l'action topique ne peut être invoquée; reste donc l'influence générale. Voici d'abord la statistique d'Aubrun, qui, par malheur, est un peu restreinte comme faits.

	CAS.	GUÉRISONS.
Diphthérie du pharynx traitée dès le début	25	25
Diphthéries pharyngiennes et cutanées traitées dès le début. . . .	5	5
Diphthéries pharyngiennes, laryngées, généralisées, graves, traitées dès le début	3	3
A une période avancée	6	2

Sur les 5 guérisons de diphthérie avec croup, 2 ont été obtenues à l'aide de la trachéotomie.

Pour nous en tenir au sujet qui nous occupe, au croup, nous voyons que le traitement a donné 5 guérisons sur 9 cas traités. Supposons que cette proportion ait été obtenue sur un très-grand nombre de faits, elle aurait une valeur réelle, et donnant 55 pour 100 de guérisons, mériterait d'être prise en très-sérieuse considération : mais c'est tout le contraire qui existe; on peut parfaitement invoquer le hasard d'une série heureuse. Ajoutons à cela l'obligation où l'on a été de pratiquer deux fois la trachéotomie malgré l'usage du perchlorure, ce qui n'est pas de nature à relever le mérite de ce dernier (comparer aux résultats ordinaires). Ce qui est vraiment merveilleux, c'est le résultat obtenu dans les cas d'angine couenneuses. Cette particularité est encore de nature à faire croire que Aubrun est tombé sur des cas heureux. D'ailleurs après lui, ni Trousseau, ni moi, ni bien d'autres, n'ont vu le perchlorure de fer justifier la confiance qu'il lui avait donnée. Les résultats obtenus par les divers observateurs, se rapprochent tout à fait de ceux fournis par d'autres méthodes. Je sais qu'Aubrun se plaignait de ce que sa méthode n'était suivie qu'en apparence , qu'on donnait bien le perchlorure, mais sans y mettre l'esprit de suite, de régularité, de persévérance exigé par lui, pour que le succés fut aussi sûr que possible; d'autant que suivant lui, le médicament ne commence à agir qu'alors qu'il en a été pris une notable quantité, et après le troisième jour. Aubrun met dans un verre d'eau sucrée de 20 à 50 gouttes de perchlorure et donne ce mélange par cuillerées assez rapprochées pour que les malades prennent de 7 à 10 verres de cette solution, pendant les premiers jours, de sorte que dans le premier cas, l'enfant, car c'est presque toujours d'un enfant qu'il s'agit, prend 140 ou 350 gouttes de perchlorure, et lorsqu'il y a 10 verres d'absorbés 200 ou 500 gouttes : si bien qu'un enfant doit prendre, pour que l'on puisse compter sur une action efficace, de 7 à 25 grammes de perchlorure. Voilà de bien grandes quantités de liquides et de bien grosses doses de médicament. Aussi n'est-on pas surpris que la généralité des médecins ait eu de la peine à appliquer cette méthode dans toute sa rigueur. Il est entendu que ces solutions ne doivent pas être administrées avec une cuiller de métal, mais en bois, ou avec une petite tasse à bec en porcelaine, de façon à ne pas provoquer de décomposition du sel de fer. On ne doit non plus donner à prendre à l'enfant aucune substance capable de décomposer le perchlorure, et Aubrun recommande de donner beaucoup de lait, dont il est bon de faire prendre une gorgée après chaque prise de médicament ; ce qui atténue beaucoup la saveur désagréable du médicament. L'auteur m'a fait voir dans sa clientèle, des cas traités rigoureusement par sa méthode, et qui ont guéri, alors que je désespérais et regardais la mort comme certaine; c'est une méthode à employer.

Baume de copahu et poivre cubèbe. Le docteur Trideau d'Andouillé (Mayenne) a cru pouvoir rapprocher les affections diphthéritiques des muqueuses, quelles quelles fussent, celles du larynx et de l'arbre bronchique aussi bien que celles du pharynx, des affections catarrhales dont sont atteintes si fréquemment ces mêmes muqueuses. Cette conception est d'ailleurs assez étrange, et s'il est vrai que les affections diphthéritiques soient plus fréquentes précisément dans les mêmes phases de l'année, où prédominent les maux de gorge simples et les phlegmasies catarrhales laryngo-bronchique; si dans les diphthéries il y a toujours plus ou moins de catarrhe, par la raison seule qu'il y a inflammation de la muqueuse, il est difficile d'établir un rapprochement sérieux entre deux genres d'affections absolument dissemblables, et aussi éloignés que possible, l'un de l'autre, par les lésions, les symptômes ou conséquences, locales et générales. Quoi qu'il en soit, c'est cette manière de voir qui a amené le docteur Trideau à employer contre la diphthérie les balsamiques, comme étant les agents thérapeutiques qui possèdent au plus haut degré la propriété de tarir les sécrétions catarrhales, et on ne peut nier qu'entre ses mains et celles d'autres médecins, bons observateurs, cette médication n'ait donné des résultats sérieux.

Trideau a commencé par employer le copahu, auquel il a bientôt dû renoncer en partie. Voici ce qu'il dit lui-même : « Le goût nauséabond de ce médicament, les troubles gastro-intestinaux qu'il produit, et la perte de l'appétit qu'il peut occasionner m'en ont fait restreindre l'emploi aux cas les plus graves, et surtout chez les adultes. » Sa formule en copahu était la suivante :

Copahu.	80 grammes.
Gomme en poudre.	30
Eau.	30
Essence de menthe poivrée.	16 gouttes.
Sirop de sucre.	400

Émulsionnez le baume de copahu avec l'eau et la gomme et ajoutez l'essence et le sirop.

Donner une demi-cuillerée à bouche toutes les deux heures, et chez les adultes, dans l'intervalle, 1 gramme de poivre cubèbe récemment pulvérisé dans une cuillerée de sirop.

Au copahu, Trideau substitua le poivre de cubèbe, récemment pulvérisé, et voici les doses employées par lui ainsi que le mode d'administration. Je copie :

« Pour un enfant de six ans, depuis 12 jusqu'à 20 grammes de cubèbe dans les vingt-quatre heures, suivant la gravité. Le cubèbe est pulvérisé finement au moment de s'en servir, et la poudre est suspendue dans un julep fortement sucré. » Voici une formule de l'auteur :

Poivre cubèbe		12 grammes.
Sirop simple		100
Vin de Malaga	} ãã	20
Eau		

Augmenter la quantité du véhicule, si l'on augmente celle du cubèbe.

Quand il n'existe plus de fausses membranes, continuer le médicament à doses décroissantes.

Pour les adultes, la dose de cubèbe est de 25 à 30 grammes en vingt-quatre heures.

Si la maladie est très-grave, donnez en outre vingt à trente des pilules dont voici la formule :

Copahu solidifié officinal	0,30
Cubèbe	0,20

Pour une pilule.

Il a quelquefois donné de ces pilules aux enfants, émiettées dans de la pomme cuite et a réussi. Il conseille d'en donner chaque jour un nombre égal à celui des années qu'a l'enfant.

Quand les enfants n'ont pu prendre le cubèbe, il a tenté de le donner en lavement sans dire précisément avec quel succès.

La difficulté de faire prendre le cubèbe en poudre m'a amené, comme beaucoup de mes confrères, à lui substituer l'extrait alcoolique et éthéré de cubèbe, beaucoup moins difficile à faire accepter.

Cet extrait est huit fois plus actif que la poudre de cubèbe, de sorte qu'en en donnant 1 gramme soit dans une potion, soit sous forme de saccharure :

Extrait de cubèbe	10
Sucre en poudre.	70
Gomme arabique	20

on administre l'équivalent de 8 grammes de poudre de cubèbe et qu'on peut facilement se conformer aux doses indiquées par le docteur Trideau.

Les effets du cubèbe sur la maladie sont les mêmes que ceux du copahu; en outre, il est plus facile à administrer et ne détermine pas de diarrhée.

En lisant le mémoire de Trideau, il est aisé de voir qu'il a surtout réussi contre l'angine couenneuse prise à son début. Il avoue qu'il a généralement échoué dans le croup secondaire à cette dernière, c'est-à-dire dans celui qui est de beaucoup le plus fréquent. Les raisons qu'il en donne sont acceptables ou non, mais le fait reste : il affirme avoir réussi contre le croup d'emblée. Il y a ici une question de diagnostic qui commande la réserve.

J'ai insisté sur ce mode de traitement, parce que c'est un des meilleurs, ou si l'on veut des moins mauvais contre la diphthérie pharyngienne, et même contre le croup, lequel, n'en déplaise à mon honorable confrère, est bien la diphthérie laryngée, et demande à ne pas être confondu avec la trachéite et la bronchite, non plus qu'avec la broncho-pneumonie, etc., en dépit de la coexistence habituelle de toutes ces altérations. C'est donc comme agent actif contre l'angine couenneuse qu'il faut particulièrement compter sur le copahu et le cubèbe, qui sont alors des médicaments préventifs du croup.

Antispasmodiques. Rilliet et Barthez font de leur administrations l'une des indications du traitement du croup, et le fait est que, puisqu'on admet généralement que le spasme joue un rôle important dans la production des accès de suffocation, il est tout naturel, dans les cas surtout où ces accès sont accusés, de recourir pour les modérer à l'emploi des antispasmodiques. N'ayant jamais eu l'occasion de les employer ni de les voir mettre en œuvre par d'autres, nous transcrivons le passage de Rilliet et Barthez qui les concerne : « Nous n'avons pas trouvé dans les auteurs une seule observation de vrai croup traité par cette méthode seule. Dans tous les cas où ces médicaments ont été prescrits, on les a dirigés contre certains symptômes spéciaux, la toux, les accès de suffocation, etc., et si bon nombre d'observations sont intitulées croups guéris par la méthode antispasmodique, il s'agit évidemment, dans ces cas, de la laryngite striduleuse. L'asa fœtida, le musc, le camphre, sont les médicaments qui ont été les plus vantés. Il est, ce nous semble, rationnel d'avoir recours à ces remèdes : 1° quand les accès de suffocation sont nombreux et rapprochés ; 2° quand ils persistent après le rejet de fausses membranes, et que l'examen attentif du malade prouve qu'ils ne sont liés à aucune lésion organique évidente (cette notion exacte est difficile à acquérir) ; 3° quand l'enfant est très-affaibli et que les vomitifs n'opèrent plus, c'est au musc que nous donnons la préférence », 30 à 60 centigr. dans une potion.

Révulsifs. Je ne parlerais pas des vésicatoires s'il n'était nécessaire d'insister encore aujourd'hui sur leur inefficacité absolue contre la diphthérie laryngée et sur les dangers qu'il font courir aux malades en créant une surface d'implantation à la diphthérie cutanée. Ceux qui les emploient, et heureusement le nombre diminue tous les jours, à mesure que les saines doctrines se propagent, les placent ou sur la partie antérieure du cou ou sur la poitrine, à la partie supérieure du sternum. Dans la première situation, ils gênent au moment de l'opération de la trachéotomie, si celle-ci devient nécessaire, et dès les premiers jours après l'opération, ils se recouvrent de pellicules diphthéritiques. Dans le second siége, les résultats sont à peu près les mêmes, malgré toutes les précautions prises pour éviter ce résultat, les mucosités bronchiques viennent baigner la surface vésiquée, et celle-ci ne tarde pas à s'ulcérer et à se recouvrir de fausses membranes. Les vésicatoires doivent donc être *proscrits absolument* du traitement du croup. Je vais plus loin et je dis que pour opposer un vésicatoire à une laryngite striduleuse qui a produit un haut degré de suffocation, il faut être deux fois sûr qu'on n'a pas affaire à un croup d'emblée, car dans ce cas on aura, si la trachéotomie est nécessaire, tous les inconvénients dont je viens de parler, comme je l'ai vu arriver dans la pratique des hommes les plus recommandables.

Médication topique. C'est contre l'angine couenneuse que cette médication a été et est encore employée. Nous avons dit qu'il pouvait en être question dans le traitement du croup à titre préventif. En détruisant les fausses membranes dans l'arrière-gorge, on peut avoir l'espérance de diminuer les probabilités, sinon de détruire la possibilité de l'apparition du croup, comme l'avait dit Bretonneau et comme le répètent les partisans de la nature primitivement locale de la maladie, opinion qu'il faut se garder de partager. Nous n'avons pas l'intention de parler même brièvement de tout ce qui a été fait pour détruire les fausses membranes dans l'arrière-gorge, renvoyant pour l'étude de ces questions à l'article *Angine couenneuse* de ce même dictionnaire. Nous nous bornerons à insister sur ce qu'on a tenté, dans ce genre, du côté du larynx en imitation de ce qui avait été fait pour l'angine pharyngée. Bretonneau devait avoir l'idée de faire pénétrer un agent modificateur dans le larynx tapissé de fausse membrane, et il a imaginé une tige à extrémité articulée pour pénétrer dans la trachée et y instiller des liquides modificateurs, mais il ne devait pas tarder à abandonner cette pratique; et il devait en être ainsi, puisque ayant pratiqué des instillations d'une solution faible de nitrate d'argent dans la trachée, après la trachéotomie il crut pouvoir rapporter à cette pratique des noyaux de broncho-pneumonie qu'il trouvait à l'autopsie, ce qui d'ailleurs n'était pas exact.

En 1839 Dieffenbach aurait obtenu un résultat favorable sur un enfant atteint de croup à l'aide de la cautérisation du larynx. Le chirurgien allemand, après avoir entouré la phalange métacarpienne de l'index gauche avec un petit tube de fer-blanc, portait le doigt jusqu'au fond de la bouche, et pendant que l'enfant mordait l'anneau métallique maintenait l'épiglotte relevée avec l'extrémité du doigt, ce qui lui permettait d'introduire facilement dans le larynx une sonde courbe portant un caustique. Nous allons voir cette méthode reprise par Loiseau de Montmartre, qui s'en était attribué la découverte, ne sachant évidemment pas qu'elle eût été pratiquée avant lui. Le but cherché est de détruire les fausses membranes, et, en modifiant les surfaces, de s'opposer à leur reproduction. C'est donc, en un mot, la répétition de ce qu'on se propose en cautérisant dans l'angine couenneuse, mais avec des difficultés d'exécution et des dangers inconnus dans ce dernier cas.

Pour pratiquer le cathétérisme laryngien d'après la méthode de Loiseau, il fallait avoir (j'emploie le passé, attendu que ce mode de traitement est aujourd'hui abandonné) : 1° un anneau de 2 à 3 centimètres de largeur, pour armer la première phalange de l'indicateur gauche et la garantir contre les morsures; 2° un tube laryngien ; 3° une baleine terminée par une éponge, un porte-caustique, une curette suivant ce qu'on se proposait; le tout de dimension à pénétrer à travers le tube. Quant au manuel, voici en quoi il consiste : plonger le doigt dans la bouche assez profondément pour aller relever l'épiglotte; avec la main droite conduire sur l'index gauche qui sert de conducteur, le tube, jusque dans le larynx, ce que l'on reconnaît sûrement au bruit que fait l'air en le traversant; après quoi on peut ramoner le larynx avec l'éponge, la curette, y introduire un liquide caustique, des poudres astringentes, ou bien introduire par le tube des pinces très-longues destinées à retirer les fausses-membranes.

Loiseau employait son traitement : 1° dans le croup confirmé, mais sans gêne de la respiration, et alors il introduisait seulement des topiques et des liquides styptiques; 2° s'il y avait commencement d'asphyxie, avant d'introduire la topique, il cherchait à détruire les fausses-membranes à l'aide du balayage et du grattage. L'opération du cathéterisme a été répétée jusqu'à 18 fois en quelques jours !

Dans les cas d'asphyxie très-avancée, Loiseau pratiquait la trachéotomie; de sorte que, le seul moment où sa méthode de traitement pourrait être applicable serait au commencement de la période asphyxique, attendu que personne ne pourrait raisonnablement penser à s'en servir alors qu'il n'y a pas de gêne de la respiration.

Les expériences et les discussions qui ont eu lieu lorsque parut le travail de Loiseau, démontrèrent que non-seulement le cathétérisme n'avait pas l'efficacité que lui attribuait son auteur, mais qu'il exposait les malades à des dangers réels. Quand on soumet les cas où la méthode a été appliquée à une critique sévère, comme l'a fait Barthez, on trouve que sur 6 guérisons, il n'y en a que 4 qui puissent être rapportées à ce traitement, ce qui fait 4 guérisons sur 26 malades traités pendant que la trachéotomie a donné 9 guérisons sur 26 malades, chez lesquels avait échoué le procédé de Loiseau. Il y a loin de là à la guérison presque constante annoncée par l'auteur.

Les dangers sont les suivants : 1° le cathétérisme produit chez les enfants dont l'asphyxie commence, une exagération considérable de ce symptôme, exagération qui a lieu rapidement et peut être portée jusqu'à déterminer la mort avant qu'on ait le temps de trachéotomiser. J'ai été demandé pour opérer un enfant qui, une heure avant, avait été cathétérisé pour un croup à asphyxie commençante et que je trouvai mort en arrivant. Si l'on se décidait à employer ce traitement, il faudrait avoir tout préparé pour pratiquer la trachéotomie en cas d'urgence; 2° s'il y a des fausses-membranes épaisses et résistantes, on peut les refouler, les pelotonner, de façon à ce qu'elles produisent l'occlusion de l'aire de la glotte, sans que le malade ait la force de les rejeter; 3° l'introduction des styptiques et des caustiques, même légers, ne manque jamais de provoquer une turgescence de la muqueuse d'où l'augmentation de la gêne respiratoire, et de plus, en dehors de cet inconvénient, leur introduction dans les petites bronches, peut aider à la production de la broncho-pneumonie si facile à évoluer en pareille circonstance.

Sérullas a proposé (*Gazette médicale de Lyon*, 1863) un procédé plus simple de cathétérisme du larynx. Il prend une baleine longue de 25 à

30 centimètres, grosse de 3 à 4 millimètres ; à l'une des extrémités se trouve fixée une petite éponge taillée en olive, et à l'autre un bourrelet de charpie de même forme et de même volume. Ceci fait, on place un coin de bois entre les dents, on appuie sur la base de la langue pour la déprimer et on introduit l'éponge dans le larynx en se servant d'un des doigts comme guide. Aussitôt que l'éponge a pénétré, on ramone l'organe par un mouvement rapide de va-et-vient, puis on la retire pour laisser respirer le malade qui suffoque. Quand il est remis, on se sert de l'écouvillon en charpie imbibé d'une très-faible solution de perchlorure de fer. Chaque manœuvre ne dure que quelques secondes. Combien doit-on les répéter souvent? toutes les dix minutes au début, toutes les heures quand vient le mieux, puis à de rares intervalles. Sérullas a cité un cas probant, mais je ne sache pas que la méthode ait été employée depuis.

Tubage de la glotte. Je pourrais le mentionner sans y insister, car son inventeur, le docteur Bouchut, qui est à la tête d'une des salles de l'hôpital des Enfants, l'a lui-même abandonné. Quiconque serait tenté d'en faire de nouveau l'application, devra avoir à sa disposition :

1° Des viroles d'argent, longues de 1 centimètre et demi à 2 centimètres, présentant à leur extrémité supérieure deux bourrelets placés à 6 millimètres l'un de l'autre, et un trou destiné à recevoir une amarre de soie pour fixer en dehors la petite virole. Ces viroles sont cylindriques, droites, de volume variable suivant l'âge des malades.

2° Un anneau protecteur de l'index et un dilatateur des mâchoires.

3° Des sondes d'homme courbes, de grosseurs différentes.

La virole est enfoncée dans le larynx, de façon à ce que son bord supérieur soit au-dessous du ligament arythéno-épiglottique, une fois placée, elle tient bien d'elle-même.

Des enfants ont gardé cette virole jusqu'à quarante heures. Bouchut crut sinon à l'efficacité du moins à l'innocuité de cette pratique destinée dans sa pensée à détrôner la trachéotomie. Après quarante-huit heures de séjour d'une de ces viroles sur des chiens, Trousseau et Bouley, ont constaté des ulcérations, des destructions de la muqueuse, la dénudation des cartilages.

Trachéotomie. Aucun traitement médical n'a pu enrayer la marche du croup et la vie du malade, menacée, dans un temps plus ou moins long, par la diphthérie, l'est d'une manière actuelle, imminente, pressante, par l'asphyxie : c'est la mort par suffocation, par une sorte d'étranglement interne qu'il s'agit d'éviter et sans retard. Pour atteindre ce but, nous ne connaissons jusqu'à ce jour qu'un procédé, c'est d'ouvrir à l'air une porte d'entrée au-dessous du larynx que nous n'avons pas su désobstruer. En un mot, c'est de pratiquer la trachéotomie. J'ajouterai ici que, dans le sens propre du mot la trachéotomie n'est pas un mode de traitement du croup, qu'elle ne s'adresse point à la nature de la maladie et n'est qu'un expédient qui vient parer à la conséquence la plus directe et la plus immédiatement menaçante du croup, l'asphyxie. La trachéotomie n'est donc qu'un expédient, mais d'une utilité assez grande pour que 30 pour 100 environ des enfants opérés lui doivent la vie, c'est-à-dire une des plus belles conquêtes de la médecine moderne, puisque les enfants opérés se comptent maintenant par milliers; et si la vulgarisation de cette précieuse ressource continue ; si l'instruction médicale s'élève à la hauteur de l'importance que tend à prendre le croup, et que chaque médecin considère la trachéotomie comme une opération obligatoire à l'égal de celle de la hernie étranglée, aucune autre opération ne pourra bientôt revendiquer la conservation d'autant de vies humaines. La question n'est pas, d'ailleurs, de savoir quelle proportion de succès la trachéotomie comparée à telle ou telle autre opération peut donner, mais bien savoir qu'elle est absolument nécessaire, obligatoire, puisqu'elle donne, et parce qu'elle donne environ 30 pour 100 de guérisons dans des cas où la mort peut être considérée comme certaine ; et cela maintenant sur des milliers de cas, bien qu'elle ne soit peut-être encore pas pratiquée sur la moitié des enfants en état d'être opérés (il y a ici matière à faire une statistique qui n'existe pas) ; on ne sera donc pas surpris que je donne à cette question de la trachéotomie appliquée au croup, l'importance qu'elle mérite en la traitant avec un certain développement.

Historique. Je ne m'attarderai pas à traiter longuement cette question antérieurement à l'époque actuelle. Asclépiade l'a-t-il pratiquée? C'est possible, comme le disent Cælius Aurelianus et Galien, mais nous ne savons rien de son procédé. On est un peu plus avancé pour Antyllus ; mais, paraît-il, ce chirurgien opérait avant que l'angine n'eût envahi le larynx et il faisait une ouverture transversale entre deux anneaux de la trachée, au-dessous du troisième ou du quatrième anneau. On voit qu'Antyllus ne peut servir de modèle, ni quant au moment opportun pour opérer, ni quant à la manière de faire, et je me demande comment une section transversale à la hauteur indiquée était possible sans accidents hémorrhagiques mortels.

A la fin du seizième siècle, un chirurgien du nom de Santorio pratiqua l'opération à l'aide d'un trocart dont il laissait la canule dans la trachée (Palavicini).

Plus tard on inventa des instruments auxquels on donna le nom de bronchotomes, mais ces instruments étaient dangereux. D'ailleurs disons qu'à ces époques éloignées la trachéotomie était surtout pratiquée pour les corps étrangers introduits dans les voies aériennes. Nous avons vu, dans l'historique, que Home la conseilla d'une manière formelle à la période de suffocation, surtout dans le but d'obtenir l'expulsion des fausses membranes.

Borssieri rapporte une observation de guérison obtenue par John Andrew, de Londres; on obtint à Londres une nouvelle guérison du croup par la trachéotomie due à Thomas Chevalier au commencement de ce siècle, 1814. Quelques années auparavant, un chirurgien dont les mémoires sur la trachéotomie constituent à peu près tout le bagage scientifique, Caron, avait fait une campagne soutenue en faveur de cette opération dans le croup. Il l'envisageait surtout comme devant permettre de retirer la fausse membrane de la trachée. Mais heureux dans un cas où il s'agissait d'un corps étranger, il échoua contre le croup, ce qui, d'ailleurs, n'ébranla pas sa conviction.

Après deux tentatives infructueuses en 1818 et 1820, Bretonneau réussit à sauver par la trachéotomie la fille du comte de Puységur.

Cet illustre médecin peut être considéré comme ayant eu l'idée la plus juste que l'on puisse avoir sur le but de la trachéotomie, les conditions qu'elle doit réaliser pour être efficace, et les soins consécutifs qu'il importe de donner aux opérés. Ainsi, se séparant nettement de ces prédécesseurs, il dit : « C'est moins pour extraire les concrétions que pour leur préparer une issue et livrer passage à l'air qu'il convient de pratiquer une ouverture artificielle à la trachée. Si l'on voit mourir tant d'enfants après l'éjection de fausses membranes, c'est qu'elles ne tardent pas à se régénérer, c'est que des lambeaux détachés et flottants opposent souvent à la respiration un obstacle mécanique plus insurmontable que la concrétion membraniforme qui était encore adhérente. » Il s'assure par des expériences sur les animaux que la trachée peut très-bien supporter pendant plusieurs jours la présence de corps étrangers; et introduit dans la trachée de ses opérés une canule qu'il y laisse jusqu'à la guérison. Il critique la pratique qui consistait, jusqu'à lui, à faire une toute petite ouverture à la trachée. « Ils s'accordent, dit-il, parlant de ses prédécesseurs, à penser que le moindre pertuis doit laisser pénétrer une quantité d'air assez grande pour suffire aux besoins de la respiration » et il montre ce que cette manière de faire avait d'erroné. Il ne possède pas encore la canule double mais il la conseille et prévoit tous les services qu'elle est appelée à rendre, et dont le plus grand est de pouvoir maintenir libre le canal qui permet au malade de respirer librement et de rejeter au dehors le mucus ainsi que les fausses membranes.

En 1833 Trousseau publiait un second succès (*Journ. des Connaiss. méd. chirurg.*, septembre). Élève de Bretonneau et partageant toutes ses idées, il ne chercha pas, comme les anciens chirurgiens, à retirer la fausse membrane et à laisser la plaie se refermer, ou à ne ménager à l'air qu'un accès insuffisant. Il professa, au contraire, qu'il fallait faire à la trachée une large ouverture pour y pouvoir introduire une canule volumineuse donnant libre accès à l'air et capable de permettre l'expulsion des fausses membranes ; cette canule, double à cette époque, devait rester dans la trachée jusqu'à ce que le larynx devint libre. En même temps Trousseau régla les soins consécutifs à l'opération ; l'alimentation des malades ; et son enseignement aussi solide que passionnant sur toutes ces matières commença l'œuvre de vulgarisation qu'il eut la gloire d'achever avant de mourir.

A partir de 1833, le nombre des trachéotomies va en augmentant : en 1839 Trousseau en avait pratiqué 80 avec 20 succès ; Bretonneau 17, guérisons 5 ; Gerdy 6, guérisons 4.

Tous les autres opérateurs n'avaient que des insuccès, notamment Baudelocque qui avait perdu 15 enfants opérés à l'hôpital des Enfants. Aussi ne croyait-on guère à la trachéotomie, lorsque Trousseau entra dans cet établissement en 1848. Avec lui, la face des choses changea complétement et la trachéotomie donna un peu plus du quart de guérisons. De 1849 à 1858, 466 trachéotomies donnèrent 126 guérisons. M. le docteur Sanné vient de publier (1877) un très-excellent Traité de la diphthérie où toutes les questions de statistique et autres sont traitées avec le plus grand soin. Je ferai à cet ouvrage de nombreux emprunts.

En 1839 Bricheteau, au nom d'une Commission nommée par l'Académie, constatait dans la science les opérations du croup avec 18 guérisons ; et la discussion qui eut lieu donnait comme certaine la statistique suivante : trachéotomies, 138 ; guérisons, 29.

En 1858, alors qu'elle était acceptée par tous les bons esprits, l'opération se trouva menacée par le tubage de la glotte qui, bien qu'incomplétement expérimenté et ayant fourni des résultats nuls ou déplorables, ne fut pas moins lancé avec une précipitation regrettable comme devant détrôner la trachéotomie. Cette dernière fut défendue à l'Académie de médecine par Trousseau et Bouvier, mais attaquée violemment par Malgaigne qui étayait son argumentation de la statistique suivante, empruntée aux chirurgiens les plus éminents de Paris.

OPÉRATEURS.		NOMBRE DES TRACHÉOTOMIES.	GUÉRISONS.
Gosselin		23	0
Michon		20	2
Laugier		8	1
Nélaton		36	3
Monod		40 environ.	0
Thierry	enfants.	37	3
	adultes.	3	0
Malgaigne		10	1
		157	10

Ce qui fait environ 2 pour 100 de guérisons, proportion déplorable.

Comment continuer à pratiquer une opération qui donnait des résultats aussi fâcheux entre les mains des premiers maîtres ? Il y avait ici une illusion. En fait de trachéotomie, les maîtres en chirurgie étaient inférieurs à Trousseau, médecin, et à ses disciples, souvent moins chirurgiens que lui. Ces chirurgiens éminents opéraient-ils mieux qu'un simple interne de l'hôpital des Enfants ? C'est possible, sans être bien démontré ; mais ce qu'ils ne connaissaient pas aussi bien que lui, c'étaient les soins consécutifs à l'opération, dont ils ne prenaient aucun souci. Or, c'est cette omission des soins consécutifs réclamés par l'opération et par l'opéré qui faisait leur infériorité. Non-seulement pour la trachéotomie, mais encore pour toutes les opérations, les soins consécutifs appropriés contribuent plus à la guérison, que ne le font le procédé opératoire et l'habileté avec lequel il a été appliqué. Trousseau n'eut pas de peine à le démontrer à l'aide des statistiques suivantes, empruntées à des chirurgiens ou médecins imbus de ses idées et préoccupés des soins consécutifs à l'opération.

1° Statistique empruntée à des chirurgiens de Paris s'étant placés dans les conditions ci-dessus et opposable à celle citée par Malgaigne :

OPÉRATEURS.	NOMBRE DES TRACHÉOTOMIES.	GUÉRISONS.
Richet	9	5
Follin	7	2
Broca	25	6
Richard	5	2
Demarquay	6	2
TOTAUX	39	17

Soit 1 guérison sur 2,29 opérations.

STATISTIQUE DE BARDINET DE LIMOGES ET DE QUELQUES-UNS DE SES CONFRÈRES DE LA MÊME VILLE :

NOMBRE DES TRACHÉOTOMIES.	GUÉRISONS.
58	17

Soit 1 guérison sur 4,41.

STATISTIQUE DE MÉDECINS DE DIFFÉRENTES CONTRÉES DE LA FRANCE, ÉLÈVES DE TROUSSEAU :

NOMBRE DES TRACHÉOTOMIES.	GUÉRISONS.
89	39

Soit 1 guérison sur 2,28.

A l'époque où eut lieu cette mémorable discussion à l'Académie de médecine, on était frappé de la proportion croissante de la mortalité par le croup et on la rapportait injustement à la trachéotomie, au lieu de l'attribuer à sa véritable cause, l'augmentation toujours croissante, et qui n'a cessé de l'être jusqu'à ce jour, du nombre des croups; si bien que, s'il n'est jamais mort autant d'enfants par le croup, il n'en a jamais été sauvé un aussi grand nombre par la trachéotomie; l'importance de celle-ci allant en augmentant, en raison de la multiplicité des cas.

Dans mes leçons à l'hôpital des Enfants, je cherche, chaque année, à montrer où en est la question de la trachéotomie en France et à l'étranger, et, pour cela, j'ai fait dresser des tableaux comparatifs sur cette question et sur un certain nombre d'autres qui ont leur importance. En voici que je place sous les yeux du lecteur, et qui ont été dressés par moi ou par d'autres médecins.

HÔPITAL DES ENFANTS-MALADES[1] (STATISTIQUE DE M. SANNÉ).

ANNÉES.	CROUPS OPÉRÉS.				PROPORTION DES GUÉRISONS PAR RAPPORT AU TOTAL.
	SORTIS GUÉRIS.	DÉCÉDÉS.	SORTIS NON GUÉRIS.	TOTAL.	
1851.	14	17	»	51	1 sur 2,91
1852.	18	45	»	61	1 3,38
1853.	9	52	»	61	1 6,77
1854.	14	29	»	43	1 3,07
1855.	12	34	»	46	1 3,83
1856.	16	33	3	52	1 3,21
1857.	16	54	»	70	1 4,37
1858.	34	73	»	109	1 3,20
1859.	41	115	4	160	1 3,90
1860.	24	101	3	128	1 5,30
1861.	29	72	1	102	1 3,49
1882.	27	112	6	145	1 5,37
1863.	46	86	10	142	1 3,08
1864.	40	105	8	153	1 3,82
1865.	40	86	4	130	1 3,25

[1] Les trachéotomies ne sont portées sur les registres de l'hôpital qu'à partir de l'année 1851.

HÔPITAL SAINTE-EUGÉNIE, DEPUIS SON OUVERTURE JUSQU'EN 1865 (EMPRUNTÉ A M. SANNÉ.)

ANNÉES.	CROUPS OPÉRÉS.				PROPORTION DES GUÉRISONS PAR RAPPORT AU TOTAL.
	SORTIS GUÉRIS.	DÉCÉDÉS.	SORTIS NON GUÉRIS.	TOTAL.	
1854.	2	7	»	9	1 sur 4,50
1855.	4	9	»	13	1 3,21
1856.	5	19	»	24	1 4,80
1857.	5	24	1	30	1 6
1858.	29	93	4	122	1 5,29
1859.	17	88	4	109	1 6,41
1860.	7	31	2	40	1 5,71
1861.	16	45	3	64	1 4
1862.	23	67	7	97	1 4,21
1863.	35	68	3	106	1 3,12
1864.	26	85	4	115	1 4,42
1865.	44	87	6	137	1 3,11

Si l'on consulte les tableaux qui sont à la fin de cet article, on verra que les résultats de la trachéotomie pour les deux hôpitaux d'enfants de Paris, c'est-à-dire dans de mauvaises conditions, ont été les suivants :

HÔPITAL DES ENFANTS MALADES (DE 1866 A 1878 INCLUS).

	CROUPS OPÉRÉS.	GUÉRISONS.	POUR 100.	
Garçons	829	196	23,5	1 sur 5,5
Filles	684	139	20,7	1 4,7
Totaux	1513	335	22	1 sur 4,5

HÔPITAL SAINTE-EUGÉNIE.

	CROUPS OPÉRÉS.	GUÉRISONS.	POUR 100.	
Garçons	1148	215	22,2	1 sur 4,6
Filles	1006	209	20,7	1 4,8
Totaux	2154	454	21,2	1 sur 4,6

Nous ne pouvons donner la statistique des opérations faites par chaque médecin dans sa clientèle particulière, mais le nombre en est très-grand, et la proportion des guérisons certainement supérieure à celle obtenue dans nos hôpitaux. Ainsi, pour mon compte personnel, j'ai actuellement pratiqué la trachéotomie 260 fois et obtenu 81 guérisons, soit approximativement 1 sur 3 opérations.

A l'étranger, on pratique la trachéotomie avec des succès divers, mais à peu près égaux à ceux obtenus ici, quelquefois supérieurs. Nous empruntons au livre de M. Sanné, les documents suivants :

Portugal. De 1851 à 1877, M. Sanné a pu réunir les éléments de la statistique suivante :

OPÉRATEURS.	NOMBRE DES TRACHÉOTOMIES.	GUÉRISONS.	PROPORTION.
Antonio Maria Barbosa	23	9	1 sur 2,55
Thuetonia da Silva	21	8	1 2,61
Autres opérateurs	15	4	1 3,74
Totaux	59	21	2 sur 2,80

Cette proportion de guérison, est remarquable; mais ce n'est point là une statistique officielle, et il faut se demander si tous ceux qui ont pratiqué l'opération avec moins de succès, ont publié le résultat de leur pratique.

Espagne. La trachéotomie paraît y être négligée. Pratiquée 5 ou 6 fois, elle a échoué, et elle n'inspire pas de confiance.

Belgique. Le docteur Warlomont, en 1860, avait pratiqué 8 fois la trachéotomie avec 4 succès. De 1870 à 1875, il l'a pratiquée 35 fois dans son service à l'hôpital Saint-Pierre de Bruxelles, et a obtenu 8 guérisons : total, 43 opérations, 12 guérisons, soit 1/3,50.

En *Italie*, l'opération est à peu près complétement négligée.

Allemagne. M. Sanné a réuni différents documents qui fournissent le total suivant : trachéotomies, 622 ; guérisons, 273, soit une guérison sur 3,63.

Il faut remarquer que la trachéotomie n'a guère été admise en Allemagne que depuis 1860, et que, par conséquent, elle y a fait de rapides progrès et donné de très-beaux résultats. D'après Bartells, la première opération a été faite à l'hôpital des Enfants de Berlin en 1861, et en 1870, on en était à 330 opérations ayant donné 103 guérisons. Cette statistique se trouve comprise dans les chiffres donnés ci-dessus par Sanné.

En *Bavière*, Munich, 17 opérations, guérisons, 2.

Autriche. Opérations, 97 ; guérisons, 28. Proportion de guérisons, 1 sur 3,46.

Suisse. Opérations, 148 ; guérisons, 60, soit une proportion de 1 guérison sur 2,46.

Angleterre. La trachéotomie y est peu pratiquée, et donne des résultats qui ne paraissent pas favorables. Pourtant, d'après une statistique empruntée à M. Solis, de Philadelphie, on aurait obtenu une proportion de 1 guérison sur 3,08 ; 185 trachéotomies ayant fourni 60 guérisons. Si, effectivement, l'opération fournissait en Angleterre un résultat semblable, il n'y aurait qu'à regretter qu'on ne l'y pratiquât pas plus hardiment ; mais, ce qui se passe dans les hôpitaux de Londres, et le témoignage des médecins et chirurgiens de ce pays confirme que les insuccès sont fréquents.

Amérique. La statistique générale des trachéotomies pratiquées avec des succès différents, suivant les localités, donne une moyenne de guérison de 1 sur 3,86 sur les chiffres connus.

Par ces chiffres, on peut voir combien la trachéotomie est une ressource précieuse, surtout si l'on réfléchit que tous les enfants auxquels on a pratiqué cette opération étaient infailliblement perdus sans elle ; et c'est même là le seul trait commun entre toutes les statistiques, attendu que, partout, on ne se décide à trachéotomiser qu'alors que tous les autres moyens de guérison sont restés sans résultats suffisants, en pleine période asphyxique.

Il n'en est pas de même des autres conditions ; ici, on a pu opérer les enfants en bas âge, ceux affectés de formes graves de la diphthérie, passer outre à certaines complications comme la broncho-pneumonie, ne pas tenir compte de l'influence défavorable de certaines saisons ou de certaines épidémies et obtenir ainsi une statistique mauvaise ; tandis que, dans une autre contrée, on a tenu compte de toutes ces conditions, et, se plaçant dans des conditions plus favorables, on a par conséquent obtenu une statistique plus brillante. Ainsi, comme il n'est pas de ville où la trachéotomie soit plus souvent pratiquée qu'à Paris, où on en est arrivé à ne presque plus reconnaître de contre-indication formelle, quand l'opération est indiquée par le signe de l'asphyxie, notre statistique devrait être inférieure à celle des contrées où l'on fait plus de sélection. Il faudrait, aussi, bien savoir, pour juger comparativement de la valeur de ces statistiques, quelle a été l'attention apportée aux soins consécutifs, qui ont une si grande influence sur le résultat final ? Mais, telles qu'elles sont, elles fournissent la preuve que, dans tous les pays, la trachéotomie est une ressource précieuse, à l'application de laquelle on n'est pas libre de se soustraire quand elle est indiquée, comme nous allons l'établir.

Indication de la trachéotomie. L'asphyxie est la véritable, l'unique indication de la trachéotomie. C'est le cas de répéter que cette opération ne s'adresse qu'à la dyspnée, qu'à l'asphyxie par le larynx. Elle est d'autant plus efficace et d'autant mieux indiquée qu'on est plus certain que la cause principale de la dyspnée est au larynx, ce dont on a des signes précieux dans les troubles qui constituent les phénomènes complexes du *tirage*. Mais, à quel moment précis convient-il d'opérer ? Faut-il opérer de bonne heure, c'est-à-dire au début de la seconde période, et alors que la dyspnée n'est qu'intermittente et encore modérée, ou bien faut-il attendre que l'asphyxie ait été assez loin pour produire l'anesthésie ?

En faveur de l'opération hâtive, on peut citer de véritables autorités. Ainsi Trousseau s'exprime de la façon suivante (Mémoire de 1834, *leçons cliniques*, 1851) : « Tant que la trachéotomie a été dans nos mains une arme infidèle, j'ai dit : il faut la pratiquer le plus tard possible; maintenant que je compte de nombreux succès, je dis : il faut la pratiquer le plus tôt possible. » Les nombreux succès n'indiquent pourtant pas une arme absolument fidèle, témoins les cas de mort ; autrement, il faudrait trachéotomiser dès que le diagnostic du croup serait certain. Aussi m'en tiendrais-je plutôt à cette seconde proposition, plus modeste et plus vraie, de l'illustre professeur : « Les chances de succès de l'opération sont d'autant plus grandes qu'elle aura été plus tôt pratiquée. » La vérité de cette proposition a été reconnue par tous ceux qui se sont occupés de la trachéotomie, et M. Millard en a démontré la justesse. Ayant obtenu 13 guérisons sur 23 opérations faites dans ces conditions, il s'est déclaré en faveur de l'opération faite de bonne heure. Mais que faut-il entendre par cette locution d'opération pratiquée de bonne heure ? L'opération doit être considérée comme hâtive, quand elle est faite, alors que la période asphyxique n'est pas encore très-avancée, mais alors, pourtant, qu'à l'extinction de la voix et de la toux viennent se joindre la dyspnée, non-seulement par accès, mais permanente, avec tirage et signes de la stase sanguine dans les capillaires, c'est-à-dire vers le milieu ou la fin de la deuxième période.

On ne doit pas opérer plus tôt et pour les raisons suivantes : c'est qu'il n'est pas sans exemple que des enfants, même à cette période, et surtout avant, aient guéri par les moyens médicaux. Sur 2089 croups admis à Sainte-Eugénie, M. Sanné a vu que 204 avaient guéri, soit 1/3. D'un autre côté, l'opération n'est pas sans danger, le traumatisme lui seul en constitue un ; les chances d'une opération mal conduite, pendant laquelle peuvent survenir des hémorrhagies, graves par l'épuisement ou par l'asphyxie qu'elles complètent, la syncope, etc., en constituent d'autres, et il y a, en outre, des conséquences éloignées, comme l'érysipèle, la gangrène, la diphthérie des bords de la plaie, etc., qui font également une loi de n'opérer que quand la gêne de la respiration le réclame impérieusement. Il faut toujours avoir présent à l'esprit que la trachéotomie est un moyen suprême qu'il faut réserver, jusqu'au moment où il est démontré que la thérapeutique médicale et la nature sont impuissantes.

C'est avec un véritable étonnement que j'ai entendu des praticiens avancer qu'il fallait opérer dès le premier accès de suffocation. C'est là une doctrine dangereuse, qui exposerait à opérer non-seulement des enfants susceptibles de guérir par les soins médicaux, mais même des enfants qui n'auraient pas le croup. Plusieurs fois par an, on nous adresse à l'hôpital, des enfants qui ont eu la toux et la voix croupales, plus des accès de suffocation, et qui n'ont qu'une laryngite striduleuse. Par un traitement convenable, ils guérissent sans opération, et, si on s'était hâté, celle-ci eût été pratiquée tout à fait inutilement. La présence de fausses membranes dans l'arrière-gorge, en pareil cas, eût pu, jusqu'à un certain point, justifier l'intervention chirurgicale en établissant, d'une manière presque certaine, l'existence du croup, mais, non complétement, puisque nous venons de dire que, dans ces conditions, la guérison n'est pas impossible.

J'ai écrit dans l'*Union médicale* et j'ai répété à la Société des médecins des hôpitaux, qu'il n'était *jamais trop tard pour opérer, tant qu'il n'y avait pas positivement mort* et, comme preuve, je donnais 53 opérations pratiquées par moi à la fin de la période asphyxique, alors que les enfants allaient mourir, et ayant fourni 17 guérisons. Doit-on en conclure que je suis partisan de l'opération *in extremis* et que je conseille pour la pratiquer d'attendre la période anesthésique? On serait dans l'erreur. Le plus souvent je n'ai opéré si tard que parce que je n'avais été demandé qu'au moment où les choses en étaient arrivées à ce degré de gravité; d'autres fois, parce que l'opposition de la famille faisait un devoir de reculer l'opération. D'autres fois, j'ai attendu de propos délibéré; c'était pour des cas où le croup était simple, non-infectieux, et les enfants très-vigoureux; j'espérais toujours les voir guérir par le traitement médical. C'est effectivement dans ces cas simples qu'il est permis d'attendre et M. Barthez a très-bien déterminé la manière dont il convient d'agir suivant la nature du croup : « *Si le croup est infectieux, il est préférable d'opérer dans la seconde période* (c'est-à-dire de bonne heure) ; *si le croup n'est pas évidemment infectieux, il est* convenable d'*essayer le traitement médical et d'attendre, pour opérer, la fin de cette deuxième période* (opération tardive) ; en d'autres termes, quand la vie de l'enfant est menacée et par l'asphyxie et par l'intoxication diphthéritique, il faut opérer de bonne heure pour conserver au malade des forces qui s'épuiseraient dans cette lutte suprême et ne permettraient plus son relèvement et le rétablissement des fonctions après l'entrée libre de l'air. Si, au contraire, l'asphyxie seule constitue le principal danger, que le croup soit simple, on peut attendre plus longtemps, demeurant à peu près certain que les conséquences d'une asphyxie, même portée loin, disparaîtront quand on aura ménagé une entrée libre à l'air. Je dis « à peu près certain », il ne faut pourtant pas oublier qu'il résulte d'expériences (Claude Bernard) que les effets de l'asphyxie sont moins disposés à disparaître quand celle-ci a été longue. Et ici particulièrement, où il s'agit d'une maladie qui paraît altérer les globules et leur faculté d'absorption pour l'oxygène, est-il nécessaire de ne pas trop présumer de la facilité qu'aura la fonction hématosique à se rétablir.

On ne saurait, à mon avis, s'élever assez contre certaines propositions émises par Bouchut à propos de l'opportunité de la trachéotomie dans la période anesthésique. « Tant que l'anesthésie, dit-il, n'accompagne point le croup, l'asphyxie n'est point imminente, il n'y a pas dans les voies respiratoires d'obstacle considérable à l'hématose » et, comme conséquence, il ajoute : « ouvrir la trachée d'un enfant avant l'apparition de l'anesthésie, c'est faire une opération inutile, parce que l'on combat une asphyxie qui n'existe point. » Comme je le disais dans une de me leçons à l'hôpital des Enfants, le mot asphyxie est employé ici dans un sens qui n'est pas exact. L'asphyxie n'est point un acte instantané, c'est un phénomène morbide conduisant plus ou moins vite à la mort et qui a des degrés différents d'intensité. L'asphyxie va croissant et se traduit par des troubles qui vont en se multipliant à mesure que l'air entre moins dans les poumons ou est moins utilisé pour l'hématose; l'anesthésie, l'analgésie sont des manifestations résultant du processus asphyxique qui précèdent de peu de temps la mort ; mais dire que l'asphyxie n'existe point parce que l'anesthésie ne s'est pas encore produite, n'est pas exact. Avant d'être asphyxié l'individu est asphyxiant à un degré plus ou moins avancé. Faut-il attendre, pour opérer, que l'individu asphyxiant soit arrivé à l'anesthésie, mort partielle qui précède de peu la mort générale? Soutenir une semblable proposition n'est pas possible. Outre les raisons que nous avons déjà données contre une semblable pratique, nous dirons : si, dans ces conditions d'asphyxie avancée, l'opérateur n'est pas d'une extrême habileté, ne procède pas rapidement, hésite à placer le dilateur ou la canule, s'il y a hémorrhagie, en un mot si tout ne va pas absolument droit, l'opéré a des chances pour succomber. Je n'ai perdu que deux enfants pendant l'opération et c'était dans ces conditions ; mais, combien n'en ai-je pas vu chez lesquels la vie s'est momentanément suspendue et qu'on ne faisait revenir qu'à l'aide de la respiration artificielle et surtout en chatouillant l'intérieur de la trachée avec une barbe de plume. On court d'ailleurs le risque, en temporisant de cette façon, d'arriver alors que le malade est mort ; et pour quiconque veut suivre cette pratique c'est un devoir de conscience de rester près du malade ou d'y laisser un opérateur expérimenté, avec tout ce qui est nécessaire sous la main. Mais il ne faut pas, toutes les fois qu'on peut faire autrement, attendre que les choses en soient arrivées à cette extrémité et le milieu de la seconde période du croup, dont nous avons tracé les symptômes, doit être considéré comme le moment opportun, car on est à peu près certain, alors, que sans l'opération la guérison est impossible. C'est là ce que j'entends par opérer de bonne heure.

Il y a certaines conditions où on n'est pas libre d'attendre que la seconde période soit assez avancée pour qu'il y ait une dyspnée permanente, des phénomènes de tirage accentués et déjà des signes d'asphyxie : c'est quand on apprend que l'enfant a eu plusieurs de ces accès violents tels que les a décrits Jurine et au milieu desquels peut survenir la mort. Bien qu'au moment où on observe, l'entrée de l'air soit encore assez libre et suffisante pour sembler devoir entretenir encore l'hématose pendant un long temps, il faut opérer, à moins qu'on ne puisse rester près du malade pour lui prêter ce dernier secours au premier accès qui menacerait la vie. De même lorsque le malade demeure un peu loin et que pour réunir auprès de lui l'opérateur et ses aides il faut un temps assez long, il est préférable de devancer le moment que nous avons indiqué, et on peut opérer, dans ces conditions très-près du début, dès le commencement de la seconde période, si on ne veut exposer le malade à succomber avant qu'on ait le temps de le secourir.

Contre-indications. Comme nous l'avons déjà dit plusieurs fois, la véritable indication de la trachéotomie est fournie par les symptômes laryngés ou propres du croup, mais surtout par la difficulté du passage de l'air à travers la glotte rétrécie, difficulté traduite par la dyspnée avec tirage et les signes du processus asphyxique. Les contre-indications doivent être cherchées dans les conditions concomitantes qui n'appartiennent pas en propre à l'affection qui nous occupe ou n'en sont que des conséquences éloignées, secondaires ou dépendantes de la diphthérie.

Nous allons les passer en revue brièvement, mais d'une manière suffisante pour éclairer le praticien dans quelques conditions qu'il se trouve placé. Repoussons d'abord un raisonnement qui serait de nature à n'admettre de contre-indication dans aucun cas. Puisque, dit-on, vous ne conseillez l'opération que quand la thérapeutique médicale a épuisé toutes les ressources, et alors que le malade est à peu près infailliblement perdu, si vous n'intervenez avec le bistouri, quel risque courez-vous à le faire dans tous les cas? Vous ne compromettez rien qui ne le soit déjà ; vous n'avez rien à perdre, puisque, de votre aveu, le malade est perdu? Ce raisonnement est spécieux mais ne peut être pris au pied de la lettre ; et il est certainement des conditions où le médecin peut et doit même s'abstenir d'opérer, de même qu'il en est d'autres où sa conscience est engagée à intervenir.

Infection diphthérique. « J'ai vu, dit M. Sanné, des malades aussi infectés que possible, avec adénite énorme, coryza, diphthérie cutanée, angine et croup, devoir cependant la vie à la trachéotomie. » J'ai vu de mon côté bien des croups et, je dois le dire, jamais je n'en ai vu guérir quand ils réunissaient ces conditions mortelles. Aussi ma pratique diffère-t-elle sous ce rapport de celle de mon habile confrère; je m'abstiens et je conseille de le faire, tandis que M. Sanné conclut tout différemment. « On ne saurait donc refuser à un malade le bénéfice de cette opération par la raison que l'infection domine dans leur état. » Quoi, vous ne vous occupez pas même de savoir si cet enfant infecté de diphthérie n'a que deux ans; ou bien s'il vient d'être épuisé par une rougeole, une scarlatine, etc. « Du moment, dit M. Sanné (usant du raisonnement dont j'ai parlé) que l'asphyxie par le larynx est avérée, on simplifie le problème thérapeutique en supprimant l'asphyxie. » L'asphyxie laryngée est bien la véritable indication de la trachéotomie; mais cette indication n'est-elle pas contrebalancée par les mauvaises conditions dont elle est entourée? Pour moi, j'en suis convaincu. « On met, dit l'auteur, l'organisme à même de réagir contre l'infection, » oui, en le faisant momentanément respirer, mais on crée une plaie qui va se recouvrir de fausses membranes; d'ailleurs, il ne faudrait pas seulement faire respirer le malade, il faudrait le faire manger, ce qu'il ne fait plus dans ces conditions; il faudrait rendre au sang son aptitude à absorber l'oxygène, à la sécrétion urinaire ses qualités normales, etc. Pour moi, les malades aussi infectés que possible sont perdus quoi qu'on fasse.

« La seule contre-indication, dit encore Sanné est l'absence d'asphyxie par le larynx. » Il ne doit même pas être question d'opération dans ces conditions, comme le reconnaît M. Sanné. Car si la pensée d'opérer pour extraire les fausses membranes de la trachée, a pu venir aux anciens, elle n'est plus acceptable aujourd'hui; mais, continue l'auteur « toutes les fois qu'on se trouve en présence d'une asphyxie venant d'oblitération du larynx, quelles que soient les complications qui assombrissent la situation, on est dans l'obligation de rendre au malade l'air qui lui manque. » Eh bien, je ne puis admettre qu'il y ait *obligation* et qu'il faille *toujours* opérer, quand il y a asphyxie, quel que soit l'état général de l'enfant. Tous les enfants que j'ai trachéotomisés dans les conditions que spécifie M. Sanné ont succombé; toutes les opérations que j'ai laissées faire à mes internes qui, dans leur ardeur n'admettaient pas de raisons d'abstention, se sont terminées par la mort; aussi, quand un enfant est intoxiqué de la façon qu'indique M. Sanné, je m'abstiens. Je me suis abstenu après avoir pris l'avis de mes collègues de l'hôpital des Enfants, je l'ai fait en consultation avec beaucoup de mes confrères en ville. La conduite à tenir est plus simple en n'admettant pas de contre-indication dès qu'il y a asphyxie par le larynx, mais elle expose à faire un trop grand nombre d'opérations absolument inutiles.

Broncho-pneumonie. C'est une des complications les plus fréquentes et les plus redoutables du croup; si elle n'est pas une contre-indication formelle à l'opération, au moins son existence dûment constatée devra laisser peu d'espoir de succès. Mais le diagnostic en est difficile, attendu que les conditions où se fait la respiration ne permettent pas la production des signes physiques caractéristiques. Il faut observer que, dans ces cas, la respiration n'est pas seulement difficile et laryngienne, comme dans le croup simple, mais accélérée, ainsi que l'a très-justement fait observer M. Barthez. Comme il y a un état phlegmasique ajouté à la diphthérie, le pouls est également plus fréquent, il y a plus de fièvre que dans le croup simple : ce que le thermomètre indique d'une façon plus certaine. Pour préciser autant que possible, nous dirons que l'on doit croire le croup compliqué de broncho-pneumonie quand on trouve 50 inspirations environ par minute, 140 pulsations et au-dessus et que le thermomètre marque environ 40 degrés de température. Est-ce à dire qu'avec ces signes rationnels on soit certain du diagnostic? Non! mais, instruit par la pratique, nous devons reconnaître que les chances d'erreur sont bien minimes. Dès lors faut-il opérer? Ceux qui ne reconnaissaient pour ainsi dire pas de contre-indication à la trachéotomie n'hésitent pas; mais nous devons faire observer que toutes les opérations faites dans ces conditions, ou à peu près, ont été suivies de mort. Je dis « à peu près » car on peut citer une ou deux observations où la phlegmasie broncho-pulmonaire constatée n'aurait pas empêché la guérison. Quand on voit qu'une des grandes causes de la mortalité des enfants opérés, est la broncho-pneumonie postérieure à l'opération, il est très-compréhensible que celle qui lui est antérieure soit encore bien plus grave. Les broncho-pneumonie consécutives à l'opération sont d'autant plus graves quelles la suivent de plus près et inversement. J'ai vu des enfants guérir malgré cette redoutable complication, mais alors que celle-ci était apparue quatre ou cinq jours après l'opération. MM. Millard, Peter, Sanné ont fait la même remarque. De toutes, la plus grave est celle qui existe au moment de l'opération.

De ce que je viens de dire, on peut conclure, si l'on veut, que, quand même on aurait toutes les raisons possibles de croire à l'existence d'une broncho-pneumonie, on ne doit pas voir dans cette dernière un motif absolu de non-intervention. Mais aussi on doit en tirer cette conclusion : que la mort est à peu près certaine. Il est même telle condition aggravante, celle du jeune âge par exemple, qui, ajoutée à l'existence de la phlegmasie broncho-pulmonaire, ne peut laisser de doute sur l'issue fatale. Dans cette condition, doublement fâcheuse, faut-il encore opérer? Je déclare que je ne le fais pas, ou plus exactement, que je ne le fais plus, l'expérience venue avec l'âge m'ayant démontré l'inutilité d'une tentative aussi désespérée.

Pneumonie. C'est bien exceptionnellement qu'on se trouvera en face d'un croup présentant cette complication, l'expérience le démontre et la nature des deux affections en donne la raison. Le diagnostic n'est d'ailleurs pas facile. La matité n'est pas pour moi d'une grande valeur, je l'ai vue assez souvent disparaître après la trachéotomie, là où je l'avais constatée immédiatement avant, pour ne lui attribuer qu'une médiocre valeur séméiologique. Pour que les signes stéthoscopiques de la pneumonie se produisent, il faut trouver les conditions dont parle M. Sanné : une *voix encore éclatante*, malgré un tirage considérable, du sifflement laryngé et une teinte cyanique, et encore comprend-on mal comment dans ces conditions on ait pu constater au sommet du côté droit une respiration bronchique très-accentuée. Il est fâcheux que M. Sanné n'ait pas donné les caractères généraux tirés du pouls de la respiration et de la température. En admettant que ce soit bien un cas de croup compliqué de pneumonie lobaire, ce serait le seul exemple de guérison.

Bronchite pseudo-membraneuse. Nous avons vu combien cette bronchite était un accompagnement fréquent du croup qu'elle suit le plus souvent mais qu'elle peut aussi précéder dans la forme ascendante. Il nous reste maintenant à voir si elle est une contre-indication de la trachéotomie. A cette question, je répondrai non, la bronchite pseudo-membraneuse dûment constatée n'est point une contre-indication, c'est une mauvaise condition et rien de plus. On est bien sûr de l'existence de la couenne diphthéritique dans les bronches quand les malades rejettent de fausses membranes arborisées, et résultant d'une sorte de moulage de la couenne sur la paroi bronchique. C'est même la seule condition où l'on puisse être bien certain du fait. Or, dans des cas de cette nature on a obtenu des guérisons et assez nombreuses. Ici le doute sur l'existence de la complication n'étant pas possible, la conclusion de la guérison du croup après trachéotomie dans le cas de bronchite pseudo-membraneuse est également certaine. Il n'en eut pas été de même si le diagnostic n'avait été posé que sur les signes rationnels indiqués partout. L'affaiblissement du murmure vésiculaire, le bruit de drapeau, l'existence de gros râles, ou ne signifient rien ou n'existent que dans des cas absolument exceptionnels. L'accélération de la respiration, une certaine lenteur dans le processus asphyxique; la pâleur au lieu d'une cyanose franche, ou plutôt, un mélange des caractères de l'asphyxie par le larynx et de celle par les bronches sont des symptômes d'une valeur un peu plus grande, mais non suffisante. Mais de ce que nous avons dit plus haut, il résulte que l'asphyxie croupale étant bien constatée si l'on doit se préoccuper de l'existence de la diphthérie bronchique au point de vue du plus ou moins de chance de succès, on ne doit guère s'en occuper comme contre-indication.

Si cette bronchite existe, c'est une mauvaise condition, mais non une raison pour s'abstenir d'opérer.

Les croups secondaires donnent et donneront toujours aux opérateurs des résultats déplorables, nous allons faire une étude rapide de cette question.

Rougeole. Si l'on ne peut pas dire que toutes les trachéotomies faites pour des croups consécutifs à cette maladie soient suivies d'insuccès au moins est-il certain que les cas de guérison se comptent. J'en ai obtenu deux, Millard trois et Sanné en possède quatre observations. La mort est à peu près la règle pour cette sorte de laryngite ulcéro-membraneuse qui constitue une des formes du croup secondaire et qui se montre à la suite des rougeoles graves, de préférence sur les enfants débiles, épuisés comme nous en voyons tant à l'hôpital de la rue de Sèvres.

Scarlatine. Son influence paraît encore plus funeste que celle de la rougeole et les guérisons obtenues dans les cas de cette nature sont fort rares : il y en a pourtant. Mais encore faudra-t-il distinguer. S'il s'agit d'une de ces scarlatines graves avec engorgement ganglionnaire considérable, fausses membranes épaisse et jaunâtres, il n'y a guère à compter sur la guérison.

Dans cette fièvre comme dans la précédente, il faut d'ailleurs tenir compte de l'époque d'apparition et de l'état général du malade, pour porter un jugement. Si l'enfant est d'une bonne constitution, que la pyrexie ait été d'intensité modérée et que le croup survienne au moment de la convalescence et quand l'enfant a déjà repris quelques forces, les chances sont beaucoup plus grandes.

La fièvre typhoïde est bien moins souvent suivie du croup que les deux pyrexies précédentes et fort heureusement, car la mort y est la règle.

Affections thoraciques chroniques. J'ai trachéotomisé et guéri un enfant qui est maintenant un homme, et chez lequel M. Gendrin avait diagnostiqué une induration tuberculeuse du sommet d'un poumon. Cette lésion, impossible à constater au moment de l'opération et même tant que la canule resta en place, fut constatée par moi après la guérison. C'est, je crois, le seul cas de guérison obtenu en pareil cas; ce qui revient à dire que la tuberculisation pulmonaire, compliquée de croup, contre-indique l'opération.

Le catarrhe bronchique en amenant, sans doute, le décollement des fausses membranes m'a semblé favoriser la guérison, et je suis plutôt satisfait d'apprendre que l'enfant a d'habitude ce que l'on appelle la poitrine grasse. C'est probablement en raison de l'abondance de la sécrétion catarrhale qui la caractérise, que la coqueluche sans favoriser la guérison n'est pas une condition aussi défavorable qu'on aurait pu le supposer. Les cas de guérison à sa suite sont loin d'être rares. J'en ai obtenu. Millard en cite trois cas et Sanné trois. Il y en a certainement d'autres exemples dans la science.

Outre les conditions que nous venons de passer en revue, discutant la question de savoir si elles n'étaient pas des contre-indications à la pratique de l'opération, il en est d'autres de moindre importance, mais qui ont une influence réelle sur l'issue favorable ou non de l'opération. Nous allons nous en occuper rapidement.

Saisons. D'une manière générale le croup est plus grave pendant les mois froids et humides, de même qu'il est plus fréquent, et certainement cet excès de gravité tient en partie à la fréquence ainsi qu'à l'importance des complications broncho-pulmonaires. En ce qui concerne les résultats de la trachéotomie, Fischer et Bricheteau s'expriment de la façon suivante : « L'influence des saisons sur la trachéotomie est remarquable; l'hiver et le printemps sont désastreux, mais l'été et surtout l'automne favorisent ses succès. » Les statistiques fournies par ces auteurs ne justifient pas complétement leur conclusion. M. Sanné a, de son côté, dressé un tableau qui fournit les données générales suivantes : Les six mois, novembre à avril inclus, donnent 1319 opérations avec 254 guérisons, soit 1 sur 5,39; les mois de mai à octobre inclus donnent 989 opérations avec 241 guérisons, soit 1 sur 4,53.

Age. Il a une très-grande influence sur les résultats de l'opération, et l'on peut dire d'une manière générale que plus les enfants sont jeunes, moins on obtient de succès. Trousseau était très-disposé à proscrire la pratique de la trachéotomie chez les enfants au-dessous de deux ans, et cette opinion a longtemps été partagée; mais aujourd'hui on est moins exclusif, parce que des cas assez nombreux de guérison ont été obtenus à cet âge. Sanné a fait un relevé, d'où il résulte que sur des enfants âgés de sept mois à vingt-trois (inclus), la trachéotomie avait été suivie vingt-trois fois de guérisons; chiffre suffisant pour encourager à opérer à cet âge quand les autres conditions ne sont pas d'ailleurs trop défavorables.

Les insuccès à cet âge sont facilement explicables par le peu de résistance de l'organisme, la fréquence et la gravité de la broncho-pneumonie, la difficulté de l'alimentation et des soins consécutifs. La disposition toute spéciale de cet âge à contracter les fièvres éruptives que les enfants n'ont encore pas eues, en général, et cette observation est surtout applicable à nos hôpitaux d'enfants où tout sujet qui n'a pas eu la rougeole, par exemple, la prend presque infailliblement. Il faut aussi prévenir les opérateurs, et surtout ceux qui sont à leur début, qu'à cet âge la trachéotomie est une opération particulièrement délicate, à cause du peu de longueur du cou, de la présence le plus souvent d'une grande quantité de graisse, du petit volume et de la mobilité de la trachée. L'hémorrhagie a aussi une importance spéciale, soit immédiatement, en complétant l'asphyxie par l'entrée dans la trachée du sang dont l'enfant n'a pas la force de se débarrasser par des efforts de toux assez puissants, soit consécutivement en complétant la faiblesse inhérente à cet âge. Il faut être bien sûr de sa main, surtout si la période asphyxique est un peu avancée.

On a dressé différents tableaux pour montrer la proportion de guérisons suivant les différents âges.

STATISTIQUE DE BOURDILLIAT (SOCIÉTÉ MÉDICALE DES HÔPITAUX, 1868).

		Pour 100.
Au-dessous de 2 ans, la moyenne des guérisons est de. . . .		3
à 2 ans,	—	12
de 2 1/2 à 3	—	17
de 3 1/2 à 4	—	30
de 4 1/2 à 5	—	35
de 5 1/2 à 6	—	38
Au-dessus de 6 ans,	—	41

STATISTIQUE DE BARTELS, DE BERLIN.

	NOMBRE DES OPÉRATIONS.	GUÉRISONS.	Pour 100.
Jusqu'à 2 ans	6	»	0
Entre 2 et 3 ans	56	15	26
3 et 4	69	22	31
4 et 5	74	18	24
5 et 6	57	20	35
6 et 7	33	15	45
7 et 8	21	5	23
8 et 14.	17	8	49

SANNÉ. — STATISTIQUE A L'HÔPITAL SAINTE-EUGÉNIE DEPUIS SA FONDATION.

	NOMBRE DES TRACHÉOTOMIES.	GUÉRISONS.	Pour 100	
De 1 à 2 ans.	653	88	13,62	1 sur 7,42
3 à 5.	1298	285	20,93	1 4,55
6 à 10.	335	127	37,89	1 2,63
11 à 15.	26	9	32,30	1 2,88

STATISTIQUE POUR LES DEUX HÔPITAUX D'ENFANTS DE 1866 A 1878.

	OPÉRATIONS.	GUÉRISONS.	PROPORTION.
De 1 à 3 ans	976	104	1 sur 9
3 à 4.	820	175	1 5
4 à 6.	736	174	1 4
5 à 6.	497	148	1 4
Au-dessus de 6 ans. .	547	198	1 2,8

Tous ces tableaux concordent pour prouver que le nombre de guérisons va croissant avec l'âge, et que le maximum obtenu se trouve au-dessus de six ans. Qu'advient-il au-dessus de huit ans? L'opinion que les insuccès devenaient alors plus fréquents tendait à se généraliser quand des observations rapportées par Millard, Royer et moi vinrent établir qu'il n'en était rien. C'est aussi ce que prouvent les opérations de Bartels de Berlin, qui de huit à quatorze ans a obtenu 49 pour 100 de guérisons, c'est-à-dire le chiffre le plus élevé qu'on ait obtenu. Cette opinion sur la léthalité du croup, après la trachéotomie chez les enfants se rapprochant de la puberté, était préconçue et était née de ce que l'on savait pour l'adulte chez lequel l'opération pratiquée treize fois n'a donné qu'un seul cas de guérison (statistique de Sanné).

Sexe. Les avis ont été partagés selon que les opérateurs sont tombés sur des séries plus ou moins heureuses. Pendant que les uns regardaient le sexe masculin comme favorisé, les autres prétendaient au contraire que les filles fournissaient plus de guérisons. Voici une statistique qui prouve comment ces deux opinions ont pu être soutenues. La statistique des deux hôpitaux d'enfants pendant treize années (1866 à 1878 inclus), donne pour les garçons le résultat suivant : Garçons 1264 opérés, guéris 334 : proportion 1 sur 3,78 ; filles opérées 1051, guéries 253 : proportion 1 sur 4,56. Ici les garçons ont l'avantage. Si l'on prend chaque hôpital séparément, on trouve : Hôpital des Enfants (rue de Sèvres), garçons opérés 520, guéris 122 : proportion 1 sur 4,25 ; filles opérées 396, guéries 91 : soit 1 sur 4,34 ; les garçons ont encore l'avantage. A l'hôpital d'enfants de Sainte-Eugénie, au contraire, nous trouvons : Garçons opérés, 744 ; guéris, 214 : soit 1 sur 3,48 ; filles opérées, 655 ; guéries, 253 : soit 1 sur 2,59. L'avantage reste au sexe féminin. — Conclusion : l'influence du sexe est nulle, et il n'y a pas lieu d'en tenir compte.

Santé au moment de l'invasion du croup. Nous avons traité à peu près cette question à l'article des contre-indications. Nous répéterons ici qu'il faut bien tenir compte du temps qui s'est écoulé depuis la maladie antérieure, s'il en a existé une, et de la nature de cette maladie. Si l'enfant est en convalescence ou à peu près rétabli, quelle qu'ait été la gravité de la maladie première, la trachéotomie conservera à peu près ses chances habituelles de succès et d'insuccès. Mais si la maladie est au déclin ou à peine terminée quand se montre le croup, on aura affaire à un véritable croup secondaire, et nous avons dit combien peu souvent, dans ce cas, on obtenait la guérison.

Un fait qui compromet souvent les résultats de l'opération, et dont nous avons eu l'occasion de parler, est la mauvaise direction du traitement médical antérieur à l'opération, l'usage de la méthode antiphlogistique, par les émissions sanguines ou l'émétique à dose rasorienne ; l'application d'un vésicatoire placent les malades dans des conditions tout à fait défavorables.

De l'opération. Déterminé par les raisons que nous avons exposées à pratiquer la trachéotomie, il faut tout disposer afin d'y procéder dans les meilleures conditions possibles.

On placera sur une petite table à portée de la main de l'opérateur, s'il veut se servir lui-même, ou bien près de l'aide chargé du soin de présenter les instruments, tout ce qui est nécessaire pour conduire l'opération à bonne fin : 1° Une canule double. Cette canule due à Trousseau est la seule actuellement usitée ; on y a fait quelques modifications pour répondre à des indications de détail dont j'aurai à parler, mais le principe est resté le même. La canule de Trousseau, dont j'ai sous les yeux les premiers modèles dans la boîte à opérations que ce maître regretté a bien voulu me laisser comme souvenir, a une courbure d'environ un quart de cercle. Son extrémité extérieure est terminée par un pavillon de forme ovale, un peu trop petit, et qui pénétrerait dans la plaie s'il n'était retenu par la plaque de taffetas dont la canule doit être garnie. On a considéré la canule de Trousseau comme trop courbée et capable de venir par le bord antérieur de son extrémité inférieure ulcérer la paroi de la trachée. Pour obvier à cet inconvénient on a diminué la courbure ou bien on l'a transportée près du pavillon, le reste inférieur étant rectiligne ou à peu près. Enfin M. Luër a eu l'idée heureuse, à l'aide d'un petit artifice ingénieux, de rendre la douille de la canule mobile sur le pavillon auquel elle n'est plus soudée mais suspendue par deux petits prolongements passés dans des ailettes qui permettent des mouvements, dans tous les sens, suffisants pour que l'extrémité engagée dans la trachée suive tous les mouvements du cou et ne porte pas constamment sur le même point. La forme du pavillon a été modifiée de différentes

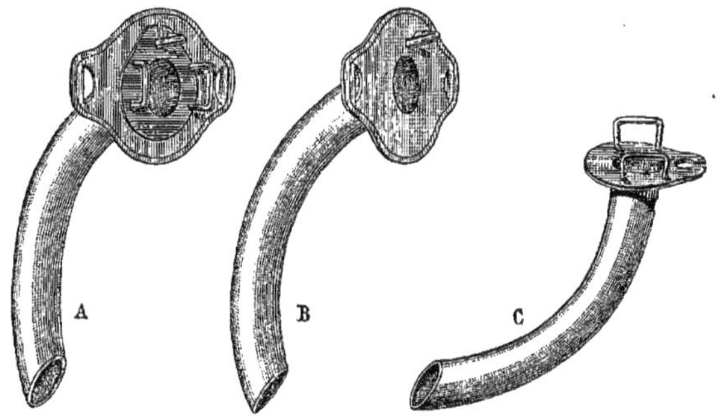

Fig. 3. — Canule de Trousseau.

façons ; dans tous les cas il porte un anneau ou un moyen quelconque de fixer les rubans qui attacheront la canule autour du cou. Il est juste de dire qu'on ne guérit pas plus de malades, depuis toutes ces modifications, qu'avant.

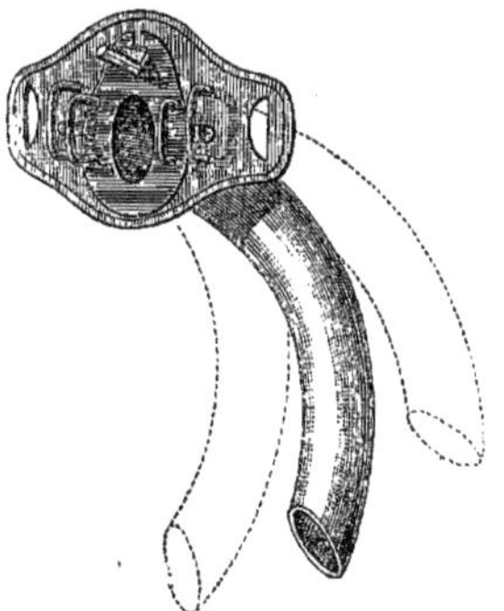

Fig. 4. — Canule de Luër.

La canule doit être passée dans une rondelle de taffetas gommé, qui s'interpose entre le pavillon et la plaie et empêche celle-ci d'être en contact constant et immédiat avec les liquides rejetés par la canule interne : elle doit être aussi grosse que le permet l'âge du malade. Un interne de l'hôpital des enfants, M. Morax, dans le but de déterminer le volume des canules qui convenaient à chaque âge, a pris le diamètre des trachées de deux à quinze ans, et a trouvé que les diamètres variaient, suivant l'âge, de 7 à 15 millimètres, de sorte qu'il a proposé d'adopter quatre numéros de canules.

	Millimètres.
N° 1, de 1 à 4 ans	6
N° 2, de 4 à 8	8
N° 3, de 8 à 12	10
N° 4, de 12 à 15	12

Les canules de Luër sont graduées ainsi qu'il suit :

DIAMÈTRE INTERNE DES EXTRÉMITÉS INFÉRIEURES.

		Millimètres.
Canule n° 000	diamètre.	5,0
00		6,0
0		6,5
1		7,0
2		7,5
3		8,0
4		8,5
5		9,0

Les numéros 00 à 000 sont très-rarement employés et ne conviendraient qu'aux tous jeunes enfants. Le 0 convient au-dessous de 2 ans; le 1, de 2 à 3; le 2, de 3 à 4; le 3, au-dessus de 4, etc.; encore ne sont-ce là que des données générales; le développement de l'enfant doit être pris en considération; les numéros 1, 2 et 3 sont les plus souvent employés.

2° *Un dilatateur*. Trousseau avait le sien; petit dilatateur court, à deux branches, articulées de façon à ce que l'écartement des extrémités engagées

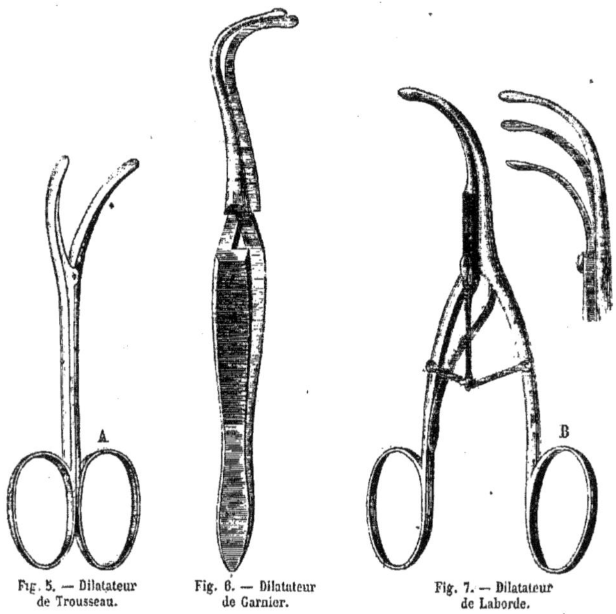

Fig. 5. — Dilatateur de Trousseau. Fig. 6. — Dilatateur de Garnier. Fig. 7. — Dilatateur de Laborde.

dans la trachée se fît quand on rapprochait les anneaux l'un de l'autre; l'extrémité de chacune des branches trachéennes était aplatie latéralement et un peu

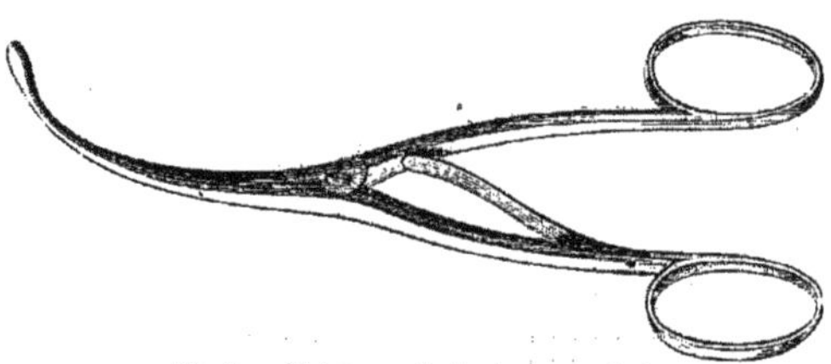

Fig. 8. — Dilatateur ordinaire, le plus employé.

recourbée en dehors, de façon à quitter moins facilement la trachée. On en a fait d'autres sur le même principe qui n'en diffèrent que par la plus grande longueur des branches et l'absence de ces petits crochets. M. Laborde en a fait faire un à trois branches un peu plus, un peu trop compliqué même, et encombrant.

Il y a aussi le dilatateur de Garnier du Mans ; son principe est différent : c'est une pince à branches croisées dont les extrémités s'écartent sous l'influence de la pression.

Tous ces dilatateurs peuvent être bons. Les meilleurs sont ceux qui tiennent le moins de place dans la trachée, et s'il en est un préférable, c'est celui dont on a l'habitude de se servir (voir les planches).

3° Un bistouri droit à pointe bien affilée. On a fait des bistouris dits à trachéotomie à lame courte ; je ne leur reconnais aucun avantage ; les deux qualités indispensables au bistouri, c'est qu'il ait un tranchant irréprochable ; sans cela on est obligé d'augmenter la pression, et exposé à modifier le parallélisme ou à changer le rapport des parties. En second lieu, il faut que la pointe soit très-bien affilée pour faciliter la ponction de la trachée.

4° Un bistouri boutonné pour agrandir l'ouverture de la trachée s'il est nécessaire. Mais tout bon opérateur, après avoir ponctionné le tube aérien, tranchera, sans en retirer son bistouri, environ trois anneaux de la trachée, et aura ainsi fait une ouverture suffisante.

5° Des fils à ligature : on n'est plus dans l'habitude d'en préparer et c'est un tort, car il peut se trouver telle circonstance où il devient sinon indispensable de faire une ligature, au moins extrêmement utile dans l'intérêt du malade.

Je sais qu'en terminant rapidement l'opération, on arrête à peu près toujours l'hémorrhagie, mais il n'est jamais bon d'exposer un enfant atteint de diphthérie à perdre beaucoup de sang.

Je me souviens d'avoir fait, avec mon confrère le docteur Michel une opération de croup, pendant laquelle j'ai vivement regretté de n'avoir pas de fil sous la main. Après la section de la peau, je vis dans le tissu cellulaire une grosse veine transversale, dont je n'avais pas soupçonné l'existence. Il n'était pas possible de terminer l'opération en se tenant soit au-dessus, soit au-dessous d'elle, et je n'avais pas de quoi la lier. Je la coupai en travers et, terminant en un instant l'opération, j'introduisis immédiatement la canule, sous le pavillon de laquelle je fis un tamponnement avec de l'ouate. Il n'en est pas moins vrai qu'il y eut une perte de sang relativement considérable, qui augmenta la faiblesse de l'enfant et a pu contribuer pour une part à l'insuccès de cette opération.

6° Des érignes mousses pour écarter les parties molles de chaque côté des bords de la plaie, à mesure que le bistouri pénètre plus profondément dans les tissus. Ces érignes sont indispensables pour opérer suivant la méthode de Trousseau ; aussi les a-t-on mises de côté depuis que l'on opère d'une manière expéditive. Mais j'ai l'expérience qu'on peut, même dans ce dernier cas, en avoir besoin lorsque, par exemple, on éprouve une difficulté réelle à introduire la canule et qu'on veut se rendre compte de la nature de l'obstacle. On n'y peut quelquefois parvenir qu'en faisant écarter les bords de la plaie et en recherchant, avec l'œil et le doigt, quelles sont la position et la direction de l'ouverture faite à la trachée.

7° Des extrémités de plumes avec leurs barbes. En cas d'asphyxie, l'introduction de ces plumes est bien certainement le moyen le plus efficace de provoquer les efforts de toux et les inspirations consécutives par la titillation de la trachée.

On a imaginé de petits instruments pour remplir cet office, mais aucun ne vaut la barbe de plume.

8° De l'amadou ou de petites boulettes d'ouate pour arrêter l'hémorrhagie qui continuerait après l'introduction de la canule.

9° Une pince à dissection et des ciseaux; plusieurs éponges et de l'eau tiède.

10° Pendant que le chirurgien veille à ce que rien ne manque dans ces préparatifs, il faut disposer la table sur laquelle l'enfant doit être opéré. Celle-ci doit être autant que possible étroite, longue, dépourvue de roulettes, bien solide : une petite table de cuisine réunit très-bien toutes les conditions voulues. Dessus on place un petit matelas ou une couverture pliée en plusieurs doubles, sur lesquels devra reposer le malade ; à une des extrémités on place ce que, dans le langage un peu dur de l'hôpital, on appelle le *billot*. On le prépare très-facilement dans les familles, comme m'a appris à le faire mon ami le docteur Perrin, en roulant une bouteille vide dans un oreiller peu épais, ou dans une couverture plusieurs fois pliée. Ainsi préparé, cette sorte de traversin a toute la résistance voulue, ce qui est très-important; sa mollesse ayant pour résultat de rendre très-difficile la tension du cou au degré voulu.

Les instruments et la table à opération étant ainsi prêts, on place celle-ci de façon à ce qu'elle soit en pleine lumière : près d'une fenêtre, si l'on opère pendant le jour, ce qui est préférable ; près d'un meuble sur lequel seront disposées des lumières, si c'est la nuit. On conseille pendant le jour de disposer la table de façon à ce que les pieds du malade soient directement tournés du côté de la fenêtre et que la lumière tombe en plein sur le cou ; je pense que de cette façon la main de l'opérateur se porte ombre, et qu'il est préférable d'incliner un peu la table, pour que la lumière arrive obliquement du côté opposé à celui où est l'opérateur, c'est-à-dire du côté gauche du malade. Si on opère la nuit, il faut disposer des lampes sur un meuble, sur le chambranle de la cheminée, pour remplacer autant que possible la lumière du jour. Il faut en outre avoir plusieurs bougies allumées, et qu'un aide intelligent soit chargé d'en tenir une pour éclairer l'opérateur du plus près possible. Il importe de ne pas confier ce soin à une personne capable de se trouver mal.

Pour opérer pendant le jour, il faut trois aides au moins : un pour tenir la tête, un second qui se place en face du chirurgien et dont les fonctions se trouvent un peu modifiées suivant le procédé d'opération adopté, un troisième placé aux pieds du malade, qui est destiné à le maintenir. Pendant la nuit, il en faut un ou deux de plus pour éclairer.

Tout étant ainsi préparé, on apporte le malade en ayant eu soin de lui enlever ses vêtements y compris sa chemise, à moins qu'elle ne soit largement ouverte ; on l'enroule dans une couverture, un châle ou un drap disposé sur le lit d'opération à cet effet, et l'aide chargé de maintenir le patient lui saisit les mains à travers le drap, en les croisant sur le bassin, qu'il immobilise le mieux possible. En même temps l'aide chargé de maintenir la tête renverse le malade sur le traversin, préparé comme nous avons dit, et place celui-ci à l'union du cou avec les épaules, presque sous ces dernières : c'est le meilleur moyen de bien tendre le cou et d'immobiliser l'enfant ; la tête doit être tenue avec les deux mains appliquées sur les côtés, de façon à ne pas dépasser la branche de la mâchoire inférieure, sans quoi cela gênerait l'opérateur, et à ne pas entraîner la peau du cou soit d'un côté soit de l'autre. On peut encore placer une main sous l'occiput et la seconde sur le front ; ou bien tenant le menton, mais sans exercer aucune traction sur la peau du cou. Le malade doit être tenu sans violence, mais d'une manière ferme, de façon à l'immobiliser complétement pendant toute l'opération. Il doit être, de plus, tenu dans une position parfaitement rectiligne. Quand j'ai des aides à ma disposition, j'en fais placer un du côté gauche du malade, sur un genou ou dans une position très-effacée, et je le charge de tenir les épaules, de façon à compléter l'immobilité du patient. Quand je n'ai que trois aides, je confie souvent le soin d'immobiliser la partie supérieure du tronc, en effaçant les épaules de l'opéré, à l'aide placé en face de moi, et je prends mes instruments moi-même. Dans tous les cas, je recommande aux aides de ne pas changer leur situation, quoi qu'il se passe, à moins que je ne leur en donne l'ordre. L'aide qui tient la tête et celui placé en face de l'opérateur doivent être du métier. Le soin de tenir les pieds peut être confié à une personne de la maison, mais douée d'énergie, et il est toujours prudent de la faire asseoir, de lui recommander de ne pas trop regarder, et de ne pas se laisser effrayer par le bruit qui se produira. Mais tous ces préparatifs, toutes ces dispositions demandent un temps considérable, que l'état du malade ne peut toujours vous permettre de prendre. On est quelquefois obligé d'opérer l'enfant dans son lit, en faisant tenir la tête par la première personne venue, tant la mort est imminente. Pour la première opération que j'ai faite en ville, sur une petite fille qui est maintenant mère de famille, je n'avais d'autres aides qu'un élève en pharmacie et l'oncle de l'enfant. J'ai opéré dans son lit l'enfant d'un pharmacien du marché des Blancs-Manteaux, n'ayant que le père qui tenait la tête. L'opération faite dans ces conditions est très-scabreuse : elle demande de la célérité, une grande sûreté que l'habitude seule peut donner. La moindre difficulté au moment de l'introduction du dilatateur ou de la canule, en ajoutant à l'asphyxie, amènerait facilement la mort. Aussi doit-on éviter d'attendre assez pour en arriver là, quand on peut faire autrement, et ne conseillons-nous jamais à un opérateur novice de s'embarquer dans une pareille entreprise, si ce n'est avec le plein consentement de la famille, et après avoir prévenu que la mort peut survenir pendant l'opération. Il suffit, d'ailleurs, d'avoir un aide qui tienne bien la tête dans la position voulue, attendu que l'insensibilité où est plongé le malade, rend l'intervention des autres presque inutile.

Opération. On peut ouvrir les voies aériennes à des hauteurs différentes. Ainsi, l'incision peut comprendre le cartilage cricoïde et les deux ou trois premiers anneaux de la trachée. Ce n'est plus, à proprement parler, la *trachéotomie*, mais une *laryngo-trachéotomie*, ou plus exactement une *crico-trachéotomie*. Ou bien l'incision commençant immédiatement au-dessous du cartilage cricoïde comprend les trois premiers anneaux de la trachée environ : c'est la *trachéotomie supérieure*. Enfin, on peut ouvrir les voies aériennes au-dessous des deuxième et troisième anneaux de la trachée divisant les quatrième, cinquième et sixième anneaux environ : cette incision se trouve placée immédiatement au-dessous de l'isthme du corps thyroïde ou immédiatement derrière lui, car il se prolonge très-bas : c'est la trachéotomie telle que la pratiquait Trousseau ; *trachéotomie inférieure* ou *sous-thyroïdienne*, de même que la précédente peut être dite *trachéotomie sus-thyroïdienne*. Quoique dans l'une, aussi bien que dans l'autre, on soit exposé à diviser l'isthme du thyroïde, corps dont les limites supérieures et inférieures sont très-variables, plus on attaque la trachée dans un point élevé plus on la trouve superficielle et, par conséquent, plus il est facile de l'atteindre. Mais il y a lieu de discuter pour savoir si certaines de ces méthodes, en plaçant la canule dans le voisinage du larynx et même dans cet organe, comme il arrive pour la crico-trachéotomie, n'ont pas des inconvénients. Nous y reviendrons. Nous allons d'abord décrire sommairement l'opération telle que Lenoir, et Velpeau, et tant d'autres chirurgiens recommandaient de la faire, et telle que Trousseau l'a enseignée à toute la génération d'élèves qui ont suivi ses leçons. Il commençait par les recommandations générales suivantes. « Je ne saurais trop insister sur la nécessité d'inciser les tissus couche par couche, d'écarter les vaisseaux et les muscles avec les érignes mousses, de mettre bien à nu la trachée avant de l'ouvrir ; j'insiste sur l'absolue nécessité d'être *très-lent ;* si même pendant le cours de l'opération l'enfant suffoque, arrêtez-vous, laissez-le se débattre, remettez-le sur son séant, pour qu'il reprenne haleine ; ce sera peut-être une minute de perdue, mais il n'y a rien à craindre ; je n'ai jamais vu *trop de lenteur* être la cause d'un accident, et souvent j'ai été témoin des difficultés et des dangers d'une trachéotomie exécutée *trop lestement*, même quand elle était faite par un opérateur habile. » J'ai cité le passage parce qu'il contraste avec le mode d'agir d'aujourd'hui, où l'on se préoccupe beaucoup trop d'être expéditif.

L'opérateur, avant le premier coup de bistouri, détermine la position exacte du cartilage cricoïde, ce qui est possible même chez les jeunes enfants ayant le cou gras. Il suffit, pour cela, de rechercher la saillie de l'os hyoïde, celle du cartilage thyroïde, puis descendant sur la ligne médiane, en tâtant avec le doigt, de rencontrer le cricoïde. Ce point de repère trouvé peut être marqué, si l'on veut, avec un point à l'encre. Les uns saisissent alors le larynx entre le pouce et le médius de la main gauche, de façon à le fixer, tandis que l'extrémité de l'index appuie sur le cartilage cricoïde et fixe la peau. Pour moi, je me borne à bien marquer la place du cartilage avec l'extrémité de l'index qui soutient en même temps la peau pour rendre l'incision de celle-ci plus facile. Cette incision doit commencer au niveau du cartilage cricoïde et s'arrêter un peu au-dessus de la fourchette du sternum ; c'est-à-dire, avoir à peu près 4 ou 5 centimètres d'étendue. Un point d'une importance capitale, c'est que cette incision se trouve bien sur la ligne médiane dans toute son étendue. Tout le reste de l'opération peut être d'autant plus simple ou plus compliqué que cette condition aura été plus ou moins exactement remplie. Pour atteindre ce résultat, on fera bien, à moins d'être sûr de soi, de tracer à la partie antérieure du cou une ligne droite médiane avec de l'encre, ou un peu de fusain, et de la suivre. Cette première incision ne doit comprendre que la peau ou, dans tous les cas, ne pas dépasser l'aponévrose superficielle : on doit donc appuyer légèrement. Après la division de l'aponévrose cervicale superficielle, on arrive sur une ligne celluleuse blanche qui marque l'interstice des masses musculaires. On divise lentement les tissus sur la ligne médiane et l'on pénètre dans l'espace qui sépare les muscles sterno-hyoïdiens et sterno-thyroïdiens de chaque côté. A ce moment, l'opérateur saisit et écarte la masse musculaire de son côté avec une érigne mousse, tandis que l'aide placé en face de lui en fait autant pour l'autre côté. On éponge soigneusement après chaque coup de bistouri, pour bien voir où on en est ; et on s'en assure également avec l'index. A aucun moment de l'opération, ce soin n'est plus nécessaire que maintenant. On se trouve, en effet, soit au niveau de l'isthme du corps thyroïde, soit à celui du plexus veineux thyroïdien placé plus bas ; cela dépend de l'étendue du corps thyroïde, qui est très-variable, ou bien de ce qu'on opère un peu plus ou un peu moins haut. C'est aussi au-dessous du corps thyroïde que se trouve l'artère de Neubauer, quand elle existe. L'opérateur doit alors faire la plus grande attention aux vaisseaux, écarter les veines un peu volumineuses avec l'érigne ou une sonde cannelée et toujours faire éponger avec le plus grand soin. Il faut aussi se souvenir, quand on fait la trachéotomie inférieure, qu'on est exposé à rencontrer vers l'extrémité inférieure de l'incision, à gauche la veine sous-clavière gauche gorgée de sang, à droite le tronc brachiocéphalique, qui peut quelquefois faire une saillie assez considérable au-dessus de la fourchette du sternum. La première précaution à prendre, c'est de ne pas trop prolonger l'incision en bas, surtout quand on est arrivé dans les couches profondes. Une fois qu'on a divisé l'aponévrose profonde, on arrive sur la trachée que l'on a sous l'œil et sous le doigt, lequel reconnaît à merveille les anneaux qui la composent. Il ne reste plus qu'à l'ouvrir. Velpeau conseillait de comprendre dans l'incision du quatrième au sixième anneau inclusivement. Guersant recommandait de faire la ponction vers le quatrième ou le cinquième anneau. Trousseau, jugeant avec raison qu'il n'est pas aisé de compter ainsi les anneaux, se borne à recommander de se tenir loin du larynx. Les uns et les autres commençaient par faire avec le bistouri droit une ponction à travers laquelle l'air, sortant avec effort, produisait un sifflement qui indiquait qu'on avait ouvert les voies aériennes, et de terminer l'incision avec le bistouri boutonné porté dans cette ouverture. Trousseau recommandait, et il sera bon de suivre son conseil, de compléter l'ouverture en incisant de bas en haut, si par hasard la ponction avait été faite un peu bas, pour ne pas risquer de blesser la veine sous-clavière ou le tronc brachio-céphalique. Il faut toujours faire la ponction le plus haut possible, c'est-à-dire à l'angle supérieur de la plaie, et au lieu de recourir au bistouri boutonné, il est préférable de faire une incision suffisante sans retirer le bistouri droit. Une fois la trachée ouverte, il ne reste plus qu'à introduire la canule.

Trousseau, avant d'introduire la canule, plaçait d'abord le dilatateur et faisait respirer le malade, que l'on asseyait sur son lit; pendant ce temps, on débarrassait la plaie des caillots qui pouvaient l'obstruer, et ceci fait, il introduisait la canule sans se presser, comme il faisait de tout le reste d'ailleurs.

Nous avons dit comment, pour l'opération pratiquée de cette façon, il est urgent de procéder lentement, en divisant couche par couche, faisant éponger à chaque coup de bistouri et inspectant minutieusement la place pour bien voir les vaisseaux qu'il faut écarter ou même lier, si on est obligé de les diviser et qu'ils soient un peu volumineux. S'il arrive qu'on en divise un sans l'apercevoir, on masque l'hémorrhagie avec le doigt, ou même on jette dessus une ligature, ou on se sert de la pince hémostatique : à l'aide de ces précautions, on peut très-aisément éviter les sections vasculaires et les hémorrhagies, tant qu'on est dans des régions peu profondes. Mais il est juste de reconnaître qu'il n'en est plus toujours de même pour les sections profondes ; l'isthme du corps thyroïde divisé donne une hémorrhagie en nappe, à laquelle la ligature n'est pas opposable. Si on divise une veine un peu volumineuse du plexus thyroïde, il en résulte une hémorrhagie encore plus abondante sans que l'on puisse, à cause de la profondeur où se trouve le vaisseau, le saisir et le lier. Dans ces conditions, il faut se départir de la lenteur recommandée, et Trousseau lui-même reconnaît la nécessité de terminer promptement l'opération et d'introduire la canule, qui est le meilleur de tous les moyens hémostatiques. Cette nécessité dans certains cas, vers la fin de l'opération, de se hâter en raison de l'hémorrhagie, est une cause de grand trouble pour les opérateurs à leur début, ou n'ayant pas encore une grande pratique; beaucoup, ayant compté suivre de l'œil tous les temps de l'opération, agissent complètement au hasard dès qu'il faut se guider avec le doigt au fond d'une plaie profonde remplie de sang. De là, les incisions faites trop bas et pouvant blesser les gros vaisseaux; la croyance qu'on est dans la trachée quand on n'a encore divisé que l'aponévrose profonde; l'incision insuffisante ou latérale des voies aériennes, les tâtonnements pour l'introduction de la canule, etc. Il faut reconnaître, en outre, que cette obligation de terminer rapidement une opération commencée avec lenteur se présente assez fréquemment, et les difficultés qui en résultent ont été pour beaucoup dans l'abandon de la trachéotomie inférieure; les jeunes opérateurs, surtout, se sont livrés à la recherche de procédés plus simples et qui les exposent moins aux émotions que leur cause la nécessité d'aller chercher la trachée à une profondeur considérable et au risque d'avoir des hémorrhagies inquiétantes. Ils ont été portés à donner la préférence à la trachéotomie supérieure. Et d'ailleurs, sachant d'un côté que toutes les hémorrhagies s'arrêtent, en général, après l'introduction de la canule et que le procédé lent ne met pas à l'abri de ces pertes de sang, ils se sont proposé de terminer l'opération aussi promptement que possible. De là, l'origine des procédés expéditifs dont nous aurons à nous occuper.

Trachéotomie supérieure. Quiconque aura pratiqué l'opération qui nous occupe à des hauteurs différentes, reconnaîtra, sans peine, que la trachéotomie inférieure est de beaucoup la plus difficile pour le chirurgien et la plus dangereuse pour le malade. Voici quelques-unes des causes de cette différence, et qui ont fait donner la préférence à l'opération pratiquée immédiatement au-dessous du larynx. A partir de celui-ci, la trachée se dirige de haut en bas et d'avant en arrière, si bien que, plus on l'attaque bas, plus elle est située profondément. Dans sa partie inférieure, elle est plus mobile qu'immédiatement au-dessous du larynx; quelquefois elle paraît déviée à gauche. Pour aller l'atteindre il faut passer forcément à travers le plexus thyroïdien, et, quelque circonspection qu'on y mette, quelque soin qu'on ait de faire écarter les vaisseaux avec les érignes mousses, à se servir de la sonde cannelée, quand il est possible, au lieu du bistouri, on ne peut pas toujours éviter l'hémorrhagie. Quand on a affaire à un petit enfant dont le cou est court et gras, la trachée petite et mobile, on a souvent de la peine à arriver sur celle-ci, à la fixer et à l'ouvrir; le doigt qui cherche à la fixer la repousse à gauche, et on la manque dans le mouvement fait pour la ponctionner, ou bien on l'ouvre sur le côté droit. Dans le premier cas, on s'égare complétement; dans le second, on fait une ouverture par laquelle l'introduction de la canule devient très-difficile. Il résulte, de toutes ces hésitations et fausses manœuvres, une perte de temps, pendant laquelle l'enfant s'asphyxie, et c'est effectivement ainsi qu'ont lieu les cas de mort qui se produisent pendant l'opération même.

En pratiquant la trachéotomie immédiatement au-dessous du cartilage cricoïde, les conditions se trouvent toutes différentes. La trachée est relativement très-superficielle; les veines placées au-devant d'elle n'ont point l'importance de celles du plexus thyroïde. On est exposé à diviser, il est vrai, presque forcément, la partie supérieure de l'isthme du corps thyroïde; mais celui-ci n'est le plus souvent qu'une languette sans épaisseur et dépourvue de vaisseaux importants. La perte de sang se fait en nappe, n'est pas considérable; elle s'arrête en général très-promptement dès que la canule est en place. Les avantages sont donc d'avoir une épaisseur de tissus bien moins grande à diviser; de n'être pas autant préoccupé par la pensée d'une hémorrhagie possible, et de voir celle-ci sans importance quand elle se produit. De plus, la trachée est superficielle; on n'est pas obligé d'aller la chercher au fond d'une plaie profonde, où elle est masquée par le sang. En tenant son doigt sur le rebord inférieur du cartilage cricoïde, on fixe facilement le tube aérien et on est à peu près certain de l'ouvrir sur la ligne médiane, même chez les petits enfants à cou court et gras. Ce sont toutes ces considérations qui ont décidé la plupart des médecins à opérer à cette hauteur.

Est-il vrai que le séjour prolongé d'une canule dans un point aussi voisin du larynx et des cordes vocales ait un inconvénient? Je ne voudrais pas le contester d'une manière absolue. Comme j'ai toujours opéré de cette manière, j'ai pu faire un certain nombre d'observations. Ainsi, tous les enfants que j'ai guéris ont gardé de la raucité de la voix pendant très-longtemps, quelques-uns pour toujours. Dans un cas où, après deux mois de séjour, je ne pouvais retirer la canule à un enfant, j'eus l'idée qu'il y avait une irritation du larynx entretenue par ce corps étranger : je divisai les tissus par en bas comme pour une nouvelle opération, et j'abaissai la canule; dix jours après, je pouvais la retirer facilement. Est-ce à l'éloignement du larynx obtenu, et nécessairement très-minime, que fut dû ce résultat? Je l'ai pensé, mais sans pouvoir le démontrer. C'est la seule fois où, sur 260 trachéotomies, j'ai eu une difficulté sérieuse à retirer la canule. Je crois remarquer que les observations où cette difficulté se présente sont plus nombreuses qu'au temps où l'on se rapprochait plus de la manière d'opérer de Trousseau, et elles devront se multiplier, maintenant surtout que l'on tend à faire la crico-trachéotomie; c'est ce qui a lieu dans mon service.

Crico-trachéotomie. C'est une opération très-ancienne en chirurgie, mais qui n'était point appliquée aux cas de croup. Boyer l'avait proposée pour l'extraction des corps étrangers engagés dans les voies aériennes. La situation très-superficielle de ces dernières à ce niveau, la facilité qu'on a de reconnaître aisément le cartilage cricoïde, l'absence de vaisseaux autres que l'artère cricoïdienne, qui est généralement d'un petit volume, sont autant de circonstances qui expliquent l'adoption de la crico-trachéotomie, quand il s'agit d'extraire un corps étranger des voies aériennes et de laisser la plaie se cicatriser aussitôt après. En est-il de même pour le croup? Je ne le pense pas. Je crois qu'il est loin d'être indifférent de laisser à la partie inférieure du larynx déjà inflammé, presque en contact immédiat avec les cordes vocales, une canule qui jouera le rôle de corps irritant; aussi, sans avoir la possibilité de le démontrer par des chiffres comparatifs, je crois que le nombre des enfants qui sont obligés de garder longtemps la canule après l'opération, ou qui ne peuvent même s'en passer, sont surtout nombreux depuis que l'on pratique la crico-trachéotomie, de sorte que ce que l'opérateur gagnerait en facilité, l'opéré le perdrait en sécurité.

Quelle que soit la hauteur à laquelle on pratique l'ouverture des voies aériennes, il est certains temps qui préoccupent plus particulièrement l'opérateur : ainsi celui de l'ouverture de la trachée et de l'introduction de la canule.

Arrivé sur la trachée, et au moment où on doit en faire l'ouverture, on se préoccupe beaucoup de la fixer, et on a fait à ce sujet toutes sortes de recommandations. On a même imaginé des procédés opératoires qui ont pour objet principal la fixation de la trachée. On a recommandé de l'immobiliser en la saisissant entre le pouce et l'index, ce qui est à peu près impossible dans une plaie toujours forcément petite, de la fixer en appuyant dessus avec l'index, ce qui produit presque toujours un résultat opposé à celui que l'on désire ; la pression faisant fuir la trachée qui s'éloigne, soit à gauche le plus souvent, soit à droite, suivant la direction de la force déployée. Je ne parle pas de l'idée de la harponner avec une ténaculum, laquelle n'est plus mise en pratique par personne. Il faut d'abord observer que la trachée, représentant une corde tendue, dans la position qu'occupe le malade pendant l'opération, a peu de tendance à se dévier, soit à gauche, soit à droite ; d'un autre côté, si on a un bistouri dont la pointe soit très-acérée, la ponction se fait à l'aide d'une pression très-minime, qui ne tend point à déplacer la trachée. Dans ces conditions, il suffit, pour faire l'ouverture sur la ligne médiane, de marquer celle-ci avec la pulpe du doigt placé sur la trachée, et destiné moins à la maintenir qu'à indiquer le point précis où on peut l'ouvrir. Ce doigt, qui a suivi tous les temps de l'opération, sent les anneaux trachéaux de la manière la plus distincte, et si on l'applique sur la trachée, c'est bien moins pour la fixer que pour en déterminer exactement la position. Il n'y a aucune pression à exercer, et moins on déploiera de force, plus on agira légèrement, plus on sera sûr de porter la pointe de l'instrument sur le point médian du canal aérien en la guidant sur la pulpe du doigt maintenu fixe dans la position déterminée. Faut-il alors se contenter, comme le voulait Trousseau, de faire une ponction et de compléter l'ouverture avec le bistouri boutonné ? Cette pratique, qui avait pour but d'éviter la blessure de la paroi postérieure de la trachée, a des inconvénients : d'abord, on ne retrouve pas toujours facilement l'ouverture d'entrée, et il en résulte un tâtonnement fâcheux ; en second lieu, quelque soin qu'on y mette, on n'arrive que difficilement à faire que l'incision avec le bistouri boutonné soit la prolongation exacte de l'ouverture primitive, et il en résulte un éperon qui peut gêner pour l'introduction de la canule. Cette manière de faire peut être, toutefois, observée par ceux qui opèrent pour la première fois et qui, n'étant pas sûrs de mesurer la force employée, craignent d'aller blesser la paroi postérieure des voies aériennes, ou de faire une incision trop longue. Mais, comme on a de suite la sensation d'une résistance vaincue dès que la paroi trachéale a été divisée par la ponction, et que la sortie de l'air indique de son côté la pénétration de l'instrument dans la trachée, il faudrait y aller avec une violence que le trouble et la précipitation rendraient seuls excusables, pour diviser la paroi postérieure. Aussi conseillons-nous, après la ponction faite, de diviser environ trois anneaux de la trachée pour avoir tout de suite une ouverture suffisante à l'entrée de la canule. Il importe que cette ouverture soit faite assez grande du premier coup, attendu que, si on est obligé de l'agrandir, alors que le dilatateur est en place, on ne manque presque jamais de faire une incision qui tombe plus ou moins obliquement sur la première. La trachée est alors comme hachée, et j'ai vu cette disposition créer une difficulté sérieuse à l'introduction de la canule.

Introduction de la canule. Quand l'ouverture trachéale est suffisamment grande et bien sur la ligne médiane, ce temps de l'opération ne présente généralement aucune difficulté. Pour y réussir, il suffit de tenir le dilatateur suffisamment ouvert à l'aide de la main gauche et, avec la droite, de présenter l'extrémité de la canule dans l'écartement de ses branches. On la pousse alors droit, d'avant en arrière, pour aller gagner la paroi postérieure de la trachée. Dès que la canule est à une certaine profondeur, on entend déjà l'air qui traverse le tube métallique. Faisant alors décrire un arc de cercle de bas en haut au pavillon, on engage complètement l'extrémité opposée dans la trachée; pendant qu'on exécute ce mouvement, la main qui tient le dilatateur tend à le dégager à mesure que la canule pénètre. Il arrive que, faute d'avoir suffisamment fait pénétrer l'extrémité de la canule directement en arrière, avant de chercher à la diriger en bas par le mouvement d'arc de cercle indiqué, elle glisse en avant de la trachée et vient se fixer dans le tissu cellulaire. On s'en aperçoit tout de suite au défaut du passage de l'air par le tube métallique, à la gêne de la respiration et aux symptômes d'asphyxie; il faut alors la retirer, remettre le dilatateur en place et laisser respirer l'enfant quelque temps, si les symptômes asphyxiques sont prononcés. On recommence alors la manœuvre que je viens d'indiquer plus haut, en évitant la faute commise. Si la difficulté d'introduction provenait de ce que la trachée n'est pas suffisamment ouverte, on agrandirait l'ouverture avec le bistouri boutonné, soit par en bas, soit par en haut, suivant que la division première a été faite un peu haut ou un peu trop bas. La division de la trachée non exactement sur la ligne médiane, mais sur un de ses côtés, soit à droite, ce qui est plus naturel, soit à gauche, est une cause d'introduction difficile de la canule, et dont on ne se rend pas bien compte tout d'abord. Quand on l'a reconnue avec le doigt indicateur gauche, il suffit de diriger la canule, non pas suivant une ligne directement perpendiculaire à la paroi antérieure du cou, mais obliquement, de droite à gauche ou de gauche à droite du malade, suivant que l'incision est sur le côté droit ou sur le côté gauche de la trachée. Quelle que soit la nature de l'obstacle, il en résulte toujours des lenteurs qui peuvent être funestes, si la trachéotomie a été entreprise à la période asphyxique, ou s'il y a une hémorrhagie abondante, et c'est pour obvier à ces inconvénients graves qu'on a proposé divers expédients dont aucun, il faut le dire, n'atteint le but cherché. M. Guersant proposait d'introduire à travers la cavité de la canule une sonde d'homme en gomme qui, dépassant notablement l'extrémité interne du tube métallique pénétrait dans la trachée et formait alors une sorte de mandrin sur lequel on guidait la canule. Ce moyen est certainement propre à faciliter l'introduction de la canule dans les cas difficiles; mais il a l'inconvénient de rendre la respiration plus pénible par la présence d'une sonde qui ne permet que très peu l'entrée de l'air, et il ne faudrait pas insister si on ne réussissait pas promptement. On a fait faire une sorte de mandrin métallique ayant la courbure des canules et pouvant s'adapter à tous les calibres. Cet instrument, plus que la sonde d'homme, s'oppose à l'entrée et à la sortie de l'air pendant tout le temps employé à placer la canule, ce qui est un inconvénient sérieux. Je n'ai pas d'objection à ce qu'on tienne ces moyens prêts pour s'en servir s'il survient quelque difficulté; mais, comme je l'ai dit, si la division de la trachée est médiane et assez grande, il suffit d'un dilatateur. Encore, ai-je l'habitude de me passer de cet instrument pour la première tentative d'introduction de la canule. Pour cela, l'incision étant faite de dimension suffisante, j'introduis l'extrémité de mon indicateur gauche dans la cavité de la trachée au moment où je retire le bistouri et, appuyant l'extrémité du tube métallique sur la pulpe du doigt, je fais pénétrer la canule dans le canal aérien, en même temps que j'en retire mon doigt. Il y a là un mouvement en sens inverse du doigt et de la canule, qui, fait sans violence, amène, neuf fois sur dix, l'introduction facile de celle-ci et rend l'opération aussi courte que par aucun des procédés les plus expéditifs. Cette manière de faire a été préconisée par M. Pauquet, dans sa thèse inaugurale, et adoptée par M. Sanné dans son traité. Seulement, il faut toujours avoir un dilatateur et s'en servir immédiatement si la tentative d'introduction de la canule sur le doigt échoue. C'est aussi dans ce temps de l'opération qu'il est bon de se souvenir qu'une sage lenteur réussit mieux et plus vite que la précipitation. On est d'ailleurs certain que l'opéré ne court aucun risque dès que le dilatateur est en place et tient la plaie suffisamment écartée. On a tout le temps pour rechercher la cause des difficultés et en triompher.

Des procédés rapides. Trousseau enseignait la lenteur, tous les chirurgiens en avaient fait un précepte ; mais il est juste de reconnaître qu'à l'hôpital des Enfants, même du temps de Trousseau, un très-petit nombre des internes se conformaient aux conseils du maître sous ce rapport, et que la plupart d'entre eux opéraient beaucoup plus rapidement que lui. Aujourd'hui non-seulement on ne procède plus lentement ; mais c'est à qui imaginera le procédé le plus rapide, comme si le malade et l'opération avaient réellement quelque chose à y gagner.

Il faut d'abord observer que les procédés rapides ne sont acceptables que lorsqu'il s'agit de la trachéotomie supérieure. Si on ne divisait pas les tissus couche par couche et avec les précautions indiquées pour la trachéotomie inférieure, on s'exposerait aux accidents les plus graves et qui ôteraient bientôt l'envie de procéder avec autant de célérité.

Mais pour pratiquer la trachéotomie immédiatement sous-cricoïdienne généralement adoptée, je ne vois pas, je dois le dire, la nécessité d'agir avec la lenteur recommandée par Trousseau, et l'on peut diviser les tissus un peu plus hardiment, pourvu qu'on se tienne bien sur la ligne médiane. J'ai l'habitude de diviser la peau jusqu'au tissu cellulaire sous-jacent, de voir s'il n'y a pas là quelque grosse veine qu'il peut être bon de ménager, par une seconde incision bien sur la ligne médiane et bien verticale, de pénétrer entre le muscle, que j'écarte avec des érignes, si je veux faire suivre par la vue l'opération aux assistants, quand les choses se passent à l'hôpital, et sans prendre cette précaution en dehors de cette circonstance. Par un troisième ou un quatrième coup de bistouri, car il n'y a aucun avantage à agir trop rapidement, on divise l'aponévrose profonde dans une étendue suffisante pour n'être pas gêné dans la suite de l'opération; et on arrive ainsi progressivement sur la trachée en faisant éponger. En écartant les tissus avec des érignes, on peut aussi faire voir et faire toucher la trachée à ceux qui assistent, mais non dans tous les cas, car il en est où l'écoulement de sang est trop abondant et où il faut terminer promptement l'opération. Ainsi faite, la trachéotomie est bien moins longue qu'en suivant le procédé de Trousseau et est aussi sûre. Comme je l'ai dit, lorsqu'on n'a pas l'intention de faire une démonstration, on peut supprimer les écarteurs. Dans ce dernier cas surtout il importe que le doigt indicateur suive l'opération et plonge au fond de la plaie après chaque coup de bistouri. Ce doigt est pour l'opérateur une sorte d'œil qui, par le toucher, lui fait juger s'il est bien entre les muscles, si l'aponévrose profonde est assez débridée, si la trachée est suffisamment mise à nu. C'est avec ce doigt qu'il marque le milieu de la trachée et détermine le point précis où il doit faire la ponction. Quand on procède sans précipitation et qu'on explore bien avec l'indicateur gauche, on peut faire sûrement une opération même avec un demi-jour.

Il n'est pas nécessaire de chercher à être plus rapide; aucun intérêt n'y engage. C'est pourtant ce qu'ont fait bien des opérateurs dont nous allons passer en revue les procédés.

Procédé Bourdilliat. Cet opérateur s'est proposé d'arriver dans la trachée en deux temps. Dans le premier, il divise tous les tissus jusqu'aux voies aériennes; dans le second, il ouvre ces dernières. Bourdilliat, comme presque tout le monde aujourd'hui, pratique la trachéotomie supérieure. Il reconnaît d'abord bien la position du cartilage cricoïde, saisit le larynx entre le pouce et les doigts et plonge la lame de son bistouri assez profondément pour arriver du premier coup jusque sur la trachée; il estime que la longueur de lame nécessaire est d'environ un centimètre, et moins que cela au-dessous de deux ans. Il détermine à l'avance cette longueur par un trait sur la lame. Après cette division des tissus dans toute leur épaisseur et sur une longueur suffisante, il ne reste plus qu'à ouvrir la trachée.

Je ne vois pas clairement les avantages de cette manière de faire, qui peut avoir des inconvénients. Il est difficile, même après avoir pris la précaution de déterminer la longueur de bistouri que l'on veut faire pénétrer dans les tissus, de savoir jusqu'où on ira; et la preuve, c'est que tout en se proposant de n'aller que jusqu'à la trachée, M. Bourdilliat l'a souvent ouverte dans son premier temps; il faut alors compléter cette incision, et on peut avoir les inconvénients que nous avons signalés dans l'ouverture en plusieurs temps. Dans une plaie faite de cette façon, si on ne prolonge pas un peu en bas la division de la peau, on doit avoir une ouverture cutanée très-étroite, plus étroite que le fond de la plaie et peu favorable à l'examen de ce qui s'y passe. En quoi peut-il être plus avantageux d'arriver sur la trachée en un seul coup de bistouri plutôt qu'en deux, trois, ou quatre? Est-ce pour avoir moins de perte de sang? La différence, s'il y en a, ne doit pas être grande et digne qu'on en tienne compte. Et d'ailleurs cet avantage serait plus que compensé par les hasards d'une opération moins sûre que celle que nous avons décrite.

Procédé Chassaignac. Avec ce procédé on se propose de fixer la trachée et de l'ouvrir d'un seul coup de bistouri. Il faut avoir, pour la pratiquer, un fort ténaculum à courbure assez grande et portant sur la convexité une rainure que devra suivre la lame du bistouri. On reconnaît bien la position du cartilage cricoïde, que l'on fixe autant que possible avec l'ongle de l'index gauche; on présente le ténaculum perpendiculairement à la trachée, juste au-dessous du bord inférieur du cartilage cricoïde et on l'enfonce jusque dans les voies aériennes. Faisant alors exécuter au manche de l'instrument un mouvement en arc de cercle, on le ramène directement en haut sous le menton. La main gauche s'en saisit alors et tire le larynx en haut et en avant, pendant qu'avec la droite on plonge d'un seul coup jusque dans la trachée la pointe d'un bistouri droit glissant dans la rainure du ténaculum. Après quoi on fait directement en bas une incision suffisante pour introduire un dilatateur, puis la canule.

Quand le cou est maigre, le larynx superficiel, l'implantation du ténaculum juste à la place voulue n'offre pas de difficulté; mais dans les conditions opposées, ce temps, qui paraît si simple, est loin de l'être, et on n'est ni sûr de pénétrer dans les voies aériennes à l'endroit voulu, au-dessous du cartilage, ni même d'y pénétrer du tout; et dans ce cas le bistouri, suivant la rainure du ténaculum, va s'égarer en dehors de la trachée. Le docteur Marsh en cite trois exemples (*St. Bartholomew's Hosp. Reports*, 1867). Cette manière d'opérer expose au danger très-réel d'aller perforer la paroi postérieure de la trachée et de pénétrer dans l'œsophage : ce qui arrive fatalement plus ou moins souvent à tous ceux qui emploient les procédés expéditifs.

Pour pratiquer l'opération suivant la méthode de Chassaignac, Isambert a adopté le ténaculum de Langenbeck, lequel sert en même temps de dilatateur. Il en avait fait faire la courbe un peu plus grande, et au lieu de s'en servir seulement alors que la trachée était mise à nu, comme le faisait le chirurgien de Berlin, il l'enfonçait à travers la peau à la manière de Chassaignac et opérait la section de tous les tissus d'un seul coup dans une étendue suffisante, et faisant jouer la pédale qui produit l'écartement des deux pointes, il n'avait plus qu'à introduire la canule. Ce procédé est passible des mêmes reproches que celui de Chassaignac et doit être comme lui abandonné.

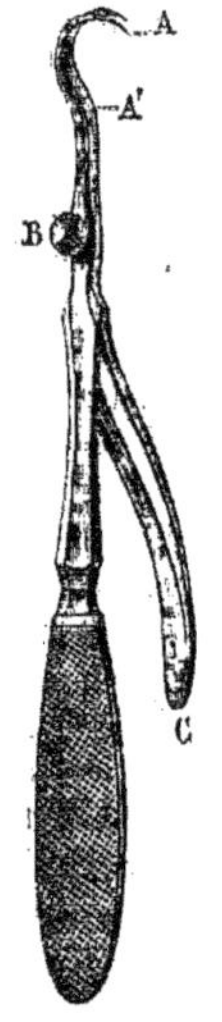

Fig. 9. — Ténaculum de Langenbeck.

C. Pédale pour produire l'écartement des deux branches de la pointe AA'.

M. de Saint-Germain a adopté une manière de faire plus expéditive que tout ce qu'on connaissait jusqu'à lui. Il pratique non la trachéotomie, mais bien la laryngo-trachéotomie, puisqu'il se propose de diviser toujours le cartilage cricoïde. Voici comment il procède : saisissant le larynx fortement, de manière à le faire saillir et à tendre la peau entre le pouce et les trois derniers doigts de la main gauche, pour conserver l'index libre, il recherche bien la situation du cartilage cricoïde, presque toujours facile à reconnaître, surtout quand le larynx a été ainsi attiré en avant. Il marque aussi la place de la membrane crico-thyroïdienne, à laquelle répond, d'ailleurs, une petite dépression transversale due à la tension de la peau, dans la position qui a été donnée au larynx. Ces points de repère bien établis, il plonge la lame étroite d'un bistouri droit sur la membrane crico-thyroïdienne, de façon à conduire la pointe jusque dans le larynx du premier coup; après quoi, il fait une incision de haut en bas, comprenant toute l'épaisseur des tissus et assez étendue pour laisser passer la canule sans avoir besoin d'être agrandie; il recommande d'incliner un peu le manche du bistouri en bas et de s'arranger de façon à prolonger la section de la peau dans ce sens, un peu plus que celle des tissus profonds. Cette manœuvre a un double but : avoir une ouverture cutanée suffisamment étendue, ce qui n'aurait pas lieu sans cela, la peau se divisant plus difficilement que les parties sous-jacentes, et fuyant, dans une certaine limite, devant le bistouri le plus tranchant ; de plus, de ne pas exposer à faire une ouverture démesurément grande à la trachée, ce qui arrive quand on tient le bistouri tout à fait perpendiculairement à la peau; et encore bien plus si on venait à relever le manche et à incliner la pointe en bas. L'incision faite, l'opérateur retire le bistouri, porte l'index gauche dans la plaie pour guider le dilatateur, et une fois celui-ci en place, il laisse aller le larynx qui jusque-là a dû être tenu immobile par la main gauche. Avant d'introduire la canule on laisse alors respirer un peu l'enfant. Tout ceci se présente avec un air de simplicité très-grande et fort engageante, mais dont il est bon de se défier un peu. Il s'agit en effet de plonger du premier coup la pointe du bistouri jusque dans le larynx ni trop haut, ni trop profondément; trop haut, on attaque la partie inférieure du cartilage thyroïde, ce qui peut avoir des inconvénients, mais non immédiats; trop profondément, on diviserait la paroi postérieure des voies aériennes et on pénétrerait dans l'œsophage. Ce danger, qui est commun à tous les procédés rapides, n'est nullement imaginaire, et est d'autant plus à craindre, quand on fait la crico-trachéotomie, que le canal alimentaire se trouve à ce niveau immédiatement derrière les voies aériennes, auxquelles il est uni par un tissu cellulaire moins lâche qu'il ne l'est un peu plus bas. De Saint-Germain a communiqué à la Société de Chirurgie l'observation d'un cas où cet accident lui est arrivé dans le service de M. Labric à l'hôpital des Enfants malades.

Il faut donc être bien prévenu de la possibilité de ce grave accident. Pour l'éviter, de Saint-Germain donne le conseil de limiter la partie du bistouri que l'on doit faire pénétrer dans les tissus avec l'annulaire de la main qui tient l'instrument, c'est-à-dire à une longueur d'environ 1 centimètre 1/2, ou d'entourer à ce niveau la lame du couteau d'une bande de diachylum. Mais nous dirons ici, comme pour les procédés de Bourdilliat, de Chassaignac, etc., que ces précautions sont illusoires, la couche de tissu interposée entre la peau et la trachée étant variable comme épaisseur et une force de pression un peu trop considérable, au moment de la ponction, suffisant, malgré les moyens d'arrêt, pour faire pénétrer la pointe au delà de ce qu'on se proposait. Quand on opère par ce procédé, il faut bien se garder de laisser aller le larynx avant que l'opération soit terminée : autrement le parallélisme des tissus, tel qu'on l'avait établi au départ, n'existe plus, et on a toutes les peines du monde à retrouver son incision première. J'ai été témoin de la difficulté qu'il y a de terminer par la méthode ordinaire une opération commencée suivant le procédé qui nous occupe. L'hémorrhagie qui se produit est quelquefois considérable, probablement quand les artères cricoïdiennes sont un peu grosses et leur plexus développé. Son abondance a dans ce cas une certaine importance, parce qu'il est difficile d'employer les moyens hémostatiques dont nous parlerons, avec une plaie dont l'ouverture à la peau est aussi étroite que le fond. Enfin, et ceci ne regarde plus le procédé opératoire, je crois, sans pouvoir, comme je l'ai dit, en donner une preuve directe, que le séjour d'une canule aussi près des cordes vocales, dans le larynx même, ne peut être sans inconvénient. J'ai la conviction que les fonctions du larynx doivent se rétablir moins vite, et que les cas où il deviendra difficile, impossible même de retirer la canule, iront en se multipliant à mesure que la crico-trachéotomie sera plus souvent pratiquée. Je reconnais toutefois que l'expérience seule peut trancher cette question toute de pratique.

De tout ce que je viens de dire, je conclurai que la trachéotomie, surtout celle pratiquée à la partie supérieure, immédiatement au-dessous du cartilage cricoïde, peut être délicate, mais qu'elle n'est pas réellement difficile, quand on se pénètre bien de quelques préceptes généraux et qu'on y procède avec une sage lenteur. Les procédés dits expéditifs et inaugurés dans un but de simplification me paraissent tous plus difficiles que l'opération classique, et ne présentent pas autant de garanties pour le malade. La plupart n'ont été conçus par les opérateurs que pour parer à une ou plusieurs des difficultés réelles ou imaginaires que leurs auteurs trouvaient dans l'application du procédé ordinaire; mais on peut dire qu'il n'est démontré pour aucun qu'il ait atteint le but visé.

Dans ces dernières années, une méthode opératoire vraiment nouvelle et digne d'être expérimentée s'est produite en chirurgie : c'est celle qui consiste à substituer au bistouri un instrument chauffé au rouge, ce qui supprime toute hémorrhagie quand les conditions actuellement assez bien connues sont scrupuleusement observées. Plusieurs chirurgiens, à la tête desquels il faut placer le professeur Verneuil, ont appliqué cette méthode avec un vrai succès à la trachéotomie chez l'adulte, et pour des affections autres que le croup. Nous devons examiner ici la valeur de cette manière d'opérer, quand il s'agit du croup, et par conséquent chez les enfants, qui en sont presque exclusivement atteints. Voici ce que mon expérience personnelle et celle de mes confrères m'a appris sur les résultats de l'opération faite dans ces conditions spéciales.

Si la chaleur du couteau n'est pas trop élevée, c'est-à-dire que la lame soit maintenue constamment au rouge sombre, on peut diviser tous les tissus depuis la peau jusqu'à la trachée inclusivement, si on le veut, sans avoir de perte de sang, au moins dans la grande majorité des cas. Il ne faut appuyer que pour faire la division de la peau, au-dessous les tissus se laissent diviser très-facilement.

Pendant l'opération, la chaleur rayonnante échauffe fortement les tissus par les deux faces de l'instrument, et chez les enfants qui ont beaucoup de graisse celle-ci fond en bouillonnant, et jusqu'à un certain point doit contribuer à étendre la brûlure. Arrivé sur la trachée, comme il n'y a pas une goutte de sang, on en voit très-distinctement les anneaux blancs et on peut la diviser aisément. On ne doit jamais appuyer fortement sur l'instrument, mais surtout à ce moment ; sans quoi, pénétrant beaucoup plus facilement qu'on ne l'avait imaginé, on vient brûler la paroi postérieure. Quand tout marche bien, cette opération se fait, comme je l'ai dit, sans que le malade perde une goutte de sang, ce qui est évidemment précieux chez des sujets le plus souvent très-anémiés. C'est même le véritable, le seul avantage, soit pour le malade, soit pour le chirurgien. Ce dernier n'est plus troublé par la perte de sang qui, en réalité, dans l'opération classique, n'est pas aussi gênante qu'on veut bien le dire, mais qui trouble beaucoup les débutants. Seulement on n'évite pas toujours l'hémorrhagie ; il suffit pour cela que le couteau soit chauffé à blanc, ce qui arrive souvent au cours de l'opération, parce qu'on ne peut pas régler la production de la chaleur comme on le voudrait. La section se fait alors trop vite, et il n'y a pas d'action hémostatique. Avec un couteau chauffé à point, on peut encore avoir du sang si on trouve des veines un peu volumineuses. Plusieurs chirurgiens des hôpitaux, MM. Berger, Tillaux, en ont cité des exemples ; mais on peut véritablement admettre, avec M. Verneuil et les autres partisans de la méthode, que la trachéotomie thermique supprime l'hémorrhagie dans la grande majorité des cas, quand la chaleur est bien réglée. Voyons s'il existe des inconvénients qui puissent contrebalancer cet avantage très-réel.

1° Quelque soin qu'on mette à limiter l'étendue de la section, la trachéotomie thermique donne lieu à une plaie beaucoup plus étendue que celle faite avec le bistouri. Ceci n'a pas lieu, ou n'apparaît pas le premier jour, mais les jours suivants, alors que les parties mortifiées par le rayonnement de la chaleur sont tombées. On a alors une plaie énorme. En admettant que cette plaie ne favorise pas la propagation de la diphthérie, elle sera longue à se cicatriser et pendant tout ce temps l'enfant sera exposé à l'érysipèle, à la formation d'abcès, à l'irritation de la peau par le contact des produits de la sécrétion bronchique. Pourtant, on a cité des cas, et M. Paulet en a rapporté un à la Société de Chirurgie, où la réparation se fit très-bien. La section des cartilages trachéaux par ce procédé amène la mortification de ceux-ci à droite et à gauche dans une certaine étendue : d'où résulte une perte de substance qui ne se réparerait pas toujours, à en juger par le fait qui s'est produit dans le service de M. Labric. Un enfant ayant été opéré par le galvano-cautère guérit, et chez lui il resta à la partie antérieure du cou une cicatrice dépressible qui s'affaissait au moment de l'inspiration de façon à gêner la respiration : ce qui tenait à l'absence d'anneaux cartilagineux. Aucun autre fait de ce genre n'a été signalé, de sorte qu'on peut le regarder comme exceptionnel.

On peut, comme on l'a proposé, arriver avec le thermo-cautère jusqu'à la trachée et ouvrir cette dernière avec le bistouri, mais dans ce cas on ne sera jamais sûr de la distance où il faudra s'arrêter pour que la chaleur rayonnante ne désorganise pas la paroi trachéale, et de plus, en se servant du bistouri on compromet le véritable avantage de l'opération thermique en s'exposant à avoir une hémorrhagie. Nous conclurons en disant que, si la trachéotomie thermique en supprimant l'hémorrhagie peut être plus facile pour le chirurgien, ce qui ne me paraît pas démontré, elle n'offre pas pour les malades des avantages bien réels, attendu que le bénéfice qu'il y a à supprimer l'hémorrhagie est plus que compensé par les inconvénients dont nous avons donné un aperçu. Ajoutons que la trachéotomie est une opération d'urgence qui doit se pratiquer partout et souvent sur-le-champ, comme celle de la hernie étranglée. Dans ces conditions, le praticien ne peut avoir une pile à sa disposition; il lui serait plus facile, sans doute, de se procurer l'instrument de Paquelin, qui devra faire partie de tout arsenal chirurgical un peu complet, mais ce qui restera toujours de plus simple, c'est la possibilité d'opérer un enfant du croup, pourvu qu'on ait deux bistouris, un droit et un boutonné, un dilatateur, et une canule de la grandeur voulue. Jusqu'à ce que la statistique ait montré que la trachéotomie thermique offre moins d'inconvénients et donne plus de guérisons que l'ancien procédé, c'est ce dernier qui devra être enseigné, l'autre restant à l'étude, attendu que le dernier mot n'a pas été dit à son sujet.

Accidents de la trachéotomie. Il se produit au cours de l'opération, dans cer ains cas, des accidents dont j'ai dit incidemment quelques mots et qui peuvent compromettre la vie du malade : ce qui m'engage à les traiter d'une manière spéciale. Ces accidents sont : l'hémorrhagie, les incisions vicieuses, les incisions incomplètes, la perforation de la paroi postérieure de la trachée, l'emphysème.

Hémorrhagies. Nous avons dit comment il était bien difficile de blesser la carotide ou le tronc trachéo-céphalique ; pourtant cet accident a eu lieu et il est inutile de dire que la mort en a été le résultat fatal. Avec la trachéotomie supérieure telle que nous l'avons décrite, un pareil malheur est impossible.

Les vaisseaux qui fournissent le sang sont habituellement les veines du plexus thyroïdien quand on fait la trachéotomie inférieure, et celles de l'isthme du corps thyroïde quand on pratique l'opération immédiatement au-dessous du cartilage cricoïde (trachéotomie supérieure). Les gros vaisseaux placés à droite et à gauche sur les parties latérales ne peuvent être blessés que par une insigne maladresse et si on n'a pas le soin de se bien maintenir sur la ligne médiane comme je l'ai tant de fois conseillé.

En recommandant de procéder lentement, d'écarter et de lier les vaisseaux, Trousseau avait surtout pour but d'éviter l'hémorrhagie ; mais il n'y parvenait pas toujours ; et arrivé aux couches profondes, on a souvent avec son procédé une perte de sang qui oblige à terminer rapidement l'opération. Comme avec les procédés expéditifs on ne se préoccupe pas de la présence des vaisseaux, on a forcément une hémorrhagie, s'il s'en trouve un tant soit peu volumineux sous le tranchant du bistouri. Dans ce cas, on a une hémorrhagie en jet. L'écoulement se fait au contraire en nappe lorsqu'on divise un isthme du corps thyroïde un peu volumineux, ou les veinules du plexus thyroïde. Dans le premier cas on pourrait, avec le procédé ancien, lier le vaisseau qui fournit le sang ou le saisir avec les pinces à forcipressure, ou simplement l'aveugler avec le doigt, jusqu'à ce que l'opération fût terminée. Mais, en aucun cas, il ne faut se servir de perchlorure de fer dont les inconvénients sont faciles à comprendre. Le plus sûr, et c'était déjà la pratique de Trousseau, est de terminer promptement l'opération pour introduire la canule qui presque toujours met fin à la perte de sang. Au moment où l'on ouvre la trachée dans ces conditions, une partie du sang y pénètre et est réjetée au dehors en bouillonnant par l'expiration, et le malade pourrait asphyxier en quelques instants, surtout s'il est jeune et qu'on ait attendu à la troisième période pour opérer. Mais, dès qu'on introduit la canule, il arrive presque constamment que l'hémorrhagie s'arrête sous l'influence de la compression, surtout si la canule est un peu volumineuse et par le rétablissement de la respiration ainsi que de la circulation pulmonaire qui en est la conséquence. Pourtant il arrive que l'écoulement de sang continue alors après l'opération complétement terminée. Le plus souvent il a lieu au dehors par l'angle inférieur de la plaie et il doit en être presque toujours ainsi, à moins que l'incision de la trachée ne soit trop grande, car, en raison de l'élasticité des parois de ce conduit, les bords de sa division s'appliquent fortement tout autour de la canule et empêchent l'écoulement du sang à l'intérieur. Rien de plus facile que d'arrêter la perte de sang qui se fait à l'extérieur seulement; pour cela il suffit de soulever le pavillon de la canule et de tamponner l'angle inférieur de la plaie avec des fragments d'amadou ou de petites boulettes d'ouate qu'on maintient quelques instants comprimés avec le doigt. Il importe surtout de ne jamais se servir de perchlorure de fer, lequel forme un magma qui rendrait toute tentative ultérieure pour arrêter l'hémorrhagie impossible, si celle-ci ne s'arrêtait pas. Le perchlorure de fer est d'ailleurs très-douloureux et devient une cause d'irritation fâcheuse pour les bords de la plaie. Il arrive quelquefois que le sang ne s'arrête pas parce que la canule dont on s'est servi n'est pas assez volumineuse; si on avait lieu de croire qu'il en est ainsi il faudrait sans hésiter retirer la canule et la remplacer par une plus grosse qui a le double avantage d'exercer une compression plus forte sur les parties et, en laissant entrer une colonne d'air plus considérable, de rendre la respiration plus ample, en même temps que la circulation veineuse du cou vers la poitrine devient plus rapide et plus complète : ce qui tend puissamment à arrêter l'hémorrhagie.

Non-seulement le sang peut pénétrer dans la trachée au moment où on l'ouvre, ainsi que nous l'avons dit, mais il peut continuer à y pénétrer après que la canule est en place. Dans l'un et l'autre cas sa présence augmente l'asphyxie; elle peut la compléter, surtout dans le second. La présence du sang provoque des quintes de toux à l'aide desquelles les malades rejettent au dehors la plus grande partie de celui qui a pénétré dans les voies respiratoires; mais ces quintes de toux ont l'inconvénient d'entretenir l'hémorrhagie, en raison de l'effort et du trouble de la circulation intra-thoracique. Pourtant, le plus habituellement, quand elles ont duré quelque temps, elles se calment et l'hémorrhagie interne en même temps. Pendant que l'enfant rejette ainsi le sang qui a pénétré dans les bronches, il faut veiller à retirer la canule interne qui s'obstrue souvent par les dépôts fibrineux que le sang battu par les secousses de toux tend à y former. C'est dans ces cas d'hémorrhagie intérieure qu'il est souvent très-indiqué de substituer à la canule actuellement en place une autre plus volumineuse qui entre, pour ainsi dire, à frottement dans la trachée. Mais pour opérer ce changement, il faut bien consulter les forces du malade et tenir la plaie largement ouverte avec le dilatateur, pour permettre à l'air de pénétrer dans les voies respiratoires.

On a conseillé, pour retirer le sang qui pénètre dans la trachée au moment de son ouverture, de pratiquer l'aspiration avec la bouche ou avec un aspirateur. Ces moyens sont inefficaces et le premier est très-dangereux ; il vaut mieux placer la canule le plus promptement possible ; et si la toux ne s'établit pas, qu'il y ait menace de mort par asphyxie, titiller la muqueuse trachéale avec l'extrémité d'une barbe de plume introduite par la canule : cette manœuvre provoque des quintes de toux, même chez les enfants en apparence morts d'asphyxie, et celles-ci font jaillir le sang au dehors mieux que toutes les inspirations. En même temps on fait, s'il y a urgence, exécuter artificiellement à la cage thoracique des mouvements d'inspiration et d'expiration par les procédés connus. En définitive, les hémorrhagies importantes sont rares et il l'est plus encore qu'on ne parvienne pas à les arrêter, en procédant comme nous venons de l'indiquer. Inutile de répéter que l'ouverture d'un gros vaisseaux entraîne rapidement la mort. Je l'ai vue, aussi, survenir brusquement au milieu de l'opération par l'introduction de l'air dans une veine de moyen calibre qui avait été divisée transversalement. Enfin le sang, même dans une hémorrhagie d'intensité moyenne, peut compléter rapidement l'asphyxie, si on opère à la période ultime du croup et particulièrement chez un très-jeune enfant : mais cela est rare ; il l'est encore plus de voir ce résultat dû à la persistance de l'hémorrhagie intérieure.

Incisions vicieuses. Nous en avons parlé déjà, aussi n'y reviendrons-nous que brièvement.

Incision latérale. Au lieu d'être médiane, l'incision est faite latéralement parce que la trachée a été, comme nous l'avons dit, repoussée par la manœuvre qui tendait à la fixer. Quand le chirurgien l'abandonne pour introduire le dilatateur, elle revient à sa position normale, et comme il cherche l'ouverture sur la ligne médiane, il ne peut retrouver l'incision qui est venue latéralement se cacher sous les parties molles ; il en résulte des tâtonnements pendant lesquels l'asphyxie peut se compléter, et souvent il se produit un emphysème qui provient de ce que l'air sortant par la plaie qui est recouverte par les parties molles s'infiltre dans les mailles du tissu conjonctif. Que si l'opérateur retrouve son incision, il a toutes les peines du monde à introduire la canule, et n'y parvient qu'en l'inclinant latéralement au lieu de l'introduire directement d'avant en arrière et de haut en bas.

S'il ne parvient pas à retrouver l'ouverture de la trachée, il se décide à en faire une autre qui peut être exactement sur la ligne médiane et parallèle à la première, auquel cas l'introduction de la canule peut se faire facilement ; mais le plus souvent cette seconde incision vient tomber par une de ses extrémités sur la première faite, il en résulte un éperon à direction inférieure ou supérieure qui peut rendre singulièrement difficile l'introduction de la canule. J'ai vu le tube aérien ainsi haché offrir une ouverture plus que suffisante pour recevoir la canule et l'introduction de celle-ci rester néanmoins des plus difficiles, parce que l'extrémité du tube venait buter contre une des saillies formées par la section.

Dans toutes ces tentatives d'introduction de canule, il arrive qu'on croit être dans la trachée et on est en avant ou latéralement, ce qui favorise la production de l'emphysème et de l'asphyxie quelquefois jusqu'à causer la mort.

Incision incomplète ou trop courte. On peut atteindre la trachée avec la pointe du bistouri, alors qu'on ne se propose pas encore de le faire et que les parties molles ne sont pas suffisamment divisées. L'air sort aussitôt en sifflant, ce qui trouble beaucoup un opérateur novice; mais il n'y a pas là de quoi justifier cette émotion. Il faut dans ce cas prendre aussitôt un bistouri boutonné et, le faisant pénétrer par l'ouverture faite à la trachée, diviser celle-ci directement en bas, bien sur sa ligne médiane. Si on ne parvient pas aisément à trouver l'ouverture faite accidentellement, il convient de ne pas prolonger les recherches, sous peine de voir se produire rapidement l'emphysème sous-cutané. On aveugle alors la petite incision avec le doigt et on continue à découvrir la trachée pour l'ouvrir ensuite sans se préoccuper de la précédente petite incision.

Il arrive qu'au moment d'introduire la canule on s'aperçoit que l'ouverture de la trachée est trop petite, il faut alors avec un bistouri boutonné agrandir l'incision soit directement en bas, soit en haut, si on trouve que l'angle inférieur de la plaie trachéale est déjà très-bas. Les inconvénients d'une incision insuffisante sont moindres et beaucoup plus faciles à faire disparaître que ceux de l'incision trop longue. Celle-ci expose d'abord à l'hémorrhagie par la division des veines profondes du plexus thyroïdien, et c'est dans ce cas, surtout, que le sang pénètre facilement à l'intérieur des voies aériennes. C'est là ce qui arrive facilement avec le procédé en un seul temps, si on ne modère pas l'incision profonde faite par la pointe du bistouri. Avec une incision trop étendue il importe d'avoir une canule très-longue; plus courte, elle a de la tendance à basculer de façon que l'extrémité interne sorte de la trachée et vienne se loger dans le tissu prétrachéal.

Perforation de la trachée de part en part. Elle a été signalée déjà un bon nombre de fois et elle appartient presque exclusivement aux opérations faites par les procédés dits expéditifs. La mort en a toujours été la conséquence; celle-ci survient presque immédiatement lorsque l'extrémité de la canule, traversant l'ouverture postérieure, assez large pour la laisser passer, va se loger postérieurement en dehors de la trachée. Dans ce cas, si l'opérateur y fait attention, il s'aperçoit que l'air ne traverse pas le tube, et en le retirant il peut arriver à la placer convenablement dans la trachée. La mort ne serait ni instantanée, ni forcément la conséquence de la perforation trachéale, même dans le cas de large ouverture de la paroi postérieure. L'ouverture postérieure peut n'être pas assez large pour laisser passer l'extrémité intérieure de la canule qui se place en avant d'elle dans la trachée, et établit la libre circulation de l'air; on conçoit dans ce cas la guérison comme parfaitement possible.

Emphysème. L'infiltration de l'air dans le tissu cellulaire sous-cutané est un accident qui se produit assez rarement, mais que j'ai eu pourtant plusieurs fois l'occasion d'observer. M. Sanné en a relevé 22 cas sur 766 opérations. Il a lieu le plus souvent pendant l'opération au moment de l'ouverture de la trachée. Quand celle-ci n'est qu'une simple ponction qu'on recherche inutilement avec le bistouri boutonné, il y a là un temps de tâtonnements pendant lequel l'air expiré s'infiltre dans les plans de tissu conjonctif. Il se produit aussi très-facilement quand on a fait une incision latérale et que l'introduction de la canule offre de la difficulté. Même lorsque l'incision est bien sur la ligne médiane, l'air s'infiltre assez facilement et assez promptement, si, pour une cause ou pour une autre, on a de la peine à introduire la canule.

Il arrive souvent que l'on pousse celle-ci dans le tissu cellulaire prétrachéal. La courbure de l'instrument oblitère alors en partie l'ouverture trachéale ; ce qui favorise l'infiltration de l'air dans les efforts d'expiration. D'autres fois, l'emphysème ne se produit qu'un certain temps après que la canule a été mise en place et alors que rien ne paraît de nature à lui donner lieu. Voici quelques-unes des conditions qui en expliquent la formation. On a introduit une canule trop courte et dans un mouvement de l'enfant l'extrémité intérieure est sortie de la trachée, en totalité ou en partie ; dans le premier cas, il y a en même temps menace de suffocation, l'air ne passe plus par le tube et la personne placée près de l'enfant, pour peu qu'elle soit initiée, comprend aisément ce qui s'est passé ; dans le second, l'extrémité de la canule est, si je puis dire, à cheval sur l'angle inférieur de la plaie ; son segment postérieur donnant encore passage à l'air, le segment antérieur étant placé complétement en dehors de la trachée est tout à fait inutile. Il y a impossibilité presque complète ou au moins une gêne notable de la respiration. Dans l'une et l'autre de ces conditions, on comprend aisément que l'air soit poussé dans le tissu cellulaire. D'autres fois, la canule est assez longue, mais les cordons qui la pressent ne sont pas assez serrés et elle sort de la plaie trachéale. Enfin, la canule peut être suffisamment longue le premier jour et cesser de l'être le lendemain, par suite du gonflement des parties molles du cou. Dans ce cas, l'emphysème se produit le lendemain par l'un des mécanismes que nous venons d'indiquer. On a déjà compris que les grandes incisions de la trachée favorisant la sortie de sa canule exposent particulièrement au passage de l'air dans le tissu cellulaire ; et si on a des raisons de croire que la trachée a été divisée dans une trop grande étendue, il faut tout d'abord employer une longue canule : celles de Luër, plus longues que les modèles des canules, dites de Trousseau, conviennent dans ces cas. Ce que je n'aime pas dans ces canules, c'est la section en biseau aux dépens de la paroi antérieure qui favorise la sortie, comme l'a fait remarquer avec raison M. Sanné. Enfin, j'ai vu l'emphysème se produire au cinquième jour après l'opération et s'étendre aux parties antérieure et postérieure de la poitrine, sans que j'aie pu me rendre compte de son mode de production.

L'emphysème peut être limité au cou ou s'étendre à la face ainsi qu'au tronc. Ses caractères sont ceux qu'il a dans toutes autres circonstances et je n'ai point à les décrire. Les conséquences sur l'issue de l'opération sont assez minimes. Toutefois, quand il existe au cou, il nécessite l'emploi d'une canule plus longue et il faut bien veiller à ce que l'extrémité de celle-ci ne sorte pas de la plaie trachéale, sous peine d'augmenter encore l'infiltration d'air. Si la canule paraît trop courte, il faut la remplacer par une longue ; on doit serrer médiocrement les cordons ou les desserrer lorsqu'ils ont fortement déprimé la peau. Il arrive qu'une canule assez longue au moment de l'opération ne l'est plus quelques heures après ou le lendemain, par suite du gonflement du cou, et qu'il faut la remplacer. Le chirurgien doit toujours en avoir à sa disposition de longueurs différentes dans cette prévision. S'il n'en était pas muni et que celle placée d'abord se trouvât trop courte, il devrait la retirer et maintenir la plaie béante avec le dilatateur jusqu'à ce qu'on lui en eût apporté une suffisante. Je n'oublierai jamais m'être trouvé dans cette situation, pendant tout le temps nécessaire pour venir de Meudon à Paris, chercher l'instrument qui me manquait, c'est-à-dire pendant près de trois heures.

La compression par une couche de collodion au voisinage de la plaie peut être de quelque utilité; mais en général il n'y a rien à opposer à l'emphysème, qui disparaît de lui-même lorsqu'on a fait disparaître la cause productrice.

L'opération terminée, on lave rapidement et avec de l'eau tiède les parties souillées par du sang, on met à l'enfant du linge bien chauffé, si c'est en hiver; on entoure le cou d'une cravate de mousseline claire pliée en plusieurs doubles, et on reporte le malade dans son lit préalablement bassiné, s'il fait froid, et dans lequel on place même des boules. Aussitôt les quintes de toux du premier moment calmées, le petit opéré ne tarde pas à dormir d'un sommeil calme qui contraste avec l'agitation qui avait précédé l'opération, et qu'il faut respecter avec soin parce qu'il contribue puissamment à réparer les forces; toutefois il faut, pendant ce temps de repos, et sans déranger le petit malade, surveiller l'appareil pour constater s'il se fait ou non un écoulement de sang.

Importance de la cravate. J'ai dit qu'on devait placer une cravate de mousseline au devant de l'orifice de la canule. Cette précaution, dont la pratique est due à Trousseau, a la plus grande importance et une influence très-considérable sur l'issue de l'opération, aussi doit-on y tenir rigoureusement, et en faire comprendre toute l'utilité aux personnes qui veillent l'enfant. Ces doubles de mousseline placés au devant de la canule s'échauffent en devenant un peu humides au contact de l'air expiré et communiquent ces deux qualités à l'air du dehors qui les traverse pour pénétrer dans la canule; de plus, elles le tamisent et retiennent toutes les impuretés qu'il peut contenir. Pour faire ces cravates, on se sert *avantageusement* de la mousseline claire de vieux rideaux de fenêtres ou bien de tarlatane qu'on a passée à l'eau pour en faire disparaître l'empois. En hiver, on peut se servir avantageusement de ces tricots en laine blanche à mailles larges qu'on désigne vulgairement sous le nom de cache-nez. On est obligé de déplacer un peu la cravate toutes les fois qu'on retire la canule interne; mais il faut la remettre en place aussitôt que cette opération est terminée. En un mot, il faut apporter le plus grand soin à ce qu'elle recouvre constamment l'orifice de la canule.

Ces soins minutieux et bien d'autres que nous aurons à décrire ont plus d'influence sur l'issue finale que le procédé opératoire adopté, ou la plus ou moins grande habileté de l'opérateur.

Expectoration et toux. Aussitôt après l'opération, le malade rejette par la canule des mucosités sanglantes qui ne tardent pas à se décolorer, à moins qu'il ne se fasse intérieurement un écoulement de sang. La nature des matières expectorées a une valeur pronostique réelle; elles doivent être considérées comme de bon augure quand elles sont franchement muqueuses, c'est-à-dire composées par ce liquide visqueux et blanc qui indique une sécrétion catarrhale sans caractères inflammatoires bien accusés; d'autres fois les crachats sont plus épais, opaques, jaunâtres, très-visqueux et en tout semblables à ceux d'une bronchite arrivée à la période de coction; il faut, encore dans ce cas, tenir l'expectoration comme étant de bonne nature. Mais il n'en est plus de même quand les malades rejettent un liquide purulent, quelquefois grisâtre, fluide et dans lequel il ne paraît pas y avoir de mucus. Cette sorte d'expectoration est de très-mauvais augure ; on ne l'observe généralement pas aussitôt après l'opération, mais plus tard, et elle peut succéder à une expectoration qui d'abord était franchement catarrhale. Chez certains malades il n'y a pas d'expectoration ; la toux est sèche. Quand ce fait a lieu immédiatement après l'opération, on n'en peut trop rien conclure, bien que ce ne soit pas un bon signe, mais, si la sécheresse persiste, on peut presque à coup sûr prévoir un insuccès. J'ai toujours observé que les opérés ayant un catarrhe abondant guérissaient mieux. Dans un bon nombre de cas, il y a rejet de fragments plus ou moins étendus de fausses membranes.

La toux qui se produit dans ces diverses conditions a des caractères particuliers; elle est sèche et sifflante, pénible quand il n'y a aucun produit de sécrétion ; grasse, au contraire, quand elle soulève des produits de sécrétion catarrhale ; et il se produit une sorte de gargouillement quand les liquides ont le caractère diffluent que nous avons indiqué. Si un fragment de fausse membrane encore adhérent flotte à l'entrée de la canule, la toux produit un claquement, un clapotement tout particulier, et de plus elle est violente, répétée jusqu'à ce que l'effort d'expiration ait fait sortir le produit membraneux au dehors.

Le passage de l'air à travers la canule y produit des effets tout différents suivant que celle-ci est sèche ou remplie de liquide ; dans le premier cas on entend une respiration sèche, sifflante, métallique et présentant ces caractères à un degré d'autant plus accusé qu'elle est plus accélérée. C'est là une sorte de respiration scerratique du plus mauvais caractère. Ils scient de la pierre, disait Trousseau en parlant de ces malades, et il en concluait qu'ils étaient perdus ; ce qui était presque toujours vrai. Dans les cas où il y a catarrhe notable, on entend dans la canule comme de gros râles muqueux gras ; non pas toujours, mais à certains moments, dans l'intervalle desquels la respiration est douce, silencieuse : c'est un très-bon mode respiratoire. S'il y a au contraire une abondante production de ce liquide diffluent semi-purulent dont nous avons parlé, la canule est le siége d'une sorte de gargouillement incessant, et comme habituellement, dans ce cas, la respiration est rapide, on a un double motif pour porter un pronostic fâcheux. La présence d'une fausse membrane donne lieu à un petit clapotement particulier avec gêne de la respiration.

Les caractères de la respiration à travers la canule, ceux de la toux dans quelques cas, servent de guides pour certains soins à donner au malade. Quand la canule interne paraît à l'oreille, par les bruits qui s'y passent, contenir des mucosités dont la toux ne la débarrasse pas, il faut retirer la douille interne et la nettoyer à l'aide d'un écouvillon, ou d'une forte barbe de plume. Cette petite opération se fait sans déranger l'enfant, et le contenu de la canule est poussé par l'écouvillon dans un verre d'eau, de façon qu'on puisse juger s'il contient des mucosités seules ou des fausses membranes. Lorsque la sécrétion est abondante et que l'enfant tousse de manière à rejeter au dehors les produits de sécrétion que l'on doit essuyer souvent, il n'en faut pas moins nettoyer de temps à autre la canule interne dont le calibre tend à se rétrécir, surtout à son extrémité, par le dépôt de mucus. Le retrait de la canule interne doit être plus fréquent lorsque l'enfant est faible et tousse peu énergiquement. Si les caractères de la toux et de la respiration font juger qu'un fragment de fausse membrane flotte à l'extrémité de la canule, on est autorisé, et il y a grand avantage à le faire, à introduire à travers l'instrument une barbe de plume fine à laquelle on imprime un mouvement de rotation. Cette manœuvre a pour but de détacher la fausse membrane directement et de provoquer une quinte de toux puissante qui contribue indirectement à atteindre ce résultat. Pour obtenir le décollement de la fausse membrane, on laisse aussi tomber dans la trachée de l'eau tiède à l'aide d'une cuillère à café ou d'une pipette ; il se produit aussitôt un violent accès de toux pendant lequel la fausse membrane décollée et agitée peut être rejetée au dehors. On peut également tenter l'extraction à l'aide des pinces de Luër. Nous verrons aussi que, dans ces cas, l'extraction de la canule en totalité peut favoriser l'expulsion de la fausse membrane.

Quand la respiration est sèche aussitôt après l'opération il n'y a point à intervenir; mais quand elle le devient après avoir été humide, catarrhale, pendant un certain temps, on peut avec avantage laisser tomber dans la trachée, à travers la canule, quelques cuillerées à café d'eau tiède ou d'une solution de 1 gramme de chlorate de potasse dans 100 grammes d'eau. J'ai vu ces projections de liquide amener le rejet de fausses membranes ou de bouchons de mucus desséché, au grand soulagement du malade, et j'ai pu obtenir ainsi la guérison dans des cas en apparence désespérés. L'introduction de l'eau dans les voies respiratoires ne cause pas d'accidents et ne détermine pas la broncho-pneumonie, comme on pourrait le craindre. Des expériences physiologiques sur des animaux le démontrent et j'ai calculé que, dans l'espace de six jours, j'ai projeté dans la trachée d'un enfant, qui a guéri, au moins 500 grammes d'eau tiède. La vapeur d'eau est un très-bon moyen, trop négligé, de prévenir le dessèchement de la canule et des voies respiratoires ; pour l'employer d'une manière efficace, il faut avoir un générateur de vapeur et un conduit qui dégage celle-ci tout près de l'enfant, sous les rideaux du lit.

Tous ces soins doivent être donnés avec discernement, à propos, et dans une certaine mesure : ce serait fatiguer inutilement l'enfant que de nettoyer à chaque instant la canule interne, que d'injecter de l'eau outre mesure pour faire rejeter une fausse membrane flottante. Le tact et la mesure ne s'acquièrent qu'avec la pratique, aussi doit-on placer auprès des opérés une personne expérimentée et veiller de près à ce que toutes les indications, en apparence secondaires, soient bien remplies. D'elles, plus que de la perfection avec laquelle a été faite l'opération, dépend la guérison du malade.

État général. Quelques heures après l'opération apparaît la fièvre traumatique, plus ou moins prompte à se développer suivant que l'enfant est plus fort, moins épuisé par le traitement antérieur et a perdu moins de sang. Dans les conditions opposées, elle peut ne survenir que le lendemain ; il faut tenir compte du moment de son apparition, de son intensité et de sa durée. Le premier point est facile à établir, si l'on a eu le soin de bien noter l'état de sa température avant l'opération et si on la constate de temps à autre à la suite de celle-ci. Comme intensité cette fièvre oscille autour de 39 et ne dépasse pas 40 ; si elle montait au-dessus de ce chiffre, il y aurait lieu de craindre une phlegmasie et une mort prompte. On ne peut s'en rapporter au pouls, trop variable en pareille circonstance.

La durée a une importance au moins aussi grande que l'intensité de la fièvre : celle-ci dure habituellement vingt-quatre heures et même plus, mais si elle dépasse deux fois vingt-quatre heures, il y a lieu de redouter une complication. En général, les premières vingt-quatre heures qui suivent la trachéotomie se passent toujours bien, mais le danger se montre souvent dès le second jour, soit par l'explosion d'une broncho-pneumonie, soit par l'intensité de la réaction. Quand, au contraire, la fièvre tombe pendant les secondes vingt-quatre heures, c'est d'un très-bon augure.

Traitement après la trachéotomie. J'ai été, au début de ma carrière, très-surpris de voir cesser tout traitement médical après l'opération et abandonner à elle-même la diphthérie que l'on traitait énergiquement quelques instants auparavant.

Suivant Trousseau, une fois l'opération faite, « on n'a plus à se préoccuper des manifestations diphthéritiques pharyngiennes ou laryngées qui auparavant demandaient à être si vigoureusement combattues. Il semble, dit-il, que la maladie, arrivée dans les voies aérifères, ait épuisé là toute son action, et si, en donnant par la trachéotomie passage à l'air dans l'appareil respiratoire, on empêche le malade de mourir, la guérison s'opérera naturellement. » Voilà, il faut l'avouer, un singulier raisonnement, et on ne comprend guère pourquoi la diphthérie une fois arrivée dans les bronches aurait de la tendance à guérir spontanément, ni comment un médicament, utile avant l'ouverture des voies aériennes, cesserait de l'être après. Toujours est-il que généralement on abandonne tout traitement médical après la trachéotomie et qu'un bon nombre de malades guérissent; on a même cru remarquer que le traitement de la diphthérie laryngée par les topiques et l'administration à l'intérieur de certaines drogues avaient ce résultat fâcheux de détruire le peu d'appétit que conserve le malade. Que prouve tout ceci, si ce n'est que nous ne possédons pas un agent vraiment efficace contre la diphthérie et que notre confiance en ceux que nous mettons en œuvre avant d'opérer est si peu forte, si peu sincère, que nous nous empressons de les mettre de côté pour nous borner aux soins hygiéniques? Comme j'ai souvent observé une recrudescence fébrile vers le soir, je donne dans ces cas le matin de 0,25 à 0,40 centigrammes de sulfate de quinine pendant plusieurs jours de suite; je donne aussi très-fréquemment une potion avec 2 grammes d'extrait de quinquina. Si l'enfant est excitable, nerveux, on peut y ajouter de 0,15 à 0,30 centigrammes de musc; on administre 1 gramme de bromure de potassium dans le courant de la journée.

Traitement hygiénique. *Température.* Bien réchauffé dans son lit, l'enfant doit être tenu au milieu d'une température constante telle que celle qui conviendrait à une phlegmasie catarrhale des bronches ayant une réelle gravité, c'est-à-dire 18 degrés environ; autant que possible l'appareil de chauffage ne doit pas développer une température sèche, et il est bon de faire dégager dans la pièce de la vapeur d'eau qu'on peut, comme je l'ai dit, conduire jusqu'entre les rideaux du petit malade. Je sais qu'on n'attache généralement pas une grande importance à cette pratique, mais j'ai observé des faits où très-manifestement le dégagement de cette vapeur pendant un certain temps était suivi d'une respiration moins sèche et du retour des sécrétions bronchiques. La vapeur d'eau mêlée à l'atmosphère agit ici dans le même sens, sinon aussi efficacement que la cravate. La nécessité de tenir la température élevée ne doit pas empêcher de pourvoir à une bonne aération, dans le double but de fournir au malade un air pur propre à entretenir active la fonction de l'hématose et peut-être d'empêcher que le malade devienne pour lui-même un foyer d'infection qui entretienne la diphthérie et en multiplie les manifestations. Cette nécessité d'un air pur me semble telle dans une maladie où le sang a subi les modifications auxquelles j'ai fait allusion, que je conseille d'entourer les jeunes malades d'une atmosphère plus vivifiante en faisant dégager de l'oxygène sous leurs rideaux et, lorsqu'ils peuvent l'aspirer, de leur en faire respirer directement. Cette pratique, qui n'est possible que dans des conditions assez limitées, m'a paru avoir une influence qui justifierait un emploi plus fréquent.

Alimentation. Il est admis par tous que dans la diphthérie l'alimentation doit être très-réparatrice; mais une première difficulté, et qui souvent est la principale, consiste dans le manque complet d'appétit. Les enfants refusent les potages, la viande, les œufs, le lait même. L'eau rougie est la seule chose pour laquelle ils conservent du goût. Quand les enfants conservent de l'appétit, il devient important de bien choisir leur alimentation. On a peut-être été sous ce rapport jusqu'à l'exagération, leur donnant des aliments trop consistants. Il faut se borner, dans les premiers jours au moins, à de bon bouillon, des potages et du lait. A du lait surtout, qui me semble être à la fois un aliment et un médicament. Nous voyons dans nos salles d'hôpital que tous les enfants atteints de croup ont ou auront, à un moment donné, de l'albumine dans les urines. Pour ceux qui sont albuminuriques, je me suis fait une règle de prescrire le régime lacté comme aux albuminuriques par maladie de Bright (lait pur, potages, chocolat au lait). Le résultat, sans être brillant, m'a paru assez satisfaisant pour que j'aie étendu cette manière de faire, pendant les premiers jours, à ceux mêmes qui n'étaient pas albuminuriques. Quand l'albuminurie diminue, on cesse le lait, on varie le régime, et, si elle reparaît, on reprend l'usage du lait. Pour cela, il faut examiner les urines tous les jours, ce qui est actuellement tout à fait indispensable.

Les enfants opérés ont, dans les premiers moments, de la tendance à une tristesse qui s'explique quelquefois par la gravité du mal, ou bien par l'impossibilité où ils se trouvent tout à coup de pouvoir parler; dans ce dernier cas, s'ils sont un peu grands, il faut leur expliquer que bientôt ils retrouveront la parole; d'autres s'inquiètent parce qu'ils voient la tristesse peinte sur le visage de ceux qui les entourent. En toutes circonstances il faut que les malades, à moins qu'ils ne soient dans un état trop grave pour tenir compte de ce qui se passe autour d'eux, n'aperçoivent que des visages souriants et pleins de confiance, qu'on leur parle toutes les fois qu'ils ne dorment pas, qu'une personne amie se trouve près d'eux, leur prenne la main et raconte quelque histoire de leur goût; les promesses, les projets de plaisir, tout doit être mis en œuvre pour les distraire. Quand ils vont assez bien on couvre leurs épaules et leurs bras d'un bon vêtement et, les asseyant sur leur lit, on les met à même de se livrer à quelque jeu de leur âge; on peut en les tenant chaudement les prendre dans les bras ou les tenir assis sur les genoux. Ces sorties hors du lit doivent se prolonger à mesure que l'enfant prend des forces, et, dès qu'il le peut faire, on est autorisé à le mettre débout; j'en ai vu qui se levaient, même alors qu'ils portaient encore la canule, mais ce n'est généralement que plusieurs jours après son retrait que cela est possible. Il est telle circonstance où il faut être plus sévère dans la crainte d'un refroidissement, c'est quand l'enfant a encore un peu d'albumine dans les urines ou que peu de jours avant il en avait encore beaucoup. Enfin, si la saison est bonne, l'enfant pourra sortir même avant que la plaie soit complétement fermée, c'est même dans certains cas un moyen de hâter une cicatrisation trop tardive.

Changement de la canule. Il est bon de changer la canule au bout de vingt-quatre heures, mais il n'y a aucun inconvénient à le faire un peu plus tard. A ce moment, les bords de la plaie sont infiltrés de lymphe plastique et solides, si bien que le plus souvent le malade peut rester sans la canule pendant tout le temps nécessaire au pansement; dans le cas contraire on maintiendrait la plaie béante à l'aide du dilatateur. Pour procéder à ce changement, il faut avoir une canule du volume de celle que l'on retire ou du numéro au-dessus, si on a été forcé de mettre une première canule un peu trop petite ; un dilatateur, des pinces à fausses membranes et ce qui est nécessaire pour nettoyer et panser la plaie. L'enfant doit être tenu comme pour l'opération; seulement il est inutile de le déplacer de son lit et de renverser autant la tête, qui ne doit être que maintenue. Au moment où on vient de retirer la canule, la toux fait jaillir habituellement des mucosités sanguinolentes, et assez souvent il y a rejet de fausses membranes; quelquefois celles-ci sont encore adhérentes par leur extrémité la plus interne et viennent flotter entre les lèvres de la plaie; il faut alors les saisir avec les pinces et les extraire; on est quelquefois obligé d'aller les chercher plus profondément. Toutes les fois que l'enfant tousse un peu fort, et même quelquefois sans cela, on est obligé de maintenir la plaie béante avec le dilatateur, attendu que dans les grandes inspirations qui suivent les efforts de toux, ou bien dans les ordinaires, lorsque les bords de la plaie ne résistent pas, l'air qui tend à pénétrer dans les voies respiratoires déprime les lèvres de la plaie et ferme celle-ci. Si on n'avait pas de dilatateur, l'enfant pourrait asphyxier. Aussi ne faut-il jamais changer la canule sans avoir cet instrument ou au moins une paire de pinces à pansement.

La canule retirée, on lave le cou et les bords de la plaie qu'on inspecte avec soin, pour voir s'il ne s'est pas formé sur ses lèvres quelques pellicules diphthéritiques, si le pourtour n'est pas trop enflammé et menacé d'érysipèle. J'ai l'habitude, comme le faisait Trousseau, de toucher légèrement les lèvres de la plaie avec le crayon de nitrate d'argent. Cette pratique est généralement abandonnée, et je n'y vois pas grand inconvénient dès qu'on y supplée en lotionnant avec une solution d'acide phénique de 1 gramme sur 100 d'eau, ou bien avec du vin aromatique. Une fois que la plaie a été bien nettoyée on graisse ses bords avec un peu de cold-cream ou de glycérolé d'amidon ; ou bien on étend à son pourtour une couche de collodion élastique. Ces topiques ont pour but d'éviter à la peau le contact des produits de sécrétion, aussi est-il bon de les appliquer assez loin au-dessous de l'angle inférieur de la plaie.

Il est à peu près superflu de rechercher à ce premier pansement si le larynx est libre, le fait n'ayant presque jamais lieu.

Toutes les vingt-quatre heures on doit procéder au changement de la canule et panser la plaie comme nous venons de le dire, enlevant avec soin, à l'aide d'un petit pinceau de charpie ou d'ouate trempé dans du vin aromatique ou une solution d'acide phénique, les matières interposées entre les lèvres, lavant avec soin le pourtour et faisant les onctions. Si quelques-unes des complications dont nous aurons à parler venaient à se produire, on lui appliquerait le traitement que nous indiquerons. Même dans les cas simples il faut examiner la canule que l'on extrait. Si la plaie est saine, la coloration du métal n'est pas altérée; si au contraire il se produit un peu de sphacèle en quelque point, la partie qui est en contact avec celui-ci est noircie par la formation de sulfure d'argent. Dans le cas où cette gangrène siége à la plaie, la coloration noire se fait au-dessous du pavillon de la canule ; si au contraire la canule devient noire à l'extrémité opposée au pavillon, il faut penser à une ulcération de la trachée. Nous reviendrons sur ces questions. A partir du second et surtout du troisième pansement on peut commencer à rechercher chaque jour si le larynx est libre. On peut y procéder en rapprochant avec les doigts les lèvres de la plaie l'une de l'autre; mais cette manœuvre est douloureuse, fait crier l'enfant, ce qui compromet le résultat; il est préférable d'appuyer légèrement la pulpe du doigt ou du pouce sur l'orifice de la plaie. Mais le mieux est de déposer sur celui-ci un petit morceau de taffetas gommé qui à chaque inspiration fait soupape et vient fermer hermétiquement la plaie, ce qui permet de voir si le larynx est libre et à quel point.

Ablation de la canule. Il est impossible de préjuger, d'une manière certaine, à quel moment l'opéré pourra se passer de canule, mais on doit retirer celle-ci dès que le larynx se laisse traverser par une colonne d'air suffisante. A ce moment, il est indispensable d'installer près du malade une personne capable de réintroduire la canule, et qui exerce une surveillance constante. Il arrive en effet que la respiration facile d'abord s'embarrasse et qu'à l'occasion d'une quinte de toux, d'un accès de colère, de la frayeur qui s'empare de lui, à la moindre gêne, l'enfant suffoque rapidement : et il pourrait mourir asphyxié en peu de temps, si on n'était là pour replacer la canule ou tenir la plaie béante à l'aide du dilatateur. Il semblerait, même alors que l'aire du larynx n'est qu'en partie rétablie, que la plaie doit suffire à entretenir la respiration, mais il n'en est rien, car les lèvres de celle-ci se laissent déprimer par la pression atmosphérique et l'ouverture de la plaie peut d'ailleurs se trouver obstruée par des mucosités ou des débris de fausses membranes. Le malade ne peut souvent se passer de canule que pendant quelques instants, puis pendant des heures entières et enfin d'une manière définitive, les jours suivants. Quand le larynx n'est pas complétement libre il faut éviter d'attendre la menace d'asphyxie pour replacer la canule, mais le faire dès que la respiration devient un peu difficile, sous peine de fatiguer inutilement l'enfant.

Lorsque le larynx est complétement libre et que la canule a été définitivement retirée, il ne reste plus qu'à s'occuper de la plaie dont la marche vers la cicatrisation et l'aspect ont une grande valeur pronostique. Quand les lèvres de l'ouverture bourgeonnent vigoureusement, que le travail de cicatrisation est actif, on doit bien augurer du résultat final. Si au contraire la plaie ne diminue pas, reste béante avec des bords grisâtres, on doit craindre quelqu'une des complications dont nous parlerons; et si on la voit s'agrandir, on ne doit pas douter que cette complication, qu'il ne reste plus qu'à constater, existe réellement et va jouer un rôle très-funeste.

Trousseau avait l'habitude, qui s'est conservée pendant longtemps, de pratiquer l'occlusion de la plaie en rapprochant ses bords l'un de l'autre, et les maintenant dans cette position à l'aide de bandelettes de taffetas d'Angleterre. Il superposait à ces bandelettes une compresse fine, pliée en double, ou un morceau d'amadou maintenu par une cravate suffisamment serrée. De cette façon, il ne pouvait passer la moindre colonne d'air par la plaie à l'inspiration qui se faisait entièrement par le larynx. Pendant l'expiration au contraire, et surtout dans les quintes de toux, le taffetas se trouvait plus ou moins soulevé de dedans en dehors, et l'air mélangé de mucosité s'échappait par l'angle inférieur. Ce pansement était renouvelé plusieurs fois dans les vingt-quatre heures. On ne peut nier qu'il n'ait sur la rapidité de la cicatrisation une véritable influence. Mais la condition indispensable pour qu'il soit bien supporté, c'est que la liberté du larynx soit complète, ce qui n'a pas toujours lieu, et ce dont, en tout cas, on ne peut être sûr *à prior* Il peut se faire alors qu'à l'occasion d'une quinte de toux, de la présence d'un crachat volumineux dont le larynx se débarrasse mal, l'opéré soit menacé d'asphyxier et asphyxie réellement, si on n'est pas à temps pour enlever le pansement et permettre la prise d'air par la plaie. Ces considérations ont fait que, généralement, on a renoncé au pansement par occlusion et qu'on se contente de recouvrir la plaie d'un linge fin, de façon à permettre au malade de respirer à la fois par le larynx et par cette plaie; il est vrai que dans ces conditions les mucosités sortent presque exclusivement par la plaie. Mais le retrait de celle-ci ne s'en effectue pas moins, et en ayant soin de la débarrasser de ces produits, et de tenir ses alentours avec la plus minutieuse propreté, on évite l'irritation des parties. On lave les bords avec une solution d'acide phénique au 100me, avec un peu de vin aromatique, on passe légèrement la pierre infernale sur les lèvres et on enduit la peau, tout autour, avec un corps gras. Nous avons dit que l'on ne pouvait prévoir à l'avance quel jour il serait possible d'enlever la canule, puisque cette possibilité dépend de la liberté du larynx, et que celle-ci se fait à des époques très-différentes. On a dressé des tables pour résoudre cette question et on est arrivé à ce résultat que, si la canule avait, dans des cas très-rares, été retirée après les vingt-quatre premières heures, dans d'autres, qui le sont également, les enfants l'avaient gardée pendant plusieurs mois. Tous les intermédiaires à ces durées extrêmes ont été observés, mais il est d'expérience que le plus souvent le retrait de la canule est possible du cinquième au neuvième jour. Les statistiques particulières varient sur bien des points, mais sont d'accord sur ce dernier. Le temps que met la plaie pour arriver à la cicatrisation parfaite est également variable suivant bien des circonstances et s'étend d'une semaine à plusieurs mois.

Pendant tout le temps que la canule est en place, et même après, il va sans dire que l'on observe avec soin l'état de la respiration, de la température, de la circulation, et en général de toutes les fonctions.

Respiration. Quand les choses vont bien, on entend dans toute la poitrine une respiration ample, souple; quelquefois il y a des râles, mais à grosses bulles; le nombre des inspirations dans ces conditions oscille en général entre 30 et 36, quelquefois il n'est guère plus élevé qu'à l'état normal, quand l'enfant est au calme. Une respiration fréquente et qui se rapproche de 50 inspirations par minute doit faire craindre une des complications pulmonaires dont nous avons parlé plusieurs fois: bronchite profonde, broncho-pneumonie, présence de fausses membranes; état que décèle d'ailleurs d'une manière plus sûre l'auscultation. Il n'y a pas lieu toutefois de s'alarmer d'une respiration un peu fréquente quelques heures après l'opération, à l'époque de la fièvre traumatique. En même temps que celle-ci disparaît, il arrive qu'on voit le nombre des inspirations s'abaisser, ce nombre se rapproche d'autant plus de la normale qu'on est plus près de la guérison.

Si en même temps qu'une respiration modérément fréquente on trouve après la fièvre traumatique le pouls aux environs de 100, ou au-dessous, et la température entre 37°,50 et 38°, on peut augurer très-bien de l'issue finale, quand même il y aurait une petite recrudescence fébrile le soir.

Les conditions inverses, c'est-à-dire un pouls aux environs de 140, la respiration fréquente à 48 ou 50, et une température à 39° ou au-dessus, indiquent presque sûrement l'existence, ou une menace, de quelque complication de nature inflammatoire.

Cicatrisation trop rapide. Une fois que la canule a pu être enlevée, il est d'habitude de voir la liberté du larynx se compléter à mesure que la cicatrisation de la plaie fait des progrès et marche vers l'occlusion définitive, si bien que, quand celle-ci arrive, le larynx a recouvré la plénitude de ses fonctions. Mais il n'en est pas toujours ainsi. Pour une cause ou pour une autre, la liberté du larynx peut se rétablir lentement, tandis que la cicatrisation marchera avec une grande rapidité ; ou bien, après avoir permis le passage de l'air assez librement pendant quelque temps, le larynx peut se trouver de nouveau obstrué, la cicatrisation marchant au contraire et faisant des progrès rapides. Si bien que l'enfant peut se trouver menacé d'asphyxie, dans l'impossibilité où il est mis de respirer soit par le larynx, soit par la plaie. Cette tendance à la cicatrisation hâtive s'observe dans les cas où les enfants bien portants au moment de l'invasion du croup ne sont point infectés par la diphthérie, en raison du caractère local de celle-ci, qu'ils mangent bien, n'ont pas de fièvre et ne tardent à se rétablir que parce que la lésion du larynx, bien que n'étant pas entretenue par l'intoxication, a de la tendance à persister ; ou bien qu'il s'est produit une inflammation des cordes vocales due à l'opération, au séjour de la canule, ou à toute autre cause.

Dans les cas où la plaie tend à se fermer trop vite par rapport à ce qui se passe du côté du larynx, on la voit se remplir de bourgeons charnus ; en très-peu de temps, l'orifice se rétrécit avec une très-grande rapidité, la peau se fronce et il suffit quelquefois de vingt-quatre heures, et même beaucoup moins, pour qu'il ne reste plus qu'une sorte de pertuis. Quand on la voit prendre une semblable marche, il faut replacer la canule au bout de quelques heures, à moins que le larynx ne soit bien libre. Si sa perméabilité n'est pas complète et que cet état se prolonge pendant quelques jours, il arrive qu'on ne peut laisser l'enfant sans sa canule plus de quelques instants, si on ne veut pas éprouver une très-grande difficulté à la réintroduire.

Si on se trouve en face d'un de ces cas où, la plaie étant déjà très-rétrécie, on soit dans la nécessité de replacer la canule, en raison des difficultés que l'enfant éprouve à respirer, voici ce qu'il convient de faire, suivant les circonstances.

Il importe de savoir que le rétrécissement de la plaie a surtout lieu au niveau de la peau, et que ce premier obstacle une fois franchi la canule pénètre facilement dans la trachée. Il faut, dans ce cas, présenter l'extrémité de la canule au petit orifice resté ouvert, et par des mouvements de rotation avec une douce pression la faire pénétrer en écartant la peau et déprimant le bourrelet de bourgeons charnus qui existe habituellement. A l'aide de cette manœuvre, on arrive à faire pénétrer la canule dans un pertuis à travers lequel on n'aurait jamais pu croire qu'elle passerait. Mais il n'en est pas toujours ainsi, et on ne réussit qu'en prenant une canule d'un calibre inférieur à celle qui était primitivement en place. On peut craindre, en agissant ainsi, que la prise d'air ne soit pas suffisante ; elle l'est dans tous les cas pour un certain temps, quelques heures, par exemple, après lequel on peut retirer cette canule trop petite et la remplacer par une plus grosse qui pénètre facilement, le chemin étant frayé.

Je suppose qu'on n'ait pas réussi dans ces tentatives, on a encore plusieurs ressources. D'abord on peut introduire le dilatateur dans la plaie et, en écartant assez fortement les branches de l'instrument, dilater la peau et les tissus mous, manœuvre qui a pour résultat de permettre au malade de respirer d'une manière suffisamment libre et d'assurer l'agrandissement de l'orifice. Quand on pense que celui-ci pourra permettre le passage de la canule, on retire le dilatateur qui tiendrait une place inutile et on introduit la canule en lui imprimant le mouvement de rotation dont nous avons parlé. M. Bourdilliat a imaginé une canule qni peut être très-utile dans tous ces cas. Elle se compose d'une douille interne qui ne diffère pas de celle des canules ordinaires et d'une douille externe à valves comme l'est le speculum de Ricord ; quand la canule interne est retirée, on peut rapprocher les valves et introduire facilement cet instrument là où la canule ordinaire ne pourrait pas pénétrer ; une fois que la canule externe est ainsi placée, on introduit la douille interne qui écarte les valves, et la difficulté est vaincue.

Enfin, en admettant qu'aucun de ces moyens n'ait réussi, il reste à recourir à une incision de la plaie à l'aide d'un bistouri boutonné avec lequel on opérera en un seul coup la section de tous les tissus de la trachée à la peau, dans l'étendue d'un demi-centimètre, bien sur la ligne médiane, soit en bas, si on a fait la trachéotomie supérieure, ce qui est le cas habituel, soit en haut, si au contraire on avait pratiqué la trachéotomie inférieure, et que la plaie parût un peu bas : c'est là le cas le plus rare. On peut, pour faire cette incision, introduire préalablement dans la plaie un dilatateur ou bien y faire pénétrer directement le bistouri boutonné. Dans l'un et l'autre cas, il importe, pour que la section comprenne bien toute l'épaisseur des tissus, que l'extrémité de l'instrument pénètre jusqu'à ce qu'elle aille buter contre la paroi postérieure de la trachée avant qu'on ne fasse l'incision. Quand celle-ci a l'étendue que nous avons indiquée, on introduit facilement la canule, et en général sans avoir besoin du dilatateur, en raison de la résistance des parois, mais jamais on ne doit faire cette incision sans avoir un écarteur quelconque pour le cas où l'introduction de la canule présenterait quelque difficulté. Pour pratiquer cette petite opération, il n'est pas nécessaire de sortir l'enfant de son lit, mais il doit y être solidement maintenu par des aides dans l'immobilité la plus complète.

Cicatrisation retardée. Dans un certain nombre de cas, et des plus graves en général, la cicatrisation se trouve retardée, ou même n'a nulle tendance à se faire, et celà pour des raisons multiples dont quelques-unes frappent les yeux, comme les complications de la plaie dont nous aurons à parler plus tard, diphthérie, gangrène, éyrisipèle, etc., tandis que d'autres doivent être cherchées dans l'état général, ou quelque complication éloignée. Dans ces derniers cas, le larynx étant libre, la plaie reste stationnaire ou bien même tend à s'agrandir, à devenir béante. Elle est pâle, blafarde, sans qu'on aperçoive ni trace de gangrène, ni diphthérie, ce qui peut venir plus tard d'ailleurs. Il faut en pareille circonstance chercher la raison d'un pareil état. On la trouvera dans l'infection diphthéritique, traduite par la présence de fausses membranes, dans le nez, à la peau, ou ailleurs ; dans l'existence d'une albuminurie abondante comme j'en ai vu plusieurs cas pendant ces dernières années ; la production d'une broncho-pneumonie, l'invasion ou l'imminence d'une fièvre éruptive, rougeole ou scarlatine, etc. On ne peut souvent rien constater de positif tout d'abord ; on observe seulement, en même temps que le défaut de réparation de la plaie, une perte presque complète de l'appétit, de la tristesse, de la fièvre, si on est sous la menace d'une éruption, d'une phlegmasie broncho-pulmonaire ou de toute autre complication de nature inflammatoire, et ce n'est qu'au bout d'un temps plus ou moins long qu'on a l'explication de cet état particulier de la plaie qui doit toujours inspirer de vives inquiétudes.

....

Une fois la cause reconnue, il faut la combattre le mieux possible, et ce n'est pas toujours avec de grandes chances de succès. En même temps, il est bon de soigner la plaie, quoique ce soit là une indication secondaire, puisque l'état où elle se trouve est lui-même dépendant d'une influence supérieure. De légères cautérisations au nitrate d'argent, les lavages avec une solution phéniquée (au centième), des attouchements avec le jus de citron, une solution de camphre dans l'acide phénique, constituent tous les soins locaux qu'il est bon de donner.

Causes qui retardent le retrait de la canule, forcent à la replacer ou à pratiquer de nouveau la trachéotomie. L'ablation de la canule devient possible à des époques très-différentes, comme nous l'avons dit, et il n'est pas sans intérêt de rechercher les causes d'où dépendent ces différences.

En première ligne, il faut placer la persistance des produits diphthéritiques dans le larynx ou leur reproduction; on a parlé de leur organisation, mais nous avons dit que celle-ci n'était pas admissible. En général les fausses membranes ne durent pas au delà d'une semaine; mais il est des cas exceptionnels où l'on a vu des malades en expulser par la canule pendant vingt ou trente jours, et on peut bien admettre que ce qui a lieu pour la trachée se produise pour le larynx. D'un autre côté, il arrive souvent de voir la diphthérie repulluler sur un point où elle s'était montrée d'abord, et quand un fait de cette nature se produit dans le larynx, il est de nature non-seulement à retarder le moment de l'ablation définitive, mais à expliquer comment celle-ci a été possible temporairement pour cesser ensuite de l'être. Toutes les fois qu'il existe des fausses membranes persistantes dans le pharynx, sur la plèvre ou dans les bronches, ce dont on juge par l'expectoration de fragments pseudo-membraneux, on comprend facilement que le larynx ne recouvre pas sa liberté. Ces faits sont loin d'être rares et concourent pour une part à retarder le moment où l'ablation de la canule est possible.

Paralysie diphthéritique. Nous avons vu que les muscles intrinsèques du larynx subissaient des altérations, dans certains cas, lesquelles doivent nécessairement entraîner des troubles fonctionnels. Sans entrer dans les détails de physiologie pathologique que comporterait cette question, nous dirons que ces troubles sont analogues à ceux que produit la section du nerf récurrent : extinction de la voix et asphyxie. Ils se produisent, le plus souvent, en même temps que la dysphagie et les autres symptômes qui caractérisent la paralysie diphthérique. On se trouve, dans ces cas, en face de l'impossibilité de retirer la canule sans que le malade soit menacé d'asphyxie, et de la difficulté de pourvoir à l'alimentation, attendu que les aliments, et les boissons surtout, pénètrent dans le larynx; pour parer à ce dernier inconvénient, il faut donner de préférence aux enfants des pâtes, des gelées, et même user de la sonde œsophagienne. J'ai aussi conseillé de les faire boire la tête en bas quand ils peuvent s'y prêter pour neutraliser l'influence de la pesanteur, qui fait tomber les liquides dans le larynx. Enfin on peut avoir recours aux lavements nutritifs.

Quant à la paralysie, il faut la combattre par la noix vomique, la strychnine et l'électrisation. M. Potain a cité à la société médicale des hôpitaux un fait où une seule séance d'électrisation avait suffi pour permettre l'extraction de la canule. Il faut croire que dans ce cas il s'agissait d'un trouble purement fonctionnel, car, s'il y eût eu altération des muscles, il n'en eût pas été de même; il faudrait, dans ce dernier cas, employer des courants continus appliqués pendant un certain temps et à plusieurs reprises.

Bourgeons charnus et Polypes. On voit chez certains enfants, chez ceux qui sont vigoureux surtout, et alors que la plaie a une grande tendance à bourgeonner, se produire une sorte de bourrelet, de végétation charnue faisant saillie au-dessus du niveau de la peau ; le même phénomène paraît se produire, mais plus rarement, du côté de la trachée. Les bourgeons charnus peuvent s'y développer, former une ou plusieurs petites masses rougeâtres pouvant avoir jusqu'au volume d'un pois et même plus ; elles sont plus ou moins mobiles et quelquefois comme pédiculées. Ces sortes de productions polypeuses on été vues par un bon nombre d'observateurs : Gigon d'Angoulême, Bouchut, Calvet, Jacobi (de New-York) Bergeron, Sanné, etc. J'en ai rapporté un cas à la société clinique. (*Voy.* la *France médicale*, sept. 1879). La plupart des observateurs parlent d'un polype, et il est probable qu'en général il y a une de ces petites masses charnues qui prend plus de développement que les autres, ressemble à un vrai polype et contribue plus particulièrement à la production des accidents. Au point de vue de ces derniers, il faut distinguer deux cas : ou bien la production polypeuse s'est formée avant qu'on ait pu retirer la canule ; ou bien au contraire elle ne s'est produite, ou du moins n'a atteint son plein développement, que quand la plaie était fermée, et quelquefois même depuis longtemps.

Ce sont les faits du premier ordre qui rendent impossible le retrait de la canule pendant des mois et même des années. A cette catégorie appartiennent l'observation de Bouchut où l'enfant garda la canule pendant six ans, et celle de Sanné qui, après avoir traité son petit malade pendant un an environ sans pouvoir enlever la canule, le perdit de vue à cette époque où il la portait encore. Quand le développement du produit polypeux se fait après la cicatrisation, il en arrive généralement à nécessiter une seconde fois la trachéotomie sous peine de causer la mort.

Gigon dut opérer de nouveau son malade quarante-cinq jours après la guérison. L'enfant dont Calvet de Castres a rapporté l'observation mourut parce que les parents se refusèrent à ce qu'on lui fît l'opération une seconde fois.

Enfin, parmi les faits rapportés, il y en a où le polype paraît avoir été antérieur à la trachéotomie et, par conséquent, ne peut lui être attribué ; tel est le cas du malade de Krishaber, chez lequel il ne paraît pas même y avoir eu de croup.

Le malade de Bergeron avait bien été opéré pour un croup, mais, comme antérieurement à celui-ci il avait eu plusieurs attaques de suffocation et que le polype était implanté à un centimètre environ au-dessus de l'incision de la trachée, il y a lieu de croire que la trachéotomie n'avait été pour rien dans sa production.

Quand la production polypeuse s'est faite avant le retrait de la canule et rend ce dernier impossible, voici ce qui se passe à chaque tentative que l'on fait pour arriver à ce but : la respiration s'embarrasse, devient rapidement très-difficile ; il se produit de la toux et l'asphyxie est quelquefois imminente. Il faut remettre la canule. Pendant la période où celle-ci est retirée, voici ce que l'on peut voir : s'il existe une masse plus ou moins pédiculée, l'effort de toux la projette dans la plaie, quelquefois jusqu'à l'orifice externe, si la longueur du pédicule le permet ; pendant l'inspiration, elle rentre. On constate alors très-distinctement le va-et-vient d'un petit corps arrondi, rose, ayant, en général, le volume d'un petit pois au plus. Les masses sessiles ne peuvent donner lieu à rien de semblable.

Un fait très-curieux signalé par Bouchut, par Sanné, et que j'ai observé moi-même, c'est que ces malades, pendant qu'ils ont leur canule, peuvent respirer et parler même, et qu'aussitôt qu'on l'a retirée arrive la suffocation. Eugène Garet, dont j'ai rapporté l'histoire (*Société clinique*, juillet 1879), bouchait sa canule, qui était d'ailleurs très-petite, avec la pulpe de son doigt, et pouvait alors très-bien respirer et causer avec les autres enfants, de la salle. Ainsi faisait le malade de Bouchut. Cette particularité tient, sans aucun doute, à ce que la canule immobilise le polype en un point, l'y déprime, et que pendant ce temps le passage de l'air se fait par l'espace laissé libre, partout ailleurs, entre les parois de la trachée et celles de la canule. Celle-ci est-elle retirée, le polype se gonfle et, redevenu libre, peut être entraîné vers le centre de la trachée ou le larynx : d'où irritation et stimulation qui peut produire le spasme.

La production polypeuse se produit-elle après la cicatrisation de la plaie, voici ce qui se passe : la respiration, souvent un peu ronflante pendant le sommeil, à la suite de la trachéotomie, a repris son type normal, ou continue à avoir le caractère ronflant, mais sans augmenter.

Dans le premier cas le ronflement réparaît ; dans le second, il augmente; il s'établit un ronflement laryngo-trachéal pendant *la nuit seulement*, d'abord, puis ensuite pendant le jour également, mais d'une manière moins forte. Enfin viennent des accès d'oppression qui apparaissent, d'abord, *pendant la nuit*, puis pendant le jour à l'occasion d'une émotion, d'un accès de colère. Entre les accès d'oppression il s'établit un calme relatif, mais non complet : ce qui d'ailleurs dépend du volume, du point d'implantation et des autres conditions de la production polypeuse. Les accès vont en augmentant et il faut se souvenir que chacun d'eux, même le premier, peut être mortel. La gêne respiratoire continue peut tenir au rétrécissement des voies aériennes par la présence du polype, au gonflement inflammatoire de la muqueuse dû à l'irritation. Elle augmente notablement, si, sous l'influence d'un refroidissement, il s'établit une phlegmasie catarrhale. Pour expliquer la production des accès, il y a lieu de faire intervenir le spasme comme autre facteur, et c'est probablement lui qui est mis en jeu quand il y a eu émotion vive ou colère.

Tous ces symptômes rationnels autorisent à admettre comme probable, presque certaine, l'existence d'une production polypeuse, mais n'en fournissent pas la preuve ; l'idée de la demander à la laryngoscopie vient tout de suite. Mais il faut d'abord observer que les examens de cette nature sont difficiles chez les enfants, et que de plus ils donnent lieu à des accès de suffocation qui peuvent être très-graves, mortels même. De sorte que je conseillerai, si on veut faire l'examen du larynx, d'avoir tout préparé pour pratiquer la trachéotomie séance tenante, dans le cas où il y aurait menace de mort par asphyxie.

Les polypes qui se produisent alors que la canule est en place doivent être traités par l'arrachement et la cautérisation; mais l'arrachement n'est point chose aussi facile qu'on le pense pour cette raison, d'abord, qu'on n'aperçoit pas toujours très-bien les productions polypeuses, et qu'ensuite, quand on les voit, il n'est pas facile de les saisir. Il faut bien observer ce qui se passe pendant l'expiration et l'inspiration; dans la première, on voit que le petit corps charnu est poussé vers le dehors, et il s'agit de le saisir avec une pince; mais cette manœuvre doit être exécutée rapidement, car l'inspiration vient aussitôt entraîner le polype.

Les pinces ne le saisissent pas toujours très-aisément ni d'une manière suffisante; c'est pour cela que M. Sanné a fait construire des pinces à mors larges, en forme de cuiller et tranchants sur les bords qui ont l'avantage de faciliter la saisie du polype dans sa totalité à la section du pédicule. Quant à la cautérisation, on la fait avec le crayon de nitrate d'argent, dont on peut neutraliser l'action trop vive avec un peu d'eau salée portée sur les points touchés à l'aide d'un petit pinceau ; on a aussi employé l'acide chromique. Nous avons dit qu'il était urgent de pratiquer, sans trop tarder, la trachéotomie de nouveau, pour combattre les accidents que détermine la production d'un polype après la cicatrisation de la plaie. Les enfants guérissent toujours de cette opération et il ne reste plus qu'à détruire les productions polypeuses. Chez l'enfant Garet la trachéotomie a dû être pratiquée de nouveau très-longtemps, après la guérison, et ce n'est que plusieurs mois après qu'il m'a été possible de voir et de détruire le polype, en le saisissant avec des pinces. La guérison radicale en a été la conséquence immédiate (*Soc. clinique*, juillet 1879).

Gangrène. Dans le cas où une gangrène profonde a étendu son action destructive jusqu'aux cartilages, le retrait de la canule peut être impossible, mais il faut dire qu'en pareille circonstance la mort est la conséquence de l'infection générale, avant que l'impossibilité du retrait de la canule soit venue créer un embarras. S'il en était autrement et si par impossible le malade venait à guérir, il n'y aurait qu'à attendre le travail de réparation. On a vu aussi dans un certain nombre de cas l'œdème de la glotte mettre un obstacle à l'entrée de l'air et s'opposer à ce que l'on pût retirer la canule, mais cette altération doit être fort rare, car aucun des très-nombreux malades soumis à mon observation ne l'a présentée.

Spasme. Tous ceux qui ont eu un certain nombre de malades à soigner ont pu observer qu'il est difficile de juger de la liberté du larynx ; si l'enfant auquel on enlève la canule est effrayé, se fâche, ou pleure, il se produit alors un état spasmodique et congestif qui amène rapidement la suffocation, et il faut quelquefois, replacer rapidement la canule bien qu'il y ait eu quelques inspirations capables de faire supposer que l'aire de la glotte est réellement libre et ne se trouve momentanément en état d'occlusion que parce que l'enfant se tourmente et s'agite. Chez le plus grand nombre des enfants, cet état n'est que passager, et si l'on parvient à les calmer, la respiration laryngée s'établit d'une façon régulière. Mais il en est d'autres chez lesquels les choses ne se passent pas aussi simplement. Bien que le larynx soit libre, qu'il n'y ait ni fausses membranes, ni paralysie, ni végétations capables d'expliquer la gêne de la respiration, celle-ci se produit peu de temps après qu'on a retiré la canule et sous l'influence de l'agitation, de l'appréhension, de l'anxiété, auxquelles le petit malade est en proie, ne tarde pas à menacer de produire l'asphyxie. La rapidité avec laquelle le résultat se produit est d'ailleurs variable suivant les malades : les uns ne peuvent rester sans canule plus de quelques minutes, d'une demi-heure, d'une heure au plus, sans qu'on soit obligé de la replacer. D'autres, au contraire, restent quelques heures sans canule, peuvent respirer exclusivement par le larynx, parlent aux personnes qui les entourent, de façon à prouver d'une manière certaine que le larynx est parfaitement libre, puis rapidement sont pris de frayeur en pensant qu'ils n'ont plus leur canule, la redemandent avec instance et peuvent être pris, si on ne la replace pas, de véritables accès de suffocation qui, toutefois, vont rarement jusqu'à être funestes, si effectivement le larynx est bien libre. Ces phénomènes morbides peuvent s'expliquer par le spasme de la glotte, et celui-ci dépendre d'une action physique ou d'une influence purement morale.

Quand la gêne de la respiration survient promptement après le retrait de la canule sous l'influence des premières inspirations, d'une quinte de toux, du passage d'un produit de sécrétions à travers le larynx, on peut très-bien admettre qu'il se produit une action irritante qui, par action réflexe, produit le spasme de la glotte, lequel se trouve complété par l'anxiété, la terreur, dont est saisi le malade. Mais, lorsque ces troubles des fonctions du larynx ne se produisent qu'après quelques heures, alors que le malade laissé à lui-même se trouble en pensant qu'il est sans la canule, il faut absolument invoquer une action morale qui provoque le spasme, toujours par action réflexe. Ces deux ordres de faits ont été notés souvent par ceux qui ont eu à soigner un grand nombre de croups.

Avant de s'arrêter à l'idée d'un obstacle d'ordre spasmodique, il faut se bien assurer qu'il n'existe aucune des causes matérielles que nous avons signalées comme capables de reculer l'époque du retrait de la canule. Ceci fait, voici quelle doit être la conduite à tenir.

Il faut traiter l'enfant très-doucement, gagner sa confiance; s'il est assez âgé pour comprendre, lui faire bien entendre qu'il est de son intérêt de n'avoir plus sa canule, et en aucun cas ne retirer celle-ci pendant qu'il s'agite, est en colère ou pleure; c'est une œuvre de patience. Quand il est calme, on retire la canule tout en causant avec lui et on l'occupe en fixant son attention sur quelque objet capable de le distraire; une personne qu'il aime reste à ses côtés, lui parle, le fait jouer et le distrait par tous les moyens possibles; on a d'ailleurs toute préparée une canule qu'on lui montre comme devant être replacée, s'il est un peu gêné pour respirer. La plaie est laissée à demi ouverte pour permettre la respiration par cette voie ainsi que la sortie des crachats. On ne réussit pas toujours la première fois et on est le plus souvent obligé de replacer la canule. Nous avons dit que le spasme tenait, dans une certaine mesure, à ce que le larynx n'était plus habitué au passage de l'air et des produits de sécrétions. Je pense, contrairement à certains de mes confrères, que dans ce cas il n'est pas indifférent de placer une canule ouverte sur sa convexité, et munie soit de la soupape, imaginée par Broca, soit de la boule de Luër. Il est très-bon aussi, en pareil cas, de se servir de canules de volumes graduellement décroissants; on arrive ainsi aux plus petits numéros que l'on peut retirer sans que le malade sente, pour ainsi dire, la différence de la respiration avec ou sans l'instrument.

Lorsque le moral joue le rôle principal, il faut user de subterfuges comme celui de Millard, qui avait attaché au cou de sa petite malade la canule dont elle ne voulait pas se séparer; mais je pense qu'en pareil cas, alors qu'on est bien sûr de la liberté du larynx, il faut imposer sa volonté au malade et le forcer à rester sans l'instrument, tout en se tenant prêt à le remettre en place, si on en voyait réellement l'urgence. En général, quand le patient s'est aperçu qu'il n'étouffait pas, comme il l'avait craint, ses alarmes ne se renouvellent pas ou du moins sont notablement amoindries pour disparaître tout à fait. On a aussi conseillé de retirer la canule pendant le sommeil, ce que j'ai toujours inutilement essayé.

Complication de la trachéotomie. *Hémorrhagies secondaires.* Que l'opération ait été signalée ou non par une hémorrhagie primitive, mais plus fréquemment dans le premier cas, il peut se faire une perte de sang consécutive. C'est particulièrement au moment des premiers changements de canule qu'on observe cette complication. Elle peut survenir bien plus tardivement, puisqu'on en a observé des exemples au quinzième jour.

Les causes de ces hémorrhagies sont multiples. Le plus souvent elles tiennent, surtout celles qui se montrent à l'occasion du premier pansement, à ce qu'un vaisseau ouvert pendant l'opération, qui s'était oblitéré par le fait de la pression de la canule, se rouvre quand cette pression vient à cesser, et que l'enfant fait des efforts de toux. Le petit caillot qui aveuglait le vaisseau saute alors et l'hémorrhagie se reproduit. Un peu plus tard la cause peut résider dans une ulcération vasculaire produite par le contact de la canule. On peut enfin ouvrir un vaisseau dans les efforts qui sont faits pour réintroduire la canule. Au-dessus de toutes les causes il faut placer l'influence de la diphthérie qui diminue la plasticité du sang, produit une anémie rapide et dispose aux hémorrhagies.

Pour remédier à cette influence générale, il importe de recourir à l'alimentation et à un régime très-tonique, en même temps qu'on exerce sur les parties d'où part le sang la compression, à l'aide de la canule, que nous avons indiquée, ou bien un tamponnement, à l'aide d'amadou ou de boulettes d'ouate; on peut aussi, dans certains cas où le sang part d'un point déterminé, recourir à la cautérisation avec le nitrate d'argent.

Diphthérie de la plaie. Cette complication que l'on croirait *à priori* devoir être très-fréquente, est au contraire loin de l'être, et ceux qui ont cru trouver fréquemment des fausses membranes sur les surfaces de section de la plaie se sont mépris en régardant comme telles un exsudat plastique blanchâtre ou quelque plaque de gangrène. Quand la pseudo-membrane se développe, c'est de préférence au bord de la plaie sur la surface de section de la peau et les parties immédiatement environnantes; elle se produit beaucoup plus rarement sur les parties de la plaie éloignées de la peau et profondes. Deux points de prédilection par excellence sont l'angle inférieur et surtout l'angle supérieur de la division, comme si l'absence de compression de la canule favorisait la production de la couenne. On a donné une explication plausible de ces dispositions en disant que l'affection pelliculaire se développait surtout sur les muqueuses et sur la peau dépourvue d'épiderme. Sur les bords de la peau, la fausse membrane affecte la forme d'une sorte de feston qui fait tout le tour de la plaie ou bien n'en recouvre qu'une partie, de préférence dans les angles et à leur voisinage. Elle envoie des prolongements qui, étendus dans la profondeur de la plaie, s'étalent quelquefois sur la peau environnante, où leur production est précédée par quelques vésicules, soulèvements de l'épiderme au-dessous desquels paraît se faire l'exsudat. Celui-ci peut se saisir et se décoller, mais non dans une grande étendue toutefois, ce qui permet de le distinguer du pus concret et des ulcérations grisâtres qui entourent souvent la plaie. Les couennes qui recouvrent les parois de celle-ci y sont sous forme de plaques blanches, amincies sur leurs bords, qu'il ne faut pas confondre avec la gangrène, ou avec une simple teinte blanc-grisâtre due à une ulcération superficielle recouverte d'exsudats. Quand il y a diphthérie, l'on peut presque toujours, à l'aide d'une pince, soulever la pellicule dans une certaine étendue; ce qui n'a pas lieu dans le cas où il y a une simple ulcération ou de la gangrène; quand cette dernière existe, la base de la canule est fortement colorée en noir, ce que ne fait pas la diphthérie; la plaie a d'ailleurs une fétidité particulière. Malgré tout, la confusion a souvent eu lieu et a contribué à faire exagérer la fréquence de la diphthérie de la plaie. La surface d'une plaie ulcérée et recouverte d'une couche de pus ressemble assez, à première vue, à une fausse membrane, mais dans ce cas, par des lavages avec un pinceau, ou en cherchant à saisir un produit pseudo-membraneux avec les pinces, on constate aisément l'absence de ce dernier et l'on voit qu'on a affaire simplement à une surface suppurante.

La diphthérie de la plaie n'a pas d'importance propre bien grande, mais, lorsqu'elle est abondante et tenace, elle autorise à en induire que l'affection générale est portée à un haut degré d'intensité, et pourra conduire graduellement à l'infection de toute l'économie.

C'est pour prévenir le développement de la fausse menbrane que Trousseau recommandait de toucher tous les jours la plaie avec le nitrate d'argent; c'est là une pratique généralement abandonnée. La complication en est-elle beaucoup plus fréquente, cela ne paraît pas prouvé, et l'on peut admettre que la pierre infernale n'a pas une grande action préventive. J'ai plus de foi dans son action répressive et je regarde une bonne cautérisation dès l'apparition de la pseudo-membrane comme pouvant en arrêter le développement. On emploie beaucoup en pareille circonstance le jus de citron, l'eau de chaux, une solution de chlorate de potasse, appliqués avec un pinceau. J'ai employé avantageusement dans ces derniers temps une solution imaginée par un confrère de Romorantin, le docteur Soulé, et ainsi formulée : Camphre, 25 grammes; acide phénique, 10(Fsa); ce topique agit très-heureusement contre toutes les plaies diphthérisées.

Inflammation phlegmoneuse de la plaie. L'excès d'inflammation des bords de la plaie est relativement rare, bien que de nombreuses causes se trouvent réunies qui devraient le provoquer, notamment la présence de la canule qui joue le rôle d'un corps étranger. Lorsque cet accident arrive on constate l'induration des bords de la plaie qui en même temps se gonflent; l'aspect de la plaie lui-même change, et de linéaire on la voit devenir béante, et prendre une forme ovale. Si la tuméfaction du tissu cellulaire est un peu considérable et étendue, le cou est gonflé tout autour de la plaie, et les cordons de la canule qui n'étaient pas primitivement trop serrés le deviennent, laissant une empreinte qui accuse l'existence d'une tuméfaction œdémateuse. Dans ce cas, il peut arriver encore que la canule, qui d'abord était assez longue, cesse de l'être, et on doit y faire grande attention, sous peine de la voir sortir de la trachée causant une gêne de la respiration qui pourrait être rapidement mortelle, ou favorisant le développement d'un emphysème secondaire. Il faut en prévision de ces accidents placer une canule suffisamment longue. Tous les tissus participent à l'inflammation, et rarement celle-ci va jusqu'à donner lieu à la formation d'abcès, ce qui pourtant a été noté un certain nombre de fois. Mais il se produit des ulcérations sur les bords de la plaie, qui s'agrandit démesurément par des pertes de substance ayant pour siége le plus habituel l'angle inférieur; il se forme en ce point une ulcération plus ou moins large, plus ou moins profonde, à fond grisâtre, pultacé, qui se déterge assez facilement sous l'influence des lavages dans les cas heureux et laisse voir des bourgeons charnus après quelques jours. La peau, qui participe comme les tissus sous-jacents au travail inflammatoire, est rouge, tendue, quelquefois recouverte de petites vésicules soulevant l'épiderme et servant de point de départ à une ulcération qui, d'une part, se réunit à celle des parties profondes et, de l'autre, s'étend plus ou moins loin en dehors, surtout au-dessous de l'angle supérieur de la plaie. Sur ces ulcérations se développe souvent de la diphthérie et alors la complication est mixte.

La meilleure manière de prévenir l'excès d'inflammation réside dans les soins de propreté, en toute circonstance, et surtout si les bords de la plaie paraissent un peu tendus. La plaie devra être lavée, nettoyée avec une solution d'acide phénique au 100me, avec le plus grand soin. Pour prévenir l'action irritante des liquides sur la peau, on l'enduira de glycérine, de glycérolé d'amidon, de cold-cream ou d'un peu d'huile douce. Comme la canule est une cause puissante d'irritation, on la retirera chaque jour aussi longtemps que la respiration se fera librement par l'ouverture trachéale ; et il est bon de remarquer que dans ces cas, les bords de la plaie étant indurés, celle-ci reste béante, ce qui permet l'entrée facile de l'air. Nonobstant, on doit avoir une canule toute prête, et une personne expérimentée doit surveiller l'enfant pour la replacer aussitôt que la respiration s'embarrasse.

Érysipèle. Cette complication est beaucoup plus rare que la précédente, à laquelle elle est souvent liée. Elle doit son origine au traumatisme, et dans certains cas à une influence générale, comme en temps d'épidémie, par exemple. L'érysipèle apparaît habituellement du troisième au cinquième jour; un peu plus tardif par conséquent que l'inflammation simple qui apparaît à la fin du premier ou dans le second jour. Il est caractérisé par une rougeur qui part des bords de la plaie et peut y rester circonscrite, cas auquel il est difficile de dire si cette rougeur est une phlegmasie simple ou un véritable érysipèle. Plus souvent la rougeur s'étend rapidement et est limitée à son pourtour par le rebord bien connu de l'inflammation érysipélateuse. Comme elle s'accompagne de l'œdème du tissu cellulaire sous-cutané, il y a un gonflement notable, ce qui, suivant le siége, donne à la partie inférieure de la face une apparence bouffie, fait disparaître les saillies et les méplats au-dessus de la clavicule, et au devant du sternum, d'où résulte une apparence bombée de la partie antérieure de la poitrine ; le doigt laisse une empreinte dans les tissus. Des environs de la plaie l'érysipèle peut s'étendre successivement à tout le tronc.

Inutile de dire que la phlegmasie érysipélateuse, même limitée, est une complication grave et qui compromet grandement le résultat final de l'opération. Les soins à donner en pareil cas se bornent à ce que nous avons dit à propos de l'inflammation phlegmoneuse.

Gangrène. C'est une des complications les plus fréquentes de la trachéotomie, mais il y a lieu de distinguer entre les mortifications partielles et superficielles qui surviennent dans un grand nombre de cas et les mortifications étendues qui, seules, méritent réellement le nom de complication. Les deux formes tiennent à des causes multiples : d'abord à la compression exercée par la canule, qui à elle seule peut parfaitement expliquer la production des gangrènes superficielles du trajet de la plaie que l'on observe très-fréquemment ; en second lieu, au mauvais état de la constitution dû à l'intoxication diphthéritique, aux mauvaises conditions hygiéniques actuelles et antérieures, à l'état cachectique ou anémique dans lequel se trouvait l'enfant au moment de l'invasion du croup. Ce dernier ordre de causes doit être particulièrement invoqué quand il s'agit d'expliquer les gangrènes profondes, et on le retrouve effectivement presque toujours en pareil cas.

La gangrène superficielle du trajet de la plaie se traduit par de petites plaques grises qui recouvrent une étendue plus ou moins considérable de la paroi. Elles existent habituellement en même temps qu'un pus sanieux qui se détache facilement et les laisse alors plus apparentes ; elles recouvrent quelquefois toute la surface de la plaie et ne sont nulle part plus prononcées que dans l'angle inférieur de la plaie. Elles ressemblent assez à des fausses membranes ; quand on cherche à les saisir avec des pinces on ne détache pas une véritable pellicule, mais des fragments de tissus mortifiés, ce dont on peut avoir la démonstration à l'aide du microscope qui permet d'y constater les éléments du tissu conjonctif ou des muscles, suivant la partie frappée de gangrène. La plaie ressemble aussi à ce qu'elle est dans l'ulcération simple, mais dans celle-ci la couche blanchâtre que l'on observe étant formée par du pus s'enlève facilement et laisse voir des tissus sains. La plaie gangréneuse a souvent une odeur qui appelle l'attention, mais, ce qui accuse d'une manière formelle son existence, c'est l'état de la canule en argent, au voisinage du pavillon. Lorsqu'il existe des parties gangrenées, si limitées qu'elles soient, elles déterminent sur le point du tube en argent avec lequel elles sont en contact une coloration noirâtre de sulfure d'argent. Aussi doit-on toujours faire l'examen de la canule à ce point de vue : si on trouve la coloration noirâtre au voisinage du pavillon, c'est qu'il existe de la gangrène à l'entrée de la plaie non loin de la peau ; au contraire, si cette coloration s'étend davantage, c'est que la gangrène a envahi la plaie dans une certaine profondeur, et rien qu'à regarder l'instrument on acquiert la notion exacte de l'existence de la gangrène et de celle de son siége ainsi que de son étendue ; et cela très-sûrement, car ni le pus ni la diphthérie ne donnent lieu à la coloration due à la production du sulfure d'argent, qui ne peut prendre naissance qu'au contact des tissus désorganisés qui fournissent de l'hydrogène sulfuré.

Cette gangrène superficielle ne s'étend pas en profondeur, elle est due surtout à la compression de la canule et n'est pas l'œuvre d'un état particulièrement grave.

Il en est tout autrement de la gangrène profonde : celle-ci, heureusement beaucoup plus rare que la précédente, peut détruire la peau, les couches de tissu conjonctif, les muscles et même les anneaux de la trachée ; elle donne lieu à une plaie béante fétide, déchiquetée, d'où l'on détache des fragments de tissus sphacélés quelquefois très-étendus. On a noté l'élimination d'anneaux de la trachée, de cartilages du larynx. La plaie avec des lambeaux de tissu cellulaire flottants, une bouillie sanieuse remplissant toutes les anfractuosités, ne paraît guère capable de se cicatriser. Pourtant cela arrive quelquefois, et dans ce cas, après l'élimination des parties mortifiées, il s'établit une suppuration de bonne nature, les parois se recouvrent de bourgeons charnus, et le travail de cicatrisation s'effectue ; seulement, on comprend que la cicatrice est très-apparente, et quelquefois se fait dans des conditions telles qu'il en peut résulter un véritable rétrécissement des voies respiratoires. Mais dans les cas de gangrène profonde la mort est presque toujours la règle, parce que l'état général a une gravité qui répond à celle de l'état local. On peut même dire que celui-ci n'est susceptible de s'amender que quand l'amélioration des conditions générales a lieu.

Il faut tenter de modifier la surface en même temps que l'on soutient l'état général par l'alimentation, les vins généreux, le quinquina. Pour cela, on pratiquera des cautérisations avec le nitrate d'argent, on fera des lavages avec le vin aromatique et de l'eau alcoolisée, une solution d'acide phénique.

Abcès du médiastin. J'ai eu l'occasion d'observer cette complication deux fois depuis que je suis médecin de l'hôpital des Enfants, et en compulsant les auteurs j'ai vu qu'effectivement c'était un accident rare, puisqu'on pourrait à peine en réunir une vingtaine de cas. Mais il faut dire qu'il est fréquemment méconnu pendant la vie et que, si l'autopsie n'est pas faite, son existence peut passer complétement inaperçue. Dans les deux cas soumis à mon observation, le diagnostic ne fut pas fait. J'observai seulement que vers le cinquième jour, alors que la maladie semblait marcher vers la guérison, il était survenu une fièvre intense dont l'existence ne pouvait être rapportée à des accidents inflammatoires du côté du poumon, puisqu'on n'en trouvait pas les signes physiques. Ce diagnostic est encore bien plus difficile lorsqu'il existe en même temps que la suppuration du médiastin un phlegmon de la plaie, de la broncho-pneumonie ou une pneumonie, auxquels tout naturellement on rapporte les symptômes généraux et l'altération de la respiration. Ce n'est guère que par exclusion et approximativement qu'on peut faire le diagnostic d'une semblable complication. On la peut soupçonner quand l'opération a été laborieuse ; qu'il y a eu des décollements produits par des tentatives répétées et infructueuses d'introduire la canule; lorsqu'on suppose que la paroi postérieure de l'œsophage a pu être divisée. La diphthérie, le phlegmon, l'érysipèle ou la gangrène de la plaie, peuvent être aussi l'origine d'une suppuration qui fuse en suivant les plans de tissu cellulaire jusque dans le médiastin.

On ne voit guère d'ailleurs à quel traitement pourrait conduire la certitude de l'existence d'une collection purulente dans le médiastin.

Ulcérations de la trachée. Il se produit, dans certains cas, et surtout dans certaines épidémies, des ulcérations de la trachée à la suite de la trachéotomie. Même en admettant qu'on laisse passer quelquefois cette lésion inaperçue, ce qui est facile à concevoir, puisqu'elle manque de signes certains, et qu'il arrive de ne la constater qu'à l'autopsie, on peut affirmer qu'elle est relativement très-rare. Elle manque dans presque toutes les autopsies, et elles sont nombreuses, que nous faisons à l'hôpital. Nous avons parlé déjà des ulcérations de la trachée situées au niveau de la plaie et résultant de la gangrène de celle-ci; ce n'est point de ces dernières qu'il s'agit ici, mais de celles qui ont pour siége un point profond de la trachée, lequel est précisément l'endroit où la canule touche la trachée soit par son extrémité, soit par le talon de sa courbure. Il s'en trouve quelquefois sur des parties de la trachée qui n'ont pas été en contact avec la canule, mais tout à fait exceptionnellement. Le siége le plus habituel est le segment antérieur de la trachée, là où il est en contact avec l'extrémité de la canule, ce qui démontre d'une manière péremptoire que le frottement a joué un rôle considérable dans le mécanisme de la production de cette ulcération. Quelquefois, au lieu de former une sorte de croissant, cette ulcération s'étend à tout le pourtour de la trachée, ce qui a lieu surtout dans le cas où la canule, maintenue en place, était très-volumineuse. Quant à la profondeur de l'ulcération, le plus souvent elle ne dépasse pas la muqueuse ; mais d'autres fois il y a destruction de presque tous les tissus. Exceptionnellement il peut y avoir une véritable perforation. Dans des cas extrêmement rares on a constaté l'existence d'un abcès dans le tissu cellulaire péritrachéal, ou bien la perforation d'un vaisseau par le bout de la canule, ce qui peut amener une hémorrhagie abondante, rapidement mortelle même. On a cité de ces exemples qui sont d'ailleurs tout à fait exceptionnels.

C'est encore à la pression exercée par la convexité de la canule qu'il faut attribuer des ulcérations qui se produisent sur la paroi postérieure de la trachée, et toutes ces circonstances prouvent que l'action mécanique joue un grand rôle dans la production de cette lésion ; mais elle ne paraît pas toutefois être suffisante, et ce qui le prouve, c'est qu'on n'observe pas ces destructions de tissu dans les trachéotomies faites pour d'autres causes que la diphthérie, et qu'elles se produisent d'autant plus facilement que celle-ci est plus infectieuse, et l'état général plus grave ; c'est pour cette raison aussi, sans doute, qu'on voit souvent les ulcérations qui nous occupent coïncider avec la diphthérie, la gangrène, et les ulcérations de la plaie du cou. On les observe plus fréquemment dans certaines épidémies diphthéritiques, pour rester ensuite pendant fort longtemps sans en observer aucun cas.

Nous avons dit que cette lésion passait souvent inaperçue ; ce n'est pas pourtant qu'elle manque absolument de signes capables de la faire reconnaître d'une manière positive.

Les malades accusent quelquefois une douleur à la partie antérieure du cou, en un point répondant assez bien à l'extrémité interne de la canule. Mais, pour que la douleur cervicale ait une valeur, il faut que la plaie soit absolument saine, qu'il n'y ait pas d'inflammation vive, à laquelle la douleur puisse être rapportée. Nous en dirons autant de l'odeur gangréneuse exhalée par la plaie; si cette dernière est saine, la fétidité doit venir d'ailleurs; mais si, au contraire, il y a des ulcérations, de la gangrène ou seulement de la diphthérie de la plaie, on est naturellement porté à leur attribuer la fétidité ressentie et non pas à une ulcération située plus profondément. Un signe plus important consiste dans l'expulsion par la canule de mucosités sanguinolentes plusieurs jours après l'opération, alors que depuis longtemps toute trace de sang avait disparu des matières expectorées. Mais, si l'on veut ne pas laisser passer inaperçue l'existence d'une ulcération, il faut inspecter chaque jour la canule. Nous avons dit que la gangrène des bords de la plaie donnait lieu à la production de sulfure d'argent, à une coloration noire de la canule au voisinage du pavillon : le même phénomène se produit quand une mortification a lieu profondément au point de contact du bec de la canule ou à celui de sa convexité; on observe alors que l'extrémité de l'instrument ou le point saillant de sa courbe sont noirs parce qu'il s'y est produit un sulfure d'argent. Lorsque l'on constate ces colorations aux endroits que nous venons d'indiquer, on peut être sûr de l'existence d'une ulcération. Comme, ainsi que nous l'avons dit, le sphacèle intérieur existe souvent en même temps que celui des bords de la plaie, il arrive alors que la canule présente une coloration noire au voisinage du pavillon et une autre à l'extrémité antérieure, séparées l'une de l'autre par un espace où le métal est brillant, et qui se trouve d'autant moindre que la gangrène est plus étendue. L'étendue des plaques ou des anneaux noirs donne un idée de cette ulcération. Il importe donc beaucoup d'inspecter chaque jour la canule.

L'ulcération portée très-loin peut avoir une certaine gravité par elle-même ; mais en général il n'en est pas ainsi, et si sa constatation a une signification pronostique fâcheuse, c'est moins à cause de la lésion elle-même que de l'idée qu'elle éveille de l'existence d'une diphthérie grave. Pourtant, on voit guérir des enfants chez lesquels le diagnostic de l'ulcération établi, d'après les signes dont nous avons parlé, avait fait craindre qu'il en fût autrement; mais c'est là l'exception. Nous le répétons, l'ulcération n'est pas par elle-même la cause de la mort, sauf les cas où, très-profonde, elle provoquerait la formation d'un abcès, ou l'ulcération d'un gros vaisseau, ce qui a été observé, mais est exceptionnellement rare.

Traitement des ulcérations. On entrevoit le traitement, au moins dans ce qu'il a de préventif, lorsqu'on se fait une idée très-exacte du mode de production des ulcérations trachéales. Nous avons dit qu'elles dépendent : 1° d'une disposition générale due à l'intoxication diphthéritique, c'est donc contre celle-ci qu'il faut agir par le traitement le mieux approprié : par l'alimentation, le quinquina et les toniques compatibles avec l'énergie fonctionnelle de l'estomac ; 2° d'une cause occasionnelle ou déterminante qui n'est autre que la pression et les frottements de la canule. Celle-ci une fois introduite et fixée par les cordons forme un corps rigide qui peut blesser les parties avec lesquelles elle se trouve en contact, surtout par certains points, ainsi par l'extrémité intérieure, si la courbure est très-prononcée, comme dans la canule de Trousseau, par la convexité de cette même courbure, pour la même raison. On a paré en partie à cet inconvénient en diminuant la courbure. De plus, il est facile de comprendre que, la canule étant fixée autour du cou, et par conséquent immobile, son extrémité interne frotte contre la paroi antérieure de la trachée dans tous les mouvements, dans les efforts de déglutition, etc. M. Luër, sous les indications de Roger, a fabriqué une canule dont nous avons donné la description et qui est pour ainsi dire flottante dans la trachée. Cette particularité, due au mode d'attache de la douille au pavillon, jointe à la précaution d'évider l'extrémité de la canule sur la face antérieure, fait que l'angle de cette extrémité ne peut venir frotter contre la paroi antérieure de la trachée. Il importe donc de se servir d'une canule dont l'arc de courbure soit plus étendu qu'on ne le faisait autrefois, dont l'extrémité soit légèrement coupée en biseau d'avant en arrière et de haut en bas, et dont la douille soit mobile sur le pavillon, conditions que réunit la canule de Luër. Si on n'a pas cet instrument on évite les ulcérations en plaçant alternativement des canules du même calibre et de courbure différente dont les points de pression sont nécessairement aussi différents.

L'ulcération une fois produite, il faut mettre en place, si l'état des parties le permet, une canule plus courte, moins courbée, en un mot, telle qu'on puisse éviter le contact avec le point malade. Si l'enfant est en état de se passer de sa canule, ne fût-ce que pour quelques heures, il ne faut pas manquer de la lui retirer matin et soir. On ne peut guère songer à un traitement topique.

ARCHAMBAULT.

HOPITAL SAINTE-EUGÉNIE

ADMISSIONS DES CROUPS (OPÉRÉS OU NON) CLASSÉS PAR MOIS
DE 1866 A 1878 INCLUSIVEMENT.

ANNÉES.	JANVIER.	FÉVRIER.	MARS.	AVRIL.	MAI.	JUIN.	JUILLET.	AOUT.	SEPTEMBRE.	OCTOBRE.	NOVEMBRE.	DÉCEMBRE.
1866. . .	11	12	18	21	19	6	4	7	13	10	11	12
1867. . .	9	11	11	11	7	9	»	5	5	10	10	12
1868. . .	9	13	20	22	15	12	13	12	13	7	18	16
1869. . .	15	14	14	20	9	7	4	12	10	15	17	11
1870. . .	18	15	18	18	12	13	8	9	13	4	13	»
1871. . .	15	17	13	12	8	2	6	2	8	11	13	17
1872. . .	20	18	13	21	23	10	7	17	13	20	23	19
1873. . .	21	19	31	18	30	29	13	14	22	14	21	7
1874. . .	24	21	22	11	5	4	»	»	1	»	3	1
1875. . .	16	24	12	16	16	16	14	18	23	29	32	28
1876. . .	15	13	27	16	22	21	16	23	15	28	26	32
1877. . .	27	35	35	32	25	29	18	19	18	12	19	38
1878. . .	32	28	23	27	21	17	14	12	14	23	23	17
Total par mois. .	232	240	259	215	214	165	117	150	168	183	217	210

RÉSUMÉ

—

Total général des admissions de croups de 1866 à 1878 inclusivement. . . . 2,400

Croups opérés, guéris.	464	2,400
Croups opérés, décédés	1,690	
Croups non opérés, guéris.	120	
Croups non opérés, décédés.	126	

HOPITAL SAINTE-EUGÉNIE

CROUPS OPÉRÉS ET NON OPÉRÉS CLASSÉS PAR SEXE ET PAR AGE

(DE 1866 A 1878 INCLUSIVEMENT).

ANNÉES.	GARÇONS.										FILLES.									
	De 2 à 3 ans.		De 3 à 4 ans.		De 4 à 5 ans.		De 5 à 6 ans.		Au-dessus de 6 ans.		De 2 à 3 ans.		De 3 à 4 ans.		De 4 à 5 ans.		De 5 à 6 ans.		Au-dessus de 6 ans.	
	Guéris.	Morts.	Guéris.	Morts.	Guéris.	Morts.	Guéris.	Morts.	Guéris.	Morts.	Guéries.	Mortes.	Guéries.	Mortes.	Guéries.	Mortes.	Guéries.	Mortes.	Guéries.	Mortes.
	CROUPS OPÉRÉS.																			
1866.	5	20	5	11	4	6	3	3	9	4	1	15	9	9	4	8	3	4	2	5
1867.	5	4	1	7	3	5	2	1	6	2	4	12	4	13	3	8	2	5	4	3
1868.	8	14	3	12	3	13	4	9	5	8	2	16	3	17	2	8	4	7	4	2
1869.	2	25	8	14	8	9	1	5	5	5	4	23	2	9	2	5	1	»	2	1
1870.	3	22	9	14	7	7	4	2	3	8	1	13	3	11	7	4	2	6	6	4
1871.	»	8	2	8	2	14	1	9	»	5	2	10	3	10	2	9	2	6	»	3
1872.	2	27	5	20	3	13	2	10	9	10	5	18	5	18	1	13	4	5	8	9
1873.	3	28	2	18	5	25	6	4	6	16	4	27	3	21	2	12	3	6	10	16
1874.	1	9	1	6	2	4	1	2	2	6	2	9	1	8	3	11	2	7	1	8
1875.	3	30	6	22	4	12	3	4	7	12	5	22	2	15	4	13	3	6	2	14
1876.	3	29	4	38	2	25	2	14	1	10	»	28	4	27	5	18	1	7	4	11
1877.	»	41	8	29	9	28	6	9	7	17	2	41	3	20	4	22	1	16	2	12
1878.	2	40	4	18	5	24	3	15	5	6	1	34	2	13	5	16	3	14	8	14
Total des croups opérés.	37	295	58	217	57	185	38	87	65	109	33	268	46	191	44	147	33	89	53	102
	CROUPS NON OPÉRÉS.																			
1866.	1	»	1	»	1	1	»	»	1	»	3	1	2	2	»	»	»	»	»	1
1867.	»	»	1	1	»	»	»	»	»	»	»	3	»	»	»	»	»	1	»	»
1868.	2	5	1	2	4	»	»	1	2	»	2	2	»	2	»	1	1	»	1	»
1869.	»	»	2	1	1	»	»	»	»	»	1	4	1	2	1	2	2	»	2	»
1870.	»	»	2	»	»	»	»	»	»	»	1	1	»	1	»	»	»	»	»	»
1871.	»	2	3	2	1	1	2	4	1	3	1	2	2	3	»	»	»	»	»	1
1872.	1	1	1	2	»	1	»	»	»	1	»	3	2	»	1	»	2	1	3	»
1873.	1	1	3	1	»	»	1	1	»	»	»	2	3	»	»	1	1	»	2	3
1874.	»	1	1	»	2	»	1	1	»	»	»	»	»	»	»	»	»	»	»	»
1875.	4	5	7	4	»	»	1	3	4	3	1	3	1	7	2	2	1	2	4	1
1876.	»	1	»	1	»	»	»	1	2	»	»	3	»	1	»	1	»	»	»	1
1877.	4	»	»	1	1	1	3	»	»	»	»	1	1	2	1	2	»	»	3	»
1878.	3	3	1	»	»	3	1	»	1	»	1	1	1	1	1	»	»	»	»	»
Total des croups non opérés.	16	19	23	15	10	7	9	11	11	7	10	26	13	21	6	9	7	4	15	7
Report des croups opérés.	37	295	58	217	57	185	38	87	65	109	33	268	46	191	44	147	33	89	53	102
Total général.	53	314	81	232	67	192	47	98	76	116	43	294	59	212	50	156	40	93	68	109

HOPITAL DES ENFANTS MALADES

ADMISSIONS DES CROUPS (OPÉRÉS OU NON) CLASSÉS PAR MOIS

DE 1866 A 1878 INCLUSIVEMENT.

ANNÉES.	JANVIER.	FÉVRIER.	MARS.	AVRIL.	MAI.	JUIN.	JUILLET.	AOUT.	SEPTEMBRE.	OCTOBRE.	NOVEMBRE.	DÉCEMBRE.
1866. . .	15	8	23	21	8	9	9	6	2	2	7	6
1867. . .	6	15	7	10	6	7	9	9	5	3	5	8
1868. . .	9	4	9	4	6	6	7	4	3	10	6	6
1869. . .	13	9	12	8	6	5	2	7	6	10	9	8
1870. . .	19	10	12	9	8	5	5	14	7	5	6	8
1871. . .	4	4	4	3	2	5	3	2	10	3	12	16
1872. . .	14	15	12	8	12	10	7	8	5	15	16	15
1873. . .	18	7	17	9	9	13	12	9	9	12	14	15
1874. . .	12	16	14	15	11	8	4	7	8	12	15	13
1875. . .	9	9	18	19	17	15	9	8	19	19	21	22
1876. . .	22	14	13	17	11	7	9	8	3	20	22	15
1877. . .	21	21	26	19	21	18	18	18	15	17	19	31
1878. . .	28	19	34	16	25	19	25	20	13	18	31	33
Total par mois. .	190	151	201	158	145	127	119	120	103	146	183	196

RÉSUMÉ

Total général des admissions de croups de 1866 à 1878 inclusivement. . . . 1,841

Croups opérés, guéris.	225	1,841
Croups opérés, décédés.	1,178	
Croups non opérés, guéris.	92	
Croups non opérés, décédés.	236	

HOPITAL DES ENFANTS MALADES

CROUPS OPÉRÉS ET NON OPÉRÉS CLASSÉS PAR SEXE ET PAR AGE

(DE 1866 A 1878 INCLUSIVEMENT).

ANNÉES.	GARÇONS.										FILLES.									
	De 2 à 3 ans.		De 3 à 4 ans.		De 4 à 5 ans.		De 5 à 6 ans.		Au-dessus de 6 ans.		De 2 à 3 ans.		De 3 à 4 ans.		De 4 à 5 ans.		De 5 à 6 ans.		Au-dessus de 6 ans.	
	Guéris.	Morts.	Guéris.	Morts.	Guéris.	Morts.	Guéris.	Morts.	Guéris.	Morts.	Guéries.	Mortes.	Guéries.	Mortes.	Guéries.	Mortes.	Guéries.	Mortes.	Guéries.	Mortes.
										CROUPS OPÉRÉS.										
1866.	1	14	8	11	3	5	3	1	3	5	1	11	2	8	3	7	2	4	1	5
1867.	2	10	»	8	2	7	5	1	1	2	»	9	»	9	2	2	1	4	2	3
1868.	2	6	7	5	3	3	3	1	2	2	1	7	1	4	1	3	2	3	5	»
1869.	1	13	1	3	4	7	1	2	2	4	1	11	1	8	1	3	»	2	»	1
1870.	4	8	4	6	3	3	1	1	2	1	1	7	»	9	1	4	3	1	2	3
1871.	1	6	4	5	»	2	»	2	5	»	»	3	1	5	2	1	2	1	1	2
1872.	1	10	1	9	4	9	3	7	4	3	1	9	4	8	3	7	3	5	5	7
1873.	1	12	1	7	3	8	4	6	1	8	1	10	3	9	4	6	4	5	4	9
1874.	»	8	3	15	3	9	1	6	6	9	1	7	3	10	5	9	2	4	1	3
1875.	5	22	8	18	2	16	1	11	12	9	»	18	2	13	»	10	2	6	3	10
1876.	2	17	2	25	2	13	7	9	1	5	1	14	3	14	2	11	5	9	1	3
1877.	»	19	5	25	2	27	8	24	2	13	2	18	»	29	6	15	2	15	3	6
1878.	2	16	5	29	6	25	7	28	3	12	2	24	2	33	6	18	5	17	8	14
Total des croups opérés. . . .	22	161	49	166	37	134	44	99	44	73	12	148	22	161	36	96	33	74	36	66
										CROUPS NON OPÉRÉS.										
1866.	1	2	2	»	»	»	»	1	2	1	»	1	»	»	3	»	3	»	1	1
1867.	»	2	»	2	»	1	»	»	»	»	»	4	»	3	1	1	3	1	2	»
1868.	»	2	»	2	2	»	1	»	»	»	»	1	»	2	»	»	»	»	1	»
1869.	»	8	1	2	1	2	2	»	2	1	»	4	1	1	2	1	»	»	1	»
1870.	»	7	»	3	2	»	»	1	3	»	»	15	1	2	»	3	1	2	1	3
1871.	1	6	1	1	»	1	»	1	1	»	»	6	1	»	2	1	1	1	»	1
1872.	»	7	1	»	3	1	»	3	1	»	»	6	1	1	2	1	3	»	3	1
1873.	1	11	»	3	»	2	»	2	1	3	1	4	1	»	2	1	1	2	2	1
1874.	»	7	1	1	2	2	»	2	1	2	»	4	»	2	2	1	2	1	»	1
1875.	2	1	»	2	»	»	1	1	»	»	1	3	»	1	1	»	»	1	2	2
1876.	»	4	»	2	»	»	»	»	»	»	»	3	»	1	»	»	3	1	»	1
1877.	1	7	»	7	»	2	»	1	»	1	»	2	»	3	»	1	»	1	»	2
1878.	»	6	»	1	»	»	1	»	»	»	»	2	»	2	1	3	»	»	3	»
Total des croups non opérés. .	6	70	6	26	10	11	5	12	11	8	2	55	5	18	14	13	17	10	16	13
Report des croups opérés.	22	161	49	166	37	134	44	99	44	73	12	148	22	161	36	96	33	74	36	66
Total général. .	28	231	55	192	47	145	49	111	55	81	14	203	27	179	50	109	50	84	52	79

Bibliographie. — Malouin. *Histoire des maladies épidémiques de l'année 1747, observées à Paris en même temps que les différentes températures de l'air.* In *Mém. de l'Acad. roy. des sciences*, 1747, p. 581. — De Molcaille. *Observations médicales faites à Pluviers.* In *Mém. de l'Acad. roy. des sciences*, 1748, p. 524. — Bergen (Charl.-Aug.). *De morbo truculento infantum hoc anno, hic Francofurti et in viciniâ grassante.* In *Nov. act. phys. med. curios. nat.*, t. II, p. 157, in-4°, 1761.— Home (Francis). *An Inquiry into the Nature, Cause and Cure of the Croup.* Edimbourg, 1765, in-8°. Traduit en français par F. Ruette. Paris, 1809, in-8°. — Murray (Joan.-Andr.). *Abhandlung von einer bœsartigen Brœune, und einer widernatürlichen Haut in der Luftræhre.* Gottingue, 1769, in-8°. — Crawford (Tho.). *Dissertat. de cynanche stridulâ.* Edimbourg, 1771, in-8°. — Taylor (Joan.). *De cynanche gangrenosâ*, Edimbourg, 1773, in-8°. — Mease (Andr.). *Diss. de Anginâ tracheali.* Edimbourg, 1777, in-8°. — Callisen (Henri). *Observatio de concretione polyposâ cavâ tussi rejectâ.* In *Actes de la Soc. méd. de Copenhague*, t. I, p. 76-79, 1777, in-8°.— Michaelis (Christ.-Fréd.). *Diss. de anginâ polyposâ seu membranaceâ.* Gottingue, 1778. Traduit en français par F. Ruette, Paris, 1810, in-8°. — Mahon. *Observation sur une maladie analogue à l'angine polypeuse ou croup des enfants.* In *Mémoires de la Société roy. de méd.*, 1777-1778, t. II, p. 206. Paris, 1780, in-4°. — Bayley. *Cases of the Angina Trachealis with the Mode of Cure, in a Letter to Hunter.* In *Medical Repository*, New-York, 1781, t. VI, in-8°. — Vieusseux (G.). *Mémoire sur le croup.* Inséré par extrait dans le *Journal de médecine de Boyer, Corvisart et Leroux*, t. XII, p. 422. — Dureuil. *Observations sur le croup.* — Bernard. *Nouvelles observations sur le croup.* — Laudun. *Observ. sur le croup, commencées en 1776.* — Duboueix. *Mémoire et observations sur le croup, faites à Clisson.* — Ardoin. *Observ. sur le croup, faites à Draguignan.* — Ces différents mémoires, adressés à la Société royale de médecine pour le concours sur le croup, annoncé le 11 mars 1783, sont conservés dans les *Archives de la Soc. roy. de méd.*— Monro. *Diss. de suffocatione stridulâ.* Edimbourg, 1786, in-8°. — Chambon. *Réflex. sur la nature et le traitement d'une maladie particulière aux enfants, connue sous le nom de croup, ou esquinancie membraneuse.* In *Mém. de la Soc. roy. de méd.*, t. V, p. 81. Paris, 1787, in-4°. — Thilenius (M.-G.). *Med.-chir. Bemerkungen.* Francfort, 1789, in-8°. — Murray (Jacob-Thomson). *Diss. med. inaug. de cynanche malignâ.* Edimbourg, 1793, in-8°. — Disney (Alexander). *Treatise on the Nature and Cure of the Cynanche Trachealis commonly called the Croup.* Londres, 1794, in-8°. — Noël Perry-Eccleston. *Disp. med. inaug. de anginâ tracheali.* Edimbourg, 1794, in-8°. — Archer (John). *Diss. on Cynanche Trachealis commonly called Croup or Hives.* Philadelphie, 1798, in-8°. — Chaussier. *Notes à la fin de la traduction française de la Pyrétologie de Selle*, p. 594, par M. M. Nauche. Paris, 1800, in-8°. — Cheyne (John). *Essays on the Diseases of Children with Cases and Dissections, Pathology of the Membr. of the Larynx and Bronch.* Londres, 1801, in-8°. — Schwilgué (C.-J.-A.). *Diss. sur le croup aigu des enfants.* Thèse in-8°. Paris, an X, n° 83. — Beauchêne. *Obs. sur le croup.* In *Recueil périod. de la Soc. de méd.*, t. XXI, p. 20, 1804. — Rechou. *Obs. et réflexions sur le croup.* Même recueil, t. XXII, p. 7. — Linand (Ad.-J.-B.). *Diss. sur le croup.* Thèse de Paris, 1806, in-4°. — Desessartz (J.-C.). *Mémoire sur le croup*, lu à la première classe de l'Institut national, dans les séances des 22, 29 juin et 6 juillet 1807. Paris, 1807, in-8°. 2° édit., en 1808, avec un supplément. — Nicaise (P.-F.). *Considérations générales sur l'angine grangréneuse.* Thèse de Paris, 1807, in-4°. —Mommerot (Claude). *Diss. sur le croup.* Thèse de Paris, 1807, in-4°. — Filleau et Engaz. *Observation de croup terminé par la mort chez une fille de vingt-deux ans.* In *Journal de médecine*, par Boyer, Corvisart et Leroux, t. XIV, p. 139, 1807. — Latour. *Manuel du croup.* Paris, 1808, in-8°. — Durat-Lasaille (Ant.). *Quelques considérations sur le croup.* Thèse. de Paris, 1808, in-4°. Il propose la trachéotomie et réfute les objections faites contre cette opération. — *Recueil des observations et des faits relatifs au croup*, rédigé par la Faculté de médecine de Paris, d'après les ordres du ministre de l'intérieur, pour le concours au prix fondé par Napoléon. Paris, 1808, in-8°. — Portal. *De l'angine membraneuse ou du croup.* In *Mémoires sur la nature et le traitement de plusieurs maladies*, t. III, p. 74 et 130. Paris, 1808, in-8°. — Caron (J.-Ch.-Félix). *Traité du croup aigu.* Paris, 1808, in-8°. — *Examen du recueil de tous les faits et observations*, etc. Paris, 1809, in-8°. — Remer, resp. Samuel Friedlænder. *Diss. de tracheitide siccâ, morbo infantibus proprio, periculosissimo, interdùm epidemico, nondum satis cognito.* Kœnigsberg, 1809, in-4°. — Suttinger. *Diss. de anginâ polyposâ.* Leipzig, 1809, in-4°. — Levêque-Lasource. *Considérations et observations sur le croup.* In *Journ. de Boyer, Corvisart et Leroux*, t. XX, p. 198, 1810.— Double (F.-J.). *Traité du croup.* Ouvrage qui a obtenu une des trois mentions honorables dans le concours ouvert sur cette maladie par les ordres de Napoléon. Paris, 1811, in-8°. — Giraudy (C.). *De l'angine trachéale connue sous le nom de croup.* Paris, 1811, in-8°. — Ruette (F.). *Traité de l'asphyxie connue sous le nom de croup.* Paris, 1811, in-8°. — *Doutes sur l'existence du croup essentiel.* Paris, 1813, in-8°. — Tissadé (J.-B.). *Observations sur le croup aigu, lues à la Société de la Faculté de médecine de Paris*, le 8 nov. 1810. In *Journ. de*

Boyer, Corvisart et Leroux, t. XXI, p. 83, 1811. — Poussin (M.-F.-G.). *Observations sur trois angines membraneuses, dont une s'est terminée par la guérison, suivies de remarques sur quelques points du diagnostic et du traitement de cette maladie*. In *Journal de Boyer, Corvisart et Leroux*, t. XXII, p. 337, 1811. — Lejeune (A.-L.-S.). *Observations sur le croup, tendant à prouver les avantages du sulfure de potasse dans cette maladie*. In *Journal de Boyer, Corvisart et Leroux*, t. XXV, p. 131, 1812. — Lesage (Louis-Aug.). *Observations sur le croup dont la mère et deux de ses enfants ont été atteints successivement, la plus jeune des enfants ayant seule succombé*. In *Journ. de Boyer, Corvisart et Leroux*, t. XXV, p. 270, 1812. — Voisinet (G.). *Diss. sur le croup*. Thèse de Paris, 1812, in-4°. — Caillau (J.-M.). *Mémoire sur le croup* (ment. hon.). Bordeaux, 1812, in-8°. — Bonnafox de Malet (Julien). *Mémoire sur le croup*. Paris, 1812, in-8°. — Valentin. *Recherc. hist. et prat. sur le croup*. Paris, 1812, in-8°. — Abadie (Louis). *Précis du croup, suivi d'une observation particulière d'angine catarrhale gastrique qui s'est compliquée de croup le 8e jour de la maladie*. Montpellier, 1812, in-4°. — Royer-Collard. *Rapport adressé à S. E. le ministre de l'intérieur sur les ouvrages envoyés au concours sur le croup*. Paris, 1812, in-8°. — Vieusseux (G.). *Mémoire sur le croup ou angine trachéale* (1re mention honorable). Genève, 1812, in-8°. — Nahumowicz. *Diss. cynanch. laryngæ lina exempla addita epicrisi exhibens*. Wilna, 1812, in-4°. — Gœlis. *Tractatus de rite cognoscend. et curanda angina membranacea*. Vienne, 1813, in-8°.—Rubini (Pier.). *Riflessioni sulla malattia communemente denomin. crup*. Parme, 1813, in-8°. — Chamerlat. *Observation d'un enfant guéri d'un croup porté à un très-haut degré, et indication d'un moyen nouveau*, etc. In *Journal de méd. chirur. phrm.*, etc., t. XXVII, p. 3, 1813. — Duchassin (E.-M.-A.). *Observations de médecine pratique sur le bon emploi du sulfure de potasse dans le traitement du croup*. Thèse de Paris, 1815, in-4°. — Alders (Johan.-Abrah.). *Commentatio de tracheitide infant. vulgo croup vocata, cui præmium à quodam imp. Napoleone proposit. ex dim., part. delatum est*. Leipzig, 1816, in-4° — Lanthiez (F.-X.-M.-J.). *Des angines en général et du croup en particulier*. Thèse de Paris, 1816, in-4°. — Haase. *Découvertes sur le croup ou l'asthma cynanche*. Moscou, 1817. — Lobstein (J.-F.). *Observations et recherches sur le croup*. In *Mém. de la Soc. méd. d'émul.*, p. 500, 8e année, 2e partie, 1817. — Serrurier. *Observation d'un croup aigu dont la terminaison a été funeste* (C'est un des faits nombreux qui prouvent l'inefficacité du sulfure de potasse contre cette maladie). In *Journal de Boyer, Corvisart et Leroux* t. XXXIX, p. 99. 1817. — Canto (Sylv.). *Diss. sur le croup simple*. Thèses de Paris, 1818, in-4°. — Guibert (F.-Théod.). *Considérations sur le diagnostic et le traitement du croup ou angine suffocante des enfants*. Thèses de Paris, 1821, in-4°. — *Recherches nouvelles et observations pratiques sur le croup*, etc. Paris, 1824, in-8°. — Mackie (Jacob). *Diss. med. inaug. de cynanche tracheali*. Edimbourg, 1821, in-4°. — Cruveilhier (J.). *Considérations générales sur le croup et la maladie cérébrale des enfants*. In *Médecine pratique éclairée par l'anatomie*, etc. Paris, 1821, in-8°. — Desruelles (H.-M.-J.). *Traité théorique et pratique du croup d'après les principes de la doctrine physiologique*. Paris, 1821, in-8°. 2e édit. 1824, etc. — *Existe-t-il de faux croups? Réflexions sur cette question*. In *Bulletin de la Soc. méd. d'émulation de Paris*. Cahier de janvier 1824. — Hoffmann. *Nouvelle méthode de guérir le croup par le sulfate de cuivre à la place du calomel*. In *Journal d'Hufeland*, 1821. Extr. dans le *Nouveau Journal de médec., chir., pharm.*, etc., t. XII, p. 326, 1821.— Gasnault (Fulgence). *Diss. sur le croup*. Thèses de Paris, 1822, in-4°. — Lacroix (J.-B.). *Tableau d'une épidémie de croup qui a régné à Guéret sur la fin de l'année 1821 et au commencement de 1822*. Paris, 1822, in-8°. — Brousse (Denis). *Diss. sur le croup inflammatoire ordinaire*. Thèses de Paris, 1822, in-4°. — Grimaud (Aimé). *Nature et anatomie pathologique du croup, ou angine trachéale des enfants*. In *Journ. compl. des sciences médic.*, janvier 1822. — Blaud (P.). *Nouvelles recherches sur la laryngo-trachéite*, etc. Paris, 1823, in-8°, et *Observations recueillies dans l'hôpital de Beaucaire*. In *Nouv. Biblioth. médic.*, 1826, t. III, p. 368. — Lebrun (A.-Prosper). *Du croup et de ses rapports avec l'angine couenneuse pharyngienne*. Thèse de Paris, 1823, in-4°. — Bretonneau. *Des inflammations spéciales du tissu muqueux et en partic. de la diphthérite ou inflammation pelliculaire, connue sous les noms de croup, d'angine maligne, d'angine gangréneuse*, etc. Paris, 1826, in-8°. — Louis (P.-Ch.-A.). *Du croup considéré chez l'adulte*. Mémoire lu à l'Académie de médecine le 23 sept. 1823. In *Arch. gén. de méd.*, t. IV, p. 5 et 369, 1824, et *Mémoires ou recherches anatomico-pathologiques*, etc., p. 203. Paris, 1826, in-8°. — Shiers (Edmond). *Diss. sur le croup*. Thèses de Paris, 1825, in-4°. — Billard (C.). *De l'état actuel de nos connaissances sur le croup*. In *Arch. gén. de méd.*, t. XII, p. 544, 1826. — *Mém. sur l'emploi du calomel dans le traitement du croup et des angines pelliculeuses*. Ibid., t. XX, p. 491. — Moronval et Laviez. *Notice relative à une épidémie de croup et d'angine pharyngée, observée pendant les années 1822 et 1823 dans huit villages des environs d'Arras, et dans laquelle, sur 1711 enfants au-dessous de quatorze ans, 908 furent atteints de la maladie et 240 périrent*. Rapport fait par M. Espiant à l'Académie royale de médecine le 8 mars 1825.

In *Arch. gén. de méd.*, t. VII, p. 465, et t. VIII, p. 282 (1re série). — MACKENZIE (Will.). *Considérations sur le traitement du croup.* In *Journ. de méd. et de chir. d'Edimb.*, 1825, et *Nouv. Biblioth. méd.*, t. VIII, p. 377, 1825. — PORTER (W.-H.). *On the Surgical Pathology of the Larynx and Trachea with Relation to the Operation of Branchotomy*, etc. Dublin, 1826, in-8°. — HERVEZ DE CHÉGOIN. *Observ. de croup chez un sujet de vingt-huit ans, lue à l'Académie de médecine*, le 29 juin 1826. — GRÉGORY. *Contagion du croup.* In *Revue méd.*, t. I, p. 292, 1826. — EMANGARD (F.-P.). *Traité pratique du croup et examen critique de quelques opinions sur cette maladie.* Paris, 1827, in-8°. — BRETONNEAU. *Notice sur l'emploi thérapeutique de l'alun dans la diphtérite.* In *Arch. gén. de méd.*, t. XIII, p. 5, 1827. — LAÇOSTE (Barthélemy). *Observ. sur le croup et de sa thérapeutique éclairée par l'expérience.* Rapport lu à l'Académie de médecine le 8 mai 1827 sur ce mémoire, par M. Bricheteau. In *Arch. gén. de méd.*, t. XIV, p. 284, 1827. — BRICHETEAU (G.). *Précis analytique du croup, de l'angine couenneuse et du traitement qui convient à ces deux maladies*, etc. Ibid *avec des notes extraites de Mémoires inédits.* Paris, 1827, in-8°. — VELPEAU. *Efficacité de la poudre d'alun contre le croup.* Notice lue à la Société philomatique. In *Nouv. biblioth. méd.*, t. III, p. 298, 1827. — FERRAND (P.-A.). *De l'angine membraneuse.* Thèse de Paris, 1827, in-4°. — HORTELOUP (B.-J.-F.) *Observations de croup chez l'adulte.* Thèse de Paris, 1828, in-4°. — BLACHE (J.-G.-M.). *Observations pratiques recueillies à l'hôpital des enfants malades. — Du croup et du pseudo-croup.* In *Arch. gén. de méd.*, t. XVII, p. 473, 1828. — MAZIER. *Trachéotomie dans le cas de corps étrangers introduits dans le larynx et dans le cas de croup.* In *Annal. de la méd. phys.*, etc., 1828. — CHAPMAN. *Note sur l'efficacité du tabac dans le croup.* In *Americ. Journ. of Medic. Sc.*, et *Nouv. Biblioth. méd.*, t. III, p. 126, 1828. — BOVIER (Joseph). *Dissertation sur le croup.* Thèse de Paris, 1829, in-4°. — TONNELÉ. *Observ. de croup sur une femme de vingt-cinq ans, lue à l'Académie de méd. de Paris*, le 8 sept. 1829. — MILLS (A.). *On the Morbid Appear. of the Trachea* etc. Dublin, 1829, in-8°. — WEBER (Georges). *Du mercure contre le croup.* In *Rev. méd.*, t. IV, p. 454, 1829. — SCHWEIGHENAEB. *Réflexions sur le traitement du croup.* In *Nouv. Biblioth. méd.*, t. III, p. 126, 1829. — ZIMMERMANN. *Croup guéri par le sulfate de cuivre.* In *Hufeland's Journ.*, mars 1830, et *Nouv. Biblioth. méd.*, t. III, p. 111, 1830. — FRITZE. *Nouvelle manière d'administrer la fleur de soufre contre le croup.* In *Gaz. méd. de Paris*, p. 209, 1830. — MAINGAULT. *Mém. sur la trachéotomie et les caustiques appliqués au traitement du croup, lu à l'Acad. de méd.*, le 15 janvier 1833. In *Transact. méd.*, t. I, p. 121, 1833. — DEVILLE (J.-L.). *Observ. sur un croup qui a régné épidémiquement, en 1828, dans le quartier de l'Hôtel-de-Ville à Paris.* In *Journ. gén. de méd.*, t. CX-XII, p. 188, 1833. — SERLO, DE CROSSEN. *De l'efficacité du sulfate de cuivre contre le croup.* In *Journ. der practischen Heilkunde von Hufeland und Osann.*, cah. de décembre 1833. Extrait in *Gaz. méd. de Paris*, p. 390, 1834. — SCHMITT DE RIMECH. *De la valeur des symptômes généralement reconnus comme pathognomoniques du croup et du traitement employé jusqu'aujourd'hui dans cette maladie.* Ibid. p. 391. — FOURQUET (G.). *Essai sur le croup*, etc. Paris, 1834, broch. in-8°. — DROSTE. *Du sulfate de cuivre contre le croup.* In *Heidelberger klinische Annalen*, 2e cah. du 10e vol., cité par la *Gaz. médic.*, p. 491, 1834. Sous ce titre l'auteur a consigné plusieurs observations intéressantes sur l'efficacité de ce remède contre le croup. — DÖRR. *Expériences qui confirment l'action puissante du sulfate de cuivre dans le croup.* In *Medicinisches Correspondenzblatt*, 5e vol. Extrait in *Gaz. méd.*, p. 743, 1834. — TROUSSEAU. *De la trachéotomie dans le cas de croup.* Articles divers dans les nos 1, 2, 10, 1833 ; no 1, 1834, du *Journ. des connaiss. méd. chir.* — CHRESTIEN. *Mém. sur un nouveau cas de trachéotomie pratiquée avec succès par le prof. Hardy dans la période extrême du croup.* In *Archiv. gén. de méd.*, 1834, 2e série, t. V, p. 571. — HACHE. *Du Croup.* Thèse de Paris, 1836. — HATIN. *Traitement du croup par la cautérisation.* In *Revue médicale*, 1837. — H. LYNCH et WILLIAM-DAWSON. *Observ. de croup chez l'adulte.* In *Dublin Journal*, 1838. — Ed. GENDRON. *Nouvelles observ. pour servir à l'histoire de l'angine* (angine couenneuse terminée en croup). In *Arch. gén. de méd.*, t. LI, p. 320, 1839. — FAUVEL. *Recherches sur la bronchite capillaire, purulente et pseudo-membraneuse (catarrhe suffocant, croup bronchique) chez les enfants.* Thèse de Paris, 1840. — BOUDET. *Histoire de l'épidémie de croup qui a régné en 1840 et 1841 à l'hôpital des Enfants.* In *Arch. gén. de méd.*, t. LVIII, 1842, p. 133 et 148. — PETEL. *Trachéotomie dans la période extrême du croup.* In *Journ. des connaissances méd. chir.*, 8 octobre 1841. — PEYRAUD. *Emphysème pulmonaire compliqué d'un croup.* In *Mém. de la Soc. méd. d'émul. de Lyon*, t. I, 1842. — SCOUTETTEN. *Trachéotomie dans la période extrême du croup sur sa propre fille âgée de six mois.* In *Bull. de l'Académie des sciences*, 8 janvier 1844. — JOUSSET. *De la bronchotomie ou trachéotomie dans le traitement du croup.* In *Arch. générales de médecine*, août 1844. — F.-T. REEB. *Essai sur le croup des adultes.* Thèse de Strasbourg, 1848. — TROUSSEAU. *Journ. des conn. méd.-chir.*, 1833-1834. — *Nouvelles recherches sur la trachéotomie dans la période extrême du croup.* In *Union médicale*, 1851. — GENDRON (de Château-Renaud). *Propositions sur le croup et la trachéo-*

tomie. In *Journ. des conn. méd.-chirurg.*, nov. 1835.— *Nouvelles considérations sur l'angine maligne, l'angine couenneuse terminée en croup et sur la trachéotomie, adressées à l'Académie de médecine*, en octobre 1838. — Bricheteau. *Rapport sur le travail de Gendron.* In *Bull. de l'Académie de médecine*, 1839, t. III, p. 908. Ce rapport fut suivi d'une discussion à laquelle prirent part Gerdy, Rochoux, Amussat, Velpeau, Baudelocque, Roux, etc. — Charcellay. *Group développé chez une fille de trente ans; guérison par le nitrate d'argent.* In *Recueil des travaux de la Société médicale d'Indre-et-Loire* et *Gaz. méd. de Paris*, 1839, p. 409. — Gaultier de Claubry et Robert. *Croup, trachéotomie, guérison.* In *Bull. de l'Acad. de méd.*, 1840, t. V, p. 177). — Maslieurat-Lagémard. *Gaz. méd.*, 1841-42. *Trachéotomie pratiquée dans un cas de croup*, rapp. de Jahert. In *Bull. de l'Acad. de médec.*, 1851, t. XVII, p. 62. — *Opération de trachéotomie par un procédé particulier*, In *Gaz. méd. de Paris*, 1859. — Marotte. *Quelques réflexions sur l'emploi répété du vomissement considéré comme agent princip. dans le trait. du croup confirmé.* In *Gaz. médicale de Paris*, janv. 1842, t. X, p. 6. — Rufz. *Du croup à la Martinique.* In *Gaz. méd. de Paris*, déc. 1849. — Nonat (A.). *Note sur le traitement du croup par les mercuriaux et le tartre stibié.* In *Bull. de thér.*, 1844, t. XXVI, p. 15. — Jousset. *De la bronchotomie ou trachéotomie dans le croup.* In *Arch. gén. de méd.*, 1844, t. V, p. 401. — Homolle. *Des inspirations chlorhydriques dans le traitement du croup.* In *Gaz. des hôpitaux*, janvier 1846. — Forget (de Strasbourg). *Du croup et de son traitement par les vomitifs répétés.* In *Bull. gén. de thérap.* mars 1845, t. XXVIII, p. 61, et *Princip. de thérap.* Paris, 1860, t. 454. — Herpin (de Genève). *Deux cas de vrai croup, guéris l'un par le kermès, l'autre par le sulfure de potasse.* In *Gaz. méd. de Paris*, mars 1847. — Meigs. *Sur l'emploi de l'alun comme vomitif dans le traitement du croup.* In *American Journ.* et *Bull. de thérap.*, 1848, t. XXXV. — Puls. *De l'emploi du sulfate de quinine dans le croup.* In *Ann. de la Soc. de méd. de Gand*, et *Bull. de thérap.*, 1848, t. XXXV, p. 259.— Vauthier. *Essai clinique sur le croup chez les enfants, histoire de deux épidémies observées à l'hôpital des enfants malades de Paris, pendant les années 1846-47.* — *Du traitem. du croup.* In *Arch. gén. de méd.*, 1848, 4e série, t. XVII, p. 5, 184; t. XIX, p. 5, 156. — Bousquet (de St-Chinian). *De l'emploi de l'oxygène contre le croup*, rapport de Bricheteau. In *Bull. de l'Acad. de méd.*, 1848, t. XIII, p. 851. — Empis. *Étude de la diphthérie d'après une épidémie de cette maladie à l'hôpital Necker.* In *Gaz. méd.*, 1850. — Hamur. *Du croup et de son traitement par l'eau froide.* In *Journal für Kinderkrankheiten*, 1850. — Guersant (P.). *Bull. gén. de thérap.*, oct. 1852. — *Journ. de méd. et de chir. prat.*, mars 1858. — *De la trachéotomie dans le croup.* In *Bull. de thérapeut.*, 1864, t. LXVI, p. 64 et p. 168. — Dupuy. *Observation de croup chez un enfant de cinq ans.* — *Trachéotomie, mort.* In *Journ. de méd. de Bordeaux*, 1852. — Walter. *Traitement du croup par les moyens externes.* In *Med. Corresp.-Blatt.*, 1852. — Thore. *Croup traité par les vomitifs, l'alun uni au calomel et les frict. avec l'onguent napolitain; hydrargyrie, guérison.* In *Gazette médicale*, 1852. — Bretonneau et Trousseau. *Trachéotomie.* In *Gazette médicale*, 1852. — Hoan. *Trachéotomie suivie d'hémorrhagie sec.* In *Edinburgh Monthly Journal of Medical Science*, 1852. — Bouillaud. *Nouveau cas de laryngo-bronchite pseudo-membraneuse ou croup chez l'adulte.* In *Bull. de l'Acad. de méd.*, 1852, t. XVII, p. 405. — Letixerant (N.-A.). *De la trachéotomie chez les enfants atteints du croup.* Thèse de Paris, 1852. — Budd (W.). *Emploi de l'air chaud et humide dans le traitement du croup.* In *Med. Times* et *Union méd.*, sept. 1852. — Bataille (G.-E.). *De quelques points de l'étiologie et du traitement du croup chez l'enfant.* Thèse de doctorat. Paris, 1853. — Axenfeld. *Des principaux accidents que l'on observe après la trachéotomie chez les enfants atteints du croup.* Thèse de doctorat, Paris, 1853. — Lemaire. *Sur le croup.* In *Mon. des hôp.*, 1859. — Guersant (G.). *Réflexions sur la trachéotomie dans le cas de croup.* In *Mém. de la Soc. de chir.* Paris, 1859, t. III, p. 131. — Barchmann. *Traitement du croup par la fomentation de la glace autour du cou.* In *Journ. f. Kinderkrankheiten*, 1852, et *Gaz. méd. de Paris*, 1859. — Rozeth (de Rotterdam). *Croup bronchial chez un homme de vingt-deux ans.* In *Allg. med. Central-Zeit.*, 1852, et *Gaz. méd. de Paris*, 1859. — Chassaignac. *Nouv. méth. de trachéotomie.* In *Gaz. méd. de Paris*, 1859. *Observ. et réflexions sur la trachéotomie dans le croup.* In *Gaz. méd. de Paris*, 1859, p. 767. — Salmoni. *Deux cas de trachéot.* In *Gaz. méd.* (*Casema*), 1854. — Schalder (Emiel.) *Mittheilungen über einige Beobachtungen aus der ärtzlichen Praxis* (*sur le croup*). Thèse. Berne, 1854, in-8°, 60 pages. — Archambault (E.). *Réflexions sur la trachéotomie à la période extrême du croup et la dysphagie qui, dans certains cas, lui est consécutive.* In *Union médic.*, 1854. — Lespiau (H.). *Relat. d'une épidémie diphthér. qui a sévi sur le 75e de ligne.* In *Mém. de méd. et de chir. milit.*, 1854. — Duclos. *Réflex. prat. sur l'angine couenneuse.* In *Bull. de thérap.*, 1854, t. XLVII, p. 59. — Sautlus. *Epidémie du croup.* In *Journ. für Kinderkrankh.*, 1854. — Laboulbène et Lorain. *Croup chez une poule.* In *Comptes rendus des séances de la Soc. de biologie*, 1855, 2e série. Paris, 1856, t. II, p. 88. — Luzsinsky. *Ueber den Croup.* In *Œsterr. Zeitung*, 1855. — Dauvin. *Traitement de la diphthérie par le cautère Mayon.* In *Union méd.*, 1855. — Hövertroff. *Bemerk. über den Croup.* (In *Journ. für Kinderkrankh.*, 1855. — Trousseau. *De la trachéotomie dans la période extrême du croup et des moyens les plus propres pour en assurer le succès.* In *Arch. de méd.*, 5e série, t. V, p. 257, mars 1855. — Sangter. *Traitement du croup.* In *Zeitschrift für klinische Medizin*, 1855, et *Arch. de méd.*, 1855, t. V, p. 603. — Bretonneau. *Sur les moyens de prévenir le développement et les progrès de la diphthérie.* In *Arch. de méd.*, 5e série, 1855, t. V et VI. — Reybard. *Cathétérisme du larynx.* In *Gaz. méd. de Paris*, 1855. — Isambert. *Etudes chimiques, physiologiques et cliniques sur l'emploi thérapeutique du chlorate de potasse, spécialement dans les affections diphthéritiques.* Thèse de doctorat. Paris, 1855. — Marchal (de Calvi). *Traitement de l'angine couenneuse par le bicarbonate de soude.* In *Union méd.*, 1855. — Hormans. *Trois cas de croup guéris par la simple application du nitrate d'argent.* Extrait des *Rapp. de la Soc. de méd. de Boston.* In *Americ. Journ. of the Med. Science*, 1855. — Baizeau. *Mém. sur le traitem. du croup par l'émétique à dose rasorienne.* In *Gaz. méd. de Paris*, 1855. Indir. bibliogr. — Jaigniez (J.-B.-Ch.). *Etude sur l'emploi du carbonate de soude dans l'angine couenneuse.* Thèse de Paris, n° 140, 1856. — Ozanam. *Mémoire pour prouver que le bromure de potassium est le remède spécifique des affections diphthéritiques.* In *Académ. des sciences*, 1856. — *Note sur l'action curative et prophylactique du brome contre les affect. pseudo-membraneuses, lu à l'Acad. des sciences*, le 9 mai 1859. In *Gaz. des hôp.*, 1859, p. 242 et 287. — Lasègue. *Revue crit. sur les recherches récent. sur la diphthérie et son traitement.* In *Arch. de méd.*, 1856, 5e série, t. VII, p. 537. — *Revue critique.* In *Arch. de méd.*, 1858, 5e série, t. XII, p. 714. — Baron. *Sur le traitement de la diphthérie par l'eau de Vichy et le bicarbonate de soude.* In *Gaz. méd. de Paris*, 1856. — Edwards. *Trachéotomie pratiquée avec succès dans un cas de croup consécutif à la rougeole.* In *Edimbourg medical Journal*, 1856, et *Bull. de thér.*, 1857, t. LII, p. 138. — Elliotson (J.). *Deux exemples de symptômes tétaniques causés par l'antimoine et preuves de l'action puissante de ce médicament sur le croup.* In *Med. Times and Gazette*, 1856, et *Gaz. méd. de Paris*, 1857, p. 272 — Zavagli. *Croup chez une femme adulte.* In *Il Raccoglitore medico di Fano*, 1856, et *Gaz. méd. de Paris*, 1857. — Jacquart (Henri). *Observ. de croup avec stomatite et trachéite pseudo-membraneuses constatées à l'autopsie sur un boa constrictor.* In *Comptes rendus des séances de la Soc. de biologie*, août 1859, et *Gaz. méd. de Paris*, 1859. — Loiseau. *Procédé à l'aide duquel on pénètre dans les voies aériennes pour les cautériser, en extraire les fausses membr., dilater la glotte, y introduire toutes les substances liquides ou pulvérulentes qui servent au traitement du croup, afin de suppléer à la trachéotomie lorsqu'elle n'est pas acceptée.* Rapport lu à l'Académie imp. de médecine, le 26 août 1857, par Trousseau. In *Bull. de l'Acad.*, t. XXII, p. 1137. — André (E.-A.). *Du traitement des cas de croup observés à l'hôpital des enfants en 1856.* Thèse de doctorat, 1859. — Touillaud. *De la trachéotomie dans le croup. Indications et contre-indications.* Thèse de doctorat. Paris, 1857. — Luzsinsky (de Vienne). *Sur le croup des enfants avec l'indication d'un mode effic. de traitement.* In *Journ. f. Kinderkrankheiten*, 1857. (L'auteur recommande l'emploi des alcalins.). — *Du croup et de son traitement.* In *Journ. f. Kinderkrank.*, 1858 et *Gaz. méd. de Paris*, 1860, p. 209. — Kerli. *Etude sur le croup et le pseudo-croup, et l'asthme de Millar.* In *Journal für Kinderkrankheiten*, 1858. — Hanner (de Munich). *Quelques remarq. sur le traitement du Dr Luzsinsky contre le croup.* In *Journ. f. Kinderkrank.*, 1858. D'après M. Hanner, le mercure, les émissions sanguines comme les vomitifs ou le froid peuvent rendre des services. — Thibaut. Thèse de Paris, 1867. — Wade. *The Midland Quarterly Journ. of Med. Sc.*, et commun. à la Soc. méd.-chir. du Collége de la Reine, 15 déc. 1857. — James. *Epidémie croupale avec constat. d'albuminurie.* In *Med. Times*, 1857. — Sée (G.). *Note sur les érupt. diphth.* In *Bull. de la Soc. méd. des hôp.*, 9 juin 1858. — Créquy (J.-B.-U.). *Notice sur le croup et les affections diphthér. observ. à l'hôp. Ste-Eugénie pendant le premier semestre 1858.* Thèse de Paris, août 1858. — Mangin. *Des éruptions qui compliquent la diphthérie et de l'albuminurie consid. comme sympt. de cette maladie.* In *Monit. des hôp.*, p. 1035, 1858. — Jodin. *De la nature et du traitement du croup.* Communiqué à l'Académie des sciences le 26 juillet 1858. — Bouchut. *Recherches sur un nouveau symptôme du croup servant d'indication à la trachéotom.* In *Compt. rend. de l'Acad. des sciences*, 26 juillet 1858. — *Mémoire sur la mortalité du croup à domicile et dans les hôpitaux de Paris, de 1826 à 1858.* Commun. à l'Acad. des sciences le 27 sept. 1858. — *Tubage de la glotte par la dilatation forcée du larynx pour la guérison du croup.* In *Acad. des sciences*, 31 août 1858. In *Acad. de médecine*, séance du 4 sept. 1858, et *Bull.*, t. XXIII, p. 1160. — *Traitement médical du croup.* In *Union méd.*, 1859, t. III, p. 581. — Loiseau (de Montmartre). *Note sur le tubage de la glotte et la trachéotomie.* In *Acad. des sciences*, 11 octobre 1858. — Roger (H.) et Sée (G.). *Rech. stat. sur la mortalité par le croup et le nombre de guérisons par la trachéotomie.* In *Acad. des sciences*, nov. 1858. — Roger (H.). *Rech. chir. sur la paralysie conséc. à la diphthérite, statist. du croup à l'hôp. des enfants en 1859 et 1860*, In *Arch. méd.*, 1862. — Trousseau. *Rapport à l'Acad. de méd. sur la nouvelle méthode de traitement du croup par le tubage de la glotte.* In *Bull. de l'Acad. de méd.*, séance du 2 nov. 1858, t. XXIV, p. 99. — *Discussion sur le rapport de Trousseau :* Bouvier, Piorry, Malgaigne, Trousseau et Bouillaud. In *Bull. de l'Acad. de méd.*, séance du 16 nov. 1858 t. XXIV. — BOUCHUT et TURPIS. *Mémoire sur l'albuminurie dans le croup et les maladies couenneuses*, commun. à l'Acad. des sciences le 2 nov. 1858. — GROS (L.). *Observation du croup traité avec succès par le cathétérisme du larynx.* In *Bull. de thérap.*, 1858, t. LV, p. 219. — KORTUM. *Remarques pratiques sur le traitement du croup.* In *Deutsche Klinik*, 1858. — BARTHEZ (E.). *Emploi de la solution de chlorate de soude en instillation dans la trachée après la trachéotomie dans le croup.* In *Soc. méd. des hôp. de Paris*, 1858. — *Trachéotomie pratiquée avec succès chez un enfant de 19 mois affecté de croup trachéal.* In *Gaz. hebd. de méd. et de chir.*, 1862. — STROMBERG (du Darmstadt). *Trachéotomie dans un cas extrême du croup.* In *Arch. f. phys. Heilk.*, nouv. série, 1857, et *Gaz. méd. de Paris*, p. 429, 1858. — VERNHES (de Béziers). *Simples proposit. sur le croup.* Commun. à l'Acad. des sciences le 2 nov. 1858. — DEMARQUAY. *Anesthésie qui naît de l'asphyxie. Lettre à l'Acad. des sc.*, sept. 1858. — Horace GREEN (de New-York). *De l'opération du cathétérisme des voies aériennes dans le traitement du croup.* In *Bull. de l'Acad. de méd.*, 18 mai 1858, t. XXIII, p. 724. — CHATELAIN (de Nancy). *Croup et faux croup.* In *Rev. de thérap. méd.-chir.*, 1857. — MILLAUD (A.). *De la trach. dans le cas de croup. Observations recueillies à l'hôpital des Enfants malades en 1857 et en 1858.* In *Bull. de l'Acad. de méd.*, séance du 29 nov. 1858, t. XXIV, p. 178. — LEGENDRE. *Trois observations de croup recueillies en 1847 et 1848.* In *Recueil des travaux de la Société médicale d'observation.* Paris, 1859, t. II. — DUHOMME (A.). *Quelques cons. sur la trach.* Thèse de Paris, avril 1859. — SENECHAL (L.). *Emploi de la fleur du soufre dans le traitem. des affections pseudo-membraneuses.* In *Acad. des sciences*, 28 février 1859. — GAUSE. *Observ. d'angines couenneuses et de croup avec albuminurie.* In *Comptes rend. de la Soc. de biolog.*, janv. 1859, et *Gaz. méd. de Paris*, p. 165, 1859. — HELLMAG. *Le carbonate de potasse contre le croup.* In *Journ. für Kinderkrankheiten*, 1859, et *Gaz. méd. de Paris*, 1860, p. 35. — PETER (M.). *Quelques recherches sur la diphthérite et le croup faites à l'occasion d'une épidémie observée à l'hôpital des Enfants en 1858.* Thèse de doctorat. Paris, 29 déc. 1859. — *Des lésions bronch. et pulm. dans le croup.* In *Gaz. hebd. de méd. et de chir.*, 1864. — MAGNIER. *Compte rendu de la clin. du professeur Trousseau.* Paris, 1859. — CONSTANTIN (de Contres). *Du traitem. méd. de l'angine couenneuse et du croup.* In *Gaz. des hôp.*, 1859, p. 128. — Félix ISNARD (de Saint Amand-les-Eaux). *Nature et traitement rationnel du croup et de l'ang. couenn., du perchlorure de fer et de son mode d'action dans la diphthérite.* In *Union méd.*, 1859, t. III, p. 437 et 451. — A. CHAPELLE (d'Angoulême). *Du croup et de son traitement par le kermès minéral à haute dose.* In *Bulletin de l'Académie impériale de méd.*, octobre 1859, t. XXV, p. 30, et *Union méd.*, 1859, t. IV, p. 184. — GERHARDT (E). *Der Kehlkopfscroup.* Tübingen, 1859. — ROGER (H.). *Des ulcér. de la trachée-artère produites par le séjour de la canule après la trach.*, lu à l'Acad. de méd. In *Bull. de l'Acad. de méd.*, 5 avril 1859, t. XXIV, p. 668. — ROGER (H.). *Note sur l'inoculabilité et la contagion de la diphthérite et sur la durée de la période d'incubation*, lue à la Soc. méd. des hôp., 1859. — SÉE (G.). *Inoc. de la diphth.* In *Soc. méd. des hôp. de Paris*, séance du 14 nov. 1859. — FOCK (de Magdebourg). *Rapport sur 24 opér. de trachéot. pratiquées dans la dern. pér. du croup.* In *Deutsche Klinik*, 1859, et *Gaz. méd. de Paris*, 1860. — RADAT. *Croup traité par les vomitifs, la méthode Loiseau et enfin par la trachéotomie. Guérison.* In *Gaz. méd. de Strasbourg*, 1859. — ZIMMERMANN (Wilhelm). *Angine couenneuse et le croup. Mémoire sur les affect. diphthéritiques.* Valenciennes, 1860. — DESMARTIS et BOUCHÉ DE VITRAY. *Nouv. trait. du croup et des angines couenn.* Paris, 1860, in-8°. — MAINGAULT (V.-P.-A.). *De la paralysie diphthéritique. Rech. clin. sur les causes, la nature et le traitem. de cette affect.* Paris, 1860, in-8°. — ROUGIER-JOLY (de Clermont-l'Hérault). *Observations pour servir à l'étude comparée de l'action du tartre stibié à haute dose et du perchlorure de fer dans le cas de croup et d'angine couenn.* In *Bull. de thér.*, 1860, t. LVIII. — SALES-GIRONS. *Rés. des premiers essais des inhalations des liquides méd. pulv. dans le traitement du croup à l'hôp. Ste-Eugénie.* In *Bull. de thérap.*, t. LIX, p. 559, 1860. — BUSCH. *De la trachéotomie dans le croup, d'après les observations des médecins danois.* In *Gaz. méd.*, 1860. — ROSER. *Sur la trachéot. dans le croup.* In *Arch. f. phys. Heilk*, 1860. — MÉTIVIER (Ch.-D.). *Du croup.* Thèse de doctorat, 1860. — ANBRUN. *Mémoire sur une nouvelle méthode de traitement de la diphthérie, de l'angine couenn. et du croup par le perchl. de fer à l'intér. et à haute dose.* In *Acad. des sc.*, 1860. — LITTRÉ. *De la diphthérie et de la paralysie conséc. à la diphth. dans les œuvres d'Hippocrate.* In *Bull. de l'Acad. de méd.*, 1861. — SONSA. *Deux cas de diphthérie laryngienne guéris en dix jours par la cautérisation et le chlorate de potasse à l'intérieur, mais mort quelques jours après dans un état adynamique attribué au chlorate de potasse pris en excès.* In *Journ. de la Société des sc. méd. de Lisbonne*, 1860, et *Gaz. méd. de Paris*, 1862, p. 10. — BOUVIER. *Rapp. sur des canules et des dilatateurs employés dans la trachéotomie.*

In *Bull. de l'Acad. de méd.*, 1862, t. XXVII, p. 1218. — MALENSTEIN, DE DÜBEN, AÜRLIN, LEMCHEN. *Traitement du croup sans émissions sanguines* (séance de la Société des médecins de Suède à Stockholm). In *Journ. f. Kinderkrankh.*, 1860. — BARBOSA (Antonio). *Estudios sobre o garrotilho ou crup (Etudes sur le croup)*. Lisbonne, 1861. Travail très-important, historique très-complet pour le Portugal, a été analysé avec soin dans la *Gaz. méd. de Paris*, 1860, p. 20, par le docteur Lucien Papillaud (de Sanyon) et par le docteur P. Garnier. Voy. *Union médicale*, 1862, p. 132. — *Mémoire sur la trachéotomie dans le traitement du croup.* Lisbonne, 1863. — SILVA (Theotinada). *Rapp. sur le traitem. de la diphth. laryngienne.* In *Journ. de la Soc. des sc. méd. de Lisbonne*, 1860, et *Gaz. méd. de Paris*, 1862, p. 10. — *Condamnation des émiss. sanguines, des purgatifs, des vésicatoires; admission des vomitifs, ipécacuanha de préférence au tartre stibié; quelques cas de guérison par le tartre stibié à haute dose; admission de la cautérisation après enlèvement des fausses membranes; admission de la trachéotomie dans les 2e et 3e périodes.* — RUFZ. *De la diphthérie chez les gallinacées.* In *Bull. de l'Acad. de médecine*, 30 juillet 1861, t. XXVI, p. 1039. — LOISEAU (de Montmartre). *Traitement préservatif du croup par le tannage.* In *Gaz. méd. de Paris*, 1861, p. 746. — LEDRU (de Clermont-Ferrand). *Observation de croup ayant débuté par le larynx chez un enfant de trois ans et six mois guéri par la trachéotomie sans accidents consécutifs.* In *Gaz. hebd. de méd. et de chir.*, 14 février 1862. — FISCHER et BRICHETEAU. *Traitement du croup ou de l'angine laryngée diphthéritique*, 1862; 2e édit., 1863. — GUICHARD (de Troyes). *Des indications de la trachéotomie dans le croup.* In *Bull. de la Soc. de méd. de Besançon* et *Gaz. hebd. de méd.*, 28 août 1869, p. 574. — FÉRON (de Lille). *Croup bronchique et croup ascendant.* In *Bull. méd. du nord de la France* et *Gaz. hebd. de méd. et de chir.*, 12 déc. 1862, p. 814. — JACOBI. *De la diphthérie et des affect. diphthérit.* New-York, 1863. — BAUKING. *Nature et trait. de la diphthérie.* In *Gaz. méd.*, 1863. — COURTY (de Montpellier). *Recherche sur les conditions météorologiques du développem. du croup et de la diphthérie sur le traitement de cette affect. et sur les médicaments qui remplissent le mieux les indications de ce traitem.* Montpellier, 1862. — LABOULBÈNE. *Rech. clin. et anat. sur les affect. pseudo-membr.* Paris, 1863, in-8°. — BRICHETEAU (F.). *Nouvelles remarques sur l'emploi du tartre stibié à haute dose dans le traitem. du croup.* In *Bull. de thérap.*, mai, 1862. — *Relat. de l'épidémie de croup qui a régné à l'hôp. des Enfants malades.* In *Gaz. méd.*, 1863. — KÜCHENMEISTER (de Dresde). *Œsterr. Zeitschr. f. prakt. Heilk.*, 1863. — DELORE. *De l'opération du croup et de ses suites chez les très-jeunes enfants.* Paris, 1863, in-8°. — SERULLAZ. *Mémoire sur le traitement du croup par la cautérisation laryngée.* Paris, 1863, in-8°. — WADE (W.-T.), médecin de Queen's Hospital à Birmingham. *Note sur la diphthérie.* In *The Lancet*, 1862, et *Gaz. méd. de Paris*, 1863, p. 474. — LABORDE. *Bull. de thérap.*, 1863, t. II, p. 418, et *Gaz. méd. de Paris*, 1863. — POUQUET (P.-A.-A.). *Considérations pratiques sur la trachéot. dans le cas de croup.* Paris, 1863, n° 127. — FISCHER (Paul). *Des soins consécutifs à la trachéotomie.* Thèse de doctorat. Paris, 1863, n° 159. — MILLET (de Tours). *Traité de la diphth. du larynx (croup).* Paris, 1863, in-8°. — GÉE. *Observ. de paralysie et d'anesthésie unilatérale du voile du palais consée. à la diphthérie.* In *Medical Times and Gazette*, 1864. — HEADLAM GREENHOW. *Sur les affect. diphth. du système nerveux.* In *Gaz. méd.*, 1864. — LALLEMENT (Ed.). *De l'élément nerv. dans le croup.* Thèse de Paris, 1864. — STEFFUHN. *Traitem. du croup par les frictions mercurielles.* In *Journ. f. Kinderkrankh.*, 1864, et *Gaz. méd. de Paris*, 1866. — MASATTO. *Cure de la diphthérie par l'inocul. de la matière diphthéritique.* In *Gaz. med. delle prov. Venete*, et *Gaz. méd. de Lyon*, 1864, n° 24. — MORAX (J.). *Rech. sur la nature, le diagnostic et le trait. des affect. couenneuses du larynx.* Thèse de doctorat de Paris, 1864, n° 137. — NOTTA (de Lisieux). *Note sur le traitement du croup par l'émétique à haute dose, le chlorate de potasse et la cautérisation.* In *Union méd.*, 1864, t. XXIII, p. 322. — BRAUSER (de Ratisbonne). *Bayr. ärzt. Intellig.-Bl.*, n° 10, 1865. — TROUSSEAU. *Clin. méd. de l'Hôtel-Dieu.* 2e éd. Paris, 1865; 3e édit., 1868, t. I. — BIERMER. *Traitement du croup par les inhalations d'eau de chaux.* In *Gaz. hebd. de méd. et de chir.*, 1865. — BUBOLA. *Relation d'une épidémie diphthér.* In *Gaz. méd.*, 1865. — FORSYTH MEIGS (méd. d'hôp. en Pensylvanie). *De la formation des caillots dans le cœur comme cause de la mort; de la diphthérite.* In *Gaz. méd.*, 1865. — COULON (A.). *De l'angine couenneuse et du croup consid. dans le double rapport du diagnostic et du traitem.* Paris, 1865, in-8°. — PAULI (Fr.). *Der Croup.* Würzburg, 1865, in-8°. — LEPLAT et LORAIN. *Additions importantes à l'art.* CROUP du *Guide du médecin-praticien de Valleix.* Paris, 1866, t. II, p. 398 à 450. Indications bibliographiques nombreuses et figures. — BLEGNIE (P.) *Traitem. de l'ang. couenn. par la glace.* In *Gaz. méd. de Paris*, 1866. — TAVIGNOT. *Angine couenn. suivie d'amblyopie et de paralysie multiples. Guérison rapide.* In *Gaz. méd. de Paris*, 1866. — TRIDEAU (d'Andouillé). *Traitement de l'angine couenneuse et du croup et des autres localisations de la diphth. par le baume de copahu et le poivre cubèbe médic. anticatarrhale, substitutive générale.* Paris, 1866, in-8°. — GUILLON. *Traitem. de l'angine couenn. et du croup par l'insufflation du nitrate d'argent pulvérisé.* In *Gaz. des hôp.*, 1866. — ABEILLE.

Du trait. du croup par les vapeurs humides de sulfure de mercure. Mém. adressé à l'Académie des sciences, 1867. In *Gaz. méd. de Paris*, 1867, et *Gaz. des hôp.*, 1868, p. 527, 569, 582 et 596. — ISAMBERT. *Un cas de trachéotomie heureuse chez un enfant de seize mois.* In *Bull. de la Soc. méd. des hôp.*, juin 1867, 2e série, t. IV, p. 180. — *Discussion :* Archambault, Vigla, Potain, H. Roger, Moutard-Martin. — PETER. *De la trachéot. et du croup.* In *Bull. de la Soc. méd. des hôp.*, 1867, 2e série, t. IV, p. 191. — ARCHAMBAULT. *De la trachéotomie à la période ultime du croup.* In *Bull. de la Soc. méd. des hôpitaux*, 1867. — MOUTET. *Insufflation dans le larynx du nitrate d'argent pulvérisé comme moyen de guérison du croup.* In *Montpellier médical*, avril 1867. — BOURDILLAT. *Statist. pour servir à l'hist. de la trachéotomie.* In *Soc. méd. des hôp.*, 1867, 2e série, t. IV. — DUMONTPALLIER. *Le bas âge n'est point une contre-indication de la trachéotomie.* In *Bull. de la Soc. méd. des hôpit.*, 1867, 2e série, t. IV, p. 227. — BERTHOLLE. *Du traitem. du croup par l'émétique à haute dose.* In *Union méd.*, 1867. — CALVET (de Castres). *De la trachéotomie à la période ultime du croup.* In *Revue médicale de Toulouse*, 1867. — SENATOR. *Ueber Diphtherie.* In *Arch. für Pathol., Anatom. and Physiol.*, t. LVI, n° 12, nov. 1872. — BOUCHUT. *De la myocardite et de l'endocardite dans l'angine couenneuse et dans le croup.* In *Gaz. des hôpit*, nos 8 et 10, oct. 1872. — LIEWELYNACK (Thomas), *Remarks on Tracheotomy.* In *Lancet*, 28 nov. 1872. — CALLANDREAU-DUFRESNE. *Contribution à l'étude du croup.* Thèse de Paris, n° 37, 1873. — LABADIE-LAGRAVE. *Des complications cardiaques du croup et de la diphthérie.* Thèse de Paris, 1873. — Max BARTELS (de Berlin). *Tracheotomie bei Diphtheritis (Trachéotomie dans le croup).* *Jahrbuch für Kinderheilkunde.* V. Jahrg., Heft IV on XXIV, p. 402-418, 1872 — DE SAINT-GERMAIN. *Leçon sur le croup*, *Gazette des hôpitaux*, 1874. — C.-T. VACHELL. *De la trachéotomie dans le croup.* In *The Lancet*, janv., t. I, p. 89. — *Le croup et la trachéotomie. Discussion à la Société de médecine de Dublin.* In *The Dublin Journ. of Med. Scienc.*, fév. 1875, p. 137. — Rose CORMACK. *De la diphthérie et du croup, leur nature.* In *Edinbourg Med. Journ.*, sept. 1876, p. 1737. — Williams STERVART. *Réflexions pratiques sur le diagnostic différentiel et le traitement du croup et de la diphthérie.* In *Philadelphia Medic. Times*, octobre 1876. — AVEZOU. *Croup chez l'adulte.* In *Bull. de la Société anatomique de Paris*, 1876, p. 760. — POINSOT-MAURIAC. *De la trachéotomie par le galvano-cautère : 4 observations ; avantages de ce procédé.* In *Gazette médic. de Bordeaux*, 1876, n° 18. — MOIZARD. *Etude sur les cas de diphthérie observés à l'hôpital Ste-Eugénie pendant l'année* 1876. Thèse de Paris. — J.-Rose MAC CORMACK. *Nouvelle note sur l'identité du croup et de la diphthérie laryngée.* In *Edinburgh Med. Journ.*, nov. 1876. — BOISSIER. *Des différents procédés de trachéotomie dans le croup et plus particulièrement de la trachéotomie en un seul temps, procédé de Saint-Germain.* Thèse de Paris, 1876. — VERNEUIL. *Trachéotomie par le galvanocautère.* In *Annales des maladies de l'oreille et du larynx*, n° 3, p. 133, 1876. — E. GHIGLIA. *De la diphthérie en général, spécialement du croup.* In *Archiv. clinic. di med. condotti*, février 1877. — Robert TARNER. *Sur la destruction du croup inflammatoire et du croup diphthéritique.* In *Edinb. Medic. Journal*, février 1879. — HEADSAM GREENHOW. *Croup et diphthérie.* In *Medic. Times an Gazette*, janvier 1877. — Henry KENNEDY. *De la non-identité du croup et de la diphthérie.* In *The Dublin Journ. of Med. Sc.*, p. 175, février 1877. — GILLETTE. *De l'emploi du thermo-cautère dans la trachéotomie.* In *Union médicale*, avril 1877. — ARCHAMBAULT. *Du croup (Leçons classiques).* In *Union médicale*, n° 84 et suivants, 1877. — *De la trachéotomie par le galvano-cautère.* In *Soc. de chirurg. de Paris*, 30 mai, 6 juin et 13 juin 1878. — Jh. MOREAU. *Recherches sur la trachéotomie.* Thèse de Paris, 1878. — BOUFFÉ (Floris). *De la diphthérie et de son traitement*, 1879.

A.

CROWDY (CHARLES-WITTEN). Médecin anglais de mérite, né au commencement de ce siècle, fit ses premières études à Marlborough et à Greenwich, puis étudia la médecine à Londres, où il suivit pendant trois ans les hôpitaux réunis de Guy et Saint-Thomas. Il remplit pendant un an les fonctions de préparateur auprès de Long. Reçu docteur, il assista pendant deux ans un médecin de campagne, et après une assez longue maladie, où il fut soigné par le célèbre Prout, il alla s'établir à Brixton en 1827, et y acquit en peu de temps une grande réputation. Sujet aux affections bronchiques, il fut atteint pendant l'hiver de 1843 à 1844 d'une pleuro-pneumonie grave, et pour se rétablir il fit un premier séjour à Torquay, puis un autre plus long à Madère, et finalement alla passer trois ans en Italie, s'occupant de clientèle médicale et de littérature. En 1849, Crowdy revint en Angleterre et peu après devint membre du Collége des médecins de Londres. Il s'établit à Brighton et y fut nommé médecin du dispensaire. En 1856, il se retira définitivement à Bath, où il mourut le 25 avril 1865. Il avait consacré les dernières années de sa vie à l'étude de quelques questions de médecine et de physiologie, et, ses idées s'étant tournées de plus en plus vers la religion, à l'étude du Nouveau Testament.

Crowdy n'a pas beaucoup écrit; on trouve quelques articles de lui dans les journaux médicaux, surtout aux débuts de sa carrière. Nous ne mentionnerons que :

I. *Case of Micarriage from Syphilis*. In *London Med. Gaz.*, t. III, p. 379, 1829. — II. *Treatment of Scarlatina*. Ibid., t. IV, p. 358, 1829. — III. *Diarrhœa in Infants*. Ibid., t. V, p. 663, 1830. — IV. *Pathology of Cholera*. Ibid., t. IX, p. 295, 1832. — V. *Treatment of Cholera*. Ibid., p. 468. — VI. *Mortality of Cholera*. Ibid., p. 597. L. Hn.

CROWN-GLASS. Espèce de verre, préparé avec les mêmes matières que le verre à vitres, si ce n'est que le carbonate de potasse y remplace le sel de soude. Il sert pour les lentilles grossissantes, pour les lunettes de spectacle. D.

CROWTHER (Bryan). Chirurgien anglais, naquit vers 1765. D'abord chirurgien à *Bridewell and Bethlem Hospitals* en 1793, il remplit plus tard les mêmes fonctions au *Bethlem and Middlesex Hospital;* membre du Collége royal des chirurgiens de Londres, il habita cette ville jusqu'à sa mort, qui arriva vers 1840. On connaît de lui :

I. *Practical Observations on the Diseases of the Joints, commonly called White Swelling, with Remarks on Caries, Necrosis and Scrophulous Abscesses; in which a new and successfull Method of treating this Complaints is pointed out*. London, 1797, in-8°; 2d edit. London, 1808, in-8°. — II. *Practical Remarks on Insanity; to which is added a Commentary on the Dissection of the Brain of Maniacs; with some Account of Diseases incident to the Insane*. London, 1807, in-8°; aut. édit. Ibid., 1811, in-8°. — III. *New Diseases : the Rabies Piratica, its History, Symptoms, and Cure; also the Furor Hippocraticus, or Græcomonia, with its Treatment*. London, 1810, in-8°. — IV. *Observations on the Good Effects of Caustics in Cases of White Swellings of the Joints*. In *Simmons' Med. Facts and Observ.*, t. IV, p. 157, 1793.

Il ne faut pas confondre cet auteur avec un autre :

Crowther (Caleb). Contemporain du précédent, reçu docteur en médecine à Edimbourg en 1793, s'établit à Wakefield, et y devint *Senior physician* au *Pauper lunatic Asylum* et au *General Dispensary*. Nous citerons de lui :

I. *Diss. inaug. de contagione humana*. Edinburgi, 1793. — II. *Cases of Abscess in the Abdominal Muscles, which terminated fatally*. In *Edinb. Med. a. Surg. Journ.*, t. II, p. 129, 1806. — III. *Miscellaneous Medical Communications* (articles variés sur les ulcères de la vessie, sur les hydatides du péritoine, sur le tétanos, sur la folie, etc.). Ibid., t. XXV, p. 43, 1826. — IV. *Some Observations respecting the Management of the Pauper Lunatic Asylum at Wakefield*. Wakefield, 1830, in-8°. — V. Articles in *London Med. Gaz.*

L. Hn.

CROZOPHORA. Nom générique appliqué au *Croton tinctorium* de Linné, qui avait été précédemment nommé *Tournesolia* (*voy.* ce mot). Bn.

CRUCEIUS ou **A CRUCE** (Jean-André), en français De la Croix, était de Venise et florissait vers l'an 1560. Après avoir servi en qualité de chirurgien sur les flottes vénitiennes, il enseigna la chirurgie avec éclat dans sa ville natale; c'était un homme d'un grand savoir et d'une grande expérience. Il a publié un ouvrage sur les découvertes faites en chirurgie avant lui et intitulé : *Chirurgia universale e perfetta*. Venise, 1583 et 1605, in-folio (divisé en 7 livres). Le même ouvrage a paru en latin sous le titre de : *Chirurgiæ universalis opus absolutum*. Venetiis, 1596, in-fol.; il a même été traduit en français et en allemand. Boerhaave l'estimait beaucoup et en louait particulièrement la partie anatomique étudiée par Cruccius sur les cadavres. Antoine Forzellini en faisait également grand cas et a même publié à Venise, en 1736, in-8°, un commentaire sur le chapitre qui est intitulé : *Degli ulceri*.

Il ne faut pas confondre cet auteur avec un autre :

Cruccius ou **Croci** (JEAN-ANDRÉ). Né à Milan en 1619, docteur en médecine de l'Université de Bologne (30 janvier 1651), professeur d'astronomie et de grec, dont les ouvrages de médecine sont restés à l'état de manuscrit, à cause de sa mort prématurée arrivée à Milan le 15 décembre 1655. L. HN.

CRUCIFÈRES (*Cruciferæ*). Famille de plantes dicotylédones, polypétales, généralement hypogynes, dont les fleurs sont presque toujours hermaphrodites et souvent régulières. Leur réceptacle est ordinairement convexe; cependant nous avons fait voir (*Adansonia*, X, 45) qu'il devient plus ou moins concave dans un des types de cette famille, le *Subularia*, dont, par suite, le périanthe et l'androcée sont insérés périgyniquement. Le calice et la corolle sont tétramères et disposés en croix (*cruciformes*). Ainsi, il y a quatre sépales, généralement libres, dont deux latéraux, un antérieur et un postérieur. Ils appartiennent à deux verticilles; les deux latéraux sont plans à la base ou dilatés en une sorte de sac ou d'éperon court et obtus. Leur préfloraison est généralement imbriquée-alternative, plus rarement valvaire. Les pétales, au nombre de quatre, sont alternes, égaux en général, plus rarement inégaux, les deux antérieurs (ou extérieurs par rapport à l'inflorescence) étant plus grands que les deux autres, tous formés d'un limbe entier, plus rarement lobulé ou fimbrié, et d'un onglet court ou allongé, étroit et presque perpendiculaire au plan du lobe; imbriqués dans le bouton. Quelquefois les fleurs sont apétales. Les étamines sont hypogynes, presque toujours en nombre défini (2-6), et très-généralement tétradynames, c'est-à-dire que quatre d'entre elles, plus grandes que les deux autres, sont disposées par paires en dedans des deux sépales antérieur et postérieur, tandis que la cinquième et la sixième, plus petites, sont seules au-dessus des sépales latéraux. Les filets sont subulés, souvent libres; ceux des grandes étamines parfois connés par paires dans une hauteur variable. Souvent aussi ils sont latéralement dilatés et portent une dent ou un lobe plus ou moins développé. Les latéraux et même les autres peuvent être à leur base prolongés en une saillie extérieure qui descend plus ou moins vers les sépales et qui, quand ceux-ci sont concaves, peut se loger dans leur gibbosité. Les anthères sont introrses, généralement biloculaires, déhiscentes par deux fentes longitudinales. Leur forme est des plus variables. Il y a des Crucifères (*Megacarpæa*) qui ont exceptionnellement un nombre indéfini d'étamines. Vers la base des filets staminaux, le réceptacle floral porte des glandes, éléments du disque, plus ou moins développées, souvent au nombre de quatre, dont deux de chaque côté des petites étamines, ou bien deux accompagnant ou enveloppant à leur base le filet des petites étamines, et deux autres répondant à la ligne médiane des sépales antérieur et postérieur. Le gynécée est libre, supère dans la plupart des cas, et son ovaire, sessile ou stipité, est presque toujours formé de deux carpelles latéraux (rarement 3, 4). Il est uniloculaire, avec deux placentas pariétaux, antérieur et postérieur, reliés entre eux par une fausse cloison antéro-postérieure, formée d'une double lame, considérée comme un prolongement des placentas. Plus rarement l'ovaire est partagé par des fausses cloisons transversales, irrégulières et inégales, en logettes niovulées. Le style est simple, ou plus ou moins profondément partagé en haut en 2-4 lobes, souvent stigmatifères. Deux d'entre eux répondent aux sommets des feuilles carpellaires, et les autres au sommet des placentas. Chaque placenta porte 1-∞ ovules, à direction très-variable, anatropes ou campylotropes, à micropyle souvent supérieur. Le fruit est une silique ou une silicule, c'est-à-dire qu'il est allongé ou court, sec et déhiscent, plus rarement indéhiscent, spongieux ou subdrupacé, 1-∞-sperme. Quand il est déhiscent, il s'ouvre par quatre fentes longitudinales qui répondent aux deux bords des placentas en respectant ceux-ci; de sorte qu'il se partage en trois segments : 1° les deux panneaux; 2° un cadre formé par les deux placentas, avec la fausse-cloison qu'ils sous-tendent, et, de chaque côté de celle-ci, les graines. Ailleurs, mais plus rarement, le fruit est lomentacé et se partage transversalement en articles monospermes (ou certains d'entre eux stériles). Les graines sont anatropes ou campylotropes, dépourvues d'albumen. Leur tégument extérieur est lisse, nu, ou prolongé en ailes, ordinairement marginales. Il s'épaissit et devient mucilagineux au contact de l'eau ou d'autres liquides. L'embryon est charnu, très-rarement droit, plus ordinairement arqué ou replié sur lui-même, de façon que sa radicule vienne se placer devant le bord des cotylédons (accombants dans ce cas) ou le long de la face extérieure médiane de l'un d'eux (incombants). Plus rarement, les cotylédons sont plusieurs fois repliés sur eux-mêmes, en long ou en travers, ou enroulés en spirale. Lors de la germination, ils sont épigés et foliacés. Ils sont souvent gorgés d'huile.

Les Crucifères sont des plantes herbacées, souvent annuelles, plus rarement suffrutescentes ou frutescentes. Leur suc est aqueux, ou bien leurs éléments renferment des principes qui, agissant les uns sur les autres, quand les parties sont déchirées ou broyées, donnent naissance à des essences piquantes, stimulantes, odorantes, qui sont la cause de la plupart des propriétés de ces plantes. Les divers organes sont glabres ou parsemés de poils simples, bifurqués ou étoilés. Les feuilles sont alternes, rarement opposées, entières, lobées, runcinées ou disséquées, sans stipules, sauf dans quelques cas exceptionnels. Leurs fleurs sont rarement solitaires, ordinairement disposées en grappes ou en corymbes, le plus souvent dépourvues de bractées axillantes.

On a décrit plus de 3000 espèces dans cette famille; il n'y en a guère que les deux tiers à conserver. Ce sont des plantes du monde entier, surtout des régions tempérées et froides; elles abondent principalement dans l'Europe et l'Asie tempérées, la région méditerranéenne, l'Afrique australe. Elles sont étroitement liées aux Capparidacées et aux Papavéracées; elles s'en distinguent souvent par leur androcée tétradyname et leur silique. Mais comme ces deux caractères peuvent s'observer dans certains types des deux familles dont nous venons de parler, notamment dans les Papavéracées, les Crucifères ne se distinguent absolument de ces dernières que par l'absence d'albumen dans leurs semences.

Classer les plantes d'une famille aussi naturelle a toujours été considéré comme une chose très-difficile, et les opinions ont bien varié à cet égard, aucune des classifications adoptées n'étant sans défaut et applicable dans la totalité des cas. Nous avons, dans notre *Histoire des plantes* (III, 213), ouvrage auquel nous renvoyons le lecteur qui voudrait approfondir ces questions, nous avons, dis-je, passé en revue les variations que peuvent présenter les divers organes de la végétation, de la floraison et de la fructification dans cette grande famille, et nous sommes, quant à leur valeur pour la classification, arrivé aux conclusions suivantes :

Quels sont ceux de ces caractères variables que les botanistes ont mis en œuvre pour diviser les Crucifères? En premier lieu, la forme allongée ou courte du fruit. Linné et les auteurs qui le suivirent ont partagé les Crucifères en *Siliqueuses* et en *Siliculeuses*. A.-L. de Jussieu fit de même dans son *Genera plantarum* (1789). Adanson alla plus loin dans ses *Familles de plantes* (1763). Il distingua bien mieux, dans la forme des fruits, ceux qui ont une silique allongée, déhiscente en long, et ceux qui ont une silique lomentacée, partagée en travers, puis ceux qui, indéhiscents et monospermes, ressemblent à un achaine lors de leur maturité. Quant aux silicules, il vit bien que les unes sont aplaties parallèlement à la cloison qui est large, et que les autres sont aplaties perpendiculairement à la cloison qui demeure longue et étroite. De là pour lui, quatre sections :

1° Les *Roquettes*, dont le fruit est une silique à déhiscence longitudinale;

2° Les *Lunaires*, dont le fruit est une silicule à valves parallèles à la cloison;

3° Les *Thlaspis*, dont la silicule a une cloison disposée dans un sens contraire à ses deux valves;

4° Les *Raiforts*, qui ont pour fruits des achaines, ou dont les fruits sont allongés, à articles monospermes, ou à logettes disposées côte à côte sur deux rangs collatéraux et longitudinaux.

A ces caractères, si simples et si satisfaisants, et qui, quoique non absolus, ne présentent que peu d'exceptions, A.-P. de Candolle préféra et fit passer en première ligne ceux qui se tirent des rapports de position de la radicule et des cotylédons, et il partagea les Crucifères en cinq sous-ordres :

1° *Pleurorhizées*, celles qui ont les cotylédons accombants;

2° *Notorhizées*, celles qui les ont incombants;

3° *Orthoplocées*, celles qui les ont condupliqués longitudinalement;

4° *Spirolobées*, celles dont l'embryon est enroulé en spirale;

5° *Diplécolobées*, celles dont les cotylédons sont deux fois repliés en travers sur eux-mêmes.

Cette façon de procéder a soulevé des objections graves. On a dit avec raison que les cas d'accombance et d'incombance des cotylédons, existant dans un même genre, sont très-nombreux, et que ceux d'obliquité, à tous les degrés, de la radicule, le sont davantage encore. Pour nous, convaincu qu'il n'y a guère, dans une famille aussi naturelle, de caractères absolus; mais qu'il importe, pour la classer (artificiellement, quoi qu'on fasse), de faire passer en première ligne les caractères les moins inconstants et ceux qu'il est le plus facile de constater dans la pratique, nous sommes revenu en principe à la méthode d'Adanson, tout en la modifiant par l'adjonction de tribus nouvelles, souvent inconnues de lui et établies par ses successeurs. Nous avons ainsi constitué sept séries, dont une seule est caractérisée par la concavité du réceptacle et la périgynie de l'insertion. Les autres séries sont formées, au contraire, de genres périgynes, à réceptacle convexe. Parmi celles-ci, nous remarquons, comme la plupart des auteurs, qu'il y en a de *Siliqueuses* et de *Siliculeuses*. Les premières ont, en effet, un fruit en général plus long que large; elles forment trois séries, suivant que ce fruit s'ouvre en long, ne s'ouvre pas, ou s'ouvre en travers. Viennent ensuite trois séries dont le fruit est une silicule; celle-ci étant indéhiscente, ou déhiscente et comprimée parallèlement à la cloison qui est large, ou comprimée perpendiculairement à la cloison qui est étroite. Ainsi s'établissent les sept séries suivantes, avec leur caractère fondamental :

a. *Crucifères hypogynes*.

1.	Les Giroflées (*Cheiranthées*)	Silique déhiscente suivant la longueur.
2.	Les Radis (*Raphanées*)	Fruit allongé (ordinairement), indéhiscent.
3.	Les Cakiles (*Cakilées*).	Fruit allongé, plus rarement court, lomentacé.
4.	Les Pastels (*Isatidées*)	Silicule inarticulée, indéhiscente.
5.	Les Lunaires (*Lunariées*)	Silicule déhiscente, comprimée parallèlement à la cloison (en général).
6.	Les Thlaspis (*Thlaspidées*)	Silicule déhiscente, comprimée perpendiculairement à la cloison (en général).

b. *Crucifères périgynes*.

7.	Les Subulaire (*Subulariées*).	Silicule turgide.

En second lieu, nous faisons intervenir, pour partager en sous-séries ces sept groupes, le caractère, moins constant et moins facile à établir, de la direction de la radicule par rapport aux cotylédons; et nous établissons ainsi, dans certaines des séries précédentes, des divisions secondaires qui sont bien moins absolues dans leurs limites que les premières, mais qui, dans la pratique, peuvent encore avoir une grande utilité. Ainsi, nous avons partagé la section des Giroflées en trois sous-séries, de la façon suivante :

Cheiranthées. . .	1. *Arabidinées*. . . .	Cotylédons (ordinairement) accombants.
	2. *Sisymbrinées* . . .	Cotylédons incombants.
	3. *Brassicinées* . . .	Cotylédons condupliqués.

Nous avons de même divisé la série des Lunariées, d'après les mêmes caractères, de cette façon :

Lunariées	1. *Alyssinées*.	Cotylédons (ordinairement) accombants.
	2. *Camélinées*	Cotylédons incombants.
	3. *Succovinées*. . . .	Cotylédons condupliqués.

Puis, pour la série des Thaspidées :

Thlaspidées. . . .	1. *Kéridinées*	Cotylédons (ordinairement) accombants.
	2. *Lépidinées*.	Cotylédons incombants ou condupliqués).

Nous avons laissé indivises les autres séries qui sont plus homogènes; puis nous avons ultérieurement distingué les genres entre eux par des caractères de troisième ordre, tels que : mode d'insertion des sépales, organisation de l'androcée et du gynécée : ovaire, cloison, style, stigmate ; le fruit, les graines, le funicule, etc.

Les caractères des genres qui présentent quelque utilité seront examinés à propos de chacun d'eux, notamment aux mots : Giroflée, Cresson, Barbarée, Arabette, Cardamine, Nasturtium, Anastatica, Matthiole, Sisymbre, Erysimum, Julienne, Chou, Roquette, Radis, Cakile, Crambe, Pastel, Lunaire, Moutarde, Alysson, Cochlearia, Raifort, Caméline, Thlaspi, Iberis, Lepidium, Passerage, Capselle, Subulaire (*Voy.* ces mots). H. Bn.

Bibliographie. — Juss., *Gen. plant.*, 237. — Endl., *Gen.*, 861 ; *Enchirid.*, 447. — Lindl., *Veg. Kingd.* (1846), 351. — Benth. et J. Hook., *Gen.*, I, 57. — Payer, *Fam. nat.*, 137. — H. Baillon, *Hist. des plantes*, III, 181, *Fam.* 18. H. Bn.

CRUENTATION. Les anciens légistes ont donné le nom de cruentation à un phénomène singulier, ou, pour mieux dire, merveilleux, tenant une place importante dans la pratique judiciaire. A une époque déjà éloignée, il était admis, c'était une vérité courante, que les plaies d'une personne assassinée se rouvraient et laissaient suinter, et même jaillir du sang, lorsque le meurtrier était mis en présence de sa victime. Ce fait, qu'on appelait la cruentation, était recherché comme preuve d'un crime, preuve d'un ordre surnaturel tout comme le jugement de Dieu, en rapport avec les croyances du temps.

Le dictionnaire de Nysten (11e édition) donne au mot *cruentation* un sens un peu différent; il dit que c'est le phénomène du suintement du sang par des plaies faites au cadavre plus ou moins longtemps après la mort, tant qu'il reste encore de cette humeur. Mais les auteurs qui ont écrit sur la cruentation des corps morts à la présence des meurtriers sont très-explicites, et ils disent en termes formels que la cruentation était l'écoulement du sang par les plaies, par les blessures qui avaient déterminé la mort, et non par des plaies faites sur un corps sans vie.

Voici, du reste, comment les choses se passaient : un meurtre avait été commis, et la justice s'était emparée du meurtrier soupçonné; le cadavre était apporté sur une place publique, doucement et sans violence, de peur d'émouvoir le sang et d'ouvrir les plaies; il était exposé nu, sur le dos, la face tournée vers le ciel. Les juges, après avoir imploré la grâce de Dieu, afin qu'il donnât témoignage de son assistance en faveur de la justice, se rendaient au lieu de la présentation, assistés de leur greffier, et de cinq ou six témoins respectables. Le prévenu était présenté à une certaine distance de la victime ; puis le juge lui commandait de se rapprocher, de regarder fixement le mort et de l'appeler par son nom à plusieurs reprises. Après cela, le prévenu devait faire deux ou trois fois le tour du cadavre, et passer plusieurs fois par-dessus lui, sans le toucher. Enfin, on lui faisait porter la main sur les plaies, mais doucement, et sans y enfoncer les doigts, de peur que leur intromission ne provoquât un écoulement de sang. De plus, cinq ou six personnes, certainement innocentes, devaient faire autour du cadavre, avant et pendant la présentation de l'accusé, les mêmes manœuvres que celui-ci exécutait. Cela fait, si la cruentation apparaissait, les juges faisaient leur procès-verbal, et si rien ne se produisait, ils se retiraient et jugeaient sur d'autres preuves. Cette expérience pouvait être faite soit fort peu de temps après le meurtre, soit après que bien des heures se fussent écoulées.

Dans le procès-verbal d'une expertise de cet ordre, faite dans la ville du Mas d'Azil, au pays de Foix, par deux consuls de ladite ville, assistés d'un avocat assesseur, il est dit qu'après avoir fait apporter le corps d'un homme assassiné dix-sept heures auparavant, et mis en sa présence l'assassin présumé, ces trois personnages passèrent par-dessus ce corps l'un après l'autre, par trois fois différentes, sans que la plaie saignât en aucune façon; mais lorsqu'il fut enjoint au prévenu de passer et repasser par-dessus le cadavre, en prenant bien garde de le toucher, même légèrement, on vit à la première fois la plaie s'ouvrir et rendre du sang, à la deuxième fois la plaie saigner davantage, et à la troisième fois le sang sortir en abondance. Le sang fut essuyé, trois autres personnes passèrent encore par-dessus le corps mort, mais la plaie ne saigna plus (Ranchin, *Traités curieux*, p. 710, voy. *Bibl.*).

Il est fort difficile de savoir à quelle époque la cruentation s'introduisit dans la législation criminelle comme témoignage judiciaire, et de même on ne peut guère fixer la date exacte à laquelle elle en disparut; mais il est certain que pendant le seizième et une bonne partie, la moitié peut-être, du dix-septième siècle, les tribunaux l'admettaient comme une des preuves d'un crime. Le procès-verbal dont j'ai donné l'analyse est daté du troisième jour du mois de mai de l'an 1639, et différents ouvrages juridiques ou médicaux, traitant de la cruentation, portent les dates de 1547, 1569, 1594.

Elle était certainement connue de tous, non seulement des légistes et des médecins, mais des gens du peuple et de ceux de la noblesse. Je trouve la preuve de cela dans un passage de Shakespeare, et que ne trouve-t-on dans les œuvres du génie? A la seconde scène du premier acte de la tragédie : *Le roi Richard III*, lady Anne dit au duc de Glocester, le futur Richard : « O! gentilshommes, voyez, voyez! Les blessures de Henri défunt ouvrent leurs lèvres congelées et saignent à nouveau! Rougis, rougis, boule de chair odieusement difforme, car c'est ta présence qui fait jaillir ce sang de ces veines froides et vides où le sang ne circule plus; ton crime inhumain et contre-nature provoque cet écoulement si contraire à la nature. » Ce drame a été écrit à la fin du seizième siècle, en 1597.

L'esprit de l'homme a toujours eu un tel amour du merveilleux que les croyances les plus bizarres ne doivent étonner personne; et nous serions mal venus de nous moquer de nos pères qui croyaient à la cruentation, en présence de tous les faits surnaturels dont tant de gens acceptent aujourd'hui l'entière vérité

C'est avec un sérieux absolu et une bonne foi qui paraît sincère que des hommes du premier mérite, tant médecins, philosophes, que jurisconsultes, ont admis et étudié le phénomène de la cruentation des corps morts en présence du meurtrier. La chose ne pouvait pas être mise en dispute, elle était acceptée par tous, et il ne venait à l'esprit de personne qu'il fût besoin de s'assurer de l'existence du fait en question et de le contrôler... « et istud habet communis hominum sermo, per præsentiam occisoris cadaver effundere et emittere sanguinem » (Marc. Ant. Blancus, voy. *Bibl.*). Mais quelle était l'importance, quelle était la valeur de cette preuve judiciaire? Ce point était difficile à déterminer. D'un côté, il semblait qu'on ne devait pas douter, puisque le jugement de Dieu intervenait par un miracle; mais de l'autre on avait quelques droits d'hésiter, car la cruentation n'arrivait pas toujours, et quelquefois elle avait paru devant les innocents. Les jurisconsultes, assez perplexes, avaient décidé que cette preuve isolée ne suffirait pas pour faire condamner à la mort ou à la géhenne; mais qu'il fallait conserver cette pratique, parce que souvent le meurtrier se troublait en présence du mort. On voit que la croyance au merveilleux avait dû faire une concession aux remontrances de l'intelligence et du bon sens.

Quant à la cause de l'effusion du sang, les théologiens reconnaissaient qu'elle dépendait purement des choses surnaturelles, et ils n'entendaient pas raillerie à ce sujet. Ils avaient trouvé dans la Bible des autorités précieuses; ces mots que Dieu dit à Caïn, *sanguis fratris tui clamat ad me*, servirent à démontrer que l'aspect du meurtrier fait jaillir le sang des plaies de sa victime. Cet autre texte de l'Apocalypse : *usquequo, Domine, non vindicas sanguinem nostrum de interfectoribus nostris, qui habitant in terris* (*Apocal.*, VI, 9), fut tourmenté de telle sorte qu'il devint une démonstration très-évidente aussi du même phénomène. Les médecins se sont efforcés de trouver une explication en rapport avec quelque loi de leur physique spéculative, et vraiment il est curieux de voir la peine que quelques-uns se sont donnée pour chercher, commenter, démontrer la raison d'un fait qui n'existait pas. Du reste, après avoir discuté la valeur d'un grand nombre de causes, l'influence des démons et des sorciers, de l'âme et de l'imagination, des esprits naturels qui sont au service de la force vitale, de la sympathie ou de l'antipathie, enfin de la vertu de certains médicaments, ils arrivent à cette conclusion que la cruentation est un phénomène de la nature, dont on ne peut donner l'explication.

Au fond de cette question il y a bien quelque chose de vrai : c'est que le sang peut s'écouler des plaies d'un cadavre, plus ou moins longtemps après la mort, par le fait de la pression exercée par les gaz qui se développent dans les veines au cours de la putréfaction. Le nom de *cruentation* s'applique aussi à ce phénomène naturel et très-explicable. Ce doit être la fausse interprétation de ce fait de pure physique qui l'aura transformé en un fait extraordinaire et surnaturel, se produisant par la puissance de la divinité, jalouse d'affirmer le triomphe de la justice, et d'assurer au crime son châtiment mérité. Dr SERVIER.

BIBLIOGRAPHIE. — GREGORIUS THOLOSANUS. *Syntagma furis universi.* — BOERIUS. *Decisions.* — HIPPOLYTE. *Pratique criminelle.* — DURANTI. *Questions.* — MERSENIUS. *Commentaires sur le chap. IV de la Genèse.* — LEVINUS-LEMNIUS. *De occultis naturæ miraculis.* — LANGIUS. 1540. SCHENCKIUS. *Observations.* Fribourg, 1584. — MARTINUS DEL RIO. *Disquisitions magiques.* — COSTÆUS. *Disquisitions physiologiques*, 1581. — BLANCUS (Mar.-Ant.). *Tractatus de indiciis homicidii.* Lyon, 1547. — CARERUS (Ludovicus). *Practica causarum criminalium.* Lyon, 1569. — LIBAVIUS (Andreas). *De cruentatione cadaverum...* Francfort, 1594. — RANCHIN (François). *Opuscules ou traités divers et curieux en médecine.* Lyon, 1640. SERVIER.

CRÜGER (DANIEL). Membre de l'Académie impériale des Curieux de la nature, sous le nom d'Argus II, et conseiller médical de l'électeur de Brandebourg, naquit à Stargard, en Poméranie, le 10 décembre 1639. Il se fit recevoir docteur en médecine à Altorf en 1666, puis alla s'établir dans sa patrie, où il mourut le 15 mars 1711. Les mémoires de l'Académie des Curieux de la nature renferment une foule d'observations de cet auteur; on en trouvera l'énumération dans le *Repertorium* de *Reuss*. Il a également publié un ouvrage en allemand sur la fièvre pétéchiale et la vérole, dont nous ne connaissons ni le lieu ni la date de la publication (Eloy).

Il ne faut pas confondre cet auteur avec :

Crüger (JOHANN). Ardent sectateur de van Helmont, qui vivait au commencement du dix-huitième siècle. Il est l'auteur de deux ouvrages : *Casus medicus de morbo litteratorum, sive affectione hypochondriaca.* Zittaviæ, 1703, in-4° ; et *Affectus chirurgici, plerique aphoristice, breviter et accurate expositi*, 1722, in-4°. Dans ce dernier livre il émet les faits les plus ridicules qu'on puisse imaginer; entre autres, il recommande les crapauds et le saphir contre la peste. L. HN.

CRÜGNER (MICHEL), médecin allemand qui vivait à la fin du dix-septième siècle, pratiquait la médecine à Dresde ; il était partisan du système des iatromathématiciens et cultivait la chimie qu'il possédait à fond, et, hélas ! s'adonnait avec ardeur à l'astrologie. Il a découvert et composé différents remèdes; mais, plus avide d'argent que de gloire, il n'écrivit que pour vanter l'excellence de ses médicaments, surtout d'une certaine matière perlée qu'il élevait pour ainsi dire au rang d'une panacée. Quoi qu'il en soit, voici l'énumération de ses principaux ouvrages :

I. *Chymischer Gartenbau, das ist spagyrische Beschreibung vier und dreyssigerley Gewächse und Kräuter*, etc. Nürnberg, 1653, in-4°. — II. *Neuervermehrter chymischer Frühling, das ist sonderbarer medico-chymischer Tractat*, etc. Ibid., 1654, in-4°. — III. *Chymischer Sommer, das ist sonderb. med.-chym. Tract.*, etc. Ibid., 1656, in-4°. — IV. *Chymischer aufgewickelte Gebrauch und Bereitung seiner Elixyren*. Dresden, 1662, in-4°. — V. *De materia perlata tractatus*. Budissin, 1667, in-8°. Ratisb., 1676, in-8°; Ibid., 1679, in-8°. — VI. *Nützlicher Bericht, wie man sich vor der Pestilenz hüten, und so man mit derselben behaftet wiederum curiren möge*. Basel, 1667, in-4°. — VII. *Ortus et processus clysmaticæ*, etc. Nürnberg, 1667, in-4°. — VIII. *Wohlgem. Ueberlegung der Hauptgründe, welche in einem sogenannt. ortu et progr. clysmaticæ novæ angeführt werden*. Ibid., 1667, in-4°. — IX. *Med. Episteln, worinnen der Nutz der medici materia perlata dargestellt wird*. Regensb. u. Goslar., 1679-1680, in-8°. L. Hn.

CRUIKSHANK (William). Célèbre anatomiste anglais, naquit en 1745 à Édimbourg et passa les premières années de sa vie en Ecosse. A l'âge de quatorze ans, il vint à l'Université d'Édimbourg dans le but d'y étudier la théologie; mais son goût pour l'anatomie et la médecine et pour les sciences plus positives en général, le détourna des études abstraites et spéculatives de la théologie, et il se mit au travail avec ardeur; il étudia pendant huit ans, à l'Université de Glasgow, les sciences médicales. « En 1771, il se rendit à Londres, où, sur la recommandation du docteur D. Pitcairn, il fut attaché à William Hunter comme conservateur de son cabinet. Ce célèbre anatomiste avait demandé aux professeurs de Glasgow de lui envoyer un jeune homme instruit pour remplacer Hewson dans cette fonction. Cruikshank devint bientôt l'ami et le collaborateur de Hunter, qui, en mourant, légua à lui et à son neveu Math. Baillie son superbe muséum, qui devait au bout de trente ans être livré à l'Université de Glasgow. Les élèves de ce professeur demandèrent à ses deux héritiers de continuer à diriger l'école anatomique d'où étaient sortis des élèves si distingués. Cruikshank s'acquitta avec honneur de cette tâche, et se fit connaître de la manière la plus avantageuse par ses recherches anatomiques et physiologiques, qui décèlent une extrême sagacité. Son nom sera toujours, comme celui de Mascagni, attaché à l'histoire des progrès qu'a faits vers la fin du dernier siècle l'anatomie du système lymphatique. » (Dezeimeris.) Dans son ouvrage sur les *vaisseaux absorbants*, il démontre, en effet, que ces derniers existent dans tout le corps de l'homme et même dans le cerveau; il s'y élève énergiquement contre l'idée de la transsudation des humeurs au travers des pores organiques et cherche à prouver que tous les liquides de l'organisme, excepté le sang, sont pompés par les lymphatiques. Cruikshank s'est également occupé de chimie et de diverses questions de chirurgie et de médecine et principalement de la fièvre jaune, dont il traite dans plusieurs ouvrages.

Cruikshank avait été nommé chimiste des hôpitaux militaires et chirurgien du corps de l'artillerie; il était membre de la Société royal de Londres. Il mourut dans cette dernière ville le 27 juillet 1800, laissant :

I. *Letter to M. Clare upon Absorption and on the Robbing of Calomel on the Inside of the Cheeks in the Cure of Syphilis*. London, 1779, in-8°. — II. *Experiments on the insensible Perspiration of the Human Body, shewing its Affinity to Respiration*. London, 1779, in-8 Ibid., 1795, in-8°, trad. en allem. par C.-F. Michaelis. — III. *The Anatomy of the Absorbing Vessels of the Human Body*. London, 1786, in-4°. Ibid., 1790, in-4°. Trad. en franç. par Ph. Petit-Radel. Paris, 1787, in-8°. — IV. *An Account of two Cases of Diabetes mellitus, by John Rollo; with the Results of the Trials of various Acids and other Substances in the Treatment of the Lues venerea and some Observations of the Nature of Sugar*. London, 1797, in-8°, 2 vol. Trad. en fr. par P.-P. Alyon. — V. *Memoirs of the Yellow Fever which appeared in Philadelphia and other Parts of the States of America in the Summer and Autumn of the present Year.* Philadelphia, 1798, in-8°. — V. *Observations on the Causes and Cure of Remitting and Bilious Fever, to which is annexed an Appendix exhibiting Facts and Speculations relative to the Synochus icteroïdes or Yellow Fever.* Philadelphia, 1798, in-8°. — VI. *A Sketch of the Rise and Progress of the Yellow Fever, to which is added a Collection of Facts and Observations respecting the Origin of the Yellow Fever in this Country, and a Review of the different Modes of treating it.* Philadelphia, 1800, in-8°. — VII. *Experiments on the Nerves, particulary on their Reproduction, and on the Spinal Marrow of Living Animals.* In *Philosoph. Transact.*, t. LXXXV, p. 177, 1795, et *Simmon's Med. Facts and Observ.*, t. VII, p. 156. — VIII. *Experiments in which, on the third Day after Impregnation, the Ova of Rabbits were found in the Fallopian Tubes, and on the fourth Day after Impregnation, in the Uterus itself, with the first Appearances of the Fœtus.* Ibid., t. LXXXVII, p. 197, 1797. — XI. *Experiments and Observations on the Nature of Sugar.* In *Nicholson's Journ.*, t. I, p. 337, et *Tilloch's Philos. Magaz.*, t. II, p. 364. — X. *Exp. a Obs. on the Nature of Sugar and of Vegetable Mucilage.* In *Nicholson's Journ.*, t. II, p. 400. — XI. *Some Experiments and Obs. ou Galvanic Electricity.* Ibid., t. IV, p. 187, 254. — XII. *Some Obs. on different Hydrocarbonates*, etc., *in Reply to some of Priestley's late Objections to the New System of Chemistry.* Ibid., t. V, p. 1, 201. — XIII. *Obs. in Answer to Priestley's Memoir in Defence of the Doctrine of Phlogiston.* Ibid., 1802, p. 42. — XIV. *Experiments on and the Manner of distinguishing Several Diseases by the Urine.* In *Tilloch's Philos. Magaz.*, t. II, p. 240. L. Hn.

CRUMPE (Samuel). Médecin anglais, naquit en 1766 et pratiqua son art à Limerick, en Irlande, où il mourut le 27 janvier 1796, à l'âge de trente ans. Il a publié un certain nombre d'articles dans les recueils périodiques et deux ouvrages dont l'un traite de l'opium, et où il prétend avoir retiré du coquelicot (*papaver rhœas*) un opium parfaitement semblable à celui qui est extrait du pavot somnifère d'Égypte; l'autre est consacré à l'examen des moyens de procurer de l'ouvrage au peuple et a été couronné par l'Académie royale d'Irlande.

Voici les titres de ces deux ouvrages et d'un mémoire de Crumpe lu à l'Académie :

I. *Essay on the best Means of providing Employment for the People; to which was adjudged the Prize proposed by the R. Irish Academy.* Dublin, 1793, in-8°. Ibid., 1795, in-8°. Traduct. allem. par C.-A. Wichmann. Leipzig, 1796, in-8°. — II. *Inquiry into the Nature and Properties of Opium, wherein its Component Principles, Mode of Preparation and Use or Abuse in particular Diseases, are experimentally investigated and the Opinions of former Authors on these Points impartially examined.* London, 1793, in-8°. Trad. en all. par P. Scheel. Copenhague, 1796, in-8°. Aut. trad. all. Leipzig, 1797, in-8°. — III. *History of a Case in which very Uncommon Worms were discharged from the Stomach; with Observations thereon.* In *Transact. of the Irish Academy*, t. IV, p. 57, et *Simmon's Med. Facts and Observ.*, t. VIII, 229. L. Hn.

CRURAL (Canal), **CRURALE** (Arcade), **CRURALE** (Hernie). La description du canal crural et de l'arcade crurale est donnée en détail à l'article Aine : nous ne pouvons donc qu'y renvoyer. On trouve aussi à ce mot les développements nécessaires sur les maladies de la région qui affectent plus ou moins le canal crural. Quant à la *hernie crurale* en particulier, il en sera traité en même temps que de la *hernie inguinale*, parce qu'il a paru bon de réunir dans un même article deux lésions appartenant à une même région et pouvant donner lieu, par leur voisinage même, à des considérations d'anatomie chirurgicale, de diagnostic et de traitement [*voy.* Inguinale (Hernie)]. Dechambre.

CRURAL (Muscle). *Voy.* Triceps crural.

CRURAL (Nerf). (*Nerf crural antérieur, nerf fémoral, nerf musculo-cutané de la cuisse. Nerf fémoro-prétibial.* Ch.)

§ I. **Anatomie.** Ce nerf, que l'on peut en quelque sorte considérer comme la continuation du plexus lombaire, en constitue la branche terminale médiane la plus externe, la plus considérable et, par conséquent, la plus importante.

Formé principalement par les troisième et quatrième paires lombaires, il étend parfois son origine à la seconde et même, quoique plus rarement, à la première paire.

Situé tout d'abord dans le muscle psoas, dont il faut disséquer les fibres pour bien préparer les origines de ce tronc nerveux, il y reste renfermé dans une étendue variable suivant les sujets, puis s'en dégage à peu près au niveau de l'articulation sacro-vertébrale et chemine obliquement en bas, en dehors et en avant, dans l'espace celluleux qui sépare le psoas de l'iliaque : placé sous le fascia iliaca, c'est-à-dire contenu dans la gaine fibreuse des deux muscles précédents, il arrive en dehors de l'éminence iléo-pectinée au niveau de l'arcade de Fallope, sort du bassin sous cette bandelette fibreuse avec ces mêmes muscles et s'épanouit presque immédiatement à la partie supérieure de la cuisse, après avoir traversé l'aponévrose du psoas-iliaque, en une foule de rameaux divergents qui souvent proviennent des deux troncs principaux d'une bifurcation.

Ce nerf ne porte donc le nom de Crural qu'en raison de la distribution des rameaux qui en forment l'épanouissement et qui sont destinés aux téguments et à certains muscles de la cuisse, car il n'existe pas de *tronc crural* proprement dit ; ce tronc est presque tout entier *iliaque*, par son origine et l'étendue de son trajet.

Dans l'abdomen, son cordon légèrement arrondi se trouve séparé des artère et veine iliaques par l'épaisseur du muscle psoas; et dès qu'il atteint le ligament de Poupart il s'incline un peu en dehors en s'aplatissant et, toujours contenu dans la gaîne des muscles psoas et iliaque réunis, il laisse en dedans l'artère fémorale : il est donc *placé en dehors de la paroi externe du canal crural* et *il n'est pas renfermé dans la gaîne des vaisseaux fémoraux;* c'est le fascia-iliaca et la bandelette iléo-pectinée (dépendance de ce dernier) qui l'en séparent.

Dubrueil (*Des anomalies artérielles considérées dans leurs rapports avec la pathologie et les opérations chirurgicales*, 1847, p. 341) a représenté, planche XIII de son atlas, une *anomalie* de position curieuse et importante *du nerf crural*, découverte sur le corps d'un jeune homme injecté pour les préparations anatomiques. Dans ce cas, le nerf était *déjeté en dedans* entre la veine et l'artère qui, près de l'arcade, émettait la profonde. L'artère épigastrique qui se détachait de la fémorale superficielle croisait en travers le nerf crural dont l'ectopie ne dépendait nullement d'un changement dans les rapports de l'artère ou de la veine satellite, puisque ces dernières n'avaient pas éprouvé le moindre changement. On comprend facilement combien cette inversion du nerf crural eût dû gêner l'opérateur dans la ligature de la fémorale au niveau du tiers supérieur; ayant fait l'incision, suivant les règles prescrites, et trouvant le nerf crural, il n'aurait pas manqué de se reporter en dedans pour chercher le vaisseau artériel qui était situé en dehors. Dans cet exemple, une lame fibreuse épaisse séparait le nerf des vaisseaux cruraux.

Ce nerf fournit des rameaux *collatéraux* et des branches *terminales*.

Rameaux collatéraux du nerf crural. Leur nombre est assez variable, leur disposition irrégulière et leur volume peu considérable. Ils sont destinés aux muscles psoas-iliaque et pectiné.

1° *Rameaux des muscles psoas et iliaque.* Généralement il n'existe qu'un seul filet grêle pénétrant le psoas, par sa partie postérieure, ce dernier recevant la plupart de ses rameaux des autres branches du plexus lombaire, qui fournit également à la partie supérieure de l'iliaque ; en dehors, le tronc principal fournit, dans son trajet pelvien, et l'un après l'autre, trois ou quatre rameaux destinés à la partie inférieure du muscle iliaque et qui le pénètrent isolément après avoir cheminé à sa surface libre. Ces rameaux échelonnés, en quelque sorte, parcourent un trajet d'autant plus long et parviennent d'autant plus tard au muscle iliaque qu'ils sont nés plus bas ; ils présentent quelquefois, d'après Sappey, une disposition plexiforme. Il n'est pas rare, dit Cruveilhier, de voir le nerf inguinal externe (inguino-cutané des auteurs) naître du nerf crural.

2° *Rameau pectiné.* Peu volumineux, mais constant, il se détache de la partie interne et inférieure du crural pour décrire derrière le paquet vasculo-nerveux une légère courbe à concavité supérieure, se dirige en dedans et se divise en un pinceau de ramuscules pénétrant la face antérieure de la partie moyenne du muscle pectiné. Nous avons vu deux filets pectinés naître du crural et se distribuer l'un à la partie supérieure, l'autre à la région inférieure de ce muscle.

Branches terminales du nerf crural. Nous les grouperons en quatre faisceaux, deux antérieurs, deux postérieurs.

a. *Deux faisceaux antérieurs.* 1° *Grande branche musculo-cutanée crurale. Nerf musculo-cutané externe* (Sappey) ; 2° *petite branche musculo-cutanée crurale. Nerf musculo-cutané interne* (Sappey) ou *petite branche de la gaîne des vaisseaux fémoraux* (Cruveilhier).

1° Plus considérable et plus superficielle que la suivante, la *grande branche musculo-cutanée crurale* constitue en grande partie ce que L. Hirschfeld comprend sous le nom de *faisceau superficiel du nerf crural ;* elle se dirige obliquement en dehors et en bas, côtoie les bords correspondants des muscles couturier et psoas-iliaque et se divise bientôt en rameaux multiples, les uns *musculaires*, les autres *cutanés*.

Les *rameaux musculaires* (de la grande branche musculo-cutanée) sont exclusifs au muscle couturier : les uns, *courts*, sont destinés à la partie supérieure de ce muscle ; le plus élevé d'entre eux (*ascendant*) affecte souvent la disposition que nous avons décrite pour le rameau pectiné et il se dirige en dehors en figurant une arcade à concavité supérieure avant de pénétrer le corps charnu ; les autres, *longs* et *grêles* (*descendants*), également dévolus au même muscle, cheminent à sa face profonde, avant d'en pénétrer les fibres à la partie moyenne ; ils sont extrêmement variables en nombre, on n'en rencontre parfois qu'un seul.

Les *rameaux cutanés* (de la grande branche musculo-cutanée) sont au nombre de trois :

α. *Un externe* (*rameau cutané externe* ou *rameau perforant cutané supérieur*) répond tout d'abord à la face postérieure du couturier, traverse ce dernier sans lui abandonner de filets propres à la réunion du quart supérieur avec les trois quarts inférieurs, s'anastomose souvent, d'après Cruveilhier, avec un rameau venu du nerf inguinal interne, se dirige verticalement en bas dans un dédoublement de l'aponévrose fémorale, enfin se dégage de cette gaîne fibreuse pour devenir sous-cutané et se terminer en deux ou trois filets fort longs et fort grêles qui s'épuisent dans les téguments correspondants et que le scalpel d'un habile anatomiste peut suivre aisément jusqu'à la peau qui recouvre la rotule.

β. *Un moyen* (*rameau cutané moyen* ou *rameau perforant cutané inférieur*) compris dans la gaîne du couturier répond à la face interne de ce muscle, puis à son bord interne, perfore le corps charnu près de ce bord à peu près au niveau ou au-dessous du milieu de la cuisse, chemine verticalement en bas derrière l'aponévrose fémorale à laquelle il se trouve accolé et qu'il ne traverse que bien plus bas; il répond alors aux téguments du tiers inférieur et antérieur de la cuisse où il se ramifie entre la peau et la bourse séreuse sous-cutanée de la rotule en décrivant diverses arcades et en s'anastomosant soit avec un ou deux filets provenant du nerf saphène interne, principalement de sa branche réfléchie, soit avec un rameau de la branche accessoire du saphène.

γ. *Un inférieur* (*rameau cutané interne* ou *rameau accessoire du nerf saphène interne*) moins volumineux et vertical se bifurque au-dessous du pli inguinal : 1° en un *filet superficiel satellite de la veine saphène interne*, qui, après avoir pénétré dans la gaîne du couturier, puis en être sorti à la partie moyenne, côtoie la veine saphène interne et la quitte pour aller fournir à la peau de la région interne du genou en s'anastomosant avec le nerf saphène interne; 2° en un *filet profond satellite de l'artère fémorale*. « Ce filet, dit Cruveilhier, croise obliquement le nerf du vaste interne et le nerf saphène au devant desquels il est situé, gagne la gaîne des vaisseaux fémoraux, côtoie l'artère fémorale, qu'il recouvre dans son quart inférieur, en la croisant très-obliquement, croise le tendon du troisième adducteur et, parvenu au niveau de l'anneau de ce muscle, perfore la paroi interne, s'épanouit en un grand nombre de filets dont un s'anastomose avec le filet superficiel, un autre avec le nerf obturateur, un troisième avec le nerf saphène interne. Il en résulte une sorte de plexus, d'où partent plusieurs nerfs qui croisent obliquement le droit interne pour se distribuer à la peau de la région postérieure de la jambe. »

2° La *petite branche musculo-cutanée crurale, branche de la gaîne des vaisseaux fémoraux*, moins considérable que la précédente, est très-variable dans son origine et son mode de distribution. Elle provient fréquemment du plexus lombaire et Cruveilhier l'a vue naître de la quatrième paire des lombes. Elle se divise presque immédiatement en plusieurs filets grêles qui se dirigent en bas en dedans et en arrière, perforent tous la gaîne des vaisseaux en se disposant les uns en avant, d'autres au-dessous, d'autres enfin entre eux deux. Ils sortent de la gaîne et affectent une distribution différente; l'un d'eux accompagne la veine saphène interne après s'être échappé par l'orifice de cette veine, un autre va plonger dans le muscle pectiné (Sappey); Cruveilhier ne le mentionne pas; d'autres sont destinés aux petit et moyen adducteurs de la cuisse, surtout le second de ces muscles; les plus importants enlacent les veine et artère fémorales profondes, se dirigent en dedans, perforent l'aponévrose, deviennent sous-cutanés et peuvent être suivis, quoique difficilement, jusqu'à la partie moyenne de la cuisse, aux téguments de laquelle ils se distribuent (région antérieure et interne).

Les filets terminaux des rameaux cutanés de la grande branche musculo-cutanée, par leur réunion anastomotique avec ceux du nerf saphène interne, déterminent tout autour du genou et sur la face antérieure de la rotule une ou plusieurs anses nerveuses (*ansa nervosa patellæ superficialis* : Valentin) qui se prolongent des deux côtés surtout en dehors et qui envoient des ramifications en bas, vers la jambe; celles-ci enfin formeraient, suivant cet anatomiste, des plexus appelés *plexus rotuliens superficiels* sur la partie inférieure de la rotule, au devant des parties accessoires de l'articulation du genou. Ces anses et plexus peuvent être, jusqu'à un certain point, rapprochés du réseau artériel anastomotique provenant des branches articulaires qui entourent la rotule et sont destinées, au point de vue de l'innervation, à jouer un rôle important en physiologie.

b. *Deux groupes postérieurs*. Ils constituent la portion du nerf crural que L. Hirschfeld désigne sous la dénomination de *Faisceau profond du nerf crural :* 1° l'un externe, musculaire, *nerfs du triceps fémoral ;* 2° le second, cutané interne, *nerf saphène interne*.

1° *Nerfs du triceps fémoral*. Quelquefois leur naissance se fait par un tronc commun qui bientôt se divise; mais le plus souvent on les voit se détacher isolément du tronc principal et s'écarter les uns des autres; dès leur origine ces branches, comme la plupart de celles que nous venons de passer en revue, sont enveloppées par un tissu adipeux assez abondant qui est répandu entre elles et qui gêne leur dissection. Elles sont au nombre de trois.

La branche du droit antérieur, assez volumineuse, se dirige en bas et en dehors, se place sous la face profonde de ce muscle qu'il faut rejeter en dehors pour l'apercevoir et la disséquer, et fournit des *filets ascendants* plus courts, parfois curvilignes pour la partie supérieure, et des *filets descendants* plus gros et plus longs qui vont s'épuiser en s'échelonnant dans les régions moyenne et inférieure du corps charnu.

La branche du vaste externe, plus considérable et souvent confondue en haut avec la précédente, dans un même tronc commun, se place entre le vaste interne et le droit antérieur qui en reçoit souvent un filet, pénètre sous la face profonde du vaste externe et se bifurque en deux petits rameaux dont l'un supérieur destiné à la partie correspondante de ce muscle donne également un filet cutané perforant le tenseur du fascia-lata, dont l'autre inférieur descendant, plus gros et plus long, est destiné encore au vaste externe et fournit accessoirement au vaste interne.

La branche du vaste interne est très-importante, moins cependant par son volume que par la distribution de ses rameaux; ces derniers sont presque toujours doubles. L'un *externe*, plus grêle, mais très-long, qui fournit des filets musculaires pour le vaste interne et le *muscle sous-crural* ou *tenseur de la synoviale du genou* et des filets *périostiques* qui, pouvant être suivis jusqu'à la poulie fémorale, prennent pour quelques-uns d'entre eux le nom d'*articulaires;* l'autre branche de bifurcation est *interne*, placée en avant de l'infundibulum fémorali-vasculaire et parallèle à l'artère fémorale et au nerf saphène avec l'origine duquel elle confond souvent la sienne; elle pénètre le vaste interne au niveau de l'anneau du troisième adducteur, mais, outre ces filets musculaires, elle donne aussi deux filets *osseux* (Sappey) pénétrant dans le canal nourricier, d'autres *périostiques* pour le fémur et la face antérieure de la rotule, un autre *articulaire* qui, situé sur le côté interne de ce dernier os, s'engage sous le ligament rotulien et s'épuise dans le peloton cellulo-adipeux qu'on remarque à ce niveau.

2° *Nerf saphène interne* (*nerf tibio-cutané* Ch., *nerf fémoral cutané interne* ou *grand nerf saphène interne de Bock*). Exclusivement cutané, il est la branche terminale la plus volumineuse et la plus longue, puisque, destiné non-seulement aux téguments de la cuisse, mais à ceux de la jambe, il semble être la continuation du tronc nerveux crural.

Aussitôt après son origine, ce nerf, qui est à la fois *satellite profond de l'artère fémorale à la cuisse* et *satellite superficiel de la veine saphène interne à la jambe*, et antérieur à cette veine, se dirige en bas et en dedans, traverse la gaîne des vaisseaux dans laquelle il est reçu et où il accompagne la crurale jusqu'à l'anneau du troisième adducteur. A ce niveau, au lieu de gagner comme le vaisseau artériel le creux poplité, il reste à la partie interne de la cuisse, perfore la paroi antérieure de ce canal fibreux par un orifice particulier, et suit verticalement le tendon du grand adducteur jusqu'au condyle interne du fémur; là, il se dirige un peu en arrière entre le couturier et le droit interne, appliqué sur le vaste interne de la cuisse, et se divise aussitôt en deux *branches terminales*.

Comme *rameaux collatéraux* du nerf saphène interne, les auteurs en décrivent trois, deux *cutanés*, un *articulaire;* nous en ajoutons un quatrième *anastomotique* avec le nerf obturateur. Les deux *rameaux cutanés, fémoral et tibial* (Cruveilhier), naissent, le premier à la partie moyenne de la cuisse, le second au niveau du canal du grand adducteur. Ils se dirigent tous deux en arrière et en bas, passent entre le couturier et le droit interne, perforent l'aponévrose, s'anastomosent tous deux à nouveau avec d'autres filets du saphène lui-même et se répandent, le *fémoral* aux téguments de la région interne et postérieure de la cuisse et du creux poplité, le *tibial* à ceux de la région interne et postérieure de la jambe. Le filet *articulaire* né au niveau du canal du grand adducteur suit verticalement la cloison intermusculaire interne et est destiné à l'articulation du genou et au tissu graisseux synovial.

Outre ces trois rameaux collatéraux, le saphène interne en émet un quatrième *anastomotique* qui le relie au nerf obturateur ; tantôt il n'est constitué que par une branche notablement volumineuse qui existe au niveau de la partie supérieure et sur laquelle la bifurcation du tronc fémoral artériel, en a. superficielle et a. profonde, se trouve en quelque sorte à cheval ; tantôt l'union de ces deux nerfs (saphène et obturateur) par la branche anastomotique se fait très-bas, c'est-à-dire au-dessus ou même à l'intérieur du canal du troisième adducteur ; tantôt il existe deux filets anastomotiques obturateurs, l'un en haut, l'autre en bas, ce qui est assez rare toutefois.

Branches terminales du saphène interne. Au nombre de deux : la *branche antérieure, transversale, réfléchie* ou *rotulienne*, est en quelque sorte un *troisième rameau perforant* qui, après avoir traversé le couturier à sa partie inférieure, se dirige en bas et en avant pour longer la face interne du genou en décrivant, comme le tendon de ce muscle au-dessus duquel il est situé, une courbure à concavité supérieure ; il fournit un grand nombre de filets divergents qui se distinguent en *ascendants* ou supérieurs, en *transversaux* ou *moyens* (téguments de la région antéro-inférieure du genou) et en *descendants* ou *inférieurs* (téguments de la partie supérieure et interne de la jambe).

La *branche postérieure verticale, directe* ou *jambière*, est le prolongement du tronc : après avoir reçu une nouvelle anastomose du nerf obturateur, elle traverse l'aponévrose qui lui forme une sorte d'arcade fibreuse, entre le droit interne qui est en arrière et le couturier qui est en avant, s'accole à la veine saphène interne dont elle suit la direction verticale (satellite de cette veine) et fournit dans son trajet de nombreux filets antérieurs et postérieurs destinés aux téguments de la moitié interne de la jambe. Arrivée un peu au-dessus de la malléole interne, elle se divise—en *rameau antérieur* qui continue à accompagner la saphène sur la face interne du tibia et en avant de la malléole interne pour s'épanouir en filets articulaires (articulation tibio-tarsienne et articulations des os du tarse) et filets cutanés pour les téguments de la région tarsienne interne et même ceux de la région du premier métatarsien et du premier orteil ; — en *rameau postérieur* moins considérable que le précédent qui passe derrière la saphène en avant de la malléole interne et fournit de nombreux filets aux téguments de la partie interne de la plante du pied (anastomoses avec le musculo-cutané).

Meckel (*Manuel d'anat. gén. descript. et path.*, t. III, 152, 1825) a cru devoir poser un parallèle entre les nerfs du membre inférieur et ceux du membre supérieur. « Le cutané externe du bras, dit-il, et le radial, correspondent au crural ; le cutané interne, le médian et le cubital, au sciatique ; le cutané externe et la longue branche cutanée du radial sont évidemment les nerfs saphènes interne supérieur et inférieur du membre pelvien, puisqu'ils descendent le long du côté du pouce et du gros orteil qui est l'interne dans la pronation modérée du membre supérieur, et qui l'est toujours pour le membre inférieur quand il se trouve au repos.

« Les branches cutanées du nerf crural sont les branches supérieures du radial. Elles se répandent dans les muscles extenseurs de la jambe, comme celles-ci dans les extenseurs de l'avant-bras... »

C'est là une vue d'ensemble qui nous semble tout au moins exagérée, car, s'il est encore permis d'établir entre les deux membres un rapprochement, quelque défectueux qu'il soit, en ce qui regarde le squelette, les muscles et les vaisseaux, cette comparaison ne nous paraît pas pouvoir s'étendre au système nerveux sans forcer considérablement l'analogie : aussi nous ne nous y arrêterons pas plus longtemps.

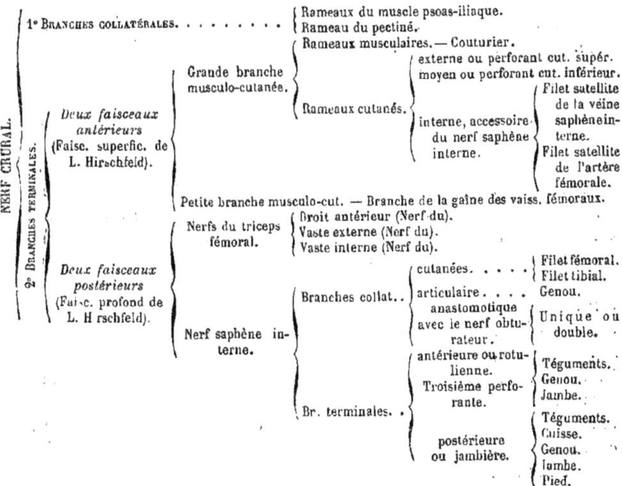

§ II. **Physiologie.** Par la description précédente, nous voyons donc que le nerf crural est *mixte* ou sensitivo-moteur; ses filets moteurs sont destinés aux muscles psoas-iliaque, pectiné, couturier, triceps fémoral et muscle sous-crural (tenseur de la synoviale du genou), premier ou moyen adducteur, quelquefois petit ou deuxième adducteur, tenseur du fascia-lata (Valentin).

Les régions des téguments qui en reçoivent la sensibilité sont les parties antérieure et interne de la cuisse, la peau de la région rotulienne, une partie de celle du creux poplité, la région antéro-interne de la jambe jusqu'à la malléole interne et même la peau du bord interne du pied jusqu'au gros orteil correspondant.

Des filets articulaires appartenant au genou et aux articulations du tarse jouent très-probablement un rôle dans la physiologie de ces jointures, et celui qui pénètre dans le canal nourricier du fémur a également son importance dans les phénomènes de nutrition et d'accroissement de cet os du squelette.

Les anses nerveuses et plexus nerveux pré et péri-rotuliens, constitués par les filets sensitifs des diverses branches du crural, forment en s'anastomosant entre eux et après s'être anastomosés avec le nerf obturateur un réseau qui doit jouer certainement un rôle important relatif à la *récurrence* et à la *suppléance* nerveuses. Arloing et L. Tripier dans leurs recherches sur la sensibilité des téguments et des nerfs de la main (1869) disent, en terminant leur mémoire, que la plupart de leurs expériences tendant à prouver l'existence de ces fibres récurrentes si essentielles dans le rétablissement de l'influx nerveux ont été répétées par eux sur le membre abdominal et qu'elles ont fourni des résultats analogues à ceux qu'avait donnés le membre supérieur ; pour eux très-probablement tous les nerfs se comportent de la même manière, ce qui assure d'autant mieux la sensibilité des différentes régions où ils se rendent et empêche la paralysie de telle ou telle partie des téguments, pourvu que celle-ci soit encore en relation avec une branche nerveuse intacte.

§ III. **Pathologie.** *Névralgie crurale.* Elle est spontanée ou traumatique. *Névralgie spontanée.* — Il n'est pas très-rare de voir des personnes atteintes de sciatique rebelle et violente accuser des douleurs sur le trajet des branches du crural, mais les cas de *névralgie simple de ce nerf* sont en petit nombre. C'est cette variété que les anciens ont décrite sous le nom d'*ischias* (Caton, Pline, Hippocrate). Cotugno, cité par le *Compendium de médecine* (*de Ischiade nervosâ*, chap. III, p. 3. Vienne, 1771), la mentionne dans son travail sur la sciatique, mais sans en donner une description détaillée ; voici comment il s'exprime : « Altera vero species fixum dolorem in inguine ostendit, qui per « interiorem femoris ad suræ partem propagatur. Priorem (sciatique) quod « posticas insideat coxæ partes, totaque fundetur in ischiadici nervi affectione, « *ischiadem nervosam posticam* appello : alteram, quod coxæ priora possideat, « *nervique cruralis* passionis generetur, nervosam *ischiadem anticam* nomi- « nabo. » Mais, d'après P. Jolly (*Dict. de méd. et de chir. prat.*, t. XII, p. 37, art. Névralgie), la courte description qui en est tracée par Cotugno doit prêter à bien des réserves, car cet auteur, comme beaucoup d'autres également, aurait plus d'une fois confondu cette névralgie avec la tumeur blanche, l'arthrite ou l'inflammation chronique de l'articulation coxo-fémorale, *voire même avec certaines maladies de l'utérus!* Le fait le plus remarquable que je connaisse de cette espèce de névralgie, ajoute Jolly dans le très-court article qu'il consacre à la *névralgie crurale antérieure*, est celui de Santonia publié en 1828 (*Nouvelle bibliothèque médicale*, vol. II).

Chaussier, qui la mentionne sous la dénomination de *névralgie fémoro-prétibiale*, dit qu'elle présente les mêmes caractères que la névralgie fémoro-poplitée avec laquelle elle est quelquefois réunie; elle est cependant plus rare, dit-il, moins douloureuse, et cède plus facilement à l'usage des moyens curatifs; c'est là une assertion qui n'a pas été confirmée par les autres observateurs et nous ne la donnons que pour ce qu'elle vaut.

Martinet (*Du traitement de la sciatique et de quelques névralgies par l'huile de térébenthine*, 2e édit. Paris, 1829) a observé chez un homme travaillant dans une fabrique de céruse et ayant été atteint plusieurs fois de coliques de plomb une douleur qui, occupant les deux cuisses, présentait les caractères de la névralgie et céda à l'administration de la térébenthine; les élancements commençaient dans les aines, se dirigeaient le long du nerf crural et se terminaient au jarret; ils étaient violents et presque continuels. Cependant ils acquéraient de temps à autre une nouvelle intensité et les paroxysmes n'affectaient aucune régularité dans leur retour. La douleur était concentrée le long de la partie interne de chaque cuisse dans une étendue d'un très-petit diamètre, presque linéaire; les mouvements de la cuisse étaient très-difficiles et très-douloureux, la marche presque impossible.

C'est Valleix (*Traité des névralgies*, chap. VIII, p. 478) qui en a retracé le mieux les *symptômes* et fait voir qu'ils ne diffèrent pas du reste sensiblement de ceux qu'on observe dans les autres névralgies : ce sont toujours des *points douloureux* disséminés, circonscrits (dans l'aine, la partie interne de la cuisse, du genou, du pied), qui forment des *foyers de douleur* d'où partent des élancements. C'est toujours, dit Valleix, la *marche capricieuse* de la maladie et l'absence de toute altération des tissus occupés par elle ; c'est toujours enfin cette préférence que la douleur affecte pour les lieux où le nerf devient superficiel et envoie des rameaux cutanés. Ce même auteur rapporte, entre autres, deux exemples de névralgie crurale dont voici le résumé d'après le *Compendium de médecine pratique : chez l'un des malades*, les élancements partaient constamment du genou et se portaient, d'une part vers l'aine, en suivant la partie interne de la jambe vers le mollet. La pression faisait découvrir deux points situés, le premier à l'angle supérieur interne de la rotule, le second en dedans de l'angle inférieur de cet os. *Chez le second malade*, la névralgie était beaucoup plus étendue ; les élancements commençaient dans l'aine et retentissaient presque immédiatement dans le pied *en respectant l'intervalle intermédiaire*, mais la pression permettait de constater plusieurs points douloureux situés dans l'aine (*point inguinal*), dans la partie externe et supérieure et dans la partie moyenne de la cuisse (*points fémoraux*), au-dessous et en dedans du genou (*point rotulien interne*), au devant de la malléole interne (*point malléolaire*) et enfin à la base des premiers orteils (*point métatarsien*).

Dans un cas observé chez une femme de trente-deux ans par Vigla (Hôtel-Dieu, *Gazette des hôpitaux*, 17 octobre 1846), la douleur, qui allait du milieu de l'aine jusqu'au condyle interne du fémur, était à la fois *contusive continue* et *intermittente lancinante*, et, chose assez rare, s'accompagnait d'*anesthésie* comme cela peut se rencontrer dans la névralgie sciatique.

Relativement à la thérapeutique, nous dirons avec Valleix que, eu égard à sa ressemblance avec les autres névralgies, tout porte à croire que le traitement ne doit pas être différent et qu'on peut lui appliquer tous les moyens, plus ou moins efficaces, mais en tout cas fort nombreux, qu'on préconise contre la sciatique.

Névralgie crurale symptomatique de la présence d'une hernie. Malgaigne dit à propos des hernies crurales qu'un certain nombre d'entre elles déterminent dans le membre correspondant de la pesanteur, des fourmillements, et même des douleurs névralgiques *suivant le trajet des nerfs crural et saphène*, mais il ajoute qu'il n'a rien observé de semblable dans les hernies inguinales.

Dans la *Revue médico-chirurgicale de Paris* (t. I, p. 170, septembre 1847), nous trouvons cependant deux observations intéressantes dues au docteur J. Melchiori, et extraites par le docteur Cazalis de la *Gazetta medica di Milano;* elles ont trait à une névralgie crurale causée par une hernie inguinale : dans le premier de ces exemples, la douleur, qui partait de l'aine au niveau du cordon spermatique, s'étendait à la partie antérieure et interne et descendait le long de la grande veine saphène qui était variqueuse, à la partie interne de la jambe, jusqu'à la malléole interne et le dos du pied; grâce à l'usage constant d'un bandage, toutes les douleurs disparurent et le malade put s'adonner à ses travaux habituels : s'il oubliait par hasard de mettre le brayer, la hernie ressortait et les douleurs reparaissaient aussitôt comme par le passé; dans le second cas de Melchiori, la douleur était ressentie à l'aine gauche et le long de la partie interne de la cuisse et de la jambe jusqu'au gros orteil correspondant : le port d'un bandage suffit encore à faire disparaître toutes ces douleurs. Voici comment Melchiori explique ces irradiations névralgiques :

« On se rend compte, dit-il, de la douleur qui se fait sentir dans les parties éloignées de l'organe malade, quand on sait que ces parties reçoivent des branches des troncs nerveux qui se distribuent à l'organe affecté, lesquels troncs nerveux prennent leur origine dans le plexus lombaire. Les nerfs inguinaux, le honteux externe ou génito-crural, qui se distribuent au canal inguinal, au cordon spermatique et au testicule, envoient également des filets aux autres régions où se manifeste la douleur. Ceux-ci ont une origine commune avec le nerf crural, et en outre ils s'anastomosent encore avec quelques-uns des filets de ce nerf. La connaissance de la distribution de ces nerfs rend facilement raison des deux cas que j'expose. On y voit une névralgie crurale étendue jusqu'à la branche saphène et arrivant au gros doigt du pied, causée par une hernie inguinale libre qui produisait de l'irritation aux nerfs du cordon spermatique, avec lequel elle parcourait le trajet du canal inguinal. »

Malgaigne, dans les considérations dont il fait suivre la publication de ces deux observations, trouve que cette théorie n'a qu'un tort, celui de vouloir trop prouver, car, si elle était vraie, on ne comprendrait pas que la névralgie crurale, en pareille circonstance, fût une exception si rare : or, sur plusieurs milliers de hernies inguinales, ce professeur n'en a pas rencontré un seul exemple. Ces deux faits n'en sont pas moins dignes d'attirer l'attention des praticiens, car ils renferment en eux-mêmes un intérêt clinique et une indication toute thérapeutique qu'il ne faut pas perdre de vue.

La *blennorrhagie* semble avoir été le point de départ de névralgie crurale dans deux exemples qui se trouvent consignés dans les *Ann. de dermat. et de syphil.*, n° 4, 1870-1871, et qui viendraient confirmer l'opinion de A. Fournier concluant à l'influence de la blennorrhagie, non-seulement sur les arthralgies, mais sur la production de la sciatique : ces deux faits sont dus à H. Coutagne.

Dans le premier, il s'agit d'un jeune homme de dix-huit ans, chez lequel une blennorrhagie entraîna tout d'abord, pendant la durée d'un mois, des douleurs vives des genoux, des coudes et des épaules : l'écoulement se calma, mais, le malade s'étant exposé à une récidive aussitôt qu'il fut sorti de l'hôpital, les articulations redevinrent douloureuses, et en même temps une douleur continue exacerbante se manifesta à la face antérieure de la cuisse gauche *suivant le trajet du nerf crural* et à la peau du scrotum du même côté, sans que le testicule, l'épididyme ni le cordon fussent atteints. Cette névralgie persista assez longtemps avec les douleurs articulaires et nécessita le repos au lit; à sa sortie, le malade n'en était pas encore complétement débarrassé.

La seconde observation est bien moins nette, en ce qui concerne la névralgie. Il y avait blennorrhagie datant de deux années qui détermina sur le trajet du crural une douleur si violente au début qu'elle empêchait le malade de marcher et même de se tenir debout ; elle allait du pli de l'aine à la rotule : des injections hypodermiques de sulfate de morphine, *loco dolenti,* n'amenèrent pas une sensible amélioration; au contraire, la douleur s'étendit derrière le grand trochanter, au niveau du rameau fessier de la branche fémoro-cutanée, et s'accusa plus fortement encore sur la face interne des genoux; il y eut alternative de disparition et de réapparition, et le malade sortit de l'hôpital sans être entièrement rétabli.

Tous les cas décrits sous le nom de névralgie crurale devraient bien plutôt porter le nom de *névralgie du nerf saphène interne*, car la douleur qui en est la conséquence suit le trajet de ce nerf et donne lieu presque exclusivement à des points douloureux en rapport avec l'émergence des divers filets qui lui appartiennent.

C'est en effet sous le titre de *névralgie du saphène* que Rousseau (*Soc. méd. d'observ.*, nov. 1868) décrit deux cas beaucoup plus importants et concluants que ceux que nous venons de rapporter ci-dessus, et qu'il a recueillis durant son internat à Paris : comme dans l'observation de Martinet relatée plus haut, c'est chez un peintre de vingt-huit ans qu'il a observé le premier; les foyers douloureux étaient circonscrits de bas en haut, sur le bord interne du gros orteil, au niveau de l'articulation de la première avec la seconde phalange, en arrière de la malléole interne dans la gouttière qui la sépare du tendon d'Achille, le long du bord interne du tibia, à six ou huit travers de doigt au-dessous du genou, au-dessous du bord interne de la rotule, en arrière à 4 centimètres environ au-dessus du creux poplité, au point d'entrée du nerf saphène interne dans le canal du grand adducteur et à son point de sortie, c'est-à-dire à trois travers de doigt au-dessus du condyle interne et à la réunion du tiers supérieur avec les deux tiers inférieurs de la cuisse, et enfin au pli de l'aine, où la douleur était moins marquée qu'ailleurs par la pression.

Le second cas de *névralgie du saphène* observé par Rousseau a trait à une jeune fille de vingt-trois ans, chez laquelle les points douloureux se trouvaient échelonnés de haut en bas sous l'arcade crurale, au tiers supérieur de la cuisse, à trois ou quatre travers de doigt au-dessus du condyle interne, à la partie postérieure de ce condyle et au-dessous de la rotule, et aussi sur tout le reste de son trajet comme dans le précédent. Dans ces deux faits, la guérison put être obtenue par les injections hypodermiques de sulfate d'atropine à 1 pour 100.

La *névralgie traumatique* du nerf crural doit certainement exister au même titre que celle des autres nerfs de l'économie; mais nous n'en avons pas rencontré de cas bien authentique dans les auteurs que nous avons compulsés. On trouve maintes observations qui ont trait à des douleurs névralgiques du membre inférieur à la suite de divers traumatismes, entre autres un exemple assez curieux de cette nature, chez une personne qui avait fait une chute du deuxième étage (*Lancette anglaise*, t. 24, 322); mais, je le répète, les cas de névralgie crurale traumatique bien accentuée et se séparant nettement d'autres lésions concomitantes sont rares.

Un fait qui ne se rapproche qu'incomplétement de ce sujet est celui que Le Dentu a publié dans la *Gazette des hôpitaux*, 24 février 1874, sous le titre de *névralgie traumatique du nerf obturateur*, et dans lequel une femme de cinquante ans se fit une contusion violente de la fesse gauche en tombant de cheval; au bout de trois jours, la malade sentit des élancements douloureux siégeant à la partie supérieure et interne de la cuisse, irradiant de là vers le genou et jusqu'au pied; les irradiations douloureuses qui, au début, atteignaient la face interne du talon, étaient de nature à éclairer le diagnostic; elles suivaient manifestement la branche anastomotique envoyée par l'obturateur au saphène interne, branche dont l'absence est rare; la maladie fut guérie par les injections hypodermiques, les vésicatoires pansés au chlorhydrate de morphine, les frictions avec le liniment chloroformé.

La *névrotomie* peut-elle être tentée dans toutes ces sortes de névralgie, lorsque l'affection a résisté, bien entendu, à tous les moyens connus mis en usage? Nous ne le croyons pas. Velpeau, dans sa *Médecine opératoire*, s'exprime à cet égard d'une façon complétement défavorable. Ce professeur dit qu'il a lu dans un volume publié à cette époque, vers 1839, qu'un chirurgien, non content d'avoir incisé le nerf sciatique pour une névralgie de la jambe, voulut encore pratiquer la section du nerf crural, mais on reconnut après la mort que ce dernier avait été manqué. Il ajoute ces quelques mots auxquels nous nous associons entièrement, car le crural en tant que tronc véritable n'existe que dans la fosse iliaque : dire que l'excision du nerf crural à la cuisse ne doit pas être tentée est complétement inutile, puisque, ainsi que le savent les anatomistes, *il se divise en une infinité de branches dès son arrivée dans l'aine*.

Nous tiendrons absolument le même langage, relativement à *l'extension* ou *l'élongation du nerf*, procédé qui a été mis cependant en usage par Nussbaum, de Munich, dès 1872, dans le cas de douleurs et de spasmes : dans *Aerztliches Intelligenz-Blatt*, n° 8, 1876, le même professeur a également rapporté un fait de cette nature dans lequel la lésion, au lieu d'être périphérique, était centrale. Le malade en question, homme de trente-cinq ans, était atteint depuis onze ans d'une paraplégie, suite d'une lésion sacrée. Pendant toute cette période, il avait souffert de spasmes toniques des deux membres, spasmes tels que les genoux étaient violemment ramenés sur la poitrine par les contractions. Nussbaum se décida à pratiquer pour cette lésion l'élongation des nerfs de la cuisse : après chloroformisation, une incision fut faite à la racine de la cuisse pour découvrir le nerf crural; celui-ci, étant mis à nu, fut pris entre les deux doigts de l'opérateur et étiré avec assez de force pour l'allonger. Ensuite une incision longitudinale mit à découvert le nerf sciatique qui subit la même extension.

Ces deux opérations furent immédiatement suivies de la cessation des spasmes du membre; les plaies étant cicatrisées, on répéta sur le membre gauche le même traitement, l'élongation des deux nerfs crural et sciatique. Les douleurs cessèrent de même, et le soulagement fut complet.

Mais, si la névrotomie du nerf crural proprement dit ne peut être menée à bien, il n'en est pas de même de celle du *nerf saphène interne :* la *section de ce nerf* a été en effet pratiquée un certain nombre de fois, et même avec succès. Ainsi Sabatier l'a appliquée dans un cas de plaie de ce nerf ayant déterminé des accidents tétaniques et il a réussi; Wood, dans un exemple analogue, rapporté dans *British Medical Journal*, et la *Gazette des hôpitaux* (1865), a fait également la ténotomie du nerf saphène interne et a vu son malade guérir.

L'étude des *lésions physiques* du nerf crural et de ses branches rentre évidemment dans celle des *traumatismes* des nerfs en général, et nous ne nous y arrêterons qu'un instant. Piqûre, déchirure, arrachement, section complète ou incomplète, plaie par armes à feu (grains de plomb, balles), contusion, compression (par grossesse, kyste ovarique, psoïtis, abcès par congestion, anévrysme de l'iliaque, etc.), ulcérations syphilitiques profondes de l'aine (Ricord), telles sont les principales lésions dont ce nerf important peut être le siége.

Dupuytren (*Leçons orales de cliniq. chir.*, t. V, p. 431) dit qu'il avait, à la maison de convalescence dn Saint-Cloud, en 1830, un individu dans le nerf saphène duquel un grain de plomb s'était logé et qui déterminait à la pression les douleurs les plus aiguës, douleurs qui s'étendaient à la cuisse, à la jambe et au pied.

Roux, pour une plaie de l'artère crurale, ayant compris le nerf crural dans la même ligature que l'artère, vit son blessé mourir en moins de trois jours par le tétanos (Malgaigne, *Traité d'anat. chir.*, t. I, p. 405).

Le nerf crural étant un nerf mixte ou sensitivo-moteur, ces diverses lésions donneront lieu (suivant leur nature) à un effet complexe, augmentation ou abolition de la sensibilité dans les parties tégumentaires où vont se distribuer ses filets collatéraux ou terminaux, et contracture ou paralysie des muscles auxquels ils sont destinés. Parfois les douleurs névralgiques se font ressentir, non du côté blessé, mais dans l'autre membre. Ainsi, Weir Mitchell, dans son volume, cite l'exemple d'un officier atteint d'une balle à la cuisse droite, qui n'éprouva de la douleur que dans le membre gauche et continua à souffrir toujours davantage de ce côté : il faut absolument supposer, en ce cas, une action médiate sur les centres.

Ces lésions du nerf crural déterminent parfois des troubles trophiques du côté des extrémités du membre inférieur, mais ces derniers, comme on le sait, sont surtout attribuables au nerf sciatique.

Enfin de la contusion de ce nerf peuvent résulter certains phénomènes sur lesquels Verneuil a appelé l'attention, je veux parler de l'*herpès traumatique* (*Soc. de Biol.* et *Gaz. méd.*, 1873, p. 269 et suiv.) : ainsi, dans un cas d'amputation de cuisse pour tumeur blanche du genou, le nerf saphène fut contusionné en faisant la ligature ; le quatrième jour, névralgie du moignon ; le cinquième jour, accidents spasmodiques généraux ; en définitive, guérison avec moignon très-sensible. Plus tard, abcès tubériformes de l'aisselle, d'où herpès de l'aisselle et du moignon qui récidive plusieurs fois, probablement, selon Verneuil, par suite de névrite ascendante et récurrente.

Quant aux *névromes*, ils n'offrent pas non plus matière à une étude spéciale : la plupart d'entre eux coïncident avec l'existence de tumeurs du même genre sur le trajet d'autres nerfs de l'économie (névromes multiples, fibromes ou névromes plexiformes). Ils peuvent siéger, non-seulement sur le trajet des rameaux superficiels, mais encore sur les branches profondes. Velpeau parle d'un sujet *autopsié* qui portait des névromes dans différents points du corps : l'une des tumeurs qui existait sur le tiers inférieur antéro-externe de la cuisse fut découverte par une incision longue de deux pouces et demi ; arrivé sous l'aponévrose, on eut encore à l'isoler d'entre les fibres du muscle triceps. Là, elle semblait former un énorme ganglion fusiforme, du volume d'une noix, *dans la continuité d'une des branches du nerf crural ;* une tumeur pareille, ayant son siége au tiers supérieur du membre, reposait sur le muscle couturier, et aurait nécessité la division d'une partie de cet organe.

On a observé également sur le nerf crural des *névromes d'amputation*. Un très-beau cas de cette espèce est figuré (*Traité de chirurgie d'armée* de Legouest, p. 880. 1863) dans une planche représentant la moitié du bassin d'un militaire qui fut désarticulé de la hanche par Sédillot, le 17 août 1840, et mourut à l'Hôtel des Invalides, le 28 janvier 1862, d'une méningite aiguë. La pièce disséquée montre que l'extrémité du grand nerf sciatique offrait un renflement de la grosseur d'un œuf de pigeon qui se trouvait situé à un point très-adhérent de la cicatrice sur le côté externe de l'ischion. Le nerf crural présentait une hypertrophie analogue qui se confondait avec le premier. Legouest ajoute que les douleurs déterminées par la pression des appareils prothétiques dont se servait le sujet étaient souvent assez vives ; il était devenu d'une agilité surprenante, et ne se servait souvent que d'une béquille ou d'un béquillon pour ses promenades dans l'Hôtel.

Tillaux (Thèse d'agrégat., 1866) dit que Lebert a eu l'occasion d'étudier au microscope deux de ces tumeurs développées sur les nerfs sciatique et crural ; il y avait vingt ans que le malade avait subi une amputation de cuisse : il a pu s'assurer que les tubes nerveux se terminaient, à leurs extrémités dans ces renflements, en décrivant des spirales enroulées.

Sonrier (E.) a rapporté dans la *Gaz. des hôp.*, p. 108, 1874, un exemple de névrome traumatique du saphène interne guéri par la cautérisation. Gillette.

CRURALE OU FÉMORALE (Artère). § I. **Anatomie.** Quelques auteurs, et parmi eux Blandin et Lauth, décrivent sous le nom de Tronc crural tout ce segment de l'arbre artériel qui, partant de la bifurcation externe de l'iliaque primitive, est spécialement destiné au membre pelvien ; il s'étendrait depuis cette dernière artère jusqu'à la partie inférieure du creux du jarret où il se divise en deux branches qui constituent les artères de la jambe. Il reçoit diverses dénominations suivant la région qu'il traverse : artère iliaque externe dans la fosse iliaque interne, artère fémorale à la cuisse, artère poplitée dans le creux du jarret.

D'autres anatomistes, Murray (*Descriptio arteriarum corporis humani in tab. redacta*, p. 126, Leipzig, 1794) et Meckel entre autres (*Manuel d'anat. génér. descriptive et pathologique*, trad. par A. J. L. Jourdan et G. Breschet, t. II, p. 466, 1825), ont proposé de considérer comme limite inférieure de la crurale la naissance de l'artère fémorale profonde, qui du reste par son importance et son volume peut être regardée comme une véritable branche de bifurcation plutôt que comme une artère collatérale. La longueur de la fémorale ne serait alors que de 4 à 5 centimètres et le tronc se diviserait en crurale profonde et crurale superficielle.

Ces manières de voir n'ont pas prévalu, et nous décrirons avec tous les anatomistes modernes, comme ARTÈRE CRURALE OU FÉMORALE, cette portion du tronc artériel du membre abdominal, qui, faisant suite à l'iliaque externe en haut, se continue en bas à plein canal avec la poplitée.

a. *Limites.* Elle s'étend *du pli de l'aine*, où elle sort de l'abdomen sous l'arcade de Fallope (un peu en dedans de ce milieu, Farabeuf; union du tiers interne avec les deux tiers externes, Richet), à *l'orifice inférieur* (Tillaux) du canal du troisième adducteur, dit canal de Hunter (limite naturelle), et non pas seulement, comme on le dit souvent, à l'anneau de ce troisième adducteur.

b. *Situation.* Occupant la région antérieure et interne de la cuisse, elle offre donc un segment supérieur inguinal (*a. cruralis inguinalis, seu cruri-inguinalis*, Meckel) plus court, et un segment inférieur beaucoup plus long, fémoral proprement dit (*a. cruri femoralis seu femoro-tibialis*) et qui constitue, pour les auteurs anciens, la fémorale superficielle.

c. *Trajet. Direction.* D'une façon générale, cette artère, d'abord verticale après avoir formé un léger coude avec l'iliaque externe, devient oblique en bas, en dedans, puis en arrière, de sorte que, se trouvant antérieure en haut, elle est latérale interne à la partie inférieure, et décrit par conséquent une espèce de spirale. Sa direction est donc représentée par une ligne étendue, comme origine, de l'éminence iléo-pectinée (ou du milieu de l'espace compris entre l'épine iliaque antéro-supérieure et la symphyse pubienne), et aboutissant, comme terminaison, au bord postérieur de la face interne du condyle fémoral interne, c'est-à-dire à l'union du tiers inférieur avec les deux tiers supérieurs de la face interne du fémur. Nous devons toutefois faire remarquer ici avec Tillaux (*Traité d'anatomie topographique*, 2e partie, p. 1060) que *cette obliquité de l'artère n'est que relative*, car si, comme le dit fort judicieusement cet auteur, on attache sur le squelette un fil à plomb à l'éminence iléo-pectinée, le fil représente exactement le trajet du vaisseau. Celui-ci est donc tout à fait rectiligne, et c'est le fémur qui présente une torsion telle que, placé supérieurement en dehors de l'artère, il la croise à la partie moyenne de la cuisse et se place en avant d'elle au niveau du jarret : mais peu importe, ajoute-t-il, au point de vue pratique, puisqu'il ne s'agit que d'une question de rapports. Elle est ou légèrement flexueuse, ou rectiligne, ou fortement tendue suivant que la cuisse se trouve fléchie ou plus ou moins étendue sur le bassin.

d. *Rapports.* C'est principalement au point de vue chirurgical que nous devons les envisager et, à cet égard, nous ne saurions mieux faire que de suivre intégralement le plan qui a été tracé par Tillaux dans son *Anatomie topographique*. Cet auteur divise l'artère en trois tronçons : un *supérieur inguinal*, CORRESPONDANT AU TRIANGLE DE SCARPA ; un *moyen* (crurale proprement dite), CORRESPONDANT A LA PARTIE MOYENNE DE LA CUISSE ; un *inférieur*, CORRESPONDANT AU CANAL DE HUNTER. Examinons les rapports du vaisseau dans ces trois portions, car ils sont distincts dans chacune d'elles :

1° *Portion supérieure* (*inguinale*). Elle correspond à l'aire du triangle inguinal ou triangle de Scarpa (circonscrit par le couturier, l'adducteur moyen et l'arcade crurale) que le vaisseau artériel parcourt de la base au sommet à peu près à la façon d'une perpendiculaire : l'artère y est antérieure, presque superficielle, d'autant plus qu'on la considère plus près de l'arcade de Fallope ; elle répond *en avant* à la peau, au fascia superficialis et à l'aponévrose crurale dont elle est séparée, chez certains sujets, par du tissu conjonctif plus ou moins chargé de graisse et par un ou plusieurs ganglions lymphatiques dont le développement varie beaucoup suivant les individus : — *en arrière* la fémorale répond, à sa sortie du bassin, au corps du pubis, c'est-à-dire à l'éminence iléo-pectinée qui lui fournit un solide point d'appui quand on veut pratiquer la compression digitale du vaisseau à ce niveau, comme nous le verrons plus loin en pathologie : chez les personnes maigres, l'artère repose presque immédiatement sur cette éminence, mais le plus souvent elle en est séparée par les bords correspondants du muscle psoas-iliaque et du pectiné ; plus bas elle repose sur la tête fémorale (réunion du tiers interne et des deux tiers externes) dont la séparent la capsule, le muscle psoas et une notable proportion de tissu cellulo-adipeux : — *en dehors*, se trouvent le psoas-iliaque, le bord interne de la première portion du couturier qui va croiser l'adducteur moyen, enfin le commencement du vaste interne qui sépare ce vaisseau de la face correspondante du fémur : — *en dedans* elle répond au pectiné et au moyen adducteur ; c'est encore à cette première portion de l'artère que se rattachent ses connexions avec l'*anneau* ou *canal crural ;* elle y occupe l'angle antéro-externe qui est constitué, comme nous le savons, par la rencontre de l'arcade crurale et du fascia-iliaca, tandis que la veine en occupe l'angle postérieur ;

2° *Portion moyenne* (crurale proprement dite). La plus longue des trois, elle va du sommet du triangle de Scarpa à l'orifice supérieur du canal de Hunter (anneau du 3e adducteur). Elle répond successivement *en avant* et *en dedans* au muscle couturier qui la recouvre, puis la croise, et peut être considéré à juste titre comme son *muscle satellite; en arrière* et *en dehors* ce vaisseau repose sur le muscle vaste interne qui le sépare du squelette ;

3° *Portion inférieure* (portion du canal de Hunter). Elle est la plus courte des trois portions : l'artère est logée, avant de perforer le troisième adducteur pour devenir poplitée, dans une gouttière anguleuse, figurant un angle dièdre et constituée par le troisième adducteur d'une part et le muscle vaste interne de l'autre; cette gouttière, dont les parois sur le vivant sont rapprochées l'une de l'autre et qu'il faut préparer et disséquer sur le cadavre pour en bien comprendre la forme, cette gouttière, dis-je, est étroite et a pour lèvre interne le tendon de l'adducteur dont les doigts sentent parfaitement la saillie, la *corde*, quand le membre est placé dans l'abduction : elle est de plus convertie en un véritable *canal prismatique triangulaire* (Farabeuf) par une aponévrose de recouvrement attachée aux deux lèvres de la gouttière et tendue au devant des vaisseaux comme une bandelette large d'un doigt qui devient de plus en plus celluleuse à mesure que l'on remonte plus haut. Les fibres dites *acciformes* font partie de cette aponévrose.

Ce canal du troisième adducteur, qui n'est que la fin du canal de Hunter, a été à peine signalé dans l'article consacré aux *adducteurs*, de ce Dictionnaire, aussi devons-nous en décrire ici la constitution telle que l'a exposée Tillaux. Voici comment s'exprime cet auteur à son sujet : après Richet, il est celui qui a examiné ce point d'anatomie avec le plus de soin : « Le muscle grand adducteur se compose de deux portions distinctes : l'une s'attache à toute l'étendue de l'interstice de la ligne âpre du fémur, l'autre se compose d'un tendon saillant et fort qui va s'attacher à un tubercule situé sur le condyle interne du fémur, au-dessus de l'insertion du jumeau interne. Il en résulte entre les deux portions du muscle un écartement dans lequel s'engage l'artère fémorale. Mais ce tendon du troisième adducteur ne reste pas isolé; une aponévrose résistante, brillante, nacrée, dont les fibres présentent des anses à concavité supérieure, le rattache au vaste interne et ferme en dedans l'espace laissé libre par l'écartement des deux portions de l'adducteur. Ainsi se trouve constitué un canal dont les parois sont formées par le vaste interne en dehors, l'aponévrose précédente en avant et en dedans, et le moyen adducteur en arrière ; ce canal présente deux orifices : l'un supérieur, très-nettement circonscrit, limité par un bord tranchant et concave, l'autre inférieur moins bien accusé s'ouvrant à la partie supérieure du creux poplité. C'est au premier que l'on donne le nom d'anneau du troisième adducteur. » C'est ce canal, dont la longueur est de 5 ou 6 centimètres, qui contient l'artère crurale, la veine crurale et le nerf saphène interne.

Infundibulum femorali-vasculaire. Rapports de l'artère avec la veine crurale et les nerfs. L'artère et la veine fémorales sont contenues dans une *gaîne fibro-celluleuse* constituée aux dépens du feuillet profond du fascia-lata ; cette gaîne, *infundibulum* ou entonnoir crural, a sa base correspondant à l'anneau crural ou plutôt à l'orifice par lequel les vaisseaux sortent du bassin pour cheminer dans la cuisse, et son sommet aboutissant ou bien à l'embouchure de la saphène dans la veine crurale (Richet, Linhart), ou bien, suivant la plupart des auteurs, se prolongeant vers le canal du grand adducteur et dégénérant en tissu cellulaire lâche. Dans cette gaîne et à la partie supérieure, l'artère est située en dehors, la veine en dedans ; mais elles ne sont pas toutefois comprises dans une seule et même cavité, car une lamelle celluio-fibreuse les sépare l'une de l'autre ; loge externe pour l'artère (loge artérielle de Thompson), loge interne pour la veine (loge veineuse de Thompson) : la loge lymphatique, plus interne encore, a été décrite ailleurs. Ce sont ces deux loges qui constituent la partie supérieure de l'infundibulum ou gaîne fémorale proprement dite. La veine fémorale, qui en haut est située en dedans et un peu en arrière du vaisseau artériel, ne tarde pas à lui devenir postérieure, de sorte que dans la troisième portion (canal de Hunter) elle est directement située derrière lui et lui adhère même d'une façon si intime que l'opérateur éprouve de la difficulté à les séparer l'une de l'autre à l'aide de la sonde cannelée ; dans cette dernière portion on rencontre aussi, croisant l'artère, une veinule transversale (Tillaux) qui, lorsqu'on la divise pendant la ligature, remplit la plaie de sang et gêne dans les recherches du vaisseau.

L'artère et la veine sont enlacées par des vaisseaux lymphatiques de volume variable, mais toujours en nombre considérable, et au niveau de la partie supérieure elles affectent des rapports presque constants avec les ganglions lymphatiques superficiels et profonds, les premiers séparés du paquet vasculaire par la partie interne de l'entonnoir fibreux (répondant à la loge lymphatique) qui n'est autre chose que le fascia crébriformis, les seconds appliqués immédiatement sur les vaisseaux auxquels ils se trouvent reliés par un tissu conjonctif assez dense.

Le nerf crural, comme nous l'avons vu précédemment, contenu dans la gaîne du muscle psoas, est en dehors de l'artère et séparé d'elle par toute l'épaisseur du fascia iliaca : il n'existe donc aucun rapport immédiat entre eux deux. Le nerf qui pénètre dans la gaîne des vaisseaux est le saphène interne qui est encore en dehors de l'artère, l'accompagne dans toute la longueur de l'infundibulum et l'abandonne, au moment où ce vaisseau chemine dans le canal de Hunter, pour sortir par un orifice spécial ; outre ce nerf saphène, il existe encore dans l'infundibulum un petit rameau du musculo-cutané que nous avons vu dénommé par Cruveilhier satellite de l'artère fémorale.

e. *Branches collatérales de l'artère fémorale.* Fort remarquables par leur nombre et leur volume, elles ont une importance telle, pour plusieurs d'entre elles, que le chirurgien comme l'anatomiste doit en connaître exactement et la place et le mode de distribution.

Nous ne dirons rien des artères *épigastrique* et *circonflexe iliaque*, qu'on voit parfois, quoique assez rarement, provenir de l'extrémité supérieure de l'artère fémorale, car elles appartiennent à la description de l'iliaque externe.

Nous diviserons les branches collatérales de l'artère crurale, avec Blandin et Sappey, en *antérieures* et *supérieures*, *antéro-internes*, *postéro-externes*, *inférieure*.

α. *Branches antéro-supérieures.* Pour la plupart assez grêles et de médiocre importance, elles vont se distribuer irrégulièrement au muscle couturier, aux parties tégumentaires ou sous-tégumentaires et aux ganglions de la région de l'aine, ce sont des *rameaux innominés*. Krause les désigne cependant sous le nom d'*artères inguinales* (Tiedemann, tab. 29, fig. 1, 21, 21, 21; tab. 31, 36, 92; tab. 33, fig. 1, 18; fig. 3, 16; fig. 4, 22), et fixe leur nombre à six, d'une façon approximative, si l'on y comprend celles qui naissent en commun, soit avec de petites branches musculaires de cette région, soit avec les honteuses externes. L'une d'entre elles (*artère sous-cutanée abdominale*), par son existence constante plutôt que par son volume, mérite une description spéciale, aussi nous y arrêterons-nous un instant.

L'*artère sous-cutanée* ou *tégumenteuse abdominale* (*epigastrica superficialis s. externa*), que Tiedemann désigne sous le nom d'épigastrique superficielle et dont il évalue le volume à trois quarts de ligne ou une ligne, terme moyen, naît de la partie antérieure de la fémorale immédiatement au-dessous, quelquefois à 2 centimètres au-dessous de l'arcade de Fallope : longue et grêle, elle traverse d'arrière en avant la paroi antérieure de l'entonnoir vasculaire, puis se dirige entre la peau et le fascia superficialis, en haut et un peu en dehors : suivant Tiedemann elle se divise au bout de 2 à 3 centimètres en deux branches terminales, après avoir fourni un rameau inguinal pour les téguments et les ganglions inguinaux; sa *branche abdominale* (épigastrique superficielle proprement dite de T.) est ascendante et chemine en dedans sous le derme du bas-ventre, immédiatement au-dessus de la portion adhérente de l'arcade crurale, et se répand dans les téguments de l'abdomen (*arteria ad cutem abdominis*, Haller). Quelques rameaux iraient se perdre, suivant Tiedemann et Blandin, dans les muscles grand oblique et grand droit. Si elle est très-développée, elle monte jusqu'au niveau de l'ombilic et peut être intéressée par le trocart dans la paracentèse abdominale; elle s'anastomose avec l'épigastrique, la circonflexe iliaque, les intercostales et les lombaires (Tiedemann), mais surtout avec quelques rameaux grêles du côté opposé et de la mammaire interne. La *branche iliaque* de terminaison de l'artère tégumenteuse se dirige un peu en dehors vers l'épine iliaque antéro-supérieure et, suivant Tiedemann, donne non-seulement aux téguments de la région, mais envoie aussi *toujours?* des ramifications à ses muscles, au fascia-lata, au couturier, à l'iliaque, au bord antérieur des fessiers, aux muscles du bas-ventre (*Traité de myologie et d'angéiologie* de Theile, trad. par Jourdan, t. III, p. 555, 1843) : cette branche a été décrite par M. J. Weber, comme émanant directement de la fémorale, sous le nom de *circonflexe iliaque externe*, et par Harrison, sous celui de *circonflexe iliaque superficielle*. En effet ces deux branches abdominale et iliaque de la tégumenteuse naissent parfois isolément sur des points différents de la fémorale.

6. *Branches antéro-internes.* Elles représentent les *artères honteuses* ou *génitales externes* (*pudendæ externæ*), scrotales chez l'homme, vulvaires chez la femme (Chaussier), dont la grosseur est en raison inverse de leur nombre et qui sont au nombre d'une à trois (la plupart du temps de deux), l'une *externe supérieure* ou *sous-cutanée*, l'autre *externe inférieure* ou *sous-aponévrotique voy.* [Honteuses (artères)]. Le point essentiel à retenir dans la distribution générale de ces vaisseaux est qu'ils ne fournissent qu'aux couches les plus superficielles, car nous savons, en effet, que l'artère de la cloison dartoïque, chez l'homme, provient de la honteuse interne.

7. *Branches postéro-externes.* Ce sont : 1° des *rameaux musculaires*, dits *artères musculaires superficielles*, dont le nombre est indéterminé, mais toujours considérable, qui vont se distribuer aux muscles psoas-iliaque (principalement le tendon), couturier et tenseur du fascia-lata, par des branches ascendantes, et par des branches descendantes volumineuses et multiples au muscle triceps, principalement le droit antérieur de la cuisse, dans l'épaisseur des faisceaux et fibres musculaires duquel on peut les disséquer, comme les suivants, jusqu'à la partie inférieure du membre : il est assez fréquent de voir toutes ces branches naître par un tronc commun avec la tégumenteuse abdominale; 2° la *grande artère musculaire* ou *artère du triceps* peut être considérée comme la plus grosse et la plus inférieure du groupe précédent; elle naît au niveau de la fémorale profonde d'où elle provient même assez souvent et se dirige obliquement en bas et en dehors entre les muscles droit antérieur et vaste interne, puis le long du bord antérieur du vaste externe : elle fournit au couturier, au tenseur du fascia-lata et au muscle psoas-iliaque, mais elle est surtout destinée aux trois portions du muscle triceps, dans lesquelles on peut suivre ses gros rameaux jusque près du genou; les rameaux destinés aux droit antérieur et vaste externe pénètrent ces muscles par leur face profonde, ceux qui sont propres au vaste interne plongent dans l'épaisseur de ses fibres d'avant en arrière et de haut en bas, c'est-à-dire par sa face superficielle; 3° l'*artère fémorale profonde* (grande musculaire de la cuisse, Chaussier), est destinée aux muscles et aux téguments des parties interne et postérieure de la cuisse : elle représente donc, comme le fait remarquer judicieusement Cruveilhier, la véritable artère de la cuisse, tandis que la fémorale elle-même n'est en quelque sorte que l'artère de la jambe et du pied; son volume diffère parfois si peu de celui de la crurale proprement dite, que plusieurs anatomistes l'ont considérée *comme une branche de bifurcation*.

Son origine est variable : elle naît le plus souvent du côté postérieur et externe de la crurale à 4 centimètres de l'arcade de Fallope, au milieu de l'espace compris entre le pubis et le petit trochanter (Cruveilhier, Sappey), quelquefois plus haut, mais très-rarement plus bas. Ses *variétés d'origine*, qui offrent un grand intérêt pratique, au point de vue chirurgical, seront envisagées un peu plus loin au moment où nous traiterons des anomalies de l'artère fémorale et de ses branches.

La fémorale profonde descend en arrière, puis verticalement en bas, en se plaçant profondément au centre même de la cuisse derrière la fémorale, à laquelle elle est parallèle, et en dehors d'elle : elle se rapproche donc de l'os en décrivant souvent une légère arcade à concavité supérieure et externe : il n'est pas rare de la voir à ce niveau, c'est-à-dire assez près de son origine, traverser le troisième adducteur pour se terminer à la partie postérieure de la cuisse; quand elle suit son trajet normal, elle passe en avant et en dehors du pectiné, en dedans du vaste interne, puis, arrivée près du bord supérieur du premier adducteur de la cuisse, elle se place entre ce muscle et le troisième adducteur pour traverser ce dernier un peu au-dessus de l'anneau destiné à l'artère et à la veine fémorale; elle se termine ainsi tout à fait à la partie postérieure et moyenne du membre, dans les muscles demi-membraneux et biceps, en se divisant en deux branches destinées à ces muscles; par sa terminaison la fémorale profonde est donc réellement *perforante.*

Les *branches collatérales* de la fémorale profonde, outre les rameaux en grand nombre, qui sont *innominés* et s'épuisent dans les muscles internes de la cuisse, adducteurs, droit interne et triceps, sont les *deux circonflexes* et les *artères perforantes.*

Circonflexes. Au nombre de deux, interne ou postérieure, externe ou antérieure, elles représentent les artères circonflexes du membre thoracique et entourent l'extrémité supérieure du fémur. Elles sont destinées aux muscles, à l'articulation coxo-fémorale et au fémur lui-même, et s'anastomosent largement avec les artères ischiatique fessière, honteuse interne, obturatrice, perforantes. *Voy.* Circonflexes (artères et veines).

Artères perforantes (petites musculaires de la cuisse, Chaussier). Ainsi nommées parce qu'elles traversent les fibres aponévrotiques des adducteurs à leurs insertions au fémur, elles sont en nombre *variable depuis une jusqu'à cinq;* il y en a presque toujours au moins deux, la dernière étant souvent constituée par la terminaison de la fémorale profonde elle-même. D'une façon générale, ces perforantes, au moment où elles pénètrent les anneaux fibreux de passage pour arriver à la partie postérieure de la cuisse, fournissent des *rameaux périostiques* assez importants qui enlacent les uns la demi-circonférence externe, les autres la demi-circonférence interne du corps du fémur, recouvrant ainsi la diaphyse de cet os de ramifications (Sappey) : après avoir perforé, chacune se divise en branches ascendante et descendante qui, par leur anastomose avec la descendante et l'ascendante des deux voisines, donnent lieu à une série d'arcades dirigée verticalement et complétée en haut par l'union avec l'ischiatique et les circonflexes, en bas par les anastomoses avec la terminaison de la profonde et les artères articulaires. Ces anastomoses multiples jouent, comme nous le verrons, un rôle fort important dans la physiologie de l'artère fémorale. La *première perforante* ou *perf. supérieure* est, en général, la plus volumineuse : quelquefois elle en représente deux ou même la totalité des perforantes. Elle prend son origine de la profonde, à peu près à 2 ou 3 centimètres au-dessous du trochiter, traverse, après un court trajet, le grand adducteur au niveau du point de jonction de ses fibres obliques et horizontales, et se divise en deux rameaux : l'un *supérieur ascendant* gagne le grand trochanter qu'il contourne pour pénétrer dans la partie inférieure du muscle grand fessier où il communique avec l'artère fessière, et pour s'anastomoser avec les circonflexes et l'ischiastique; il fournit également quelques filets au grand adducteur et au muscle carré; l'*autre inférieur descendant,* contourne le fémur en avant, puis en dehors, et se distribue au vaste externe et aux muscles demi-tendineux, demi-membraneux, longue portion du biceps et grand adducteur; il fournit également au grand nerf sciatique et donne l'*artère nourricière supérieure du fémur* (*Nutritia femoris superior*, Tiedemann ; *Arteria nutritia ossis femoris*, Meckel) ; il s'anastomose avec la branche ascendante de la deuxième perforante. La *seconde perforante* et la *troisième*, *de beaucoup la plus petite* quand elle existe, se comportent de la même façon que la précédente ; elles naissent quelquefois en face l'une de l'autre, l'une en dehors pour le triceps, l'autre en dedans de la crurale pour le biceps (courte portion), le demi-tendineux et le demi-membraneux ; enfin, on trouverait parfois, selon Meckel, deux autres perforantes (ce qui est extrêmement rare, à notre avis), l'une externe, l'autre interne, qui affectent la même distribution.

Par sa terminaison, la fémorale profonde représente une *véritable perforante*, tantôt comme seconde, tantôt plus fréquemment comme troisième : elle passe un peu au-dessus de la fémorale superficielle à travers une fissure particulière du muscle grand adducteur : destinée à ce muscle, à la courte portion du biceps, au demi-membraneux, elle fournit de plus l'*artère nourricière inférieure du fémur* (*nutritia femoris inferior s. magna*, Tiedemann) qui devient ascendante pour aller pénétrer dans l'os au-dessus de sa partie moyenne.

δ. Branche collatérale inférieure de la fémorale. Grande artère anastomotique. La description beaucoup trop écourtée et tout à fait insuffisante qui en a été déjà faite dans ce Dictionnaire nous oblige absolument à lui consacrer ici quelques détails. Décrite par Cruveilhier, Meckel, Tiedemann, Blandin et bien d'autres, sous le nom d'*articulaire* ou *première articulaire supérieure interne*, elle est par cela même considérée comme branche collatérale de la poplitée et étudiée par ces anatomistes avec cette artère : cependant elle naît trop souvent de la fémorale elle-même pour que nous nous croyions en droit de la passer sous silence, comme collatérale de ce dernier tronc. Généralement, elle prend origine au niveau de la limite de la fémorale et de la poplitée, c'est-à-dire près de l'orifice inférieur du canal de Hunter : d'autres fois elle provient de la partie supérieure et interne de la poplitée, d'autres fois encore de la partie inférieure de la crurale, à 5 ou 6 centimètres de sa terminaison ; de volume assez considérable, elle est, en tout cas, la plus grosse des articulaires ; elle se dirige, quand son origine est placée très-bas, un peu de haut en bas avant de se porter en dedans et en avant ; quand elle naît dans le canal de Hunter elle traverse le grand adducteur d'arrière en avant ; enfin, quand elle provient de très-haut elle chemine entre le tendon du grand adducteur et le muscle vaste interne auquel elle distribue quelques ramifications ainsi qu'aux téguments : elle se divise en un certain nombre de rameaux que nous classerons en *musculaires*, *périostiques*, *nerveux* et *tégumentaires*.

Sappey dit qu'elle se divise en deux branches, l'une *profonde* ou *périostique*, l'autre *superficielle* ou *tégumentaire*.

Les rameaux musculaires de la grande anastomotique sont destinés au grand adducteur et au vaste interne de la cuisse : l'un d'eux plus volumineux que les autres, après avoir pénétré le corps charnu de ce dernier muscle, chemine dans son épaisseur de haut en bas et de dehors en dedans jusqu'à ce qu'il ait atteint le bord correspondant du tendon tricipital ; ce rameau devient alors perforant et superficiel pour se porter transversalement en dehors, parallèle à la base de la rotule, et aller s'anastomoser à plein canal avec l'articulaire supérieure externe.

Les *branches périostiques* généralement au nombre de deux sont ainsi décrites par Cruveilhier : « L'une se porte entre le triceps et le fémur, s'accole à cet os, et vient se terminer au-dessus de la trochlée fémorale, en s'anastomosant avec l'articulaire supérieure externe et la deuxième articulaire supérieure interne; l'autre branche périostique longe le troisième adducteur contre lequel elle est maintenue par une lame fibreuse et s'anastomose avec la deuxième articulaire supérieure interne qui n'est quelquefois qu'à l'état de vestige et qu'elle remplace dans ce cas. » De l'anastomose de la branche périostique profonde avec l'articulaire supérieure externe, au-dessus de la poulie fémorale, résulte une arcade variable en volume et en disposition, mais presque toujours constante d'où partent, au niveau de sa concavité tournée en haut, des ramifications nombreuses ascendantes qui se distribuent au périoste et au fémur lui-même.

La *branche nerveuse* de la grande anastomotique est destinée au *nerf saphène interne* : c'est une artériole provenant d'en haut qui se place sous le muscle couturier et qui, après s'être accolée au nerf, suit son trajet et l'accompagne jusqu'à la partie supérieure et interne de la jambe (Meckel), même jusqu'à la partie moyenne (Sappey).

La *branche tégumentaire* est superficielle et chemine sur la région antéro-interne du genou où elle fournit des ramifications externes s'anastomosant au-dessus et au devant de la rotule avec l'articulaire supérieure externe, des ramifications internes s'anastomosant avec l'articulaire supérieure interne, des ramifications inférieures s'anastomosant avec les articulaires inférieures et la récurrente tibiale. Tous ces rameaux qu'on ne peut disséquer qu'après une injection parfaitement réussie, ni mettre à découvert qu'en enlevant le grand surtout fibro-aponévrotique de l'articulation du genou, forment autour de cet article, en raison de leurs communications entre eux et avec les autres articulaires, un réseau artériel des plus remarquables, comparable à celui qui entoure l'olécrane, mais plus complet encore et qui joue un rôle important relatif à la circulation du département artériel du membre inférieur.

f. *Variétés anatomiques. Anomalies de l'artère fémorale.* Elles sont très-nombreuses, fort importantes au point de vue chirurgical, et doivent être envisagées séparément et *pour le tronc principal* et *pour les branches collatérales.*

Anomalies du tronc principal. 1° Certains rapports anormaux de l'artère avec le couturier, la veine crurale ou le nerf crural, peuvent tenir à une anomalie de l'un de ces organes sans que la configuration du tronc vasculaire lui-même soit en rien changée. Ainsi Marcellin Duval (*Traité de l'hémostasie et des ligatures d'artères*, 1855-1859, p. 270) dit que le *couturier* peut offrir une intersection fibreuse longue de quatre centimètres ou plus, ce qui en fait une sorte de muscle digastrique : ce même muscle peut aussi, quoique dans des cas beaucoup plus exceptionnels, se rencontrer double ou même manquer complétement (Huber, *Act. n. c.*, t. X, p. 114; Rosenmüller, dans *Isenflamen*, et Rosenmüller, *Beitrage*, t. I, et *de Nonnullis musc. corp. hum. variet.*, p. 7). Sans qu'il y ait anomalie proprement dite du couturier, le développement ou plutôt la largeur de ce muscle peut varier ; s'il est très-étroit et pour ainsi dire atrophié, l'opérateur incisera à côté des fibres charnues et pourra s'égarer dans la recherche qu'il fait du vaisseau ; de plus, J.-M. Dubrueil a relaté un fait d'hypertrophie véritable du couturier, qui était notablement dévié de sa direction ; par suite de cette anomalie, l'aire du triangle inguinal était considérablement diminuée. Ce muscle recouvrait l'artère fémorale dans une étendue bien plus grande, et on ne serait parvenu, en pareil cas, à faire la ligature du vaisseau qu'en rejetant fortement la masse musculaire en dehors, ou même aurait-on été obligé d'en pratiquer la section totale. Les anomalies de rapports de la fémorale avec la *veine crurale* seront passées en revue plus loin à propos de ce dernier vaisseau. Quant au *nerf crural*, nous avons mentionné en le décrivant un exemple fort curieux d'inversion de ce tronc nerveux pouvant entraîner des conséquences insolites dans le cas de ligature de la fémorale.

2° Les anomalies du tronc même de l'artère crurale peuvent porter soit sur le *nombre*, soit sur l'*origine*, soit sur le *trajet* du vaisseau.

Absence de l'artère fémorale. Dans un cas très-étrange et très-rare que Theile (*Traité d'angéiologie de l'Encyclopédie anatomique*, t. III, p. 553, 1843) a emprunté à Froriep (*Notizen*, t. XXXIV, p. 15), le tronc crural artériel manquait réellement. La profonde naissait de l'iliaque externe et se terminait par plusieurs branches musculaires; quant à l'artère fémorale superficielle ou proprement dite, il n'en existait pas de trace; elle était remplacée par un gros tronc du calibre de la crurale qui émanait de l'hypogastrique, sortait du bassin avec le nerf sciatique, cheminait sur la face postérieure de la cuisse et se terminait par une artère poplitée dont la distribution était normale; d'un côté, ajoute Theile, cette anomalie s'accorde avec la disposition normale du système vasculaire chez les oiseaux; d'un autre côté elle correspond d'une manière frappante à la disposition anatomique des nerfs du membre inférieur.

Un second fait à peu près analogue au précédent a été rencontré par Caillard (*Thèse*, n° 307, p. 16. Paris, 1833), qui a disséqué la pièce sur le sujet injecté et en a déposé la préparation dans le Musée anatomique de l'amphithéâtre des hôpitaux; il me semble être le même que celui que Velpeau attribue à Manec et que Marcellin Duval rapporte à Caillard et Manec. Voici comment Caillard en donne la description dans sa thèse : « J'ai trouvé sur le cadavre d'une jeune femme de moyenne stature, ayant de l'embonpoint et des proportions régulières, l'artère iliaque primitive droite parvenue au niveau de la symphyse sacro-iliaque, se divisant comme de coutume en deux troncs, l'un, l'artère iliaque externe, l'autre, l'hypogastrique. Contrairement à la règle générale, le premier est plus petit que le second, qui à son tour est plus volumineux qu'à l'ordinaire. L'iliaque externe fournit, avant de sortir de l'abdomen, l'épigastrique et l'iliaque coronaire. Quand elle est parvenue à un pouce et demi (4 centim.) au-dessous de l'arcade crurale, elle se divise et donne en dedans et en dehors les deux circonflexes et plus bas les branches perforantes; mais aussitôt après sa division elle diminue de calibre et se prolonge le long du vaste externe, jusqu'en dedans de l'articulation du genou, où elle se termine en trois branches, s'anastomosant avec les articulaires : d'après cette exposition il n'existerait donc point d'artère fémorale superficielle, qui par une véritable ectopie se trouverait transportée à la partie postérieure de la cuisse, la profonde occupant seule la région antérieure du membre. »

Bien que semblable au fait de Froriep, ce second cas est loin, à notre avis, de lui être identique sous tous les points; de plus, Dubrueil lui refuse même de pouvoir être considéré comme un exemple réel d'absence d'artère fémorale et d'ectopie véritable de cette artère transportée, comme le veut Caillard, à la partie postérieure de la cuisse, tandis que la profonde occupe seule la région crurale antérieure. Pour lui, il reconnaît la présence de l'artère fémorale superficielle à sa place habituelle, mais ce vaisseau est *rudimentaire* et modifié dans son mode de terminaison : alors même, ajoute-t-il, qu'elle semble s'éloigner le plus du type normal, la nature n'annihile pas complétement nos organes; l'ébauche qu'elle en conserve ne suffit-elle pas quelquefois pour rappeler ce qu'ils doivent être, ce qu'ils sont quand ils ont acquis leur entier développement ?

Enfin, un troisième cas d'anomalie, du même genre que les deux précédents, a été mentionné par Richet auquel Dumay l'avait communiqué. — L'absence de l'artère fémorale à la partie antérieure est un fait de conformation normale dans les exemples assez rares, à la vérité, de *phocomélie abdominale* où les muscles fléchisseurs de la cuisse sont prédominants, tandis que les externes et les adducteurs sont à l'état de vestige ou manquent complétement ; dans ces cas il existe à la partie postérieure de la cuisse un tronc volumineux qui suit le trajet du nerf sciatique et qui provient de l'artère iliaque interne qui, contrairement à la règle, fournit tout le sang à ce rudiment de membre abdominal.

Bifurcation prématurée de l'artère fémorale. Artère fémorale double, triple. Scission de l'artère fémorale. Une anomalie fréquente qu'on a eu grand tort, comme le font remarquer Marcellin Duval et Dubrueil, de confondre souvent avec la *dualité* (artère réellement double) du vaisseau, est la *bifurcation prématurée* de la fémorale ; elle se rapporte entièrement aux différences d'origine de la fémorale profonde (naissance très-élevée) sur lesquelles nous reviendrons dans un instant, car la plupart du temps l'artère surnuméraire n'est en réalité que la continuation de la profonde qui dans ces cas descend toujours beaucoup plus bas qu'à l'état normal ; en pareille circonstance *la profonde, sur laquelle porte seule l'anomalie*, après avoir fourni les artères perforantes, conserve un volume suffisant pour descendre jusqu'au genou et même le dépasser. Cette division prématurée, par laquelle le vaisseau naît plus haut que de coutume, rappelle pour le membre supérieur la dualité accidentelle de l'axillaire dont les branches représentent la radiale et la cubitale et même le tronc interosseux (Dubrueil). Morgagni, qui croit que souvent la fémorale est double, l'a plutôt supposé qu'observé : Haller, Sandifort, Gooch (ce dernier en cite trois exemples), sont absolument dans le même cas ; Velpeau, Marcellin Duval, Dubrueil, en relatent des exemples, mais, comme ils le disent avec juste raison, ce ne sont là que des anomalies d'origine de la fémorale profonde qui naît beaucoup plus haut que d'habitude.

Il n'existe donc pas dans la science de *dualité* ou *duplicité* réelle de l'artère fémorale qui ait été bien dûment constatée et dont l'authenticité soit indiscutable ; mais une anomalie qui n'est pas très-rare, car nous en rapportons un certain nombre d'exemples, est celle qui consiste dans une *scission* de la fémorale se divisant en deux grosses branches qui marchent parallèlement et se réunissent bientôt de nouveau pour former un tronc terminal unique de la même façon qu'elles sont nées également d'un tronc unique. Ce sont ces exemples que les auteurs et Dubrueil lui-même ont tendance à décrire sous le nom de fémorale double; mais on doit se souvenir que le vaisseau ne se dédouble que dans une portion limitée de sa longueur ; c'est là plutôt une espèce de dichotomie provisoire. Voici les principaux cas de cette nature que nous connaissons : Froriep (*Notizen*, t. XV, p. 125) a observé une scission de l'artère fémorale superficielle bientôt suivie de sa réunion (*femoralis bifida*). La même anomalie a été vue également par Quain, elle est représentée dans l'atlas de Dubrueil, pl. 71, fig. 2, et ainsi décrite par lui et Marcellin Duval : Vers le sommet du triangle inguinal du côté droit, la fémorale superficielle, après avoir fourni la profonde, se divise en deux artères d'égal volume et à direction parallèle; l'interne reproduit les rapports normaux du vaisseau avec sa veine satellite, tandis que l'externe conserve les relations que la fémorale affecte avec le muscle couturier, les deux artères descendent *dans un contact immédiat* jusqu'au tiers inférieur de la cuisse où elles se réunissent, constituant par cette fusion un seul tronc, c'est-à-dire l'unité naturelle du vaisseau. Le professeur d'anatomie au collége de Londres n'a rencontré cette anomalie vasculaire que sur 1200 cadavres; Marcellin Duval dit d'autre part qu'il n'a jamais rencontré (sur plus de 500 sujets) deux artères fémorales; cette curieuse variété anatomique avait été mentionnée avant ces deux observateurs par J. Houston, conservateur du Muséum anatomique de Dublin (*Dublin Hospital Reports and Communications in Medicine and Surgery*, t. IV, 1837), et par Tyrell dans un cas inédit relatif à un fœtus.

Ch. Bell (*London Medical and Physical Journal*, t. LVI, 1836) a également rencontré la fémorale divisée en deux troncs d'égal volume qui ne se réunissaient que pour former la poplitée; comme cet exemple a un double intérêt anatomique et pathologique, nous le rapportons avec quelques détails : il s'agissait d'un nègre de quarante-cinq ans atteint d'anévrysme poplité dans lequel la compression de la fémorale exercée dans le triangle de Scarpa arrêtait les battements, tandis que ces derniers, au contraire, persistaient, si la compression portait sur le milieu du membre; pendant l'opération, on découvrit l'existence de deux fémorales, mais une seule cependant fut comprise dans la ligature (ce qui constitue une grande lacune opératoire) ; les battements continuèrent à être sentis dans la tumeur anévrysmale jusqu'au troisième jour, puis disparurent spontanément : la mort étant survenue au bout de huit jours par suite d'accidents thoraciques, l'*autopsie* confirma l'existence des deux fémorales superficielles dont une seule avait été liée; malgré cette thérapeutique fort imparfaite, la tumeur était en voie de guérison, car elle ne contenait que des masses fibrineuses et ne recevait plus de sang liquide.

B. Anger (*Nouveaux éléments d'anatomie chirurgicale*, p. 947, 1869) dit qu'il a observé un cas dans lequel l'artère, parvenue à la partie moyenne de la cuisse, se partageait en deux branches d'un égal calibre. Ces deux branches, après avoir marché isolément pendant 10 à 12 centimètres, se réunissaient de manière à reconstituer un canal unique.

Enfin, nous avons été témoin nous-même, pendant notre prosectorat à la Faculté, d'un exemple semblable que nous avons dessiné et dont voici la description détaillée : Il s'agissait d'un cadavre (homme adulte) de l'École pratique, sur lequel l'artère fémorale droite, ayant son volume normal à partir du point où elle sort sous l'arcade de Fallope, se dédoublait, à deux travers de doigt de cette arcade, c'est-à-dire à la partie supérieure du triangle inguinal, en deux artères ayant identiquement chacune le même calibre ; le volume total de ces deux troncs représentait, à bien peu de chose près, celui du tronc fémoral principal qui avait une longueur d'environ trois centimètres; ces deux artères, parallèles l'une à l'autre dans tout leur trajet, restaient si accolées ensemble qu'il fut nécessaire de se servir d'un corps mousse pour bien se rendre compte du parfait isolement de chacune d'elles : l'une était *interne*, l'autre *externe;* cette dernière fournissait, à peu près au niveau de son point d'origine, l'artère fémorale *profonde* d'où émergeaient les deux circonflexes ; les autres branches étaient fournies par les deux troncs qui, après avoir cheminé côte à côte, en affectant absolument dans leur ensemble les mêmes connexions de la fémorale normale, *se réunissaient à angle aigu* par convergence et ne formaient plus, par suite de ce fusionnement complet, qu'un *tronc unique ;* la fusion avait lieu au niveau du passage dans le canal du grand adducteur pour reconstituer l'artère poplitée dont la marche et la distribution étaient absolument normales ; il semblait que l'artère fémorale eût été *fissurée* dans presque toute sa longueur. Les rapports avec le système veineux étaient les suivants : en avant et dans l'angle de réunion supérieur des deux troncs, se trouvait une veine de petit calibre dont les rameaux collatéraux embrassaient à droite et à gauche les deux conduits artériels ; d'autres veinules serpentaient sur toute la longueur de leur face antérieure ; l'artère fémorale interne était unie en haut avec la *veine fémorale unique* et située en dedans d'elle ; plus bas cette veine venait se placer en arrière des deux troncs : cette anomalie me fut révélée par un de mes élèves, qui pratiquait la ligature de la fémorale sur le cadavre en question ; il ne lia que le tronc interne qui ne me sembla pas assez volumineux pour pouvoir être considéré comme l'artère proprement dite, ce qui m'engagea à l'examiner plus bas où je constatai l'existence et la fusion des deux troncs.

Trifurcation de l'artère fémorale. Dubrueil cite deux cas de cette curieuse anomalie dans son traité : l'un d'eux est représenté pl. XIV de l'atlas de cet auteur et consiste dans une fémorale droite qui se trifurque dès sa naissance sous le bord inférieur du ligament de Poupart ; la branche externe est la *circonflexe externe* très-volumineuse, la branche moyenne est la *fémorale superficielle* dont la grosseur est moindre que de coutume, mais dont les rapports ne présentent rien d'insolite ; la *fémorale profonde* représente la branche interne de trifurcation ; plus grosse que de coutume et d'une capacité supérieure à celle qui lui est commune, elle décrit une courbe à convexité interne, puis non loin du triangle inguinal elle s'accole à la fémorale superficielle en lui devenant postérieure.

Dans l'autre exemple de trifurcation observé par Dubrueil et communiqué par lui à Cruveilhier, qui le cite dans la 4e édition de son *Anatomie descriptive*, t. III, 1re partie, p. 165, la branche externe n'était plus, comme précédemment, la circonflexe externe, mais bien la *musculaire superficielle* (grande musculaire du triceps) ; la branche interne constituait la *fémorale profonde* qui, dès son origine, s'enfonçait entre les muscles ; quant à la branche moyenne, dont le volume était supérieur à celui des deux autres, c'était la *fémorale superficielle*, ou fémorale proprement dite ; la distribution de tous ces vaisseaux à origine anormale n'offrait aucune anomalie.

Marcellin Duval dit avoir observé deux fois une disposition, sinon identique, du moins fort analogue ; toutefois, d'après lui, la trifurcation n'avait lieu qu'à un centimètre au-dessous du ligament de Fallope, au lieu d'être complétement sous-jacente à ce ligament.

Canal de dérivation entre la fémorale et l'iliaque externe. Avant de terminer toutes ces nombreuses anomalies propres au tronc fémoral artériel lui-même, nous devons en mentionner une dernière qui nous semble fort rare, car nous n'en connaissons qu'un seul exemple, rapporté et dessiné par Dubrueil (planche XV de son atlas). Il s'agit d'une *branche récurrente* volumineuse provenant du côté interne de la fémorale superficielle droite, à peu de distance de l'arcade crurale, et se rendant à la partie inféro-interne de l'iliaque externe. C'était là un *canal collatéral* anormal, un *véritable canal de dérivation* établissant entre ces deux vaisseaux (iliaque externe et fémorale) une large anastomose à convexité interne qui ne fournissait aucun rameau; ce canal artériel anormal répondait supérieurement par sa concavité à la fin de la veine iliaque externe et en bas à la veine fémorale. On comprend facilement combien, dans ce cas, la présence de cette récurrente eût été défavorable à la ligature de l'iliaque externe aussi bien qu'à celle de l'artère fémorale proprement dite pratiquée au-dessus du point d'abouchement du canal supplémentaire dans ce dernier vaisseau.

Anomalies des branches collatérales de l'artère fémorale. Theile et Dubrueil les ont décrites avec le plus grand soin, et c'est à ces deux anatomistes que nous empruntons les détails suivants.

Tégumenteuse abdominale. Elle provient soit de l'iliaque externe (partie inférieure), et alors on peut la considérer comme une épigastrique interne, soit de la fémorale profonde (partie inférieure), soit encore de la circonflexe interne ou même de l'obturatrice.

Honteuses externes. Leurs variétés sont très-nombreuses. L'inférieure provient souvent de la fémorale profonde, et lorsque cette dernière prend naissance très-haut, il est ordinaire que la fémorale proprement dite ne fournisse aucune artère honteuse externe. Tiedemann (pl. XXXIII, f. 1, 22) dit que la honteuse externe inférieure peut courir sur le dos de la verge jusqu'au gland, disposition qui a aussi été représentée par Scarpa (*Observations sur l'anévrysme*, traduct. Delpech, in-8° et atlas in-f°, pl. I. Paris, 1809).

Artère grande anastomotique. Constante et volumineuse, mais variable quant à son origine, elle naît presque aussi souvent de la poplitée que de la fémorale. Zagorsky (*Mém. de l'Acad. de Pétersbourg*, t. I, p. 386, pl. XIII, 1809), a décrit une variété artérielle offrant un certain intérêt à cause de l'analogie qu'elle établit avec le système veineux. La fémorale superficielle, avant de traverser le canal du grand adducteur, donnait une branche sous-cutanée qui, descendant entre les muscles couturier et droit interne, cheminait sur la face interne du genou et de la jambe jusqu'à la malléole interne, et dans ce long trajet représentant en quelque sorte une *grande anastomotique monstre*, ce vaisseau s'anastomosait soit avec le réseau formé par les articulaires du genou, soit avec l'artère tibiale antérieure, soit avec la tibiale postérieure et la malléolaire interne.

Artère fémorale profonde. Ses variétés anatomiques, dirons-nous plutôt que ses anomalies, sont très-nombreuses. Elle peut faire entièrement défaut (*Disposition anormale des branches de l'artère fémorale. Note sur l'absence de la fémorale profonde*, par A.-H. Young. In *Journ. of Anat. and Physiolog.*, XIII, janvier 1879). D'une façon générale on doit la considérer bien plus comme une branche de bifurcation du tronc crural que comme une simple collatérale, car elle constitue un gros tronc anastomotique intermédiaire aux artères de la hanche et du genou.

On a vu cette artère prendre naissance à peu près de tous les points de la crurale, même de sa partie antérieure (Mercier, *Bull. de la Soc. anat.*, n° 10, 3e série, juin 1836), mais le plus souvent elle tire son origine de la partie externe et postérieure de ce vaisseau. Sur 28 sujets, Dubrueil l'a vue se détacher de la partie postéro-externe de la fémorale; sur sept de la partie postéro-interne, sur douze elle provenait directement en arrière.

Mais à quelle distance de l'arcade de Fallope cette émergence s'effectuet-elle ? ici les différences sont très-accentuées suivant les sujets. Tiedemann (pl. XXXIII, fig. 3, 19) dit que chez les femmes et les individus de petite taille elle naît plus haut que de coutume, même de l'iliaque externe ; d'après Burns, trois fois cette division se faisait dans le bassin. Nous avons vu déjà que les cas de naissance située très-haut sont ceux qui ont été pris à tort pour une bifidité de l'artère fémorale. Lorsque la fémorale est le siége d'une division prématurée, le rapport des deux branches est constant (Cruveilhier), l'externe est la fémorale profonde et l'interne la fémorale proprement dite qui recouvre la veine. Cette assertion semble trop absolue à Dubrueil, car, dans son *Traité des anomalies artérielles*, il dit qu'il a observé trois cas d'origine précoce de la profonde, où cette dernière occupait d'abord le côté interne de la superficielle : il cite deux de ces cas, dont l'un lui est absolument personnel, tandis que l'autre lui a été communiqué par Bouisson qui y a joint un dessin ; Bourgery reproduit également dans son atlas une figure dans laquelle la profonde naissant, de l'iliaque externe, est située en dedans de l'autre branche de bifurcation, marche pendant un certain temps accolée au côté interne de cette dernière, puis s'incline en dehors, passe derrière elle en la croisant et vient se placer en dehors d'elle ; lorsqu'il en est ainsi, la profonde, qui acquiert alors un volume presque semblable à sa congénère, fournit toujours certaines branches qui émergent d'ordinaire de la crurale ou de l'épigastrique. Plus rarement elle se détache au-dessous du point accoutumé qu'on peut évaluer, à partir de l'arcade de Fallope, à une distance de 4 à 5 centimètres (Sappey, Richet) : quand cela a lieu, l'une des circonflexes et même toutes les deux ne proviennent pas de son tronc.

Blandin l'a vue naître *au milieu de la cuisse* (*Traité d'anatomie topographique*, p. 591, 1826), et Velpeau (Cuisse, Anatomie, *Dictionnaire en 30 vol.*, t. IX, p. 409, 1835) dit qu'il en possède lui-même deux autres exemples. Enfin nous citerons, relativement à la position respective des fémorales superficielle et profonde, une variété que Dubrueil désigne sous le nom d'*entrecroisement des vaisseaux*, semblable, mais en sens opposé, à celui qui a été dessiné dans Bourgery et que nous avons relaté plus haut. Cette aberration anatomique signalée par Tiedemann (pl. XXXIII, fig. 3) et par Quain (pl. LXXII, fig. 3) est représentée dans l'atlas de Dubrueil, pl. XVI. Cet auteur fait justement remarquer que cette anomalie n'a lieu, comme on le voit dans la figure de Bourgery, que lorsque la bifurcation est très-élevée ; mais, tandis que dans cette dernière planche la profonde, d'abord en dedans, passe derrière la superficielle pour lui devenir externe, dans les deux cas de Dubrueil elle commence en dehors d'elle pour la croiser, après un trajet de 54 millimètres environ, pour venir se placer en arrière et en dedans ; il signale aussi à ce propos une disposition veineuse toute particulière : la veine profonde qui, ainsi que l'artère, ne semble plus mériter cette épithète, du moins avant la naissance de son entrecroisement, la veine devenue superficielle est sous-jacente à l'artère qui ne la recouvre qu'en partie. Cet auteur doit également à Bouisson la communication d'un fait semblable dans lequel l'épigastrique, qui donne ici l'obturatrice, tire son origine de la fémorale superficielle, tandis que c'est la profonde qui fournit la sous-cutanée abdominale. Un certain nombre d'auteurs (Ch. Viguerie, Quain, Richet, Sappey), en raison de l'importance chirurgicale de la connaissance du point d'origine précis de cette artère, ont fait des recherches anatomiques spéciales, et cela sur une grande quantité de sujets : les résultats qu'ils ont obtenus ont été consignés à l'article Aine, de ce Dictionnaire, t. II, 1re partie, p. 243 (*voy.* ce mot) et nous n'y reviendrons pas ici.

. . . .

Circonflexe interne. Elle se détache assez fréquemment du tronc lui-même de la fémorale et à son côté interne, quelquefois à son côté externe. Cette origine a lieu ainsi, surtout quand la fémorale profonde émerge un peu plus bas que d'habitude. Elle peut provenir aussi de l'iliaque externe, soit isolément, soit conjointement avec l'artère épigastrique : on la voit aussi fournir anormalement une artère honteuse externe ; sa branche superficielle peut naître séparément (Theile).

Circonflexe externe. On l'a vue, quoique plus rarement que la précédente, se détacher directement de la crurale ; elle naît souvent d'un tronc commun avec la grande artère musculaire du triceps. De même que la circonflexe interne remonte parfois jusqu'à l'épigastrique, de même aussi une partie de l'externe peut naître par un tronc commun avec la circonflexe iliaque (Theile, Tiedemann).

§ II. **Physiologie.** Tronc principal du plus volumineux des deux membres, l'artère fémorale devait avoir un fort calibre, et être en même temps résistante, fort extensible et éminemment contractile. Grâce à son volume, à la présence de ses nombreuses et importantes branches collatérales, principalement la fémorale profonde qui peut l'égaler, la remplacer même, comme nous l'avons vu, grâce également aux anastomoses larges et multiples que toutes ces branches grosses, moyennes ou petites, s'envoient réciproquement à la superficie comme dans la profondeur du membre abdominal, l'artère fémorale possède au plus haut degré, eu égard à la physiologie de ce membre, des conditions essentielles de *nutrition*, de *maintien* et de *rétablissement* de la zone circulatoire artérielle intermédiaire à l'hypogastrique et à la poplitée.

C'est surtout au point de vue physiologique que nous devons, à l'exemple de Meckel et d'autres auteurs, admettre l'existence réelle de deux artères fémorales : l'une superficielle qui, depuis son entrée dans la région crurale proprement dite, jusqu'au point où elle chemine dans le canal de Hunter, ne fournit que des branches peu volumineuses et d'importance relativement secondaire ; l'autre profonde à laquelle incombent les trois quarts au moins de la circulation totale du membre, puisque, à elle seule, elle donne naissance à presque tous les vaisseaux intrinsèques de la cuisse.

Th. W. Nunn (*Journ. de l'anat. et de la physiologie*, janvier, 1874) a publié un mémoire fort original et rempli d'ingénieuses considérations, dans lequel il cherche à établir une classification générale des artères des extrémités et à poser nettement le plan de leur distribution : il fait voir qu'au niveau de la racine de chaque segment du membre le tronc artériel principal se partage en deux branches : l'une suit un trajet direct (iliaque externe, fémorale superficielle, etc.) en ne donnant que des collatérales d'importance médiocre et conservant à peu près son calibre primitif : il l'appelle *vaisseau transegmentaire* ou de *transmission ;* l'autre, au contraire, est d'importance capitale (iliaque interne, fémorale profonde, etc.), car elle se divise et se subdivise en rameaux multiples, en bouquets vasculaires appartenant aux muscles, en un mot, à presque tout le segment du membre correspondant ; Nunn la nomme *vaisseau segmentaire.*

Le schema donné par cet auteur sur la topographie de l'humérale s'applique également à l'artère fémorale et permet d'expliquer certaines anomalies propres à ces vaisseaux ; il a aussi une signification physiologique très-importante, si on considère la mécanique de la circulation des membres : ainsi, pour ne l'envisager

....

qu'au point de vue de notre sujet, l'artère fémorale profonde ou *artère segmentaire du membre inférieur* représente un véritable appareil circulatoire intermédiaire entre le tronc direct et le système capillaire à l'aide duquel le flux du sang est régularisé ou égalisé dans les vaisseaux les plus voisins du système capillaire. Comme le fait observer fort judicieusement Nunn, le retard observé par les physiologistes dans les capillaires n'est donc pas produit soudainement, mais par anticipation, dans l'artère segmentaire ; au contraire l'artère fémorale superficielle, *artère transegmentaire* ou de *transmission*, est disposée d'une façon telle qu'elle satisfait aisément aux conditions hydrauliques d'un parcours rapide du sang et contribue singulièrement, ce qui est bien essentiel à la nutrition générale du membre, à conserver à ce liquide sa température et sa vitesse initiale.

Les anastomoses, tant directes qu'indirectes, c'est-à-dire s'effectuant dans l'épaisseur même des muscles et sur le périoste, que nous venons de décrire en anatomie, expliquent suffisamment le rétablissement de la circulation artérielle du membre abdominal dans le cas de compression, d'oblitération, de traumatisme ou de ligature du tronc principal. Elles sont en effet multiples : ainsi Casamayor porte à 24 et A. Cooper à 36 le nombre des communications de la fémorale avec la mammaire interne, les iliaques du même côté et la fémorale du côté opposé, sans compter les anastomoses des branches de la fémorale entre elles et avec les artères tibiale antérieure et poplitée; non-seulement elles font que la cuisse échappe au sphacèle quand le cours du sang vient à être interrompu d'une manière quelconque dans l'artère fémorale, mais encore elles expliquent, dans les cas de plaies, pourquoi l'écoulement sanguin a lieu aussi bien par le bout inférieur du vaisseau que par son extrémité supérieure, et d'autre part elles rendent facilement compte de la réapparition possible des battements dans un anévrysme situé sur le trajet de la fémorale, lorsqu'on a apposé une ligature sur cette dernière au-dessus de la poche. Nous sommes aujourd'hui bien loin de l'époque à laquelle Deschamps (obs. anat. faites sur un sujet opéré suivant le procédé de Hunter d'un anévrysme de l'artère poplitée, dans *Mém. prés. à l'Institut*, t. I, p. 251, 1805) prétendait que, lorsque l'on pratiquait la ligature de la fémorale à la partie supérieure, les artères articulaires étaient perdues, et que la circulation ne pouvait plus se continuer.

Au point de vue physiologique nous classerons ces anastomoses si importantes en trois groupes distincts : un groupe supérieur appartenant surtout aux *circonflexes;* un groupe moyen et profond, propre aux artères *perforantes;* un groupe inférieur représenté presque uniquement par l'*artère grande anastomotique.*

Les DEUX ARTÈRES CIRCONFLEXES embrassent l'extrémité supérieure du fémur et son articulation iliaque en se dirigeant l'une et l'autre vers la région de la fesse; elles s'anastomosent, l'externe avec l'ischiatique et la fessière en dehors, l'interne avec la honteuse interne et l'obturatrice en dedans ; elles constituent donc sur les limites respectives de la cuisse et du bassin un véritable cercle artériel plus ou moins complet et dirigé horizontalement qui réunit les systèmes vasculaires de l'une et de l'autre région et qui peut, au besoin, suppléer le tronc principal à ce niveau. Souvent on voit une branche transversale anastomotique courte, mais volumineuse, établir une large communication entre les deux circonflexes et compléter, par cette disposition, le cercle artériel enveloppant l'articulation coxo-fémorale.

Le ligament rond et le coussinet cellulo-adipeux reçoivent quelques rameaux des branches périostiques provenant de la circonflexe interne; malgré leur ténuité, qui parfois est extrême, certains auteurs ont voulu leur faire jouer un rôle important dans le travail nutritif de la tête fémorale et ont même prétendu que ces rameaux suffisaient, dans le cas de fracture intra-capsulaire du col, pour entretenir la vitalité du fragment interne et permettre l'achèvement d'un travail de consolidation fibreuse ou osseuse : nous rappelons en passant que, dans cette variété de fracture du col (intra-capsulaire), le fait le plus commun est l'impossibilité d'obtenir une consolidation même partielle ou incomplète, et nous croyons devoir rattacher ce défaut presque constant de réunion osseuse, non-seulement à la nature même de la solution de continuité qui est à fragments multiples, mais encore à la présence de vaisseaux trop rares et trop déliés qui entretiennent une vitalité imparfaite dans le fragment interne.

Si les deux circonflexes représentent un *cercle anastomotique horizontal*, les PERFORANTES que l'on pourrait dénommer, eu égard à leur situation et leur importance physiologique, *crurales postérieures* (Blandin), constituent par leurs connexions un *cercle dentelé anastomotique vertical et antéro-postérieur*, ou plutôt une chaîne anastomotique ; les anneaux de cette dernière sont formés par des arcades multiples verticales qui ouvrent à la circulation artérielle du membre inférieur une large voie collatérale établissant, en arrière, une communication facile entre la fémorale d'une part, et d'autre part la circonflexe ou l'hypogastrique en haut, la poplitée en bas. C'est là un véritable canal collatéral qui peut, dans le cas d'oblitération du vaisseau principal antérieur, acquérir un développement considérable et suffire à la nutrition directe ou indirecte de la cuisse tout entière. La pièce anatomique de Caillard et Manec, dont nous avons parlé plus haut et qui a été déposée à Clamart, pourrait être considérée, à plus d'un titre, comme un fait de rétablissement de la circulation par cette voie collatérale postérieure à la suite de ligature du tronc fémoral, au lieu d'être regardée, ainsi que le veulent quelques auteurs, comme une anomalie de la crurale dont le transport se serait effectué en arrière.

Tandis que l'ensemble des perforantes figure un *canal collatéral postérieur* ou *fémoro-poplité*, la GRANDE ANASTOMOTIQUE à elle seule constitue le *canal collatéral antérieur et interne* ou *fémoro-tibial;* par les articulaires du genou avec lesquelles elle forme des cercles horizontaux et verticaux autour de l'article, elle établit une libre communication entre la récurrente tibiale antérieure et la crurale proprement dite et peut suppléer la poplitée quand cette dernière vient à être oblitérée.

La grande anastomotique représente donc normalement, au point de vue anatomo-physiologique, ce que Porta, dans ses expériences faites sur les ligatures d'artères (chez les animaux) a décrit sous le nom d'*arc anastomotique*, ce dernier ne se produisant qu'aux dépens de petits vaisseaux, périphériques à la ligature, qui se dilatent peu à peu et finissent par relier directement l'une des extrémités du tronc obstrué à l'autre.

Une des pièces anatomiques pathologiques les plus convaincantes, destinée, à montrer le rétablissement du cours du sang par la circulation collatérale indirecte à la suite de l'oblitération de l'artère fémorale à la partie supérieure, est celle dont le dessin a été reproduit dans bien des ouvrages classiques, et qui se trouve au musée Dupuytren, n° 237 : elle a été disséquée et présentée par Verneuil à la Société de chirurgie (séance du 28 juillet 1852), et a trait au membre abdominal droit d'une femme adulte dont l'artère crurale était en partie oblitérée. L'oblitération que des recherches entreprises par lui ont laissé supposer être le résultat d'une ligature (suite de plaie artérielle) est longue de 4 centimètres et s'étend depuis l'épigastrique jusqu'à la fémorale profonde : un cordon fibreux imperméable remplace l'artère. En raison de ce qu'une cicatrice existait à 1 centimètre au-dessous de l'arcade crurale et parallèlement à ce ligament, et que d'autre part on ne rencontrait de tumeur anévrysmale sur aucun point du système artériel, on admit, comme très-probable, l'hypothèse d'une plaie antérieure.

Dans cette pièce, l'artère fémorale était partout perméable à la cuisse et l'artère iliaque l'était également jusqu'à l'épigastrique, mais elle était considérablement diminuée de volume; l'iliaque interne devenue au contraire très-grosse rétablissait la circulation surtout par les branches obturatrice et fessière; les artères honteuse interne et ischiatique y contribuaient beaucoup moins. A la cuisse, les artères circonflexe interne, honteuses externes superficielles et profondes, la fémorale profonde, ramenaient le sang dans la crurale par un réseau artériel très-riche situé dans la région interne et supérieure de la cuisse au niveau de la fosse obturatrice; les artères des nerfs crural et sciatique étaient très-dilatées : *tous ces vaisseaux anastomotiques dilatés étaient flexueux, spiroïdes et variqueux en certains points.*

A propos de la discussion du rapport qu'a suscitée la présentation de cette pièce remarquable, Gerdy s'est livré à quelques considérations physiologiques intéressantes relatives à la circulation artérielle du membre abdominal; il a fait voir que sur la pièce précédente bien des troncs artériels (du côté gauche, c'est-à-dire côté sain) étaient sensiblement dilatés. En les comparant à ceux de même nature restés perméables du côté droit (côté malade), on est frappé de l'étroitesse de l'iliaque externe placée immédiatement au-dessus de la fémorale liée et terminée par l'épigastrique et la circonflexe iliaque non oblitérées, mais moins volumineuses que celles du côté gauche; d'autre part la fessière, la honteuse interne et l'ischiatique droites sont à peine plus fortes que celles du côté opposé, bien que leurs divisions soient plus nombreuses et leurs anastomoses plus marquées; toutes ces différences seraient dues au mécanisme des résistances du cours du sang : *Les quantités de sang qui passent dans les artères d'un volume égal sont en raison inverse des résistances que le sang y éprouve;* c'est bien là, selon Gerdy, ce qui se passe dans la pièce de Verneuil. L'artère crurale droite étant oblitérée, il en est résulté des obstacles à la circulation dans le membre de ce côté et, bien que les collatérales de ce membre fussent plus ouvertes à la circulation que dans l'état normal, puisqu'elles déversaient librement leur sang dans les collatérales inférieures et dans la fémorale au-dessous de la ligature, leur insuffisance de calibre a forcé le sang à refluer dans le membre gauche et vers les parties supérieures où la résistance était moindre, au-dessus de l'oblitération de la fémorale : de là une dilatation générale plus ou moins sensible du système artériel opposé au membre malade. Gerdy désigne ce fait sous le nom de *circulation refluente.*

La circulation en retour qui s'établit par voies détournées, ce qui est si précieux dans les cas d'obstruction de l'artère principale, est toujours longue à se constituer d'une façon définitive; commençant dès l'instant où la ligature est apposée, elle demande des jours, même des mois, avant d'être parfaite. Un malade sur lequel Lisfranc avait pratiqué la ligature de l'artère iliaque externe pour une tumeur anévrysmale, et qu'il a présenté à l'Académie (15 novembre 1836), vient bien à l'appui de cette assertion, puisque six mois après l'opération, bien que le membre eût repris son volume ordinaire, *on ne sentait encore aucun battement sur les artères, crurale, poplitée, tibiale antérieure et pédieuse.*

§ III. **Pathologie chirurgicale.** Nous passerons successivement en revue dans ce chapitre : 1° les divers *traumatismes de l'artère crurale.* — 2° La *dénudation* de cette artère. — 3° Ses principales variétés d'*anévrysmes.*

A. **Traumatisme de l'artère crurale.** Leur étude rentre en partie dans celle des traumatismes des artères en général (*voy.* Artères) aussi n'envisagerons-nous absolument ici que les diverses particularités qui sont inhérentes aux lésions de ce gros vaisseau, pour ses *blessures par instruments piquants et tranchants;* pour *sa contusion et ses plaies contuses;* pour ses *ruptures* et pour son *ulcération.*

1° Étiologie. Variétés anatomiques.

a. *Blessures par instruments piquants et tranchants.* Artère crurale seule. Les instruments qui produisent ces plaies sont toujours pointus, acérés ou effilés, conoïdes ou triangulaires, mais ils présentent des formes extrêmement variables. Couteau, pointe d'épée ou de sabre, poignard, tranchet, canif, faux, aiguilles, corne d'animal, morceau de bois pointu, fourche de fer, tige de fer effilée, éclat de verre triangulaire, etc., sont les corps vulnérants dont nous avons retrouvé le plus grand nombre d'exemples dans les auteurs.

Lorsque la pointe est très-aigüe et que l'instrument est d'un calibre très-étroit, il semble qu'il puisse transpercer impunément l'artère : mais hâtons nous de dire que les faits qui militent en faveur de cette opinion ne sont relatifs qu'à des expériences sur l'animal : des *aiguilles* peuvent en effet traverser l'artère fémorale d'un chien sans qu'il se produise de graves désordres; il n'y a pas issue de sang et ultérieurement il ne se manifeste guère qu'une très-légère inflammation. Nous doutons qu'il en puisse être de même chez l'homme.

Les observations les plus nombreuses sont celles dans lesquelles un *couteau* produit la blessure et dans des conditions différentes (rixes, coups involontaires). Ainsi un garçon de treize ans s'occupait à faire tourner sur une table un *long couteau de cuisine* fort aigu (Richerand et J. Cloquet; *Journal hebdomadaire,* 1829), l'instrument poussé trop rudement vint frapper la cuisse gauche et pénétrer profondément en lésant l'artère au-dessus de l'anneau du troisième adducteur. — Un jeune homme se blesse la cuisse avec *un couteau à plusieurs lames* qu'il venait d'acheter (Boyer) et dont il faisait la démonstration à ses camarades : l'artère est ouverte et l'hémorrhagie primitive considérable peut être combattue par le tamponnement. Desault ne s'y méprit pas et fit la ligature, qui ne fut pas couronnée de succès. — *Un coup de couteau* dans l'aine (Velpeau) produit une hémorrhagie foudroyante qui peut être arrêtée par la flexion de la cuisse sur le bassin. — *Un couteau très-effilé* (Rodrigues, *Expérience,* 1840) fait une plaie à la fémorale, tiers supérieur. — Un garçon boucher occupé à dépecer un mouton tient un couteau qui lui glisse entre les mains et vient s'enfoncer dans la cuisse droite (Gosselin rempl[t] Roux à l'Hôtel-Dieu, 1846, thèse de Destouches, 1852). — Un homme, assis les jambes écartées, tenait un *couteau* lorsqu'il le laissa échapper et voulut le retenir en rapprochant vivement les cuisses : dans ce mouvement, le couteau transversalement dirigé fut poussé par la cuisse droite sur la cuisse gauche et sa pointe vint pénétrer la partie moyenne et interne du membre (Huguier, *Soc. chir.*, 16 avril 1851). Le même mécanisme eut lieu chez un malade d'Heister cité par Sabatier (*Méd. op.*, p. 444, t. III); c'était un cordonnier qui, laissant échapper l'instrument tranchant dont il se servait, serra et rapprocha les cuisses par un mouvement machinal pour le retenir. — Un jeune garçon tenait un *couteau* quand un bœuf, en se relevant, lui frappa la main avec sa corne et lui planta la lame dans la cuisse (Després, *Archiv. de méd.*, 1864). — Un homme, en essuyant une table, projette sur sa cuisse un *couteau* dont la pointe vient léser la fémorale droite (Nélaton et Gillette, *Gaz. des hôpit.*, 1862). — Un aiguilleur tenait à la main droite un *long couteau à découper* la viande, le manche en avant et la pointe en arrière dirigée vers le corps; pendant la nuit tombante il franchit une porte à moitié fermée et heurte si malheureusement le manche du couteau contre la porte que la pointe repoussée en arrière vient frapper la partie antérieure de la cuisse droite à l'union du tiers inférieur avec les deux tiers supérieurs (Audé, *Bulletin de thérapeutique*, 15 fév. 1875).

Dans la thèse de Cadier (1866, p. 54) on trouve l'exemple d'un jeune garçon qui, pris de querelle avec un de ses camarades, lui porta un *coup de canif* dans la cuisse gauche et lui perça l'artère fémorale.

Boyer, d'autre part, cite le cas d'un menuisier qui fut blessé à la partie antérieure et un peu externe de la cuisse avec un instrument dit *bec-d'âne* et dont l'artère avait été ouverte au-dessus de son passage à travers l'anneau du troisième adducteur.

En terminant cette énumération, je désire rapporter ici deux faits de blessure de la fémorale qui se sont présentés, au point de vue de leur cause, dans des conditions tout à fait exceptionnelles.

L'un d'eux, dû à Barnes d'Exeter et relaté par Hodgson (*Traité des maladies des artères et des veines*, trad. par Breschet, t. II, p. 363), est relatif au fils d'un maréchal ferrant qui, étant au travail, se retourna tout à coup et s'enfonça assez profondément, à la partie supérieure de la cuisse, l'*extrémité pointue d'une verge de fer presque rouge* qui lésa la crurale et détermina la formation d'un anévrysme.

Le second fait, observé par Closmadeuc, est celui d'une piqûre de la partie inférieure de l'artère fémorale produite par le *dard d'une pasténaque* (*pastenaca raia*), dans des circonstances assez curieuses (Soc. de chir., séance du 6 nov. 1860). La pasténaque, dont Paré raconte les *merveilleuses* et *exécrables* vertus, est un poisson assez commun sur les côtes du Morbihan : les pêcheurs bretons ne manquent jamais, avant de le saisir, de lui couper lestement la queue, qui est armée d'un dard. Le jeune homme (vingt ans) qui fait l'objet de cette observation pêchait à l'embouchure de la Vilaine, les jambes enfoncées dans la vase jusqu'aux genoux, lorsqu'il découvre dans les mailles de son filet une énorme pasténaque qu'il lance vers la rive. Le poisson, vivant encore, se débat, glisse sur la vase, revient vers le pêcheur et le blesse en lui enfonçant rapidement son dard aigu dans les chairs *de la partie interne et inférieure de la cuisse* gauche. Un sang vermeil jaillit immédiatement de la blessure en très-grande abondance. Au bout de quinze jours la plaie se cicatrise, mais il existe dans le jarret un anévrysme de la grosseur d'une noix qui par des marches forcées acquiert le volume d'une petite orange, dépressible, fluctuante, présentant des pulsations expansives, isochrones aux battements de la fémorale au pli de l'aine avec bruit de souffle caractéristique.

D'autres fois, la blessure de l'artère fémorale est *produite par le chirurgien lui-*

même. Guthrie (*Dict. en 30 vol.*, t. IV, p. 83) a vu deux fois ce vaisseau, blessé par le ténaculum, s'ulcérer consécutivement et devenir le siége d'une hémorrhagie abondante.

Verneuil (art. Aine) rapporte aussi qu'un confrère lui a assuré avoir vu l'artère fémorale ouverte *à propos de la ponction d'un bubon :* la mort suivit dans la soirée. Dans l'exemple suivant, la blessure de la fémorale par le chirurgien laisse quelque doute, cependant l'hémorrhagie a été si abondante qu'elle a nécessité la ligature du vaisseau principal du membre : il est dû à Reeb et relaté dans le *Rapport de Chenu*, t. Ier, p. 423, 1874 : un caporal de vingt-cinq ans a les condyles fémoraux brisés comminutivement par un éclat d'obus en 1870 ; amputation circulaire par Poncet : la pourriture d'hôpital, diphthéritique, puis ulcéreuse, entrave la cicatrisation et détermine la conicité du moignon et une légère saillie de l'os : au bout de deux mois le malade allait bien, et restait entre les mains des médecins prussiens : un an après il racontait qu'un phlegmon s'était développé à la partie interne du moignon, il *fut ouvert par une incision pratiquée dans le triangle de Scarpa, qui donna lieu à une hémorrhagie abondante et nécessita la ligature de la fémorale* au-dessous de l'arcade ; arrêt de l'hémorrhagie ; le professeur Bœckel eut à lui pratiquer plus tard une résection de l'extrémité de l'os nécrosé ; guérison.

Enfin Blandin, dans sa thèse de concours (*Concours p. la chaire de méd. opérat.*, 1841, p. 103), dit qu'un de ses amis lui a raconté qu'un chirurgien de marine blessa l'artère de la cuisse *pendant une opération de hernie crurale étranglée*, qu'il pratiquait, en doublant le cap Horn, dans un moment où la mer était plus houleuse que de coutume dans ces parages, déjà si difficiles en temps ordinaire.

Dans les faits précédents la crurale est lésée de dehors en dedans, mais elle peut aussi être atteinte de dedans en dehors sans que les parties molles extérieures soient intéressées ; c'est ce qui arrive dans *certaines fractures comminutives du fémur dont une ou plusieurs esquilles peuvent piquer et déchirer le vaisseau :* ainsi, dans la *Revue médicale* (t. I, p. 247, 1839), Smith note un malade chez lequel un fragment osseux comprimait l'artère et la veine crurales et y avait interrompu toute circulation.

La thèse de Jourdan (*Des lésions des gros vaisseaux dans les cas de fractures de cuisse*, Paris, 1873) renferme divers exemples se rattachant à cette question : toutefois ce sont presque toujours les vaisseaux poplités qui sont lésés, car la fracture siège en général au niveau du tiers inférieur : sur quinze observations citées par cet auteur, deux seulement ont trait réellement à des fractures du tiers moyen de la cuisse avec lésion de l'artère crurale. Nous renvoyons également, pour ce sujet, à la thèse de Laurent (Gérard) sur les *anévrysmes compliquant les fractures* (Paris, 1875).

Blessure simultanée de l'artère et de la veine crurales. Bien que la veine fémorale se trouve accolée au vaisseau artériel et que, par cela même, on soit en droit de supposer que la lésion de ce dernier s'accompagne fréquemment de celle du vaisseau veineux, les exemples de blessure simultanée de deux troncs sont assez rares. Elle est très-sérieuse, mais les chirurgiens de la première moitié de ce siècle en avaient singulièrement exagéré la gravité : ainsi L. H. Bérard (*Dictionn. en 30 vol.*, t. IV, 86) dit que la gangrène est surtout à craindre quand la veine satellite a été divisée en même temps que l'artère : Guthrie, ajoute-t-il, avait signalé cet accident à la suite des plaies qui intéressent à la fois la veine et l'artère fémorales et assurait que, dans ce cas, la gangrène commence d'une manière insidieuse par les extrémités des orteils.

Velpeau (*Union méd.*, 1848) dit également que, si l'artère et la veine d'un membre sont blessées en même temps, la gangrène sera presque inévitable ; cependant il fait une restriction en faveur des lésions des vaisseaux cruraux parce que la circulation se rétablit par l'artère et la veine fémorale profonde. En effet, dans les cas semblables, quoique les conséquences soient de nature à laisser des craintes sérieuses (hémorrhagie, communication permanente, anévrysme artérioso-veineux), la gangrène du membre est loin d'être aussi fréquente qu'on a bien voulu le dire.

Péan (*De la forcipressure*, p. 45, 1875) fut appelé pour un charcutier dont l'artère et la veine fémorales avaient été ouvertes par un coup de couteau : la blessure avait donné lieu à des hémorrhagies presque foudroyantes qui avaient été momentanément suspendues à l'aide de la compression : ce chirurgien mit à nu la face externe de ces vaisseaux et appliqua deux pinces hémostatiques, l'une *sur l'artère au-dessus de la division*, l'autre *sur la veine au-dessous de l'autre division*, et, voyant que ces pinces ne suffisaient pas à enrayer le cours du sang dans ces gros vaisseaux, il appliqua deux autres pinces à la fois sur l'artère et sur la veine fémorales, l'une au-dessus, l'autre au-dessous des deux précédentes. Toutes ces pinces furent retirées du cinquième au sixième jour *sans qu'elles aient gêné la cicatrisation de la plaie*. Le malade guérit ayant conservé pendant longtemps un léger œdème du membre inférieur.

Smith a observé à l'hôpital Saint-Bartholomew de Londres, en 1876, une plaie simultanée des vaisseaux fémoraux suivie de communication permanente entre l'artère et la veine.

Cette communication simple sans tumeur a été également vue par Berger (Soc. de chirurgie, séance du 11 septembre 1878) : il s'agit dans ce cas d'un garçon boucher qui en désossant un gigot appuyé sur sa cuisse droite se fit, avec le couteau dont il se servait, une blessure dans l'aine à trois ou quatre centimètres en dehors de l'épine pubienne ; après une perte considérable de sang, l'hémorrhagie fut arrêtée par une compression énergique : pas de tumeur, aucun bruit anormal : les artères iliaque externe, fémorale et tibiale postérieure, battaient comme d'ordinaire ; tout d'abord Berger soupçonna une plaie de la veine fémorale. Le lendemain on constatait, sans que nouvelle hémorrhagie se fût produite, l'existence d'un thrill manifeste et d'un souffle bruit de diable. Les jours suivants se manifesta une tumeur pulsatile au niveau de l'artère fémorale : on établit une compression avec de l'amadou phéniqué et, vers le huitième jour, la tuméfaction disparut, mais le thrill persista ainsi que le bruit de diable. *Il existait donc une communication évidente de la veine et de l'artère fémorales* sans tumeur.

b. *Contusion, plaies contuses, plaies par armes à feu. Une contusion simple*, sans solution de continuité des parties molles de la région antéro-interne de la cuisse, peut produire, si elle est assez violente, une lésion de l'artère fémorale et plus tard amener soit une dilatation du vaisseau, soit une eschare, une hémorrhagie foudroyante, un anévrysme diffus ou un anévrysme artério-veineux. Bien des anévrysmes qu'on regarde comme spontanés reconnaissent, sans nul doute, comme cause première un traumatisme plus ou moins accusé qui agit d'autant mieux que le vaisseau est athéromateux ou ossifié.

Cette artère peut être contusionnée, soit par l'extrémité mousse d'un *bâton* dirigé perpendiculairement à sa direction dans l'aine, soit par le *brancard d'un cabriolet* (Tillaux, 1876, Soc. de chir.; Lebert, *Journal des conn. méd.-chir.*, 1er nov., n° 5, p. 180, 1843), soit par le pincement des parties molles superficielles et profondes par *la bouche d'un cheval*, comme Tariote m'en a cité un exemple, soit par le passage *d'une roue de voiture* ou de *wagon*; plusieurs faits de cette espèce sont relatés dans les *Bulletins de la Société de chirurgie et de la Société anatomique de Paris*. Ainsi Broca (Soc. chir., 16 avril 1862) cite le cas d'un homme de quarante-trois ans renversé par une voiture, dont la roue lui passa sur la cuisse gauche, à l'union du tiers moyen avec le tiers inférieur de la cuisse : gangrène, tétanos, mort; l'artère était oblitérée, mais ses parois cependant paraissaient saines. Nicaise en a observé un cas identique (Bicêtre, 1878).

Richet, à la même Société et dans la même séance, relate une observation à peu près analogue : il s'agissait d'un homme très-fort, mais *dont les artères étaient ossifiées*, et qui fut renversé par une voiture très-chargée, dont la roue lui passa sur la cuisse. Douze jours après l'accident, il se montra de la gangrène au-dessus du genou; la fémorale ne battait plus que jusqu'au sommet du triangle de Scarpa ; dans tout le reste du membre, on ne sentait plus guère qu'une sorte de déplacement en masse de l'artère; c'était, si l'on veut, une transmission du choc. La question d'amputation fut discutée et rejetée ; il survint bientôt après des abcès sanguins vers la partie moyenne de la cuisse, et le malade mourut d'épuisement. A l'*autopsie*, on trouva la *fémorale oblitérée* jusqu'à la partie moyenne de la cuisse; elle avait des plaques athéromateuses et calcaires, mais il n'existait pas d'oblitération dans les veines comme chez le malade de Broca.

Ce même professeur, en 1840, avait publié le cas d'un postillon renversé par terre, et dont l'artère fémorale athéromateuse avait été froissée dans la chute, le corps du cheval ayant violemment comprimé le membre contre le sol. Deux mois après, une tumeur anévrysmale apparut et se rompit deux mois encore plus tard. A ce propos, nous devons mentionner l'erreur de diagnostic qui en fut la conséquence. A. Thierry crut à un abcès et fit une ponction qui donna issue à un jet de sang rutilant, la ligature de l'iliaque externe fut pratiquée, mais le malade succomba sept jours après.

Quelles sont les lésions de la fémorale en pareil cas? Dans ces traumatismes par contusion, l'artère peut encore paraître saine et intacte, car, immédiatement après l'accident, elle laisse percevoir des battements, et cependant elle est certainement lésée : ou bien les tuniques sont *affaiblies*, et alors elles cèdent sous l'effort de l'ondée sanguine, amenant la formation d'un anévrysme; ou bien ses tuniques internes *déchirées* se recroquevillent, et il y a formation d'un caillot, soit que les membranes convergent vers le centre, s'opposant entièrement au passage du liquide sanguin, soit que la paroi interne privée de sa couche épithéliale détermine la formation de dépôts successifs de fibrine, la tunique externe ayant résisté au traumatisme et ne s'étant pas rompue; ou bien encore il se développe une *eschare* d'une portion de la totalité du vaisseau entraînant à sa suite les conséquences les plus désastreuses.

Bourdillat (Société anat., 1868) a rapporté un exemple de broiement de la cuisse par une roue de wagon. Il y eut gangrène de tout le membre, et, à l'*autopsie*, on constata un caillot dans la fémorale; les tuniques du vaisseau ne présentaient cependant ni déchirure ni recroquevillement. Dans le point plus spécialement contus, l'élasticité du vaisseau était même fortement diminuée, et il existait des stries transversales peu apparentes, avec coloration rouge plus marquée; la résistance des tuniques interne et moyenne était amoindrie; *en tirant le vaisseau dans le sens longitudinal, on produisait des éraillures transversales.*

Kirmisson a également publié dans les *Bulletins de la Société anat.*, 1878, un exemple de *rupture de l'artère et de la veine fémorales*, par écrasement de la cuisse droite.

Dans un autre fait relaté dans la thèse de Cordonnier, 1864, Baroni observa, à la suite d'une chute sur un tronc d'arbre, une *contusion de la fémorale*, sans broiement des parties molles, puis un anévrysme variqueux de la région inguinale pour lequel l'iliaque externe fut liée. A l'*autopsie*, on trouva une tumeur mixte formée par l'artère fémorale, la veine correspondante, l'artère fémorale profonde et la circonflexe interne. Dans l'observation de Pemberton (Richet, art. Anévrysme, *Nouv. Dict. de méd. et de ch.*, p. 435), la compression exercée dans le pli de l'aine, à l'aide de l'appareil mécanique de Weiss, pour guérir un anévrysme de la tibiale postérieure, détermina la contusion de l'artère crurale et, par suite, une tumeur anévrysmatique.

Dans un mémoire de J. Bostetter (*Gaz. méd. de Strasbourg*, n° 4, 1875), sur quelques observations de blessures artérielles traitées par la ligature directe, on trouve entre autres celles d'une contusion de la cuisse suivie d'un énorme anévrysme faux; la tumeur fut incisée et *on pratiqua la ligature de la grande anastomotique.*

D'autres fois, l'artère crurale est non-seulement contusionnée, mais déchirée et lacérée, étirée, arrachée, à la suite des plaies contuses graves des parties molles extérieures et du squelette (passage de roues de voiture, de wagon [Cusco, *Th. de Delbarre*], éboulement de gravats, etc.).

Les *plaies par armes à feu* rentrent dans cette catégorie, et on rencontre dans la science un grand nombre de traumatismes de la crurale ou de ses grosses branches, produits dans ces circonstances.

Péan a fait des expériences sur le cadavre à ce sujet avec des *balles* rondes, coniques et cylindriques, sur l'artère fémorale, et il est arrivé à cette conclusion que le projectile peut produire une lésion par emporte-pièce.

Le Fort en a également observé un exemple analogue (Soc. chir., 1872), mais, plus généralement, il a vu les deux tuniques internes se rebrousser et obstruer plus ou moins la lumière du vaisseau.

Tantôt ce sont des *grains de plomb* qui blessent l'artère fémorale, et fréquemment aussi, en même temps, la veine du même nom, de façon à déterminer une communication entre les deux vaisseaux et la formation d'un anévrysme artério-veineux. Un fait de cette nature se trouve relaté dans la thèse de Cordonnier, p. 25 (*loc. cit.*). Il s'agissait d'un homme qui reçut à la chasse un coup de fusil chargé à plomb qui atteignit la partie antérieure des deux cuisses, mais particulièrement la cuisse gauche. Il y eut hémorrhagie, que la syncope arrêta; mais, chose intéressante et que nous avons retrouvée dans plusieurs observations analogues, ce n'est que fort longtemps après la blessure que les accidents dus à la communication artério-veineuse se manifestèrent.

Chez le malade dont l'observation est dans la thèse de Cordonnier, et qui entra dans le service de Nélaton, à l'hôpital des Cliniques, la blessure remontait à 1839, et ce ne fut qu'en 1851, c'est-à-dire au bout de douze ans, qu'il commença à éprouver dans le membre affecté des crampes assez fortes et de l'engourdissement : il fallut encore trois années pour qu'on vît apparaître à la partie supérieure et interne de la cuisse gauche, sur le trajet de la fémorale, à deux travers de doigt du pli de l'aine, une tumeur ovoïde dont le grand axe était dans la direction de l'axe du membre, et qui présentait tous les signes d'un anévrysme artério-veineux.

Tantôt l'artère, ou l'une de ses branches volumineuses, est blessée par un *coup de feu* (fusil ou pistolet). Mesnet (th. inaug., 1852) rapporte une observation de plaie de la partie supérieure de la cuisse par une balle de fusil et insiste avec raison sur le caractère commun que présentent ces sortes de blessures de la racine du membre, à savoir la lésion du *cercle artériel fémoro-hypogastrique*, sur lequel nous reviendrons plus loin, en parlant des indications thérapeutiques des traumatismes de la fémorale.

Parris et Horner parlent aussi d'un anévrysme variqueux produit par un *coup de pistolet chargé à balle*, à deux pouces au-dessous et un peu en dedans de l'épine iliaque antérieure et supérieure. Il y eut une hémorrhagie syncopale ; on pratiqua la ligature de la crurale au-dessous du ligament de Fallope; mais la gangrène se déclara dans le membre, et on fut obligé de faire l'amputation. Le malade mourut d'hémorrhagie ; le fait est relaté dans les *Ann. de la chirurgie franç. et étrangère* de 1845.

Fréquemment, dans ces blessures par armes à feu, la lésion de la fémorale ou de ses branches s'accompagne de délabrement considérable des parties molles et de fractures comminutives du fémur. Poinsot (*De la conservation dans le traitement des fractures compliquées*, thèse inaug., 1873) cite deux cas de ce genre. Dans l'un, emprunté à la thèse de Larrey (Concours 1835, p. 46), il s'agit de l'observation publiée par Gerdy (*Arch. de méd.*, nov. 1834), dans laquelle il y eut fracture du col du fémur par un coup de feu avec lésion de l'artère crurale; la ligature de ce vaisseau et l'appareil à extension continue de Boyer surmontèrent les difficultés que présentait une complication aussi fâcheuse, et la guérison fut assurée après bien du temps et bien des dangers. Dans ce Dictionnaire, à l'article Aine, ce cas est attribué à la blessure d'un des circonflexes.

L'autre fait, tiré de Jailliot (thèse de Paris, nº 18, 1857), est relatif à un coup de feu à la partie supérieure de la cuisse : fracture du fémur au niveau des trochanters, hémorrhagie consécutive; ligature de l'artère crurale dans la plaie. *L'artère était friable et se laissa emporter par le fil :* le chirurgien pratiqua alors une deuxième ligature à deux centimètres au-dessus de la première : le membre se sphacéla. D'autres observations de ce genre sont relatées dans le mémoire de Hermann Schmidt (*Deutsche Militairärztliche Zeitschr.*, nos 10-12, 1876).

Dans l'observation du docteur Bertrand (*Rapport de Chenu*, t. I, p. 427, 1874), où il y avait fracture très-oblique du fémur par éclat d'obus, c'est encore un fragment aigu qui a occasionné l'hémorrhagie en intéressant une *artère musculaire* d'un certain calibre.

c. *Ruptures par effort. Ulcération.* Dans tous les cas que nous venons de rapporter, l'artère fémorale se trouve lésée par un choc direct produisant ou non une solution de continuité des parties molles seulement ou simultanément de ces parties et du squelette de la cuisse. Dans d'autres circonstances, la rupture de ce vaisseau a lieu en quelque sorte spontanément, sous l'influence d'efforts musculaires considérables faits par le malade dans divers mouvements de locomotion ou de saut. K. Schneckendorf (*Inaug. Dissert.*, Marburg, 1876) cite un fait de rupture de la crurale dans la luxation de la hanche chez un homme ayant une affection du cœur et un anévrysme de la crosse aortique.

Après avoir compulsé un très-grand nombre d'observations d'anévrysmes de la crurale dits spontanés, nous avons été frappé de ce fait que les malades insistent, à tort ou à raison, sur un effort, sur une contracture musculaire brusque qui a déterminé chez eux une douleur vive, une sensation de craquement, etc. Il ne nous paraît pas improbable qu'en pareille circonstance, et surtout si l'artère fémorale est athéromateuse (comme cela se rencontre si fréquemment), la cause première de l'apparition de la tumeur anévrysmale ait été une éraillure, sinon une déchirure du vaisseau : dans ces cas, il y a eu au moins rupture partielle des tuniques internes, et la tunique externe a pu s'affaiblir et perdre ses propriétés d'élasticité. Ainsi Dubrueil (*loc. cit.*, p. 383) rapporte l'observation d'un homme de trente-sept ans, reçu le 3 mars 1833 à l'hôpital de Toulouse pour un anévrysme de la crurale gauche, situé à l'union du tiers supérieur avec les deux tiers inférieurs du membre, et qui attribuait la cause de cette affection à un *violent effort* pour retenir une roue prête à s'échapper.

Dans un autre exemple d'anévrysme de la fémorale droite, terminé par infection purulente à la suite de la ligature de l'artère iliaque externe, faite par E. Gallerand (*Arch. de méd. navale*, XXII, p. 379), le malade, un homme de trente-trois ans, avait fait un saut d'une hauteur de 5 mètres. Enfin, sous le titre de : « Rupture traumatique de l'artère fémorale gauche, ligature des deux bouts, guérison, » Bowring (*the Brit. Med. Journal*, mars 1875, p. 312) rapporte qu'un houilleur de trente ans faisant un *violent effort* pour pousser une voiture ressentit un *claquement* dans l'aine gauche. Il survint une petite tumeur pulsatile et douloureuse, mais le malade n'en continua pas moins son travail pendant quelques jours. Au bout d'une quinzaine, la tumeur avait le volume des deux poings, elle n'était plus pulsatile, n'était le siége d'aucun bruit ; les pulsations artérielles n'étaient plus perceptibles dans le membre inférieur gauche, qui était œdématié. Incision de la tumeur, extraction de caillots et ligature des deux bouts qui étaient distants d'un pouce. Guérison sans accidents.

C'est encore, soit au froissement direct, soit à l'extension forcée de la cuisse et, par suite, au tiraillement et à l'éraillure des parois du vaisseau, que l'on doit très-probablement la formation d'un *anévrysme consécutif à une luxation du fémur*, comme Goldsmith, cité par Follin (*Path. ext.*, t. II, p. 465) en rapporte un exemple qui me semble exceptionnel.

L'*ulcération* de l'artère fémorale, comme, du reste, celle des artères en général, est une lésion rare : à peine en existe-t-il quelques exemples authentiques. Nous ne connaissons guère que le cas rapporté par Maunoir à la Société anatomique de Paris, en 1873, et qui avait pour cause une ostéite chronique du fémur; l'ulcération du vaisseau entraîna une hémorrhagie secondaire qui nécessita la ligature de la fémorale et de la poplitée ; il est probablement le même que celui que nous avons observé nous-même à l'hôpital Saint-Louis, et dans lequel, pour une affection osseuse chronique du fémur, nous avons vu M. Cruveilhier pratiquer cette ligature.

Tillaux (*Bull. thérapeut.*, 30 oct. 1873) a publié l'histoire bien curieuse d'un malade atteint d'une ostéite du fémur au voisinage de la ligne âpre : une perforante fut ulcérée et il se produisit rapidement un vaste anévrysme diffus qui fut d'abord considéré comme étant le résultat de la rupture de l'artère fémorale. Ce chirurgien traita le malade par l'ouverture de la poche, après avoir lié la crurale immédiatement au-dessus et au-dessous. Le malade succomba quarante-six heures après avec une gangrène de tout le membre.

Nous avons observé à l'ambulance du Cours-la-Reine, en 1871 (*Remarques sur les blessures par armes à feu*, in *Arch. méd.*, années 1872-1873), une fracture du fémur au-dessous de la partie moyenne qui nécessita, par suite d'hémorrhagies consécutives, la ligature de la fémorale dans le triangle de Scarpa. Le lendemain, une hémorrhagie nouvelle se produisit: appelé auprès du blessé, nous vîmes distinctement, au-dessus du point où la ligature avait été apposée, *trois taches grisâtres indiquant de petites ulcérations de la paroi vasculaire;* nous fîmes de nouveau la ligature du vaisseau, immédiatement au-dessous du ligament de Poupart, mais le blessé, déjà fort épuisé, succomba dans la nuit.

Enfin Richet, dans la séance du 6 février 1864, a communiqué, en présentant la pièce à l'appui, un exemple d'ulcération de l'artère fémorale dans un moignon, à 3 centimètres au-dessus de la ligature, n'ayant occasionné aucun accident, et reconnue seulement lors de la dissection du moignon, quarante-neuf jours après l'amputation. Dans ce cas, l'artère fémorale, d'un volume considérable, était ossifiée au point de former un tube béant (*voy.* plus loin *Dénudation de la fémorale*).

2° Symptomatologie *des traumatismes de l'artère crurale.* Quelle que soit la cause de la lésion de l'artère fémorale (piqûre, instrument tranchant, coup de feu, etc.), l'*hémorrhagie* est le symptôme immédiat, dominant, unique même, qu'on observe, et on comprend facilement qu'en raison du volume très-considérable du vaisseau cet accident puisse prendre, en quelques minutes, le caractère le plus redoutable, par suite de l'abondante déperdition du liquide sanguin et de la rapidité avec laquelle elle s'effectue. Cependant, nous devons établir à cet égard certaines différences.

Et d'abord, la piqûre de l'artère par un instrument excessivement pointu et étroit peut, comme nous l'avons déjà dit, ne pas être suivie, tout au moins sur le moment même, d'un écoulement de sang inquiétant; d'autre part, les plaies du vaisseau produites par les balles, les éclats d'obus, les biscaïens, ou par les grands traumatismes de pression ou d'arrachement du membre, peuvent être si mâchées, que l'artère tordue, effilée, recroquevillée, ne présente pas à l'extérieur une lumière béante permettant au sang de s'écouler, séance tenante, avec facilité. Il nous suffirait de rappeler, en témoignage de ce que nous avançons ici, les deux faits cités par Guthrie : celui d'un soldat français dont la crurale fut ouverte par un boulet, et qui mourut épuisé, mais non d'hémorrhagie, et cet autre ayant trait à un militaire qui eut la fémorale divisée par une balle, et chez lequel l'hémorrhagie ne dura que quelques minutes et s'arrêta. Nous citerons cependant encore un cas intéressant que nous avons observé pendant le second siége de Paris, et que nous avons relaté dans notre mémoire (*loc. cit.*, p. 53) : Un enfant de quinze ans, garçon épicier au service de la Commune, est blessé à minuit, le 4 mai 1871, au fort d'Issy, par un éclat d'obus qui lui fait, à la région antéro-interne et moyenne de la cuisse droite, une large plaie au fond de laquelle le fémur est broyé d'une façon comminutive: l'artère fémorale avait été complétement divisée, mais *ne fut liée à l'ambulance que quatre heures après l'accident;* le blessé n'avait perdu cependant que 4 à 500 grammes de sang.

Bien qu'on observe très-souvent aussi l'hémorrhagie dans les variétés précédentes, c'est à la suite de blessures par instrument tranchant, intéressant la totalité et surtout les deux tiers ou les trois quarts du vaisseau, que ce symptôme acquiert son maximum de gravité. Cette hémorrhagie, dite *primitive*, peut être foudroyante et faire succomber, si on ne se hâte pas d'intervenir, le blessé en quelques instants; nous devons néanmoins poser ici certaines divisions en rapport avec l'étendue, la direction et le siége de la blessure, qui peuvent, on le comprend sans peine, modifier l'écoulement dans sa forme et sa quantité.

Si la plaie de la fémorale est large et que la solution de continuité des parties molles recouvrant ce vaisseau soit nette et béante, le sang sort en bouillonnant, avec ses caractères propres que nous lui connaissons, par un jet impétueux et pour ainsi dire continu, mais cependant avec saccades correspondant aux contractions du ventricule cardiaque. Si, au contraire, il existe, en raison du mâchonnement et de l'irrégularité de la section des parties molles, un défaut de parallélisme entre les bords de la plaie fémorale et ceux de la plaie extérieure, il y a obstacle imparfait à l'issue libre du fluide sanguin qui sort en bavant, s'infiltrant dans la gaîne celluleuse de l'artère et dans les anfractuosités des tissus périphériques. Il se produit alors un épanchement parfois très-considérable qui s'étend sur la longueur du vaisseau aussi bien qu'en largeur et qui, s'il est salutaire pour empêcher la mort immédiate, par déperdition énorme de sang, n'en gêne pas moins le chirurgien dans la recherche des deux bouts du vaisseau au fond d'une plaie irrégulière et dont la profondeur s'est accrue encore par tout le sang à moitié coagulé et extravasé en avant et autour de l'artère; nous reviendrons, du reste, plus loin sur les grandes difficultés qu'on éprouve quand on se trouve aux prises avec une semblable blessure.

Cet écoulement, qui tend à s'arrêter au moins en partie quand on comprime au-dessus de la plaie, a lieu par l'un des bouts ou par les deux à la fois suivant le siége du traumatisme.

Si la crurale est coupée au niveau de la racine de la cuisse, c'est par le bout central que le sang s'échappe tout entier, et on n'observe ni écoulement par le bout périphérique, ni persistance des pulsations du vaisseau au-dessous du point lésé. Mais que cette grosse artère vienne à être sectionnée au milieu du membre ou vers sa partie inférieure, en raison des anastomoses multiples que nous avons signalées en anatomie, les deux bouts fournissent à la fois l'écoulement sanguin, avec des caractères différents cependant (en bavant pour l'inférieur), et les pulsations du vaisseau au-dessous de la blessure ne sont que diminuées et non supprimées entièrement.

Hémostase spontanée. L'hémorrhagie primitive fournie par une plaie de la fémorale peut s'arrêter d'elle-même, et cette *hémostase spontanée* témoigne de la rapidité avec laquelle, dans les cas urgents, la nature met en jeu toutes les ressources qu'elle a à sa disposition pour empêcher une issue fatale; cette hémostase, que nous ne devons toutefois considérer que comme un fait exceptionnel et incertain, reconnaît dans son mécanisme les trois causes suivantes : 1° la compression du vaisseau par le sang coagulé ou non tout autour de la blessure, surtout si la plaie est anfractueuse; 2° le recroquevillement des deux tuniques internes en dedans au niveau de la lumière du vaisseau, ce qui permet à un caillot provisoire de se former; 3° la syncope. Enfin une quatrième cause inhérente au vaisseau lui-même et à la disposition de sa blessure peut agir dans le même sens : je veux parler de l'existence d'une plaie incomplète avec *lambeau de la paroi* attenant encore à l'artère et jouant avec la veine correspondante en quelque sorte le rôle d'*opercule*.

J'ai observé, en 1871, un fait de cette nature siégeant sur l'artère poplitée et dont voici le résumé : Il s'agissait, dans ce cas, d'un coup de feu tiré à 800 mètres qui avait fait sur le même blessé un séton du jarret droit et un autre du mollet gauche au moment où il était couché sur le ventre. L'hémorrhagie par un des orifices du creux poplité droit avait été assez considérable, mais *s'était arrêtée d'elle-même ;* à l'arrivée du blessé à l'ambulance dans le service du docteur Dubrisay, le membre inférieur était sensiblement refroidi et anesthésié; les orteils commençaient à prendre une teinte violacée; la lésion était si minime en apparence et si peu douloureuse qu'on fit de l'expectation. Au bout de huit jours, la gangrène ayant envahi tout le pied et le bas de la jambe, on décida seulement le blessé à se laisser amputer la cuisse. En raison du peu de rapidité de la gangrène, j'avais supposé que la déchirure de l'artère était incomplète, et en effet voici ce que nous révéla la dissection du membre : *l'artère était sectionnée à sa partie postérieure dans une étendue de 1 centimètre et demi, elle était intacte en avant ;* à la partie inférieure de la solution de continuité artérielle, se trouvait le *lambeau de la paroi* qui tenait encore au vaisseau par sa base; la veine en s'appliquant sur la plaie de l'artère l'avait obturée en partie en lui servant d'opercule avec le lambeau de paroi artérielle et avait empêché une hémorrhagie mortelle. Le projectile avait évidemment cheminé entre les deux vaisseaux du membre

La syncope survenant au moment de l'hémorrhagie et sauvant les malades d'une mort immédiate a été observée un grand nombre de fois pour les blessures de la fémorale : ainsi Velpeau, dans son mémoire où il relate 56 cas d'arrêt spontané de l'hémorrhagie à la suite de lésions de grosses artères, en cite 17 ayant trait au vaisseau qui nous occupe.

Dans le fait de Parris et Horner, il y eut également *hémorrhagie syncopale* (thèse Cordonnier, 1864, p. 22). Dans la même thèse (p. 25), on trouve qu'un malade de Nélaton reçut à la chasse à la distance de 40 mètres un coup de fusil chargé à plomb; la cuisse gauche fut principalement atteinte et il s'écoula une assez grande quantité de sang; néanmoins le blessé put faire encore une cinquantaine de pas, puis il fut obligé de s'arrêter ; *alors survint une syncope qui arrêta l'hémorrhagie.* On en retrouve encore des exemples dans un article publié par Wharton Jones dans *the Lancet*, t. I, p. 344, 1879, sous le titre d'*hémostase spontanée* dans les plaies des artères. Enfin nous rapportons, bien qu'il s'agisse plutôt de l'artère poplitée que de l'artère fémorale, un cas fort curieux d'*hémostase spontanée*, à la suite de l'omisssion de la ligature du vaisseau principal par le chirurgien qui avait pratiqué l'amputation ; nous l'avons observé en 1871 à l'ambulance du Cours-la-Reine et publié dans notre mémoire (*loc. cit.*, p. 54).

Un artilleur de la Commune, très-vigoureux, est blessé au fort d'Issy : un gros éclat d'obus lui emporte presque entièrement la jambe gauche. Le chirurgien de service se décide à opérer. Peu habitué à ce genre d'opération, il se met en devoir de lui couper la cuisse au-dessus du tiers inférieur et fait avec le couteau une incision curviligne de plus de 15 centimètres; puis trouvant, sans doute, qu'il pratique l'amputation trop haut, ce chirurgien (peut-on donner ce nom à un pareil opérateur ?) s'arrête, *reporte son couteau plus bas, où il sectionne d'un seul coup tous les tissus de la cuisse circu-*

lairement au-dessus de la rotule sans faire de lambeaux, et scie le squelette obliquement au milieu des condyles fémoraux : aucune ligature n'est faite !!! Le malade qui avait subi cette double et affreuse mutilation à onze heures du matin ne put être évacué à notre ambulance du Cours-la-Reine qu'après six heures du soir, c'est dire qu'il était resté plus de sept heures *sans que la section de l'artère fémorale eût déterminé d'hémorrhagie mortelle;* l'élève qui reçoit le blessé, après avoir fait le pansement et rétiré un caillot considérable, est fort étonné de ne trouver dans cette large plaie béante aucun fil à ligature, il regarde attentivement et, déplissant avec précaution les tissus collés par une grande quantité de lymphe plastique récente, il reconnaît la section de la veine et de l'artère principale du membre. La lumière de ce dernier vaisseau est à peine rétrécie et fermée presque entièrement par le plissement, le froncement des membranes internes qui semblaient s'être retournées en dedans : un fil à ligature fut immédiatement apposé sur l'artère.

Évidemment, dans cette affreuse amputation qui avait été pratiquée au niveau du genou sans lambeau et sans ligature d'aucun vaisseau, le patient avait dû de ne pas succomber sur-le-champ à la *syncope* au *caillot* compressif qui s'est fait dans le pansement, et *au recroquevillement des deux membranes internes* de la lumière du vaisseau.

Nous ne croyons pas faire injure à ce pitoyable opérateur en disant qu'il a agi, dans le cas que nous venons de citer, de son propre mouvement, et qu'il ignorait très-probablement les principes tracés dans la même voie par L. Kock de Munich, avec lequel il se trouve, sans s'en douter, en parfaite communauté d'idées : L. Kock en effet, dans un mémoire sur l'*amputation* et l'*omission de la ligature des vaisseaux*, publié dans le *Journal des progrès des sciences et institutions médicales en Europe, en Amérique*, etc., 1827, 3ᵉ vol., s'exprime ainsi : « *Peut-être beaucoup de personnes s'étonneront-elles de la hardiesse qu'il y a de s'abstenir d'employer un moyen* (la ligature) *généralement reconnu comme le plus sûr contre les hémorrhagies ; mais leur étonnement augmentera encore, si je soutiens que l'omission de la ligature en général et dans les amputations en particulier non-seulement ne laisse aucun danger d'hémorrhagie, mais est plus sûre même que son application*, etc. »

Je le répète, l'hémorrhagie syncopale est chose exceptionnelle, il ne faut pas s'y fier et se contenter de la temporisation ; on doit, dans tous les cas de lésions de la fémorale, faire tout son possible pour pratiquer aussitôt la ligature ou la torsion du vaisseau, et nous ne conseillerions pas de suivre l'exemple, rapporté par Velpeau, dans lequel un homme, dont la crurale avait été sectionnée par la pointe du couteau, vit l'écoulement cesser d'une façon définitive par simple flexion de la cuisse sur le bassin maintenue pendant plusieurs jours.

L'hémorrhagie est donc le seul symptôme indiquant immédiatement la blessure de la crurale, mais cette lésion entraîne, dans les jours qui suivent l'accident, des *conséquences* sur lesquelles nous n'insisterons pas parce qu'elles rentrent dans l'étude des traumatismes des vaisseaux en général : hémorrhagies secondaires, plus graves encore, s'il est possible, que la primitive, troubles de la motilité, de la température et de la sensibilité du membre, phénomènes de gangrène, anévrysme traumatique, anévrysme diffus, anévrysme artério-veineux, etc. Néanmoins quelques-uns des *phénomènes, consécutifs* à la lésion qui nous occupe, peuvent mettre un laps de temps assez long, quelquefois même très-considérable, avant de se manifester.

....

Ainsi, pour l'exemple d'anévrysme artério-veineux que Huguier a communiqué le 16 avril 1851 à la Société de chirurgie, dans lequel la blessure avait été le résultat du rapprochement subit des deux cuisses pour empêcher le couteau de tomber, le membre ne présenta rien de particulier *pendant les quatre années* qui suivirent, si ce n'est quelques *battements* qui persistaient toujours au niveau de la plaie. Le malade de Gosselin et Roux (Thèse Destouches, 1852, p. 25) vécut six ans en portant une petite tumeur qui *toquait*, mais dont il n'éprouvait ni gêne, ni souffrance. Il en fut de même pour le blessé de Nélaton (Thèse de Cordonnier, p. 25) pendant plus de dix ans.

Quant aux conséquences qui sont le résultat des *modifications anatomiques* éprouvées par la région eu égard à la *circulation anastomotique bienfaisante*, nous en avons déjà dit un mot en traitant de l'anatomie ; nous l'étudierons avec plus de détails dans le chapitre réservé à la *ligature* de ce gros vaisseau.

Les symptômes dus à la *contusion* simple de la crurale sont le plus souvent fort obscurs et ce n'est guère que les jours suivants que certains phénomènes s'accentuent et permettent de reconnaître la lésion première : en effet, il se produit une *oblitération du vaisseau* ou la *formation d'un anévrysme* par affaiblissement et perte d'élasticité de la paroi artérielle: on a à noter alors dans le cas de coagulation intra-vasculaire un abaissement de la température du membre, refroidissement allant en s'accentuant de plus en plus, altération de la sensibilité, engourdissement, douleurs vives, enfin des symptômes locaux et généraux de sphacèle. Lorsque la contusion a été assez violente pour modifier une partie de la paroi du vaisseau, il y a encore à craindre l'hémorrhagie, au moment de la chute de l'eschare, à moins que le calibre de l'artère fémorale n'ait été, préalablement et par le fait même du traumatisme violent, oblitéré par un caillot résistant : l'hémorrhagie prend alors le nom de *médiate*.

Il en est de même des *ruptures*, *élongations*, arrachement du vaisseau : dans ces cas cependant on voit souvent se produire un épanchement sanguin (anévrysme diffus) et il se manifeste parfois rapidement des symptômes de gangrène du membre inférieur.

Quant à l'*ulcération* de la crurale, elle ne donne lieu à aucun symptôme primitif bien caractéristique. Les deux seuls phénomènes qui se produisent ultérieurement sont la communication avec la veine correspondante ou l'hémorrhagie consécutive suite de l'usure graduelle de la paroi du vaisseau. Cependant, dans le cas de Richet, cette ulcération, que ce professeur désigne sous le nom de *spontanée* parce qu'elle est le résultat d'un travail ulcératif ayant son point de départ dans les parois artérielles, elles-mêmes *athéromateuses*, n'avait déterminé chez le malade aucun accident. Voici les points saillants de cette curieuse observation : homme de soixante ans atteint de tumeur blanche du genou gauche amputé le 13 décembre 1863, mort le 1er février 1864 d'une infiltration tuberculeuse pulmonaire double. L'artère fémorale considérable était ossifiée au point de former un tube béant dont les parois rigides n'avaient aucune tendance à s'affaisser et ne pouvaient être aplaties sans faire entendre une sorte de crépitation sèche, comme si on brisait une coquille d'œuf. *Il n'y eut pas cependant d'hémorrhagie secondaire* et la plaie marchait vers une cicatrisation régulière, quand, sans carie et tout à coup, cette cicatrisation se ralentit, l'extrémité inférieure du fémur fit saillie, la peau s'étant ulcérée, et le malade succomba à la fièvre hectique. A l'*autopsie*, on constate une cicatrisation presque complète du moignon ; inférieurement, l'artère présente un renflement considérable terminé par une portion effilée. Ce renflement, isolé avec soin de la veine, *laisse voir en arrière une ulcération circulaire de 2 millimètres de diamètre,* située à 3 centimètres au-dessus de la terminaison de l'artère, qui pénètre jusque dans le calibre du vaisseau : on y voit au centre *une plaque athéromateuse* saillante qui semble la cause de l'altération de la paroi vasculaire ; l'extrémité inférieure de l'artère était remplie par le caillot obturateur ; dans la position normale ce pertuis se trouvait oblitéré par la veine remplie de caillots, car *cette veine,* adhérant à la partie postérieure de l'artère, *formait un bouchon à l'orifice artériel* absolument comme dans l'exemple du blessé observé par nous à l'ambulance du Cours-la-Reine, que j'ai rapporté plus haut, mais avec cette différence que sur mon malade la lésion était traumatique par coup de feu, tandis qu'elle était spontanée dans le cas de Richet.

3° Diagnostic *des traumatismes de l'artère crurale.* Lorsqu'il existe sur le trajet de la fémorale une large plaie béante de la cuisse du fond de laquelle on voit s'échapper le sang vermeil, saccadé, en grande quantité, et que cet écoulement cesse ou diminue par la compression appliquée au-dessus de la solution de continuité; lorsqu'à ces symptômes se joint une diminution dans les battements de la fémorale au-dessous, le diagnostic n'est pas difficile à établir : il y a lésion de l'artère principale du membre et il faut agir promptement, mais par malheur il n'en est pas toujours ainsi, surtout si la plaie est étroite, oblique, produite par un instrument piquant. Nous rencontrons dans la science bon nombre d'exemples où on a cru à une lésion de l'artère lorsqu'on avait affaire *soit simplement à la lésion de la veine crurale ou d'une veine quelconque, soit à la blessure d'une des branches de la fémorale* et non à celle du tronc principal.

Dans le *Recueil de mémoires de médecine, de chirurgie et de pharmacie militaires* (t. LIV, p. 275), on trouve une observation dans laquelle un coup d'épée reçu à la partie moyenne de la cuisse droite détermina un épanchement sanguin tellement considérable de tout le membre qu'on pensa avoir affaire à une blessure de l'artère fémorale; on en pratiqua la ligature au sommet du triangle de Scarpa : le malade succomba au bout de deux jours et l'autopsie révéla une *division complète de la veine crurale* et l'intégrité de l'artère correspondante.

Un autre fait des plus intéressants et dans lequel les difficultés pour arrêter l'hémorrhagie, qu'on supposait venir de la fémorale, furent très-grandes, a été exposé par Rose à la Société de médecine de Zurich le 30 décembre 1876 (*Correspond.-Blatt. für Schweizer Ærzte,* n° 6, p. 173, 1877) ; le résumé en est donné dans la *Revue des sciences médicales en France et à l'étranger* (t. X, 2 février, p. 670) : il s'agissait de *la blessure de la veine fémorale profonde* chez un boucher qui, en découpant de la viande, laissa glisser son couteau ; l'instrument pénétra dans la cuisse droite : il existait au niveau du couturier, à 4 travers de doigt au-dessous du ligament de Poupart, une plaie longitudinale de 3 centimètres de long, à lèvres écartées d'un demi-centimètre et remplie par un caillot. La ligature de l'artère fémorale dans le haut de la plaie ne mit pas un terme à l'hémorrhagie qui paraissait venir de la profondeur : la blessure fut agrandie par le haut de façon à lier la fémorale à son origine ; l'écoulement sanguin ne diminua pas. Rose alors prolongea par en bas la plaie et posa une double ligature sur la fémorale profonde; l'hémorrhagie n'en continua pas moins et le pouls devint insensible. Enfin, un aide écartant en dehors avec les deux mains le triceps et le couturier, tandis qu'un autre maintenait au côté interne de la plaie les adducteurs et les vaisseaux cruraux superficiels, Rose parvint avec beaucoup de peine à découvrir la source de l'hémorrhagie sur la *veine fémorale profonde*, qui présentait dans une étendue de 4 centimètres une plaie longitudinale béante qui l'intéressait de part en part : une double ligature veineuse fut appliquée à une profondeur de 10 centimètres, guérison parfaite. Nous pensons que dans ce cas la forcipressure, avec pinces demeurant en place, aurait rendu le plus grand service et aurait épargné au chirurgien une recherche longue et minutieuse d'un vaisseau profond dont il n'a pu pratiquer la ligature qu'au prix des difficultés les plus pénibles.

Nous connaissons deux cas dans lesquels l'hémorrhagie, que l'on supposait provenir soit de la fémorale, soit de la profonde, *était due à la lésion d'une perforante : le premier* a été publié par Tillaux (*Bull. de thérapeutique*, 30 octobre 1873) : il a trait à un homme de quarante-trois ans traité dans le service de Béhier pour un rhumatisme qui était une ostéite : on avait considéré comme un ganglion tuméfié une petite tumeur occupant la face interne de la cuisse, au niveau du tiers supérieur, et qui était un abcès froid. Le malade fut pris tout à coup, au bout de quelques jours, d'une douleur intense avec sensation de déchirement : *du genou à l'arcade crurale, la cuisse prit un volume énorme*, 51 *centimètres de circonférence;* en même temps apparurent les symptômes propres à l'anévrysme. On crut à un anévrysme diffus consécutif résultant de la rupture d'un anévrysme spontané de l'artère fémorale ; il s'agissait de *l'ulcération d'une perforante* par ostéite du fémur au voisinage de la ligne âpre, qui avait produit un vaste anévrysme diffus : il fut traité par l'ouverture de la poche après ligature de la fémorale immédiatement au-dessus et au-dessous. Une gangrène du membre entraîna la mort en quarante-six heures.

Le *second cas* est celui dans lequel Dubrueil (*loc. cit.*, p. 386) lia la fémorale superficielle gauche pour une hémorrhagie qu'il supposait provenir soit de cette dernière, soit de la profonde, tandis qu'elle était due à la *première perforante ;* cet exemple est relatif à un jeune canotier hollandais qui, pendant son repas, voulant retenir un couteau près de lui échapper, rapprocha subitement les cuisses, comme dans les observations citées plus haut, de Heister et de Gosselin : blessure de la cuisse gauche, jet violent de sang. On se borna tout d'abord à faire de la compression au moyen d'un tourniquet ; le membre était énormément tuméfié par suite de la quantité de sang épanché. Dubrueil plaça sans trop de difficulté, en raison de l'intumescence des parties, une ligature sur la fémorale, vers le milieu du triangle inguinal. Dix heures après, la gangrène s'empara du membre et le malade succomba au bout de deux jours. La crurale et la profonde n'avaient pas été lésées, mais le couteau avait divisé la *première perforante* à son point d'émergence de la profonde et cette artère ne tenait plus que par un lambeau.

Bostetter (*Gaz. méd. de Strasbourg*, n° 4, 1875), à propos de *quelques observations de blessures artérielles traitées par la ligature directe*, en rappelle une qui a trait à notre sujet ; il s'agit d'une forte contusion de la cuisse qui donna lieu à un énorme anévrysme faux qu'on dut attribuer à une blessure de la fémorale ; une incision de la tumeur fut faite et on pratiqua la *ligature de la grande anastomotique ;* c'était une plaie transversale incomplète de ce vaisseau qui avait été la cause d'hémorrhagies répétées.

Sabatier, Velpeau, Dubrueil, citent aussi des cas dans lesquels la lésion d'artères collatérales de la fémorale et principalement celle de la profonde donna le change et fit croire tout d'abord, par la quantité considérable de sang qui en fut la conséquence immédiate, à une blessure de la crurale proprement dite.

Dans un autre cas (Soc. de chir., 17 janv. 1855) observé à l'hôpital Saint-Louis par Gosselin sur un insurgé de juin 1848, il s'agissait d'une plaie par arme à feu de la cuisse; une hémorrhagie fournie par la plaie nécessita la ligature de la fémorale au niveau du ligament de Fallope et plus tard la ligature de l'iliaque externe ; l'hémorrhagie reparut et le malade succomba ; à l'*autopsie*, on reconnut *une lésion de l'origine de l'artère fémorale profonde*, et il eût été plus convenable, sans contredit, dans ce cas, soit de découvrir le vaisseau blessé pour en pratiquer immédiatement la ligature, soit d'appliquer sur le point fournissant l hémorrhagie une pince hémostatique à demeure.

A. Forget, dans une de ses Revues Cliniques (*Un. méd.*, 1848), rapporte aussi l'exemple d'une plaie de la partie supérieure de la cuisse par un couteau qui donna lieu à une hémorrhagie abondante; l'angle supérieur de la blessure situé à 3 ou 4 centimètres au-dessous de l'arcade crurale correspondait exactement à la partie moyenne de celle-ci, de telle sorte que l'idée d'une lésion de la fémorale se présenta tout d'abord à l'esprit. Blandin pratiqua la ligature de l'iliaque externe. Or, dans ce cas, l'*autopsie* révéla que l'instrument tranchant avait effleuré le côté externe de la crurale sans léser ce vaisseau et que c'était la *grande artère musculaire externe de la cuisse*, dont l'origine avait lieu un peu plus haut que d'habitude, qui avait été intéressée par le couteau; cette artère, dont le volume tout à fait insolite atteignait presque celui de l'artère humérale, avait été sectionnée par l'instrument meurtrier dans les deux tiers externes environ de sa circonférence.

Le diagnostic de la *rupture* et de *l'élongation* de l'artère fémorale se fait par les accidents graves d'anévrysme diffus que ces traumatismes entraînent à leur suite et que nous étudierons bientôt.

La *contusion* de ce vaisseau ne donne lieu immédiatement à aucun phénomène et il est presque impossible de la reconnaître de prime abord; mais ultérieurement les troubles que l'on remarque du côté de la sensibilité et de la température du membre, les menaces de gangrène, l'apparition d'une tumeur pulsatile au niveau du point contus, vous mettent facilement sur la voie du diagnostic de la lésion primordiale du vaisseau.

Quant à l'*ulcération* on ne peut la diagnostiquer que lorsqu'elle s'est terminée en établissant une libre communication entre deux gros vaisseaux du membre abdominal.

4° Traitement *des traumatismes de l'artère crurale.* Tout individu qui a l'artère principale de la cuisse ouverte est voué à une mort certaine (Galien). La lésion de l'artère crurale constitue, à la vérité, un traumatisme des plus graves, cependant elle est loin d'être toujours mortelle comme on le croyait autrefois, surtout si le blessé ne se trouve pas abandonné à lui-même et privé de tout secours, comme cela peut arriver sur le champ de bataille ou pour les cas de meurtre dans un lieu isolé; d'autre part, nous avons vu que l'hémostase survient quelquefois à la suite du seul fait de la syncope entraînée par l'hémorrhagie foudroyante fournie par la blessure de ce gros vaisseau.

Le premier mouvement du malade, s'il n'en est pas empêché par son état syncopal, mouvement instinctif bien naturel de conservation, est de comprimer fortement avec ses deux mains sur l'endroit de la blessure (nous en retrouvons bien des exemples dans les observations) pour entraver mécaniquement l'issue du sang. C'est aussi le même moyen que les personnes présentes doivent employer avant l'arrivée du chirurgien, et cette *compression immédiate* peut au moins momentanément agir d'une façon efficace, surtout si elle est faite au-dessus du point où a porté le traumatisme, car le bout inférieur du vaisseau fournit toujours une quantité moindre de sang que l'extrémité cardiaque.

Toutefois ce moyen n'est qu'un mode de *traitement provisoire* et de plus il n'est pas toujours mis en usage, à cause de la fâcheuse impression morale dans laquelle se trouvent le blessé et les personnes présentes qui ne pensent pas, dans le trouble où elles sont, à improviser un appareil destiné à conjurer le danger immédiat; le meilleur est le *garrot* que l'on fabrique séance tenante avec un lien quelconque, un mouchoir, un morceau de bois, le manche d'un couteau fermé, la poignée d'un sabre, etc.

La compression digitale exercée sur l'artère fémorale à distance peut, selon C.-O. Weber (*Pithau. Billroth's Chirurgie*, 1, s. 175, 1865), rendre service dans le cas d'hémorrhagies des artères fémorale et iliaque externe; cependant E. Rose la regarde, même étant employée seulement à titre de moyen hémostatique provisoire, comme absolument insuffisante; le meilleur moyen que l'on ait d'arrêter temporairement l'hémorrhagie est la *compression directe* pratiquée *avec le doigt placé dans la plaie ;* on peut encore exercer une *compression longitudinale* sur la crurale au point blessé, au moyen d'un rouleau que l'on place parallèlement au trajet artériel et que l'on maintient avec un lien serré.

Règle générale, le *chirurgien ne doit pas temporiser ;* s'il agit ainsi, c'est plus qu'une imprudence qu'il commet, c'est une faute grave : Laugier (*Nouv. Dict. de méd. et de chir. prat.*, art. Cuisse, p. 470) avoue s'en être rendu involontairement coupable et dit que cette faute (*temporisation*) ne peut être commise que dans le cas où, l'hémorrhagie étant arrêtée depuis quelques jours, on conçoit l'espoir d'une suspension définitive dans l'idée qu'un anévrysme faux consécutif se formera, et qu'il pourra être guéri par la compression ou seulement la ligature du bout supérieur, par la méthode d'Anel; « mais, ajoute ce professeur, c'est le plus souvent une illusion, et voici ce qui arrive : déjà le blessé a été affaibli par une ou plusieurs hémorrhagies primitives, on a été obligé de le tenir à un régime plus ou moins sévère, peu capable de lui rendre des forces, circonstance que d'ailleurs on redoute. L'arrêt du sang persistant et quelquefois l'infiltration sanguine étant modérée, on continue à espérer, lorsque tout à coup, dans un moment où le chirurgien est absent, où toute autre personne assez instruite et assez résolue n'est pas à proximité du malade, l'hémorrhagie reparaît et, sans qu'elle soit très-abondante, elle suffit pour faire périr le blessé qui, déjà affaibli, est hors d'état de supporter une perte de sang relativement minime et qui, au moment de l'accident, eût à peine causé quelque dépression du pouls. »

La Compression peut-elle être employée à titre de *moyen hémostatique définitif* dans les blessures de la crurale siégeant soit en bas, soit au niveau de la partie moyenne? non, d'une façon générale : Velpeau dit cependant que chez un homme dont le vaisseau avait été coupé par un couteau on put faire cesser d'une façon définitive l'hémorrhagie en fléchissant fortement la cuisse sur le bassin et en la maintenant fortement serrée contre la paroi abdominale pendant plusieurs jours consécutifs : la *flexion*, en pareil cas, est un mode de compression auquel nous ne saurions conseiller d'avoir recours, car il est bien trop aléatoire et expose trop au renouvellement de l'écoulement sanguin; non-seulement ce moyen est infidèle et dangereux, mais il est très-incommode et très-fatigant, eu égard à la position prolongée que l'on est obligé de donner au membre abdominal : dans l'exemple cité par Velpeau, le résultat définitif fut un anévrysme artérioso-veineux, sans tumeur autre qu'une dilatation de quelques pouces de la saphène, devenue dans cette longueur grosse comme le doigt.

Nous trouvons dans le *Journal de médecine, chirurgie, pharmacie*, etc., par M. A. Roux, t. XLIII, juillet 1774, une observation fort curieuse de *succès de la compression médiate indirecte* de la fémorale pour un cas de blessure grave de ce vaisseau, elle est intitulée : *Observ. sur l'ouverture d'une artère guérie sans ligature*, par M. Jussy, lieutenant de M. le premier chirurgien du roi au collége de chirurgie de Besançon, professeur des opérations au même collége et chirurgien de l'Hôtel-Dieu de la même ville. Il s'agit, dans cet exemple, d'un garçon de dix-sept ans qui reçut un coup de couteau à la partie moyenne et interne de la cuisse droite ; le chirurgien arrivé presque aussitôt embrassa la cuisse avec ses deux mains et plaça ses deux pouces au-dessus de la plaie sur le trajet de l'artère; puis il procéda, sans attendre plus longtemps, à arrêter définitivement l'effusion du sang : il plaça sur le trajet du vaisseau une compresse de huit à dix doubles : elle était large d'environ deux pouces et longue de cinq, par-dessus une circulaire; il appliqua dessus l'ancien tourniquet connu sous le nom de Morel (c'est le garrot) qu'il fit tenir par un aide, et dès qu'il fut maître du sang il examina la plaie : elle avait au moins un pouce de largeur et coupait transversalement le muscle couturier. L'artère était ouverte à l'endroit où elle traverse l'anneau. Ce chirurgien rejeta la ligature qu'il regardait comme beaucoup trop dangereuse et employa une *compression définitive;* pour cela, il fit étendre et élever la jambe, le tourniquet toujours bien en place, puis il appliqua un espèce de bandage unissant, fait de linges blancs et très-secs ; c'étaient des compresses circulaires placées depuis le tourniquet jusqu'au bord supérieur de la plaie; elles n'étaient point trop serrées, de peur d'accidents ; il plaça également depuis le genou des compresses faisant l'office de bandage unissant et contentif en tenant rapprochés les bords de la plaie, surtout le fond, et modérant l'action des muscles fléchisseurs de la jambe ; la pelote du tourniquet ne portant que sur l'artère ; le pied et la jambe furent couverts de compresses trempées dans du vin aromatique mêlé d'un quart d'eau-de-vie. Ensuite le pauvre malade, qui avait déjà perdu plus de *trois chopines de sang* et dont la figure était cadavérique, *fut saigné deux fois ce même jour!* puis le lendemain il le *fut encore deux fois!* et pendant les neuf premiers jours on lui fit observer la *diète la plus absolue!* il ne prit que quelques *bouillons clairs, de la limonade et du sirop de vinaigre!* Voilà un malade, à notre avis, qui avait une force de résistance surprenante, il est vrai qu'il était âgé de dix-sept ans. Le dixième jour l'appareil fut enlevé, le tourniquet ôté, et il n'y eut pas d'effusion de sang. La plus grande attention de ce chirurgien pendant tout le traitement a été de maintenir par son appareil et par la situation de la partie les muscles extérieurs de la jambe dans leur plus fort raccourcissement et les fléchisseurs dans leur plus grande extension ; ce qui, joint à leur immobilité, à la compression graduée simplement locale et non circulaire, a procuré la réunion de l'artère sans aucune ligature et sans le secours d'aucun astringent.

Cette compression avait également réussi au point de vue de l'hémostase définitive, bien longtemps auparavant, en 1716, entre les mains de Gouey, cité par Broca (*Traité des anévrysmes*, 1856, p. 658) et qui publia à Rouen, dans un ouvrage intitulé: « *La véritable chirurgie établie sur l'expérience et la raison*,

p. 228 », *l'Observation d'une playe à l'artère crurale* par coup de canif chez un garçon armurier de cette ville de Rouen ; pour faire cette compression, de Gouey ne trouva pas de moyen plus court que de prendre une lizière qui servait de jarretière au blessé, et de lui faire au-dessus de la playe une forte ligature serrée par le tourniquet de manière que le sang cessa de couler. On appliqua sur la plaie des compresses graduées et trempées dans une *liqueur stiptique composée de deux onces de fort vinaigre, d'un gros de safran de mars, d'autant de colcotar et d'une once de poudre de vesse de loup ;* par-dessus ce mélange informe on appliqua un bandage convenable et on laissa le tourniquet (garrot) sans le desserrer l'espace de cinq à six heures ; *après quoi on le desserra de la moitié en laissant seulement au sang la liberté de circuler faiblement.*

Le lendemain, le tourniquet fut enlevé, mais les compresses furent laissées jusqu'au dixième jour, époque où la guérison était complète.

Broca dit encore que plusieurs années après l'observation précédente la *compression indirecte et permanente* de la fémorale fut employée par Heister dans un cas de plaie de ce vaisseau : elle occupait le tiers inférieur de l'artère crurale. Une compression directe fut exercée au niveau de la plaie à l'aide d'une pelote et *une compression indirecte fut appliquée sur l'artère au pli de l'aine* à l'aide du tourniquet (Reinig, *Dissert. inaug. de arteriæ cruralis vulnere feliciter sanato.* Helmstadt, 1741) ; le malade fut averti de resserrer lui-même son tourniquet, si l'hémorrhagie reparaissait, de le relâcher au contraire, si la douleur devenait trop vive. La guérison fut ainsi obtenue assez promptement et il ne se forma pas de tumeur anévrysmale.

Malgré les quelques observations que l'on peut recueillir dans les auteurs, et qui sont en faveur de la compression employée comme moyen hémostatique définitif dans les blessures de la crurale, nous ne le considérons que comme provisoire, et à ce titre il est excellent ; mais nous pensons qu'il serait trop imprudent de s'en tenir uniquement à ce moyen la plupart du temps, parce qu'on ne peut pas toujours compter sur lui d'une façon absolue. La compression constitue toutefois une méthode indispensable et adjuvante des moyens suivants qu'il nous reste à examiner.

Nous avons vu que, dans un cas de plaie simultanée de l'artère et de la veine fémorales au tiers supérieur, la forcipressure a donné un excellent résultat (Péan) ; seulement, les deux pinces appliquées l'une au-dessus de la division artérielle, l'autre au-dessous de celle de la veine, ont été insuffisantes et il a fallu en venir en définitive à la forcipressure totale des deux extrémités des vaisseaux en appliquant deux autres pinces à la fois sur l'artère fémorale, au-dessus et au-dessous de la division ; c'est en effet ce dernier moyen qu'on devra employer immédiatement, car l'artère, par le bout inférieur, fournit toujours, soit sur-le-champ, soit quelque temps après, un écoulement de sang plus ou moins considérable, écoulement dont il faut prévenir l'arrivée, car il contribuerait à affaiblir beaucoup le blessé et lui serait très-préjudiciable.

La Torsion peut également être employée, avec avantage, surtout dans les cas où le vaisseau fémoral a été complétement divisé ; on la pratique alors, sur chacun des bouts, de la manière indiquée par Tillaux et que nous rappellerons plus loin. Si la section de l'artère est incomplète et qu'on veuille mettre en usage ce procédé, il faut achever la division du vaisseau et tordre successivement chacun des bouts, ce qui complique un peu la situation et nous la ferait rejeter en pareil cas. Enfin, si l'artère est déchirée et mâchée, la torsion nous semble difficilement praticable et il vaut mieux avoir recours à la ligature.

La Ligature, pour les blessures de l'artère fémorale, est certainement dans la plupart des cas le moyen le plus sûr, mettant le malade à l'abri des hémorrhagies consécutives, et cependant dans combien de cas n'a-t-elle pas été suffisante! Dans un exemple que Hermann Schmidt rapporte dans son mémoire (*loco citat.*, et *Revue de G. Hayem*, t. X, 1er fasc., p. 505), le chirurgien a poussé la hardiesse jusqu'à aller lier l'aorte abdominale : il s'agissait d'un blessé ayant une fracture du fémur au tiers supérieur et chez lequel la ligature fut pratiquée sept jours après pour une hémorrhagie par la plaie : un fil fut appliqué sur le vaisseau au-dessus de sa division et un second immédiatement au-dessous de l'artère fémorale profonde. Huit jours après, nouvelle hémorrhagie ; on fait la *ligature de l'iliaque primitive :* l'écoulement ne s'arrête pas. Le chirurgien, croyant avoir placé son fil sur l'iliaque externe, remonte jusqu'à ce qu'il rencontre une division artérielle et *lie tranquillement le vaisseau commun qui se trouva être l'aorte abdominale!* Le membre énormément gonflé resta complétement froid. Mort vingt-six heures après la dernière opération.

La ligature à distance doit encore ici, comme dans la plupart des blessures artérielles, céder le pas à la *ligature des deux bouts* du vaisseau dans la plaie, et elle ne doit être considérée que comme un *pis aller :* on ne l'emploiera que si on ne réussissait pas à lier les deux bouts de l'artère au fond de la solution de continuité ; ce n'est pas à dire cependant que cette dernière n'offre pas dans son exécution de grandes difficultés et mette complétement le malade à l'abri de tout danger, surtout si l'opération a lieu tout à fait à la partie supérieure. Le Dentu la regarde comme très-ardue et très-grave (Soc. de chirurgie, 11 septembre 1878) ; il a eu à donner des soins à un individu qui avait eu l'artère fémorale coupée au-dessous de l'arcade crurale ; il commença par faire de la compression, mais le soir il lui fallait intervenir et faire la ligature des deux bouts de l'artère. Son blessé fut pris d'infection putride et mourut malgré l'amputation de la cuisse. E. Soulé a cependant lié les deux bouts du vaisseau sans trop de difficultés pour un cas où l'artère fémorale était blessée dans l'anneau de l'adducteur (Soc. de chir., 12 mai 1858, t. VIII, p. 481).

En ne pratiquant pas immédiatement la ligature des deux bouts et en temporisant, non-seulement on expose le malade à de nouvelles hémorrhagies, mais encore on le rend moins apte à supporter ultérieurement une nouvelle ligature rendue indispensable par des écoulements sanguins répétés ; c'est ce qui est arrivé dans un cas cité par Fleury (*rapport de Marjolin*, Soc. chirurgie, 30 décembre 1857) ; ce chirurgien avait soigné un homme qui s'était ouvert la crurale avec un couteau ; on avait eu d'abord recours à des tamponnements répétés et à des cautérisations avec le fer rouge sans pouvoir se rendre maître de l'hémorrhagie ; lorsque Fleury vit le malade, il y avait deux mois que l'accident avait eu lieu. La ligature fut faite par le procédé de Scarpa et sembla avoir d'abord un plein succès ; puis au bout de dix jours le blessé, qui était un homme fort, âgé de quarante-cinq ans, succomba à l'infection purulente ; évidemment ce malade se trouvait dans les mêmes conditions que ceux, dont parle Gosselin, qui, par le fait même d'écoulements sanguins réitérés pendant longtemps, se trouvent beaucoup plus prédisposés à la pyohémie.

Quoi qu'il en soit, nous le répétons, dans une blessure quelconque de l'artère fémorale, il faut le plus tôt possible assurer l'hémostase définitive, et c'est par la ligature des deux bouts du vaisseau divisé, dans la plaie elle-même, qu'on a le plus de chance d'obtenir un bon résultat.

E. Rose donne à cet égard quelques préceptes très-judicieux (*Des plaies par instruments piquants des vaisseaux fémoraux et du traitement qu'il convient de leur appliquer*, in *Sammlung klinischer Vortraege*, nº 92, 1875, et *Revue de G. Hayem*, t. VIII, 1er février, nº 15, 15 juillet 1876, p. 347) : ce chirurgien conseille de chercher les deux bouts en plaçant l'index gauche dans la plaie, en arrêtant par ce moyen l'écoulement sanguin et en déplaçant lentement le doigt jusqu'à ce que le jet artériel annonce que l'extrémité supérieure du vaisseau vient d'être laissée libre ; on la lie et on recherche ensuite de la même façon le bout supérieur. Pour se convaincre que c'est bien l'artère qu'il saisit, E. Rose a coutume, avant de faire la ligature, d'introduire un stylet dans la lumière du vaisseau.

De plus, pour être bien sûr qu'il n'existe pas, entre les deux ligatures, de collatérale importante qui pourrait ramener une nouvelle hémorrhagie, *ce chirurgien extirpe la partie de l'artère comprise entre les deux nœuds*, et l'examine attentivement ; si ce tronçon artériel donne naissance à une collatérale, il la cherche et la lie ; l'extirpation de la plaie artérielle permet en outre de s'assurer que les ligatures portent au-dessus et au-dessous de la solution de continuité que l'on doit retrouver en entier sur la portion extirpée du vaisseau. Rose dit, en outre, que la suppuration et le gonflement inflammatoire ne contre-indiquent nullement la ligature double dans la plaie en cas d'hémorrhagie, et il se montre, à juste titre, adversaire déterminé de la ligature à distance qu'il rejette absolument même dans les cas d'hémorrhagies en nappe ; ces dernières, suivant lui, cèdent toujours aux tamponnements.

Dans les blessures par armes à feu, la même conduite est à suivre et on doit encore lier les deux bouts du vaisseau dans la plaie ; pour ce genre de lésions, il semble que la gangrène, accident si redoutable et assez fréquent à la suite de la ligature de la fémorale, soit encore plus à craindre que dans d'autres circonstances où il y a également lésion du vaisseau principal ; c'est ainsi que dans le *Rapport au Conseil de la Société française de secours aux blessés*, de Chenu, 1874, on trouve plusieurs faits de cette nature ; Reeb dit qu'un soldat, blessé à la partie moyenne et interne de la cuisse par un éclat d'obus qui divisa le couturier et l'artère fémorale, fut pris d'hémorrhagie qui nécessita la ligature de la plaie ; une gangrène rapide du membre entraîna la mort deux jours après (Chenu, p. 420, t. I) ; chez un autre blessé de Poncet (Chenu, p. 425, t. I) un éclat d'obus emporta une grande partie des chairs à la partie antérieure et moyenne de la cuisse, coupant nerf et artère ; la ligature de la fémorale fut faite dans la plaie sur les deux bouts divisés, la veine était aussi coupée. La jambe, froide au début, parut se réchauffer pendant les premiers jours, mais, six jours après la ligature, la gangrène envahit la plaie elle-même et, remontant rapidement à la racine du membre, entraîna la mort du malade.

Lorsque la plaie artérielle *siége très-haut dans l'aîne*, la ligature des deux bouts de la fémorale devient chose bien difficile en raison du gonflement produit par l'épanchement considérable dans les tissus de cette région et en raison de l'espace limité dans lequel, gêné par la paroi abdominale, on est obligé d'agir ; doit-on, en pareil cas, avoir recours à *la ligature de l'artère iliaque externe*, ou s'en tenir à une compression méthodique longtemps soutenue du vaisseau ?

Dans l'observation de Blandin rapportée par A. Forget dans l'une de ses Revues de l'*Union médicale* (1848), une plaie de la partie supérieure de la cuisse, que l'on crut, à cause de son siége et de sa direction, avoir intéressé l'artère fémorale, fut traitée par la ligature de l'artère iliaque externe, en raison d'une hémorrhagie qui s'était reproduite le huitième jour. Une phlébite fut suivie de mort neuf jours après l'opération : nous devons faire remarquer dans cet exemple (et cela a une très-grande importance) que le jour de l'entrée du malade à l'Hôtel-Dieu et presque immédiatement après l'accident (coup de couteau donné par une fille publique) *un tourniquet avait été appliqué au pli de l'aine* et avait suspendu complétement l'hémorrhagie ; le lendemain le tourniquet fut relâché et le surlendemain enlevé tout à fait ; six jours après, hémorrhagie foudroyante, et c'est alors que Blandin fait la ligature de l'iliaque externe.

Forget, dans les considérations dont il fait suivre l'exposé de ce fait intéressant, se demande si la soustraction du tourniquet compresseur appliqué au moment de l'entrée du malade n'a pas été trop prématurée : pour nous, la chose nous semble de toute évidence et la faute commise indiscutable. En voyant l'hémorrhagie, suspendue pendant huit jours, ne se reproduire qu'avec le retour des forces du blessé et l'énergie nouvelle des contractions du cœur déterminant une impulsion de la colonne sanguine qui a dû agir plus fortement sur le caillot obturateur développé à l'intérieur de l'artère lésée, il est permis de supposer et d'être même persuadé que, si le compresseur avait été maintenu sur la région inguinale tout le temps nécessaire à la solidification et à l'organisation de ce caillot, le retour de l'hémorrhagie eût pu être prévenu, et qu'une guérison durable eût été sans doute obtenue.

Dans le cas de blessures artérielles siégeant trop haut dans l'aine pour pouvoir songer à lier la fémorale d'une façon efficace, si la *compression*, qu'il faut sur-le-champ employer pour parer aux accidents immédiats, a eu le bonheur de suspendre l'écoulement sanguin, on devra toujours, à notre avis et sauf indications spéciales, *la continuer* pendant un temps extrêmement long, au lieu de recourir à la ligature de l'iliaque externe, et ne se décider à cette dernière opération que si l'hémorrhagie se reproduit : le tourniquet sera maintenu et surveillé et on ne l'enlèvera sous aucun prétexte. En effet, l'acalmie qui se produit pendant les premiers jours, où le blessé se trouve dans un état d'affaiblissement et de prostration complète, *ne doit pas inspirer au chirurgien une fausse sécurité*, et on continuera à agir comme si le danger était imminent.

On voit, dans certains exemples où l'on a pratiqué la ligature des deux bouts de l'artère dans la plaie, l'hémorrhagie se reproduire et entraîner de graves accidents ; au lieu de lier alors le vaisseau au-dessus et d'aller même jusqu'à l'artère iliaque externe, sans réussir à entraver l'écoulement sanguin, on agira ainsi : ou bien on emploiera la forcipressure, ou bien on débridera sur l'endroit même de l'hémorrhagie pour pratiquer la ligature des deux bouts du vaisseau divisé ; c'est qu'en effet, dans ces cas, ce n'est plus l'artère principale qui donne en général, c'est une collatérale importante, l'artère fémorale profonde, la grande musculaire qui a pris naissance très-haut, une perforante, etc.

Nous avons vu déjà que dans l'exemple cité par Gosselin (Soc. de chirur., 17 janvier 1855) et tiré de la pratique de ce professeur, une hémorrhagie fournie par la plaie de la cuisse chez un insurgé de juin 1848 nécessita la ligature de la fémorale au niveau du ligament de Fallope et plus tard celle de l'iliaque externe : l'hémorrhagie reparut et le malade succomba ; à l'*autopsie*, *on reconnut une lésion de l'origine de l'artère fémorale profonde :* il eût été évidemment beaucoup plus rationnel et plus efficace de chercher à découvrir ce vaisseau blessé, après avoir agrandi suffisamment la plaie, pour apposer immédiatement une ligature sur les deux bouts.

L'observation de Roux reproduite par L. J. Sanson (Thèse de concours, 1836), qui a trait à une blessure de ce genre, prouve que c'est là la meilleure conduite à tenir, et c'est elle que nous conseillons au premier titre : dans ce cas, l'opération n'est plus réglée et l'on doit combiner, pour arriver plus facilement sur le lieu même de l'hémorrhagie, les incisions verticales et transversales : si besoin est, on coupe hardiment en travers un certain nombre de masses musculaires pour découvrir le vaisseau lésé.

Michon, cité par Mesnet (Th. inaug., 1852) et par Gosselin (Soc. chir., 1855), a même pratiqué pour se rendre maître de l'hémorrhagie une *opération mixte* intermédiaire entre la recherche simple des deux bouts du vaisseau et l'amputation dont nous allons parler : il s'agissait de la lésion des branches de la fémorale profonde dans leurs anastomoses avec celles de l'hypogastrique : la compression et la ligature de la fémorale furent insuffisantes pour entraver l'hémorrhagie, et il fallait opter entre la ligature de l'artère iliaque externe ou la ligature du vaisseau lésé dans la plaie. Michon, se décidant pour cette dernière opération, pratiqua alors *un large lambeau interne*, absolument comme s'il voulait faire la désarticulation de la cuisse : grâce à ce lambeau, il mit à nu tous les orifices béants des artères coupées, les lia successivement et guérit son malade. Le beau résultat obtenu par notre maître prouve une fois de plus le bon sens pratique qui ne cessait de l'animer dans toutes ses tentatives chirurgicales, et nous ne pouvons que le louer d'avoir agi de la sorte, mais aujourd'hui que nous possédons des moyens d'hémostase plus prompts, plus sûrs et plus efficaces, je crois que, sans avoir recours à un procédé aussi radical et à un débridement aussi considérable, on pourrait, grâce à la forcipressure et à de larges incisions, arriver sur le vaisseau et en lier les deux bouts, c'est au moins la pratique que, pour notre part, nous n'hésiterions pas à mettre en usage en pareille occurrence.

Enfin l'hémorrhagie peut continuer malgré tous les efforts tentés, malgré toutes les ligatures faites soit dans la plaie, soit sur la continuité des vaisseaux à des intervalles très-rapprochés, et menacer les jours du malade à bien courte échéance. L'AMPUTATION est la seule chance de salut, mais bien minime, à notre avis, puisqu'elle est pratiquée sur un malade épuisé par des hémorrhagies répétées, qui a perdu toute force de résistance et qui, s'il ne meurt pas dans les quelques heures qui suivent l'opération, est beaucoup plus prédisposé à succomber au bout de peu de temps, soit à la résorption putride, soit plutôt aux accidents de la pyohémie.

C'est en effet ce qui est arrivé chez le malade de Fleury dont Marjolin a lu l'observation très-intéressante à la séance de la Société de chirurgie (30 décembre 1857) et dont voici le résumé : un homme de trente-huit ans, coupant de l'osier, s'enfonce son couteau à la partie interne et moyenne de la cuisse droite : le sang sort en si grande abondance que le blessé tombe et perd connaissance. C'est probablement cet état syncopal qui le sauva d'une mort immédiate : aucun traitement n'ayant été fait, le membre devint très-douloureux et très-tuméfié et au bout de neuf jours on constata à la partie antéro-externe de la cuisse une tumeur très-volumineuse (anévrysme faux primitif) s'étendant du genou jusqu'à environ 6 ou 7 travers de doigt de l'arcade crurale : peau violacée, rénitente au toucher, indolente, mouvements d'expansion obscurs, bruit de souffle très-prononcé, crampes et douleurs très-vives dans la jambe, visage pâle, pouls très-faible : un commencement d'ulcération à la périphérie de la plaie indique l'imminence d'une hémorrhagie annoncée par un suintement sanguinolent et force à prendre un parti décisif. Fleury se décide pour la ligature par le procédé de Scarpa : il rencontre des difficultés insurmontables qui ne pouvaient être prévues. Comme il n'existait qu'un intervalle très-limité entre la tumeur et le ligament de Fallope, le chirurgien ne put se reconnaître au milieu des tissus divisés dont les rapports étaient considérablement modifiés par la tuméfaction du membre : la poche se rompit, des caillots de sang volumineux furent expulsés, puis du sang artériel s'échappa en telle quantité qu'à chaque instant une syncope dont les conséquences les plus graves pouvaient être la suite semblait imminente ; compression de l'artère crurale sur le corps du pubis, large ouverture de la tumeur dont la cavité est vidée de ses caillots sanguins ; mais la source de l'hémorrhagie ne pouvant être reconnue (il est bien fâcheux qu'on n'ait pas songé à la forcipressure, mais elle n'était guère employée à cette époque), Fleury craignit que des recherches plus longues ne fussent fatales au malade et *se décida à amputer la cuisse :* l'examen du membre malade fit voir qu'à l'union du tiers supérieur avec les deux tiers inférieurs l'artère fémorale avait été largement ouverte et percée de part en part dans le sens de sa longueur ; deux frissons le quatrième jour, état fébrile, mort sept jours après l'opération, lésions viscérales, de la pyohémie.

Cheever (David) (*the Boston Med. and Surg. Journal,* nov. 1874, p. 509), après avoir fait un essai infructueux de la ligature de la fémorale dans la plaie (garçon de seize ans), pratiqua celle de l'iliaque externe ; la gangrène du pied et de la moitié inférieure de la jambe s'ensuivit et il y eut *amputation spontanée :* il suffit de sectionner les os en passant la scie par la ligne de séparation des parties molles : accidents inflammatoires consécutifs, *amputation au-dessus du genou.* Guérison, durée totale de cinq mois.

D'autres fois, c'est dans les cas de grands traumatismes du membre, coups de feu ou autres causes ayant produit la lésion de l'artère crurale ou d'une de ses grosses branches, en même temps qu'une fracture comminutive très-grave du fémur, qu'on a recours à l'amputation du membre, et cela encore dans de bien mauvaises conditions : Reeb l'a pratiquée en 1870, pendant la guerre franco-prussienne, chez un soldat blessé par un éclat d'obus qui lui fractura l'extrémité inférieure du fémur en déchirant les parties molles. A son arrivée à l'hôpital militaire de Strasbourg (neuf heures du matin) le blessé était inondé de sang, et Tachard fit immédiatement *la ligature de la fémorale dans la plaie :* l'hémorrhagie, un moment suspendue, ne tarda pas à se reproduire par les branches de la fémorale profonde et elle fut assez abondante pour traverser en quelques instants le matelas et la paillasse sur lesquels il était couché : l'amputation de la cuisse est faite à une heure de l'après-midi par la méthode circulaire : mort le même jour (Chenu, J. C., *loc. cit.*, t. Ier, p. 424, 1874).

Cette question d'amputation ou de conservation dans les cas de fractures de la cuisse, compliquées de lésion de la crurale, a été diversement interprétée par les chirurgiens ; on en trouve un exposé bien détaillé dans la thèse de Poinsot, 1873 : ainsi Crocq range parmi les cas d'amputation immédiate ceux où l'artère humérale ou crurale est ouverte supérieurement (*Traitement des fractures des membres*, p. 417).

Didiot (*Bulletin médico-chir. de l'expédition de Cochinchine.* Paris, 1861) pose aussi en principe que, quand la lésion de l'artère fémorale complique une fracture du fémur, il y a indication d'amputation, etc.

Ce sont là des exagérations, comme le dit judicieusement Poinsot, dont les nombreux cas de guérison obtenus dans de semblables circonstances doivent faire justice : Verneuil, Giraldès (Soc. de chir., p. 338-339, 1870), défendent hardiment la conservation après hémostase artérielle ; Bœckel (*Gaz. méd. de Strasbourg*, 15 mai 1871) présente à la Société de médecine de Strasbourg un mémoire dans lequel il donne plusieurs observations de fractures compliquées de lésions artérielles et où il conclut sagement que le mode d'action des projectiles de guerre rend obligatoire la ligature des deux bouts du vaisseau. Hergott (*Gaz. méd. de Strasbourg*, n° 25, 1870) est opposé à cette manière de voir et penche plutôt du côté de l'amputation.

D'autre part Legouest, effrayé de la désarticulation coxo-fémorale, conseille pour les hémorrhagies de cette nature, compliquant les fractures du tiers supérieur du fémur, d'essayer de s'en rendre maître pour attendre un moment plus opportun, et le fait de Gerdy (Larrey, th. de concours, 1835, p. 46) de fracture du col fémoral par coup de feu avec lésion de la crurale, terminé favorablement après la ligature du vaisseau, est un bel exemple de guérison qui vient à l'appui des tentatives de conservation en pareil cas, au lieu de recourir à l'amputation immédiate. Poinsot (*loc. cit.*, p. 318 et 319) se montre également opposé à la pratique adoptée par un grand nombre de chirurgiens, qui admettent en principe l'amputation immédiate, quand les gros troncs vasculaires et nerveux ont été détruits, surtout pour la cuisse. Pour lui, dans le cas de fracture de cuisse compliquée de blessure de la crurale, que l'hémorrhagie soit primitive ou secondaire, il faut tenter la conservation, en se bornant à pratiquer la ligature du gros vaisseau.

Dans le fait de Joessel (*Gaz. méd. de Strasbourg*, 1871, Rapport lu à la Société de médecine, 2 mars 1871) relaté par Poinsot, il y eut hémorrhagie secondaire chez le blessé atteint de fracture comminutive de l'extrémité supérieure de la cuisse gauche avec nombreuses esquilles : on pratiqua la ligature de la fémorale : la mort survint au bout de six jours par infection purulente, il est vrai, mais sans que l'hémorrhagie se soit renouvelée et sans qu'aucun accident se soit déclaré du côté de la cuisse. Ce dernier chirurgien dit même que, si les tuniques sont devenues friables, on peut toujours faire une seconde ligature au-dessus : c'est la même conduite que l'on suivit dans le fait de Jailliot cité plus haut.

La thérapeutique de la contusion de l'artère fémorale est toute d'expectation, néanmoins le chirurgien doit surveiller attentivement le malade surtout au point de vue de la survenance possible d'un anévrysme faux primitif ou faux consécutif. Il s'inquiétera sans cesse de la circulation du membre, de sa température et de sa sensibilité, et cherchera, s'il voit s'accentuer un ralentissement de cette circulation, à ranimer cette dernière par tous les moyens qu'il a à sa disposition.

Quant à la rupture traumatique, il est des cas où l'on peut avoir recours immédiatement à la *ligature des deux bouts*, comme dans l'observation de Bowring publiée dans *the British Med. Journ.*, mars 1875, p. 319. Il s'agissait d'un houilleur de trente ans qui, en faisant un violent effort pour pousser une voiture, ressentit un *claquement* dans l'aine gauche. Il survint une petite tumeur pulsatile et douloureuse, le malade n'en continua pas moins son travail pendant quelques jours. Au bout d'une quinzaine, la tumeur avait le volume des deux poings, mais elle n'était plus pulsatile et n'était le siége d'aucun bruit : les pulsations artérielles n'étaient plus perceptibles dans le membre inférieur gauche, qui était œdématié. Le chirurgien incisa la tumeur, fit l'extraction des caillots et pratiqua la ligature des deux bouts, qui étaient distants d'un pouce. Il y eut guérison sans accident. Coates dans la *Lancette anglaise* de 1877 rapporte également un exemple de guérison de ligature des deux bouts de l'artère dans la plaie pour un anévrysme traumatique diffus de la fémorale.

Voici les *principales conclusions* auxquelles nous nous arrêtons, d'après tout ce qui précède, relativement à la conduite à tenir dans les blessures de l'artère fémorale :

1° En thèse générale, le chirurgien *ne doit pas temporiser* et s'en rapporter aux seuls efforts de la nature pour suspendre l'hémorrhagie, bien que cet arrêt ait lieu parfois, quoique rarement d'une façon spontanée ;

2° *Immédiatement comprimer* directement sur la plaie et au-dessus. Le garrot est un excellent moyen provisoire pour combattre l'écoulement sanguin ;

3° La *forcipressure* et la *ligature des deux bouts* dans la plaie constituent les deux moyens par excellence pour entraver l'hémorrhagie d'une façon définitive. Toutefois, ils sont d'un maniement parfois très-difficile ;

4° Si la plaie siége tout à fait en haut, ces deux moyens ont grande chance d'échouer, et la meilleure conduite à tenir est d'établir la *compression permanente* à l'aide d'un tourniquet appliqué dans l'aine et laissé *très-longtemps*, car la ligature de l'iliaque externe est mauvaise et ne réussit même pas toujours à conjurer l'hémorrhagie ;

5° Si la plaie siége plus bas, employer la compression comme moyen adjuvant et vous permettant de faire la ligature des deux bouts, qui est la véritable méthode de choix ;

6° Ne *faire la ligature à distance que si on ne réussit pas*, même en pratiquant des incisions multiples de débridement, à trouver les deux extrémités du vaisseau lésé ;

7° L'*amputation et la désarticulation* ne nous semblent pas indiquées, même dans les cas où la lésion artérielle s'accompagne de fracture grave du squelette.

Gillette.

Bibliographie des traumatismes de l'artère crurale. — Gouey (Louis-Léger de). *Observ. d'une plaie à l'artère crurale*. In *La véritable chirur. établie sur l'expérience et la raison* (observ. se trouvant dans le traité des anévrysmes de Broca, 1856, p. 658), in-8°, p. 228, 1716. — Reinig. *Observ. de Heister sur une plaie fémorale traitée par la compression directe et indirecte*. In *Dissert. inaug. de arteriæ cruralis vulnere feliciter sanato*. Helmstadt, 1741. Se trouve dans la collection des thèses chir. de Haller, t. V, p. 135, et pl. XL, f. 1 à 3. — Jussy, lieutenant de M. le premier chirurgien du roi au collége de chirurgie de Besançon, professeur des opérations au même collége, chirurgien de l'Hôtel-Dieu de la même ville. *Sur l'ouverture de l'artère fémorale guérie sans ligature*. In *Journal de médecine, chirurgie, pharmacie*, publié par A. Roux, p. 44, juillet 1774. — Sabatier. *Arteriæ cruralis vulnus sanatum*. C'est l'observ. de Heister rapportée par Reinig. In *Médec. opérat., ou opérations de chirurgie qui se pratiquent le plus fréquemment*, t. III, p. 444, 1796. — Barnes (d'Exeter). *Blessure de la fémorale par l'extrémité pointue d'une verge de fer presque rouge. Hémorrhagie, anévrysme, compression, guérison*. In *Traité des maladies des artères et des veines*, par Jos. Hodgson, traduit par Breschet, t. II, p. 363, 1819. — Briggs, in Guthrie : *On the Diseases and Injuries of Arteries*. London, p. 157, 1830. — Gerdy (cité par H. Larrey, th. concours, p. 46, 1835). *Fracture du col du fémur par coup de feu, lésion de l'artère crurale, traitement par extension continue à l'aide de l'appareil de Boyer; guérison*. In *Archives génér.*

de médecine, nov. 1834. — SANSON (L.-J.). *Des hémorrhagies traumatiques*. Thèse de concours. Paris, in-8°, 1836. — VELPEAU. *Lésions des branches de l'artère fémorale*. In *Nouveaux éléments de médecine opératoire*, t. II, p. 145, 1839. — SMITH. *Fracture du fémur. Compression de l'artère et de la veine crurales par un fragment osseux*. In *Revue médicale* t. I, p. 247, 1839. — RODRIGUES. *Plaie faite au tiers supérieur de la cuisse gauche avec un couteau effilé. Hémorrhagie combattue par la compression*. In *Journal l'Expérience*, 1840 — PARRIS et HORNER. *Coup de pistolet dans la cuisse à deux pouces au-dessous et un peu en dedans de l'épine iliaque antéro-supérieure. Hémorrhagie syncopale, ligature de l'artère crurale au-dessous du ligament de Fallope, gangrène, mort par suite d'hémorrhagie*. In *Ann. de chirurgie française et étrangère*, 1845. — DUBREUIL. *Anévrysme de la crurale gauche à la suite d'un effort violent de la cuisse. Ligature, hémorrhagie secondaire par le bout inférieur, mort*. In *Des anomalies artérielles*, p. 384, 1847. — DU MÊME. *Ligature de la crurale superficielle gauche pour une hémorrhagie qu'on supposait provenir de l'artère profonde, tandis qu'elle venait de la première perforante*. Ibid., p. 386, 1847. — A. FORGET. *Observ. d'une blessure à la cuisse. Hémorrhagies abondantes ayant nécessité la ligature de l'iliaque externe* (Blandin), *lésion de la grande artère musculaire, phlébite suivie de mort, neuf jours après l'opération*. In *Union médicale* (*Revue clinique des hôpitaux*), 1848. — MICHON (cité dans la thèse de Mesnet, 1852). *Blessure de l'aine. Hémorrhagie. Large lambeau taillé pour mettre à nu les orifices béants des artères coupées, ligatures, guérison*, 1852. — MESNET. *Hémorrhagie traumatique à la partie supérieure de la cuisse*. Thèse doct. Paris, 22 janv. 1852. — GOSSELIN. *Coup de feu ayant lésé l'artère fémorale profonde. Hémorrhagie, ligat. de la fémorale, hemorrhag. nouvelle, ligat. de l'iliaque externe, mort par hémorrhagie*. In *Bull. de la Soc. de chir.*, séance du 17 janv. 1855. — FLEURY, chir. de l'hôp. de Clermont. *Plaie de l'art. fémor. droite. Amput., mort par pyohémie. Lect. de Marjolin*. In *Bull. de la Société de chirurgie*, t. VIII, p. 242, séance du 30 décembre 1857. — JAILLIOT (cité par Poinsot). *Coup de feu de la partie supérieure de la cuisse. Fracture du fémur au niveau des trochanters. Hémorrhagie consécutive. Ligature de l'artère crurale dans la plaie, puis deuxième ligature, sphacèle*. Th. de Paris, n° 18, 1857. — SOULÉ (Eug.). *Blessure de l'artère fémorale dans l'anneau de l'adducteur. Ligature du vaisseau dans la plaie, au-dessus et au-dessous de la lésion*. In *Bull. de la Soc. de chirurgie*, t. VIII, p. 481, mai 1858. — DIDIOT. *La lésion de l'artère fémorale compliquant une fracture du fémur est l'indication de l'amputation immédiate*. In *Bulletin médico-chir. de l'expédition de Cochinchine*. Paris, 1861. — RICHET et BROCA. *Deux cas de contusion de l'art. fémorale. Athérome, tétanos, gangrène, oblitérat. du vaisseau*. In *Bull. de la Société de chir.*, t. III, 2e sér., p. 176 et 179, séance du 16 avril 1862. — NÉLATON. *Coup de fusil chargé à plomb : blessure de la fémorale gauche, anévrysme artérioso-veineux*. In Th. de V.-N.-T. Gordonnier. Paris, 1864. — RICHET. *Ulcération de l'art. fémorale dans un moignon à 3 centim. au-dessus de la ligat., n'ayant occasionné aucun accident et reconnue seulement lors de la dissection du moignon, 49 jours après l'amputation*. In *Soc. chir.*, t. V, 2e série, p. 30, séance du 10 février 1864. — LEGOUEST cite un cas (tiré du *Recueil de mém. de médec., de chir. et de pharm. milit.*, t. LIV, p. 275) *de coup d'épée de la cuisse dans lequel on crut à une blessure de l'artère. La veine fémorale était divisée*. In article *Blessures d'artères*, même Dictionn., t. VI, 1re partie, p. 309, 1867. — JŒSSEL. *Fracture comminutive de l'extrémité supérieure de la cuisse gauche avec nombreuses esquilles. Hémorrhagie secondaire. Ligature de la fémorale. Conservation, mort* (cité par Poinsot). Rapport lu à la Société de médecine de Strasbourg, 2 mars 1871. In *Gaz. médic. de Strasbourg*, 1871. — MAUNOIR (M.). *Ostéite chronique du fémur. Ulcération de l'artère fémorale, hémorrhagie secondaire nécessitant la ligature de la fémorale et de la poplitée*. In *Bull. de la Soc. anat. de Paris*, p. 829, 1873. — TILLAUX. *Ostéite du fémur : ulcération d'une perforante ayant donné lieu à un vaste anévrysme diffus qu'on prit pour la rupture d'un anévrysme spontané de l'artère fémorale, incision de la poche après la ligature de la fémorale au-dessus et au-dessous, gangrène de tout le membre, mort*. In *Bulletin de thérapeutique*, 30 oct. 1873. — JOURDAN. *Des lésions des gros vaisseaux dans les cas de fracture de cuisse*. Thèse inaug. Paris, 1873. — CHEEVER (David). *Plaie de l'artère fémorale : ligature de l'iliaque externe, amputation consécutive, guérison*. In *Revue des sc. méd. en France et à l'étranger* de G. Hayem, t. VI, 1, p. 283, et in *the Boston Med. and Surg. Journ.*, p. 509, nov. 1874. — PONCET. *Plaie de la cuisse par éclat d'obus, nerf et artères coupés, ligature des deux bouts de la fémorale dans la plaie, gangrène, mort*. In *Rapport au conseil de la Société franç. de secours aux blessés*, par J.-C. Chenu, t. I, p. 425, 1874. — REEB (de Strasbourg). *Blessure de l'artère fémorale par un éclat d'obus. Hémorrhagie, ligature du vaisseau dans la plaie, gangrène rapide du membre, mort*, 1870. In *Rapport au conseil de la Société franç. de secours aux blessés*, par J.-C. Chenu, t. I, p. 420, 1874. — DU MÊME. *Blessure de la cuisse par éclats d'obus, hémorrhagie de l'artère crurale, mort*. In *Rapport*, etc., de Chenu, t. I, p. 424, 1874. — DU MÊME. *Fracture comminutive du fémur au tiers moyen, hémorrhagie abondante*.

Amputation de la cuisse au tiers supérieur, mort. In *Rapport*, etc., de Chenu, t. I, p. 424, 1874. — Du même. *Fracture de l'extrémité inférieure du fémur. Hémorrhagie abondante, ligature de la fémorale dans la plaie, nouvelle hémorrhagie par l'artère fémorale profonde, amputation de la cuisse, mort.* In *Rapport*, etc., de Chenu, t. I, p. 424, 1874. — Rose (E.). *Des plaies par instruments piquants des vaisseaux fémoraux et du traitement qu'il convient de leur appliquer.* In *Revue des sciences médic. en France et à l'étranger de G. Hayem*, t. VIII, 1, p. 346, et in *Sammlung klinischer Vortræge*, n° 92, 1875.—Bostetter (J.). *Quelques observations de blessures artérielles traitées par la ligature directe.* In *Gazette de Strasbourg*, n° 4, 1875. — Péan. *Plaie simultanée de l'artère et de la veine fémorales au tiers supérieur de la cuisse, application de pinces hémostatiques, guérison.* In *De la Forcipressure ou de l'application des pinces à l'hémostase chirurgicale* (Deny et Exchaquet, p. 45). Germer-Baillière, 1875. — Rabe (L.). *De la ligature des gros troncs artériels dans leur continuité, dans les cas de lésions traumatiques ou autres de l'extrémité inférieure, et spécialement de la ligature de l'artère fémorale immédiatement au-dessous du ligament de Poupart.* In *Revue des sc. méd. en France et à l'étranger de G. Hayem*, t. VI, 2, p. 676, et in *Deutsche Zeitschrift f. Chirurg.*, V, n°s 2 et 3, 25 mars 1875. — Smith (Thomas). *Plaie des vaisseaux fémoraux. Communication permanente entre l'artère et la veine.* In *St-Bartholomew's Hosp.*, Rep., t. XII, p. 157-161, 1876.— Bowring. *Rupture traumatique de l'artère fémorale : ligature des deux bouts, guérison.* In *the British med. Journal*, p. 312, mars 1875, et in *Revue de G. Hayem*, p. 278, n° 13, t. VII, 1er fascic., 15 janvier 1876. — Schneckendorf (J.-L.). *Rupt. de l'artère fémorale dans la luxation de la hanche.* In *Inaug. dissert.* Marburg, 1876. — Schmidt. *Du traitement des fractures par coups de feu compliquées de lésions artérielles.* In *Deutsche militairærtzliche Zeitschr.*, n°s 10-12, 1876, et in *Rev. des scienc. de G. Hayem*, t. X, 1er fascic., n° 19, 15 juillet 1876.—Rose. *Fait de blessure des vaisseaux fémoraux profonds suivie de guérison.* In *Société des médecins de Zurich*, 30 décembre 1876. In *Revue des sc. med. en France et à l'étranger de G. Hayem*, t. X, 2, p. 670, et in *Correspond.-Blatt für Schweizer Ærzte*, n° 6, p. 175, 1877. — Coates. *Anévrysme traumatique diffus de la fémorale. Ligature des deux bouts au fond de la plaie, guérison.* In *the Lancet*, VI, p. 345, 1877. — Kirmisson. *Rupture de l'artère et de la veine fémorales par écrasement de la cuisse droite : description des lésions artérielles après l'amputation de la cuisse.* In *Bull. Soc. anat.*, p. 337, juin 1878. — Berger. *Coup de couteau à l'aine chez un garçon boucher, phlébartérie.* In *Bullet. de la Soc. de chirurgie*, 11 septembre 1878. — Wharton (Jones). *De l'hémostase spontanée dans les plaies des artères.* In *the Lancet*, t. I, p. 344, 1879.— Voyez les *indic. bibliogr.* données par Legouest à la fin de l'article Blessures des artères. Amussat, Bell, Béclard, Callisen, Deschamps, etc. G.

B. Dénudation de l'artère crurale. Il n'existe guère, en ce qui concerne la dénudationde l'artère fémorale, que des faits publiés çà et là dans les journaux; aucun travail d'ensemble n'a été écrit sur ce sujet : cependant Delbarre, dans sa thèse courte, mais très-substantielle, sur la *dénudation des artères* (1870), en a recueilli un assez grand nombre d'exemples : c'est même cette monographie, à laquelle nous ferons de larges emprunts, qui nous a donné l'idée de consacrer quelques pages à ce sujet de pathologie qui, jusqu'à présent, n'a été traité à fond nulle part.

Variétés, causes de la dénudation de la fémorale. Le mot de dénudation n'a pas besoin d'être défini : il se comprend de lui-même et nous n'y insisterons pas. L'artère fémorale peut être *dénudée* à des degrés différents.

Tantôt elle est mise à nu *sans que la gaîne celluleuse soit intéressée.*

Tantôt elle se trouve *privée de cette gaîne* dans une étendue variable, comme cela arrive pour la ligature de ce vaisseau ; enfin dans les deux degrés ultimes il peut y avoir lésion, destruction partielle de la paroi ou destruction totale d'un segment de l'artère, ces deux derniers degrés rentrent dans l'étude de la contusion extrême ou l'escharification de la crurale.

Cette division était importante à établir en commençant, car elle rend aussi bien compte de la survenance d'accidents très-sérieux capables même d'entraîner rapidement la mort que de la possibilité d'une prompte cicatrisation, sans que la dénudation ait contribué à ajouter à la plaie ou affection antérieure un nouvel élément de gravité, comme on aurait été en droit de le supposer tout d'abord.

Les *causes* de la dénudation de la fémorale sont multiples et peuvent se ranger dans les deux groupes suivants : 1° *affections inflammatoires ou néoplasiques ; 2° affections traumatiques.*

Premier groupe. *Phlegmon diffus, abcès par congestion.* La fémorale peut être dénudée par une suppuration soit aiguë, soit chronique, se produisant au niveau de la région inguinale ou sur le trajet ultérieur du vaisseau, cependant un fait d'observation, je dirais presque normale, est le peu de gravité de cet accident ; très-rarement le vaisseau participe à l'inflammation au centre de laquelle il se trouve situé, car c'est bien exceptionnellement qu'on le voit s'enflammer lui-même, se ramollir et s'ulcérer ; nous n'en connaissons pas d'exemple, bien que nous ne doutions pas qu'il en existe très-certainement dans la science.

A cet égard, l'artère fémorale ne s'écarte donc pas de la loi commune que notre maître Nélaton a si bien énoncée, à savoir que le séjour prolongé d'une artère au milieu du pus ne rend pas, comme on le croyait jadis, les parois du vaisseau plus friables, ce qui faisait craindre à tort pour la solidité d'une ligature placée sur le vaisseau. Ce n'est pas à dire qu'on ne trouve des exemples d'ouverture spontanée d'artères par le contact prolongé du pus. Dans les journaux anglais, dans les bulletins de la Société de chirurgie sont publiés divers exemples de ces sortes d'altérations suivies de perforation pour la carotide, la linguale, la cubitale, la radiale, etc., principalement dans le cas d'abcès consécutif à la scarlatine et toujours chez des malades laissant fort à désirer au point de vue de la santé générale ; mais nous ne relevons pas d'exemple se rattachant particulièrement à l'artère crurale, bien que la chose nous paraisse très-possible, puisque les bulletins de la Société anatomique renferment des faits attribués à Leudet, Giraldès, Dionis, qui ont trait à des *ulcérations de l'artère poplitée* plongeant dans de vastes abcès du creux poplité. Dans celui de Dionis, cité par Delbarre, p. 43, il s'agissait chez une femme d'une tumeur blanche du genou autour de laquelle il se forma un vaste abcès qu'on ouvrit par six incisions successives. Au moment du pansement (*la malade étant en proie depuis dix-huit jours à la fièvre hectique*) le sang s'échappa par les six ouvertures. L'élève présent s'efforça de comprimer la fémorale, mais ne put y parvenir. L'interne de garde survint en toute hâte, mais lorsqu'il arriva la malade avait succombé ; à l'*autopsie* on trouva deux vastes clapiers, l'un antérieur, l'autre postérieur, au milieu duquel plongeait l'artère poplitée. Cette artère, à 4 centimètres au-dessus de sa division, présentait sur sa face antérieure *une perforation arrondie* large de deux centimètres : au-dessus de cette ouverture s'en trouvait *une seconde* large d'un millimètre.

Tumeurs cancéreuses. Ulcérations épithéliale, tuberculeuse, syphilitique. C'est surtout au niveau de l'aine que des tumeurs de diverse nature peuvent devenir cause de dénudation de la crurale, et cela encore fort rarement, car le vaisseau résiste très-bien à l'envahissement du produit morbide même lorsqu'il est contenu dans l'intérieur de la masse : s'il se trouve en dehors, il fuit devant elle et se déplace. Cependant, cette altération est mentionnée plusieurs fois par nos auteurs classiques : ainsi Boyer (Delbarre, Verneuil, art. Aine) dit qu'un homme, atteint d'ostéosarcome du tibia pour lequel il avait subi l'amputation, eut dans l'aine une tumeur cancéreuse secondaire qui s'ulcéra, dénuda et corroda l'artère fémorale : à la suite de cette rupture une hémorrhagie emporta le malade.

En 1839, dit Nélaton (*Pathol. chirurg.*, t. Ier, p. 505, 1844), à l'hôpital Saint-Louis, une tumeur tuberculeuse située à la cuisse détermina du côté de la crurale une ulcération qui fut suivie d'une hémorrhagie mortelle : ce professeur regarde le fait comme tout à fait exceptionnel, car il est très-fréquent de voir des artères complétement entourées de ganglions dégénérés se conserver parfaitement intactes.

Cruikshank (*Anat. des vaisseaux absorbants*, trad. française, p. 263, 1787) rapporte qu'on a vu, dans les ulcères rebelles des glandes inguinales, les tuniques de l'artère fémorale voisine être rongées, en sorte que, le vaisseau se rompant à la suite du moindre effort, le malade expire instantanément : Hunter, ajoute-t-il, a rapporté l'histoire d'un cas pareil arrivé à un soldat. Verneuil qui mentionne ce fait à l'article Aine dit que la concision du récit et l'absence d'indication bibliographique ne permettent pas d'affirmer qu'il s'agit d'un cancer, car toute autre ulcération rongeante pourrait amener un semblable résultat.

Parmi ces ulcères, en effet, se trouvent ceux de provenance *vénérienne* et *syphilitique*. Ricord d'une part, dans ses *Leçons sur le chancre*, dit qu'ils peuvent *creuser de vastes cavités dans les régions inguinales, dénuder les muscles de la cuisse, les vaisseaux et les nerfs du triangle de Scarpa*. Fournier, d'autre part, est du même avis et place comme cause de dénudation de l'artère crurale le chancre et le bubon phagédénique, à propos des symptômes du bubon chancreux et du phagédénisme d'origine ganglionnaire (*Nouv. Dict. de médec. et de chir. pratiques*, t. V, p. 771, 1866) : ce syphiliographe dit : « Il peut détruire en profondeur, fouiller, creuser les tissus, rongeant le tissu cellulaire et les aponévroses, disséquant les muscles, dénudant les nerfs et les vaisseaux, *notamment l'artère fémorale* qu'on a vue parfois battre à nu dans le fond de la plaie » ; et ailleurs : « Le phagédénisme térébrant creuse de véritables cavernes dans le triangle de Scarpa qui dénude les muscles, dissèque les nerfs comme le ferait le scalpel d'un anatomiste. » Toutefois ces deux auteurs ne rapportent, à l'appui de cette assertion, aucune observation authentique de perforation ni même de dénudation de l'artère crurale.

La *pourriture d'hôpital* peut également produire le même résultat, quand elle se manifeste sous forme ulcéreuse. Delpech, Hennen, citent un certain nombre d'exemples de rupture de gros troncs artériels qui a entraîné la mort à la suite d'hémorrhagies répétées. Alquié (*Clinique chirurgicale de l'Hôtel-Dieu de Montpellier*, t. II, p. 509, 1858) dit avoir observé une plaie de l'aine, résultant d'un éclat de mitraille, qui offrit les caractères de la pourriture d'hôpital et au fond de laquelle *on voyait battre l'artère iliaque externe* que le doigt distinguait plus aisément encore : il n'y eut pas d'hémorrhagie produite par la perforation et la guérison s'effectua à la suite de la cautérisation actuelle (Quinemant, *Considérations sur la pourriture d'hôpital*, th. Montpellier, n° 84, 1855, p. 18).

Deuxième groupe. *Traumatismes*. Ils déterminent la dénudation de la fémorale soit *immédiatement*, soit *d'une façon consécutive*.

1° *Dénudation immédiate ou primitive*. Cet accident est, ou bien le résultat d'une opération pratiquée *par la main du chirurgien*, ou bien le fait de *blessures accidentelles*.

a. Nous connaissons diverses observations relatives à la dénudation ou à la lésion de la crurale, *pendant le cours d'opérations* (principalement d'ablation de tumeurs). L'une des principales est celle que Delbarre place en tête de sa thèse et qui certainement lui a donné l'idée d'écrire sur ce sujet son travail inaugural.

Cette observation, due à Verneuil, a été communiquée à la Société de chirurgie (séance du 14 avril 1869) sous le titre de : *Sarcome ganglionnaire du pli de l'aine avec adhérence à la gaîne des vaisseaux*. Son pédicule profond adhérait intimement à la gaîne des vaisseaux, enveloppait la veine et l'artère et envoyait même entre elles un prolongement épais d'un travers de doigt : Verneuil put, en procédant avec lenteur et précaution, isoler l'artère dans l'étendue de 5 centimètres et ménager sa tunique externe : mais il n'en fut pas de même de la veine dont les parois étaient absolument confondues avec le tissu morbide : il fallait donc se résoudre à en sacrifier un segment sous peine de laisser dans la plaie un partie du tissu morbide. En conséquence, l'opérateur plaça sur la veine deux ligatures distantes de 5 centimètres environ et extirpa le reste du pédicule. La perte de sang avait été médiocre : à la place de la tumeur reste une large plaie infundibuliforme, au fond de laquelle *on voit battre l'artère crurale dénudée ;* on recouvre ce vaisseau avec un linge fin huilé et on termine en remplissant la plaie de charpie fine recouverte d'une vessie de glace : les jours suivants la plaie a bon aspect et se recouvre de bourgeons roses et de bonne nature, lorsque le septième jour de l'opération une hémorrhagie secondaire de 5 à 600 grammes de sang se déclare ; cependant *l'artère crurale n'a pas cédé :* le sang est arrêté par la compression et la ligature de trois petites artérioles émergeant du couturier. En prévision d'une nouvelle hémorrhagie, Verneuil cerne par deux ligatures modérément serrées la partie dénudée de la fémorale qui présente sur son trajet un point grisâtre faisant craindre que les tuniques ne soient sphacélées dans l'étendue de quelques millimètres ; le malade s'éteint pendant la nuit suivante. A l'*autopsie*, l'artère fémorale ne renfermait pas de caillots adhérents, sans doute à cause du peu de temps qui avait séparé la ligature de la mort. Le point grisâtre, sus-mentionné, était encore solidement adhérent aux parties ambiantes ; mais la tunique externe était sphacélée à ce niveau et probablement lors de l'élimination des portions dénudées des tuniques internes on aurait eu une hémorrhagie. Cette observation constitue un fait des plus intéressants au point de vue de l'envahissement secondaire de la gaîne des gros vaisseaux fémoraux, des difficultés opératoires en pareille circonstance, et de la dénudation chirurgicale étendue de l'artère crurale.

Dans le *Bulletin de la Société anatomique* de 1859, on trouve la relation d'un cas de tumeur volumineuse, de nature probablement maligne, située dans l'aine et qui fut opérée par Dolbeau : la masse englobait les vaisseaux fémoraux. Durant l'opération, l'artère fut ouverte accidentellement et dut être liée.

La gaîne des vaisseaux fut encore mise à nu dans le cours de l'ablation d'une tumeur de la cuisse droite pesant 7 kilogrammes et dont l'observation se trouve consignée dans la *Gazette des hôpitaux* du 14 septembre 1869.

Enfin, le chirurgien dénude volontairement l'artère fémorale, dans le dernier temps de la *ligature* de ce gros vaisseau, avant de passer au-dessous le fil constricteur destiné à l'étreindre. L'étendue de cette dénudation joue ici un rôle fort important. Béclard a parfaitement démontré que, quand cette artère est mise à nu avant qu'on la blesse, l'hémorrhagie est beaucoup plus abondante : il vit, en effet, sur la fémorale dénudée, toute division en travers même ne comprenant que le quart de la circonférence du vaisseau, occasionner une hémorrhagie mortelle ; il a également fait voir que cette artère coupée en travers se rétracte beaucoup plus, si elle a été préalablement dénudée, que si elle ne l'a pas été : la dénudation a donc une influence très-grande sur l'écartement des tuniques de l'artère sectionnée par le fil à ligature : c'est en effet ce que les expériences de Notta (*Mémoires de la Soc. de chirurgie*, 1857), après celles de Béclard, ont établi d'une façon péremptoire, à savoir que, lorsqu'une ligature simple est appliquée sur le trajet d'une artère, *plus cette artère aura été dénudée, plus ses deux extrémités se rétracteront lors de la section du fil.* Il a cherché à résoudre cette question à l'aide d'expériences faites sur la fémorale et la carotide, et voici ce que donne son tableau, en ce qui concerne le premier de ces vaisseaux :

	Date de l'opération.	Étendue de la dénudation au moment de la ligature.	Intervalle entre les deux bouts à l'autopsie.
Artère fémorale.	11 jours	2 millimètres.	4 millimètres.
	33 —	10 —	7 —
	122 —	10 —	15 —
	11 —	15 —	8 —
	14 —	15 —	8 —

Si on ajoute à cette rétraction, d'autant plus grande que la dénudation est plus étendue, le rôle que jouent les vasa-vasorum (Richet) et la suppuration en rapport également inévitable avec le degré de dilacération de la gaîne celluleuse, on arrive à cette conclusion que la condition essentielle pour assurer le succès de la ligature de la fémorale (comme celle de toutes les grosses artères) est de *dénuder ce vaisseau le moins possible.* Nous examinerons du reste cette question avec plus de détails dans le chapitre qui a trait à la LIGATURE DE LA CRURALE.

Une observation publiée par Machenaud (*Étude sur la ligature de la fémorale*, th. inaug., 1867) vient encore à l'appui de cette manière de voir, elle est intitulée : *Fracture de la jambe droite compliquée de plaie, inflammation phlegmoneuse, résection des fragments supérieurs du tibia et du péroné, drainages, hémorrhagies consécutives, ligature de la fémorale à l'anneau du troisième adducteur, suppuration de la plaie de la ligature, hémorrhagie foudroyante de la fémorale.* Delbarre, qui cite cette observation, la fait suivre de quelques considérations auxquelles nous nous associons entièrement : on voit, en effet, que dans cet exemple la ligature de la fémorale a présenté quelques difficultés dans son exécution et que la plaie était anfractueuse : quand on a procédé à cette opération au niveau de l'anneau du troisième adducteur, la plaie était tellement profonde qu'il est difficile de dire au juste quelle a été l'étendue de la dénudation ; mais il est très-permis de croire que l'artère crurale était vraisemblablement isolée dans une étendue considérable et que le fait de cette grande dénudation n'a pas été étranger à l'hémorrhagie foudroyante qui a fait succomber le malade en quelques minutes. Il est presque inutile d'ajouter que tout procédé de ligature qui dénude beaucoup ce vaisseau (ligature médiate, d'attente, par écrasement) doit être complétement rejeté.

Il en est de même de cette méthode que Crampton a désignée sous le nom de *compression immédiate sur l'artère fémorale dénudée* et qu'il a appliquée pour un cas d'anévrysme de la cuisse (Broca, *Traité des anévrysmes*, p. 498). Dans cette opération, que nous ne saurions recommander, ce chirurgien peu confiant, nous ne savons vraiment pourquoi, dans la compression médiate exercée à travers la peau, fit une incision sur le pubis, *mit l'artère à découvert dans une étendue d'un demi-pouce* et appliqua sur ce vaisseau une petite pelote mue par la vis d'un appareil construit dans ce but; le quinzième jour un anévrysme de l'aorte s'ouvrant dans la trachée détermina la mort subite; non-seulement, à ce qu'il paraît, il n'était survenu aucun accident du côté de la fémorale, mais à l'*autopsie* on constata que cette artère n'était même pas oblitérée au niveau du pubis.

b. *Blessures accidentelles mettant la crurale à nu d'une façon immédiate.*

Nous avons déjà cité, en parlant des *traumatismes de l'artère crurale*, plusieurs cas qui ont trait aux dénudations de ce vaisseau, entre autres l'exemple de Roux dans lequel cette artère fut mise à nu à sa partie supérieure, à la suite d'une blessure par arme à feu, ce qui en nécessita la ligature. Dans le *Rapport au Conseil de la Societé de secours aux blessés*, etc., de Chenu, et dans les tableaux de *Statistique de la guerre de sécession en Amérique*, on retrouve bien des faits de ce genre, dans lesquels les vaisseaux cruraux, soit au niveau de l'aine, soit près du canal Huntérien, ont été dénudés à la suite de la déchirure des parties molles antéro-internes de la cuisse par une balle ou d'arrachement de ces mêmes parties par un gros fragment d'obus : toutes ces observations se ressemblent, aussi croyons-nous inutile de les signaler plus longuement.

Dans le mémoire sur les *Divers traumatismes produits par la bouche du cheval*, présenté par nous à la Société de Chirurgie (1875), nous rapportons un fait qui nous avait été communiqué par A. Forget et dans lequel une bonne portion de la face antérieure de la cuisse (téguments et muscles) fut arrachée par la bouche de cet animal qui agit à la manière d'un étau : les vaisseaux cruraux furent dénudés, mais, malgré une suppuration de longue durée et quelques accidents de sphacèle, la guérison eut lieu.

D'autres fois, c'est dans un grand traumatisme (passage d'une roue de voiture pesamment chargée, ou roue de wagon, éboulement, etc.), s'accompagnant de déchirures et de délabrements considérables des parties molles de la cuisse, que l'artère fémorale se trouve dénudée et même arrachée: ainsi Delbarre (*loc. cit.*, p. 32) se rappelle avoir vu en novembre 1866, dans le service de Cusco, un employé de chemin de fer qui venait d'être renversé par un wagon en marche; la roue l'avait atteint à la partie supérieure de la cuisse droite, où il y avait une vaste plaie contuse, oblique de bas en haut et de dedans en dehors, qui mettait à nu toute la région inguinale. L'artère fémorale, complétement sectionnée et à découvert, formait un cylindre de 4 centimètres dans lequel on voyait parfaitement des battements à l'extrémité du bout supérieur de l'artère qui était soulevée à chaque contraction du cœur : il n'y avait pas d'hémorrhagie, l'artère ayant subi, par le fait même du traumatisme, le mécanisme que l'on rencontre ordinairemen dans les plaies par arrachement : par précaution on lia le bout qui battait dans la plaie, mais le malade mourut deux heures après.

Benosmont, cité par le même auteur, rapporte aussi dans les *Mémoires de l'Académie de chirurgie* le fait intéressant d'un enfant de dix ans qui eut la jambe arrachée, un bout de 5 ou 6 travers de doigt de long de l'artère crurale pendant à la jambe séparée; l'enfant guérit sans hémorrhagie aucune, quoiqu'on se soit abstenu de faire toute ligature; dans cet exemple, comme cela s'effectue presque toujours dans les traumatismes par arrachement des membres ou portions de membre, la rupture de l'artère fémorale ne s'était pas faite au niveau du point de séparation, mais plus haut, et une partie allongée du vaisseau pendait du côté de la partie arrachée.

2° *Dénudations secondaires de l'artère crurale.* Elles sont le résultat d'un mortification ou escharification d'une partie ou de la totalité des parties molles qui recouvrent le vaisseau et, comme les précédentes, elles peuvent ou bien être la conséquence de *traumatismes produits par la main du chirurgien* ou bien être *accidentelles.*

a. Cette dénudation, qui va parfois jusqu'à la destruction partielle ou complète de l'artère fémorale, a été déterminée par l'application de *caustiques de diverse nature* employés dans un but thérapeutique quelconque. C'est ainsi que Bérard, cité par Delbarre (*loc. cit.*, p. 56) a vu, à la suite d'une application de *potasse caustique dans le pli de l'aine,* l'eschare tellement agitée par les battements de l'artère fémorale qu'elle semblait comprendre les parois du vaisseau ; on pouvait craindre une hémorrhagie foudroyante, il n'en fut rien cependant.

Le même auteur rapporte qu'en 1866, à la suite de tumeur de l'aine opérée par Maisonneuve, à l'aide des flèches de chlorure de zinc, les parois de la fémorale furent comprises dans la cautérisation : il survint, dans ce cas, une hémorrhagie si considérable que le chirurgien dut pratiquer immédiatement la ligature de l'artère iliaque externe. Le malade succomba. Sédillot et Broca ont cité des faits analogues. On trouve encore dans les *Bulletins de la Société anatomique de* 1864, l'histoire d'un malade qui fut pris, le dixième jour après la cautérisation en flèches, d'une hémorrhagie abondante qui exigea, séance tenante, la ligature de la fémorale.

Dans tous ces cas, il y eut non-seulement dénudation, mais mortification partielle des parois de la crurale. Dans l'exemple suivant, que nous empruntons aux *Bulletins de la Société de chirurgie* de 1851 (t. I, p. 117. Séances du 18 et du 25 oct. 1848), le caustique (chlorure de zinc) détruisit le vaisseau, non-seulement dans sa paroi antérieure, mais dans toute sa circonférence : ce cas a trait à un cancer ulcéré des ganglions inguinaux, consécutif à l'ablation d'une tumeur du creux proplité deux ans auparavant. La maladie paraissait incurable, cependant Maisonneuve se décida à attaquer le mal par le caustique. Il employa le chlorure de zinc, qu'il *appliqua sur l'artère et la veine fémorales disséquées et mises à nu par le travail d'ulcération morbide.* Une hémorrhagie peu abondante survint à la chute de l'eschare ; néanmoins le chirurgien crut devoir pratiquer la ligature de l'artère iliaque externe. L'eschare continua à s'étendre et se détacha lentement. Ce chirurgien présenta à la Société les pièces anatomiques recueillies sur la malade morte à la suite de pourriture d'hôpital ; il avait cru voir, pendant la vie, une destruction incomplète et, par suite, une échancrure de l'artère fémorale, mais *ce vaisseau avait été détruit complétement par le caustique* dans une étendue de 4 centimètres. Ce que l'on apercevait, c'était l'artère fémorale profonde, oblitérée par un caillot au niveau de la plaie ; le tronc de la fémorale superficielle et celui de l'iliaque externe étaient également oblitérés par des caillots.

Tous ces faits nous montrent avec quelle prudence le chirurgien doit employer les cautérisations profondes dans les régions comme celle de l'aine, où il existe de gros troncs vasculaires assez facilement accessibles ; de plus, deux d'entre eux nous font voir combien est erronée l'opinion formulée par certains auteurs, à savoir : que l'usage des caustiques donne naissance à la formation d'un caillot, et, par conséquent, ne permet pas qu'une hémorrhagie ait lieu : tous ces exemples nous prouvent surabondamment le contraire, puisqu'il a fallu recourir à des ligatures pour se rendre maître de l'écoulement sanguin.

S'il en est ainsi, on comprend que les caustiques appliqués sur les artères, dans certaines régions de l'économie, pourraient devenir très-dangereux, surtout dans les cas où il ne serait pas possible de placer un fil au-dessus du point où l'hémorrhagie se produit.

Une *compression* trop énergique ou longtemps maintenue à l'aide du tourniquet ou d'un compresseur quelconque, sur le trajet de l'artère fémorale, peut être la cause d'eschare plus ou moins profonde qui, en se détachant, laisse tout au moins le vaisseau à nu, quand ce dernier n'a pas sa paroi comprise dans la partie mortifiée. Les exemples de cette nature sont heureusement assez rares : nous nous contenterons d'en relater plusieurs qui nous ont paru offrir, au point de vue clinique, un certain intérêt.

Le premier, que Broca a consigné dans son *Traité des anévrysmes*, p. 772, est un cas bien malheureux dû à Boyer, recueilli et publié par Roux en 1813 (*Nouveaux éléments de méd. opérat.* Paris, 1813, in-8°, t. I, 2e part., p. 717), et qui a trait à un homme entré en 1811, à la Charité, pour un anévrysme poplité. On appliqua un instrument à pelote au-dessous de la partie moyenne de la cuisse. La peau s'enflamma légèrement; on déplaça l'appareil pour le mettre un peu plus haut : même accident. Alors on appliqua la compression au sommet du triangle inguinal. Une *eschare se forma en ce point.* « Cette eschare comprenait, outre la peau et les parois immédiatement sous-jacentes, la *paroi antérieure* de l'artère crurale. Au moment où elle se détacha, une hémorrhagie, que nous avions prévue, eut lieu. Il fallut faire la ligature là où l'artère était ouverte. » La ligature fut assez difficile, à cause de l'état des parties. Une hémorrhagie consécutive se manifesta, et le malade mourut.

Un autre malade de King's-College, à Londres, serre son appareil au point de le casser, et provoque une *eschare*.— De même, chez un opéré de Liston, la *mortification* a lieu sous la pelote et sous la contre-pelote, mais le malade finit néanmoins par guérir sans opération. — Pour un anévrysme de la partie supérieure de la fémorale (Broca, *loc. cit.*, p. 778), on plaça au-dessus du pubis une pelote qui fut trop serrée et qui produisit une *eschare*. Il fallut lier l'iliaque externe ; l'anévrysme s'oblitéra, mais l'eschare, s'étant détachée quelques jours après, mit à nu la partie supérieure du sac qui s'enflamma et se rompit dans la plaie. Il n'y eut heureusement pas d'hémorrhagie; le malade en fut quitte pour une grave suppuration et finit par guérir.

Nous trouvons dans les *Bullet. de la Soc. de chirurg.* (séance du 21 octobre 1857) une observation, due à Michaux, de Louvain, d'anévrysme spontané au tiers supérieur de l'artère crurale gauche, pour lequel la compression indirecte partielle et intermittente ayant été employée, *la peau se gangréna* au point comprimé. La compression digitale fut alors substituée pendant quarante-huit heures, et la guérison fut obtenue. Dans ce cas, on avait établi la compression sur un seul point de l'artère, au niveau de l'éminence iléo-pectinée, à l'aide de l'appareil de Broca muni seulement de sa pelote supérieure. Malgré l'intermittence de la compression, qu'on levait toutes les quatre ou cinq heures pour laisser reposer le malade, on trouva le lendemain, au niveau du point comprimé, la peau d'un rouge violacé ; quelques frictions avec de l'eau-de-vie camphrée et un peu de repos suffirent pour la ramener à son état naturel. Le surlendemain il y avait, au même point, une phlyctène, enfin, le quatrième jour, une *eschare* ne permit plus de continuer la compression avec un appareil. On s'en tint à la compression digitale qui réussit complétement; l'eschare se détacha sans qu'il y eût d'accident. La plaie se cicatrisa et le malade put quitter l'hôpital au bout de deux mois, dans un état fort satisfaisant. Nous devons faire observer, et cela, je crois, avec juste raison, que chez le malade en question il existait des lésions profondes et étendues, non-seulement dans le cœur, mais encore dans tout le système artériel, lésions consistant, selon toute apparence, dans une *dégénérescence athéromateuse* ou *cartilagineuse* des tuniques interne et moyenne de ce système, et que ces lésions ont pu jouer un certain rôle relatif à la facilité avec laquelle une eschare s'est produite au niveau du point comprimé.

Les états diathésiques peuvent prédisposer à la survenance des eschares consécutives à la compression exercée sur la fémorale. Ainsi Verneuil a vu se produire *chez un diabétique une mortification* de tissu, à la suite de l'application de l'appareil de Broca pour un anévrysme et qui, dans ce cas, donna les plus grandes inquiétudes. L'observation publiée dans la *Gazette hebdomadaire* de 1869 étant fort intéressante et rentrant absolument dans notre sujet, nous en donnons ici un résumé succinct, que nous empruntons à la thèse de Delbarre : « L'appareil fut mis en place dans les premiers jours du mois d'octobre. Pendant les premières vingt-quatre heures, il fut assez bien toléré ; mais bientôt survinrent des douleurs violentes qui forcèrent à le supprimer. On tenta la compression digitale, qui fut très-difficile à cause de l'embonpoint du sujet. On replaça l'appareil et on se contenta de soutenir la pelote avec la main. La compression était efficace, mais la *peau au pli de l'aine était d'un rouge livide* et paraissait frappée de mort. Quand Verneuil vit le malade quelques jours après, il constata l'état suivant : les pelotes ont laissé des traces de leur application : au pli de l'aine, plaque cutanée livide, insensible à la piqûre, *évidemment mortifiée*, représentant une ellipse à grand diamètre transversal de 4 centimètres environ ; à l'anneau du troisième adducteur, une simple tache rouge, de même dimension, où le sphacèle était déjà virtuellement réalisé, car, les jours suivants, elle se couvrit de phlyctènes, puis devint grisâtre, et fut enfin remplacée par *une eschare intéressant le derme dans toute son épaisseur*. Bientôt le sillon d'élimination au niveau de l'aine se creusait et devait laisser une plaie de 6 centimètres, de profondeur inconnue. Quelque temps après, en plaçant la cuisse dans l'extension, on fut effrayé de la profondeur du sillon creusé entre le mort et le vif, et surtout de l'énergie avec laquelle *l'eschare était soulevée et ébranlée par les battements de l'artère sous-jacente ; très-probablement la mortification allait jusqu'au vaisseau*. La paroi artérielle était sans doute indemne, puisque le sang y circulait ; mais il ne parut pas prudent de distendre longitudinalement ou de comprimer fortement un vaisseau qui pouvait être dénudé, et dont les tuniques n'étaient peut-être pas exemptes de lésions interstitielles ou même d'éraillures légères. »

b. *Dénudations secondaires accidentelles de la crurale*. Elles sont le résultat de *contusion de l'artère* par un projectile d'armes à feu, soit à travers les parties molles respectées, soit directement sur le vaisseau, quand la balle ou l'éclat d'obus a produit une solution de continuité. Un choc produit par un instrument contondant quelconque détermine les mêmes lésions, qui peuvent aller jusqu'à la mortification complète de l'artère.

Les *brûlures* agissent aussi dans le même sens que les caustiques. Ce sont celles au cinquième degré qui, détruisant les parties molles, arrivent jusqu'aux vaisseaux cruraux et les mettent à nu lorsque l'eschare adjacente se détache :

des hémorrhagies graves mettent alors la vie des malades en grand danger. Dans ce genre de lésions, nous signalerons plus particulièrement les brûlures de l'aine produites par les *pétards*, que les enfants imprudents fourrent dans leurs poches, et qui prennent feu au moindre choc. En ce cas, les eschares, comme nous en avons vu un exemple, sont extrêmement profondes et peuvent aller jusqu'à dénuder et même comprendre les vaisseaux cruraux.

Symptômes et marche de la dénudation de la crurale. S'il existe une eschare primordiale, on voit cette dernière animée de pulsations plus ou moins énergiques; mais il est impossible d'affirmer quelle est au juste l'épaisseur de la partie mortifiée et si la paroi artérielle est comprise dans cette escharification. Lorsque l'eschare s'est détachée ou lorsqu'une plaie accidentelle ou chirurgicale a dénudé primitivement ce vaisseau, ou bien l'œil voit distinctement au fond de la solution de continuité des battements forts, énergiques, isochrones aux contractions du cœur, ou bien il faut introduire le doigt dans la profondeur de la plaie pour percevoir les pulsations artérielles et, dans ce cas, il est encore bien difficile de dire si le vaisseau est privé ou non de sa gaîne celluleuse; en un mot, si on a affaire à une plaie simplement contiguë à l'artère, à une dénudation ou une plaie incomplète du vaisseau.

S'il s'agit d'une plaie simple, nous devons établir, au point de vue de la marche, certaines différences, suivant que la gaîne reste intacte ou que la tunique externe est lésée seule ou conjointement avec les deux autres.

Dans le premier cas (*gaîne intacte*), nous dirons que, d'une façon générale et à moins de circonstances exceptionnelles tenant principalement à un état diathésique du malade, la présence des vaisseaux fémoraux, au fond d'une plaie, n'apporte aucun retard au travail de cicatrisation, ce qui se comprend du reste par la grande vascularisation de la tunique externe du vaisseau. Immédiatement après la dénudation, il ne se manifeste rien d'anormal; puis, au bout de quelques jours, des bourgeons charnus, rares d'abord, bientôt plus nombreux, recouvrent l'artère qui bat, mais déjà avec une énergie moindre. Peu à peu la fémorale, *qui en général ne cède pas*, ne se distingue plus que sous forme d'un cylindre bourgeonnant (animé de pulsations assez faibles, mais ne s'oblitérant pas). La tunique externe se convertit entièrement en bourgeons charnus, et le reste de la cicatrisation s'opère sans encombre et sans le moindre suintement de sang. Ainsi donc, le voisinage d'une plaie a fort peu de retentissement sur la crurale (quand sa gaîne est intacte) et notamment sur sa tunique interne, puisqu'il ne se forme pas à l'intérieur de caillots adhérents qui obstruent le calibre du vaisseau. Mais, pour qu'il n'y ait aucun accident, il faut prendre soin de panser à plat et de ne pas chercher à obtenir une réunion par première intention.

Si la gaîne de la fémorale est ouverte, il peut se produire dans certains cas des fusées purulentes dans cette gaîne, mais ce n'est pas l'ordinaire; en veillant à ce que la plaie reste libre, la formation des bourgeons charnus n'en a pas moins lieu, même si la tunique externe est en partie atteinte; néanmoins la rupture est à redouter; quand il y a lésion de la tunique moyenne, la gravité est beaucoup plus grande, car il y a à craindre une hémorrhagie foudroyante.

Toutefois, lors même que l'artère fémorale est simplement mise à nu, sans que sa gaîne celluleuse soit fortement compromise, on peut voir se former, comme dans l'observation de Verneuil, des *points grisâtres*, évidemment de mortification, qui inspirent un grand souci au chirurgien et lui font redouter la rupture ultérieure du vaisseau.

S'il s'agit de la contusion de l'artère, les choses ne se passent plus de la même manière, et c'est à la thèse de Delbarre, p. 33, que nous empruntons la marche des phénomènes auxquels donne lieu cette lésion traumatique grave. Dans les plaies précédentes, l'oblitération du vaisseau est l'exception; cette dernière est au contraire la règle, quand on a affaire à une contusion. Ce traumatisme est-il assez violent pour produire la section des tuniques internes et va-t-il jusqu'à produire la mortification de la partie touchée, l'artère peut être comprise dans l'eschare, et si, à la chute de cette dernière, le vaisseau n'est pas encore oblitéré, une hémorrhagie grave a lieu : ou bien, d'autre part, l'artère est complétement sectionnée, et alors pas d'hémorrhagie, ou bien elle présente une division incomplète et, en pareil cas, il y a hémorrhagie immédiate. Enfin, il peut arriver que les parois, fortement contusionnées, résistent pendant quelque temps; mais du dixième au vingtième jour il survient un écoulement de sang qui, se répétant à plusieurs jours d'intervalle, finit par enlever le malade, si on n'y porte pas remède.

Pronostic. La dénudation de la fémorale constitue toujours un accident sérieux, et cependant Delbarre porte à cet égard le pronostic le moins alarmant. L'artère, dit-il, étant plus ou moins comprise dans le cercle inflammatoire qui se développera pour opérer la cicatrisation, si cette inflammation est très-vive, les parois n'y participeront-elles pas et n'en résultera-t-il pas de graves inconvénients? Ne pourra-t-il pas y avoir une gangrène de la paroi? Le contact du pus ne déterminera-t-il pas des ulcérations; enfin, n'y aura-t-il pas dans certains cas oblitération du vaisseau? A toutes ces questions la *clinique répond toujours par la négative!* la guérison est la règle, l'accident l'*extrême exception.*

Tout au plus, à notre avis, doit-on accepter cette sécurité pour les cas de dénudation simple avec conservation intacte de la gaîne : or, il est bien souvent impossible d'établir d'emblée le diagnostic complet et de savoir si on a affaire à une dénudation pure et simple ou à une participation plus ou moins notable des parois du vaisseau au traumatisme extérieur : il faut donc, au point de vue du pronostic, faire de grandes réserves. Toutes choses égales d'ailleurs, la contusion de l'artère fémorale est plus grave qu'aucune autre variété de traumatisme de ce gros vaisseau : dans ce cas, il est impossible de se prononcer sur l'existence ou la non-existence d'une eschare de la paroi artérielle et le doute dans lequel se trouve le chirurgien influe singulièrement sur la conduite qu'il doit suivre en ce qui concerne la thérapeutique.

Traitement. L'*expectation* est la règle en général. Si on a affaire à une plaie simple au fond de laquelle on voit battre l'artère fémorale et que ce vaisseau *ne vous paraît pas* intéressé d'une façon inquiétante, on doit écarter toute idée de réunion par première intention, car, si on se laissait tenter à agir de la sorte, des fusées purulentes pourraient déterminer des accidents sérieux et menacer même les jours du malade. On devra panser à plat (acide phénique au 1/100 ou alcool à moitié) et laisser la porte librement ouverte à l'extérieur, car, s'il peut sembler que l'artère non protégée par les parties molles extérieures va se rompre, il n'en est rien cependant. La rupture en pareil cas est extrêmement rare : dans l'observation de Cusco ce ne fut que par simple précaution qu'on pratiqua la ligature du bout de l'artère qui battait dans la plaie, car il n'y avait pas d'hémorrhagie. Il en était de même dans l'un des faits que nous avons attribués à Maisonneuve.

Cependant il est des exemples où l'expectation serait dangereuse et dans lesquels le chirurgien doit intervenir de toute nécessité. Roux dut pratiquer immédiatement la ligature de la fémorale pour une blessure par arme à feu, et Verneuil, d'autre part, jugeant que les teintes grisâtres observées sur le vaisseau mis à nu pouvaient bien être des eschares dont la chute aurait amené une hémorrhagie foudroyante, cerna la partie dénudée par deux ligatures, l'une placée à la partie supérieure à un centimètre de l'arcade crurale, la seconde à 4 centimètres plus bas. Une précaution excellente qu'employa ce chirurgien, et à laquelle nous nous associons entièrement, fut de *serrer très-modérément les nœuds* de façon à mettre suffisamment en contact intime la paroi interne, mais sans couper brusquement les tuniques, ce qui aurait pu être la cause d'hémorrhagie immédiate.

Enfin, s'il existe une eschare comprenant tous les tissus recouvrant le vaisseau, doit-on se borner à faire de l'expectation ou bien faut-il pratiquer une ligature en prévision des hémorrhagies qui peuvent suivre immédiatement la chute de la portion mortifiée? Il nous est à cet égard bien difficile de nous prononcer d'une façon catégorique, d'autant plus que très-souvent il n'est pas aisé de préciser l'épaisseur de l'eschare et d'affirmer si la partie du vaisseau en fait oui ou non partie. On doit d'abord et avant tout interroger la circulation du membre : si elle a lieu librement, il y a grande chance pour que l'eschare ne soit pas pénétrante et que la paroi vasculaire soit indemne : il vaut mieux alors ne pas intervenir. Si la circulation est entravée, on doit supposer que l'artère est compromise ; mais reste à savoir si le caillot qui s'est formé au niveau du point mortifié sera suffisamment organisé pour empêcher l'écoulement sanguin de se produire au moment de l'ouverture du vaisseau. Or ce diagnostic ne me paraît guère possible : il faut donc prendre ses précautions pour parer à des accidents capables d'entraîner la mort en quelques minutes. Je conseillerais d'établir en permanence au-dessus de la mortification et sur le trajet du gros vaisseau un tourniquet lâche, qui serait vigoureusement serré par le malade lui-même, si l'hémorrhagie venait à se déclarer.

Enfin si, au moment où on surveille attentivement le commencement de l'élimination de l'eschare, on voit se produire de petits écoulements prémonitoires répétés, qui ne peuvent être entravés par la compression, placée comme nous venons de l'indiquer, on ne doit pas hésiter, en raison de ce fait incontestable que l'hémorrhagie due à un aussi gros vaisseau que la fémorale peut faire succomber rapidement le malade avant l'arrivée du chirurgien, on ne doit pas hésiter, dis-je, à pratiquer la ligature préventive de ce vaisseau et même à remonter plus haut et à lier l'artère iliaque externe, bien que cette dernière, il faut bien en convenir, ne nous semble pas devoir donner, en pareil cas, de merveilleux résultats.

GILLETTE.

BIBLIOGRAPHIE. — BOYER et ROUX. *Eschare produite par la compression de la fémorale (anévrysme poplité). Hémorrhagie, ligature dans la plaie, mort.* In *Nouveaux éléments de médecine opér. de Roux*, t. I, 2e partie, p. 717, in-8°. Paris, 1813. — BÉCLARD. *Recherches et expériences sur les blessures des artères.* In *Mém. de la Société d'émulation*. Paris, 1817. — BOYER. *Ostéosarcome du tibia. Amputation. Récidive dans les ganglions inguinaux, dénudation et ulcération de la fémorale, hémorrhagie mortelle.* In *Maladies chirurgic.* Edition en 10 vol., t. VII, p. 229, 1825. — NÉLATON. *Tumeur cancéreuse secondaire ulcérée de l'aine, corrosion de l'artère fémorale. Rupture. Hémorrhagie mortelle.* In *Patholog.-chirurg.*, t. I, p. 565, 1844. — MAISONNEUVE. *Cancer secondaire ulcéré des ganglions inguinaux, emploi de flèches de chlorure de zinc, destruction d'une portion de la crurale, ligature de l'iliaque externe, mort.* In *Bull. de la Société de chirurgie*, t. I, p. 117. Séances du 18 et du 25 octobre 1848. — Courtin. *De la ligature des artères dans les hémorrhagies consécutives.* Th. inaug. Paris, 1848. — Broca. *Eschare déterminée par une pelote trop serrée appliquée pour anévrysme, ligat. de l'iliaque externe.* In *Traité des anévrysmes*, p. 778, 1856. — Michaux (de Louvain). *Compression indirecte et partielle de la crurale pour anévrysme, gangrène de la peau au niveau du point comprimé, compression digitale, guérison.* In *Bull. de la Soc. de chir.* Séance du 21 octobre 1857. — Notta. *Effets funestes de la dénudation excessive des artères au moment de leur ligature.* In *Mém. de la Société de chirurgie.* Paris, 1857. — Alquié. *Pourriture d'hôpital ayant déterminé la dénudation de l'artère iliaque externe.* In *Clinique chirurg. de l'Hôtel-Dieu de Montpellier*, t. II, p. 509, 1858. — Machenaud. *Etude sur la ligature de la fémorale.* Cite entre autres faits celui d'*une dénudation de la crurale par ligature ayant donné lieu à une hémorrhagie foudroyante.* In *Thèse inaug.* Paris, 1867. — Verneuil. *Sarcome ganglionnaire du pli de l'aine avec adhérence à la gaîne des vaisseaux.* In *Soc. de chirurgie.* Séance du 14 avril 1860. — Du même. *Eschare produite chez un diabétique par la compression exercée à l'aide de l'appareil de Broca sur l'artère fémorale (anévrysme).* In *Gazette hebdomadaire*, 1869. — Delbarre. *De la dénudation des artères.* Thèse inaug. Paris, 1870. — Verneuil. *Des dénudations artérielles. Leçon clinique.* In *Gaz. des hôpitaux*, 14 nov. 1878. G.

C. **Anévrysmes de l'artère crurale.** Nous les diviserons en Anévrysmes spontanés et Anévrysmes traumatiques que nous allons étudier successivement.

1° Anévrysmes spontanés de la fémorale. Étiologie, fréquence, age, nombre, siége. Après ceux de l'aorte thoracique et de l'artère poplitée les anévrysmes fémoraux sont de beaucoup les plus fréquents. Dans le tableau d'Hodgson, relatif à 63 cas d'anévrysmes, 27 appartiennent aux artères inguinale, fémorale et poplitée. Un autre tableau, reposant sur un plus grand nombre d'observations et présenté dans la thèse de concours de Lisfranc, donne un chiffre de 44 pour l'anévrysme crural, tant au pli de l'aine qu'aux diverses hauteurs, sur un relevé de 179 cas. Sur un total de 300 anévrysmes, cette artère en compte à elle seule plus de 40 (Velpeau). Mais toutes ces statistiques nous paraissent de médiocre importance : une autre plus récente et reposant sur un nombre de faits beaucoup plus considérable doit être prise en considération, c'est celle de Crisp (*On Structure, Diseases and Injuries of the Blood-Vessels.* London, 1847, in-8°, p. 115 et 235-269). Bien que L. Le Fort prétende dédaigneusement qu'elle ne prouve absolument rien et ne mérite pas le nom de statistique, mais qu'elle est simplement un relevé des cas publiés, rien de plus, nous lui emprunterons cependant les chiffres qui sont donnés pour la fémorale, car le tableau fourni par cet auteur est de beaucoup le plus complet de tous ceux qui ont été publiés sur ce sujet; sur un relevé de 551 cas d'anévrysmes spontanés internes et externes recueillis et publiés en Angleterre depuis 1785 jusqu'en 1847, l'artère fémorale donne à elle seule 66 cas, et, si avec Broca nous réduisons en centièmes, nous trouvons que les anévrysmes de l'aorte forment plus de 42 pour 100 du chiffre total des anévrysmes; les anévrysmes poplités près de 25 pour 100; enfin les *anévrysmes fémoraux près de 11 pour* 100.

Les anévrysmes sont, d'une façon générale, très-rares chez les enfants jusqu'à l'âge de quinze ou dix-huit ans, puisque Smith, sur un chiffre de 1200 sujets reçus à l'hôpital des enfants malades à Londres depuis quatorze ans, n'en relève que 4; sur un total de 120 cas, cependant, Lisfranc en cite 4 chez des enfants de 13 à 15 ans et 20 ans. Smith, en 1865 (*British Medic. Journ.*, mai), relate l'exemple d'un anévrysme de la fémorale observé à l'hôpital Saint-Barthélemy de Londres sur un garçon de 12 ans et guéri par la ligature de l'iliaque externe.

Broca, d'après le tableau de Crisp, en a formé un autre avec les 505 malades dont l'âge est indiqué et d'où il ressortirait que les anévrysmes de la fémorale et de la poplitée se développeraient surtout entre vingt-cinq et trente ans.

Nombre total des anévrysmes aux divers âges.	Anévrysmes de la fémorale ou de la poplitée.
Au-dessous de 30 ans, 77 cas dont. . .	39 cas ou 50 pour 100.
De 30 à 39 ans, 198 cas dont	84 cas ou 42 —
De 40 à 49 ans, 129 cas dont	40 cas ou 31 —
De 50 à 59 ans, 65 cas dont	17 cas ou 26 —
60 ans et au delà, 36 cas dont	6 cas ou 16 —

Les femmes y sont moins prédisposées que les hommes, et il est incontestable qu'ils sont plus fréquents dans la Grande-Bretagne et en Amérique qu'en France et en Allemagne : les feuilles périodiques anglaises en publient annuellement un très-grand nombre, tandis que les cas sont bien plus rares dans les deux autres pays.

Prétendue diathèse anévrysmale. Tantôt l'anévrysme fémoral est *unique*, *isolé*, tantôt on rencontre *plusieurs poches* de cette nature, sur divers points du segment artériel du membre abdominal ou ailleurs et dont on a voulu à tort rattacher la présence à une prétendue diathèse anévrysmale. Chez un malade que nous avons observé dans le service de Cusco à l'Hôtel-Dieu (*Clinique chirurg. des hôpit. de Paris*, par Gillette, p. 32, 1877) il existait simultanément deux anévrysmes, l'un poplité qui fut traité avec succès par la compression à l'aide de l'appareil de Broca, l'autre fémoral fusiforme pour lequel Cusco, six ans après la guérison du premier, pratiqua avec succès la ligature de l'artère fémorale.

Dans la *Gazette hebdomadaire de* 1862 on trouve une observation empruntée à *Medical Times and Gaz.*, p. 383, 1862, due à Georges Lowe, et dans laquelle un homme de vingt-sept ans portait *quatre anévrysmes*, un inguino-fémoral, un fémoral et un poplité du côté gauche, plus un poplité du côté droit : le premier, gros comme une noisette, le second, comme un œuf de dinde, le troisième, comme un œuf de poule, le quatrième, comme une noix. L'anévrysme fémoral se rompit spontanément et l'on fit l'amputation de la cuisse le 30 avril 1862, laissant dans le moignon l'anévrysme inguinal. Après la guérison du membre amputé, on tenta d'oblitérer l'anévrysme poplité droit, en comprimant la fémorale au moyen d'un tourniquet, pendant vingt-quatre heures. Quatre jours après, la tumeur était solide et sans pulsations. On essaya ensuite la compression sur l'iliaque externe et l'on obtint ainsi la guérison de l'anévrysme inguinal.

Manec compta une trentaine d'anévrysmes sur le cadavre d'un vieillard. Pelletan trouva sur un malade 63 *anévrysmes* vérifiés à l'amphithéâtre. A. Cooper perdit de la rupture d'un de ses anévrysmes un malade qui en portait 6 *autres*. Tyrell perdit également, après la ligature de la fémorale, un malade portant 7 *anévrysmes*. On en rencontre un grand nombre d'autres exemples dans la science : Sidey, par exemple, a encore observé des poches simultanées existant sur l'artère fémorale et la tibiale postérieure dans lesquelles il y eut guérison spontanée par application de glace, d'hydrochlorate d'ammoniaque et d'une solution d'acétate de plomb et d'opium ; il s'agissait dans ce cas d'un homme de soixante-douze ans.

Donald Munro, cité par Le Fort dans son article ANÉVRYSME, a montré 4 *ané-*

vrysmes fusiformes disposés en chapelet, l'un sur la terminaison de l'iliaque externe, les deux autres sur l'artère fémorale, le quatrième sur l'artère poplitée : le dessin en est représenté à la page 556 de cet article.

Le même auteur (Munro, *Essays Phys. and Literary*, 1771, t. III, p. 184) publie l'observation d'un malade qui portait 2 *anévrysmes*, l'un inguinal, l'autre poplité. Ce dernier s'étant rompu, il appliqua un tourniquet à la partie moyenne de la cuisse ; l'hémorrhagie fut arrêtée, mais il s'aperçut que l'anévrysme inguinal augmentait rapidement par le fait de ce moyen (compression au-dessous du sac), qui devait être érigé en méthode beaucoup plus tard; la compression fut enlevée, mais l'hémorrhagie reparut et amena la mort du malade.

Scarpa, d'après Jean Parker, rapporte encore l'exemple d'un homme de quarante-huit ans qui portait à la fois un anévrysme de la poplitée gauche, à la rupture duquel il succomba, et 3 *autres anévrysmes de la fémorale droite*, dont l'un siégeait à l'aine et les deux autres au-dessous de la fémorale profonde jusqu'à l'anneau du grand adducteur.

L'anévrysme fémoral peut coïncider avec d'autres tumeurs de même nature, siégeant sur des segments variés du système circulatoire : c'est ainsi qu'à la Société pathologique de Londres (*the British Med. Journ.*, 2 janvier 1875), Hulke montra une pièce d'anévrysme du membre inférieur de la grosseur d'une orange dont il avait obtenu, chez un homme de quarante-quatre ans, la solidification en 15 jours, en comprimant à l'aide de tourniquets au-dessus et au-dessous de la tumeur; on relâchait à certains intervalles; le quinzième jour la mort subite eut lieu par *rupture d'anévrysme aortique dans le péricarde.*

D'autre part, O'Bryen Bellingham (*Sur l'emploi de la compression pour guérir les anévrysmes*, trad. de l'anglais par Ellis, *Abeille médic.*, 1848, p. 104) rapporte qu'un homme admis à l'hôpital en mars 1843 était affecté d'un anévrysme poplité du côté droit : la compression le guérit et il quitta l'hôpital trois mois après. Il se présenta de nouveau en juin 1844, affecté d'un anévrysme de l'artère fémorale gauche : la compression fut encore employée avec succès et il sortit guéri en septembre. Pour la troisième fois, il entra à l'hôpital en septembre 1845, il avait un anévrysme de l'aorte et succomba vers la fin du mois, deux ans après la cure de l'anévrysme poplité et seize mois après celle de l'anévrysme fémoral. L'*autopsie* fut faite : l'aorte abdominale fut injectée : du côté droit, l'injection arriva vers l'espace poplité; du côté gauche, elle s'arrêta près de l'ouverture tendineuse du troisième adducteur. Au niveau de chaque sac anévrysmal, l'artère était convertie en une bande solide, épaisse, aplatie et oblitérée. La veine était si adhérente qu'on ne pouvait la séparer de l'artère. Aucun vestige de sac anévrysmal ne se rencontrait et la fibrine qui l'avait rempli avait été complétement absorbée. Les artères fémorales tout le long de la cuisse étaient parfaitement saines et il n'y avait aucune altération qui pût indiquer l'endroit où la compression avait été faite. Les artères perforantes et circonflexes étaient plus développées qu'à l'état normal, au-dessous des anciens sacs, les artères avaient un calibre plus petit et les branches qui en formaient la continuation avaient aussi diminué de volume.

Siége. L'anévrysme peut occuper un point quelconque du trajet de l'artère, mais il est plus ordinaire de le rencontrer au-dessus du muscle couturier qu'au-dessous. Quand il siège tout à fait au niveau de la partie supérieure du vaisseau, se trouvant par conséquent très-rapproché du ligament de Fallope et passant même en partie au-dessous du ligament, on a affaire à l'*anévrysme inguinal* ou *anévrysme fémoro-iliaque*. Scarpa ne décrit sous ce nom que celui qui a lieu au-dessus du ligament de Fallope, à *huit travers de doigt* de cette arcade. Si, au contraire, la tumeur est placée à la partie inférieure, dans le canal de Hunter, débordant même ce canal vers sa région déclive, on a l'*anévrysme fémoro-poplité;* c'est sur tout le segment intermédiaire à ces deux extrêmes que nous pouvons observer l'*anévrysme fémoral proprement dit.*

Malgaigne classe les anévrysmes de la partie supérieure de la cuisse en trois groupes : *les anévrysmes du pli de l'aine*, les plus fréquents, appartenant en propre à l'artère fémorale; *les anévrysmes ilio-cruraux* qui, débordant en haut et en bas l'arcade crurale, empiètent à la fois sur l'abdomen et la cuisse et par là même sont bilobés; enfin *les anévrysmes de la fosse iliaque* qui ne concernent que l'artère iliaque externe.

Les *causes prédisposantes* de l'anévrysme fémoral sont bien difficiles à établir; un fait d'observation véritable, comme nous l'avons déjà dit, c'est que ce genre d'affection est certainement plus fréquent chez nos voisins d'outre-Manche qu'en tout autre pays : doit-on en attribuer la cause à l'excès de boissons alcooliques, à la syphilis ou à l'abus du traitement mercuriel, comme le pensent certains auteurs? Nous ne saurions nous prononcer, car il nous est impossible de fournir à l'appui de cette opinion aucune preuve convaincante.

Il en est de même de la goutte et du rhumatisme, cependant les diverses altérations (athéromateuses, stéatomateuses, fongueuses) propres au système artériel peuvent jouer un rôle important relatif au développement de l'anévrysme fémoral, car elles ont une grande influence sur la résistance des parois du vaisseau (*voy.* Anévrysme). Dans la seconde observation de Michaux (de Louvain) d'*Anéurysme spontané au tiers supérieur de la crurale gauche*, lue par Marjolin à la Société de chirurgie (séance du 21 oct. 1857) et qui se termina par la guérison (compression digitale) après échec de la compression indirecte avec gangrène de la peau, *l'appareil circulatoire offrait de nombreux phénomènes morbides :* ainsi, la région péricardiale présentait une légère exagération de la voussure normale, les battements du cœur étaient forts et s'entendaient plus bas qu'à l'état normal; la percussion dénotait de la matité depuis la quatrième côte jusqu'à la septième; à l'auscultation, on percevait un bruit de souffle à chaque temps et au niveau de la crosse aortique, il existait un bruit de râpe très-intense ayant son maximum d'intensité au niveau de l'articulation sterno-claviculaire : des deux côtés, ce bruit se prolongeait jusque dans l'artère carotide droite et les artères axillaires; l'artère carotide primitive droite présentait des battements très-sensibles à la vue, elle était comme anévrysmatique dans toute son étendue, et au niveau de la division en carotide interne et en carotide externe, les doigts rencontraient une tumeur à battements expansifs et du volume d'une petite noix : un bruit de souffle assez rude régnait sur toute la longueur de l'aorte descendante, dans les artères iliaques primitives et externes et jusque dans les artères crurales; l'aorte abdominale était également le siége de pulsations énergiques, il existait donc, en pareil cas, des *lésions profondes et étendues non-seulement dans le cœur, mais dans tout le système artériel*, lésions consistant, selon toute apparence, dans une dégénérescence athéromateuse ou cartilagineuse des tuniques interne et moyenne de ce système.

L'altération de structure préalable de la crurale met incontestablement ce dernier vaisseau dans des conditions favorables au développement de l'anévrysme (P. Bérard, Marjolin, etc.) : ce qui paraît donner du poids à cette opinion (Velpeau), c'est que sur les animaux il est à peu près impossible de produire artificiellement des anévrysmes, soit en contusionnant, tiraillant ou froissant les parois artérielles; dans ce cas, si l'altération des tuniques a été portée un peu loin, ce n'est pas un anévrysme, c'est une oblitération du vaisseau qu'on obtient. Quoi qu'il en soit, il est très-fréquent de trouver mentionnés, dans les nombreuses observations d'anévrysmes spontanés de la fémorale, comme *cause occasionnelle et efficiente* du développement de la tumeur, *divers traumatismes plus ou moins accentués*, inhérents ou indépendants de l'individu lui-même et auxquels on doit attacher une certaine importance; par exemple, les efforts, les sauts d'un lieu élevé, les mouvements brusques et violents à la suite desquels on a ressenti un craquement dans l'aine ou sur un autre point du trajet de l'artère, en un mot, toutes les positions dans lesquelles l'artère a subi un changement de direction ou a été soumise à des tiraillements plus ou moins marqués.

Cette étiologie, on le sait, a surtout été invoquée pour la poplitée, mais nous pouvons l'étendre également à la fémorale, tout au moins en ce qui concerne le segment inférieur : Richerand dit s'être assuré qu'une extension forcée de la jambe sur la cuisse, opérée sur le cadavre, pouvait endommager l'artère poplitée; mais, suivant Hodgson qui a répété l'expérience, elle ne réussit qu'autant qu'on porte l'extension au delà de ses limites naturelles en violentant les ligaments. Pelletan, qui admet également l'nfluence d'une extension brusque, dit aussi que le vaisseau accommodé, pour sa longueur, à l'état de flexion habituelle de la jambe, peut souffrir d'un redressement brusque du membre.

Velpeau a repris ces expériences et a vu que dans une extension forcée de la cuisse « l'artère fémorale, moins bien soutenue en haut et en bas, se trouve manifestement aplatie vers le milieu, de même que sur l'articulation coxo-fémorale et dans la gaine des adducteurs. » Ce professeur se demande jusqu'à quel point cette disposition influe sur la prédilection des anévrysmes pour telle ou telle partie du vaisseau, et L. Le Fort avoue, d'autre part, que « la fréquence si grande des anévrysmes de l'artère poplitée et de la fémorale, surtout à sa partie inférieure, *semble indiquer qu'il existe, pour cette partie de l'arbre artériel, une cause spéciale d'anévrysme* ».

Dans une observation de *guérison d'un anévrysme de l'artère fémorale par la ligature de l'iliaque externe*, publiée in *the Lancet*, 12 oct. 1872, le malade attribuait le développement de sa tumeur inguinale à ce que, en *battant le fer* (il était maréchal), le manche du marteau qui pesait 12 livres venait frapper sa cuisse en cet endroit.

Dans un autre cas fort intéressant contenu in *Saint-George's Hospital Reports* (edited by John W. Ogle M.D.F.R.C.P. and Timothy Holmes F.R.C.S. V. VI., 1871-1872, London, 1873) il est dit qu'un policeman dans l'exercice de ses fonctions (il conduisait un prisonnier à la maison d'arrêt) fut terrassé et tomba sur le genou gauche en se renversant violemment en arrière sur le corps de son prisonnier : une douleur vive accompagna et suivit la chute, il se développa un anévrysme considérable, puis une gangrène qui força à désarticuler le membre; l'*autopsie* fit voir la rupture des tuniques du vaisseau; la tumeur siégeait au point de réunion de la fémorale et des artères profondes. Le chirurgien Pick (T. P.), auteur de cette observation qu'il fait suivre de remarques fort judicieuses, rattache la cause de l'anévrysme à la rupture immédiate des deux tuniques internes, l'externe étant tout d'abord demeurée intacte ou tout au moins n'ayant que peu souffert du traumatisme initial : par suite de la pression constante du sang, cette dernière perdit son élasticité et se dilata de façon à laisser se former un anévrysme circonscrit, puis, s'amincissant de plus en plus, elle s'est également rompue et le sang s'est épanché alors dans les parties voisines. Il attribue ces accidents au *tiraillement violent* dont l'artère fémorale a été le siége au moment de la chute et du *renversement en arrière, le pied et le genou étant en quelque sorte fixés en avant*. Dans ce cas, il existait de l'*obésité*, circonstance qui a été notée aussi dans plusieurs observations comme cause prédisposante (?) de la formation de la tumeur anévrysmale.

VARIÉTÉS. *Anatomie et physiologie pathologiques*. Nous ne signalerons qu'en passant et pour mémoire l'*artériectasie fémorale* qui n'est point un anévrysme (bien qu'on lui ait donné le nom d'*anévrysme circoïde*), mais seulement une simple *varice artérielle*, comme l'a dit Dupuytren, avec hypertrophie plus ou moins considérable des parois du vaisseau. Elle s'observe ici bien moins souvent que sur d'autres artères des membres et, en particulier, celles du membre supérieur, spécialement de l'avant-bras; mais, quand elle existe, elle se présente avec les mêmes signes que ceux qu'elle offre dans les autres points de l'économie. Le volume, l'aspect serpentiforme et tortueux de l'artère, ses battements violents et anormaux, caractérisent suffisamment cette affection qui, comme ailleurs du reste, peut persister longtemps sans compromettre la vie des malades. Comme la dilatation se prolonge ordinairement très-haut et qu'il est fort difficile de savoir au juste à quel niveau elle finit exactement, il nous paraît tout à fait impossible de chercher à atteindre le vaisseau au-dessus du point où commence l'ectasie pour fermer la voie à la circulation sanguine : la chose a été cependant tentée, puisque Breschet (*Mém. de l'Acad.*, t. III, p. 149) cite le cas d'un homme adulte qui alla se faire opérer à l'Hôtel-Dieu où il succomba. Le chirurgien doit donc se contenter de chercher à pallier cette affection en conseillant au malade de porter, comme pour les veines variqueuses, un *cuissard* ou plutôt un *caleçon lacé*, car il est nécessaire qu'on applique la compression sur toute la longueur de l'artère principale du membre et il faut, par conséquent, que la jambe y soit également soumise.

Toutes les variétés d'anévrysmes spontanés (*voy.* ANÉVRYSME) ont été observées sur l'artère fémorale. L'anévrysme VRAI très-rare ici n'est qu'une dilatation artérielle des trois tuniques et ne doit pas être rangé au nombre des anévrysmes proprement dits, bien que A. Cooper (Hogdson, *Mal. des art. et des veines*) ait décrit sous cette dénomination une artère fémorale dont l'intérieur, tapissé de couches fibrineuses très-fermes, conservait dans son centre un canal cylindrique ayant les mêmes dimensions que le reste du vaisseau : cette disposition, dit Velpeau, paraît avoir été rencontrée par Guattani et sur l'artère iliaque par Roé (Guthrie).

C'est l'anévrysme CIRCONSCRIT qu'on rencontre le plus souvent sur la fémorale, et qui comprend l'ANÉVRYSME FAUX dans lequel *une membrane de formation nouvelle constitue le sac* soit *primitivement*, soit *consécutivement*. L'anévrysme faux donne également l'*anévrysme mixte externe* (forme fréquente) dans lequel le sac est constitué par la tunique celluleuse ou externe de l'artère, les deux tuniques internes s'étant rompues. Quant à l'*anévrysme mixte interne*, à peine mérite-t-il d'être mentionné, car les auteurs qui l'indiquent se fondent pour l'admettre sur des idées bien plus hypothétiques que réelles ; par conséquent, comme le dit L. Le Fort, l'anévrysme spontané ne se résume guère, au point de vue de ses variétés, qu'à une seule : la *variété circonscrite* dont les deux espèces principales sont *fusiforme* et *sacciforme*.

Pour l'étude du *sac anévrysmal* et de ses variétés, *de l'état du sang* qui s'y trouve renfermé (caillots actifs et passifs, Broca), des *modifications importantes qui surviennent dans les parties voisines* (circulation collatérale. *Voy.* plus loin, Ligature), de la *physiologie pathologique* de l'anévrysme, de son *mode de développement* et de ses *diverses terminaisons*, nous ne pouvons mieux faire que de renvoyer au traité de Broca et aux deux articles magistraux (Anévrysme *en général*) de L. Le Fort dans ce Dictionnaire et de Richet dans le *Nouveau Dict. de méd. et de chir. prat.* où toutes ces questions se trouvent traitées à fond et que nous ne pourrions retracer ici sans faire en quelque sorte double emploi et nous exposer à des répétitions incessantes. Nous rappellerons néanmoins quelques points qui ont trait particulièrement à l'anévrysme fémoral spontané proprement dit, et certains détails relatifs à plusieurs *variétés insolites de branches collatérales* de ce gros vaisseau.

Le plus souvent, l'orifice de communication de l'artère crurale avec la poche anévrysmale ne correspond pas directement au centre de cette dernière, principalement au début de l'affection, époque à laquelle il est assez petit et irrégulier, car plus tard il s'agrandit et devient extrêmement large (an. cratériforme). Cette ouverture se trouve, *pour la variété inguinale*, située sensiblement au-dessous et placée au-dessus pour les variétés *fémorale proprement dite* et surtout *fémoro-poplitée*. Cette disposition doit être attribuée à ce que le sac se développe en refoulant les parties molles qui lui présentent le moins de résistance : ainsi, la tumeur prend-elle naissance un peu au-dessus de la région moyenne de la cuisse et même au milieu, elle proéminera directement d'arrière en avant et de dehors en dedans ; si son développement a lieu tout à fait à la partie supérieure et près du canal crural, l'extension se fera par en haut, par suite de la gêne apportée par le plan aponévrotique à l'expansion de la masse dans d'autres sens ; de telle sorte qu'un anévrysme appartenant réellement à la fémorale peut en se prolongeant notablement vers la zone supérieure devenir inguino-iliaque et en imposer pour une origine différente de celle qu'il a en réalité. Si la tumeur naît au contraire en bas et surtout dans le canal de Hunter, son extension se fera du côté de l'espace poplité, de sorte qu'un anévrysme fémoral peut paraître fémoro-poplité.

Le sac est le plus souvent latéral (an. sacciforme) soit en dedans, soit en dehors, mais une autre particularité, assez rare, il est vrai, doit être mentionnée ici (Velpeau) : lorsque le point de départ de la tumeur anévrysmale a lieu aux dépens de la paroi postérieure et externe du vaisseau, son développement peut s'effectuer du côté du fémur en refoulant le tronc de l'artère vers les téguments, comme on le voit dans un exemple tiré de la pratique de Delpech (*Causes de l'anévrysme spontané*, etc. Casamayor, th., p. 135) ; tous ces faits nous montrent l'embarras dans lequel le chirurgien peut se trouver, après l'ouverture de la poche, pour reconnaître l'orifice de communication.

Composition des parois du sac. Elle diffère suivant le siége que ce dernier occupe : à la partie moyenne de la cuisse cette poche est constituée par les téguments, les couches cellulo-adipeuses, l'aponévrose, le muscle couturier aminci et étalé à la surface de la tumeur, le feuillet fibreux servant de gaîne à l'artère, enfin la tunique externe du vaisseau : dans la région inguinale, il n'existe plus de couche musculaire représentée par le couturier et, en raison de la minceur de la gaîne artérielle et de la disposition cribriforme de l'aponévrose, il n'y a pas non plus de couche fibreuse périphérique très-accentuée ; parfois elle fait même entièrement défaut. On peut expliquer ainsi la *disposition aplatie* des anévrysmes de la fémorale à la partie inférieure et la *disposition plus ou moins globuleuse* des tumeurs inguinales de même espèce; quelquefois (Velpeau) elles vont jusqu'à se rapprocher des tumeurs pédiculées.

Dans l'intérieur du sac on trouve soit des caillots mous (passifs B.), soit des caillots durs fibrineux principalement, à la périphérie (caillots actifs B.). Broca, dit que ces derniers se développent d'emblée; Richet au contraire en fait une transformation des caillots mous. Després, à propos d'une observation d'anévrysme double de la fémorale (l'un diffus, l'autre faux consécutif), avec *autopsie*, publiée en 1863 dans les *Bulletins de la Société anatomique*, a cherché à renouveler, au point de vue de la physiologie pathologiqne des caillots fibrineux, l'ancienne théorie de Wardrop (*Du mode de formation des caillots fibrineux stratifiés dans les anévrysmes.* In *Archives gén. de méd.*, décembre 1864). Cet auteur considère ces concrétions fibrineuses feuilletées comme un *exsudat du sac*, ou, pour mieux préciser, comme une exsudation de la face externe de la tunique celluleuse dénudée et distendue; toutefois, là où Wardrop voyait un phénomène pathologique, Després ne voit qu'un simple acte physiologique, une sorte de tendance à la cicatrisation dérangée, et comme un phénomène analogue à la réparation des os par le périoste, à la formation du cal, à la cicatrisation des bouts des artères divisées. Voici comment ce chirurgien explique le mode de formation et de développement successif des couches fibrineuses qui, pour lui, ne se forment pas du tout, comme les auteurs l'admettent trop facilement, aux dépens du sang : « Une couche de lymphe plastique, dit-il (*loc. cit.*), se dépose sur la face interne de la tunique celluleuse dénudée ; c'est un blastème fourni pour la réparation des tuniques moyenne et interne manquant, blastème analogue à celui qui apparaît sur la tunique celluleuse des artères divisées des plaies artérielles. Mais, quand la diastole anévrysmale a lieu, la tunique celluleuse se distend et l'exsudat se décolle en partie ; il se décolle plus complétement à chaque diastole successive parce qu'il n'est point extensible comme la tunique celluleuse. En même temps que l'exsudat se décolle, de nouvelles couches d'exsudat se déposent soit dans les intervalles de la première couche éraillée, soit entre celle-ci et le sac, le contact des exsudats avec le sang leur donne cette coloration particulière qui est rouge jaunâtre et est due à l'imbibition et peut-être à la fixation de quelques éléments du sang. »

Variétés insolites d'anévrysmes propres à certaines branches collatérales de la crurale. Elles en ont imposé la plupart du temps pour des tumeurs appartenant à la fémorale, et ce n'est que par l'examen nécroscopique, ou dans le cours d'une opération, qu'on a pu s'en rendre un compte exact et remonter à l'origine réelle de l'affection. Ainsi, dans *the Lancet* et *Union méd.*, 1848, E. Canton, professeur d'anatomie à l'École de médecine de Charing-Cross, publie *l'observation d'une espèce rare d'anévrysme d'une branche de l'artère fémorale, suivie de quelques remarques sur ce diagnostic :* il s'agissait d'un homme de cinquante-six ans qui, à la suite d'un choc contre l'angle d'un bureau, vit se développer, à la partie supérieure de la cuisse gauche, une tumeur du volume d'une grosse noix, dure, mobile, circonscrite, solide, indolente, non pulsatile. Le chirurgien mit la tumeur à découvert et put se convaincre qu'elle adhérait à l'artère fémorale par un court pédicule. Pour l'isoler entièrement il fallut couper le muscle couturier, et l'on put s'assurer que c'était la *branche musculaire fournie à ce muscle par l'artère fémorale qui était le siége de l'anévrysme*. Une ligature fut appliquée au niveau du point de jonction du pédicule avec l'artère fémorale, et la tumeur, enlevée par un coup de ciseau, fut trouvée composée de lamelles fibrineuses, concentriques, arrangées de telle sorte que l'orifice de communication avec l'artère fémorale était complétement fermé. C'est là ce qui expliquait comment il n'y avait ni battements ni bruits anormaux dans la tumeur.

Quoi qu'il en soit, je ne m'explique pas très-bien pourquoi ce chirurgien anglais a pratiqué ici une opération, puisqu'elle n'était nullement indiquée, la tumeur dure et pulsatile étant, sinon complétement guérie, du moins en très-bonne voie de guérison, puisqu'elle était remplie de caillots fibrineux ; il n'y avait pas, je le répète, matière à intervention urgente et, en pareil cas, il fallait s'abstenir.

Dans la séance du 13 septembre 1854, Chassaignac a fait part à la Société de chirurgie d'un cas *d'anévrysme spontané de la grande musculaire de la cuisse*, qu'il a observé avec Letenneur (de Nantes) et qui se développa, sans cause connue, sur un jeune homme de vingt-huit ans, sous forme de tumeur pulsatile, mobile, pouvant se déplacer avec facilité. Letenneur pratiqua, au-dessus de la poche, la ligature de l'artère dilatée. Pendant un mois, le malade parut guéri, mais au bout de ce temps il se manifesta de nouveau quelques battements dans la tumeur. On pouvait suivre un cordon artériel pulsatile qui s'étendait de l'artère fémorale jusqu'à cet anévrysme, et celui-ci était le siége d'un léger bruit de râpe.

Nous trouvons une observation plus récente, communiquée par Fleury (de Clermont), *d'anévrysme faux consécutif de l'une des collatérales* de l'artère fémorale qui semblait être, comme dans l'exemple de Canton, précédemment mentionné, *la collatérale innominée qui porte le sang au couturier* (*Bull. de la Soc. de chir.*, séance du 26 avril 1876). Dans cet exemple, dont plusieurs points sont bien obscurs et qui a pour titre : *Tumeur à la cuisse gauche, simulant un encéphaloïde formé par des caillots sanguins*, on constata, à l'*autopsie*, qu'au niveau du passage de la crurale dans le canal de Hunter une collatérale s'en détachait et venait s'épanouir en un réseau assez serré sur la tumeur. Ces artérioles, qui affectaient la forme d'un bouquet, étaient flexueuses et avaient le volume d'un gros fil à ligature. De leurs extrémités béantes s'échappaient des magmas solidifiés de l'injection poussée dans la fémorale ; par ces ouvertures, la cire avait pénétré entre les caillots renfermés dans la poche au milieu desquels on en trouva de nombreux débris.

Enfin il existe des exemples assez nombreux d'anévrysmes de l'une ou l'autre des artères circonflexes, qui ont nécessité l'opération de la ligature de la fémorale.

Symptômes de l'anévrysme spontané de la crurale. L'anévrysme spontané de la fémorale se présente avec un ensemble de symptômes en rapport avec la nature essentiellement vasculaire de la tumeur, mais qui cependant sont variables suivant les circonstances qui ont présidé au développement de l'affection, suivant les conditions des tissus anatomiques au sein desquels s'effectue son évolution et suivant la forme pathologique spéciale de la poche anévrysmale elle-même.

Le début peut être brusque et ressembler à celui des anévrysmes traumatiques ; c'est qu'en effet la cause est souvent une sorte de traumatisme, élongation, tiraillement, effort, contusion du vaisseau crural; la tumeur se montre alors d'emblée et avec un certain volume appréciable à la main et même à la vue; il y a généralement, en pareil cas, *douleur subite* concomitante (avec ou sans sensation de craquement), comme dans l'exemple de A. Pitta (1859) où la tumeur prit brusquement naissance à la suite d'un effort fait pour se chausser, ou bien, comme dans d'autres observations mentionnant ce phénomène à la suite d'efforts faits pour soulever un lourd fardeau; en ce cas c'est la variété sacciforme, par rupture des deux tuniques internes, qui se produit. Dans tous ces faits la locomotion, qui a suivi immédiatement l'accident, a pu aussi aider à l'accroissement rapide de l'anévrysme dans des proportions même notables. Toutefois, le développement a lieu, dans la majorité des cas, avec une lenteur parfois très-grande, et ce n'est qu'au bout d'un certain temps qu'une *tumeur* située sur l'un des points du trajet de la fémorale apparaît distinctement avec les quatre caractères particuliers : de *mollesse*, de *compressibilité*, de *mouvements d'expansion* et de *bruit de souffle intermittent* perçu par l'oreille.

Circonscrite, *bilobée* quand elle siége dans la région inguino-crurale où elle s'est développée à la fois aux dépens de la fémorale et de l'iliaque, plutôt *globuleuse* quand elle occupe un point des deux tiers supérieurs du vaisseau, plutôt *aplatie* quand elle est située en bas, cette tumeur, recouverte de téguments qui n'ont subi, au point de vue de leur couleur, aucun changement appréciable (la peau était un peu rouge. Obs. de Vigna), est de *volume* variable.

Les nombreuses observations que nous avons compulsées dans la science nous disent que la tumeur, *eu égard à son volume et à sa forme*, se présentait sous l'aspect d'une amande, d'une noisette, d'une bille ou d'un marron; d'un œuf de pigeon, d'une noix ou d'un œuf de poule; d'un œuf de cane, d'un œuf de dinde ou du poing; d'une orange ou d'une noix de cacao, etc. Dans le cas de Blackmann un anévrysme de l'artère fémorale *mesurait cinq pouces* à sa base.

Dans l'exemple de Vigna rapporté par Vanzetti (*Anévrysme de l'artère fémorale, compression digitale. Guérison en moins de dix heures*. Hôpital de Venise. In *Bull. de la Soc. de chir.*, p. 355, séance du 16 octobre 1867) il s'agissait d'un maçon robuste de quarante-un ans, chez lequel la tumeur, située immédiatement au-dessus du passage de l'artère fémorale dans l'anneau du troisième adducteur, faisait une saillie très-visible au côté interne de la cuisse; sa forme était ovoïde, son diamètre longitudinal de 15 *centimètres*, le transversal de 9 *centimètres*.

Dans la deuxième observation de Soulé (de Bordeaux) (*Quelques considérations cliniques sur l'action du perchlorure de fer à propos de quatre cas de tumeurs anévrysmales*, in *Bull. de la Soc. de chir.*, t. VII, 1re série, p. 483), le malade *syphilitique antérieurement*, âgé de trente-cinq ans, était occupé à transporter de volumineuses pièces de bois qu'il soulevait à l'aide d'un levier qu'il appuyait souvent contre la partie supérieure de la cuisse droite; il ressentit tout à coup en travaillant un engourdissement douloureux du membre : à dater de ce moment, la vigueur ne fut plus la même, le pied s'engorgeait avec facilité et la claudication allait en augmentant; deux mois après constatation, à la partie supérieure de la cuisse, d'un anévrysme de la *grosseur d'un marron*; six semaines après, la tumeur donnait à la mensuration 25 *centimètres transversalement* et 15 *centimètres de haut en bas*, remontant jusqu'aux environs de l'arcade crurale dont elle était séparée seulement par une distance de 3 centimètres environ.

Il est rare que les anévrysmes spontanés dépassent ou même atteignent des dimensions aussi considérables : le volume du poing ou d'une orange est celui, comme maximum, avec lequel ils se présentent le plus fréquemment. Cependant la seizième observation d'Hogdson (t. I, p. 139) dit qu'un dragon athlétique de trente-cinq ans, attribuant l'origine d'un anévrysme inguinal à des exercices très-pénibles pendant un jour de revue, portait une tumeur qui arriva rapidement en quelques semaines *au volume d'un melon:* elle s'étendait de plusieurs pouces au-dessus et au-dessous du ligament de Poupart.

La *mollesse* de la tumeur est également très-variable. Dans l'observation 3 de Soulé (*loc. cit.*) elle était extrême. En général ce symptôme est plus accentué au début de l'affection, alors que les parois de la poche sont minces et ne se trouvent pas encore doublées d'une couche plus ou moins épaisse de caillots, comme cela arrive quand l'anévrysme est ancien. Elle est en partie *réductible* à la pression. Les *battements*, isochrones aux pulsations cardiaques (explorées par la main, visibles à l'œil, contrôlées par le sphygmographe), coïncident avec les *mouvements d'expansion* (dus à la distension de la poche par le sang) : ces derniers sont parfois très-prononcés. Dans une observation de Clarke citée par Laugier (art. CUISSE, *Nouv. dict. de méd. et de chir. prat.*, p. 471) il est dit qu'un homme de quarante-huit ans entré précipitamment dans une chambre mal éclairée se heurte fortement l'aine gauche contre l'angle d'une table ; dix jours après, une petite tumeur, de la grosseur d'un œuf de pigeon et prise d'abord pour un ganglion lymphatique engorgé, paraît dans le point contus ; cette tumeur acquiert en trois nuits un volume énorme : *elle offrait*, dit l'auteur, *des battements si forts que les couvertures du lit étaient soulevées.* Quant au *bruit de souffle* perçu par l'auscultation (de rape, frottement), il est intermittent et non avec renforcement ; le *thrill* (frémissement vibratoire) s'y perçoit très-rarement. Tous les symptômes précédents diminuent d'intensité et même disparaissent, quand on vient à comprimer l'artère crurale au-dessus de la tumeur anévrysmale; ils s'accentuent, au contraire, quand la compression est appliquée sur le vaisseau au-dessous de la poche.

A côté de ces phénomènes, viennent s'en grouper d'autres qui sont dus à l'action de la tumeur sur les tissus environnants. Ainsi on voit les mouvements de la cuisse sensiblement gênés et le membre devenir le siége d'engourdissements, de fourmillements, de névralgies, quelquefois de douleurs très-vives qu'on peut attribuer à la compression de certaines branches du nerf crural, du nerf saphène interne en particulier. La veine crurale peut être comprimée et sa circulation entravée, de là un œdème du membre inférieur qu'il n'est pas rare d'observer dans bien des cas; quelquefois même une légère coloration violacée se perçoit. Dans tout le segment du membre qui se trouve au-dessous de la tumeur, le sphygmographe démontre péremptoirement qu'il y a diminution dans l'amplitude des pulsations artérielles.

MARCHE ET TERMINAISON DE L'ANÉVRYSME SPONTANÉ. *Guérison spontanée de cet anévrysme.* L'anévrysme fémoral spontané tend à prendre de l'accroissement d'une manière incessante, tandis que la tumeur artério-veineuse, comme nous allons le voir bientôt, a plutôt tendance à rester stationnaire et à suivre une marche lente sans augmenter sensiblement de volume pendant un assez grand nombre d'années ; mais il y a une différence capitale entre ces deux espèces d'anévrysmes, qui consiste en ce que la variété artério-veineuse n'a presque aucune chance de terminaison heureuse, car la *natura medicatrix* n'a pas d'influence sur elle, tandis que l'anévrysme spontané, tout en se développant, a souvent une tendance continuelle vers la guérison, mais toutefois sans arriver au but; ce fait nous est surabondamment prouvé par la présence, dans l'intérieur de la poche, de caillots fibrineux actifs oblitérants.

Il existe dans la science un assez grand nombre de faits de *guérison spontanée* d'anévrysme de ce nom sans que le chirurgien soit intervenu pour aider à cette terminaison favorable. Ces guérisons peuvent se produire par rupture (très-rarement), le plus souvent par formation d'une grande quantité de caillots solides, par inflammation, suppuration ou gangrène de la poche, ou bien à la suite d'une simple compression de l'artère par le sac lui-même. En voici quelques exemples :

Lancisi, cité par Velpeau (*El. de méd. opér.*, t. II, p. 135), a vu un anévrysme inguinal, quoique très-volumineux, diminuer par degrés et finir par disparaître sous l'influence de simples fomentations, de quelques bains tièdes et de délayants. Ford a vu également guérir un anévrysme de la cuisse sans autre secours que la diète et le repos. En 1808, après avoir ouvert et nettoyé un énorme anévrysme crural, dit Velpeau, Spalding fut tout étonné de trouver l'artère oblitérée au-dessus et au-dessous et de ne pas voir couler une goutte de sang.

Hodgson, d'autre part, a rencontré sur le cadavre un sac anévrysmal, au tiers inférieur de la cuisse, dont le coagulum extrêmement solide oblitérait complétement l'artère jusqu'à l'origine de la profonde en haut et jusqu'au commencement de la jambe en bas.

Une guérison spontanée de la fémorale a été aussi notée chez un homme dont l'observation, d'autant plus curieuse qu'elle a été suivie à des intervalles très-éloignés, a été consignée dans le Traité de Broca sous le titre de 28e *observation* (de Boyer), page 690 : le malade portait un anévrysme poplité droit qui fut guéri en vingt-un mois par la compression en 1806. Il mourut en 1848 à Bicêtre, et Després père fit l'autopsie : l'artère poplitée était complétement oblitérée et transformée en un cordon ligamenteux dans une étendue de plus de quatre travers de doigt; une petite tumeur très-dure, comme fibrineuse, grosse comme une amande, et située sur le trajet de ce cordon, représentait les restes de l'ancien anévrysme guéri par la compression quarante-sept ans auparavant; chose remarquable et qu'on n'avait point soupçonnée pendant la vie, une tumeur fibrineuse, grosse comme une petite noix, existait sur la partie moyenne de ce vaisseau. *C'était un anévrysme fusiforme guéri spontanément sans oblitération de l'artère.*

D'autres fois, c'est par *inflammation du sac* que s'effectue cette guérison spontanée. Dans un rapport oral de Delens sur les travaux de Jose Pereira Guimaraes (Société de chirurgie, séance du 4 juillet 1877), une observation a pour titre : *Anévrysme de l'artère fémorale guéri spontanément après inflammation du sac;* il s'agissait d'un nègre de cinquante ans, amputé de la jambe et qui présentait une tumeur anévrysmale de la cuisse, dans laquelle on fit une ponction, croyant avoir affaire à un abcès ; il sortit quelques petits fragments de caillots. L'inflammation, dit Delens, a-t-elle été spontanée ou a-t-elle succédé aux manœuvres, toujours est-il que l'anévrysme guérit.

Crisp (*On Diseases of the Blood-Vessels*, p. 178) donne l'observation d'un anévrysme inguinal rompu sous les téguments et ayant cessé de battre le quatrième jour : Broca, qui rapporte cet exemple, fait observer, avec juste raison, qu'il était survenu dans ce cas *une inflammation* intense, puisque la cuisse s'était tuméfiée et était devenue douloureuse, et c'est à cette inflammation qu'il rapporte la cause de la guérison spontanée.

Marjolin, cité par Velpeau (*Méd. opér.*, t. II, p. 135), fait mention d'un anévrysme au milieu de la fémorale qui *se transforma en abcès* et finit par guérir après une longue suppuration chez un homme de soixante ans. Guthrie, d'autre part (*Injuries of Arter.*, etc., p. 97), mentionne un fait analogue recueilli à l'hôpital d'York.

Cette guérison spontanée peut se faire également par gangrène. Ainsi A. Severin (Casamayor, p. 56) rapporte un cas dans lequel la tumeur inguinale fut prise de mortification; après la chute des eschares, la plaie se cicatrisa peu à peu, il n'y eut point d'hémorrhagie et le membre revint à son état naturel. Guattani, d'après Velpeau, a fait à Rome en 1765, sur un cuisinier, la même remarque que A. Severin.

Hodgson (t. I, p. 138-140-141, 16e observat.), publie l'exemple d'un vaste anévrysme *qui s'était abcédé et gangrené* et qui cependant finit par guérir par inflammation portée jusqu'à la gangrène; au moment où les téguments du sommet de la tumeur devinrent livides et se recouvrirent de nombreuses vésicules remplies d'une sérosité très-colorée, les pulsations cessèrent et la surface de la tumeur devint noire et molle. Le changement de coloration s'accentua de plus en plus jusqu'à ce qu'enfin il se forma une petite ouverture au centre, par laquelle il sortit une grande quantité d'un sang fétide et en partie coagulé. L'ulcération fit des progrès, surtout autour de la circonférence de la tumeur; elle s'étendit au périnée, à l'épine iliaque, aux muscles abdominaux et jusqu'au bas de la cuisse. Lorsque les eschares se détachèrent, il sortit plusieurs livres de coagula de la cavité de la tumeur qui se vida entièrement, mais il n'y eut pas, chose bien extraordinaire, d'hémorrhagie proprement dite comme cela arrive en pareille circonstance; le sac en suppuration tomba graduellement et, après un temps fort long, l'ulcère prit un bon aspect; ses bords commencèrent à se couvrir de granulations et le pus devint louable; au bout d'un an la guérison était complète.

D'autres exemples de guérison spontanée d'anévrysme se trouvent mentionnés encore dans la *Lancette Anglaise* (t. I, p. 335), dans la *table bibliographique* de Bell (135) qu'on pourra consulter avec fruit à cet égard, dans le *Journal de Leroux* (t. II, p. 81) et dans le *Journal de Sédillot* (t. XXVIII, p. 162).

Diagnostic de l'anévrysme spontané de la crurale. En général, il n'offre pas de difficultés sérieuses, et les symptômes que nous avons énumérés plus haut suffisent à l'établir sûrement; cependant il a été plus d'une fois l'objet d'erreurs qu'il est de notre devoir de signaler, afin que le praticien se mette toujours en garde contre une méprise possible.

Dans *The American Journal of Med. Sc.* (avril 1873) Stephen Smith de New-York passe en revue les erreurs multiples qui ont été commises par les chirurgiens; plusieurs, en effet, ont été consignées depuis quelques années dans les feuilles périodiques, et ce sont la plupart de ces faits connus qui ont été rassemblés dans le mémoire de S. Smith *Sur les difficultés que présente le diagnostic des anévrysmes et des abcès.*

Holmes (*Sur les tumeurs pulsatiles qui ne sont pas anévrysmales et sur les anévrysmes qui ne sont pas pulsatiles; contribution au diagnostic de l'anévrysme*, in *Saint-George's Hospital Reports*, vol. VII, p. 475, 1872-1874) a analysé ce mémoire, et rappelle un certain nombre de faits analogues moins connus ; dans l'un d'eux, appartenant à Pirogoff, le chirurgien incisa presque une tumeur anévrysmale de la partie inférieure de la cuisse, croyant à un simple abcès ; l'auteur fait remarquer que la plupart des erreurs proviennent de l'examen stéthoscopique ou se sont produites *avant la découverte de l'auscultation*.

Dans l'observation de Clarke, on prit la tumeur anévrysmale de l'aine, grosse comme un œuf de pigeon, pour un *ganglion lymphatique engorgé*.

La méprise qui consiste à prendre un anévrysme pour un abcès ou pour une hernie crurale fournit d'assez nombreux exemples : Guattani (*De aneurysmat.*, etc.) raconte le fait d'un anévrysme inguinal que lui seul avait diagnostiqué et que les autres chirurgiens consultants avaient déclaré être un abcès : Maximini pénétra dans la tumeur qui se trouva être en effet un anévrysme (Casamayor, *Anévrysme de la fémorale*, p. 87, 201, 202, 1825). Le même malheur arriva à Mayer (Casamayor, p. 56) qui croyait avoir affaire à une hernie crurale. Panis (Thèse, Paris 1830) dit que Cullerier tomba dans une méprise semblable à l'hôpital des vénériens et ponctionna un véritable anévrysme qu'il avait pris *pour un bubon*. La même faute, d'après Marjolin, fut commise aussi par un chirurgien habile. Un autre malade de Malgaigne crut avoir un bubon, puis une hernie sur laquelle on appliqua un bandage.

Richet a rapporté, en 1840, l'histoire d'un postillon chez lequel il se développa en deux mois à la suite d'une violente contusion de l'artère fémorale un anévrysme faux consécutif. Quatre mois après l'accident et deux mois après l'apparition de la tumeur, l'anévrysme se rompit et envahit toute la cuisse. A. Thierry, appelé, *crut à un abcès et fit* une ponction qui donna issue à un jet de sang rutilant ; on pratiqua alors la ligature de l'artère iliaque externe ; mais le malade succomba, sept jours après, entraîné par l'inflammation putride de cette vaste poche *qui s'étendait de l'arcade de Fallope à la rotule*.

Nous ne mentionnons que pour mémoire la *dilatation de la saphène* au niveau de son abouchement dans la veine crurale, qui a été signalée par J. L. Petit, puis observée, depuis, par Macilwain et trois fois par Velpeau ; un examen un peu attentif suffit pour éviter l'erreur dans laquelle le chirurgien ne peut guère persister longtemps.

Une autre méprise bien surprenante et dont on signale trois exemples, est celle qui a consisté *à prendre une affection de la hanche pour un anévrysme* de la portion inguinale de l'artère crurale. En effet, Macilwain et Kingsdon (Macilwain, *on Inguinal Tumours*, etc., 1830) citent chacun un cas d'*affection de l'articulation coxo-fémorale*, qui en soulevant l'artère avait donné l'idée d'un anévrysme ; et à propos d'un troisième exemple, ces battements exagérés ont beaucoup embarrassé Verneuil dans le cas pathologique suivant (article Aine, page 292), que son étrangeté nous engage à reproduire ici à nouveau, bien qu'il ait été signalé dans ce dictionnaire. Il s'agissait d'un élève en médecine *affecté de coxalgie* bizarre et qui fut placé dans une gouttière de Bonnet. Les douleurs, d'abord calmées, se réveillent avec une grande violence, malgré l'immobilité absolue, le pli de l'aine est moins creux que du côté sain : empâtement profond, sensibilité très-vive au toucher sur le trajet des vaisseaux fémoraux dans l'étendue de quelques centimètres et juste au-dessous de l'arcade crurale ; douleurs fulgurantes revenant par accès, partant de ce point et s'irradiant à la cuisse avec soubresauts musculaires ; un peu d'œdème du membre. *Les battements artériels très-énergiques circonscrits au triangle de Scarpa soulèvent la main et sont visibles à l'œil; expansion douteuse;* plusieurs fois l'application du stéthoscope donne lieu à un *bruit de souffle très-évident*, mais passager; rien de semblable du côté opposé.

Le jeune homme se croyait atteint d'anévrysme; Verneuil était inquiet et répéta l'examen en y apportant le plus grand soin; il put enfin se convaincre que l'artère était saine, mais qu'elle était soulevée par un gonflement profond siégeant au-devant de l'articulation; ses battements étaient transmis d'ailleurs avec plus de force par les ganglions inguinaux engorgés. Ce chirurgien pense néanmoins qu'il y avait quelque chose de plus, car les pulsations et le souffle paraissaient et s'évanouissaient d'un jour, d'une heure à l'autre, et il se demande s'il n'existait pas là une *névralgie artérielle intermittente :* ce n'est là, du reste, qu'une conception absolument hypothétique et qu'il base sur l'état très-nerveux, presque hystérique du sujet; tous ces symptômes disparurent en quelques semaines sans que la coxalgie fût en rien modifiée.

Une tumeur solide, un néoplasme quelconque (tumeur fibreuse, sarcomateuse, cancer, ostéo-sarcome, etc.), en rapport avec l'artère fémorale et soulevant ce vaisseau, peut aussi donner le change : car dans ce cas, s'il n'existe pas d'une façon nette des mouvements d'expansion caractéristique, on peut y percevoir un bruit de souffle analogue à celui que donne la tumeur anévrysmale. Holmes, dans son mémoire (*loc. cit.*), dit que si on a affaire à des *cancers pulsatiles*, on peut rencontrer, au point de vue du diagnostic, les plus sérieuses difficultés, bien que l'étude attentive et répétée des symptômes conduise, le plus généralement, au véritable diagnostic.

Ainsi Verneuil se rappelle le cas d'un homme de cinquante ans qui fut traité en 1845 dans le service de Lisfranc et chez lequel le membre inférieur gauche était envahi par un œdème énorme qui remontait jusqu'à l'ombilic : le pli inguinal et la fosse iliaque étaient occupés par une tumeur considérable, dure, immobile, qui fut prise pour un *ostéo-sarcome du bassin;* à la longue, le sommet se ramollit et on pensa à un abcès; l'ouverture donna issue à une énorme quantité de caillots fibrineux et de sang altéré. A l'*autopsie*, on trouva un anévrysme de l'iliaque externe de dimension gigantesque et qui était oblitéré; *l'examen le plus attentif* pendant la vie n'avait pu révéler la nature du mal.

Un autre exemple fort intéressant d'*anévrysme fémoral simulant un cancer* est rapporté par Gloag dans le *British Med. Journal* (mai 1873). Il s'agissait d'un colporteur de trente-sept ans chez lequel il se développa, à la partie supéro-interne de la cuisse droite, une tumeur si douloureuse qu'elle l'obligea de garder le lit; admis à l'hôpital de Bristol où il resta six semaines, cet homme en fut renvoyé comme étant affecté d'une tumeur maligne, incurable, et il en fut de même à l'infirmerie. En novembre 1872, Gloag trouve à la mensuration du membre, au-dessus du ligament de Poupart une circonférence de 27 pouces 1/4 au lieu de 16 du membre sain; la tumeur avait une résistance particulière et des veines superficielles dilatées serpentaient à sa surface; il y avait *absence de bruit* et de pulsation quelconque. Douleurs paroxystiques des plus intenses avec tension de la tumeur et augmentation d'un demi-pouce de circonférence, œdème du membre sans engorgement glandulaire.

On crut à un *cancer médullaire* et on motiva ce diagnostic sur l'aspect cachectique du malade, sur l'augmentation rapide de la masse morbide et les douleurs intenses qu'elle provoquait, sur l'absence de bruit de souffle, de pulsation et de phénomènes d'expansion. L'*autopsie* ne se fit pas attendre et démontra l'existence d'un anévrysme de l'artère fémorale superficielle droite avec dilatation des collatérales ; il y avait, sous une couche musculaire épaisse, une masse de caillots de consistance variée dont le poids total dépassait 14 livres ; le nerf crural antérieur, dont le tissu était seul reconnaissable, se trouvait profondément confondu dans cette masse de caillots : ce qui expliquait sans peine les symptômes fort douloureux que le malade avait éprouvés pendant la vie.

De plus, ce curieux exemple montrait que le fémur lui-même n'avait pas échappé et était érodé par la tumeur.

Le diagnostic est quelquefois rendu très-difficile, *si l'anévrysme est guéri* et que l'accumulation des caillots fibrineux l'a transformé en une *masse solide* soit en partie, soit en totalité : la difficulté est d'autant plus grande que le malade ne vous fournit pas de renseignements précis et qu'on n'a pas assisté à l'évolution de la maladie. On peut alors croire à une tumeur dure susceptible d'être enlevée. Nous avons déjà cité un fait de ce genre dans le courant de cet article : L. Lefort (*voy.* Anévrysme en général) rapporte plusieurs exemples de cette nature qui sont dus à Heyfelder, Ph. Boyer, Hoefnager, Roux et Canton, et parmi lesquels plusieurs ont trait principalement à des *anévrysmes de branches secondaires de la fémorale* dont on pratiqua l'extirpation, en croyant extraire des tumeurs solides de constitution bien différente.

Quant au diagnostic de la variété d'anévrysme à laquelle on a affaire, nous avons déjà dit qu'il est presque impossible d'arriver à une parfaite exactitude ; nous ne pouvons jamais savoir si on a sous les yeux la variété mixte externe ou celle d'anévrysme faux proprement ; du reste, cette précision n'a aucune valeur : ce qu'il importe de connaître, et la chose est assez facile en elle-même, c'est de s'assurer si la tumeur est *circonscrite* ou *diffuse*. Le diagnostic différentiel de l'anévrysme artériel et de l'anévrysme artério-veineux sera étudié plus loin à propos de cette dernière variété.

Pronostic. L'anévrysme de la crurale est une affection très-sérieuse surtout si l'accroissement de la tumeur est rapide, si les téguments qui la recouvrent s'amincissent, et s'il y a par conséquent menace de rupture. Il est d'autant plus grave que la poche est plus volumineuse, qu'elle occupe un des points les plus élevés du vaisseau, qu'elle s'est développée à un âge avancé où les plaques athéromateuses artérielles sont presque la règle et qu'elle coïncide avec une ou plusieurs autres tumeurs du même genre survenues sur des points différents du système artériel.

L'état de santé général, au point de vue du pronostic, doit également être pris en considération : car nous savons que la guérison spontanée ou provoquée de l'anévrysme ne peut être obtenue que grâce à la plasticité du sang chargé de fournir des caillots fibrineux : si la santé est altérée, cette plasticité est entravée et c'est à elle par conséquent qu'il faut s'adresser de prime abord, avant d'avoir recours à une méthode thérapeutique quelconque.

Dans ses leçons cliniques de l'Hôtel-Dieu, Roux disait qu'il n'avait jamais vu de cas de terminaison par sphacèle de la jambe pour l'anévrysme fémoral, tandis que la science enregistre un bon nombre de faits de cette nature pour l'artère poplitée.

Nous étudierons le traitement de toutes les variétés d'anévrysme fémoral dans un chapitre spécial qui suivra celui de l'anévrysme traumatique.

2° Anévrysme traumatique de la crurale. *Étiologie. Variétés.* Cette catégorie comprend tous les anévrysmes qui résultent d'une lésion traumatique de ce vaisseau : *plaies de diverses espèces* produites soit de dehors en dedans par un instrument vulnérant quelconque (armes blanches ou armes à feu), soit de dedans en dehors (pointe d'exostose ou d'esquille, voyez *Traumatismes de la crurale*), *contusion* avec formation immédiate ou consécutive d'une eschare, *rupture* de l'artère produite par l'extension due à des manœuvres extérieures ou par des efforts faits par le blessé lui-même, etc.

Nous admettrons les quatre VARIÉTÉS suivantes :

a. L'*anévrysme diffus primitif* ou faux primitif (anévr. sans sac) auquel quelques auteurs, à l'exemple de Cruveilhier, refusent la dénomination d'anévrysme véritable : car il n'est à proprement parler, au début, qu'une infiltration sanguine se faisant par la plaie de la fémorale dans le tissu cellulaire ambiant, et il ne mérite ce nom que lorsque l'écoulement par le vaisseau s'est suspendu et que la poche s'est limitée de façon à représenter une tumeur vasculaire avec tous ses caractères.

b. L'*anévrysme faux consécutif* ou *circonscrit* (anévrysme avec sac) qui n'est, à vrai dire, que celui étudié précédemment sous le nom d'anévrysme spontané : son sac est constitué soit par la cicatrice du vaisseau qui s'est dilatée, soit par une membrane de nouvelle formation dans laquelle le sang s'est épanché par suite de la rupture de la cicatrice.

c. L'*anévrysme diffus consécutif* (anévrysme dont le sac existant d'abord s'est rompu et a donné un anévrysme sans sac) qui est le résultat de la déchirure d'une poche anévrysmale préexistant sur le trajet de la fémorale, poche représentant tout d'abord, pendant un laps de temps indéterminé, un anévrysme faux consécutif ou circonscrit devenu par le nouveau traumatisme anévrysme diffus.

d. L'*anévrysme artério-veineux*, caractérisé par la communication de l'artère et de la veine fémorales, soit simple (*phlébartérie*, Broca), soit coïncidant avec une tumeur circonscrite développée sur l'un des deux vaisseaux ou dans leur intervalle (*anévrysme variqueux proprement dit*).

ANÉVRYSME DIFFUS. Nous ne reviendrons pas sur la division que nous avons cru devoir adopter en *primitif* et *consécutif*, elle a été suffisamment expliquée. L'étiologie ne nous arrêtera pas non plus, car dans l'étude que nous avons faite des traumatismes de la crurale, nous avons en quelque sorte mentionné toutes les circonstances dans lesquelles cette variété peut se produire.

L'anatomie et la physiologie pathologiques de cet anévrysme nous montrent que les parties qui limitent l'épanchement sanguin ne sont pas constituées en membrane proprement dite : « le sac me parut être formé, en dedans par les parois de l'artère et sur les autres côtés par les muscles, le tissu cellulaire, les aponévroses, etc. », dit Munro à propos d'un malade (*Essays and Observ. Physical and Literary*, III, p. 197 et 215) qui succomba à Saint-George's Hospital en 1759 à la suite de la rupture d'un anévrysme crural de la grosseur de la tête d'un enfant de trois ans (dans cet exemple il avait eu affaire sans doute à un anévrysme diffus consécutif) : c'est-à-dire, en d'autres termes *qu'il n'existe pas de sac* véritable, mais bien des *parois naturelles* représentées par les muscles, le tissu conjonctif et les aponévroses de la cuisse : et cela dans les deux formes, quand il y a eu *rupture de la crurale* (anévr. diffus primitif) ou *rupture d'un anévrysme crural préexistant* (anévr. diffus consécutif). Cependant dans cette dernière espèce, lorsqu'il s'est écoulé un temps assez long, pendant lequel la tumeur a persisté à l'état de masse circonscrite, elle a pu imprimer aux tissus ambiants une modification telle que l'anévrysme diffus consécutif est *moins diffus*, *à pro-*

prement parler, que la variété diffuse primitive, surtout quand l'écoulement s'est effectué lentement par un orifice très-étroit du vaisseau artériel ; on y rencontre même une surface lisse et polie qui est le résultat de la condensation du tissu conjonctif environnant et qui représente une pseudo-séreuse.

Parfois l'artère fémorale se trouve oblitérée au-dessous et dans une étendue plus ou moins considérable : l'observation de Munro, précédemment citée, nous fait voir cette artère remplie d'un caillot solide dans l'étendue de plusieurs pouces et jusqu'à l'anneau du troisième adducteur.

La poche de l'anévrysme diffus fémoral est toujours plus ou moins *irrégulière* surtout dans la *forme primitive* et son *volume* est, dans certains cas, extrêmement considérable : nous en rencontrons dont l'étendue ne mesure pas moins de l'espace compris entre le ligament de Fallope et le canal de Hunter. L'ouverture de communication est souvent large et également irrégulière : il n'est pas rare d'observer aussi plusieurs poches assez distinctes et superposées qui ne sont cependant le résultat que d'une seule fissure de la crurale.

Quant *au mode de la circulation du sang* pour cette variété, il est bien différent de celui qu'il affecte dans l'anévrysme circonscrit et rend compte de l'énorme grosseur qu'elle peut acquérir ; mais son étude rentre dans l'anatomie et la physiologie pathologiques des *anévrysmes en général*, à laquelle nous renvoyons dans ce Dictionnaire. (*Voy.* Anévrysme.)

D'autres fois, un anévrysme diffus peut coïncider avec la présence d'un autre anévrysme circonscrit sur le même vaisseau. Ainsi dans l'observation de Després (*Double poche anévrysmale consécutive à une perforation de part en part de l'artère fémorale*, — *loc. cit.*), il y avait deux anévrysmes : l'un traumatique primitif, anévrysme diffus irrégulier, anfractueux où le sang devait stagner et qui ne contenait pas de caillots, et un second anévrysme du côté opposé, petit, bien limité, ayant le volume d'un œuf de dinde et rempli de caillots fibrineux stratifiés : ce dernier était un anévrysme par dilatation de la tunique celluleuse et le seul possédant des caillots.

Symptômes et diagnostic de l'anévrysme diffus. Ces symptômes sont les mêmes que ceux de l'anévrysme circonscrit ; mais, en raison de la constitution spéciale de la tumeur, ils offrent certaines différences d'*intensité* et de *modalité* : d'une façon générale, les phénomènes sont *moins accusés* que dans le circonscrit : ainsi les *pulsations*, qui sont en quelque sorte le caractère pathognomonique de la nature de la tumeur, sont souvent obscures, quoique répandues sur une plus grande surface, quelquefois à peine perceptibles surtout si l'ouverture de la fémorale est très-étroite : il en est de même des *mouvements d'expansion* qui peuvent être même nuls ou qui, tout au moins, sont beaucoup plus difficiles à constater que dans l'anévrysme circonscrit.

Aussi doit-on se montrer très-réservé lorsqu'on a affaire à un de ces épanchements, s'il ne présente pas des battements bien nets, même quand le malade ou les assistants nous disent qu'il en existait auparavant.

Cette réserve a été tenue par Richet dans un cas d'anévrysme faux primitif de l'artère crurale qu'il mentionne dans son article du *Nouveau Dictionnaire de méd. et de chirurgie prat.*, t. II, p. 421 : il s'agissait, en ce cas, d'un épanchement considérable, siégeant à la partie moyenne de la cuisse ; la plaie, faite par un instrument acéré était fermée, et il *n'y avait pas de battement* au moment où on examina le malade ; mais les parents affirmaient qu'ils avaient vu le sang sortir par saccades au moment de la blessure, et qu'après l'avoir arrêté par un tamponnement énergique, ils avaient, dès le lendemain, constaté comme *des sautillements*. Richet hésita, explora, lorsque tout d'un coup les battements apparurent; ce professeur incline à penser, et je crois avec raison, qu'il avait déplacé un caillot pendant son exploration : toujours est-il que la tumeur s'accroissant les jours suivants, il dut recourir à la ligature de la fémorale dans le fond de la plaie agrandie.

Les *battements* et les *mouvements d'expansion* sont au contraire très-sensibles si la plaie faite à la fémorale est de dimensions moyennes ou de grandes dimensions, et surtout si le traumatisme est récent : c'est ce qui est arrivé dans l'observation d'A. Audé (chirurgien de l'hôpital de Fontenay-le-Comte) publiée dans le *Bull. gén. de thérap.* de 1875, 15 février, sous le titre de *Guérison d'un anévrysme traumatique de l'artère fémorale au niveau de l'anneau du troisième adducteur par la méthode d'Anel :* la pointe d'un couteau avait frappé la partie antérieure de la cuisse droite en y pénétrant à une grande profondeur; l'instrument retiré de la plaie, il se fit immédiatement une hémorrhagie considérable que le blessé estima à plusieurs litres de sang et qui fut suivie d'une syncope prolongée; l'hémorrhagie fut maîtrisée; le surlendemain Audé trouva directement au milieu de la partie antérieure de la cuisse, à l'union du tiers inférieur avec le tiers moyen, une plaie verticale longue de 2 centimètres et demi, à bords très-nets, présentant à leur partie moyenne un écartement de 1 centimètre environ occupé par un caillot assez consistant. La cuisse, dans ses deux tiers inférieurs, était *d'un quart plus volumineuse* que du côté opposé et le siége de *soulèvements réguliers très-visibles*, isochrones aux battements artériels et donnant aux doigts la sensation de *battements énormes* s'étendant sur les faces interne et antérieure de la cuisse depuis sa partie moyenne jusqu'à 2 ou 3 centimètres au-dessus de la tubérosité interne du fémur : *cet immense battement artériel* avait son maximum d'intensité à la partie interne de la plaie extérieure, dans l'espace compris entre cette plaie et le bord postérieur de la face interne de la cuisse; la compression de l'artère fémorale sur l'éminence iléo-pectinée faisait complétement cesser les battements de cet énorme *anévrysme faux primitif ou anévrysme traumatique diffus primitif*, qui devenait plus mou, plus dépressible, et à peu près fluctuant dans presque toute son étendue.

La *tumeur*, qui est plus ou moins grosse mais toujours plus volumineuse, au moment du début, que dans l'anévrysme circonscrit, la tumeur, dis-je, se montre immédiatement après la blessure de la fémorale : le gonflement qui se produit est donc rapide et subit soit pour l'anévrysme diffus primitif succédant à la piqûre du vaisseau, soit dans l'anévrysme diffus consécutif à la suite de la rupture du sac d'un anévrysme circonscrit préexistant, ou d'un nouvel accroissement de l'anévrysme diffus primitif.

Dans ce dernier cas, la tumeur peut en quelques instants doubler, tripler de volume : c'est là même le signe pathognomonique de l'anévrysme diffus consécutif : ainsi, dans l'observation de Notta (de Lisieux) publiée dans les *Bull. de la Soc. de chir.*, 29 nov. 1865 (*Anévrysme faux primitif de l'artère fémorale. Ligature de la méthode d'Anel. Ouverture spontanée du sac, guérison*), un coup de pied de cheval à la partie interne de la cuisse produit immédiatement une tumeur *grosse comme le poing* au niveau du point contus (anévr. diffus primitif), elle est peu douloureuse et *sans battement :* quatre jours après, le malade, en faisant un effort dans son lit pour se placer sur le plat-bassin, ressent une très-vive douleur dans la cuisse et *la tumeur double de volume en quelques instants;* les battements de la tibiale et de la pédieuse, que l'on sentait immédiatement après le premier accident, ne se retrouvent plus. La cuisse droite est énormément tuméfiée et à sa partie interne se trouve une tumeur qui a bien *trois fois le volume du poing*, livide et présentant dans les parties déclives des plaques noirâtres, traces évidentes du sang épanché dans le tissu cellulaire souscutané.

Dans l'exemple précédent, c'est un anévrysme diffus primitif qui, quelques jours après, a doublé de volume; dans un autre (*The Lancet*, 12 oct. 1872) c'est un anévrysme d'abord circonscrit qui est devenu diffus consécutif; il s'agissait d'un homme de trente-sept ans, maréchal ferrant, dont le manche du marteau frappait sans cesse la cuisse : il se développa dans l'aine une tumeur du volume d'une bille et battant « comme un cœur » : c'était évidemment un anévrysme faux consécutif, circonscrit : la tumeur augmente peu à peu, mais cinq mois après *l'accroissement devint subitement considérable*, les pulsations cessèrent d'être distinctes, la douleur devint plus intense et le malade dut cesser tout travail : les progrès de la tumeur furent si rapides qu'on se décida à lier, sans plus tarder, l'artère iliaque externe.

La *mollesse* de la tumeur est très-sensible et ressemble à de l'empâtement : elle est *compressible*, mais la *réductibilité* que nous avons vu être un bon symptôme dans l'anévrysme circonscrit de la crurale, n'existe pas ici ou tout au moins est bien plus obscure que dans la première variété : il faut attribuer l'absence de ce phénomène à l'étroitesse de l'ouverture accidentelle de la fémorale et aux caillots qui, libres dans la poche et non adhérents comme les caillots fibrineux, viennent s'appliquer sur cet orifice et en bouchent la lumière.

Comme les symptômes précédents, le *bruit de souffle* n'est pas aussi franc et net que dans l'anévrysme circonscrit ; il peut être fort et rude; mais, le plus souvent, il est doux, légèrement râpeux et n'a pas ce caractère d'intensité que nous a révélé l'autre variété ; il faut même quelquefois une grande attention pour le percevoir.

C'est cette catégorie d'anévrysme qui a donné lieu, comme nous en avons cité plusieurs exemples, à certaines *erreurs de diagnostic* telles qu'un abcès surtout à la région inguinale; de plus, il peut devenir le siége d'une inflammation qui fait croire à un phlegmon diffus; nous avons rapporté un cas de cette nature. En pareille circonstance, ce sont les commémoratifs qui vous mettent sur la voie, et surtout la tension et le gonflement qui ont précédé la douleur et la rougeur des tissus.

Le *pronostic* de l'anévrysme diffus de la fémorale est regardé, à juste titre, comme beaucoup plus sérieux que celui de l'anévrysme circonscrit, en raison de ce qu'il a tendance à prendre à chaque instant une nouvelle extension et de ce que les diverses méthodes thérapeutiques, que nous aurons à passer en revue plus loin, n'ont guère prise sur lui.

Anévrysme faux consécutif ou *circonscrit traumatique*. Sa description rentre dans celle que nous avons faite de la même variété, dite spontanée, ou plutôt se confond avec elle : car bien des anévrysmes, dits spontanés par nos auteurs classiques ou par certains observateurs des faits publiés dans les feuilles périodiques, ne le sont pas à proprement parler, puisqu'on retrouve toujours comme cause du développement de la tumeur, soit un choc, une contusion, un effort violent, un saut, un tiraillement, une extension ou élongation de l'artère fémorale accompagnée de douleur ou d'une sorte de craquement bientôt suivi de l'apparition d'une tumeur. La présence des plaques athéromateuses dans les parois du vaisseau favorise singulièrement sa formation.

Lorsqu'il s'agit d'une plaie de la crurale, voici comment les choses se passent. L'hémorrhagie due au traumatisme de l'artère une fois arrêtée, la plaie extérieure se cicatrise et rien ne peut faire prévoir les accidents qui vont bientôt se manifester : aucune tumeur immédiate, mais au bout de quelques jours, de plusieurs semaines, et même de plusieurs mois, la tumeur anévrysmale apparaît avec les caractères que nous lui connaissons et sur la description desquels nous ne voulons pas revenir.

Dans l'observation de Chassaignac (*Anévr. de la fémorale. Compression digitale. Guérison en sept heures.* In *Bull. de la Soc. de chir.*, séance du 8 oct. 1862), où le malade, en coupant une baguette de bruyère, s'implanta dans la cuisse gauche un couteau à lame pointue, bien effilée, large d'un centimètre, ce fut *douze jours après* qu'on constata l'apparition de la tumeur pulsatile, dont le maximum des battements se trouvait à 4 centimètres de la cicatrice.

Dans celle d'Aubry, publiée dans la thèse de Cadier (*Quelques considérations sur les blessures d'artères*, 1866, p. 34), il s'agissait encore d'un anévrysme faux consécutif de l'artère fémorale déterminé par un coup de canif porté par un camarade avec lequel le blessé s'était pris de querelle. Ce dernier eut l'heureuse idée de presser, avec le bout du doigt sur sa plaie et put, grâce à ce moyen, mettre fin à l'hémorrhagie et regagner sa demeure où *une syncope compléta en quelque sorte l'hémostase*. L'infiltration sanguine qui avait suivi immédiatement l'accident, disparut peu à peu, et ce n'est qu'*au bout de quinze jours à trois semaines* que l'on vit apparaître la tumeur pulsatile vers le milieu de la cuisse, au niveau du point où avait existé la petite plaie qui s'était cicatrisée.

Lecadre (neveu) a communiqué à l'*Association française pour l'avancement des sciences*, 1877, une observation fort remarquable d'anévrysme de la fémorale, pour lequel, après insuccès de l'électrolyse, on fut obligé d'avoir recours, mais avec résultat fâcheux, à la ligature de l'iliaque externe. Dans ce cas, il s'agissait d'un homme de trente-neuf ans qui, à la suite d'un mouvement brusque et violent, sentit un craquement au pli de l'aine. *Ce ne fut que dix mois plus tard* que se développa, dans cette région, une tumeur anévrysmale ovoïde, de la grosseur du poing d'abord, puis *d'un fœtus à terme !*

Souvent, de nouvelles fatigues, le travail auquel le sujet continue de se livrer parce que la plaie est cicatrisée et qu'il ne ressent à peine dans le membre qu'un peu de gêne ou d'engourdissement, suffisent pour déterminer dans la tumeur un accroissement considérable. Dupuytren (*Clin. chir.*, t. III, p. 101) relate un exemple (obs. IX) d'*Anévrysme faux consécutif de l'artère fémorale gauche, ligature, guérison*, dans lequel il s'agit d'un domestique de trente-sept ans qui, en voulant enjamber un arbre, se fit une contusion à la partie inférieure et interne de la cuisse gauche ; *ce ne fut que trois semaines après* qu'il s'aperçut qu'une petite tumeur, de la grosseur d'un œuf de pigeon, s'était manifestée à l'endroit de cette contusion. Il n'y fit d'abord aucune attention, il continua son travail et *se livra à de violentes fatigues* qui ne tardèrent pas à faire augmenter de volume la tumeur et les battements qu'on y sentait. La poche avait alors acquis le volume de deux poings réunis.

Dans l'observation du professeur Moutet (*Mém. de méd. et de chir.*, 3e série,

p. 221-259. Montpellier, 1872 et *Revue d'Hayem*, t. I, n° 1, p. 333), le développement d'un anévrysme faux consécutif (traumatique) de l'extrémité supérieure de la fémorale gauche fut très-rapide, trois mois et demi.

Anévrysme artério-veineux de la crurale. « On a peine à comprendre, au premier abord, dit Velpeau (Anévr. de l'artère fémorale, *Dict. en 30 vol.*, t. XIII, p. 13), qu'un *anévrysme variqueux* puisse s'établir à la cuisse. L'artère est si volumineuse, que le sang qui la traverse ne semble pas pouvoir être arrêté par une faible cicatrice de la veine. C'est un fait cependant, ajoute-t-il, qu'il n'est plus permis de révoquer en doute... » Nous ne saisissons vraiment pas bien comment ce professeur a pu émettre l'opinion que nous donne la première partie de cette phrase. Les conditions anatomiques normales des deux troncs veineux et artériel, les connexions intimes qui existent entre eux et, de plus, l'adhérence qui les lie l'un à l'autre si fortement qu'il est difficile de pratiquer l'isolement de l'artère dans le cours de la ligature, seraient de nature, tout au contraire, à expliquer la fréquence relative de l'anévrysme artério-veineux et de la varice anévrysmale de l'artère crurale.

Variétés, étiologie. On rencontre à la cuisse les cinq variétés classiques, à savoir : 1° la *varice anévrysmale, phlébarterie simple* (Broca), *anévrysme artério-veineux simple* (A. Bérard) ; 2° l'*anévrysme variqueux par dilatation* (dilatation de la veine) ; 3° l'*anévrysme variqueux enkysté veineux* (tumeur située sur la veine) ; 4° l'*anévrysme variqueux enkysté artériel* (tumeur située sur l'artère) ; l'exemple de Rodrigues était justement un anévrysme fémoral ; 5° l'*anévrysme variqueux enkysté intermédiaire.*

En 1762, Delacombe (*Journal de Vandermonde*, t. XVII, p. 267) publiait un exemple de communication artério-veineuse, où il s'agissait d'nn *anévrysme spontané* de la fémorale ; le fait est d'autant plus remarquable que c'est la première autopsie qui ait été pratiquée à ce sujet ; or, il faut savoir que, bien que nous rangions ici l'anévrysme artério-veineux dans la classe des anévrysmes traumatiques, la communication peut se faire, non-seulement à la suite de blessures, mais spontanément par le fait d'un *travail ulcératif morbide* sur la nature duquel nous n'avons pas à nous prononcer ici. Ainsi Monneret (*Bull. de la Société de chirurgie*, 1850 et 13 mars 1851) a donné lecture d'une observation prise dans son service de Bon-Secours, et qui a pour titre : *Communication morbide sans lésion traumatique entre la veine et l'artère crurale gauche.*

Nous ne saurions mettre en doute la bonne foi avec laquelle notre regretté et savant maître Monneret a porté, en pareil cas, le diagnostic de *varice anévrysmale spontanée ;* mais nous n'avons pu néanmoins nous empêcher d'ajouter, au point de vue de l'étiologie de l'affection chez ce malade, une certaine valeur *aux traumatismes multiples* antérieurs qu'il avait subis à diverses époques de son existence, toujours du côté du même membre inférieur, et que nous voulons rappeler ici. Cet homme, en effet, âgé de trente-neuf ans, prend part, à l'âge de vingt ans, à notre première expédition d'Afrique et y est blessé grièvement d'un coup de feu. Il entre à l'hôpital d'Alger, et l'on constate à la partie supérieure et externe de la jambe une blessure profonde de laquelle on extrait *dix-sept grains de plomb* (or on sait combien les anévrysmes artério-veineux du membre inférieur reconnaissent fréquemment comme cause, et après un laps de temps même très-lointain, les blessures par coups de feu et spécialement de fusil de chasse). Chez ce malade, le gonflement de tout le membre inférieur et les accidents inflammatoires très-graves se manifestent durant quelques jours, et pendant près de cinq mois les mouvements du membre restent difficiles, puis il reprend ensuite son service militaire (premier traumatisme fort important à noter). Deux ans plus tard, il fait une chute qui détermine une *forte contusion du genou gauche* (second traumatisme) ; de plus, il s'est formé sur toute la jambe et *le tiers inférieur de la cuisse gauche* des varices considérables qui restent très-développées, *malgré l'usage continuel d'un bas lacé.* Enfin, dix-neuf ans plus tard, il fait une chute sur un trottoir, et il entre à la Pitié pour une fracture du tibia et du péroné *gauches* à leur partie inférieure (troisième traumatisme). Cette double lésion, entièrement guérie dans les salles de Laugier, n'a laissé après elle qu'une faible cicatrice. Je le répète, tous ces traumatismes successifs donnent-ils bien le droit de considérer cette communication artério-veineuse de la cuisse *comme réellement spontanée?* nous n'oserions pas l'affirmer.

Quoi qu'il en soit, la possibilité de l'anévrysme artério-veineux spontané est très-admissible, mais en dehors de l'observation de Delacombe et l'exemple de Monneret, qui nous laisse quelque doute, nous n'en connaissons pas d'autre cas et nous pouvons hardiment affirmer que cette *variété spontanée* est très-rare, si on la compare à la *variété traumatique.*

Les observations d'anévrysme variqueux de la fémorale sont nombreuses et, depuis les exemples, déjà assez anciens, publiés par Bourguet (*Sur un anévr.*, etc., an IV, in-8°), par Fleischer (*Bullet. de Férussac*, t. VI, p. 343), par Guersent fils et Perry (*Revue méd.*, 1836, t. II, p. 421), par Venturoli (*Gaz. méd. de Paris*, 1836, p. 200), par Dupuytren et Velpeau (ANÉVR. DE L'ART. FÉMORALE, *Dict. en* 30 *vol.*, t. XIII, p. 15), un grand nombre de cas plus récents ont été relatés dans nos journaux et surtout dans ceux qui nous viennent de la Grande-Bretagne et de l'Amérique; on en retrouvera la mention à la Bibliographie placée à la fin de cet article.

Les *causes* qui président au développement de cette importante espèce d'anévrysme de la crurale se rapportent à des traumatismes variés. Tantôt on a affaire à une simple *contusion :* Baroni (1840) en signale un cas à l'aine, au-dessous de l'arcade de Fallope ; tantôt (et ce sont les faits les plus nombreux) la pointe d'un *couteau* traverse à la fois l'artère et la veine crurale et détermine ultérieurement la formation de l'anévrysme variqueux, comme dans l'exemple de Rodrigues, qui est en quelque sorte devenu classique.

Dans celui de Velpeau (*loc. cit.*), il s'agissait d'un homme de cinquante ans, chez lequel l'accident datait de plus de vingt ans, et qui fut blessé, en jouant, par la *pointe d'un couteau* qui s'enfonça dans l'aine.

Huguier en rapporte un autre (Soc. de chirurgie, 16 avril 1851) dans lequel un homme de trente-trois ans, ayant les cuisses écartées et tenant un *couteau* de la main droite, ce couteau lui échappa ; il rapprocha subitement les cuisses pour l'empêcher de tomber à terre, et la lame pénétra dans la cuisse gauche, à son côté interne, un peu au-dessus du milieu de sa longueur.

L'*instrument piquant*, dans l'observation de Giraldès (Soc. de chirurgie, 19 juillet 1853), avait intéressé l'artère et la veine crurale, à un pouce au-dessous du ligament de Fallope. — C'est encore un *couteau*, dans le cas d'Alquié, qui, dans un mouvement trop violent, vint pénétrer au milieu de la cuisse, sur le trajet des principaux vaisseaux du membre, chez un homme de vingt-sept ans, qui travaillait à une planche.

Un coup d'*épée*, de *poinçon* peut produire le même effet. Larrey (Soc. de chir., 27 mai 1857) rapporte l'exemple d'un maréchal des logis de vingt-trois ans, qui est blessé à la cuisse droite, dans un duel au *sabre*. Le coup, porté de bas en haut, fait pénétrer la lame un peu au-dessus du tiers moyen de la cuisse, de dehors en dedans, à une grande profondeur, mais sans traverser le membre de part en part ; il en résulte un anévrysme artérioso-veineux.

Un coup de *tranchet* de cordonnier détermine la même lésion (Dupuytren, *Mémoire de Breschet*, p. 240) à la partie supérieure et, dans un autre exemple, le même instrument en produit un à l'union du tiers moyen avec le tiers inférieur. Ce dernier fait, observé par Breschet, Dupuytren et Sanson, à l'Hôtel-Dieu, est rapporté avec beaucoup de détails dans le mémoire de Breschet.

Les blessures par armes à feu fournissent un contingent assez considérable d'anévrysmes artério-veineux de la crurale. Ainsi Hodgson (*loc. cit.*) a vu une tumeur offrant tous les caractères de cette affection sur un dragon qui avait été blessé au jarret droit par un *balle*. D'autre part, Henry (th. inaug., *Considérations sur l'anévrysme artério-veineux*, 1855) rapporte l'observation d'un malade de Nélaton, atteint d'une tumeur de cette nature à la cuisse gauche, à la suite d'un *coup de fusil chargé à plomb*. Nous en avons vu nous-même un cas chez un homme adulte, dans le service de Michon, pendant notre internat à la Pitié. S. Laugier (*Nouv. dict. de méd. et chir. prat.*, Lésions traumat. de la cuisse, t. X, p. 472) dit en avoir aussi observé plusieurs cas : un entre autres dans son service de l'Hôtel-Dieu, relatif à un ancien militaire, jeune encore, qui, en Afrique, avait été frappé de bas en haut d'un *coup de fusil chargé à petit plomb*. Le membre inférieur gauche en était criblé, et on en trouvait un assez grand nombre disséminés le long de la jambe ; un de ces grains de plomb avait blessé l'artère et la veine fémorales à leur partie moyenne en avant et en dedans de la cuisse. Il y avait seulement *phlébarterie*, car il n'existait aucune tumeur au niveau de la communication des deux vaisseaux. Cet exemple est très-probablement le même que celui de Monneret.

Nous avons déjà dit, en parlant des traumatismes de la fémorale, qu'Hodgson avait cité une observation qu'il tenait de Barns, d'Exeter, et dans laquelle une varice anévrysmale de la partie supérieure de la crurale s'était développée à la suite d'une blessure faite par la *pointe d'une verge de fer* presque rouge.

Anatomie, physiologie pathologiques. Renvoyant, pour plus amples détails, à l'article Anévrysme de ce Dictionnaire, nous dirons que cette affection peut *siéger* sur les vaisseaux cruraux, soit à l'aine, soit à la portion moyenne de la cuisse, soit dans le canal de Hunter lui-même ; que la disposition, la forme, la grandeur de l'orifice ou des orifices varient suivant le genre d'anévrysme artério-veineux auquel on a affaire ; que le sac, quand il existe, ne renferme presque jamais de caillots fibrineux, dits actifs (Broca) ; que les parois de la veine crurale, au contact du sang artériel qui pénètre dans la cavité de ce vaisseau, augmentent d'épaisseur et de consistance, en un mot, *s'artérialisent*. L'artère tend au contraire à diminuer de calibre. Dans l'observation de Larrey (coup de sabre, *loc. cit.*), il est dit que, pendant l'opération, l'artère fémorale, mise à découvert à un pouce et demi au-dessous du ligament de Fallope, présentait ceci de singulier, que *son calibre n'était pas sensiblement plus fort que celui de la brachiale*.

L'anévrysme de *Rodrigue* (Journal *l'Expérience*, t. VI, p. 414, 1840) rentre dans cette variété qui présente *deux ouvertures* sur l'artère fémorale et une seule sur la veine adjacente. En voici le résumé succinct : un couteau pointu transperce l'artère de part en part, puis pénètre dans la veine mais sans la traverser, de façon à déterminer trois ouvertures situées au même niveau, deux sur l'artère et une sur la veine ; ces ouvertures donnèrent lieu, par leur persistance, au résultat suivant : l'ouverture veineuse et l'ouverture profonde de l'artère se convertirent en un seul orifice établissant entre les deux vaisseaux une communication permanente (phlébartérie) ; de plus, l'ouverture superficielle de la crurale, restant béante, produisit un anévrysme traumatique artériel ordinaire ; phlébartérie et anévrysme artériel, étant situés vis-à-vis l'un de l'autre, donnent le droit de classer l'anévrysme de Rodrigue dans les tumeurs artério-veineuses et de le considérer comme *anévrysme variqueux enkysté artériel*. Dans l'anévrysme de A. Bérard c'est le contraire qui a lieu, c'est-à-dire que la veine est transpercée de part en part, l'artère n'ayant subi qu'une lésion unique.

Symptômes, diagnostic, marche de l'anévrysme artério-veineux crural. Les deux signes caractéristiques de cette variété d'anévrysme de la cuisse, qu'il y ait phlébartérie simple ou bien phlébartérie accompagnée de tumeur artérielle ou veineuse, sont : 1° le *thrill, frémissement vibratoire* ou *cataire* (bruit de ron-ron du chat) qui est continu avec intermittences et renforcements et qui coïncide avec la diastole artérielle ; il se perçoit non-seulement à l'oreille, mais encore au toucher sur le trajet de l'artère et de la veine crurales au-dessus et au-dessous de la tumeur anévrysmale ; 2° un *bruit de souffle* très-accentué, continu mais avec *renforcement*, c'est-à-dire exacerbations saccadées (bruit de souffle à double courant).

Lorsqu'il y a tumeur, cette dernière, qui ne s'est pas montrée du reste immédiatement après l'accident, se présente sous la forme circonscrite, parfois acuminée, *peu volumineuse* (extrémité de l'indicateur (Alquié), œuf de poule (Henry), n'arrivant à la grosseur d'une orange, et encore rarement, que sous l'influence d'une marche forcée, de la fatigue des champs, etc. ; cet accroissement, en pareille circonstance, est toutefois bien moins accusé que dans l'anévrysme spontané : en général cette tumeur ovoïde reste stationnaire, pendant des années entières, sans que le patient soit autrement gêné que par un peu d'affaiblissement ou d'engourdissement, ou bien quelques crampes du membre qui gonfle par la station prolongée debout, mais ce qui n'empêche pas le sujet de se livrer à ses occupations habituelles.

Pour le malade d'Huguier (Soc. de chir., 16 août 1851) qui s'était blessé les vaisseaux cruraux, en rapprochant subitement les cuisses pour empêcher un couteau de tomber, la compression faite en vue d'arrêter l'hémorrhagie fut maintenue pendant environ trois mois, puis le membre revint à son état normal ; cependant le malade y sentait de l'engourdissement et des battements au niveau de la plaie : *pendant les quatre années qui suivirent, le membre ne présenta rien de particulier* sauf les battements, et ce n'est qu'*au bout de six années* qu'apparut la tumeur avec tous ses caractères.

Indolente à la pression, elle peut se déplacer parfois assez facilement dans le sens transversal et offre sur un point quelconque de sa surface une cicatrice blanche de quelques millimètres d'étendue (vestige de l'ancienne blessure). Chez le malade précédent, la marche était possible pendant un temps assez long et sans douleurs, mais dès qu'il s'arrêtait il souffrait beaucoup et était obligé de s'aliter.

Monneret, à propos du malade atteint de varice anévrysmale de l'artère fémorale au niveau du canal de Hunter, dont nous avons parlé plus haut, a fait une étude approfondie du *bruit de souffle continu, avec renforcement*, qui est la caractéristique de l'anévrysme artério-veineux : ayant remarqué que le caractère de ce bruit change durant la systole et la diastole, il attribue une cause différente à chacun des bruits. Selon lui, il existerait un double bruit, l'un *intermittent*, aigu, isochrone à la diastole artérielle, ou au passage rapide du sang de l'artère dans la veine par la fistule artério-veineuse au moment de la systole ventriculaire, l'autre *continu*, plus sourd, qui semble être le prolongement du premier et se passe dans la veine : il est déterminé par la circulation plus rapide du sang dans ce dernier vaisseau dont les parois sont dilatées et épaissies.

Quant au *thrill* (frémissement vibratoire ou cataire), il paraît avoir la même origine et s'entend, comme le bruit de souffle, non-seulement au niveau de la tumeur où existe son maximum d'intensité, mais encore à une grande distance et principalement sur le trajet des artères : c'est justement la grande étendue de cette propagation qui a fait proposer par Chassaignac une autre théorie que celle de Monneret et qu'il a émise, à la séance du 13 mars 1851 de la Société de chirurgie, dans la discussion qui a suivi le rapport de Marjolin sur l'observation de ce dernier auteur : selon Chassaignac, la théorie précédente qui consiste à considérer la cause des bruits comme due au passage du sang de l'artère dans la veine à travers une ouverture étroite, serait détruite de fond en comble par *le fait de la grande distance de* cette *propagation*. D'après lui, les lois de transmission nous disent que ce n'est pas un bruit produit à l'orifice de communication (il l'appelle *orificiel*) qui peut se transmettre au loin et parfois à de grandes distances : le bruit saccadé serait bien attribuable, selon Chassaignac, au passage du sang de l'artère dans la veine et est dit *mécanique ;* le bruit continu de frémissement, dit *chimique*, serait dû au mélange du sang artériel avec le sang veineux, et comme ce mélange est continu, le bruit est continu ; le maximum est au niveau de l'orifice de communication, parce que c'est le lieu où le mélange se fait dans les proportions les plus considérables. Cette théorie n'a pas prévalu, et on reconnaît plutôt que le bruit de souffle et les vibrations se produisant au niveau de l'ouverture artério-veineuse accidentelle se propagent par la colonne liquide renfermée dans les vaisseaux cruraux, les liquides étant de bien meilleurs conducteurs du son que les parties molles.

Quoi qu'il en soit, sans nous préoccuper si telle ou telle théorie est la véritable, ce qu'il est fort difficile d'établir rigoureusement, nous dirons que le fait capital est le *renforcement* qui existe sur le bruit de souffle continu, au moment de la diastole artérielle, et que ce bruit anormal, aussi bien que le frémissement vibratoire, se propage parfois à une très-grande distance du lieu où il semble prendre naissance, c'est-à-dire du centre même de la tumeur anévrysmale.

État des veines, lésions de nutrition, influence sur la longueur du membre. La présence de l'anévrysme artério-veineux crural détermine certains troubles de nutrition dans le membre correspondant : le fait était facile à prévoir puisque, d'une part, il y a afflux plus considérable du sang et que, d'autre part, il y a retard et gêne dans la circulation en retour. Cette congestion répétée de la cuisse est suffisante à expliquer les symptômes d'*engourdissement* et d'*affaiblissement*, que nous avons déjà signalés : et nous aurions aussi plus de tendance à lui attribuer également, plutôt qu'à la *sur-activité de nutrition* indiquée par plusieurs auteurs, le phénomène d'accroissement de volume ou d'hypertrophie de tous les divers tissus du membre abdominal.

Sur le malade d'Huguier (Soc. de chir., 1851) tout le membre inférieur gauche présentait une tuméfaction considérable : il était *arrondi en pain de sucre* (c'est une disposition que nous avons aussi observée sur un malade de Nélaton, hôp. des Cliniques, 1862) et était augmenté d'un quart environ.

La *dilatation variqueuse* des veines situées au-dessous de la tumeur fémorale est quelquefois très-accentuée et facile à comprendre : elle peut s'étendre jusqu'à celles qui sont placées superficiellement à la partie inférieure de la région abdominale (Huguier). Dans le cas de Giraldès (Soc. de chir., 1853) les troubles résultant de la lésion étaient très-remarquables : le membre malade offrait un gonflement énorme et à cette *hypertrophie*, avec *œdème*, se joignaient des varices superficielles considérables, s'accentuant pendant la position verticale, et des *ulcérations* aux jambes; ces dernières s'étaient formées surtout dans le jarret et elles se cicatrisaient vite dès que le malade soumettait son membre à la compression. Non-seulement les veines superficielles peuvent être le siége de cette dilatation, mais, encore les capillaires veineux.

Dans un exemple des plus intéressants présenté à la Société de chirurgie (t. IV, Ire série, p. 158) par Duménil, interne à Saint-Louis, et où il s'agissait d'un anévrysme artério-veineux existant entre la veine iliaque primitive gauche et l'artère iliaque primitive droite, la lésion avait été le résultat d'un coup de couteau reçu dans le ventre par un jeune homme de trente et un ans; huit ans auparavant, ce malade, au dire de Lefort, avait été envoyé dans le service de Cazenave à l'hôpital Saint-Louis en 1853, comme atteint *d'éléphantiasis ;* il y avait, en effet, dans ce cas une véritable hypertrophie du membre avec *sclérème* du tissu conjonctif : la jambe mesurée au-dessus des malléoles avait 0,35 de circonférence, la partie supérieure du mollet 0,58, la région moyenne de la cuisse 0,88; les varices (paquets variqueux) avaient fait des progrès continuels et à diverses reprises apparurent sur la jambe des *ulcères* dont la cicatrisation fut très-lente. On pourra consulter avec fruit, à ce sujet, la thèse inaug. de Goutière (Paris, 1875, n° 76) intitulée : *De l'état des veines dans les anévrysmes des membres :* deux observations se rattachent spécialement à l'anévrysme de l'artère fémorale.

L'hypertrophie peut porter aussi *sur le fémur* et même sur tout le squelette du membre inférieur : ainsi, dans le fait de Giraldès toutes les parties du membre avaient non-seulement pris un plus grand développement en circonférence, mais encore *elles s'étaient allongées :* la cuisse, la jambe et le pied du côté malade, comparés avec la cuisse, la jambe et le pied de l'autre côté, offraient un allongement très-sensible de 3 centimètres.

Cette hypertrophie du membre est lente à se produire et il faut plusieurs années pour qu'elle arrive à un degré considérable : elle permet encore, dans les premiers temps, au malade de vivre sans trop d'incommodité et de gagner sa vie ; mais peu à peu le volume et le poids du membre deviennent tels que la marche se fait fort difficilement; ajoutez à cela les ulcères dont la durée est parfois fort longue et qui rendent impossible tout exercice ou tout travail qui exige une station verticale prolongée.

La *température* du membre subit également quelques modifications : chez le malade de Duménil, il était refroidi et l'un des chirurgiens de la commission, Demarquay, constata avec le thermomètre un *abaissement de la tempé-*

rature d'un degré du côté malade. Plus souvent, et cela en raison de la suractivité fonctionnelle des tissus, il y a *élévation de la température.*

Demarquay, sur le malade d'Huguier, a vu que la température du membre atteint était de 3°,50 plus élevée que celle du côté opposé ; il avait déjà, du reste, fait des observations analogues sur d'autres sujets : ainsi, sur un homme du service de Velpeau et sur celui de Monneret, il a constaté plusieurs degrés d'élévation de la température animale dans le membre lésé. Monneret a répété l'expérience et est arrivé au même résultat sur un coiffeur de vingt sept ans qui avait reçu, deux ans auparavant, un coup de couteau-poignard dans la région poplitée et chez lequel il s'était développé un anévrysme artério-veineux du jarret : la température s'était élevé d'un degré en plus en ce point que dans le reste du membre (*Journal de médecine et de chirurgie pratique*, article 6205).

Un autre phénomène, toujours sous la dépendance de la même cause, a été indiqué par Broca et consiste dans *l'hypertrophie du système pileux ;* il a été signalé, depuis, par bon nombre d'observateurs : le malade de Nélaton (Cliniques, 1862) dont nous avons rédigé l'histoire dans la *Gazette des hôpitaux*, le présentait à un degré assez marqué.

Marche. Dans presque toutes les observations d'anévrysme de cette espèce, il est dit que l'affection remontait à plusieurs années (Duménil, huit ans ; Huguier, huit ans ; Monneret, un grand nombre d'années ; Henry ; douze ans, Giraldès quatorze ans ; Velpeau, vingt ans) : en effet l'anévrysme artério-veineux de la fémorale, comme du reste celui de presque toutes les autres régions du corps, se distingue de l'anévrysme artériel en ce qu'il a une *grande tendance à rester stationnaire* et à ne pas compromettre nécessairement l'existence ; son volume est, en effet, bien moins considérable et, en raison de sa constitution anatomique, il n'a aucune propension à la rupture, car il porte en lui-même de *véritables soupapes de sûreté :* il est donc moins grave que l'anévrysme artériel ; mais dire qu'il est *bénin*, comme l'avancent certains auteurs, c'est, à notre avis, aller trop loin. Bien qu'il n'ait, dans bien des circonstances, entraîné aucun accident, même lorsqu'il siége à la partie supérieure de la cuisse, l'anévrysme artério-veineux de la fémorale n'en constitue pas moins une affection sérieuse qui peut exposer ceux qui ont le malheur d'en être affectés, à des inconvénients et même à des complications très-fâcheuses, que l'on doit toujours chercher à combattre ou, tout au moins, à pallier par certains moyens que nous exposerons plus loin.

1° Thérapeutique des anévrysmes de l'artère fémorale. Le traitement des anévrysmes de la crurale est sans contredit la partie la plus intéressante et de beaucoup la plus importante de l'étude de ces tumeurs ; c'est cette raison qui nous a engagé à lui consacrer des développements un peu étendus. Il varie suivant qu'on a affaire à un *anévrysme artériel* ou à un *anévrysme artério-veineux.*

Traitement des anévrysmes artériels de la crurale. Et d'abord y a-t-il lieu d'intervenir toujours et quand même dans le cas d'anévrysme fémoral ? nous ne le croyons pas et nous devons dire en premier lieu que cette intervention est d'autant plus sérieuse *que les malades sont plus âgés ;* l'hémorrhagie et la gangrène sont surtout à craindre à la suite des ligatures pratiquées en semblable condition : tels sont les tristes résultats qui ont été obtenus plusieurs fois par Roux et Blandin, après ligature de la crurale, chez des malades âgés de plus de soixante ans, une fois par Malgaigne, enfin par Velpeau, Lenoir et Verneuil. Demarquay (*Bull. de la Soc. de chir.*, juillet 1874) a observé trois exemples d'anévrysme crural chez des vieillards : le premier a été traité par la ligature de la fémorale, le second par la compression digitale ; tous deux ont succombé d'hémorrhagie ou de gangrène; aussi s'abstint-il pour le troisième malade âgé de soixante-neuf ans. Quand on a affaire à des malades âgés, porteurs de ces anévrysmes, la ligature de la fémorale est chose très-sérieuse et est presque fatalement suivie d'insuccès ou d'accidents fâcheux (sphacèle, hémorrhagie secondaire) qui ont leur cause dans l'état athéromateux des artères et l'imperméabilité fréquente des collatérales. La flexion ou la compression directe ne valent guère mieux : car, par suite de la rétention du sang dans la poche, cette dernière peut se rompre et le sang s'infiltrer dans le tissu cellulaire. Reste donc la compression digitale qui est encore le procédé le moins dangereux, bien qu'il ait été suivi de complications extrêmement graves dans l'un des faits de Demarquay : au moins peut-on suspendre ce dernier moyen à volonté, si on voit qu'il est douloureux et mal supporté, quitte à le reprendre plus tard s'il y a lieu.

La non-intervention chirurgicale pour l'anévrysme fémoral du vieillard nous semble donc la règle à moins d'indication toute spéciale, et on doit se contenter de conseiller le repos absolu et le port d'un caleçon élastique.

L'ignorance dans laquelle on était autrefois de la circulation collatérale artérielle et la persuasion que l'on avait de ne pouvoir guérir un anévrysme de la cuisse sans oblitérer la fémorale et sans exposer, par conséquent, le membre à une mortification inévitable, firent croire tout d'abord que l'anévrysme de ce gros vaisseau se trouvait de toute nécessité, au point de vue du traitement, au-dessus des ressources de l'art et que le seul remède était le sacrifice du membre. Nous sommes loin actuellement de partager une semblable erreur, et quoique cette affection doive être toujours considérée comme sérieuse, nous avons heureusement, à l'actif de sa thérapeutique, un certain nombre d'exemples de guérisons dont quelques-uns remontent même à environ deux cents ans et qui tendent à se multiplier chaque jour, grâce aux progrès effectués en anatomie et en physiologie pathologiques et à ceux réalisés par le manuel opératoire des méthodes nombreuses que nous avons à notre disposition.

Nous classerons ces diverses méthodes sous les deux chefs principaux suivants : 1° celles qui ont pour effet d'agir directement sur la tumeur et pour but la destruction ou la disparition de la poche anévrysmale; 2° celles qui sont destinées à provoquer directement ou indirectement la coagulation sanguine dans la tumeur et à la convertir en une masse fibrineuse solide.

Premier groupe. *Ouverture du sac* (méthode ancienne dite d'Antyllus). *Cautérisation. Extirpation. — Amputation.*

Ouverture du sac. Tamponnement du sac. Tamponnement de la lumière de l'artère. La *méthode ancienne* (ligature au-dessus et au-dessous du sac précédée ou plutôt suivie de l'ouverture de la poche qui est vidée de son contenu) a été appliquée un certain nombre de fois à l'anévrysme artériel crural circonscrit ou diffus; certains chirurgiens même la considèrent comme excellente, dans des cas définis, et la préfèrent à toute autre : ainsi dans le *Dictionnaire de thérapeutique méd. et chir.* de Bouchut et Després, t. I, p. 87, nous trouvons au chapitre *Anévrysmes fémoraux* la thérapeutique de cette affection formulée nettement, peut-être d'une façon trop absolue, de la manière suivante :

Pour les anévrysmes artériels traumatiques primitifs, datant de un an ou plus, ouvrez le sac et liez le vaisseau.

Pour les anévrysmes plus récents et ayant subi un commencement d'oblitération évidente, faites la compression digitale, ou indirecte avec le compresseur ou la ligature par la méthode d'Anel; mais si la tumeur est peu volumineuse, il est préférable de lier l'artère immédiatement au-dessus du sac et même en ouvrant le sac.

Lorsque l'anévrysme est un peu bas, faites de préférence l'ouverture du sac.

Jusqu'en 1744 la méthode d'Antyllus n'avait été guère appliquée qu'aux anévrysmes des petites artères. A cette époque Keyslère (Pierre), chirurgien lorrain, opère par l'ouverture du sac et avec succès un soldat des gardes de l'empereur François, atteint d'anévrysme poplité (*Lettre de Testa, de Ferrare, à Dominique Cotunni, de Naples*, traduite littéralement dans PELLETAN, *Clin. chirurg.* Paris, 1810, in-8°, t. I, p. 137 et 145); puis deux autres furent aussi opérés par lui et guéris en 1747 et 1748; mais un quatrième malade mourut. Après lui, Lochman en 1752, Guattani en 1750 et 1756 répètent la même opération, le premier heureusement, le second également avec bonheur dans le dernier cas; Guattani blâme les chirurgiens qui ne font qu'une seule ligature dans l'opération de l'ouverture du sac, puisqu'ils s'exposent au retour du sang par le bout inférieur.

Des anévrysmes du jarret à ceux de la fémorale il n'y a qu'un pas, aussi ces derniers attirent-ils bientôt l'attention des praticiens. Burchall (de Manchester), cité par Broca, envoie à la Société des médecins de Londres l'observation d'un anévrysme de la fémorale guéri par l'ouverture du sac (*Medic. Observ. and Inquiries*. London, 1769, in-8°, vol III, p. 106).

Le 14 septembre 1774 Sue (le jeune), prévôt du collége de chirurgie et des Académies de Montpellier, Rouen et Dijon, lit à l'Académie royale de chirurgie un *Mémoire sur l'anévrysme de l'artère crurale* qui est publié en entier dans le *Journal de Vandermonde* (t. XLVI, p. 44 et 160, juillet, 1776), et dans lequel il conclut à la possibilité d'opérer et de guérir les anévrysmes cruraux par l'ouverture du sac et la ligature de l'artère. Dans ce mémoire original fort complet pour l'époque, et écrit pourtant dans un style très-modeste, l'auteur relate en entier les observations de Marc-Aurèle Severin et de Saviard : la première est traduite du latin de M. A. Severin, sur la ligature de l'artère crurale, de *Medicinâ efficaci*, l. III, *Chirurgiæ efficacis, pars* 2. *Enarratoria de Angiologiâ*, p. 46, sous ce titre : *Admiranda* Nicolai Larchei, *medici clarissimi observatio*, 1646. Elle a trait à un jeune homme de dix-sept ans qui fut blessé à la cuisse droite par un fusil chargé à balle, à huit travers de doigt au-dessous de l'aine; il en résulta un anévrysme diffus primitif qui au bout d'un mois était prêt de suppurer; on se décida à ouvrir la tumeur et à pratiquer la ligature du vaisseau : la compression de la crurale fut faite, *on marqua avec de l'encre la partie de la peau qu'il fallait ouvrir* et on incisa en cet endroit; on aperçut aussitôt une grande masse de sang *grumelé*, qui pouvait aisément égaler le poids de six livres, et qu'on enleva avec les mains, ainsi qu'une quantité de sang artériel qui sortait récemment de l'artère et qui, lorsque la masse de sang granulé fut enlevée, indiqua le chemin pour trouver le vaisseau; ce dernier fut séparé de la veine et *lié d'abord à sa partie supérieure, ensuite à l'inférieure:* la plaie guérit entièrement en six semaines, en présence, dit M. A. Severin, de Ferrand, Serrou et plusieurs autres.

La seconde observation, celle de Saviard, est la soixante-troisième de son Recueil : il s'agissait d'un homme entré à l'Hôtel-Dieu au mois de novembre

1688 pour un coup d'épée qu'il avait reçu à la partie supéro-interne de la cuisse et qui avait été suivi d'un anévrysme fort considérable; on se décida à l'opération qui fut faite de la manière suivante : « On appliqua (*Mém. de* Sue, *loc. cit.*, p. 176) le tourniquet vulgairement connu sous le nom de garrot et lorsque l'opérateur, Botentuit, le jugea suffisamment serré, *il ouvrit la tumeur anévrysmale dans toute sa longueur* et en tira tout le sang épanché en très-grande quantité, d'où résulta un grand vuide. Le tourniquet ayant été un peu lâché, la sortie impétueuse du sang fit bientôt apercevoir l'ouverture de l'artère. Après avoir resserré le tourniquet on passa sous le corps de l'artère une aiguille courbe, suivie d'un double fil ciré, dont on tira une portion au-dessus de l'ouverture du vaisseau et l'autre au-dessous. L'une et l'autre furent fortement liées par un nœud redoublé que l'on appelle le *nœud du chirurgien*..... Le vuide de la plaie fut rempli d'astringents et de charpie couverte de compresses assujetties par un bandage roulé..... La ligature ne tomba qu'au bout de quinze jours ; enfin le blessé fut parfaitement guéri en six semaines ; il a vécu depuis en parfaite santé et a fait à l'armée plusieurs campagnes avec toute la vigueur possible..... »

Il résulte de l'exposé succinct de ces deux curieuses observations que ce n'est pas Keyslère qui a remis le premier en vigueur la méthode ancienne (ouverture du sac et ligature du vaisseau) pour les anévrysmes du membre inférieur, comme nos auteurs classiques semblent vouloir le laisser supposer, puisque cette opération se retrouve décrite tout au long dans M. A. Severin et Saviard.

Entre les deux séances de l'Académie de chirurgie dans lesquelles Sue en 1774 communiqua la première et la seconde partie de son mémoire, Sabatier vint lire un travail sur le même sujet, mais qui n'a jamais été imprimé et dont nous ne connaissons l'existence que par la note que Sue a pris soin de mentionner consciencieusement (*Journal de Vandermonde, loc. cit.* p. 44) au début de sa publication; probablement devait s'y retrouver l'observation que Sabatier relate dans sa *Médecine opératoire*, t. III, p. 234, 1796, où il dit qu'il opéra un anévrysme crural, suivant la méthode ancienne; dans cet exemple, c'était encore un jeune homme qui avait été blessé d'un coup d'épée à la partie supérieure et interne de la cuisse ; il avait perdu beaucoup de sang à l'instant de sa blessure et s'était aperçu bientôt d'une tumeur accompagnée de pulsations, qui s'élevait au-dessous de la cicatrice; la tumeur faisait des progrès sur les côtés et elle devint si grosse en peu de temps qu'il n'était plus possible d'espérer de la borner. Sabatier *ouvrit la tumeur en entier*, après avoir appliqué deux tourniquets construits sur les principes de celui de Petit, l'un sur le pli de l'aine et l'autre un peu au-dessous ; en haut et en bas on disposa sur l'artère *une ligature d'attente* dont on n'eut pas besoin de faire usage ; une compression fut faite sur l'ouverture du vaisseau à l'aide d'une pyramide composée de plusieurs morceaux d'agaric ; la suppuration eut lieu, peu à peu on relâcha la compression qu'on avait exercée pendant tout le temps sur l'artère fémorale et malgré laquelle plusieurs hémorrhagies eurent lieu cependant : le malade guérit en deux mois.

En juin 1785 Desault avait également opéré un anévrysme traumatique de la crurale par la méthode ancienne (Observation par Manoury, chirurgien de l'Hôtel-Dieu : *Journal de chirurgie de Desault*, t. II, p. 112, 1791) sur un jardinier du Grand-Montreuil, de vingt-huit ans, qui avait reçu un coup de feu; trois balles avaient traversé la cuisse gauche de part en part vers la partie moyenne et inférieure. Trois mois après l'accident la tumeur anévrysmale, qui avait d'abord le volume d'une glande, puis celui d'un œuf de poule, s'étendait depuis le quart supérieur et interne de la cuisse jusqu'à son quart inférieur et depuis sa partie externe jusqu'à son côté interne et postérieur; elle faisait une saillie très-considérable en avant. Desault fit une incision de 8 à 9 pouces de long, *ouvrit la tumeur*, en retira tous les caillots dont on remplit un bassin capable de contenir plus de deux pintes et demie de liquide; une branche du nerf saphène interne, dont on fit la section, se trouvait au milieu de cet amas de sang. Le fémur était dénudé à sa partie moyenne et interne dans la longueur d'environ trois pouces sur un pouce de largeur; deux ligatures furent passées au-dessus et au-dessous de la plaie artérielle, dont deux pour servir d'attente; ces deux dernières furent serrées le sixième jour parce qu'il y eut une petite hémorrhagie, et la guérison eut lieu.

Desault, toujours en 1785 et quelques jours après l'opération précédente, la répète avec succès pour un anévrysme poplité; puis en 1789 pour un anévrysme diffus de la crurale (*Journ. de méd.*, t. LXXXIII, p. 54); dans ce dernier exemple, appelé le quinzième jour, il fit d'abord de l'expectation, mais plusieurs hémorrhagies le décidèrent à opérer : *il ouvrit la poche* et plaça deux ligatures au-dessus et au-dessous de la plaie artérielle : la guérison s'effectua malgré plusieurs hémorrhagies.

Plus récemment, John Wood vient d'obtenir également la guérison d'un anévrysme de la fémorale dans le canal de Hunter, par l'ouverture du sac et la ligature des deux bouts du vaisseau (*King's College Hospital*, in *Med. Times and Gaz.*, t. I, p. 179, 14 février 1874).

Malgré les succès que nous venons de rapporter, la méthode ancienne n'a été appliquée qu'un petit nombre de fois pour l'anévrysme artériel de la fémorale; aussi doit-on bien se garder, pour cette variété de tumeur, de la considérer comme une méthode générale : on ne l'emploierait, en tout cas, que si la compression a complétement échoué, car elle constitue toujours une opération ardue pouvant s'accompagner, sur le moment, d'accidents imprévus graves et devenir plus tard le point de départ de complications fort sérieuses (inflammation violente du sac, gangrène, hémorrhagies consécutives). Elle nous semble plutôt réservée aux anévrysmes de moyenne dimension, circonscrits, ayant résisté à l'essai de moyens plus doux et surtout aux tumeurs qui menacent d'inflammation et de suppuration.

Le docteur Watson érige en véritable méthode chirurgicale, applicable dans certains cas spéciaux, le *tamponnement direct de la lumière de l'artère* sur laquelle le sac est ouvert, méthode qui, du reste, avait été déjà conseillée par Lisfranc. Ce moyen a été employé une fois par lui, mais cependant sans succès, pour un énorme anévrysme fémoral qui remontait à deux pouces au-dessus du ligament de Poupart et à un pouce et demi au-dessous de l'ombilic : la tumeur, dans ce cas, avait les dimensions suivantes : long. vertic. 9 pouces, largeur 6 pouces, circonférence extérieure 31 pouces ; la partie saillante présentait une eschare noirâtre entourée d'une zone inflammatoire : deux jours après, une fissure se forma dans l'eschare, puis une ouverture de 2 pouces de longueur fut produite par l'agrandissement de la fissure ; il en sortit une grande quantité de caillots et un peu de sang artériel ; on fit provisoirement la compression de l'aorte et celle du sac, puis le docteur Watson vida le sac de ses caillots et *introduisit dans l'ouverture de l'iliaque externe un tampon d'amadou fortement imbibé de perchlorure de fer*. Le sac lui-même fut rempli d'amadou. On cessa peu à peu de faire la compression de l'aorte : le malade survécut dix-huit jours ; la suppuration s'était établie d'une façon modérée, mais des pulsations très-violentes apparurent dans l'extrémité inférieure de l'aorte, il s'écoula à plusieurs reprises du sang en nappe et le malade mourut d'épuisement. L'*autopsie* démontra que l'hémorrhagie avait eu lieu par l'artère épigastrique qui s'ouvrait à la paroi inférieure et interne du sac : une injection d'eau poussée vigoureusement par l'aorte et une seconde par la fémorale fit voir qu'il n'y avait plus aucune communication entre ces deux vaisseaux et le sac lui-même.

Watson propose donc comme méthode générale, ce que nous ne saurions admettre d'une façon aussi absolue, l'*ouverture large du sac* et *l'application d'un tampon* dans chacune des ouvertures qui le font communiquer avec l'artère. L'avantage de cette méthode, selon ce chirurgien, serait de ne pas exercer de compression sur les parties voisines, comme le fait le tamponnement du sac lui-même et de n'occasionner qu'une suppuration modérée (*American Journal*, octobre 1876, et *Revue des sciences médic.* de G. Hayem, t. X, 1 fasc. p. 280 et 281).

Nous ne mentionnons que pour mémoire l'emploi de la *cautérisation*, qui serait un procédé détestable et fort dangereux en pareil cas et dont nous n'avons pas trouvé d'exemple dans la science, au moins pour l'anévrysme fémoral. Un seul exemple de tumeur de cette nature a été traité à l'aide du *cautère actuel* par M. Aurèle Séverin (*De recondita abscessuum natura*, lib. VI, cap. VII. Leyde, 1724, in-4°, p. 200) en 1641 ; mais ce fut surtout dans le but d'empêcher l'hémorrhagie et de favoriser la chute d'une eschare existant sur un anévrysme inguinal que le chirurgien appliqua le fer rouge chaque matin pendant cinq jours de suite. Ce n'est pas là une méthode, c'est tout au plus un moyen propre à combattre certaines complications, et que nous ne saurions recommander.

L'*extirpation* n'a été appliquée qu'en cas d'erreur de diagnostic pour des anévrysmes dont la dureté, par suite de la présence de caillots fibreux, a donné le change et a fait croire à des tumeurs solides de tout autre nature. Broca dit que Ph. Boyer commit cette erreur en 1845 à l'hôpital Saint-Louis : le fait est rapporté par Destouches (*Considér. sur les anévr.*, etc., th. inaug. Paris, 1852, n° 44 p. 22) : il s'agissait d'un anévrysme poplité oblitéré par des caillots actifs, pris pour un squirrhe et enlevé en conséquence. L'*Union médicale* de 1848, p. 750, fournit aussi un cas, dû à Edwin Canton, dans lequel une tumeur douteuse de la cuisse fut mise à nu par une incision et permit de reconnaître que c'était un *anévrysme de l'une des artères du muscle couturier :* on disséqua le sac, on isola l'artère, on la lia près de son origine à la crurale, et on excisa l'anévrysme.

Czerny (de Fribourg) dans le but, assez blâmable, de prouver à nouveau que la poche anévrysmale est bien formée de tissu cellulaire et non par de la fibrine, comme l'ont dit Ham et Roser, a été jusqu'à pratiquer l'*extirpation de la tumeur* (*Arch. für Pathol. Anat. und phys.* t. LXII, 1875) : un anévrysme traumatique de la cuisse, au niveau de l'anneau des adducteurs, chez un garçon de vingt ans, ayant nécessité la ligature de la fémorale, Czerny extirpa entièrement, à l'aide de l'appareil d'Esmarch, la poche anévrysmale lorsqu'elle fut solidifiée, c'est-à-dire *guérie !* Le sac avait environ quatre mois de date : rougeâtre et très-épais, il n'était relié aux tissus voisins que par un tissu cellulaire très-lâche ; après la préparation, ce sac fut trouvé formé d'un tissu cellulaire très-dense disposé en couches sensiblement parallèles et très-riche en éléments cellulaires, en pigment, en vaisseaux : la curiosité allemande était ainsi satisfaite (*Dict. annuel des progrès des sc. et institutions méd.*, de Garnier, onzième année, 1875-1876, p. 38).

Autrefois, l'*amputation* du membre était presque la règle dans l'anévrysme fémoral : ainsi Pinchienati de Turin, en 1781, sacrifia le membre pour un anévrysme sans complication; aujourd'hui, c'est non-seulement l'exception, mais encore un moyen à rejeter d'une manière absolue à moins de gangrène étendue du membre compliquée d'hémorrhagies répétées ; et encore, en pareil cas, on a bien peu de chance de réussir.

Les *Bulletins de la Société anatomique* de 1872 (p. 390) contiennent un fait d'anévrysme de l'artère poplitée traité d'abord par la compression digitale pendant quatre-vingt huit heures, et dont la rupture spontanée dans le tissu cellulaire exigea l'amputation de la cuisse.

Dans *Saint George's, Hospital Reports*, vol. VI, 1871-1872, p. 161-169, il est également fait mention d'une *désarticulation de la cuisse* pratiquée par Pick pour une tumeur anévrysmale siégeant à la réunion des artères fémorales superficielle et profonde, qui avait été le résultat de la rupture partielle du vaisseau artériel à la suite d'une violente contraction musculaire et qui s'était terminée par la gangrène du membre : le malade succomba au bout de huit heures.

Enfin nous avons déjà parlé de l'observation fort curieuse, et on peut dire unique dans la science, de G. Lowe (*Gaz. hebdom.*, 1862) où quatre anévrysmes existaient chez le même malade qui guérit de son amputation de cuisse. Cet homme, âgé de ving-sept ans, présentait un anévrysme inguino-fémoral, un fémoral et un poplité du côté gauche, plus un poplité du côté droit : l'anévrysme fémoral s'étant rompu spontanément, *on fit l'amputation de la cuisse*, laissant dans le moignon l'anévrysme inguinal. Après la guérison du membre amputé, on tenta d'oblitérer l'anévrysme poplité droit en comprimant la fémorale au moyen d'un tourniquet pendant vingt-quatre heures; quatre jours après, la tumeur était solide et sans pulsations ; on essaya ensuite la compression sur l'iliaque externe et l'on obtint ainsi la guérison de l'anévrysme inguinal.

Deuxième groupe. *Méthode réfrigérante. Application extérieure de divers topiques. Acupuncture et galvano-puncture. Introduction de corps étrangers dans le sac. Injections coagulantes. Flexion.* (Manipulation, malaxation, massage, déplacement, torsion de la tumeur sur son axe.) *Compression. Ligature.*

La méthode réfrigérante a été employée un certain nombre de fois contre les anévrysmes fémoraux surtout anciennement ; mais bien que divers cas de guérison, paraissant attribuables à cette méthode, aient été enregistrés par nos auteurs (Velpeau, Broca, Lefort, Richet, etc.), nous ne lui accordons qu'une bien médiocre confiance ; nous devons cependant en dire quelques mots ici, car c'est principalement pour l'anévrysme de la fémorale que ce moyen a été expérimenté.

Guérin, de Bordeaux, présente à la Société de santé de Bordeaux, au mois de thermidor an IV, un mémoire renfermant trois observations semblant très-favorables à ce moyen (*Recueil périodique de la Société de santé de Paris* (*Journal de Sédillot*), t. I, p. 199 à 209, 3e, 4e et 5e obs., an V de la République : le premier fait de Guérin est de 1790). Dans l'une, il s'agit d'un énorme anévrysme fémoral *grandement amélioré par l'application de compresses vinaigrées* mais opéré néanmoins par l'ouverture du sac : les deux autres sont celles d'un second anévrysme fémoral et d'un anévrysme de la sous-clavière *guéris complétement l'un et l'autre par la réfrigération;* mais, comme le dit fort judicieusement Broca dans son Traité des anévrysmes, où nous avons puisé ces renseignements, lorsqu'on analyse ces observations on trouve qu'elles laissent quelque chose à désirer : en effet, dans les trois cas, les tumeurs étaient le siége d'une inflammation assez prononcée au moment où la réfrigération fut employée : il est donc permis de supposer que cette inflammation n'a pas été étrangère à la formation des caillots dans la poche anévrysmale.

En 1809 Guérin faisait paraître, dans les *Annales cliniq. de Montpellier*, t. XX, p. 79-108, une série de nouvelles observations sur l'emploi des réfrigérants dans le traitement des anévrysmes; et Rodolosse en 1810 passait une thèse inaugurale, à Paris, intitulée : *Dissertation sur l'emploi des réfrigérants dans les anévrysmes externes.* On y retrouve divers exemples concernant les tumeurs de la fémorale.

Hodgson cite aussi plusieurs cas de succès et Treyran, d'après Velpeau (*Éléments de méd. op.*, t. II, p. 135), parvint à guérir un anévrysme fémoral au moyen de saignées, d'applications froides, etc., chez un malade qui en portait un autre du côté opposé.

Larrey (*Mém. de chir. milit.* Paris, 1829, in-8°, t. IV, p. 324) parle d'un sergent de garde qui reçut, en avril 1871, un coup d'épée à la partie supérieure de la cuisse droite : un anévrysme faux circonscrit qui en fut la conséquence fut guéri par le traitement de Valsava aidé de topiques froids. — Dans le succès rapporté par Audreini, il s'agissait également, d'après Velpeau, d'un anévrysme de la cuisse et Ribes (*Bull. de la Facul.*, t. V, p. 290) dit que Sabatier a également réussi, à l'aide des réfrigérants, chez un homme qui portait à la fois deux anévrysmes au même membre, l'un à la cuisse, l'autre au jarret.

Reynaud (de Toulon) (*Gaz. méd. de Paris*, 1837, p. 565), ayant traité par la glace un anévrysme inguinal énorme, ce dernier diminua graduellement pendant plus de huit mois et cessa enfin de battre.

Ce procédé n'est pas toutefois exempt de danger, car, ainsi que Broca le fait observer, la glace peut provoquer au bout de quelque temps une inflammation qui se propage au sac et qui a grande tendance à se terminer par gangrène : deux malades cités par Petrunti (de Naples) ont présenté ce grave accident (Broca) : l'un d'eux succomba à l'hémorrhagie qui se produisit à la chute de l'eschare. L'autre fut moins malheureux : il subissait, depuis au moins deux mois, des applications de glace pour un anévrysme de l'artère fémorale; la peau se sphacéla, mais l'eschare ne pénétra pas jusqu'au sac : celui-ci ne s'ouvrit point et s'oblitéra par inflammation; onze ans plus tard l'anévrysme se reproduisit et on fut obligé de recourir à la ligature.

Enfin nous citerons un cas d'anévrysme faux consécutif (coup de couteau) d'une branche collatérale de la fémorale, traité avec succès à l'aide d'applications de glace, par Berger, et présenté par lui à la Société de chirurgie (séance du 4 novembre 1879).

Au lieu d'employer l'eau simple ou vinaigrée ou bien la glace, on a cherché à obtenir une réfrigération plus intense avec les aspersions ou la pulvérisation d'éther : ce moyen, combiné avec la compression digitale, a semblé à quelques-uns donner de bons résultats, en rendant plus facile la compression et permettant d'en seconder les effets coagulants : dans un cas, au bout de vingt minutes de ce traitement mixte, la poche a commencé à durcir et à se solidifier; nous pensons que le froid intense produit par l'éther peut être plus nuisible qu'utile et que, d'une façon générale, la méthode réfrigérante ne peut être considérée comme réellement curative dans le traitement de l'anévrysme fémoral : elle est tout au plus un moyen adjuvant, et de plus elle peut offrir certains inconvénients.

Il en est à peu près de même des *applications de divers topiques* dont certains chirurgiens ont fait usage en pareil cas (l'hydrochlorate d'ammoniaque, eau de Rabel, perchlorure de fer, extrait de Saturne, etc.). Sydey, que nous avons cité plus haut, a observé des poches anévrysmales simultanées sur l'artère fémorale et la tibiale postérieure dans lesquelles il y eut guérison spontanée à la suite d'application de glace, d'hydrochlorate d'ammoniaque et d'une solution d'acétate de plomb et d'opium, il s'agissait d'un homme de soixante-douze ans. Tous ces moyens, néanmoins, sont beaucoup trop incertains pour que nous puissions en recommander l'emploi.

Acupuncture, galvano-puncture. Introduction de corps étrangers dans le sac. Malgré les essais qui ont été tentés par Velpeau (*Nouv. élém. de méd. opér.*, t. II, p. 52. — *Piqûre ou acupuncture des artères dans le traitement des anévrysmes, Gaz. méd.*, p. 1, 1831) et par B. Phillips de Londres (*A Series of Experiments showing that Arteries may be obliterated without Ligature.* London, 1832, broch. in-8°), l'acupuncture n'a été employée que très-rarement dans la thérapeutique de l'anévrysme fémoral ; c'est surtout dans les tumeurs internes ou celles qui sont au-dessus de toute autre ressource, que ce moyen, seul ou joint à l'électricité, a reçu d'assez fréquentes applications ; nous savons, en effet, que récemment divers cas d'anévrysme aortique ont été traités avec un succès complet ou relatif par la galvano-puncture ; mais, je le répète, pour les anévrysmes externes et ceux de la fémorale en particulier, les applications de ces procédés sont peu nombreuses et celles dont nous avons connaissance n'ont pas donné, il faut bien le dire, les résultats que l'on pouvait en espérer.

On peut employer cette méthode soit seule, soit combinée avec la compression ; c'est ainsi que Macewen (W.) a publié dans *The Lancet*, p. 536, 1877, un exemple d'anévrysme de la fémorale développé au niveau du triangle de Scarpa, dans lequel la guérison fut obtenue par deux heures de compression de l'iliaque et une heure d'*acupuncture* avec une aiguille en acier enfoncée successivement dans divers sens à travers le sac.

Deux observations, ayant trait au même sujet, méritent spécialement d'être citées : ce sont celles de Clavel et de Rizzoli. Dans la première (th. inaug. de H. P. Clavel, *De l'électro-puncture*, 1857, n° 182, p. 40 à 47) intitulée : *Observation* (anonyme) : *Anévrysme fémoral, galvano-puncture, insuccès, mort*, la tumeur, située à la partie inférieure de la cuisse gauche, était grosse comme les deux poings. On y enfonça *plus de cinquante aiguilles* pointues en acier, longues de 5 pouces et grosses comme des aiguilles à tricoter ; les aiguilles furent mises en rapport avec une machine électrique et on les laissa ainsi séjourner dans l'anévrysme *pendant quelques jours;* la tumeur prit un grand accroissement sous l'influence de ce traitement ; au moment où on enleva les aiguilles, chaque trou donna issue à un jet de sang artériel ; on ne pratiqua pas de ligature et le malade succomba sans aucun doute à l'hémorrhagie.

L'autre exemple, qui appartient à Fr. Rizzoli de Bologne et qui fait partie d'un groupe considérable d'observations relatives à ce genre de traitement, est un cas d'anévrysme siégeant au niveau de l'origine de la fémorale, dans le pli de l'aine, et remontant sous le ligament de Poupart jusque dans la fosse iliaque.

La compression fut d'abord essayée, mais échoua ; c'est alors que Rizzoli (*Boll. delle Scienze med. di Bologna*, p. 135, 1850) enfonça à la base et dans l'intérieur de la tumeur six aiguilles qui furent dirigées vers l'ouverture présumée de l'orifice, de façon à former une espèce de grillage et qu'on laissa en place durant quatre jours ; dès le lendemain, la tumeur devint moins molle ; le troisième jour, deux aiguilles furent retirées parce qu'il y avait lieu de redouter les accidents inflammatoires et le reste fut enlevé le quatrième. Le volume de la tumeur avait sensiblement diminué et ses battements étaient manifestement affaiblis ; mais la guérison définitive ne fut obtenue qu'après une nouvelle compression de l'iliaque faite avec le *compresseur-cachet*.

Citons, comme se rattachant indirectement à notre sujet, un autre fait de Velpeau qui laissa huit jours les aiguilles dans un anévrysme poplité (inflammation violente, hémorrhagie, ligature de la crurale, gangrène du membre, amputation, mort) et trois autres mentionnés encore par Rizzoli et tirés de la pratique du professeur Malago de Ferrare et qui se sont terminés par la mort : donc sur 5 cas (2 de la fémorale, 3 de la poplitée) nous notons 4 morts et un insuccès, résultats qui n'encouragent guère à faire dans cette voie les nouvelles tentatives qui seraient nécessaires pour juger cette méthode d'une manière définitive. De plus, la galvano-puncture a l'inconvénient (docteur Abeille, Acad. des sciences, 31 juillet, 1849 ; Vial, *Rapport* de Boinet à la Soc. de chir., 9 juillet, 1851) de déterminer chez le malade des douleurs si vives qu'elles seraient, à elles seules, de nature à faire rejeter cette méthode s'il n'existait pas, en outre, d'autres accidents sérieux possibles tels que hémorrhagies, cautérisation de la peau et des parois du sac si on ne prend pas bien toutes les précautions désirables, inflammation et suppuration de ce sac et hémorrhagies consécutives fort graves ; comme elle est susceptible d'échec, qu'elle n'épargne ni danger, ni douleurs au patient, elle ne peut en somme rivaliser, pour l'anévrysme fémoral comme pour tous ceux des membres, avec les moyens beaucoup moins dangereux et bien plus efficaces que nous passerons en revue plus loin.

A côté de ces procédés nous devons en citer un, applicable jusqu'à un certain point aux anévrysmes fémoraux, mais qui n'a été jusqu'ici mis en usage, et encore en bien petit nombre de fois, que sur d'autres anévrysmes du corps ; nous voulons parler de l'*introduction dans le sac d'un corps étranger* destiné à favoriser la coagulation du sang dans son intérieur : ainsi Levis et Bryant ont obtenu plusieurs guérisons par l'introduction d'un *crin* dans la poche anévrysmale et ils disent que ces résultats permettent d'espérer de bons effets de ce genre de traitement ; on pourrait substituer avec avantage au crin le *catgut* préparé de Lister ou toute autre substance animale (van Buren, professeur au collége méd. de Bellevue-Hospital). Le docteur Guido Baccelli pique le sac à l'aide d'un trocart d'un millimètre et demi d'épaisseur, puis fait pénétrer dans le sac un *ressort* ou même plusieurs *ressorts d'horlogerie* d'un millimètre de hauteur devenant le centre de coagulations qui, en s'agglomérant, doivent interrompre la communication du sac avec le vaisseau ; au bout de quelque temps ils s'oxydent, se fragmentent et finissent même probablement par disparaître en grande partie au milieu de caillots fibrineux. C'est une méthode encore à l'étude et sur la valeur de laquelle nous ne saurions nous prononcer définitivement.

Injections coagulantes. Les deux observations de Niepce (Acad. des Sc., 25 avril, 1853) et de Lenoir (Soc. de chir., 12 oct., 1853) sont relatives à des cas d'anévrysmes poplités : le premier fait s'est terminé par la guérison, le second par la mort (inflammation du sac). Nous ne connaissons guère, en ce qui regarde l'anévrysme fémoral proprement dit, que l'exemple de Soulé dans lequel on n'a eu guère à se louer de ce mode de traitement (Mémoire de Malgaigne sur les *Injections de perchlorure de fer appliquées au traitement des anévrysmes*. In *Revue médico-chirurgicale de Paris*, t. XIV, p. 277, 1853) : dans ce cas, il s'agissait d'un homme de trente-six ans entré à l'hôpital Saint-André de Bordeaux pour un anévrysme volumineux de la crurale gauche mesurant au moins 10 centimètres de diamètre ; la tumeur était extrêmement molle c'est-à-dire contenant du sang liquide : c'est à l'aide du perchlorure de fer, comme dans les faits précédents, qu'on attaqua la tumeur ; deux injections, la première de 4 et la seconde de 7 gouttes, furent poussées dans la poche à cinq jours de distance; la compression fut exercée avec grand soin et continuée pendant près de trois quarts d'heure après la première tentative. Les phénomènes déterminés par ces deux injections furent de la dernière évidence, d'après Soulé, et témoignèrent hautement en faveur de la faculté coagulante du perchlorure de fer, car la tumeur durcit instantanément et parut subir une modification dans sa forme : elle se ratatina et devint plus acuminée ; les battements, le bruit du souffle, si apparents avant toute manœuvre, s'obscurcirent et parurent plus profonds dès que la compression fut levée ; mais, malheureusement, les symptômes de bon augure ne s'accentuèrent pas ; au contraire, les accidents inflammatoires, bornés tout d'abord au pourtour de la piqûre, s'étendirent peu à peu, se généralisèrent à la totalité de la tumeur et leur intensité fut beaucoup plus grande la seconde fois ; la tumeur s'enflammant et augmentant de volume, le tourniquet étant mal supporté par le malade et la coagulation complète n'ayant pu avoir lieu, Soulé, dans la crainte de voir une ulcération du sac amener une hémorrhagie foudroyante, se décida à pratiquer la ligature du vaisseau qui fut suivie d'une prompte et complète guérison.

Tel est le seul cas authentique, que nous connaissions du moins, d'injection de perchlorure de fer pratiquée dans un anévrysme fémoral et, comme on le voit, le résultat n'a pas été favorable à cette méthode; nous ne saurions donc préconiser ce moyen, même en admettant l'excuse formulée par Lenoir, ayant trait à l'existence, sur les parois du vaisseau, d'athéromes pouvant contre-indiquer l'emploi de la ligature ou de la compression. D'une façon générale, ainsi que Malgaigne l'a bien indiqué à l'Académie de médecine en 1853, les injections coagulantes pour tous ces gros anévrysmes sont d'une part inefficaces, car elles produisent bien plutôt des caillots chimiques qui, étant complétement inorganisables, ont tous les inconvénients des caillots passifs, et, d'autre part, dangereuses par l'action irritante qu'elles déterminent sur les parois du sac qui sont susceptibles de s'enflammer et de s'ulcérer.

Plagge (in *Mémorab.* XVIII, Jahrg. X, p. 441, *Central. Bl. f. Chir.*, n° 4, 1874) cite un cas d'anévrysme traumatique de l'artère fémorale guéri par des *injections d'ergotine :* dans ce fait, une compression de l'artère avait été maintenue pendant plus de 90 minutes.

Malaxation, déplacement de la tumeur. Blackmann (de Cincinnati) publie en 1857, *New-York Journal*, p. 291, un exemple d'anévrysme fémoral guéri par le *massage* de la tumeur : c'est le premier cas d'anévrysme du membre inférieur traité par cette méthode, que Fergusson et Robert Little avaient déjà audacieusement appliquée à des anévrysmes de la sous-clavière ; dans l'exemple de Blackmann, il s'agissait d'un anévrysme considérable de la crurale mesurant

5 pouces (13 centimètres) à sa base. Le chirurgien commença par malaxer la tumeur pour en déloger les caillots fibrineux et appliqua ensuite un tourniquet de Skey sur la fémorale, immédiatement au-dessous du ligament de Poupart ; de violentes douleurs s'étant manifestées au niveau de la tumeur et le pouls plein s'étant élevé à 110, on pratiqua une large saignée qui calma ces accidents; le tourniquet fut enlevé au bout de quatre jours, et un bandage roulé appliqué sur la jambe; une deuxième saignée fut pratiquée et l'opium administré à l'intérieur. Les battements, qui avaient cessé dès le dixième jour, ne reparurent pas et la guérison fut complète; la fémorale parut oblitérée jusqu'à la naissance de la profonde et à peine les pulsations de la poplitée devinrent-elles perceptibles.

Comme le fait remarquer fort judicieusement Richet (*Nouv. dict. de méd.*, ANÉVRYSMES SPONTANÉS), on ne sait pas bien au juste, dans le cas précédent, la part qui revient à la manipulation ; car la compression a été employée simultanément et on pourrait, non sans raison, réclamer pour elle une bonne part dans la réussite. Nous ne devions pas moins consigner cette terminaison heureuse, bien qu'il se soit manifesté quelques accidents inflammatoires dans le sac et une réaction générale ayant nécessité deux saignées successives.

Teale, de Leeds, se montre également partisan de la *manipulation* de la tumeur dans le traitement des anévrysmes, et il est d'avis que ce moyen doit être *exclusivement réservé aux anévrysmes des membres;* pour les autres anévrysmes et ceux du cou en particulier, il craindrait de voir survenir des embolies; c'est là une crainte que nous partageons même pour ceux des membres et nous sommes loin de conseiller cette méthode comme traitement de l'anévrysme fémoral. Dans le cas de Teale (*Med. Times and Gazette*, t. I, p. 265, 1859), il s'agissait d'un malade atteint d'anévrysme poplité qui avait résisté à la compression de la fémorale au pli de l'aine durant quelques jours; on essaya d'abord, par une manupilation modérée, de déplacer les caillots du sac, mais sans succès ; Teale employa alors des pressions plus énergiques et *pétrit la tumeur dans toutes les directions;* une heure et demie après, les battements étaient supprimés et l'anévrysme solidifié; onze jours après, guérison complète, la tumeur ayant rapidement diminué de volume.

Ce procédé, je le répète, est éminemment dangereux et nous pouvons dire, sans crainte que, dans le bien petit nombre de faits où il semble avoir réussi, les malades ont guéri *malgré le traitement.*

Il en est de même de cet autre moyen (*déplacement de la poche par rotation*) qui n'est qu'un dérivé des précédents et ne leur cède en rien pour les dangers auxquels il expose les malades : il a été employé par Azzeo Caselli (*Sopra un speciale metodo curativo di alcuni anevrismi externi.* Bologne, 1876) et décrit par Verneuil (*Rapport sur deux nouveaux modes de traitement des anévrysmes : Soc. de chir.*, p. 672, 1876); voici en quoi il consiste : le membre étant immobilisé à l'aide d'un appareil quelconque, mais laissant l'anévrysme à découvert, *on soulève la tumeur et on lui fait exécuter un quart de cercle suivant son axe.* De cette façon, la lumière des vaisseaux afférents se bouche et l'afflux du sang se trouve intercepté; on peut maintenir le sac anévrysmal dans cette position à l'aide de deux petits coussins de linge disposés en sens inverse et fixés convenablement. Caselli a ainsi obtenu en trois jours la solidification d'un anévrysme volumineux de la partie moyenne de la fémorale que tous les modes de compression et les injections d'ergotine n'avaient pu modifier favorablement.

Flexion. C'est une méthode qui se rapproche de la compression directe de l'anévrysme. Elle a surtout été employée pour les tumeurs poplitée et fémoro-poplitée où le siége du mal favorise le choix de ce moyen, et bien exceptionnellement pour l'anévrysme inguino-fémoral. Nous en retrouvons cependant dans la science un certain nombre d'exemples dont nous ne citerons que les principaux.

Lorsqu'on fléchit fortement la cuisse sur le bassin, la portion fémorale du vaisseau artériel, qui seule participe à ce mouvement du membre inférieur, vient faire avec sa portion inguinale un angle à sinus situé en avant et qui, se fermant à mesure que ce mouvement s'accentue, finit par devenir extrêmement aigu : on comprend que dans ce cas on puisse, au niveau du pli de l'aine, sinon suspendre, du moins ralentir le cours du sang dans le membre correspondant.

D'après Georges Fischer (de Hanovre), qui a publié, dans le t. CIII de *Viertel-jahrschrift*, 1869, un long et intéressant mémoire sur la *Compression digitale et la flexion appliquées au traitement des anévrysmes* (*Arch. gén. de médec.*, juillet, sept., oct,. nov. et déc., 1876, traduct. par L. Regnier, méd. major, revue par l'auteur), la première idée de l'emploi de la flexion dans les anévrysmes revient à Ebsworth, 1844 (obs. 3). Il s'agit d'un anévrysme de la crurale sous le ligament de Poupart qui fut traité par Babington : le malade guérit après deux mois d'un régime sévère, de repos continuel et de flexion de la cuisse. Ebsworth l'attribue à une compression qui fut réalisée : 1° par la situation de l'anévrysme sous le ligament de Poupart; 2° par la position du malade : il a donc trouvé un agent de guérison dans cette compression commencée par la flexion, mais il ne se préoccupa pas d'ailleurs de cultiver cette idée.

Cette flexion, qu'on obtient par des tours de bandes allant de la cuisse au bassin et aidée par un plan oblique, a été souvent mal supportée par les malades; elle peut être non-seulement suivie d'insuccès mais encore d'accidents sérieux : ainsi, Rose a lu à la Société des médecins de Zurich, 18 décembre 1875 (*Corresp.-Blatt. f. Schweiz Aerzte*, n° 8, p. 230, 1876), deux observations d'anévrysmes de l'artère fémorale suivis de mort pendant le traitement, l'un par rupture (traitement par la *flexion forcée* avec bandage plâtré qui produisit une ulcération), l'autre par gangrène et phlébite (ligature).

Eldridge (Stuart) cite, in *The American Journ. of Med. Sc.*, janv. 1875, p. 134, un exemple de guérison d'anévrysme traumatique de l'artère fémorale au-dessus de la profonde par cette méthode de flexion; il est relaté dans la *Revue de G. Hayem* (t. VI, 1er fasc., p. 328) et relatif à un laboureur japonais atteint depuis un mois d'un anévrysme traumatique à marche rapide. Refus absolu d'opération sanglante, flexion maintenue pendant vingt-quatre jours. Cessation des battements et durcissement de la tumeur. Six mois après, la guérison s'était maintenue, mais la tumeur avait peu diminué de volume.

Dans un exemple d'anévrysme fémoro-poplité traité et guéri par Th. Maunoir par la flexion forcée (*Journal de méd. de Bordeaux*, 1858), ce chirurgien a fait usage tout d'abord d'une sorte de capuchon de peau de chamois, lacé sur un côté pour graduer la constriction et destiné à recouvrir la jambe et la cuisse rapprochées de façon à arrêter la circulation dans l'anévrysme; le malade ne put même pas supporter cet appareil que l'on remplaça par le suivant : toute la jambe fut placée dans une sorte de large étrier formé d'une petite nappe et soutenu par une bretelle sur l'épaule opposée, en forçant la flexion autant qu'on le pouvait : cet étrier fut conservé pendant dix-huit ou vingt jours et la guérison s'ensuivit.

Cette méthode est bien plus rationnellement applicable à la variété fémoro-poplitée de l'anévrysme crural qu'à la variété inguino-fémorale : dans ce dernier cas, ce n'est là qu'un moyen à employer par exclusion de tout autre, soit parce que le malade refuse tout autre genre de traitement, soit parce qu'on ne peut appliquer la compression ni faire la ligature de la fémorale, soit parce qu'on ne veut pas tenter celle de l'iliaque externe, qui est loin de donner de bons résultats : la flexion doit être regardée, en pareilles circonstances, comme une méthode de nécessité et non pas de choix.

Compression. Nous arrivons maintenant aux deux grandes méthodes de traitement par excellence des anévrysmes fémoraux : la compression et la ligature.

La Compression, par laquelle nous commençons, bien qu'elle soit postérieure à la ligature qui fut pendant plus de cinquante ans le seul moyen employé à l'exclusion de tout autre traitement, la compression appliquée à l'anévrysme fémoral peut être *directe* ou *indirecte*.

Compression directe, compression à l'aide de la bande d'Esmarch. La compression est faite sur la poche fémorale elle-même et, il faut bien le dire, c'est surtout à la cuisse que ce procédé semble devoir, sinon le mieux réussir, du moins s'approprier le plus commodément. Les moyens adoptés pour son application sont variables : c'est ainsi qu'on s'est servi *de bandages roulés compressifs* avec tampons de charpie, d'agaric ou compresses graduées au niveau de la poche (dans ce cas, la striction circulaire peut gêner la circulation collatérale et amener l'œdème et même la gangrène), *d'écussons*, d'appareils analogues aux *bandages herniaires*, de plaques concaves plus ou moins semblables à celles des *tourniquets* (cercles avec pelotes, arc avec ressorts), de *sac de plomb*, de *pantalon de caoutchouc*, etc., etc. (*voy.* Compression, Compresseurs) ; ces instruments et appareils, dont on ne fait plus guère usage de nos jours, se trouvent figurés dans l'*Armentarium chirurgicum* de Scultet, les *Institutiones chirurgicae* de Platner, la *Chirurgie* de Heister et le *Medical Dictionary*, de James (Londres 1743).

Arnaud (*Mém. de chirurgie.* Londres, 1768, in-4°, t. I, p. 186 et p. 193, pl. IV, et V) comptait beaucoup sur cette méthode dans le traitement des anévrysmes faux : tous nos auteurs mentionnent l'observation, qu'il rapporte à l'appui de son opinion, dans laquelle le chevalier de Malijac portait, depuis dix-huit mois, à la partie moyenne de la cuisse gauche un anévrysme faux consécutif survenu à la suite d'un coup d'épée ; la tumeur avait deux pouces d'épaisseur, trois en longueur et autant en largeur. Arnaud, en présence de La Peyronie, Petit, Boudou, Ledran, Verdier, *fit rentrer le sang dans l'artère* et exerça la compression avec une machine construite à peu près comme un tourniquet : la plaque appliquée sur la tumeur était concave et à son centre se trouvait une petite saillie destinée à comprimer l'ouverture de l'artère ; la jambe revint, dans l'espace de trois jours, à son état naturel et la guérison fut complète au bout de trois semaines.

J. A. Albers (de Brême), cité par Broca, rapporte, in *Med. Chir. Transactions Lond.*, 1818, t. IX, p. 26, un exemple dans lequel la terminaison fut également favorable. L'anévrysme était gros comme un œuf de poule et occupait l'aine droite ; la compression directe fut exercée avec un tourniquet à pelote. Au bout de deux mois la tumeur s'enflamma, devint rouge, douloureuse et grosse comme un œuf d'oie; malgré cela l'anévrysme ne s'oblitéra pas; dès que l'inflammation fut terminée, la compression fut reprise et mieux supportée cette fois, car il y eut diminution graduelle puis disparition de la tumeur qui conserva toutefois ses battements jusqu'à la fin.

Dupuytren (*Dict. en* 30 *vol.*, t. III, p. 81) a mis en usage avec un égal succès la compression directe, sur un garçon de quinze ans portant un anévrysme faux consécutif peu volumineux encore qui s'était développé quelques jours après une blessure faite, à la partie antéro-interne de la cuisse, par la pointe d'un couteau.

Az. Caselli l'a employée conjointement avec le déplacement par rotation dont nous avons parlé plus haut.

Dans certains cas, la compression exercée sur la poche fémorale a été très-énergique et très-prolongée; ainsi La *España medica* de 1858 publie une observation fort intéressante d'*anévrysme fémoral* et *iliaque* traité par cette méthode et dans des conditions assez exceptionnelles; elle est rapportée dans la *Revue de thérapeutique médico-chirurgicale* du 15 nov. 1858 et a trait à un homme de quarante ans entré à la Clinique du professeur Soler : il portait une tumeur fluctuante, pulsatile, réductible par la pression et de 6 centimètres de diamètre, à l'union du tiers supérieur et du tiers moyen de la cuisse; cette tumeur s'était développée cinq mois auparavant. *Une autre tumeur*, offrant des caractères semblables mais dont l'époque d'origine ne put être déterminée, existait au pli de l'aine du même côté; l'auscultation dénotait, dans toutes les deux, un bruit de souffle très-perceptible; un bandage roulé fut appliqué sur la totalité du membre inférieur, des compresses graduées ayant été placées préalablement sur l'une et l'autre tumeur. *Ce traitement fut continué durant sept mois :* à cette époque la tumeur fémorale avait complétement disparu. L'inguinale gardait cependant le même volume; les pulsations, quoique diminuées, y avaient encore plus de force que dans une artère à l'état normal. Pour maintenir et augmenter ce bon résultat, on engagea le malade à porter un pantalon en caoutchouc composé de deux pièces, l'une comprimant tout le membre d'une manière douce et uniforme, l'autre appuyant plus fortement sur la tumeur inguinale. Il est regrettable que l'observation ne nous donne pas le résultat définitif obtenu par ce genre de traitement.

La persistance de la compression fut d'une durée encore bien plus longue dans un cas intéressant, mais assez malheureux, présenté à la Société de chirurgie en 1875 par Gallerand et qu'il a eu à traiter dans son service de l'hôpital de la Marine à Brest. Le malade portait un anévrysme dont une partie faisait saillie au-dessous de l'arcade fémorale, mais qui remontait au-dessus. Les méthodes de douceur furent d'abord employées. En premier lieu, on se servit de l'appareil de Broca, puis on en vint à la compression exercée par des poids au moyen d'une sorte de cachet chirurgical surmonté d'une tige portant un plateau où l'on plaçait des poids de 500 grammes, le tout maintenu par un cerceau qui ajoutait sa pesanteur au reste de l'appareil. Gallerand y joignit l'emploi des réfrigérents; malgré la persistance de cette compression qui dura *deux ans*, la guérison ne survint pas et on se décida à faire la ligature de l'iliaque externe par le procédé de Marcellin Duval. Il ne se produisit aucun accident du côté du membre inférieur; mais le malade mourut au bout de seize jours d'infection purulente résultant d'une fusée qui se produisit du côté du psoas.

Buckminster, Brown et Henry A. Beach ont publié plus récemment un exemple fort curieux de guérison d'anévrysme fémoral par la compression directe, guérison qui put être obtenue *sans qu'on fût obligé de soumettre le malade au repos;* la tumeur siégeait immédiatement au-dessous du ligament de Fallope et était du volume d'un œuf de poule; du mois de juin 1863 au mois de juillet 1864, l'anévrysme fut soumis à la compression directe d'un *sac de plomb* dont on augmenta successivement le poids jusqu'à 24 livres. Au bout de ce temps, on constata que les battements étaient à peine perceptibles dans l'artère au-dessous de l'anévrysme qui était devenu dur et avait considérablement diminué de volume. Brown fit alors appliquer sur la tumeur une pelote oblongue et convexe, maintenue par une bande élastique qui entourait obliquement la racine de la cuisse et venait se fixer à une ceinture de tissu élastique s'immobilisant exactement au-dessus des hanches; le malade portait cet appareil jour et nuit et ne le quittait que quelques instants pendant qu'il était dans la position horizontale; de juillet 1864 à décembre 1868, continuation de ce traitement qu'on n'abandonna définitivement qu'en 1871. Le malade étant mort de péritonite en 1875, l'*autopsie* démontra que la cavité, comblée par un caillot non stratifié, n'avait plus de communication avec les extrémités du vaisseau. La compression exercée sur la tumeur avait amené l'oblitération concomitante de la veine fémorale et toutes les branches de l'artère hypogastrique étaient triplées de volume.

La compression directe, appliquée comme traitement de l'anévrysme artériel fémoral, a été surtout employée par les chirurgiens anglais et américains, dont quelques bons résultats sont consignés de temps à autre dans leurs feuilles périodiques; mais, malgré ces rares succès, nous la considérons en France, où nous sommes peut-être plus prudents qu'à New-York ou à San-Francisco, comme un moyen dangereux que nous ne mettons presque jamais en pratique au moins pour l'anévrysme artériel; nous verrons plus loin qu'il n'en est pas de même pour l'anévrysme artério-veineux. Cette méthode expose en effet les malades à de graves accidents, surtout si la tumeur a un volume considérable; nous nous contenterons de rappeler à ce sujet les deux cas de Freer et de Lyman Spalding qui ont été rapportés par Broca dans son *Traité des anévrysmes* (p. 280 et 281); dans le cas de Freer (*Observ. on Aneurism.* Birmingham, 1807, in-4°, p. 106). On avait affaire à un volumineux anévrysme fémoral traité depuis quelques mois par la compression directe et par les saignées; à plusieurs reprises le bandage avait redoublé la douleur et produit de la fièvre. La tumeur prit tout à coup une teinte livide et parut *menacée de gangrène*, la partie inférieure du membre était froide et insensible; l'anévrysme subit cependant une légère diminution, mais le rétablissement du malade fut très-long. La tumeur resta stationnaire pendant douze ans; puis elle s'accrut en donnant lieu à des douleurs cruelles, mais sans avoir les caractères d'un anévrysme; enfin vingt-deux ans après l'oblitération produite par la compression, elle s'ulcéra et laissa échapper une grande quantité de matières brunâtres et granuleuses qui n'étaient autres que des caillots passifs putréfiés; épuisé par la fièvre et la suppuration, le malade succomba.

Nous avons vu, d'autre part, que dans le cas d'Albers (de Brême) où il s'agissait d'un anévrysme inguinal, cette compression directe avait été tout d'abord la cause d'une inflammation violente, car la tumeur devint rouge et beaucoup plus douloureuse, bien que la terminaison ait été moins défavorable.

Dans l'exemple de Lyman Spalding (anévrysme fémoral de la grosseur du poing) la tumeur, le lendemain du jour où cette compression directe fut appliquée, acquit un volume double, fut le siége de douleurs violentes et cessa de battre; il est clair, dit Broca (p. 281), qu'il y avait eu à la fois *rupture du sac, inflammation* et oblitération par des caillots passifs. La tumeur s'accrut sans redevenir pulsatile et, trois mois après, elle s'enflamma de nouveau, devenant *grosse comme la tête d'un enfant*. Spalding crut, malgré l'absence totale de pulsations, que l'anévrysme était encore perméable et, pour éviter la rupture et l'hémorrhagie, il pratiqua l'ouverture du sac dont il retira *deux pintes* de caillots passifs; l'artère ne fournit pas de sang, aussi ne fut-elle pas liée : suppuration abondante; malgré la guérison qui eut lieu, cette observation n'en montre pas moins les inconvénients de la compression directe, ceux de l'inflammation anévrysmale et ceux de l'oblitération par des caillots passifs, les seuls auxquels elle semble donner lieu.

Les huit exemples d'anévrysme fémoral traité par la compression directe que nous venons de passer en revue nous semblent légitimer les craintes sérieuses inhérentes à cette méthode, que nous venons de formuler, et la désuétude dans laquelle elle est tombée et dont elle aura bien de la peine à se relever, malgré quelques bons résultats obtenus par les chirurgiens étrangers.

Compression à l'aide de la bande d'Esmarch. La compression générale du membre, comme traitement de l'anévrysme crural, n'est pas de date récente. Elle a été employée à la fin du dernier siècle et au commencement du nôtre. Luke (*London Med. Gaz.*, mai 1845), cite l'exemple d'un homme qui portait depuis longtemps un anévrysme fémoral, réductible par la pression, et chez lequel il appliqua un bandage inamovible mais comprimant à peine le membre : le malade fut mis au lit et ressentit pendant une demi-heure une vive douleur sous le bandage ; après cinq jours, on enleva le bandage, la tumeur était solidifiée; deux mois après, il n'existait pas encore de pulsations dans les artères du membre situées au-dessous de l'anévrysme.

Mais jusqu'ici, cette compression n'avait été faite qu'à l'aide des bandes ordinaires, avec ou sans ouate : depuis l'emploi fréquent de la bande élastique d'Esmarch appliquée à l'ischémie des membres, ce moyen a été utilisé un certain nombre de fois pour les anévrysmes de la cuisse. Il diffère toutefois de la méthode par compression directe que nous avons examinée plus haut, en ce sens qu'*on évite d'exercer une pression sur la tumeur anévrysmale* : ainsi on enveloppe le membre avec la bande pour obtenir l'ischémie, comme lorsqu'on veut pratiquer une opération sans effusion de sang; la bande monte jusqu'au-dessus de l'anévrysme, qu'elle a soin de ne pas comprimer pour ne pas déplacer les caillots qu'il pourrait contenir; puis on place un lien élastique à la racine du membre, et on le laisse en place pendant un temps variable (*Rapport de* Verneuil *sur deux nouveaux modes de traitement des anévrysmes. Bull. de la Soc. de chir.*, p. 672, 1876). Walter Reid, en 1875, a appliqué pour la première fois avec succès, à un anévrysme poplité, ce moyen que G. Clementi, dans l'*Osservatore medico* de Palerme, avait proposé en juillet 1875.

Wright (Thomas) a également obtenu une guérison de l'anévrysme de l'artère fémorale à l'anneau par la bande d'Esmarch, après tentatives inutiles de la compression mécanique (*The Lancet*, t. I, p. 165 et 175, 1877); et Pearce Gould (*The Lancet*, t. II, p. 707, 1877) a publié un article, sur le traitement des anévrysmes par cette méthode, dans lequel il dit que la guérison, en pareille circonstance, est due non à l'oblitération du sac, comme le croit Reid, mais à l'oblitération de l'artère par un prolongement du caillot venu du sac ; il faut donc, pour qu'il y ait guérison, que l'artère soit saine et que le caillot qui s'y développe puisse s'organiser; selon ce chirurgien, la bande d'Esmarch s'appliquerait très-bien aux anévrysmes à large collet et à artères saines ; dans les cas contraires, elle serait peu favorable. Cependant Reid, plus récemment (*The Lancet*, t. I, p. 414, 1878) a traité avec succès un anévrysme de la fémorale par la ligature après tentatives infructueuses par la méthode d'Esmarch.

On trouvera plus amples détails, sur ce mode de traitement nouveau, qu'il reste certainement à perfectionner et dont on doit surveiller les effets avec soin, sans s'enthousiasmer de quelques succès, dans la thèse inaugurale de L. Waquet (*Du traitement des anévrysmes des membres au moyen de l'appareil élastique d'Esmarch*, thèse, Paris, n° 380, 1877), et dans le mémoire de L. H. Petit (*Bull. génér. de thérap.*, mai et juin 1878).

Compression indirecte. Compression digitale. La compression indirecte, c'est-à-dire sur l'artère fémorale, exercée, soit avec des appareils compresseurs (*compression instrumentale*), soit avec les doigts (*compression digitale*), constitue une méthode de traitement fort importante des anévrysmes cruraux. Depuis une quarantaine d'années, elle a évidemment acquis une notoriété très-grande, cependant son emploi remonte à une époque bien plus éloignée, car c'est à dater des succès obtenus, dès 1765, par Guattani dans les anévrysmes poplités, qu'on l'a utilisée également pour ceux de la cuisse.

Depuis la fin du dix-huitième siècle jusqu'au milieu du dix-neuvième, nous ne comptons cependant qu'un bien petit nombre de faits de compression indirecte relatifs à l'anévrysme fémoral, une quinzaine environ.

En 1785, Ford, consulté par un homme de trente ans pour une tumeur anévrysmale de la cuisse, grosse comme une orange, réunit en consultation les sept chirurgiens suivants : Jackson, Hawkins, John Howard, Pearson, Vaux, Ev. Howe et John Hunter : l'avis unanime fut de faire une compression sur l'artère à l'aine, mais la douleur obligea bientôt de renoncer à cette tentative : six mois plus tard, la tumeur commença à s'oblitérer spontanément et la guérison fut complète (*London Medical Journal*, 1788, t. IX, part. II, p. 149 et dans le *Journal de Vandermonde*, 1789, t. LXXXI, p. 244). Broca, toutefois, qui cite ce fait à deux reprises différentes, ne croit pas devoir attribuer cet heureux résultat à la compression.

Caillot, dans sa thèse (an VIII, 1799) relate aussi un cas d'anévrysme fémoral traité, mais sans succès, par la compression de l'artère dans l'aine.

De 1807 à 1849, voici les principaux exemples de cette nature que nous avons pu rassembler et dans lesquels la compression indirecte mécanique a été suivie d'un succès plus ou moins complet : nous ne donnons de chacun d'eux qu'un résumé fort succinct avec l'indication précise où l'on peut se procurer des détails plus circonstanciés.

1807. *Cas de Georges Freer* (de Birmingham). Dans son ouvrage (*Observ. on Aneurism and some Diseases of Arterial System* (Birmingham 1807, in-4°, avec planche) il rapporte deux cas d'anévrysme, l'un de la poplitée, l'autre de la fémorale, guéris tous deux par la compression indirecte, unie à la compression totale.

1810. *Cas de Sabatier.* « L'opération de Hunter, dit Pelletan (*Cliniq. chir.*, 1810. Paris, t. I, p. 149), n'était pas nouvelle pour nous. M. Sabatier, aujourd'hui mon collègue et toujours mon maître, avait traité, *quinze ans auparavant*, un anévrysme de l'artère fémorale par une compression méthodique exercée sur cette artère, laquelle compression équivalait sans doute à la ligature, et le malade avait conservé le membre et la vie. » Cette assertion n'inspire toutefois aucune confiance à Broca, car Sabatier lui-même ne fait mention du cas, dont veut bien parler Pelletan, ni dans son édition de *Méd. opér.* de 1796 ni dans celle de 1810.

1812. *Cas de Viricel*, publié dans la thèse de R. Morel (Strasbourg) 25 mars 1842 : *Anévrysme fémoral, compression indirecte, guérison.* Il s'agit d'un anévrysme faux circonscrit, consécutif à une plaie chez un homme de trente-huit ans. Après vingt-quatre jours de compression, la tumeur était presque entièrement effacée et la cure complète.

1819. *Cas de Dupuytren.* Anévrysme traumatique de la fémorale chez un garçon de seize ans entré à l'Hôtel-Dieu en avril 1829 (thèse d'Arnoult, Paris, 1820, p. 30) et sorti le 1er juin suivant. Ce malade fut présenté à la faculté de médecine le 29 juillet 1819 (*Bullet. de la Société de médec.*, t. IV, p. 433).

1823. *Cas de Verdier* (Boyer et Dupuytren). Il est relatif à un anévrysme *inguinal* traité par la compression de l'iliaque externe suivie de guérison presque complète chez un homme de trente-trois ans; les détails fournis par Broca p. 711, sont des plus curieux. Apparition au mois d'octobre 1815 d'une tumeur dans le jarret gauche : on reconnaît un anévrysme que l'on était sur le point d'opérer, quand on trouve dans l'aine, du même côté, une deuxième tumeur de même nature. La tumeur poplitée fait des progrès et il survient une gangrène de la jambe correspondante : *amputation de la cuisse* par Boyer en 1816, guérison malgré l'existence de l'anévrysme inguinal qui continue à s'accroître. Boyer et Dupuytren conseillent la compression de l'iliaque externe pour laquelle le bandagiste Verdier fabrique un appareil dont le dessin est représenté dans le traité de Broca, p. 712. Un an après la compression, Boyer examinant le malade trouva que la tumeur, devenue beaucoup moins volumineuse, n'offrait presque plus de battement. Au bout de quatre ans (après cinq ans de compression) le malade fut présenté à l'Académie de médecine et considéré comme guéri : toutefois le bandage ayant été enlevé pendant quarante-huit heures, les pulsations se manifestèrent de nouveau et s'accrurent rapidement : on réappliqua la compression et la tumeur demeura stationnaire; le malade fut emporté par un anévrysme de la crosse aortique et l'*autopsie* démontra que la tumeur anévrysmale de l'aine était presque entièrement oblitérée par des caillots fibrineux. *Mémoire sur un appareil compressif de l'iliaque externe dans le cas d'anévrysme inguinal*, Verdier. Paris, 1825, br. in-8° de 28 p. avec pl.; et *Acad. de méd.*, 22 févr. 1822 et Boyer, *Maladies chirurg.*, 2e édit., t. II, p. 276, 1818.

1824. *Cas de Duggan. Il s'agissait encore, dans ce fait, d'un anévrysme inguino-fémoral développé sur un membre amputé six ans auparavant pour un anévrysme poplité*, chez un homme de trente-trois ans, et pour lequel la compression indirecte, appliquée près de deux mois, amena une guérison complète. (Broca, *Traité des anévrysmes*, 1856, p. 710.)

1843-1844. *Deux cas de Liston.* Ce chirurgien guérit à University College Hospital (juillet 1843 et janv. 1844. *The Lancet*, 1843-1844, t. I, p. 105) deux malades atteints l'un et l'autre d'anévrysme de l'artère fémorale.

1844. *Cas de Bellingham* (*Dublin Journal of Med. Science*, t. XXVI, p. 248, nov. 1844). Un malade, guéri déjà d'un anévrysme poplité droit, rentre à l'hôpital pour un *nouvel anévrysme développé sur le demi-quart inférieur de l'artère fémorale gauche :* poids compresseur (pelote d'un tourniquet sur lequel repose un poids de 4 livres). La guérison fut très-prompte en neuf heures seulement.

1847. *Deux cas de Watson, de New-York.* Broca (*loc. cit.*, p. 742) dit que Watson, chirurgien de New-York hospital, guérit en soixante-huit heures avec un appareil à deux pelotes, un énorme anévrysme fémoral : et p. 743, le même chirurgien obtint encore un succès pour un anévrysme fémoral, en douze heures, à l'aide de deux compresseurs. Dans ce dernier cas, la compression aurait été très-énergique et très-douloureuse et, pour soulager le malade, on aurait été obligé à plusieurs reprises de lui faire respirer de l'éther.

1847-1848. *Un cas de Bellingham.* Observation d'anévrysme de la partie inférieure de la fémorale chez un soldat de trente-un ans, du volume d'une demi-orange (*Dublin Medical Press* et *Journal de médecine de Bruxelles*, 1848), deux compresseurs furent appliqués ; l'un, au niveau de l'aine, l'autre, au milieu de la cuisse, et la guérison eut lieu au bout de trente-deux heures.

A partir de cette époque, un grand nombre d'anévrysmes fémoraux ont été traités par la compression indirecte et on en trouvera la mention à la fin de cet article aux indications bibliographiques ; mais c'est surtout la *compression digitale* de la crurale qui a été appliquée depuis que Knight (de New-Haven) Vanzetti (de Padoue), Fox (de Pennsylvanie), Parker (de New-York), Michaux (de Louvain), Nélaton etc, ont, par des faits probants, assuré la supériorité de cette méthode sur la compression instrumentale. Les cas de ce genre se sont même tellement multipliés, depuis vingt ou vingt-cinq ans qu'il nous est absolument impossible de les passer tous en revue : on trouvera la relation d'un grand nombre de faits à l'actif de cette méthode, en ce qui concerne l'anévrysme fémoral, dans Broca (*Traité des anévrymes*), dans l'article Anévrysmes en général de Richet et de Lefort, dans les thèses de Paris sur la *Compression digitale dans le traitement des anévrysmes chirurgicaux* de Ferd. Abadie (n° 117, 44 p., 1859), de Gauthon de la Bate (n° 111, 42 p. 1860), de E. Chatard (n° 29, 51 p., 1862) et dans le mémoire de L. Ollier (*Du traitement des anévr. artér. par la compression digitale*, 1863. Paris, 24 p., communication à la Société de médecine de Lyon). Tous ces exemples démontrent péremptoirement que c'est là un moyen excellent de traitement, mais qu'on doit bien se garder de le considérer comme une véritable *panacée :* parfois il est mal supporté, difficilement praticable surtout dans le cas d'anévrysme fémoro-inguinal : on l'a vu suivi d'accidents sur lesquels nous allons revenir ; enfin, il a échoué complètement dans certains cas et a dû céder le pas à la ligature.

Nous verrons bientôt comment on doit l'appliquer et les règles qu'il faut suivre pour en obtenir tout le résultat désirable ; contentons-nous de dire que cette compression digitale peut être aussi douloureuse que la compression mécanique, et que l'anesthésie n'est guère indiquée en raison de la longue durée que doit souvent avoir cette compression : cependant Mapother, à l'hôpital Saint-Vincent de Dublin, a pu continuer la chloroformisation pendant douze heures consécutives pour faciliter la compression mécanique en amont et en aval d'un anévrysme des artères iliaque et fémorale (*British Med. Journ.*, 5 oct., p. 286 287, 1867). Liégard, d'autre part, a proposé en 1864 (*Gaz. des hôp.*, n° 28, p. 118) pour éviter cette anesthésie prolongée, l'emploi des injections hypodermiques morphinées : c'est là le moyen qui nous semblerait préférable si on avait affaire à un anévrysme fémoral exigeant une compression longtemps soutenue.

Cette compression se fait toujours *au-dessus* du sac : cependant la position très-élevée de la tumeur placée dans l'aine et la difficulté qui en résulte de pratiquer la compression au-dessus, ont engagé plusieurs chirurgiens à l'appliquer *au-dessous de la poche anévrysmale*, mais les résultats obtenus ont été des moins satisfaisants : Vernet, chirurgien-major des armées de la République (thèse de Cailliot, Paris, an VII, n° 4, p. 79) à la fin du premier siècle, n'ayant pas osé lier la fémorale, pour un anévrysme de cette artère situé dans l'aine, essaya la compression au-dessous de la tumeur, espérant que cet obstacle empêcherait le sang de s'y renouveler et lui permettrait de se coaguler : l'anévrysme fit de rapides progrès, les battements redoublèrent d'intensité : on fut obligé de renoncer à ce moyen et « la maladie fut abandonnée à la nature ». Cette méthode est connue sous le nom de *méthode de Vernet.*

Donald Munro (*Essays and Observ. Physical and Literary*, Edinburgh, 1771, in-8°, vol. III, p. 184) avait, du reste, bien avant le chirurgien précédent, appliqué cette méthode, on peut dire sans s'en douter, mais le résultat qu'il en obtint fut déplorable : il s'agissait d'un malade présentant un double anévrysme inguinal et poplité du même côté. L'anévrysme poplité s'étant rompu, un tourniquet de J. L. Petit fut apposé sur le milieu de l'artère fémorale; la compression eut raison de l'hémorrhagie, il est vrai, mais elle eut aussi comme résultat fâcheux de *faire augmenter très-rapidement l'anévrysme fémoral*, bien que ce chirurgien n'ait pas eu l'intention d'agir sur la tumeur inguinale, on fut obligé de supprimer la compression et la mort survint par hémorrhagie : cet exemple porte en lui un enseignement fort instructif en faisant voir combien est défavorable la compression appliquée au-dessous du sac anévrysmal.

Le même insuccès se retrouve dans l'observation de Maden (*Med. Times* et *Bullet. de thérapeutique*. Paris, 1850, t. XXXVIII, p. 180), où la compression avait été faite sur l'artère fémorale pour un anévrysme poplité, sans qu'on se doutât que le malade présentait également un autre anévrysme de l'iliaque externe. Au bout de neuf jours, il y eut oblitération de la tumeur poplitée, mais l'anévrysme iliaque, qui s'était considérablement accru par le fait de la compression appliquée au-dessous du sac, se rompit dans l'abdomen et entraîna la mort du malade.

Dans le fait de Hilton (*Med. Times and. Gaz.*, t. II, p. 453, 1853 et *The Lancet*, t. II, p. 499), il existait également deux anévrysmes superposés sur le trajet de l'artère fémorale ; la compression ayant été établie entre les deux poches, l'anévrysme supérieur subissait l'influence de la *méthode de Vernet*, résultat nul ; le malade succomba à la rupture de l'anévrysme inférieur.

La seule observation où cette méthode *ait paru* donner un résultat médiocre est celle de Bellingham, en 1843 (*Dublin Journal*, 1845, t. XXVI, p. 243) ; elle est intitulée : *Anévrysme secondaire de l'iliaque externe, compression au-dessous du sac, puis compression directe, guérison.* Il s'agissait d'un anévrysme iliaque traité un an auparavant par la ligature ; le sac avait suppuré, puis la guérison avait eu lieu. Cinq mois après, nouvel anévrysme ayant le même siége que le premier. On essaie d'abord la méthode de Valsalva, puis on comprime la fémorale au-dessous du sac pendant quatre jours ; au bout de ce temps, *la tumeur était moins volumineuse et moins pulsatile*; mais ce résultat ne fut que passager, car le chirurgien fut obligé d'avoir recours à la compression directe à l'aide de compresses graduées fixées par un bandage de corps : guérison. En somme, la *méthode de Vernet*, par compression de la fémorale au-dessous du sac, est mauvaise et ne doit nous inspirer aucune confiance, tout au moins si nous considérons les résultats qu'elle a donnés jusqu'ici, dans un bien petit nombre de cas il est vrai.

Qu'elle soit mécanique ou digitale, la compression est souvent faite d'une façon *intermittente*, car, lorsqu'elle est *continue*, elle est non-seulement d'une application difficile, au point de vue de la manœuvre, mais elle peut causer des accidents sérieux qui viennent s'ajouter à l'état déjà si grave du malade.

Quelle est la *durée* pendant laquelle on l'a maintenue dans les divers anévrysmes artériels pour lesquels elle a été employée ? Cette durée a été très-variable. Tout récemment, on a préconisé la *compression rapide* dont on pourra trouver les détails dans la thèse de P. Simon (Paris, n° 61, 1877) ayant pour titre : *De la compression rapide des artères avec ou sans anesthésie dans le traitement des anévrysmes.* Thomas Annandale a publié dans la *Lancette* anglaise (22 avril, p. 597, 1876) un exemple d'*Anévrysme fémoral double*, traité avec succès par cette même compression rapide ; il y eut reproduction d'un anévrysme, qui nécessita la ligature de l'artère iliaque externe, mais sans succès, puis l'ouverture du sac par la méthode ancienne, dernière opération qui fut suivie d'un bon résultat.

La durée de la compression indirecte, pour les nombreuses observations d'anévrysme fémoral que nous avons recueillies dans les divers auteurs français ou étrangers, a varié *de quelques minutes à plusieurs années* ; tantôt c'est la *compression digitale simple continue ou intermittente* qui a été employée ; tantôt on a eu recours à la *compression mécanique continue* ou *interrompue* ; tantôt on a utilisé la *compression alternative* exercée d'abord avec les doigts, puis ensuite avec un appareil mécanique.

Darke a obtenu la guérison d'un anévrysme traumatique de la crurale par la compression digitale exercée *pendant quatre-vingt-dix minutes* (*The Lancet*, 25 avril, t. I, p. 586. 1874).

Chez un malade, Riberi (anévr. de la fémorale) la solidification de la poche ne demanda que *deux heures* de compression digitale à peine.

Il a fallu *sept heures* de cette compression pour un malade dont Chassaignac a publié l'observation dans les *Bulletins de la Société de chirurgie* (8 octobre 1862). Il s'agissait d'un anévrysme faux consécutif, à la suite d'une blessure de la fémorale par la pointe d'un couteau, au voisinage de l'anneau du troisième adducteur chez un homme de trente-huit ans. La compression, bien supportée du reste, fut faite non-seulement sur la branche iléo-pubienne, mais aussi dans toute l'étendue du triangle inguinal sur les masses musculaires et *facilitée par l'application sur les doigts d'un sac de plomb du poids de* 2 *kilogrammes*, qui rendait la manœuvre plus facile ; les collatérales s'étaient développées en douze heures.

Dans tous ces cas où la guérison semble avoir été obtenue en si peu de temps, il y a à craindre la récidive ; aussi ne doit-on admettre de résultat définitif, que s'il s'est écoulé un temps assez long sans qu'on voie réapparaître des battements dans la poche anévrysmale. En effet, pour le malade de Chassaignac, six semaines environ après la guérison, cet homme rentrait à l'hôpital avec de nouvelles pulsations dans sa tumeur ; le chirurgien le soumit de nouveau à la compression qui fut pratiquée d'une façon assez irrégulière, mais qui suffit cependant à faire disparaître les battements, et cette fois d'une manière définitive.

En *dix heures*, la guérison fut obtenue sur un Vénitien de quarante-quatre ans, traité par Vigna (*Bull. de la Société de chir.*, 16 octobre 1868), pour un anévrysme de la fémorale siégeant immédiatement au-dessus de l'anneau du troisième adducteur et ayant 15 centimètres de longueur sur 9 de largeur. La compression digitale eut lieu sur le pubis, complète et continue ; pendant les deux premières heures, le malade éprouva à la cuisse une sensation d'engourdissement et des fourmillements au pied; vingt-huit jours après, le diamètre longitudinal de la tumeur était réduit à 6 centimètres, et le diamètre transversal à 5 centimètres. L'anévrysme se transforma en un noyau dur, indolent, gros comme une petite noix.

Watson, en 1848, obtint un succès en *douze heures*, Bellingham en *trente-deux heures* (cas rapporté par Humfrey, chirurgien-major, in *Dublin Medical Press* et *Journal de méd. de Bruxelles*, 1847). Gross (de Philadelphie), cité par Verneuil à la Société de chirurgie (30 mars 1859, p. 407) en *quarante-quatre heures* de compression digitale en deux séances, amena la guérison complète et sans aucun accident, d'un anévrysme d'une dimension très-notable, siégeant à 5 ou 6 centimètres de l'arcade crurale dans le triangle de Scarpa. Watson. dans un autre cas, arriva aussi à un bon résultat au bout de *soixante-huit heures*.

Pour les observations précédentes, la compression digitale a été continue et a donné des effets satisfaisants d'une façon rapide. Dans un exemple de J. Wood (*The Lancet.*, t. II, p. 713, 1876), elle a été intermittente; aussi a-t-il fallu *seize jours* pour déterminer la guérison, et dans un autre de Gore, elle a été *mixte*, c'est-à-dire digitale et mécanique, puis alternative; il s'agissait d'un anévrysme inguino-fémoral qui fut traité par la compression digitale, d'abord au-dessus du sac, puis sur l'iliaque externe avec le compresseur de Clarcke; on accorda de courts intervalles de repos; *trois jours* de compression digitale, *neuf jours* d'appareil, puis *huit jours* de compression alternative, résultat parfait.

Dans d'autres cas, le traitement a exigé un laps de temps beaucoup plus considérable ; c'est ainsi que, pour deux malades de Liston, il ne fallut pas moins de *cinquante-six jours*, et près de *cinq ans* pour celui de Verdier, que nous avons déjà cité.

Insuccès. Accidents de la compression indirecte. Scarpa, et après lui Boyer refusent toute chance de succès à la compression appliquée aux anévrysmes de la fémorale, soit cruraux, soit inguinaux. Le premier la proscrit même complétement, disant qu'elle est, non-seulement inutile mais nuisible, puisqu'elle peut mortifier la peau et le sac anévrysmal, et provoquer la transformation de l'anévrysme circonscrit en diffus. Cette proscription ne pourrait tout au plus s'étendre qu'à la compression directe, car la compression indirecte a fait depuis longtemps ses preuves, et nous devons lui accorder, dans de certaines limites, une grande confiance. Toutefois, à côté de tous les exemples où la compression indirecte et digitale, en particulier, a rendu les plus grands services, il en existe d'autres où elle a échoué complétement et où on a été obligé, comme on le verra dans le paragraphe suivant, d'avoir recours soit à la ligature de la fémorale, soit même à celle de l'iliaque externe. Une cause d'insuccès de la compression, dans le cas d'anévrysme fémoral, est une blessure antérieure de l'artère qui a été ultérieurement la cause du développement exagéré de la circulation collatérale de la cuisse. St. O'Grady (*The Dublin Journal of Med. Sc.*, p. 389, novembre 1875) en a cité un exemple.

F. Moutet a publié dans les *Mém. de méd. et de chir.* (3e série, p. 221-259) de Montpellier, 1872, une observation fort originale intitulée : *Anévrysme fémoral guéri par la ligature de l'artère crurale, après avoir été infructueusement soumis à la compression indirecte.* Ce fait intéressant, à propos duquel ce professeur réagit contre la tendance qui exalte la compression aux dépens de la ligature, est relatif à un anévrysme faux consécutif (traumatique) de l'extrémité supérieure de la fémorale gauche, dont le développement rapide s'était effectué en trois mois et demi. On essaya d'abord la compression digitale pendant deux jours entiers, il y eut amélioration au bout de quelques heures, puis l'état de l'anévrysme resta stationnaire : on en vint alors à la compression mécanique prolongée pendant treize jours sans aucun résultat, puis à la ligature de l'artère fémorale au sommet du triangle de Scarpa ; dix-huit jours après, la guérison était complète. Une observation analogue est rapportée dans la thèse de Cadier (Paris, 1866).

Nous avons vu que la compression directe peut déterminer la *rupture de la poche*, dont l'un des plus anciens exemples est dû à Delacombe, chirurgien-major au régiment royal Cantabres (In *Journal de méd., chirur., pharm.*, publié par A. Roux, p. 263, juillet 1762) et, d'autre part, nous avons cité, en parlant de la dénudation de la crurale, plusieurs faits empruntés à la thèse de Delbarre, dans lesquels on avait vu survenir des *eschares* ; la compression indirecte n'a pas été toujours exempte des mêmes accidents en ce qui concerne l'artère fémorale. Ainsi Malgaigne, en 1858, a vu l'aggravation et l'accroissement de la tumeur par suite de la compression qui peut, selon lui, dans certains cas, avoir *une influence véritablement malfaisante* ; il vit même dans un cas, l'anévrysme devenir diffus de circonscrit qu'il était de prime abord. « Nous avons vu déjà, ajoute-t-il, un anévrysme fémoral passer aussi à l'état diffus et amener par suite la gangrène et la mort ; le même résultat a eu lieu entre les mains de M. Broca sur un malade traité dans mon service. » Le même accident a été observé par Nélaton, Denonvilliers, Bourguet d'Aix, Tillaux.

Des *eschares* peuvent aussi se produire : dans l'observation de Boyer recueillie et publiée par Roux, en 1813, une eschare était survenue sous la pelote, à la partie inférieure du triangle inguinal et, au moment de son élimination, une hémorrhagie obligea d'avoir recours à la ligature dans la plaie. Liston, en 1844, avait vu, sous les pelotes et les contre-pelotes, des eschares se manifester à la suite de compression indirecte de l'artère. G. Fox, Maisonneuve, Crocker en citent également des exemples. Michaux (*Bull. de la Soc. de chir.*, 21 oct. 1857) donne communication d'un fait intéressant d'anévrysme spontané au tiers supérieur de la crurale gauche, dans lequel la compression indirecte partielle intermittente ayant été employée, la peau se gangréna au point comprimé ; la compression digitale fut alors substituée pendant quarante-huit heures, et la guérison eut lieu.

Inflammation, suppuration du sac (Malgaigne), *gangrène*, ont été vues également à la suite de la compression indirecte, et les accidents parfois ont été si graves qu'on a dû encore songer à la suppression du membre. Le Fort (p. 672) dit que Fox (de Dublin) a eu recours à l'amputation de la cuisse chez un malade où la compression avait échoué.

Conclusions, résultats. La *compression directe*, dans le cas d'anévrysme fémoral artériel, ne nous paraît pas devoir être considérée comme un procédé classique, malgré les quelques succès enregistrés par les chirurgiens étrangers ; la *compression indirecte* au contraire est de beaucoup préférable et même, selon nous, la seule à employer en pareil cas ; la *compression digitale* a échoué souvent et principalement dans les anévrysmes traumatiques, mais elle n'en constitue pas moins une excellente méthode à laquelle nous conseillons d'avoir recours, de préférence à toute autre ; elle a, en effet, sur la compression mécanique, un grand avantage, c'est de pouvoir être intelligemment graduée et d'être applicable là où les instruments compresseurs ne peuvent être employés ; mais la nécessité qu'il y a de trouver des aides exercés en assez grand nombre, dont le zèle se dévoue à une besogne pénible et fastidieuse, et, en second lieu, la douleur qui finit par être parfois intolérable, sinon plus vive que dans la compression mécanique, sont certainement des inconvénients sérieux qui doivent être pris en grande considération et peuvent forcer, dans certains cas, à rejeter ce moyen qui, je le répète, doit être essayé avant tout autre, si on a à cœur d'agir avec prudence.

Sur vingt-neuf anévrysmes fémoraux ou poplités traités en 1846, dans la Grande-Bretagne, il y aurait eu, *d'après Miller*, vingt-cinq guérisons ; enfin, d'après le *Medical Times* (novembre 1853), sur vingt-cinq cas traités depuis peu, ou encore en traitement dans les hôpitaux de Londres, la compression a été mise en usage vingt-trois fois : treize guérisons, Un malade était encore en traitement lorsque le relevé a été publié. Neuf fois, la compression ayant échoué, la ligature est devenue nécessaire. De ces derniers malades. six ont guéri (le sixième après une gangrène des orteils) ; chez le septième, les battements ont continué ; les deux derniers enfin sont morts, par suite de l'opération.

D'après Bellingham (*Transactions médico-chirurgicales de Londres*, XXXIVe vol., 1851-1852), on a traité, dans les hôpitaux de Dublin, six anévrysmes de l'artère fémorale et vingt-six de l'artère poplitée. Dans les six premiers cas, il y a eu cinq guérisons ; le sixième cas était un anévrysme diffus qui nécessita l'amputation de la cuisse. Sur les vingt-six cas d'anévrysme poplité, il y a vingt et un cas de guérison ; un de ces malades est mort d'une affection du cœur quarante-huit heures après la cessation des battements dans la tumeur.

Malgaigne (*Traité d'anat. chir.*, t. I, p. 551) après avoir comparé les différentes statistiques, surtout celles de Broca et de Morris, compte sur vingt-quatre anévrysmes fémoraux ou fémoro-poplités traités par la compression :

16 guérisons primitives et complètes.
6 insuccès.
1 guérison incomplète, complétée spontanément plus tard.
1 cas où l'anévrysme devient diffus : gangrène, amputation, mort.

Follin (*Archiv. génér. de méd. nav.*, 1851) dans un article intitulé : du *Traitement des anévrysmes par la compression, résumé des travaux de quelques chirurgiens irlandais*, dit que depuis Tuffnell sur 39 cas d'anévrysmes traités par cette méthode, dont 28 de l'artère poplitée, 7 *de la fémorale*, 3 de la brachiale, 1 de la radiale, on compte 30 cas de guérison complète, ou 77 sur 100. La durée du traitement aurait oscillé entre 7 jours et 93 jours, moyenne 25 jours.

Enfin Richet (art. Anévrysme, *Nouv. Dict. de méd. et chir. prat.*, t. II,

p. 411, 1865) dans un relevé de 76 cas d'anévrysmes spontanés et traumatiques traités par la compression indirecte depuis 1855 jusqu'en 1864, compte 7 cas relatifs à l'anévrysme fémoral ; 7 guérisons.

1° *Cas de Michaux.* — *Anévrysme crural spontané.* Compression mécanique, puis digitale. Solidification après vingt-quatre heures de compression digitale. Guérison. — *Soc. de chir.*, oct. 1857.

2° *Cas de Vanzetti et Riberi.* — *Anévrysme fémoral gauche.* Compression digitale continue, quatre heures. Solidification au bout de deux heures. Guérison. — *Gazette médicale*, p. 626, 1858.

3° *Cas de Ciniselli (de Crémone).* — *Anévrysme spontané, partie inférieure de la fémorale.* Compression mécanique intermittente. Guérison. — *Soc. de chir.*, 29 juin 1859.

4° *Cas de Fountain.* — *Anévrysme spontané de la partie inférieure de la fémorale.* Compression continue à l'aide d'un rouleau de diachylon et d'une bande. Solidification après huit heures. Guérison. — *Gaz. méd.*, p. 190, 1861.

5° *Cas de Samuel Gros.* — *Anévrysme fémoral spontané.* Compression digitale continue en deux fois, trente et une heures et quatorze heures. Après trente et une heures, solidification. — *Gaz. méd.*, p. 226, 1861.

6° *Cas de George Lowe.* — *Anévrysme inguino-fémoral, fémoral, poplité à gauche et poplité droit.* Compression indirecte, mécanique : vingt-quatre heures pour l'anévrysme poplité droit; indéterminée sur l'iliaque externe pour l'anévrysme inguinal. La rupture de l'anévrysme fémoral avait obligé à faire l'amputation de la cuisse gauche. Le malade étant guéri de cette amputation, on guérit l'anévrysme poplité droit, puis l'anévrysme inguinal resté dans le moignon. Guérison. — *Gaz. hebd.*, p. 383, 1862.

7° *Cas de Chassaignac.* — *Anévrysme traumatique fémoral gauche.* Compression digitale : après sept heures, solidification. Retour des battements six semaines après ; nouvelle compression. Guérison. — *Soc. de chir.*, 8 oct. 1862.

Nous ne citons que pour mémoire, en terminant ce qui a trait à la compression dans l'anévrysme de la cuisse, l'idée singulière, sinon blâmable, que Philip Crampton a eu de traiter un anévrysme fémoral par la *compression indirecte immédiate* de l'artère ; cette observation rapportée par Broca (p. 498) et publiée dans *Dublin Quarterly Journal*, t. II, p. 115, 1846, est intitulée : « Anévrysme fémoral. Compression immédiate de l'artère au-dessus de la tumeur. Guérison de l'anévrysme en six jours. Mort le seizième jour par suite de la rupture d'un anévrysme de l'aorte. *Autopsie*, l'artère est perméable jusqu'au niveau de la tumeur. » Il s'agissait d'un volumineux anévrysme occupant le tiers supérieur de la cuisse chez un homme de trente-six ans. Le chirurgien fit une incision sur le pubis, mit l'artère à découvert dans l'étendue d'un demi-pouce et appliqua sur ce vaisseau une petite pelote montée sur un appareil à vis : on fut obligé à plusieurs reprises de desserrer l'appareil et même d'y substituer un autre mode de compression ; cependant au bout de six jours la tumeur réduite de moitié était entièrement solidifiée. Le quinzième jour *tout allait pour le mieux* quand le malade succomba subitement à la rupture d'un anévrysme de l'aorte dans la trachée.

Ligature du vaisseau dans le traitement de l'anévrysme fémoral artériel. Elle peut porter soit sur l'artère fémorale, soit sur l'iliaque externe.

A. Ligature de la fémorale. Bien avant la fin du dernier siècle, la ligature de la fémorale avait été tentée et avec succès pour blessures de ce vaisseau, mais ce n'est qu'en 1774 que Sue, dans un mémoire lu à l'Académie de chirurgie, que nous avons déjà cité, conclut à la possibilité de guérir les anévrysmes cruraux par la ligature de l'artère principale du membre ; selon lui, on pouvait non-seulement lier hardiment la fémorale, mais encore l'iliaque externe, sans partager aucunement les craintes chimériques de Heister et de Morgagni qui avaient posé en principe qu'une anomalie artérielle, telle que la présence de deux artères crurales, était seule capable d'expliquer les cas où la ligature du gros vaisseau ne s'était pas terminée par mortification du membre.

A partir de ce moment, la ligature de cette artère, *soit conjointement avec l'ouverture du sac* (nous avons déjà traité la question), *soit par la méthode d'Anel* (ligature immédiatement au-dessus du sac), *soit par le procédé de Hunter* (ligature à distance du sac fémoral) a été pratiquée un très-grand nombre de fois avec résultats variables selon les conditions dans lesquelles cette opération a été faite.

Dupuytren, en 1819, obtient une guérison par ce moyen pour un anévrysme faux consécutif de la fémorale qui avait le volume de deux poings réunis et qui était située précisément à l'endroit où l'artère s'enfonce dans le canal de Hunter, c'est la méthode d'Anel qui fut employée.

D'autre part, Morrisson publie in *The American Journal of Med. Sc.*, février 1837, six observations d'anévrysmes guéris par la ligature, dont deux sont relatifs à des anévrysmes cruraux. — Depuis lors, cette méthode a été appliquée très-souvent, tant en France qu'à l'étranger, mais c'est surtout *lorsque des essais réitérés et négatifs de la compression ont été tentés* avec raison, qu'on a eu recours à ce moyen qui, bien qu'en disent certains chirurgiens, porte en lui un caractère de gravité plus sérieux que la compression, quel que soit le genre de ligature que l'on choisisse.

Dans l'observation de Dupuytren, ci-dessus indiquée, la compression, est-il dit (*Leçons orales de clin. chirurgic.*, t. III, p. 102), qui, dans plusieurs cas d'anévrysme, soit à l'artère poplitée, soit à l'artère fémorale, traités à l'Hôtel-Dieu, avait guéri cette maladie en plusieurs jours fut mis en usage : un cercle compresseur fut appliqué au tiers supérieur de la cuisse, sur le trajet de l'artère crurale ; il fut serré : les battements cessèrent, la tumeur s'affaissa. Mais bientôt les *vives douleurs* que le malade éprouva obligèrent de cesser l'emploi de ce moyen dans la journée : la pression de la pelote avait produit une inflammation assez forte de la peau ; on attendit qu'elle fut dissipée et l'on eut recours à la ligature.

C'est encore après des tentatives infructueuses de compression qu'on a résolu de pratiquer la ligature de la fémorale dans le cas (Denonvilliers et Richet, Soc. de chir., 6 avril 1859) d'un anévrysme situé à la partie inférieure et interne de la cuisse gauche ; cette compression digitale avait été essayée pendant vingt heures, elle était devenue intolérable, la tumeur avait fait des progrès rapides et même une ulcération s'était manifestée au voisinage de la poche ; de plus l'anévrysme était enflammé et rompu depuis huit jours ; en ville on avait même pensé qu'il s'agissait d'un abcès, car on avait appliqué sangsues et vésicatoires. La ligature fut opposée à la partie inférieure du triangle de Scarpa et tout se passa régulièrement ; évidemment en pareil cas, il n'y avait qu'une seule chose à faire : la ligature du vaisseau, sans vouloir continuer quand même une compression qui ne pouvait qu'aggraver le mal et donner les plus déplorables résultats. Nous avons déjà cité l'exemple de Moutet (de Montpellier) en 1872 où l'insuccès de la compression digitale força à la ligature de la crurale : plus récemment, Reid a publié encore dans la *Lancette anglaise* (t. I, p. 414, 1878), un fait intéressant d'anévrysme de la fémorale, traité avec succès par la ligature après tentatives infructueuses de la méthode d'Esmarch ; les cas de cette nature ne sont pas rares, surtout dans les feuilles périodiques étrangères, et nous pourrions en citer un plus grand nombre d'exemples.

Si la règle presque constante est d'essayer la compression préalable de l'artère dans l'anévrysme fémoral, il est cependant des cas dans lesquels toute tentative de ce genre se trouve contre-indiquée et où il faut recourir immédiatement à la ligature du vaisseau; je veux parler de ceux où il y a déjà menace de sphacèle de peau ou bien ceux dans lesquels, par suite du traumatisme antérieur, une hémorrhagie redoutable est à craindre, comme dans les *anévrysmes faux primitifs :* ainsi Audé (de Fontenay-le-Comte) a fait connaître dans le *Bulletin général de thérap.* du 15 février 1872, un cas fort instructif d'*anévrysme traumatique de l'artère fémorale au niveau du troisième adducteur* dans lequel la malade dut sa guérison aux conditions toutes spéciales dans lesquelles fut pratiquée la ligature de la crurale : il s'agissait, chez un homme de vingt-neuf ans, d'un énorme *anévrysme faux primitif* ou *traumatique diffus primitif*, déterminé par une blessure (long couteau à découper la viande) étendue du vaisseau, au niveau ou un peu au-dessus du canal de Hunter; on avait commencé par se rendre maître de l'hémorrhagie, en appliquant des compresses graduées sur la plaie de la cuisse et en faisant sur tout le membre, depuis le pied jusqu'à la partie supérieure du membre correspondant, une compression méthodique avec une très-longue bande roulée dont les circulaires sur les compresses graduées, au niveau de la partie lésée, étaient nombreux et très-serrés : on temporisa ensuite *dans l'espoir que l'anévrysme diffus primitif se transformerait peu à peu en anévrysme faux consécutif* et qu'une fois la ligature jugée nécessaire, cette dernière opération exposerait moins à la gangrène par suite du développement de la circulation collatérale. La compression digitale était faite en même temps, soit par un tourniquet, soit par le malade lui-même; et au bout de six semaines, quand la tumeur se fut limitée et transformée en poche circonscrite, on pratiqua avec succès la ligature de la fémorale par la méthode d'Anel; la poche s'enflamma, suppura, fut ouverte, drainée, désinfectée et la guérison eut lieu.

C'est encore pour un *anévrysme faux primitif de la fémorale* que Notta (Soc. de chirurgie, 25 novembre, 1865), fit, avec un heureux résultat, la ligature de la crurale par la méthode d'Anel, dans des circonstances analogues à celles de l'observation précédente et que nous tenons à rappeler ici : un coup de pied de cheval, reçu à la partie interne de la cuisse droite, avait été la cause d'un anévrysme diffus primitif qui, quatre jours après l'accident, doubla de volume (trois fois la grosseur du poing) à la suite d'un effort que le malade fit dans son lit pour se placer sur le plat-bassin; la ligature de la fémorale au niveau du sommet du triangle de Scarpa est faite neuf jours après le traumatisme. Il existait au niveau de la tumeur plusieurs plaques de sphacèle qui se détachèrent et déterminèrent l'ouverture spontanée du sac, par où il s'écoula une grande quantité de sang mélangé de pus; un débridement fut effectué, suivi de lavage, et le malade se rétablit entièrement.

Nous avons tenu à citer, avec quelques détails, les deux exemples de Notta et d'Audé (*Anévrysme diffus de la crurale guéri par la ligature, méthode d'Anel*) parce qu'au dire de la plupart des auteurs, l'anévrysme diffus se distingue du circonscrit par la grande incertitude de sa thérapeutique et que la ligature ou la compression indirecte ne réussissent que dans des cas tout à fait exceptionnels; d'après eux on serait même obligé, dans certaines circonstances, d'avoir recours à la suppression du membre. Le mieux, selon nous, quand la chose est possible et que le membre ne se trouve pas excessivement tuméfié, comme cela n'est pas rare, est de pratiquer *la ligature au-dessus du sac et d'ouvrir immédiatement ou quelques jours après la poche* pour évacuer les caillots passifs qu'il contient et qui ne manqueraient pas de suppurer ; c'est évidemment le procédé qui nous paraît de beaucoup le meilleur, mais nous ne voulons pas dire, par là, qu'il soit applicable à tous les cas.

1° C'est *la méthode d'Anel* que l'on doit préférer et surtout, autant que possible, au niveau du sommet du triangle de Scarpa ; mais il est bien clair que la ligature de la fémorale au-dessus du sac, pour les anévrysmes, *soit diffus, soit circonscrits* de la cuisse, ne peut être applicable qu'aux poches fémorales proprement dites, c'est-à-dire à celles qui sont au moins distantes du pli inguinal, de 8 à 10 centimètres. Les exemples de guérison d'anévrysmes cruraux circonscrits par ce procédé ne manquent pas dans la science et on en trouvera un certain nombre aux indications bibliographiques.

Les observations dans lesquelles le malade a subi successivement, et avec résultat favorable, *la ligature des deux fémorales*, sont rares. Erskine Mason (*London Medical Record*, 1877, d'après les *Archives of Clinical Surgery*) rapporte l'histoire d'un malade de vingt-trois ans qui, pour un anévrysme poplité droit subit en octobre 1870, la ligature de la fémorale droite. La guérison eut lieu : en juin 1872, il se présentait de nouveau avec un anévrysme de l'artère fémorale gauche dans son tiers inférieur. On lia la fémorale gauche à la partie moyenne et avec succès encore, à l'époque de la seconde opération la guérison du premier anévrysme se trouvait confirmée.

Un malade, que nous avons observé dans le service de Cusco, à l'Hôtel-Dieu, et dont nous avons rapporté l'histoire dans *notre clinique chirurgicale des hôpitaux de Paris*, p. 32, 1877, nous a paru offrir des particularités cliniques dignes d'intérêt, au point de vue du développement de l'anévrysme crural, des circonstances dans lesquelles il s'était formé et des conséquences bizarres que la compression pratiquée auparavant avait déterminées sur la nutrition du membre inférieur. En voici un court résumé : il s'agissait d'un homme de trente-quatre ans que ce chirurgien avait déjà traité avec succès d'un anévrysme poplité droit, par la compression à l'aide de l'appareil de Broca : au bout d'un mois et demi, le mal avait entièrement disparu ; un autre anévrysme situé sur la fémorale du même côté et qui existait déjà en même temps que la tumeur poplitée, mais avec de très-petites dimensions, prit au bout de quelque temps un développement assez considérable (gros œuf de poule) ; cet anévrysme (spontané, mixte-externe) était situé un peu au-dessous du tiers moyen de la cuisse : on essaya, fort du premier succès obtenu, la compression mécanique totale intermittente à l'aide de l'appareil de Broca à deux reprises différentes, une première fois pendant treize jours (sept heures par jour), une seconde fois pendant quinze jours sans qu'on pût constater une modification heureuse dans la poche ; bien au contraire, *à la suite de cette compression, la tumeur grossit rapidement*, causa quelques souffrances au malade et l'on vit apparaître au niveau de la peau recouvrant la tumeur, une légère teinte ecchymotique; craignant de voir survenir un anévrysme diffus par suite de la rupture complète de la tunique externe, on pratiqua la ligature par la méthode d'Anel au niveau de la partie inférieure du triangle de Scarpa. Aucune difficulté opératoire, aucun accident consécutif ; mais un détail assez curieux c'est que le malade portait, lors de son entrée, un psoriasis du genou et de la face antéro-externe de la jambe droite; avant que la ligature ne fût faite, ces plaques sporiasiques n'existaient plus et étaient remplacées par quelques taches brunâtres. Si la compression longtemps continuée chez ce jeune homme a échoué pour l'anévrysme, elle a eu du moins l'*avantage d'avoir fait disparaître complétement les accidents du côté de la peau.*

2° Si l'anévrysme est considérable, et si, *principalement dans la variété diffuse*, on craint de rencontrer des tissus qui ne soient pas très-sains et un épanchement très-étendu, on peut appliquer le *procédé*, je ne dis pas la *méthode*, de Hunter qui est du reste beaucoup plus facile dans son exécution que l'opération d'Anel. Quant à l'explication qu'en a donné Hunter lui-même dans l'altération des parois du vaisseau, elle n'est pas acceptable, car s'il y a véritablement lésion pathologique de la fémorale il est impossible de savoir jusqu'où elle s'étend et on est exposé, même en remontant très-haut, à appliquer le fil à ligature sur un segment d'artère malade.

3° *Si l'anévrysme est situé très-haut*, sans être absolument inguinal, peut-on encore tenter la méthode d'Anel et lier la crurale immédiatement au-dessus du sac? C'est la pratique qu'a suivie A. Pitta (*Gazeta medica de Lisboa*, p. 106, 1859, et *Union médic.*, 1860, t. VII, p. 543) chez un homme de trente ans dont l'anévrysme crural avait eu pour cause un effort pour se chausser et était de la grosseur d'une orange; l'opération fut faite à l'hôpital de la Miséricorde de Madère, par une incision longitudinale de 9 centimètres partant de l'arcade crurale: la tumeur disparut entièrement et la guérison fut complète.

Broca prescrit d'une façon formelle la ligature de l'artère dans l'aine, c'est-à-dire entre l'arcade crurale et l'origine de la fémorale profonde à cause des grands dangers d'hémorrhagie à la suite d'une semblable opération : dans le tableau donné par Porta relativement à la répartition des hémorrhagies consécutives sur les diverses artères, nous trouvons en effet :

	CAS.	HÉMORRHAGIES.	
Pour la ligature de la fémorale au-dessus de la profonde.	16	9	56 pour 100.
Pour la ligature de la fémorale au-dessous de la profonde	180	27	15 —

Il n'en faut pas davantage, d'après Broca, pour faire renoncer complétement à cette ligature et ne pas hésiter à placer le fil sur la partie moyenne de l'artère iliaque externe, si l'anévrysme fémoral est situé trop haut pour qu'on puisse espérer lier le vaisseau à 2 centimètres au moins de l'origine de la fémorale profonde.

4° Dans ce cas d'*anévrysme inguinal* proprement dit, la fémorale peut-elle être encore liée et cette fois au-dessous du sac, c'est-à-dire entre ce dernier et les capillaires, soit par la *méthode de Brasdor* (ligature immédiatement au-dessous, sans ménager de collatérale) soit par le *procédé de Wardrop* (ligature faite également au-dessous mais en ménageant une ou plusieurs collatérales) ? Bien que cette manière d'agir ait été employée un certain nombre de fois, nous ne saurions la recommander.

On se rappelle la tentative déplorable, faite par Vernet, de compression de la fémorale au-dessous d'un anévrysme inguinal pour lequel il n'osa lier l'iliaque externe, puisqu'un accroissement considérable de la tumeur obligea de suspendre au plus vite ce moyen. C'est Deschamps (*Journal de Sédillot*, t. V, p. 189. Paris, an VII in-8°) qui, le premier, appliqua la méthode de Brasdor ou plutôt de Wardrop (car il laissa quelques collatérales entre la ligature et le sac) à un anévrysme de la partie supérieure de la cuisse très-volumineux qui n'était séparé du ligament de Fallope que par l'espace d'un pouce seulement : ce chirurgien, le 14 vendémiaire an VII, prit l'avis des citoyens Allan, Brasdor (pas l'inventeur de la méthode), Boyer, Corvisart, Cullerier, Marigues, Pelletan, Percy et Thouret : sept voix contre trois se prononcèrent pour la ligature de l'artère au-dessous de la tumeur. L'opération fut très-difficile et dura une heure ; *la veine fémorale et une partie du muscle grand adducteur furent liées avec l'artère!* la tumeur s'accrut et continua à battre : quatre jours après, de peur qu'elle ne se rompît, Deschamps ouvrit le sac et pratiqua la méthode ancienne, hémorrhagie formidable et mort du malade au bout de huit heures : en somme, bien triste opération, bien triste résultat.

A. Cooper, d'autre part, dans un cas d'anévrysme inguino-iliaque, malgré la tentative déplorable qui avait été faite par Deschamps, recourut également à la ligature de la fémorale, qui fut placée au-dessous de la naissance de l'épigastrique et de la circonflexe iliaque : il y eut tout d'abord une diminution notable de la tumeur anévrysmale et on put espérer un instant un succès : mais l'espoir ne fut que de courte durée, car, dit Hodgson, au moment où le chirurgien se proposait de lier l'iliaque externe, il y eut rupture mortelle de la poche dans la cavité abdominale.

Malgré ces deux résultats fort peu encourageants, Roux (*Pièce présentée par Figuière à la Société anatomique*, 1843, p. 211-222) pratiqua la ligature de la fémorale, le 29 mars 1843, entre un anévrysme inguinal et un anévrysme poplité dans l'espoir qu'il obtiendrait la guérison de l'anévrysme inférieur par la méthode d'Anel et celui de l'aine par celle de Brasdor : la tumeur inguinale s'accrut considérablement et finit même par se rompre sous les téguments : deux mois après, Roux lia l'iliaque externe (c'était par là qu'il aurait bien dû commencer), hémorrhagie nouvelle, opération de l'anévrysme inguinal par la méthode ancienne ; mort.

Nous devons donc rejeter complétement la méthode de Brasdor dans le cas d'anévrysme inguinal, car la ligature de l'iliaque externe est la seule ressource en pareil cas : Broca ajoute toutefois : S'il restait au-dessus de la tumeur un intervalle suffisant pour qu'on pût comprimer la fémorale sur le pubis, ou seulement l'artère iliaque externe, la compression indirecte devrait être tentée avant la ligature.

Accidents à la suite de la ligature de la fémorale pratiquée dans le cas d'anévrysme crural. Et d'abord, après la ligature de la crurale pour anévrysme, il peut y avoir *récidive*, c'est-à-dire *retour des battements dans la tumeur* ou bien persistance de ces derniers presque sans aucune modification dans leur intensité et leur nature : cette persistance des pulsations de la poche fémorale peut tenir soit à la dilatation considérable des branches collatérales, soit à une de ces anomalies que nous avons signalées en anatomie, comme cela avait lieu dans l'exemple de Ch. Bell, où la crurale se divisait en deux branches dont la réunion constituait la poplitée : en ce cas, la ligature n'avait porté que sur une seule de ces branches, l'autre continuant à fournir du sang à la poche anévrysmale : Curling (*Med. Times and Gaz.*, t. II, p. 478, 1853) vit réapparaître ces pulsations au bout de une heure et demie : d'autres fois, c'est au bout de plusieurs jours ou même de plusieurs semaines, ce qui est beaucoup plus rare.

Broca, qui attribue ces conséquences à la présence des caillots passifs, a pu réunir 13 cas de récidive tardive à la suite de la méthode de Hunter, 11 cas d'anévrysme poplité (ligature de la fémorale au milieu de la cuisse), 1 cas d'anévrysme de la fémorale au-dessous de la naissance de la profonde (ligature de l'iliaque externe), 1 cas d'anévrysme de l'iliaque externe (ligature de l'iliaque primitive).

Letenneur, dont nous avons signalé l'observation (anévrysme de la grande musculaire de la cuisse) lia successivement (à cause des récidives) la crurale dans l'aine, puis l'iliaque externe.

Hémorrhagie, gangrène, inflammation du sac, phlébite de la veine crurale, tels sont les quatre accidents principaux à craindre dans la ligature de la crurale pratiquée dans le cas d'anévrysme de ce vaisseau : 1° Nous avons vu, d'après le tableau fourni par Porta, combien la ligature pratiquée au-dessus de la profonde expose aux *hémorrhagies secondaires :* elles sont certainement moins fréquentes, quand cette ligature est apposée au-dessous de la profonde, mais on les voit encore se produire dans certains cas. Roux en a rapporté un exemple des plus intéressants; mais nous ne citerons que le fait suivant appartenant à Desault. Ce chirurgien avait pratiqué la ligature de la crurale pour un anévrysme consécutif, plusieurs hémorrhagies survinrent successivement qui obligèrent à reporter le fil sur un point du vaisseau de plus en plus élevé : à un moment, ne voulant plus se rapporter à la ligature, Desault appliqua une espèce de presse-artère formée de deux lamelles de bois qui comprimèrent le vaisseau : c'était faire en quelque sorte de la *forcipressure* et, grâce à ce moyen, l'écoulement du sang fut entravé.

« S'il s'agit d'une hémorrhagie consécutive à une ligature appliquée sur la partie moyenne de la fémorale, dit Broca (*Traité des anévrysmes*, p. 477), on s'en rendra maître immédiatement en faisant comprimer complétement ce vaisseau sur la branche du pubis par le doigt d'un aide; on introduira aussitôt dans la plaie de la ligature quelques gouttes de perchlorure de fer à 15 ou 20 degrés et un tampon de charpie imbibé du même liquide : on ne reculera pas, s'il le faut, devant un léger débridement destiné à rendre plus facile l'accès du vaisseau qui fournit le sang. Des bourdonnets de charpie sèche seront alors placés au-dessus du premier tampon, jusqu'à ce que la plaie en soit entièrement remplie, et on soutiendra le tout pendant dix minutes ou un quart d'heure au moyen d'une compression exercée directement avec le doigt. Au bout de ce temps, et avant d'abandonner la compression directe, on remplacera le doigt de l'aide qui maîtrise l'artère sur le pubis, par un tourniquet convenable, puis on soutiendra les tampons de charpie avec quelques tours de bande. »

1° Au lieu d'employer le perchlorure de fer, en pareil cas, nous serions plutôt d'avis d'avoir recours au débridement, même large, de la plaie pour réappliquer la ligature sur l'artère ou pour agir avec les pinces à forcipressure, tout en s'aidant de la compression exercée au-dessus du lieu d'où part l'écoulement sanguin, ou mieux de la compression appliquée à l'aide de la bande d'Esmarch.

2° C'est surtout dans le traitement des anévrysmes du membre inférieur que l'on doit redouter la *gangrène :* suivant Norris, sur 204 cas de ligature de la fémorale, la gangrène du membre est survenue 31 fois (15 pour 100); suivant Broca, et d'après la statistique de Porta, 303 ligatures du membre abdominal ont donné 42 cas de gangrène (14 pour 100), mais nous devons dire que presque tous ces faits se rapportent à l'anévrysme poplité pour lequel a été employé le procédé de Hunter. Tout au contraire, *les anévrysmes fémoraux traités par la ligature sont rarement suivis de gangrène*, et cela parce que, dans la majorité des cas, c'est la méthode d'Anel qui a été mise en usage et qui ne laisse immédiatement au-dessus de la poche que des collatérales de médiocre importance : la circulation anastomotique, qui suit l'application de la ligature, aboutit donc principalement dans le tronc fémoral lui-même au-dessous de la tumeur et empêche la gangrène de survenir en pareilles circonstances.

3° *L'inflammation du sac* est, au contraire, plus fréquente à la suite de la méthode d'Anel qu'après la ligature à distance parce que dans la première le fil se trouve très-rapproché de la poche anévrysmale. Norris, dans sa statistique rectifiée par Broca, la note 3 fois sur 20 anévrysmes fémoraux (15 pour 100) et 10 fois sur 97 anévrysmes inguinaux (10 pour 100). Sur 80 cas réunis par Broca, 25 fois on l'a vue survenir pour les anévrysmes poplités, 22 fois pour les anévrysmes inguinaux ou cruraux et les 32 autres fois pour des anévrysmes du cou, de l'aisselle et du membre supérieur. Elle constitue, en général, un accident tardif et très-grave; cependant on se rappelle que, dans les deux exemples rapportés par Notta et Audé, elle s'était terminée d'une façon favorable par l'ouverture du sac, que l'on prit soin de débarrasser immédiatement de ses caillots et dans lequel on s'empressa de pratiquer des injections désinfectantes : elle a du reste beaucoup plus de chance de se manifester quand on a affaire à un anévrysme diffus de la fémorale dans lequel, comme nous le savons, il n'existe guère que des caillots passifs ayant grande tendance à la suppuration.

4° Le dernier accident dont nous dirons quelques mots est la *phlébite purulente* de la veine crurale. Ce dernier vaisseau peut être froissé, intéressé même pendant l'opération et comme, tout au moins, il reste situé au fond d'une plaie qui suppure souvent, il peut également s'enflammer, suppurer et déterminer par conséquent des accidents fort sérieux. Broca signale plusieurs exemples de cette nature. Ainsi Carmichael, de Dublin, rapporte un cas de pyohémie, à la suite de phlébite, chez un malade qui, pour un anévrysme poplité avait subi la ligature de la fémorale (*On Venous Inflammation*, trad. dans *Journal universel des sciences médicales*. Paris, 1821, in-8°, t. XXII, p. 133). Il existe un fait analogue observé peu de temps après à Meath Hospital (Dublin) et publié dans le même recueil. Broca a, d'autre part, pratiqué l'*autopsie* de deux malades qui avaient succombé à la phlébite, suite de la ligature dans le service de Blandin. Enfin Roux, toujours cité par Broca, opéra dans sa vie 19 anévrysmes poplités par la ligature de la fémorale, perdit 8 malades (Roux, *Quarante années de pratique chirurg*. Paris, 1855, in-8°, t. II, p. 210) et trouva 3 fois, à l'*autopsie* la veine fémorale enflammée au niveau de la plaie.

B. Ligature de l'iliaque externe. Cette ligature, qui a été pratiquée pour la première fois par Abernethy en 1796, par Delaporte, chirurgien de la marine au port de Brest en 1816 et depuis par bien d'autres chirurgiens, cette ligature, dis-je, est le seul moyen applicable aux *anévrysmes inguinaux* : la compression, essayée souvent pour ces tumeurs de l'aine, n'a donné, en effet, que de mauvais résultats parce qu'elle s'exerce beaucoup trop près de la poche anévrysmale; quelquefois même des accidents sérieux sont survenus. En 1816 Dupuytren admit dans son service un homme atteint d'un énorme anévrysme inguinal probablement diffus pour lequel il fit construire un appareil des plus compliqués embrassant le bassin en entier et comprimant, à l'aide d'une pelote, l'artère iliaque externe immédiatement au-dessus du ligament de Fallope : cette compression fut maintenue durant seize jours; mais le malade ne put la supporter davantage : on se contenta de comprimer l'iliaque externe à l'aide d'un brayer muni de pelote : l'anévrysme avait diminué d'un tiers et ses battements étaient bien moins accentués; mais le malade découragé par la longueur du traitement força la main à Dupuytren qui lia l'artère iliaque : les battements revinrent le sixième jour et, le vingt-quatrième jour, l'anévrysme se rompit dans la plaie de la ligature elle-même. Une compression énergique pratiquée au fond de la plaie suspendit l'hémorrhagie; disparition des battements, caillots passifs ayant donné lieu à un abcès, guérison du malade après les dangers les plus sérieux.

Dans le cas de Verdier, que nous avons déjà cité, la compression de l'iliaque externe faite pour un anévrysme inguinal avait également paru donner une guérison presque complète; toutefois quand on retira le bandage les pulsations se manifestèrent et s'accrurent rapidement : un anévrysme de la crosse aortique emporta le malade.

A côté de ces résultats assez médiocres de compression appliquée à l'anévrysme inguinal, nous en trouvons d'autres encore bien moins satisfaisants qui ont obligé le chirurgien d'avoir recours au plus vite à la ligature du vaisseau. Ainsi Broca (p. 779 et 797) cite le cas d'un malade de G. Fox portant un anévrysme de la partie supérieure de la fémorale pour lequel une pelote appliquée *au-dessus du pubis* fut trop serrée, détermina une eschare et obligea à la ligature de l'iliaque externe : malgré la chute de l'eschare il n'y eut pas d'hémorrhagie, mais seulement une suppuration grave qui n'empêcha pas la guérison : nous pourrions citer beaucoup d'autres exemples analogues.

A dater du commencement de notre siècle, les observations de ligature de l'iliaque externe faite pour des anévrysmes inguinaux deviennent nombreuses, surtout dans les feuilles périodiques étrangères et particulièrement celles qui nous viennent d'Angleterre et d'Amérique. Nous n'en relaterons que quelques-unes parmi celles qui nous ont paru offrir le plus d'intérêt.

En 1829 le *Journal hebdomadaire* rapporte un cas d'anévrysme inguinal, de la grosseur d'un œuf de poule, chez un homme de trente-neuf ans, pour lequel un chirurgien portugais, Joseph Lourenço de Cruz, pratiqua à l'hôpital Saint-Joseph de Lisbonne la ligature de l'iliaque externe en 1824, qui fut suivie de guérison au bout de plus de deux mois et demi.

En 1833 nouvelle ligature de la même artère, toujours pour un anévrysme de la portion inguinale de l'artère crurale suivie de guérison par le docteur Sinclair et publié dans le n° 17 de *The Lancet*. Il s'agissait d'un portefaix de vingt-huit ans dont la tumeur avait le volume d'un œuf de cane, était située immédiatement au-dessous du ligament de Poupart et apportait une certaine gêne aux mouvements de l'articulation coxo-fémorale. On chercha à réunir par première intention mais la plaie suppura; le fil se détacha le treizième jour, la tumeur s'affaissa, disparut et le malade put reprendre bientôt ses pénibles occupations.

En 1844 la ligature de l'iliaque externe ne comptait pas plus que 4 succès à Paris : Malgaigne communiqua à cette époque (Acad. des sciences, 3 juin 1844 et *Mémoire sur les anévrysmes de la région inguinale et leur traitement*, in *Journal de chirurgie*) un nouvel exemple de guérison obtenu par lui sur un jeune avocat de Paris, pour un anévrysme très-volumineux occupant l'aine gauche et remontant jusqu'au niveau de l'épine iliaque. La ligature tomba le seizième jour, mais au bout de cinq semaines la poche anévrysmale, comme dans l'exemple de Dupuytren cité plus haut, se creva du côté de la plaie qui était cependant en grande partie fermée et détruisit tout le travail de cicatrisation.

Toutefois, cet accident n'eut pas de graves conséquences car juste après trois mois révolus, cet avocat recommença à plaider : il restait encore alors une très-petite surface suppurante qui ne tarda pas à se cicatriser complétement. Le membre du côté opéré était à peu près aussi gros, aussi chaud et aussi fort que l'autre *bien qu'on n'y sentît de pulsation dans aucune artère.*

Soulé présente à la Société de chirurgie (1857) un mémoire sur l'action du perchlorure de fer, à propos de quatre cas d'anévrysmes, dans lequel il relate un fait des plus intéressants de ligature de l'iliaque externe pour un volumineux anévrysme, chez un homme de trente-cinq ans (25 centimètres transversalement, 15 centimètres de haut en bas) occupant la partie supérieure de la cuisse et remontant jusqu'aux environs de l'arcade crurale dont elle n'est séparée que par une distance de 3 centimètres seulement. La chute de la ligature eut lieu, au bout de quinze jours et, quelques jours après, une hémorrhagie artérielle abondante qui s'effectua par le seul pertuis existant encore au centre de la cicatrice, s'arrêta spontanément et ne fit qu'enrayer la guérison pendant plusieurs jours en amenant la rupture de la cicatrice et une augmentation notable dans la quantité de la suppuration. Dans cet exemple Soulé, avant de tenter la ligature, employa *l'application d'une vessie remplie de glace* sur la tumeur et parut en obtenir des résultats satisfaisants; dès le lendemain (nous dit l'observation) il y avait un changement manifeste dans la tumeur qui était plus dure; les battements y étaient beaucoup moins expansifs et le bruit de souffle plus sourd et plus profond; la dureté augmenta même le lendemain et le surlendemain, mais le malade finit par ne plus pouvoir supporter la glace; il s'était produit au sommet de la tumeur un point rouge qui augmenta, en même temps que les douleurs devinrent plus vives. C'est à ce moment qu'on procéda à la ligature de l'iliaque.

Depuis quelques années, les principaux exemples de ligature de l'iliaque externe pour anévrysmes inguinaux se rattachent à ceux dont nous donnons, à la fin, les indications bibliographiques et qui appartiennent à Butcher, 1872, guérison. — Clément Walter, 1873, mort. — Gallerand, 1874, mort. — Fochier, 1875, guérison. — Watson (Eben), 1876, guérison. — Jones (Sydney), 1876, guérison. — Fleming, 1877, guérison. — Lecadre, 1877, mort. — Pemberton, 1877, deux cas de guérison. — Pinkerton, 1878. — Watson (Spencer), 1878.

Plusieurs d'entre eux méritent une mention toute spéciale en raison des circonstances dans lesquelles s'est faite la ligature et *des accidents* qui ont suivi l'opération.

Les deux faits de Gallerand et de Fleming viennent encore à l'appui de l'insuccès de la compression, de quelque nature qu'elle soit, dans le traitement de ce genre de tumeur ; pour le premier cas (*Arch. de méd. navale*, XXII, p. 379), il s'agissait d'un anévrysme inguinal spontané, volumineux, dont une partie faisait saillie au-dessous de l'arcade de Fallope, mais qui remontait également au-dessus. On exerça une compression au moyen d'un *cachet chirurgical* surmonté d'une tige portant un plateau avec un poids qui arriva à 4 kilogrammes, et cela *durant deux années* : c'est de guerre lasse que le chirurgien se décida à pratiquer la ligature de l'iliaque externe par le procédé de Marcellin Duval.

Dans celui de Fleming (*Brit. Med. Journ.*, 6 octobre 1877), cas d'anévrysme volumineux de la fémorale gauche immédiatement au-dessous du ligament de Poupart, on essaya d'abord une compression sur la tumeur pendant plusieurs semaines sans succès, puis une compression de l'iliaque externe avec un tourniquet de Read, mais la douleur et la rougeur de la peau obligèrent à cesser cette dernière au neuvième jour sans résultat; un peu plus tard on fit l'application du bandage d'Esmarch pendant une heure, deux jours de suite, le malade étant chloroformisé et la compression de Read restant en place sur l'artère iliaque. Les battements parurent diminuer d'intensité et la tumeur sembla plus dure, mais ce résultat ne persista pas : au contraire, la douleur augmenta le long de la fémorale dans le genou et le cou-de-pied; on pratiqua la ligature de l'iliaque externe et la guérison eut lieu.

Accidents de suppuration. Gangrène. L'accident le plus à craindre à la suite de cette ligature est la *suppuration* et ses conséquences fâcheuses. Dans le fait de Richard Butcher (*The Dublin Journ. of Med. Sc.*, novembre 1872), malgré cette complication, la guérison n'en eut pas moins lieu bien qu'il s'agît d'un vieillard de soixante-seize ans; l'observation est très-intéressante : la tumeur anévrysmale était énorme, mesurant 22c,8 dans son diamètre vertical, la cuisse du côté malade avait 48 centimètres de circonférence et du côté sain 35c,5 seulement. On fit la ligature de l'iliaque externe qui amena une cessation complète des battements et du souffle. La guérison était à peu près complète deux mois après et le malade se trouvait tellement bien qu'il se leva malgré la défense qui en était faite; il en résulta des symptômes graves indiquant une *inflammation du sac*, mais la suppuration qui en fut la suite n'empêcha pas la guérison de s'effectuer.

Dans les exemples de Gallerand et de Lecadre le résultat fut moins heureux : le premier de ces chirurgiens ne vit tout d'abord survenir aucun accident du côté du membre inférieur; mais au bout de seize jours, le malade succomba à l'*infection purulente*, résultat d'une fusée qui se produisit vers le psoas et remonta devant ce muscle jusque dans la région des lombes, malgré la précaution qu'il avait prise d'incliner le malade du côté opéré pour faciliter l'écoulement des liquides de la plaie. A l'*autopsie* on ne constata aucun abcès métastatique et le sac était rempli par un liquide sanieux composé de sang et de pus. Le caillot solide qui s'était formé au-dessus de la ligature n'avait pas moins de 6 centimètres et était par conséquent plus que suffisant pour produire une guérison permanente.

Lecadre (neveu) avait d'abord traité par l'électrolyse l'anévrysme inguinal dont il a communiqué l'observation à la section des sciences médicales de l'Association française pour l'avancement des sciences (24 août 1877), mais sans empêcher la tumeur de s'accroître; les suites immédiates de la ligature furent assez simples, mais bientôt les pourtours de la tumeur se tuméfièrent, du pus et des caillots sanguins sortirent par les orifices dus aux escharres qui s'étaient produites dans les points où les aiguilles avaient été enfoncées, et le malade s'affaiblissant graduellement succomba quarante-quatre jours après l'opération.

Les observations de Fochier, de Watson (Eben) et de Pemberton (Oliver) offrent un double intérêt clinique et opératoire des plus remarquables.

Celle de Fochier, publiée dans la *Société des sciences médicales de Lyon*, octobre 1875, a été l'objet d'un rapport de Le Dentu à la Société de chirurgie, dans la séance du 9 avril 1876. Le point culminant de ce fait est le succès d'une ligature portée immédiatement au-dessus du sac, sans que l'opérateur eût l'artère sous les yeux au moment où le fil fut passé : ce chirurgien a en effet réussi à insinuer l'aiguille de Deschamps entre la veine et l'artère iliaque externe sans voir ni l'un ni l'autre de ces vaisseaux. De plus le chirurgien explique le succès obtenu par lui en supposant que l'orifice du sac était éloigné du point sur lequel porta la ligature et que le sac lui-même résultait de la dissection de la tunique externe par le sang. Voici les principaux détails de cette observation.

Il s'agissait d'un alcoolique de trente-cinq ans qui, en soulevant un fardeau lourd, éprouva une douleur inguinale gauche qui fut suivie immédiatement de l'apparition d'une tumeur de la grosseur d'un œuf de pigeon, avec battements au-dessous de l'arcade de Fallope. Quarante jours après, douleurs plus fortes et volume du poing. L'anévrysme a alors un *lobe fémoral* et un *lobe iliaque* remontant à 6 ou 7 centimètres au-dessus du ligament de Poupart à parois minces et souples, donnant des battements énergiques, un souffle intense, râpeux à l'auscultation et un thrill bien caractérisé au toucher. Fochier pratique la ligature de l'iliaque externe mais s'apercevant, durant l'opération, que la saillie supérieure de la poche l'empêche de voir l'iliaque externe, il insinue le doigt entre elle et la veine et parvient à la charger sur l'aiguille de Deschamps. En considérant que l'anévrysme devait être sacciforme, en raison de son développement par rupture des tuniques internes, il crut pouvoir placer la ligature avec sécurité immédiatement au-dessus de l'orifice comme étant assez éloigné de la lésion artérielle. Il s'assura dès lors de la bifurcation de l'iliaque primitive en décollant le péritoine et la trouva à 3 centimètres au-dessus; la distance étant suffisante malgré le voisinage de la naissance de l'hypogastrique. La dureté athéromateuse de la fémorale militait en faveur de cette opération qui réussit à merveille. Un an après, l'opéré recommençait à travailler; la guérison était complète : la circulation rétablie était cependant un peu moins active que du côté opposé et la température un peu plus faible.

Watson (Eben) lia avec succès les deux artères iliaques externes pour des anévrysmes inguinaux (*The Lancet*, 1876).

Les deux observations de Pemberton (*The Lancet*, t. II, p. 114, 155 et 196, 1877) sont fertiles en enseignements cliniques : l'une d'elles nous montre le succès de la ligature de l'iliaque externe dans le cas de multiplicité d'anévrysmes sur le même membre inférieur : il s'agissait d'un homme de quarante-huit ans ayant eu un chancre sept ans auparavant. (Il est à remarquer que nous avons rencontré fort souvent dans toutes les observations recueillies dans cet article la coïncidence de syphilis ancienne ou récente chez des malades atteints soit d'anévrysme fémoral soit de tumeur inguinale de même nature) et portant *trois anévrysmes sur le membre inférieur gauche*, l'un dans le creux poplité, le second à la pointe de Scarpa et le troisième à l'origine de la fémorale et remontant un peu le long de l'iliaque. Ces tumeurs ayant été le siége d'un accroissement rapide, on pratiqua la ligature de l'iliaque externe tout près de son origine, à l'aide du catgut. Des trois complications qui survinrent, rétention d'urine, suppuration avec abcès au niveau de la ligature, enfin *gangrène partielle du membre*, la dernière fut de beaucoup la plus importante; cette gangrène de la jambe s'annonça dès le second jour par des douleurs vives suivies de pâleur et de refroidissement du pied. Augmentant avec lenteur, elle ne se limita définitivement que trois mois après l'opération; on se contenta alors de séparer les parties momifiées des portions saines en sciant les os de la jambe un peu au-dessus du lieu d'élection; un petit lambeau interne naturellement dessiné par la gangrène forma le moignon et la guérison fut rapide.

La *gangrène*, comme complication de la ligature de l'iliaque, est chose assez rare, car de tous les cas recueillis par nous, nous ne connaissons que celui de Pemberton et un autre de Gavioli qui, après amputation, ne s'en termina pas moins par la guérison ; ce dernier exemple a été publié dans *La Lucania medica* de janvier 1873.

Cette gangrène est bien moins fréquente après la ligature de l'iliaque externe (10 pour 100) qu'après celle de la fémorale (50 pour 100), selon Pemberton. Quand elle se manifeste elle est, en général, sèche et ressemble à la gangrène sénile ; on doit du reste la traiter comme cette dernière, c'est-à-dire ne pas amputer avant que le sillon d'élimination ne soit nettement accusé ; on évitera la putréfaction par l'usage de l'ouate phéniquée et on favorisera la dessiccation du membre.

Il est toujours préférable dans le traitement des anévrysmes inguinaux, d'employer la ligature de l'iliaque externe à celle de la primitive, qui a été conseillée par certains chirurgiens, car il existe une grande différence de gravité entre ces deux opérations ; d'après Stephen Smith (*Bull. de la Soc. de chir.*, 19 avril 1879) la ligature de la primitive donnerait 78 pour 100 de mortalité tandis que celle de l'iliaque externe ne fournirait, d'après Norris, que 28 pour 100 de morts ; chaque fois que la chose est possible c'est donc à cette dernière qu'il faut s'adresser, à moins de contre-indication opératoire tenant soit au volume même de la tumeur, soit à la variété spéciale que l'on a à traiter.

Dans les cas de Jones (Sydney), *The Lancet*, 27 mai 1876 ; de Watson (Spencer), *Med. Times and Gaz.*, t. II, p. 679, 1878, de Pemberton (*loc. cit.*) c'est la *ligature avec le catgut phéniqué* qui a été employée.

Quand la guérison s'effectue après la ligature de l'iliaque externe, *que devient la tumeur inguinale?* Tantôt elle reste stationnaire pendant très-longtemps, mais sans être le siége ni de battement ni de bruit de souffle : tantôt elle diminue rapidement mais sans disparaître complétement et se transforme en un noyau dur qui persiste pendant toute la vie : tantôt elle se convertit en une *masse fibrineuse solide* à évolution bizarre dont la seconde observation de Pimberton nous offre un curieux exemple (*loc. cit.*). Dans ce cas (homme de trente ans) le développement rapide de la tumeur anévrysmale inguinale avait nécessité la ligature de l'iliaque externe à sa partie moyenne (1871) ; la ligature tomba le vingt et unième jour et, au moment de la sortie, un mois et demi après l'opération, il restait une petite tumeur solide marquant seule la place occupée par l'anévrysme ; deux ans après, cet homme ressent une gêne et constate (1873) au niveau du siége primitif une tumeur grosse comme le poing, *parfaitement solide*, sans battement ni bruit de souffle ; le repos suffit à amener une diminution rapide ; en 1877 elle avait acquis (toujours avec des caractères négatifs) un volume considérable sans gêner le malade qui se contentait de porter un cuissard compressif.

Ces *alternatives* subies par la tumeur, dans l'observation précédente, ne peuvent pas nous faire considérer le cas comme une récidive bien avérée ; cependant elles doivent nous rendre très-circonspect, eu égard au jugement à porter sur les mentions de guérisons que signalent les titres des divers faits publiés dans les journaux : il faut un temps très-long avant qu'on puisse accepter l'idée d'une guérison définitive, car un jour ou l'autre cette guérison peut se démentir.

La masse fibrineuse développée progressivement à l'intérieur du sac anévrysmal, dans le cas de Pemberton, était évidemment constituée par l'accumulation de caillots concentriques qui dépendaient du sang apporté dans la poche par une circulation collatérale ; cette dernière n'était pas assez développée pour réveiller l'anévrysme, mais un degré de plus et l'on ne tarderait pas à voir réapparaître les battements et le souffle, c'est-à-dire *une récidive bien confirmée.* Ainsi dans un exemple de Benjamin Brodie, le malade, guéri d'un anévrysme de la cuisse par la ligature de l'iliaque externe, eut successivement, au bout de quelques mois, *une tumeur dure et solide*, puis deux ans après *une tumeur animée de quelques battements* et, enfin, sans nouveau traitement *une tumeur solide privée de tout mouvement.*

Les anévrysmes non plus inguinaux, mais *fémoraux proprement dits* peuvent exiger également la ligature de l'artère iliaque externe; on doit en effet, après les tentatives multiples et infructueuses de compression, avoir recours à cette opération pour toutes les tumeurs anévrysmales qui, par leur volume ou leur siége, ne permettent pas de lier la fémorale soit au sommet du triangle de Scarpa (ce qui est de beaucoup préférable) soit tout au moins dans l'aire de ce triangle, la ligature de la crurale immédiatement au-dessous du ligament de Fallope étant une mauvaise méthode (Viguerie jeune, Broca) que nous repoussons dans la presque généralité des cas et pour les motifs que nous avons suffisamment exprimés.

Ce sont ces raisons (*Échec de la compression, volume trop considérable, siége trop élevé de la tumeur*) que nous retrouvons consignées dans les observations de ligature de l'iliaque externe pour anévrysme fémoral, qui sont dues à Richet (*Arch. de méd.*, t. VIII, p. 189, 1840), à White (*Med. Times and Gaz.*, 1872), à Fergusson (William) (*Brit. Med. Journ.*, 1873), à Walmsley (*The Lancet*, 1874), à Hamilton (John) (*The Dublin Journ. of Med. Sc.*, 1875), à Bell (Royer) (*The Lancet*, 1875), à Elliot (John) (*The Lancet*, 1875). etc.

La ligature de l'iliaque externe est également indiquée, toujours pour anévrysme fémoral proprement dit, dans le cas d'*hémorrhagies secondaires* ou quand une *première ligature de la crurale a échoué* ou n'a pas empêché le développement d'*une tumeur anévrysmale secondaire* comme dans un fait dû à Winkfield et publié dans *British Med. Journ.*, n° du 16 novembre 1878.

On doit aussi la préférer à la ligature de la crurale qui paraît exposer beaucoup plus à la *gangrène* du membre (en supposant qu'on se décide toutefois à tenter une opération), quand il existe *plusieurs anévrysmes* sur le même membre; dans l'observation de Morton (*The Lancet*, 1878) un anévrysme de la poplitée et de la fémorale se trouvaient du même côté et c'est à la ligature de l'iliaque externe que le chirurgien eut recours : on trouva, durant l'opération une grosse veine passant à la face antérieure du vaisseau, ce qui apporta une certaine gêne dans l'exécution de la ligature.

Dans l'exemple de Shaw et Jessop (*Guérison d'un anévrysme de l'artère fémorale par la ligature de l'iliaque externe* in *The Lancet*, 1872), il y eut à peine, malgré les difficultés inhérentes au cas, des menaces de sphacèle plutôt qu'une réelle mortification; ce fait est trop intéressant pour que nous négligions d'en fournir les principaux détails : Il s'agissait d'un homme de trente-sept ans (encore ici la mention d'un *chancre*) dont l'anévrysme était extrêmement volumineux ; le malade en attribuait le développement à ce que, en battant le fer (il était maréchal), le manche du marteau qui pesait douze livres venait frapper sa cuisse en cet endroit ; la tumeur occupait toute la largeur du membre, s'étendant à deux travers de doigt au-dessous du ligament de

Poupart en haut et à la partie moyenne de la cuisse en bas; la ligature de l'iliaque externe dut être faite et bien qu'on eût pris soin de l'envelopper dans l'ouate et la flanelle, *la température du membre s'abaissa jusqu'à 28 degrés centigrades* : huit jours après le *talon était congestionné* et on observait une *tache livide* derrière la malléole interne avec gonflement des veines du mollet; la guérison eut lieu, mais lentement, et d'une façon progressive, le membre resta plus faible et un peu atrophié quoiqu'il fût bien musclé et qu'il reçût une quantité de sang suffisante.

Enfin il y a *contre-indication* d'une ligature, quelle qu'elle soit, dans certaines circonstances qui ont bien été exposées par Velpeau dans son article Fémorale du *Dictionnaire en* 30 *vol.* (t. XIII, p. 24). C'est ainsi qu'on devra s'abstenir et se borner à faire de l'expectation surtout s'il s'agit d'un sujet avancé en âge ou bien dont la constitution laisserait à désirer; à cet égard, nous devons rappeler que si on a noté souvent l'existence d'accidents syphilitiques chez certains sujets, on a rencontré également de ces tumeurs anévrysmales soit chez des individus alcooliques, soit chez des diabétiques : il vaut mieux alors ne tenter la ligature que s'il y a nécessité absolue. Il en sera de même si le membre est le siége d'une infiltration considérable avec épuisement du malade; s'il y a menace de sphacèle ou si l'examen fait découvrir une affection concomitente d'un ou de plusieurs viscères ou un autre anévrysme situé soit dans la cavité thoracique, soit dans l'abdomen. L'hésitation est également bien permise quand plusieurs poches anévrysmales siégent simultanément sur l'une des artères ou sur les deux artères fémorales, comme Pelletan (*Clin. chir.*, t. II, p. 1), J. Cloquet (Thèse de concours, 1831, pl. I), Arnaud, Art. Cooper (Thèse de Casamayor, p. 96) et enfin, plus récemment Morton, que nous avons cité plus haut, en ont rapporté des exemples.

Un seul anévrysme à chaque cuisse, d'après Velpeau (*loc. cit.*), ne serait cependant pas une contre-indication absolue, si le malade est dans de bonnes conditions. Bogros, en effet, avait trouvé la partie supérieure des deux fémorales et les iliaques oblitérées chez un sujet dont les membres n'avaient subi aucune altération manifeste. Il vaut mieux, en pareil cas, si on se décide à intervenir, ne pratiquer les deux ligatures qu'à un intervalle assez éloigné l'un de l'autre, et pour le moins ne procéder à la seconde qu'au bout de douze à vingt jours, c'est-à-dire quand la ligature de la première est tombée et que la circulation en retour est bien établie. Dans l'observation de Erskine Mason que nous avons rapportée plus haut (*Ligature des deux fémorales suivie de guérison*) la fémorale droite avait été liée en octobre 1870 pour l'anévrysme poplité, et ce n'est qu'en juin 1872 que la fémorale gauche fut liée à la partie moyenne pour un anévrysme de la crurale.

2° Traitement de l'anévrysme artério-veineux de la crurale. Nous avons vu que la marche de l'anévrysme variqueux de la cuisse est bien différente de celle que suit l'anévrysme artériel; le premier n'a qu'une tendance assez médiocre à s'accroître; très-souvent il reste stationnaire, n'occasionnant qu'une certaine gêne dans la circulation du membre et dans le jeu de ses mouvements; aussi devons-nous poser ici en principe que, pour la thérapeutique de cette variété d'anévrysme, le *chirurgien doit se montrer très-réservé*, et le plus souvent se contenter de moyens simples et palliatifs, sans avoir recours à aucune opération.

D'une part, en effet, les tentatives faites sur ces anévrysmes du membre inférieur sont bien loin jusqu'ici d'avoir été encourageantes et, d'autre part (ce qui vient plaider fortement en faveur de l'*expectation prolongée*), il n'est pas rare de voir les malades atteints d'anévrysme artério-veineux de la cuisse, vivre très-longtemps, vingt ans et plus, sans ne ressentir qu'une gêne ou une incommodité tolérable qui ne les empêche pas de se livrer à leurs travaux habituels. Tout le monde connaît l'histoire de cet ancien militaire qu'on a pu voir dans différents hôpitaux, notamment à l'Hôtel-Dieu et à l'hôpital de la Clinique de la Faculté et qui, à la suite d'un coup de fusil à plomb, comme dans le cas que nous avons observé chez Michon, en 1858, avait eu, jeune encore, un anévrysme artério-veineux de la cuisse. Pendant des années, il ne se plaignit de temps à autre, que d'un peu de douleur de la jambe qui était plus froide, mais le repos faisait cesser cette incommodité qui, en somme, était assez légère et ne constituait pas une indication suffisante pour intervenir : aussi les divers chirurgiens, dans le service desquels il entra successivement, se gardèrent-ils bien de lui proposer aucune opération. — Les exemples de cette nature ne sont pas très-rares : ainsi Velpeau a vu (*Dict. en* 30 *vol.*, t. XIII, p. 13) dans son service de la Charité, un homme de cinquante ans qui avait eu, *plus de vingt ans auparavant*, l'artère et la veine fémorale traversées par la pointe d'un couteau dans la région de l'aine. Après une hémorrhagie foudroyante, dont on put se rendre maître par la flexion de la cuisse fortement serrée contre l'abdomen pendant plusieurs jours, et après un long séjour au lit, les fonctions du membre se rétablirent peu à peu, et le malade finit par s'en servir avec la même liberté qu'auparavant. Dans cet exemple, il n'y avait pas de tumeur, c'était donc une phlébartérie simple à laquelle on avait affaire ; la veine saphène offrait le volume du doigt dans l'étendue de six pouces à partir de son abouchement dans la crurale ; mais il ne résultait pour le malade aucun inconvénient du passage du sang de l'artère dans la veine ; on entendait un bruissement analogue à celui d'un *soufflet de forge* se prolongeant jusque dans la fosse iliaque, mais la position verticale n'influait pas, autant qu'on aurait pu le supposer, sur l'intensité du bruit et des battements qui existaient au niveau du point anciennement lésé. — D'autre part, Henry (Alexandre), dans sa thèse (1856) rapporte aussi l'observation d'un malade atteint d'anévrysme artério-veineux de la fémorale gauche à la suite, encore ici, d'un coup de fusil chargé à plomb ; il se développa peu à peu une tumeur qui avait presque acquis le volume d'un œuf de poule. *Pendant douze ans*, le malade ne fut pas gêné par la présence de cette affection, car il n'en résultait qu'un affaiblissement peu marqué du membre ; les crampes et engourdissements ayant augmenté d'intensité, il vint consulter Nélaton, qui lui conseilla de porter simplement un bas élastique. L'emploi de ce traitement palliatif amena une grande amélioration et le malade trouvant son état très-supportable, disait qu'il ne voudrait se soumettre à aucune opération tendant à amener une guérison radicale.

La *ligature*, par la *méthode d'Anel*, ne donne ici que de mauvais résultats. Alquié (*Cliniq. chir. de l'Hôtel-Dieu de Montpellier*, t. II, p. 243-249, 1858) relate *in extenso* un exemple, dû à Dubrueil et Lallemand (mai 1838), dans lequel la ligature, par ce procédé, eut l'issue la plus déplorable. Il est intitulé : *Anévrysme de la fémoraire; ligature de cette artère au-dessus de la tumeur ; hémorrhagie secondaire, ligature de l'iliaire, hémorrhagies secondaires, mort* (Observ. 21, Alquié, p. 243). Il s'agissait, dans ce cas, d'un homme de vingt-sept ans, sur lequel la pointe d'un couteau pénétra au milieu de la cuisse. La tumeur, anévrysme variqueux, qui en résulta, augmenta beaucoup sous l'influence de la marche et des fatigues des champs (orange de moyenne grosseur). Le 18 mai 1838, Lallemand pratiqua la ligature de l'artère à 6 centimètres au-dessous de l'arcade de Fallope; cinq jours après, première hémorrhagie secondaire entravée momentanément par la compression et pour laquelle Lallemand pratiqua aussitôt la ligature de l'iliaque externe : mais, il semble qu'au point de vue opératoire, les choses n'aient guère marché à souhait, car il est dit qu'à un moment, *une portion d'intestin vint à tout instant gêner l'opérateur*, qui fit plonger bien avant l'indicateur de l'aide (Alquié) dans le ventre pour maintenir cette anse et écarter une des lèvres de la plaie; *puis on réunit* cette dernière par deux points de suture et *on bourra de plumasseaux de charpie*. Le soir, seconde hémorrhagie pour laquelle on entasse encore de la charpie sur tous les points; le lendemain, plusieurs nouvelles hémorrhagies; trois jours après, encore une hémorrhagie; enfin le cinquième jour, une dernière entraîna la mort du malade. A l'*autopsie*, on constata que l'orifice qui faisait communiquer directement l'artère et la veine fémorale était d'un centimètre d'étendue, mais qu'il n'y avait aucun renflement à ce niveau; quant à la tumeur anévrysmale, elle était du volume d'une pomme de moyenne grosseur, arrondie et implantée sur l'artère avec laquelle elle communiquait au moyen d'une ouverture de 5 millimètres; elle était remplie de caillots anciens fibrineux stratifiés à la périphérie, mous, noirs et caillebotés sur l'ouverture à laquelle ils adhéraient assez fortement. On vit que les hémorrhagies répétées, qui furent fatales au malade, provenaient du bout inférieur de la fémorale, et que la ligature de ce bout pouvait seule mettre un terme à cet écoulement sans s'adresser à l'iliaque externe.

Voilà, on en conviendra sans peine, une application bien désastreuse, de la méthode d'Anel à l'anévrysme artério-veineux de la fémorale. Bérard la proscrit même d'une façon absolue, malgré deux ou trois cas où la guérison semble avoir été obtenue, dans le mémoire (*Sur l'anévrysme artério-veineux faux consécutif*) qu'il a lu à la séance du 16 juin de l'Académie des sciences, et dans lequel il rapporte, entre autres, l'observation d'anévrysme variqueux du tiers supérieur de la cuisse due à Hubert Rodrigue. Denonvilliers posait aussi des conclusions dans les mêmes termes et s'arrêtait à l'inopportunité d'une opération (Soc. de chir., 27 juillet 1853) à propos de l'examen d'un malade atteint d'anévrysme artério-veineux de la cuisse datant de quatorze ans, qui fut présenté à la Société de chirurgie, la séance précédente, par Giraldès.

La ligature au-dessus du sac doit être rejetée à un double point de vue, parce qu'elle est d'abord *inefficace*, et ensuite parce qu'elle est éminemment *dangereuse*.

Le malade, opéré par Picard (de Joigny), et qui fut présenté par Larrey à la séance du 27 mai 1857 de la Société de chirurgie, est une preuve bien convaincante de l'inefficacité de cette opération. Nous pourrions en citer bien d'autres exemples, nous nous contenterons de rappeler celui-là ; il est relatif à un cas d'anévrysme variqueux de la partie interne du tiers supérieur de la cuisse droite, chez un maréchal-des-logis de vingt-trois ans, qui fut blessé dans un duel au sabre; la fémorale fut liée à un pouce et demi au-dessous du ligament de Fallope, et la guérison de la plaie fut obtenue en un mois, mais au point de vue de la tumeur elle-même : bien qu'il ne survînt pas d'accident sérieux mettant la vie du malade en danger, l'opération fut absolument inefficace; ainsi, dès le lendemain, on entendait le bruit de souffle dans les deux lobes de l'anévrysme, presque aussi fortement qu'avant la ligature, et le troisième mois, tous les symptômes existaient comme auparavant ; le volume de la tumeur même, loin de diminuer depuis l'opération, s'était accru assez sensiblement. Larrey, en présentant ce malade, formulait les sages conclusions suivantes, auxquelles se rallia le plus grand nombre des membres qui prirent part à la discussion : « L'opération déjà faite, a-t-il dit, a été tellement insuffisante ; celle que l'on pourrait tenter encore serait si incertaine, par la méthode d'Anel, si difficile ou si dangereuse par la méthode ancienne, si illusoire par la méthode de Brasdor, l'acupuncture et les injections de perchlorure de fer offriraient si peu de chances de succès, que l'*expectation prolongée* semblerait préférable, si on n'avait à craindre l'augmentation progressive de la tumeur et toutes les conséquences d'un cas aussi grave. »

Voilà pour son inefficacité; quant aux dangers auxquels cette ligature au-dessus du sac expose dans l'anévrysme variqueux de la crurale, ils sont très-grands : *hémorrhagies secondaires* et *gangrène* se sont montrées dans bon nombre de cas ; cette dernière complication a été même observée, pour cette variété, dans des proportions beaucoup plus importantes que pour les autres anévrysmes. Sur cinq sujets opérés d'anévrysme variqueux par la ligature de la fémorale, trois ont succombé à la gangrène du membre et un est mort d'hémorrhagie. Trois autres, traités par la ligature de l'iliaque externe, ont succombé tous les trois : deux à une hémorrhagie survenue le cinquième jour et le troisième à la gangrène du membre (Malgaigne, *Man. de méd. opér.*).

La *ligature de l'artère au-dessus et au-dessous de la poche* (méthode ancienne) mais sans ouverture du sac (méthode Malgaigne), bien que très-grave, car elle expose également aux hémorrhagies est de beaucoup préférable, surtout si la tumeur est d'un volume assez médiocre ; si elle ne remonte pas trop haut du côté de l'aine, et si on a la chance de ne pas voir exister une collatérale implantée sur le sac, disposition qui, du reste, est assez exceptionnelle. Velpeau a obtenu un succès et, dans la discussion de la Société de chirurgie (27 mai 1857) Robert, Morel-Lavallée et Follin se sont montrés partisans de cette méthode.

Au congrès de l'Association médicale anglaise (*Arch. génér. de médecine*, 6e série, t. XXVI, 1875, p. 492), Spence a appelé aussi l'attention sur la thérapeutique applicable à l'*anévrysme traumatique variqueux de l'artère fémorale*. Dans tous les cas qu'il a observés, les méthodes ordinaires de traitement ont échoué. Quand le procédé direct d'ouvrir le sac et de lier au-dessus et au-dessous du point lésé était employé, on produisait l'obstruction et la gangrène ; quand on avait recours à la ligature de la fémorale, d'après la méthode Huntérienne, on échouait également. Dans un cas où la compression et la flexion avaient échoué, Spence lia l'artère au-dessous et au-dessus du sac sans ouvrir celui-ci, évitant ainsi tout contact avec la veine blessée et empêchant en même temps la circulation rétrograde dans le sac. Ce procédé fut suivi d'un succès complet.

Les auteurs du *Dictionnaire de thérapeutique médic. et chir.* s'expriment ainsi, et d'une façon un peu absolue, à notre avis, en ce qui touche au traitement de cette espèce d'anévrysme : « L'anévrysme artério-veineux sera traité, disent-ils, par la ligature des deux bouts du vaisseau au-dessus et au-dessous de la tumeur. » Il est vrai qu'ils atténuent immédiatement ce qu'il y a de trop affirmatif dans une semblable assertion en ajoutant : « Si l'anévrysme date de longtemps, s'il ne s'accompagne d'aucun accident et ne s'accroît pas, il faut attendre, car l'opération peut entraîner la gangrène du membre et la mort du malade. »

C'est la méthode de Malgaigne, à laquelle nous donnerions la préférence, si on se décide à intervenir et, dans la manœuvre opératoire, on aura soin de commencer à placer la ligature sur le bout inférieur, afin d'être toujours dirigé, dans la seconde ligature, par les battements de l'artère. L'opération est bien un peu délicate (*Manuel de méd. opér.*, Malgaigne et Le Fort, 1874, p. 245); mais elle est sûre, et c'est à peine s'il y a quelques gouttes de sang répandu ; nous n'avons jamais eu l'occasion de pratiquer cette opération, mais nous doutons qu'elle soit d'une exécution aussi simple que veut bien le dire ce dernier chirurgien.

Nous ne citerons que pour mémoire un procédé qui ne nous semble guère appelé à un brillant avenir, nous voulons parler de la *ligature simultanée des deux vaisseaux* appliquée à l'anévrysme artério-veineux du membre inférieur. Dupuytren avait bien proposé de lier, en pareil cas, l'artère et la veine, mais sans mettre ce projet à exécution. Breschet avait lié une fois la veine en même temps que l'artère, mais c'est surtout Thomas Annandale qui, il y a quatre ans, n'a pas craint de poser cette manière d'agir en véritable méthode qu'il croit, pour sa part, excellente ; en 1875, il a publié in *The Lancet*, 24 avril, p. 568, une observation de guérison d'anévrysme artério-veineux traumatique de la poplitée par ligature de l'artère et de la veine, chez un enfant de dix ans. Sans rappeler ici les détails de ce fait, qui ne touche qu'indirectement à notre sujet, nous dirons que ce chirurgien hardi pense que, lorsqu'une compression bien dirigée a échoué contre un anévrysme artério-veineux *quelconque*, on doit recourir à cette opération, et les *avantages* qu'il y voit sont : la fermeture certaine de l'artère de la veine, l'impossibilité d'une hémorrhagie veineuse ou d'absorption par la veine, l'absence de contre-indications dans la majorité des cas, enfin la facilité des ligatures sans grande dissection des vaisseaux. Quant aux *inconvénients*, il n'en dit mot, et on croirait, à prendre à la lettre les indications fournies par ce chirurgien, que la méthode unique de traitement des anévrysmes artério-veineux est définitivement trouvée. Ce succès ne nous montre qu'une chose, c'est que la double ligature de l'artère et de la veine d'un membre peut ne pas entraîner la gangrène d'une façon irrévocable puisque la circulation se rétablit au-dessous, mais, je le répète, c'est là une conduite que nous ne conseillons guère d'imiter.

Il en est de même de la *cautérisation* qui a été utilisée une fois avec succès par Bonnet, de Lyon ; ce chirurgien attaqua un anévrysme énorme par des applications successives de pâte de canquoin ; la poche fut ouverte et se réduisit en une simple plaie suppurante, qui guérit en quelques semaines.

La *glace*, les *applications extérieures de perchlorure de fer* (les injections intérieures doivent être complétement rejetées) ont été employées, mais sans aucun résultat.

Huguier dit que, sur l'homme présenté par lui à la Société de chirurgie (16 avril 1851) quatre tentatives d'*électropuncture* furent faites, et que le malade assure qu'il en éprouva une amélioration momentanée.

La *compression directe*, qui n'a que peu de chances de réussir pour l'anévrysme artériel en général, a été considérée comme une excellente méthode dans le cas d'anévrysme artério-veineux. Elle seule a pour effet, comme Nélaton l'a bien indiqué, de fermer l'ouverture de la veine et de transformer par conséquent la tumeur en artérielle simple, sur laquelle on peut ultérieurement agir; mais si les exemples d'anévrysmes variqueux du membre supérieur, ayant bénéficié notablement de ce genre de thérapeutique, sont nombreux, ceux du membre inférieur, et en particulier de la fémorale, sont au contraire assez rares et les faits connus ne semblent même pas avoir donné des résultats aussi satisfaisants, comme le témoignent encore deux cas récemment publiés, de Smith (Johnson), in *Med. Times and Gaz.* 1476, et Mason (Erskine), in *New-York Med. Journ.*, 1877.

Elle peut être la cause d'accidents entraînant la mort du malade ou, du moins y contribuant pour une large part. A l'appui de cette assertion, nous rappellerons une observation très-originale rapportée par De la Combe, chirurgien major au régiment royal Cantabres, dans le *Journal de Vandermonde*, t. II, p. 262, 1762. Le soldat qui en fait l'objet, âgé de cinquante-trois ans, syphilitique encore, et d'un tempérament *cacochyme*, portait un anévrysme de la grosseur d'une noix à la partie moyenne et supérieure de la cuisse, qui fut traité par la compression directe à l'aide du bandage de Foubert (*Mém. de l'Acad. roy. de chir.*, t. II) analogue au tourniquet de J.-L. Petit, mais dont la forme est différente. La tumeur fut exactement comprimée par son centre, sur lequel portait toute la force du bandage. Le lendemain, comme la tumeur s'était déjetée sur les côtés, on ajouta un bourrelet, afin que toute la tumeur fut comprimée, tant à son centre que sur les parties latérales. Le quatrième jour, les douleurs devinrent insupportables et, la tumeur ayant beaucoup augmenté, on supprima le bandage que l'on remplaça par un appareil contentif avec des bandes roulées. Deux jours après, l'anévrysme s'était encore accru considérablement, et le treizième jour, l'extrémité inférieure menaçait déjà de mortification. Il y eut rupture de la poche, et la mort survint. « A l'*autopsie*, dit ce chirurgien, quelle fut notre surprise de voir qu'à deux pouces de la partie inférieure du kyste, l'artère ayant son calibre naturel, allait se perdre dans le tronc principal de la veine crurale (évidemment ce chirurgien avait affaire à un anévrysme artério-veineux qu'il ne paraissait pas connaître) pour reprendre, à un pouce au-dessous, son cours naturel. Une telle anastomose est des plus singulières, etc. » Il ne doute pas, du reste, avoir contribué par son mode de traitement, au résultat fatal, car il ajoute : « Aussi nous ne fûmes pas surpris d'avoir vu multiplier les accidents, par la compression de l'anévrysme, car de la compression de l'artère devait s'ensuivre celle de la veine; le retour du sang, ainsi interrompu, a dû augmenter l'anévrysme et accélérer la mort du malade. »

Broca cependant conseille ce mode de traitement, et il dit même que les anévrysmes artério-veineux de l'aine et de la cuisse ne comportent d'autre thérapeutique que la *compression directe*. Celle-ci devra être exécutée, selon lui, à l'aide d'un compresseur à pelote semblable à ceux qu'on emploie pour la compression indirecte.

La *compression mixte* (*directe* sur la tumeur ou plutôt, sur l'orifice artério-veineux et *indirecte* de l'artère), dont Vanzetti, en 1864, a communiqué deux cas remarquables à la Société de chirurgie, pour les anévrysmes du coude, n'a point été encore employée, que je sache, pour les anévrysmes artério-veineux de la fémorale, mais rien ne se refuse à croire qu'on puisse, dans ce genre de tumeur, en obtenir de bons résultats ou, tout au moins, une amélioration de l'état du malade.

En *résumé*, nous formulerons de la manière suivante la thérapeutique applicable à l'anévrysme variqueux de la crurale. *Temporiser* le plus possible, si le mal ne gêne que médiocrement; s'il y a gonflement assez considérable et dilatation prononcée des veines, faire porter un *cuissard* ou exercer de temps en temps une *compression uniforme* et générale du membre, à l'aide de l'*appareil ouaté* de Burggraeve, que nous avons vu employer favorablement, par Nélaton, en 1862, à l'hôpital de la Clinique, pour un homme adulte, dont nous avons publié l'observation dans la *Gazette des hôpitaux* de la même année.

On pourra également essayer la *compression directe* seule ou, comme le veut Vanzetti, associée à la *compression indirecte* de l'artère.

Si on se décide à avoir recours à une intervention, lorsque la tumeur tend à s'accroître ou à produire des symptômes généraux graves de suffocation, d'oppression poussés jusqu'à la syncope, rejeter absolument la ligature par la méthode d'Anel, choisir de préférence la *ligature au-dessus et au-dessous* de la poche par le procédé de Malgaigne, c'est-à-dire sans ouvrir le sac, et se souvenir, avant tout, de ce jugement porté par Nélaton, dans sa *Pathologie*, et qui est certes aussi vrai aujourd'hui qu'en 1844 : « Les anévrysmes artério-veineux de la cuisse, pas plus que ceux du bras, ne compromettent nécessairement la vie, et cette considération devrait toujours être présente à l'esprit des chirurgiens et les rendre avares d'opérations.

GILLETTE.

BIBLIOGRAPHIE. — 1° Anévr. fémoral ou inguinal ARTÉRIEL. Divers modes de *compression*.

De 1600 à 1800.— MARC-AURÈLE SEVERIN. *Anévrysme inguinal compliqué de gangrène au niveau de la tumeur et traité par le cautère actuel pendant 5 jours de suite en* 1641. In *De reconditâ abscessuum naturâ*, lib. IV, cap. VII, p. 200, in-4°. Leyde, 1724. — GUATTANI (Chr.). *Historiæ duæ aneurysmatum, quorum alterum in brachio per chirurgicam operationem sanatum, in femore alterum paucos intra dies lethale fuit in Roma*, in-4°, 1745. — ARNAUD. *Anévrysme faux consécut. (coup d'épée) de la partie moyenne de la cuisse gauche. Compression à l'aide d'un tourniquet. Guérison complète au bout de trois semaines.* In *Mém. de chir.*, t. I, p. 190 et 191, in-4°. London, 1768. — DONALD MUNRO. *Anévrysme inguinal et anévr. poplité du même côté. Rupture du second. Applicat. d'un tourniquet à la partie moyenne de la fémorale, développement considérable de l'anév. inguinal, mort d'hémorrhagie.* In *Essays and Observ. Physical and Literary*, t. III, p. 184, in-8°. Edinburgh, 1771. — DU MÊME. *Anévrysme crural de la grosseur de la tête d'un enfant de trois ans. Rupture de la poche. Mort. Observé en* 1765. In *Essays and Observ. Physical and Literary*, t. III, p. 197 et 213, in-8°. Edinburgh, 1771. — SUE (le jeune). *Mémoire sur l'anévrysme de l'artère crurale*, lu à l'Acad. roy. de chirurg. le 14 sept. 1774. In *Journal de méd. chir. et pharm. de Vandermonde*, t. XLVI, p. 44 et 160. Juillet 1776. — PENCHIENATI. *Recherches anatomico-pathologiques sur les anévrysmes des artères crurale et poplitée.* In *Mémoires de l'Acad. roy. des sc. de Turin*, p. 131, 1784-85. — ARVIDSSON (Afz.). *In aneurysmata femoris observationes.* Thèse présidée par Murray. Upsal, 1781. Dans la collect. de Lauth. *Scriptores de Aneurysmatibus*. Strasbourg, 1785, in-4°, p. 512. — FORD. *Anévrysme fémoral gros comme une orange. Essai infructueux de la compress. indirecte* (consultation avec huit chirurgiens anglais), In *London medical Journal*, 1788, t. IX, part. II, p. 149, et dans le *Journal de Vandermonde*, t. LXXXI, p. 244, 1789. — CAILLOT (René). *Essai sur l'anévrysme. Anévrysme fémoral. Compression de l'artère dans l'aine. Insuccès*, p. 89 et 90. Thèse in-8°. Paris, n° 4, an IV, 1799.

De 1800 à 1840. — FREER. *Volumineux anévrysme fémoral. Compression directe. Etat stationnaire pendant douze ans, puis accroissement. Ulcération de la poche au bout de vingt-deux ans, rupture, suppuration. Mort.* In HODGSON. *Mal. des art.* Traduction française, t. I, p. 145, 18° observation, et in *Observat. on Aneurism.*, in-4°, p. 106. Birmingham, 1807.— RAMSDEN (Th.). *Practical Observations... to which are added four Cases of Operations fort Anevrism Subclavicus, Femoral, Popliteal and Femoral-Popliteal, with Remarcks and plates in London*, in-8°, 1810. — SABATIER. *Anévrysme de l'artère fémorale guéri par la compression* (Broca lui refuse l'authenticité). 1re observation. In *Clinique chirurg. ou mém. et observat. de chirurgie clinique de Pelletan* (*Ph. J.*), t. I, p. 149, 1810. — DESAULT. *Anévrysme de l'artère fémorale guéri par la ligature ; mort accidentelle du malade* 2° observ. In *Cliniq. chirurg. ou mém. et observat. de chirurgie clinique de Pelletan* (*Ph.-J.*), t. I, p, 150, 1810. — SPALDING (Lyman). *Anévrysme de la fé-*

morale de la grosseur du poing. Compression directe. Insuccès. Inflammation et gangrène. Opération par l'ouverture du sac. Hémorrhagies à deux reprises différentes. Guérison. In Journal de Boyer, Corvisart et Leroux, t. XXV, p. 241, nov. 1812. — Boyer et Leroux. Anévrysme fémoral. Compression. Eschares déterminées par la pression. Hémorrhagie. Ligature dans la plaie. In article Anévrysme de Richet, Nouveau Dict. de méd. et de chir. pratiques, p. 401. Observ. recueillie et publiée en 1813. — Vernet. Anévrysme inguinal. Compression de la fémorale au-dessous de la tumeur, insuccès (cette méthode porte le nom de l'auteur). In Th. Caillot, Essai sur l'anévrysme, an VII, n° 4, p. 79, et Boyer, Maladies chir., 1re édit., t. II, p. 149, 1814. — Albers (de Brême). Anévrysme inguinal droit de la grosseur d'un œuf de poule. Compression directe exercée avec un tourniquet à pelote à plusieurs reprises. Guérison. In Med.-Chirurg. Transactions. London, t. IX, p. 26, 1818. — Hodgson. Anévrysme de l'aine droite du volume d'un melon. Traitement débilitant. Inflammation ou gangrène de la poche. Guérison. In Traité des maladies des artères et des veines, par Jos. Hodgson, t. I, p. 139, 1819. — Verdier. Anévrysme inguinal. Compression de l'iliaque externe. Guérison presque complète. Autopsie ultérieure. Paris, br. in-8° de 28 p., 1823. Observ. publiée en entier par Broca, Traité des anévr., p. 711. Une partie de ce travail lue à l'Acad. de méd., 22 février 1822. — Duggan. Anévrysme fémoral sur un membre amputé six ans auparavant pour un anévrysme poplité. Compression. Guérison. In Broca. Traité des anévrysmes, p. 710, 37e observat. L'amputation fut subie en 1818 et la compression en 1824. — Casamayor (J.-A.-L.). Essai sur l'artère fémorale, sur l'anévrysme spontané de cette artère et sur les moyens qu'on a proposés et employés pour effectuer la cure de cette maladie Thèse de Paris, nos 151, 236 pp. et 1 tableau. Réimprimé sous ce titre : Réflexions et observations anatomo-chirurgicales sur l'anévrysme spontané en général et sur celui de l'artère fémorale en particulier. Thèse inaugurale. Paris, 1825, in-8°. — Velpeau. Article Fémorale. Dict. de méd. en 30 vol., t. XIII, p. 1 à 33, 1836. — Du même. Plusieurs cas de guérison spontanée d'anévr. fémoral. In Nouv. élément de méd. opér., t. II, p. 134 et 135. 1839.

De 1840 à 1860. — Morel (René). Observ. de Viricel. Anévrysme fémoral. Compression indirecte. Guérison. Thèse de Strasbourg, 25 mars 1842. — Liston. Deux observations d'anévrysme de l'artère fémorale guéries par la compression. In The Lancet, t. I, p. 105, 1843-1844. — Bellingham. Anévrysme fémoral traité avec succès par la compression digitale chez un individu guéri déjà par la compression d'un anévrysme poplité. In Dublin Med. Journal, p. 248, nov. 1844. — Luke. Anévrysme fémoral réductible par la pression. Application d'un bandage inamovible. Guérison en cinq jours. In London Med. Gaz., mai 1845.— Lisfranc. Anévrysme inguinal énorme pris pour un ostéo-sarcome du bassin. In Art. Aine du Dict. encyclop. de Verneuil, t. II, 1re partie, p. 295. Service de Lisfranc, 1845. — Giraldès. Du traitement des Anévrysmes par la compression. Mémoire où se trouvent rapportés plusieurs cas d'anévr. fém., entr'autres ceux de Liston et de Bellingham. In Journal chirurgic. de Malgaigne, p. 65, 1845. — Crampton (Phil.). Observation citée par Broca : Traité des anévrysmes, p. 498. Anévrysme fémoral. Compression immédiate de l'artère au-dessus de la tumeur. Guérison de l'anévrysme en six jours. Mort le seizième jour par suite de la rupture d'un anévrysme de l'aorte. Autopsie. L'artère est perméable jusqu'au niveau de la tumeur. In Dublin Quarterly Journal, t. II, p. 115, 1846. — Humfrey. Anévrysme fémoral guéri par la compression en trente-deux heures. In Dublin Med. Press et Journal de médecine de Bruxelles, 1847. — Bellingham (O'Bryen). Sur l'emploi de la compression pour guérir les anévrysmes (plusieurs observ. d'anévr. fémoral). In Dublin Med. Press, 1848. — Monneret. Anévrysme artério-veineux de la cuisse gauche. Théorie nouvelle sur le bruit de souffle. Rapport de Marjolin. In Bull. de la Soc. de chir., t. II, 1re série, p. 68, 13 mars 1851. — Huguier. Anévrysme artério-veineux de la fémorale gauche. Troubles trophiques. Discussion in Bull. de la Soc. de chir., t. II, 1re série, p. 106. Séance du 16 avril 1851. — Follin (E.). Du traitement des anévrysmes par la compression : résumé des travaux de quelques chirurgiens irlandais. In Arch. g. de méd., nov. 1851. — Giraldès. Rapport sur le 34e vol. des Transactions médico-chir. de Londres. De la compression dans le traitement des tumeurs anévrysmales. Statist. de Bellingham ayant trait à l'anév. fémoral traité par la compression. In Bull. de la Soc. de chir., t. III, 1re série, p. 39, 28 juillet 1852. — Hilton. Deux anévrysmes sur l'artère fémorale. Compression entre les deux tumeurs, résultat nul. Mort ultérieure par rupture de l'anévrysme inférieur. In Med. Times and Gaz, t. II, p. 453, 1853. — Michaux (de Louvain). Anévrysme spontané au tiers supérieur de l'artère crurale gauche. Gangrène de la peau au point de la compression indirecte, partielle, intermittente. Emploi de la compression digitale pendant quarante-huit heures. Guérison. In Bull. de la Soc. de chir., t. VIII, p. 133, 21 oct. 1857.— Blackman (de Cincinnati). Large anévrysme fémoral traité par la malaxation, puis par la compression au-dessous du ligament de Fallope. Guérison permanente. In The New-York Journ., p. 291, 1857. — Maunoir (Th.). Anévrysme fémoro-poplité guéri par la flexion du membre, appareil spécial. In Journ. de méd. de Bordeaux, et in Abeille médicale, p. 362, 1858. — Vanzetti et Riberi. Anévrysme fémoral gauche. Compression digitale continue, 5 heures ; solidification après 4 heures. Guérison. In Gaz. méd., p. 626, 1858. — Soler. Double anévrysme fémoral et iliaque traité par la compression. Guérison de la poche fémorale. Etat stationnaire de l'anévrysme iliaque. In La España medica et Revue de thérapeutique médico-chirurgicale de Martin-Lauzer, n° 22, p. 601, 1858. — Duval (Marcellin). Anévrysme fémoral droit. Compress. digit. Guérison en 1846. In Traité de l'hémostasie et des ligat. d'artères, p. 57, 1855-1859.— Gross (de Philadelphie). Anévrysme fémoral situé très-haut. Guérison en quarante-quatre heures par la compression digitale. In Bull. de la Soc. de chir., 30 mars 1859, p. 407. — Sidey. Anévrysmes des artères fémorale et tibiale postérieure. Guérison spontanée. In Edinburgh Med. Journal, février 1859, et in Union méd., t. III, p. 157 et 158, nouv. série, 1859.

De 1860 à 1880. — Closmadeuc. Anévrysme du membre inférieur consécutif à une blessure produite par le dard d'une pastenaque (pastenaca raïa). In Union médicale, t. VIII, p. 332, 1860. — Fountain. Anévrysme spontané de la partie inférieure de la fémorale. Compression continue à l'aide d'un rouleau de diachylon et d'une bande. Solidification après huit heures. In Gaz. méd. de Paris, p. 190, 1861. — Gros (Samuel). Anévrysme fémoral spontané. Compression digitale continue en deux fois, trente et une heures et quatorze heures. Après trente et une heures, solidification. Guérison. In Gaz. méd. de Paris, p. 226, 1861. — Pemberton (O.). Anévrysme de la tibiale postérieure. Guérison par la compression de la crurale dans l'aine, dix mois après, apparition d'un anévrysme variqueux inguinal développé probablement sous l'influence de ce moyen de traitement. In Med.-Chirurg. Transact., p. 189, t. XLIV, 1861. — Lowe (George). Quatre anévrysmes chez le même malade. Remarquable exemple de guérison. In Med. Times and Gaz., p. 383, 1862, et Gazette hebd., 1862. — Chassaignac. Anévrysme de la fémorale. Compression digitale. Guérison en sept heures. In Bull. de la Soc. de chir., t. III, 2e série, p. 433 et 448, 8 octobre 1862. Menace de récidive. In Bullet. de la Soc. de chir., t. IV, 2e série, p. 77, 27 février 1863. — Richet. Art. Anévrysme. Anévrysme faux primitif de l'artère crurale, difficultés du diagnostic, p. 421 et passim. In Nouveau Dictionn. de méd. et de chir. pratiques, t. II. 1865.— Vigna (de Venise). Anévrysme de l'artère fémorale. Compression digitale, guérison en moins de dix heures (Hôpital de Venise). Rapporté par Vanzetti. In Bull. de la Soc. de chir., p. 355. Séance du 16 oct. 1868. — Laugier (S.). Article Cuisse (anévrysme). In Nouveau Dict. de méd. et de chir. pratiques, t. X, p. 471 à 478, 1869. — Jessop. Anévrysme fémoral traité par la compression. Guérison. In The Lancet, p. 632, II, 2 nov. 1872. — Savory. Anévrysme de la fémorale gauche. Compression de l'artère iliaque externe. Mort. Remarques cliniques. In Brit. Med. Journ., II, p. 497, 2 nov. 1872. — Gloag. Anévrysme fémoral simulant un cancer (hôpital de Bristol, nov. 1872). In The British Med. Journ., mai 1873, et in Dict. annuel des progrès des sciences et instit. médicales de P. Garnier, p. 43, 9e année 1873. — Porter (J.-H.). Anévrysme fémoral poplité guéri par la compression. In The Lancet, t. I, p. 339, 8 mars 1873. — Myers (A.-B.-R.). Anévrysme de l'artère fémorale gauche. Compression instrumentale et digitale Guérison. In Brit. Med. Journal, t. I, p. 341, 29 mars 1873 — Smith (Stephen). Erreurs de diagnostic commises à propos des anévrysmes. In The Americ. Journ. of the Med. Sc., avril 1873. — Elliot (J.) et Woods (H.-C.). Deux observations d'anévrysme fémoral. In The Lancet, II, p. 7, 5 juillet 1873. — Colles. Cas d'anévrysme fémoral, traité avec succès par la compression. In The Irish Hosp. Gaz., p. 259, 1874. — Diver (Thomas). Anévrysme double de la fémorale et de la poplitée. In The Lancet, I, p. 509, 11 avril 1874. — Darke (F.-R.-P.). Anévrysme traumatique de la fémorale. Compression digitale pendant quatre-vingt-dix minutes. Guérison. In The Lancet, t. I, p. 586, 25 avril 1874. — Laurent (Gérard). Des anévrysmes compliquant les fractures des membres (deux observat. ayant trait à l'art. fémorale). Thèse inaug. Paris, 1874, n° 478, 1875. — Eldridge (Stuart). Anévrysme traumatique de l'artère fémorale au-dessus de la profonde. Traitement par la flexion. Guérison. In Revue des sc. méd. en France et à l'étranger de G. Hayem, t. VI, p. 328, et in The American Journ. of Med. Sc., p. 134, janvier 1875. — Bryant. Anévrysme de l'artère fémorale. In The Lancet, 9 janvier 1875. — Dix (John). Deux cas d'anévrysme, l'un de la carotide, l'autre de la fémorale, traités avec succès par la compression métallique (Wire compress). In British Med. Journ., II, p. 551, 1875. — Goutière. De l'état des veines dans les anévrysmes des membres (deux observ. d'anév. fémor.). Thèse inaug. Paris, 1875, n° 76. — Maunder (C.-F.). Leçons sur la chirurgie des artères. In The Lancet, 15 janvier 1875. — Holmes. Sur les tumeurs pulsatiles qui ne sont pas anévrysmales et dans les anévrysmes qui ne sont pas pulsatiles. Contribution au diagn. de l'anévrysme. In St-George's Hospital Reports, t. VII, p. 473, 1872-74, et in Revue des sc. médic. de G. Hayem, t. VI, 2e fascic., p. 632, 15 oct. 1875. — Marrant-Baker (W.). Anévrysme fémoral guéri par la compression digitale. In St-Bartholomew's Hosp. Rep., vol. XI, p. 231, 1875. — Reid (Walter). Compression élastique appliquée aux anévrysmes des membres. In The Lancet, 25 septembre 1875. — Buckminster, Brown et A. Beach (Henri). Anévrysme fémoral guéri par la compression directe sans soumettre le malade au repos. Mort de péritonite six ans après.

In *Revue des sc. méd. en France et à l'étranger de G. Hayem*, t. VIII, 2, 758, et in *Boston med. and surg. Journal*, 21 oct. 1875. — Caselli (Azzeo). *Sopra un speciale metodo curativo di alcuni aneurismi externi. Guérison d'un anévrysme traumatique du tiers moyen de la cuisse par la compression directe et le déplacement de la poche (par rotation)*. Brochure en italien. Bologne, 1876, et *Rapport de Verneuil sur deux modes nouveaux de traitement des anévrysmes* (déplacement de la tumeur. Compression par la bande d'Esmarch). In *Bull. de la Soc. de chirurgie*, p. 672. Séance du 19 avril 1876. — Watson (Eben). *Sur un cas d'anévrysme de l'artère fémorale. Leçon clinique*. In *The Lancet*, 15 janv. 1876. — Marcacci (G.). *Conférence clinique sur une tumeur apparue subitement sur le trajet de l'artère fémorale* (il s'agit d'un anévrysme diffus terminé par la mort). In *Lo Sperimentale*. Florence, janvier 1876, fasc. 1. — Rose. *Du traitement des anévrysmes : deux cas d'anévrysme de l'artère fémorale, suivis de mort pendant le traitement, l'un par rupture* (traitement par la *flexion forcée* avec bandage plâtré qui produit une ulcération), *l'autre par gangrène et phlébite* (ligature). Société des médecins de Zurich, 18 décembre 1875. In *Corresp.-Blatt f. Schweiz Aerzte*, n° 8, p. 230, 1876. — Holmes (T.). *Anévrysme de la fémorale guéri par la compression digitale*. In *The Lancet*, 12 février 1876. — Fleury (de Clermont-Ferrand). *Tumeur anévrysmale développée sur une ou plusieurs branches innominées de l'artère fémorale* (Pièce présentée par Panas à la séance de la Société de chirurgie, 26 avril 1876. — Fischer (George) (de Hanovre). *La compression digitale et la flexion appliquées au traitement des anévrysmes*. In *Arch. gén. de médec.*, depuis le mois de juillet, p. 23, jusqu'au mois de décembre 1876, p. 701. — Wood (John). *Anévrysme faux de l'artère fémorale. Compression digitale intermittente pendant seize jours. Guérison*. In *The Lancet*, vol. II, p. 713, 1876. — van Buren (W.-H.). *Traitement des anévrysmes*. In *Trans. of the Internat. Congr. of Philad.*, p. 545, 1876. — Waquet (L.). *Du traitement des anévrysmes des membres au moyen de l'appareil élastique d'Esmarch*. Thèse de Paris, n° 580, 1877. — Simon (P.). *De la compression* rapide *des artères avec ou sans anesthésie dans le traitement des anévrysmes*. Thèse inaug. Paris, 1877, n° 61. — Wright (Thomas). *Anévrysme de l'artère fémorale à l'anneau. Guérison par la bande d'Esmarch après tentatives inutiles de compression mécanique*. In *The Lancet*, vol. I, p. 163 et 173, 1877. — Richardson (Will.). *Anévrysme de l'artère fémorale superficielle droite dans le canal de Hunter. Guérison par la compression*. In *The Dublin Journ. of Med. Sc.*, juin 1877, p. 507. — Pereira-Guimaraez. *Anévrysme de la partie supérieure de l'artère fémorale gauche, chez un individu d'un âge avancé. Guérison spontanée après une violente inflammation du sac*. In *Gaz. des hôpit*, p. 789, 1877. — S. Hull (George). *Cas d'anévrysme de l'artère fémorale*. In *Philadelphia Med. Times*, I, sept. 1877. — Bradley. *Anévrysme diffus de la fémorale profonde*. In *The Brit. med. Journ.*, 8 déc. 1877. — Pearce Gould. *Traitement des anévrysmes par la bande d'Esmarch* In *The Lancet*, t. II, p. 707, 1877, et in *Revue des Sc. méd. de G. Hayem*, t. XI, 2e fascic., p. 703, 15 avril 1878. — Petit (L.-H.). *De l'emploi de la compression élastique dans le traitement des anévrysmes des membres*. In *Bull. gén. de thérapeut. méd. et chirurg.*, mai et juin 1878. — Ralfe et Douglas-Powell. *Guérison spontanée d'anévrysmes. Path. Soc.* In *Med. Times and Gaz.*, 16 novembre 1878. — Maunoury (G.). *La bande d'Esmarch dans le traitement des anévrysmes*. In *Progrès médical*, 15 février 1879. — Steele (Henry). *Développement successif d'un anévrysme de la fémorale gauche et de la fémorale droite. Ligature des deux crurales. Ultérieurement nouvel anévrysme fémoral nécessitant la ligature de l'iliaque externe; finalement mort de la rupture d'un anévrysme de l'aorte abdominale au niveau de la bifurcation des iliaques primitives*. In *Edimb. Medic. Journal*, p. 605, janvier 1879.

2° Anévrysme fémoral ou inguinal artériel. *Ligature* de la fémorale. Méthode ancienne. — *Observations anciennes*. — Severin (Marc-Aurèle). *Observ. d'un anévr. crural opéré par la méthode ancienne*. In *De Medicina efficaci*, lib. III ; *chirurgiæ efficaci*, pars 2, etc. Francfort, 1646. — Burchall (de Manchester). *Anévrysme de la fémorale guéri par l'ouverture du sac*. In *Medical Observations and Inquiries*. London, 1769, vol. III, in-8°. — Scarpa. *Observations et réflexions pratiques sur la ligature des principales artères des membres, d'après la méthode de Hunter dans les anévrysmes*. In *Arch. gén. de méd.*, t. XVIII, p. 66. — Desault. *Anévrysme traumatique de la cuisse. Opérat. par la méthode ancienne. Guérison*. In *Journal de chirurgie*, t. II, p. 112, 1791. Opérat. en 1785. — Du même. *Anévrysme diffus de la crurale. Hémorrhagies. Opération par la méthode ancienne. Nouvelles hémorrhagies. Guérison*. In *Journ. de méd.*, t. LXXXIII, p. 54. Opérat. en 1789. — Desault et Manoury. *Observ. d'anévrysme de l'artère fémorale à la suite d'une plaie d'arme à feu. Opérat. par la méthode ancienne. Guérison*. In *Journal de Desault*, t. II, de la p. 112 à la p. 127, 1791. — Sabatier. *Blessure de la crurale. Anévrysme faux consécutif. Opération par la méthode ancienne. Guérison*. In *Médecine opérat.*, 1re édit. in-8°, t. III, p. 234. 1796. — Dupuytren. *Anévrysme faux consécutif de l'artère fémorale gauche. Ligature. Guérison*. In *Leçons orales de clin. chirurg.*, t. III, obs. IX, p. 101, 1839. Opér. en 1819. — Morrisson. *Six observat.*

d'anévrysmes guéris par la ligature (2 cas d'anévrysme crurale). In *Press medical*, n° 62, p. 494, et *American Journ. of Méd. Sc.*, february 1837.

Observat. les plus récentes. — PITTA (A.). *Anévrysme de l'artère crurale. Ligature. Guérison.* In *Gazeta medica de Lisboa*, p. 106, 1859, et in *Union medicale*, t. VII (nouvelle série), p. 545, 1860. — NOTTA (de Lisieux). *Anévrysme faux primitif de l'artère fémorale. Ligature par la méthode d'Anel. Ouverture spontanée du sac. Guérison.* In *Bull. de la Soc. de chir.*, t. VI, 2e série, p. 508, 29 nov. 1865. — AUBRY. *Anévrysme faux consécutif de l'artère fémorale. Compression digitale. Insuccès. Ligature par la méthode d'Anel. Guérison.* Thèse inaug. de Cadier (Albert). *Quelques considérations sur les blessures d'artères.* Paris, 1866, p. 34. — MOUTET (F.). *Anévrysme fémoral guéri par la ligature de l'artère crurale après avoir été infructueusement soumis à la compression indirecte.* In *Mémoires de méd. et de chirurgie*, 3e série, p. 221-259. Montpellier, 1872. — WOOD (John). *Anévrysme de la fémorale dans le canal de Hunter. Ouverture du sac. Ligat. des deux bouts. Guérison* (King's College Hospital). In *Med. Times and Gaz.*, 1, p.179, 14 février 1874. — LANG (Ed.) (d'Innsprück). *Observat. diverses de ligatures d'artères dans la continuité.* In *Wiener med. Woch.*, p. 660, 1874. — AUDÉ. *Anévrysme traumatique (faux primitif) de l'artère fémorale au niveau de l'anneau du 3e adducteur. Ligat. par la méthode d'Anel. Guérison.* In *Bull. gén. de thérap. méd. et chir.*, p. 124, 15 février 1875. — ANNANDALE (Thomas). *Anévrysme artério-veineux traumatique du membre inférieur traité par la ligature de l'artère et de la veine chez un enfant de dix ans avec succès.* In *The Lancet*, 24 avril 1875, p. 568. — HEATH (Christopher). *Anévrysme de la fémorale gauche, dans le canal de Hunter. Ligature de la fémorale. Guérison* (University College Hospital). In *The Lancet*, II, p. 557, 16 oct. 1875. — CZERNY. *Extirpation complète d'une poche anévrysmale traitée d'abord par la ligature de la fémorale.* In *Archiv. für pathol. Anat. und Phys.*, t. LXII, 1875, et in *Dictionn. des progrès des sc. et inst. med. de P. Garnier*, 11e année, 1875, p. 38, 1876. — MINKIEWICZ (J.). *Ligature métallique incomplète à fil perdu.* In *Archiv für Pathol. Anat. und Physiol.*, 1875, et in *Dictionn. annuel des progrès des sciences*, etc., de *P. Garnier*, 12e année, p. 31 et 32, pour 1876-1877. — CHEEVER (D.-W.). *Anévrysme traumatique de la fémorale : rupture du sac. Ligature dans le sac. Hémorrhagie secondaire. Ligature de la fémorale dans le triangle de Scarpa. Pyohémie. Mort.* In *Med. and Surg. Reports of the Boston City Hosp.*, 2e série, t. 220, 1877. — WATSON. *Anévr. fémoral traité par le tamponnement du sac. Mort le dix-huitième jour d'une hémorrhagie profonde venant de l'artère épigastrique. Autopsie, remarques.* In *Americ. Journ.*, oct. 1876, et in *Revue des s. m. de G. Hayem*, t. X, 1er fascic., p. 280, 15 juillet 1877.— REID. *Anévrysme de la fémorale, traité avec succès par la ligature après tentatives infructueuses par la méthode d'Esmarch.* In *The Lancet*, vol. I, p. 414, 1878.

3° *Divers modes de traitement*, autres que la compression et la ligature. — GUÉRIN. *Nouvelles observations sur l'emploi des réfrigérants dans le traitement des anévrysmes.* In *Ann. clin. de Montpellier*, t. XX, p. 79-108, 1809. — BODOLOSSE. *Dissert. sur l'emploi des réfrigérants dans les anévrysmes externes.* Thèse inaug. Paris, 1810. — VELPEAU. *Piqûre ou acupuncture des artères dans le traitement des anévrysmes.* In *Gaz. méd.*, p. 1, 1831. — X... *Anévrysme fémoral. Galvano puncture. Insuccès. Mort*, 1837. Thèse inaug. de H.-P. Clavel. *De l'électropuncture.* Thèse de Paris, n° 182, p. 40 et 47, 1er juillet 1837. — REYNAUD (de Toulon). *Anévrysme inguinal énorme traité par les applications de glace. Guérison en huit mois.* In *Gaz. méd. de Paris*, p. 565, 1837. — VELPEAU. *Acupuncture expérimentée sur l'artère fémorale des animaux.* In *Méd. opér.*, t. II, p. 52 et suivantes, 1839. — STRAMBIO (Gaetano). *Sperimenti di galvano-agopunctura instituti sulle arterie e sulle vene.* Milan, 1847. — BOINET. *Traitement des anévrysmes par la galvanopuncture.* In *Mémoires de la Soc. de chir.*, t. III, fascic. 1er, p. 75, 1851. — MALGAIGNE. *Mémoire sur les injections de perchlorure de fer appliquées au traitement des anévrysmes.* (*Plus. observ. ayant trait à l'anévrysme fémoral*). In *Revue médico-chirurgic. de Paris*, t. XIV, p. 270, 1853.— BORELLI. *Anévrysme très-volumin. de la crurale. Emploi de l'électricité. Inflamm. très-vive au bout de cinq séances. Phlegmon du membre. Ouverture du sac. Issue des caillots. Guérison.* Observé en 1845. In *Bull. de la Soc. de chirurgie*, t. III, 2e série, p 455, 8 oct. 1862. — PLAGGE. *Anévrysme traumatique de l'artère fémorale guéri par des injections d'ergotine.* In *Memorabil.*, XVIII, Jahrg. X, p. 441. In *Centralb. f. Chirurg.*, n° 4, 1874. — MACEWEN (W.). *Anévrysme de la fémorale dans le triangle de Scarpa. Traitement et guérison par deux heures de compression de l'iliaque et une heure d'acupuncture avec une aiguille en acier enfoncée successivement dans différents sens à travers le sac.* In *The Lancet*, II, p. 536, 1877.

4° Anévrysme fémoral ou inguinal ARTÉRIEL, traité par la LIGATURE DE L'ILIAQUE EXTERNE. — Observations anciennes.— DUPUYTREN. *Anévrysme inguinal. Compression de l'iliaque externe puis ligature de ce vaisseau. Rupture dans la plaie de la ligature. Abcès de la partie infé-*

rieure de l'anévrysme. Guérison. In Hodgson. Trad. par Breschet (Maladies des artères), t. II, p. 217 à 241, 1819. — Lourenço (Joseph) (de Cruz). Anévrysme inguinal. Ligature de l'artère iliaque externe. Guérison. Broch. portugaise trad. in Journ. hebdomadaire de méd. et de chir., p. 451 à 456, 1829. — Sinclair. Anévrysme de la portion inguinale de l'artère crurare. Ligature de l'artère iliaque externe. Guérison. In The Lancet, August. 17, 1833, et in Journal des connaiss. médico-chirurgic. (Lebeaudy, Gouraud, Trousseau), 2e livraison, 1er oct. 1833, p. 57. — Lallemand et Dubrueil. Anévrysme de la fémoraire. Ligature de cette artère au-dessus de la tumeur, hémorrhagie secondaire. Ligature de l'iliaire, hémorrhagies secondaires. Mort. In Clinique chirurg. de l'Hôtel-Dieu de Montpellier de A. Alquié, t. II, p. 243, 1858. Opérat. dat. du 18 mai 1838.—Richet. Anévr. faux consécutif de la fémor. Ligature de l'iliaque externe. Mort. In Arch. méd., t. VIII, p. 189, 1840. —Thierry (A.). Anévr. faux consécutif de l'artère crurale (contusion). Rupture de la poche. Erreur, on croit à abcès. Ponction. Ligature de l'iliaque externe. Mort sept jours après. In Art. Anévrysmes du Nouv. Dict. de méd. et de chir. prat., t. II, p. 426, 1865. Opération en 1840. — Malgaigne. Anévrysme inguinal gauche. Ligature de l'iliaque externe. Guérison au bout de trois mois. In Acad. des sciences, 3 juin 1844. — Brodie. Anévrysme fémoral. Ligature de l'artère iliaque externe. Reproduction de l'anévrysme deux ans après l'opération. In The Lancet, p. 102, 1845.

Observations les plus récentes.— Letenneur (de Nantes). Anévrysme de l'artère grande musculaire externe de la cuisse droite. Ligature de la grande musculaire, récidive. Ligature de l'artère crurale sous le ligament de Fallope : hémorrhagie. Ligature de l'artère iliaque externe, récidive de l'anévrysme ; mort causée par la phthisie pulmonaire. In Bull. de la Soc. chir., t. VI, 1re série, p. 415, 20 février 1856. — Denucé. Anévrysme inguinal. Ligature de l'artère iliaque externe ; mort. In Moniteur des Hôpitaux, p. 630 et 631, 1856. — Soulé (E.). Volumineux anévrysme de l'artère crurale traité avec succès par la ligature de l'iliaque externe. Bons effets de la glace appliquée pendant trois jours sur la tumeur comme préparation à l'opération. In Quelques considérations cliniques sur l'action du perchlorure de fer à propos de quatre cas de tumeurs anévrysmales. Mémoire présenté à l'Académie de chirurgie, t. VII, p. 483, Séance du 6 mai 1857. — Laugier. Anévrysme inguino-iliaque (l'arcade de Fallope le coupe en deux parties égales). Ligature de l'artère iliaque externe (Hôtel-Dieu de Paris). In Gaz. des hôpitaux, 1863. — Jessop. Anévrysme fémoral. Ligature de l'artère iliaque externe. Guérison. In The Lancet, 12 oct. 1872, p. 527. — Butcher (Richard). De la ligature de l'artère iliaque dans le traitement des anévrysmes de la région inguinale. In The Dublin Journal of Med. Science, nov. 1872. — White. Anévrysme de la fémorale commune traité par la compression, puis par la ligature de l'iliaque externe. In Med Times and Gaz., 30 nov 1872, II, p. 599. — Gavioli. Ligature de l'artère iliaque externe pour un anévrysme. Gangrène du membre. Amputation. Guérison. In La Lucania medica, janvier 1873. — Fergusson (William). Ligature de l'iliaque externe. Trajet insolite du vaisseau (King's College Hospital). In Brit. Med. Journ., 15 mars, I, p. 286, 1873. — Walter (Clement). Cas d'anévrysme fémoral. Ligature de l'artère iliaque externe. Mort quatre jours après l'opération. In St-George's Hospital Reports. t. VI, p. 186, 1871-72. London, J. et A. Churcill, New Burlington Street, 1873. — Walmsley. Anévrysme de l'artère fémorale. Ligature de l'iliaque externe. In The Lancet, 28 nov. 1874. — Gallerand (E.). Anévrysme de l'artère fémorale. Ligature de l'artère iliaque externe. In Revue des s. m. de G. Hayem, t. VI, 1er fasc., p. 329, et in Arch. de méd. nav., XXII, p. 379, 1875. — Bell (Royes). Anévrysme de l'artère fémorale gauche. Ligature de l'iliaque externe. In The Lancet, 20 février 1875. — Hamilton (John). Anévrysme de la fémorale, ligature de l'artère iliaque externe. Guérison. In The Dublin Journ. of Med Sc., avril 1875. — Elliot (John). Anévrysme de l'artère fémorale. Ligature de l'iliaque externe. Mort, autopsie. In The Lancet, II, p. 412, 18 sept. 1875. — Fochier. Anévr. inguinal. Ligature de l'iliaque externe. Guérison. In Soc. des sc. méd. de Lyon, oct. 1875. — Annandale (Thomas). Anévrysme fémoral double traité avec succès par la compression rapide. Reproduction d'un anévrysme. Ligature de l'iliaque externe sans succès. Guérison par l'ouverture du sac. In The Lancet, p. 597, 22 avril 1876. — Jones (Sidney). Anévrysme ilio-fémoral traité avec succès par la ligature de l'iliaque externe avec le fil de Catgut phéniqué (St-Thomas's Hospital). In The Lancet, 27 mai 1876. — Watson (Eben). Leçon clinique sur un cas de ligature des deux iliaques externes pour des anévrysmes inguinaux avec guérison. In The Lancet, 12 août 1876, p. 213. — Lecadre. Anévrysme de la fémorale traité d'abord par l'électrolyse, puis par la ligature de l'iliaque externe. Mort quarante-quatre jours après l'opération. Communication faite à la section des sciences de l'Association française pour l'avancement des sciences, p. 800, 24 août 1877 et in Cour. méd., n° 38, 8 septembre 1877. — Fleming (J.). Anévrysme de l'artère fémorale. Deux applications de la bande élastique sans résultat. Ligature de l'iliaque externe. Guérison. In British Med. Journal, 6 oct. 1877, p. 474. — Cheever (D.-W.). Anévrysme de *l'iliaque externe et de la fémorale. Ligature de l'iliaque externe. Mort par embolie.* In *Med. and Surg. Reports of the Boston City Hosp.*, second séries, p. 218, 1877. — Pemberton (Oliver). *Sur deux cas heureux de ligature de l'iliaque externe pour anévrysme de l'artère fémorale primitive : dans l'un d'eux formation d'une tumeur fibrineuse dans le sac, dans l'autre il existait trois anévrysmes sur la même artère, et du traitement de la gangrène survenue après la ligature.* In *The Lancet*, t. II, p. 114, 155 et 196, 1877, et *Revue des sc. m. de G. Hayem*, t. XI, 1er fascic., p. 284 et 285, 15 janvier 1878. — Pinkerton. *Ligature de l'iliaque externe pour un anévrysme au pli de l'aine.* In *The Lancet*, vol. II, p. 547, 1878. — Watson (Spencer). *Sur un cas de ligature de l'iliaque externe pour un anévrysme du pli de l'aine. Du catgut dans la ligature des artères au-dessus d'un anévrysme.* In *Med. Times and Gaz.*, vol. II, p. 679, 1878. — Morton. *Anévrysme de la poplitée et de la fémorale sur le même membre. Ligature de l'iliaque externe* (une grosse veine passait à la face antérieure). In *The Lancet*, vol. II, p. 600, 1878. — — Winkfield. *Anévrysme de la fémorale gauche. Ligature de cette artère. Tumeur anévrysmale secondaire. Ligature de l'iliaque externe. Guérison.* In *Brit. Med. Journal*, 16 novembre 1878.

5° Anévrysme artério-veineux de la fémorale. — De la Combe, chirurgien-major au régiment Royal-Cantabres. *Sur un anévrysme de l'artère crurale (an. artério-veineux). Compression. Rupture de la poche. Mort.* In *Journal de médecine, chirurgie, pharmacie*, publié par A. Roux, *Journal de Vandermonde*, t. II, p. 262, juillet 1762. — Velpeau. *Anévrysme artério-veineux, sans tumeur, datant de plus de vingt ans, chez un homme de cinquante ans.* In *Dict. en 30 vol.*, t. XIII, p. 13, 1836. — Rodrigue. *Anévrysme artério-veineux de la fémorale, Phlébartérie et anévrysme enkysté communiquant avec la veine crurale.* In *Mém. de la Soc. de chir.*, 15 août 1843, t. I, p. 449. Paris, 1847, in-4°, et in *Arch. gén. de méd.*, t. VII, p. 38, série IV, 1845. — Giraldès. *Anévr. artério-veineux de la cuisse.* Présentat. du malade, séance du 19 juillet. Rapport de Denonvilliers, séance du 27 juillet. In *Bull. de la Soc. de chirurgie*, t. IV, 1re série, p. 22 et 33, 1853. — Henry. *Anévrysme artério-veineux.* Thèse inaug. Paris, 1856. — Picard. *Anévrysme artério-veineux de la fémorale* (duel au sabre). *Inefficacité de la ligature par la méthode d'Anel.* Présentat. du malade par Larrey. In *Bull. de la Soc. de chir.*, discuss., t. VII, p. 505 à 516, 27 mai 1857. — Schmith (Johnson). *Anévrysme artério-veineux de l'artère fémorale. Insuccès de la compression.* In *Med. Times and Gaz.*, vol. II, p. 724, 1876. — Mason (Erskine). *Un cas d'Anévrysme artério-veineux, traumatique de la cuisse traité par la compression.* In *New-York Med. Journal*, sept. 1877. — Gallozzi. *Anévrysme variqueux de la fémorale.* In *Il Morgagni.* Naples, juillet 1878. — Boyer. *Anévrysme artérioso-veineux du pli de l'aine.* In *Bull. de la Soc. chir.*, p. 605, 1878.

G.

Compression, ligature, torsion de l'artère fémorale. A. Compression. a. *Indications.* Nous venons de voir dans les deux chapitres précédents quel emploi on peut faire et quels précieux avantages nous retirons de la compression de la fémorale dans les *plaies de la cuisse* intéressant le tronc artériel principal ou l'une de ses grosses branches collatérales, et dans la thérapeutique des *anévrysmes* principalement ceux qui sont purement artériels et spontanés : nous n'avons pas à revenir sur ce sujet qui représente, en somme, les deux indications principales de la compression de la crurale ; toutefois cette dernière peut être utilisée dans d'autres circonstances qui ne manquent pas d'intérêt et que nous devons, pour être complet, passer en revue rapidement.

Et d'abord, cette compression ne s'applique pas seulement aux blessures de la cuisse, mais elle s'étend, comme moyen de traitement provisoire sinon définitif, aux *traumatismes avec hémorrhagie de tout le membre abdominal :* une solution de continuité donnant un écoulement de sang abondant, intéresse-t-elle la partie inférieure de la cuisse ou un point quelconque de la jambe, c'est à la compression de la crurale qu'il faut recourir, pour suspendre le sang tout au moins d'une façon temporaire, avant de pouvoir s'en rendre maître définitivement par une ligature apposée, dans le plaie, sur l'un ou sur les deux bouts du vaisseau sectionné.

C'est encore à elle qu'on s'adresse comme prélude de ce grand traumatisme chirurgical, l'*amputation* de la cuisse ou de la jambe : je n'ignore pas que depuis l'invention de la bande d'Esmarch bien des chirurgiens se dispensent d'avoir recours à cette compression, mais cependant si l'amputation doit porter un peu haut sur la cuisse, l'application de la bande ischémique est impossible et d'autre part, même si cette dernière est praticable, il existe encore bien des opérateurs s'en tenant au vieux procédé classique de la compression du vaisseau, qui certainement a du bon, pourvu qu'elle soit faite par un aide exercé, adroit et possédant ses points de repère anatomiques.

Cette compression *digitale* avait même été indiquée en 1594 par A. Paré qui dit qu'au lieu de serrer toute la circonférence du membre avec un lien, pour suspendre le cours du sang, un aide devra prendre à deux mains le membre et *presser fortement sur la route des vaisseaux*. Comme le dit Fischer (de Hanovre) dans son mémoire (*loc. cit.*, p. 28), Louis avait bien vu qu'A. Paré s'était rendu compte des avantages de la compression faite seulement sur le trajet des gros vaisseaux (*Mém. de l'Acad. roy. de chir.* Paris, 1753, t. II, p. 396), mais il fut le premier qui, par des arguments certains, établit la supériorité de la compression digitale sur le tourniquet dans les amputations (*Mém. de l'Acad. de chir.*, vol. IV, 1768) ; il relate, entre autres faits (p. 59) une amputation de cuisse où il engagea « M. Dougon d'*appuyer avec les doigts d'une main sur une compresse placée au pli de l'aine*, à la naissance de l'artère crurale » 1761. Six années plus tôt, également dans une amputation de cuisse, à la Charité, le même chirurgien, au lieu d'avoir recours au tourniquet qui était alors fortement en vogue, pria un aide d'exercer la compression en *appliquant le doigt dans l'aine*.

D'après Fischer (p. 29), auquel nous empruntons ces curieux détails, on rencontre, dans certains ouvrages de chirurgie (B. Bell, Lehrbuch der Wundarznei, Kunst, Malgaigne, J. Lister), des passages qui pourraient accréditer l'erreur que Louis fut le premier à employer la compression digitale dans les amputations ; ce dernier chirurgien anglais dit même (*Holmes System of Surgery*, III, 1862, p. 56, Amputation). « He (Louis) avoided the use of the tourniquet and « *was the first* to employ in its place digital compression of the femoral artery « at the groin ». Avant lui Severinus, Wiseman et bien antérieurement encore A. Paré, qu'il cite lui-même, en avait fait usage, mais si Louis n'est pas le premier à avoir appliquer la compression digitale aux hémorrhagies consécutives, aux amputations, il a du moins substitué, dans la pratique journalière, la compression digitale au tourniquet. Au commencement de ce siècle, cette méthode employée dans les amputations se vulgarise de plus en plus, et depuis 1836 environ, Stromeyer veut que la compression des artères principales soit exercée avec le pouce et jamais avec le tourniquet.

De plus, en ce qui concerne la thérapeutique, les anévrysmes inguinaux et fémoraux n'ont pas seuls le privilège de la compression de l'artère fémorale : cette dernière s'étend (et je dirai même que c'est ici qu'elle a fourni depuis de longues années ses meilleures preuves) aux *anévrysmes poplités* ; nous avons rencontré d'autre part une observation d'anévrysme du tronc tibio-péronier guéri par ce procédé et Cornish (*the Lancet*, vol. I, p. 235, 1878) vient de publier un exemple de guérison rapide d'anévrysme traumatique de la tibiale antérieure par l'usage de la bande d'Esmarch, suivi de l'emploi de la compression de la crurale.

La compression de l'artère fémorale, dans les *anévrysmes poplités*, avait été employée par Dubois, White, Virial, Dupuytren, puis en 1843, à Dublin, par Hutton, Cusack et Bellingham, plus tard par Allan et Grentrex, mais c'est certainement à Hutton que revient l'honneur d'avoir appelé de nouveau l'attention des chirurgiens sur ce procédé. Dans son mémoire sur la *compression dans le traitement des anévrysmes poplités* (*Journal de chirurgie* de Malgaigne, mars 1845) Giraldès passe en revue toutes es observations de cette nature connues jusqu'alors, et arrive à un total de quinze cas d'anévrysmes, la plupart poplités, traités avec succès par la compression de la fémorale, soit digitale, soit mécanique. Depuis cette époque le nombre de guérisons obtenues dans les mêmes conditions, s'est considérablement accru et il n'est pas d'années où ne voyons relatés soit dans nos journaux, soit dans les feuilles étrangères plusieurs cas de succès; malheureusement, en maintes circonstances, on ne peut guère ajouter qu'une foi médiocre à la mention « *guérison* » consignée dans le titre de l'observation, parce que le malade n'a pas été suivi assez longtemps et qu'il est impossible de savoir s'il n'y a pas eu récidive; nous ne voulons citer ici que les principaux exemples, renvoyant à l'article Poplité du même dictionnaire pour plus de détails.

1850. *Cas de Bellingham* (deuxième de ce chirurgien, le premier est de 1843). C'est Giraldès qui, en rendant compte à la Société de chirurgie (séance du 28 juillet 1852) du trente-quatrième volume des *Transactions médico-chirurgicales* de Londres, rapporte l'observation de Bellingham (*Anévrysme poplité guéri par la compression de la fémorale, remarques sur cette méthode de traitement*). La compression fut pratiquée au moyen de deux compresseurs, l'un placé dans l'aine et l'autre au tiers inférieur de la cuisse. Velpeau (*Anévrysme de la fémorale*, t. XIII, p. 21, *Dict. en* 30 *vol.*) avait déjà parlé du reste de cette modification qui consiste à *comprimer la crurale sur plusieurs points à la fois* et à quelque distance l'un de l'autre, soit au-dessus de l'anévrysme seulement, soit au-dessus et au-dessous en même temps. Bellingham fait suivre l'histoire de son malade, d'une table ou statistique, comprenant tous les cas d'anévrysmes traités par la compression dans les hôpitaux de Dublin, de 1843 à 1850: dans ce tableau, vingt-six cas d'anévrysmes poplités donnent vingt et une guérisons.

1855. *Cas de Depaul* (*Ab. médic.*) et cas de Colles (*Dublin Hosp. Gaz.*) qui prouve, comme l'a fait parfaitement voir Broca, qu'il n'est pas toujours nécessaire de comprimer d'une manière continue et permanente, et que la compression, même intermittente, peut suffire à elle seule pour amener la compression; dans ce dernier exemple, c'est le malade qui, pendant une semaine et sans en avoir prévenu le chirurgien, avait comprimé l'artère fémorale avec ses doigts aussi longtemps qu'il pouvait le supporter, jusqu'à ce qu'il fût fatigué; c'est donc le malade lui-même qui a amené la guérison et cette dernière ne s'est pas démentie.

1858. *Cas de Jobert de Lamballe* (*Journ. le Progrès* et *Ab. méd.*, p. 259). La guérison de l'anévrysme vrai de l'artère poplitée droite fut obtenue par l'application de glace en même temps que par la compression digitale à l'aine, d'une façon intermittente.

1858. *Cas de H. Larrey* (Soc. de chir., 5 mai 1858, obs. recueillie par le docteur Lhonneur). La guérison demanda près de 5 mois pendant lesquels la compression mécanique, faite d'une façon irrégulière et en moyenne tout au plus deux heures par jour, fut assez mal supportée, mais n'en donna pas moins cependant un bon résultat.

1859. *Cas de Ciniselli* (Soc. de chir., 29 juin 1859), dans lequel il s'agissait d'un anévrysme poplité d'un volume extraordinaire qui fut guéri, dans des circonstances très défavorables, par la compression indirecte, imparfaite et interrompue ; cette dernière fut faite par un petit ballon de caoutchouc vulcanisé, ayant 9 centimètres de diamètre appliqué sur la fémorale au tiers supérieur de la cuisse et maintenu comprimé au moyen du tourniquet de Petit renversé.

1860. *Cas de Laugier* (*Union méd.*, p. 359, 24 mai 1860) traité par la compression digitale sur l'artère fémorale au pli de l'aine, du 17 mai au 20. Le 21 on pouvait le considérer comme guéri, mais on ne donne aucun renseignement sur le résultat éloigné.

1862. *Cas d'Ollier* (Soc. de chir., 2 juillet 1862). Traitement par la compression digitale. Le malade a été observé encore trois mois après la guérison de son anévrysme poplité.

1862. *Vanzetti* (Soc. de chir., 29 octobre 1862). Dans un mémoire l'auteur donne la relation de trois anévrysmes poplités traités par la compression digitale intermittente : dans le premier cas, insuccès; ligature de la fémorale, guérison lente, dans le second également insuccès, ligature et mort; dans le troisième, guérison en 150 minutes (compression de la fémorale d'une part et application d'une main sur la tumeur d'autre part).

1867. *Bryant* (*The Lancet*). Il s'agit d'un anévrysme volumineux de l'artère poplitée, guéri en vingt-quatre heures par la compression digitale exercée par plusieurs personnes se relayant de dix minutes en dix minutes. On obtint dans ce cas un bon effet de l'*injection morphinée hypodermique* qui, en calmant la douleur, permit de continuer l'opération.

1868. *Harrisson* (*Med. Times and Gaz.*). La tumeur poplitée est de la grosseur d'une orange : la compression instrumentale de la fémorale au niveau du ligament de Poupart fut combinée dans ce cas avec la *réfrigération locale au moyen de l'éther pulvérisé*, ce qui d'après l'auteur a produit les effets les plus avantageux.

1869. *Cas de Trélat*. Anévrysme artériel poplité droit. Compression mécanique, flexion de la jambe. Compression digitale. Guérison.

1869. *Cas de Panas*. Anévrysme poplité gauche. Compression digitale. Guérison.

1872. *Mac-Cormac*. Anévrysme poplité, guéri par la compression digitale en huit heures (Saint-Thomas's hospital.). (*British Med. Journ.*, 2 novembre, t. I, p. 446, 1872).

1875. *Warton* (James) et *Collins* (H.). Cas de guérison d'anévrysme poplité par l'application en permanence du compresseur de Read et de Signorini, la compression intermittente de la fémorale ayant été insuffisante. Il y eut cessation des battements de l'anévrysme le quatrième jour (*The Dublin Journ. of Med. Science*, p. 504, décembre 1875).

1876. *Cinq cas* de guérison d'anévrysme poplité par la compression digitale, le premier dû à Camerer (W) (*Wurtemb. Corresp.-Bl.*, n° 26); le second à Prestat (Soc. de chir., 15 mars) ; le troisième à Moura (J. A.) (*Gazeta med. da Bahia*, décembre) ; les deux autres dus à Holden (Luther), *Saint-Bartholomew's Hosp. Rep.*, t. XII, p. 44.

1877. *Patterson* obtient une guérison rapide par la compression digitale des *deux fémorales* pour un anévrysme des *deux artères poplitées* (*The Lancet*,

t. I, p. 933 et 940, et t. II, p. 125). Le travail de Bellingham (1850) cité plus haut (Soc. de chir., 28 juillet 1852) est également suivi d'une observation de double *anévrysme poplité* communiquée par Herwelth : chez le malade, la mort ayant été la suite d'une affection interne, on put se rendre compte, à l'*autopsie*, de la marche de la consolidation des poches anévrysmales et on put également constater la perméabilité de l'artère malade.

1878. *Croft* publie enfin (*The Lancet*, t. I, p. 85) un exemple d'anévrysme poplité traité pendant une heure par la bande d'Ermarch, puis par la compression digitale et terminé par la guérison.

La compression de l'artère fémorale a été aussi appliquée comme moyen destiné à combattre certaines *affections inflammatoires du membre inférieur :* cette question de thérapeutique à laquelle se rattachent les noms de Henroz et de Vanzetti n'a recueilli jusqu'à présent qu'un bien petit nombre de partisans, et ne doit être par conséquent acceptée qu'avec une extrême réserve : elle a du reste été déjà traitée par Servier dans ce dictionnaire à l'article Compression, p. 357, auquel nous renvoyons. Nous rappelerons à ce sujet le malade que nous avons observé à l'Hôtel-Dieu et chez lequel la compression de la crurale, exercée dans le but de remédier à un anévrysme du membre inférieur, avait eu une influence si heureuse sur les plaques de psoriasis présentées par ce malade au niveau du genou, que ces dernières avaient fini par disparaître complétement et n'étaient simplement remplacées que par quelques taches brunâtres.

b. *Lieux d'élection pour la compression de la crurale. Règles à suivre dans cette compression.* Qu'on se serve d'un compresseur ou bien des doigts la première chose à faire, quand on veut comprimer l'artère fémorale sur l'un des points de son trajet, est de chercher et de bien trouver le vaisseau. Verneuil a écrit quelque part : « Il est naïf de dire que pour trouver les battements on les doit chercher où ils sont. » Mais cette phrase toute naïve qu'elle soit, rend bien compte des précautions qu'on doit multiplier, tout d'abord, pour s'assurer de la place du vaisseau et pour voir s'il n'affecte pas une dispositien insolite : à cet effet, on aura soin d'examiner l'artère de l'autre côté pour établir un terme de comparaison.

L'embonpoint du sujet, la présence d'une tumeur quelconque, l'anévrysme lui-même, un épanchement considérable de sang résultant du traumatisme, un développement exagéré des muscles qui se trouvent en connexion avec la fémorale, certaines différences individuelles dans les dimensions du bassin, etc., peuvent contribuer, dans des limites qu'il nous est impossible de préciser, à faire varier l'artère de sa position normale et ce n'est donc que par un examen attentif et soutenu que les doigts explorant la région arriveront à sentir les pulsations et à reconnaître la place exacte occupée par le vaisseau ; alors seulement doit commencer la compression *mécanique* ou *digitale*.

On peut comprimer la crurale dans son *tiers moyen* ou en bas au niveau de son passage *dans le canal de Hunter*, mais le lieu d'élection de cette compression est le *pli de l'aine* (la base du triangle inguinal, immédiatement au-dessous du ligament de Poupart), c'est-à-dire le point où l'artère fémorale croise le pubis. Si le sujet est maigre et si ses muscles sont peu développés, on pourra réussir à se rendre maître du vaisseau, à sa partie moyenne ou dans le tiers inférieur, mais pour peu qu'il existe de l'embonpoint et que les masses musculaires soient accentuées, on devra y renoncer et recourir à la compression faite à l'extrémité supérieure du membre ; ce n'est que dans le cas où elle serait impraticable dans l'aine qu'on s'adressera à l'une des deux autres régions *par nécessité* et non *par choix*.

L'artère fémorale, dit Velpeau, était souvent comprimée jadis pendant les amputations de la jambe, au tiers inférieur de la cuisse. En plaçant les deux pouces de dedans en dehors, de manière à tomber entre le vaste interne et les muscles adducteurs, on réussit, en effet, à aplatir le vaisseau sur la face interne du fémur, pourvu que les doigts puissent prendre un point d'appui suffisant en dehors du membre, ce qui dépend de la grandeur des mains de l'aide et de la grosseur de la cuisse du patient; mais ce moyen de compression digitale est beaucoup trop fatigant et ne peut être recommandé; d'autre part, comprimer ce vaisseau, en bas, en exerçant de dedans en dehors, une pression à l'aide des doigts superposés et en faisant reposer le membre sur un plan solide par sa face externe, n'est pas non plus chose facile et sûre, la cuisse pouvant se déplacer et l'artère pouvant rouler sous la pulpe des doigts et échapper à leur pression ; mais si la compression digitale est en général une mauvaise méthode quand elle est appliquée au tiers inférieur de la cuisse, la compression mécanique exercée à ce niveau est beaucoup plus sûre et plus facile dans l'aine, aussi la voyons-nous fréquemment employée dans les anévrysmes du creux poplité et de la jambe.

Pour exercer la compression dans l'aine où l'artère, très-superficielle, repose directement sur le plan osseux résistant, il faut que les doigts ou la pelote portent sans aller trop bas, perpendiculairement sur le vaisseau, c'est-à-dire sur le pubis et pressent d'avant en arrière et un peu de bas en haut, comme si on voulait refouler ou déprimer le milieu du ligament de Fallope. De plus, il est indispensable que cette compression ne se fasse pas sur une grande surface, afin d'éviter celle des organes voisins et les accidents qui peuvent en être la conséquence. Elle peut être partielle ou totale, exercée par un seul aide ou par plusieurs, etc.

Nous renvoyons, pour tous autres détails à l'art. Compression, t, XIX, p. 333 : nous y renvoyons également en ce qui concerne l'étude des nombreux compresseurs mécaniques imaginés pour l'artère crurale : il en est trois cependant qui n'ont pas trouvé place dans cet article et que nous tenons à faire connaître ici parce qu'ils paraissent avoir rendu quelque service en cas d'hémorrhagie ou d'anévrysme du membre inférieur et avoir remplacé la compression digitale avec avantage selon leurs inventeurs.

Le *premier* est celui du professeur Porter de Dublin (*Dublin Med. Press*, février 1869). Il consiste en une tige d'argent de la longueur d'un stylet ordinaire : à un quart de sa longueur, cette tige se sépare en deux branches qui vont en s'écartant pour se rejoindre sous forme triangulaire. Une ouverture est pratiquée au sommet pour passer un anneau ; celui-ci passant sur une aiguille à anévrysme, repose sur l'artère mise à nu, puis introduit dans l'ouverture du compresseur il est fixé ainsi (*Dict. annuel des progrès des sciences* de Garnier, sixième année, 1869, 1870) : avec cet appareil le sang a pu être arrêté durant cinquante-deux heures sans que les parois de l'artère aient été lésées ; on peut donc s'en servir pour le traitement des anévrysmes.

Le *second*, imaginé par Hilles (*Med. Times*, mars 1869), est spécial aux anévrysmes du membre inférieur ; il est destiné à remplacer, comme le précédent, la compression digitale et obvie aux inconvénients d'une compression circulaire; en voici la description : Une bande ou tige plate métallique (en fer) de 1 pouce

1/4 de large sur 12 à 16 de long, et descendant en avant jusqu'au genou, est adaptée à un bandage ou ceinture métallique destinée à s'appliquer sur le bassin. C'est cette sur tige que sont fixées par des écrous plusieurs pelotes mobiles placées à des distances variables de manière à pouvoir être appliquées où la compression est nécessaire. Ainsi, s'agit-il d'un anévrysme poplité, la tige verticale se trouve placée sur le trajet de la fémorale avec le nombre de pelotes voulues depuis une jusqu'à dix, de manière à établir une compression continue et graduelle sur le vaisseau depuis le ligament de Poupart jusqu'au canal de Hunter : *ces pelotes, remplissent donc l'office de doigts appliqués sur le vaisseau.* Jules Roux (de Toulon) en 1860 (Soc. de chir.), a publié du reste un exemple d'anévrysme poplité traité par la compression indirecte et alternante, à l'aide des appareils polydactyles et à compression. Guérison.

Le *troisième* est le *compresseur cachet* que le professeur Rizzoli a présenté à l'Académie des sciences de Bologne en 1864 et à l'aide duquel il a traité deux cas d'anévrysme volumineux de la partie supérieure de la fémorale : il rappelle la forme d'une ancre et consiste en une tige métallique de 15 centimètres ayant un manche transversal en os à l'une des extrémités et à l'autre un coussinet en forme de demi-lune légèrement convexe; ce compresseur qui peut être appliqué par le malade lui-même, réussit à intercepter le cours du sang, même dans le cas où il s'agit de l'artère iliaque externe, comme dans les deux exemples rapportés par Rizzoli : il peut donc remplacer la compression digitale ; enfin dans *Dublin Med. Press*, juin 1865, L'Estrange décrit un nouveau compresseur mécanique dont la forme est celle d'une sonde métallique : son extrémité courbe est divisée à plat en deux branches qui se rapprochent et se serrent à volonté au moyen d'une vis, en comprimant le vaisseau ; une planche est jointe du reste à la description de l'appareil.

c. *Inconvénients. Accidents dus à la compression de la crurale.* Nous avons suffisamment insisté sur la formation possible d'*eschares* au niveau du point comprimé. Liston, Michaux, Broca, Verneuil en ont fourni des exemples et la thèse de Delbarre (*loc. cit.*) relate plusieurs faits de cette nature; nous n'y reviendrons pas, mais la compression de la crurale peut être le point de départ d'autres inconvénients et accidents, sur lesquels nous désirons appeler l'attention.

Indépendamment de la *douleur* qui, chez certains malades, est véritablement intolérable, de l'*œdème* et de l'*engorgement douloureux* du membre, par suite de la pression simultanée des troncs artériels et veineux, la compression de ce vaisseau, quand elle est prolongée et exercée avec intensité, peut *affaiblir* les parois de l'artère, *lui faire perdre son élasticité*, et rendre la ligature ultérieure plus dangereuse par suite de la possibilité de l'hémorrhagie. Dubrueil (*loc. cit.*, p. 367), l'a parfaitement indiqué : « Quand, dans les lésions traumatiques avec hémorrhagie de la partie inférieure de la cuisse et de la jambe, dit-il, on a temporisé, appliquant les moyens hémostatiques au-dessous de la région inguinale, et qu'on se décide enfin à lier la fémorale là ou non loin du lieu où elle a été comprimée, il advient que les tuniques artérielles ont *perdu de leur force de cohésion*, la membrane externe ou fibro-celluleuse moins résistante, est prématurément déchirée par le fil ; la moyenne n'a plus l'élasticité qui la distingue et bientôt des hémorrhagies incoercibles se déclarent et rendent indispensable la ligature de l'iliaque externe... Ce que j'avance, ajoute-t-il, est une chose de fait et non spéculative. »

Quant à nous, nous adoptons entièrement cette manière de voir et comme preuve se rattachant encore au même ordre d'idées, nous rappelons ici le fait publié par O. Pemberton (*Med.-Chirurg. Transact.*, t. XLIV, p. 189, 1861), dans lequel dix mois après la guérison d'un anévrysme de l'artère tibiale postérieure, traité par la compression mécanique, on vit apparaître au niveau du point comprimé, dans la région inguinale, un anévrysme artério-veineux; la compression, qui n'avait pas moins duré de neuf mois, ne fut pas sans doute étrangère au développement du nouvel anévrysme inguinal, en affaiblissant les parois de l'artère et de la veine et favorisant leur rupture ultérieure.

La *gangrène*, comme conséquence de cette compression, est rare; cependant il existe dans la science des exemples où elle fut en quelque sorte menaçante et où certainement il y aurait eu mortification réelle, si on ne s'était pas arrêté à temps. Letenneur a rapporté (*Bull. de la Soc. de chir.*, t. VI, 1re série, p. 415, février 1856) une observation fort intéressante d'anévrysme de l'artère poplitée traité sans succès par la compression de la fémorale pendant trois mois, il y eut gangrène imminente qui nécessita l'amputation de la cuisse, la mort s'en suivit. Dans l'observation de Bryant (*The Lancet*, 1867) il y eut, les jours qui suivirent la compression, un refroidissement notable du membre; un mois après il restait encore de l'engourdissement et du froid dans le gros orteil, mais ces accidents n'eurent pas de durée et disparurent par la marche. Enfin Prestat (de Pontoise) a communiqué récemment à la Société de chirurgie (séance du 15 mars 1876) un exemple d'anévrysme du creux poplité guéri par la compression digitale *chez un vieillard de soixante-dix-neuf ans*, dans lequel il est dit que le pied était plus froid que l'autre immédiatement après cette compression; pendant trois jours les orteils et la partie antérieure du pied furent très refroidis, violacés et rappelant, par leur aspect, celui des extrémités des membres des vieillards au début d'une gangrène par oblitération artérielle (gangrène sèche) : des bouteilles d'eau chaude, de la flanelle pour entourer le membre furent employées, afin de ramener la chaleur qui commença à se montrer quatre jours après : la guérison dans ce cas fort curieux a été complète.

Les considérations précédentes sont de nature à vous rendre très-réservé dans l'emploi de la compression chez certains malades qui se trouvent sous la dépendance d'un état diathésique, le *diabète* par exemple : Dans un travail présenté à l'Académie de médecine (27 octobre 1868) par Verneuil et intitulé : *Anévrysme spontané de l'artère poplitée chez un sujet diabétique; insuccès de la compression mécanique; guérison par la flexion forcée*, ce professeur, en insistant sur la coïncidence de la glycosurie avec les anévrysmes spontanés, qui n'avait pas été signalée et qui mérite pourtant la plus sérieuse attention, a fait voir que le diabète influe singulièrement sur le choix de la méthode de curation, tout en soulevant en outre des questions nouvelles sur l'étiologie des anévrysmes en rapport avec la composition et les propriétés du sang chez les personnes en proie à cette diathèse; cette dernière contre-indique d'une manière à peu près absolue la ligature et rend également la compression mécanique très-difficile en prédisposant à la formation d'eschares sous les pelotes de l'appareil.

Verneuil a également appelé l'attention sur la *phlébite de la veine crurale* (Soc. de chir., 29 août 1868) pouvant succéder à la compression inguinale s'exerçant à la fois sur l'artère et la veine; à cette époque il l'avait observé trois fois : dans un cas, chez une jeune fille amputée de la cuisse et soumise pendant l'opération à une courte compression de l'artère crurale, la guérison eut lieu.

Dans un second fait (amputation de la jambe), la compression au pli de l'aine avait duré environ vingt minutes, phlébite, infection purulente, mort. Dans un troisième exemple (anévrysme énorme du creux poplité traité par une compression digitale de très-longue durée) il y eut gangrène et à l'*autopsie* on constata la présence de caillots très-anciens dans la veine crurale et la double oblitération de l'artère et de la veine à des niveaux différents; depuis, ce professeur a encore, en 1870 je crois, signalé pareil accident. Ces exemples nous démontrent qu'il faut autant que possible, pour éviter des accidents aussi sérieux, éviter de comprimer trop énergiquement et surtout trop longtemps, car il est bien difficile de pouvoir se garder de la veine et de ne pas la comprendre dans la compression qui est exercée au niveau de l'aine.

Enfin Letiévant a vu survenir l'*infection purulente* quatre jours après la guérison d'un anévrysme poplité guéri par la compression mécanique indirecte de l'artère fémorale(*Mémoires et comptes rendus de la Soc. des sciences méd. de Lyon*, t. IX, § 212, 1869; obs. de Jomard interne) : à l'*autopsie* on ne trouva pourtant pas la plus légère trace d'inflammation au lieu de la compression, la veine saphène interne seule présentait une coagulation fibrineuse à son embouchure dans la veine fémorale.

B. Ligature de la fémorale. Cette étude comprend les *indications* de la ligature, le *manuel opératoire* et le *choix du fil* à employer, les *conséquences* physiologiques dans lesquelles rentre le mécanisme par lequel s'effectue le rétablissement de la circulation d'une extrémité à l'autre (*circulation collatérale*) enfin les *accidents* qui peuvent survenir à la suite de cette ligature.

a. Indications. Elles se trouvent formulées en grande partie dans la thèse inaug. de Machenaud (*Étude sur la ligature de l'artère fémorale*, Paris, 1867) qui passe en revue successivement l'historique de cette ligature, ses indications et contre-indications. Cette ligature est indiquée :

1° dans certains *anévrysmes artériels de la cuisse* (la question a été longuement traitée plus haut, nous n'avons pas à y revenir;

2° dans les *anévrysmes du creux poplité qui ont échoué à la compression indirecte* de l'artère fémorale : dans ce dernier cas où faut-il apposer le fil à la ligature? Bien des chirurgiens pratiquent l'opération de Scarpa (ligature au sommet du triangle inguinal) qui est d'une exécution très-facile; règle générale, il est préférable à notre avis, afin d'éviter les chances de gangrène et aussi celles de la récidive, de ne pas laisser entre le sac et le point de la ligature une distance considérable et de faire par conséquent cette dernière le plus bas possible, par exemple au niveau du canal de Hunter.

Les cas de ligature de la fémorale *après insuccès de la compression* sont excessivement nombreux dans la science et ce n'était pas le lieu ici de les rassembler tous; cependant nous désirons en rappeler quelques exemples qui ne manquent pas d'intérêt. Ainsi, indépendamment des deux faits rapportés dans la *Clinique de Dupuytren* (t. III, p. 105 et 123), dont l'un a trait à un anévrysme du jarret, pour lequel ce professeur dut pratiquer deux fois la ligature de la crurale, et dont l'autre est un cas de ligature également, pour anévrysme du creux poplité, suivi de succès, nous citerons parmi les plus récents :

Michaux (de Louvain). Anévrysme spontané de l'artère poplitée droite; compression indirecte partielle et totale double alternatives sans succès; ligature de l'artère crurale; gangrène non limitée du pied et de la jambe; amputation de la cuisse; guérison (Soc. de chir., séance du 21 oct. 1857).

Denonvilliers. Anévrysme poplité, compression digitale, insuccès, *ligature de l'artère fémorale* à la partie inférieure du triangle de Scarpa. Guérison (Soc. chir., 6 avril, 1859).

Verneuil. Anévrysme spontané de l'artère poplitée droite, essais répétés de compression digitale intermittente et continue. Compression avec le sac de plomb et les appareils à pelote double. Insuccès de cette méthode. *Ligature de l'artère fémorale à l'anneau du troisième adducteur*, disparition du souffle et de l'expansion, diminution progressive de la tumeur. Persistance de battements faibles datant du troisième jour après la ligature, et appréciables encore sans changement notable près de trois mois après l'opération (*Soc. de chir.*, t. II, 2e série, p. 75, séance du 23 janvier 1861).

Huguier. Anévrysme traumatique de l'artère poplitée droite. La compression digitale, la compression mécanique et les injections de perchlorure de fer sont employées inutilement. *Ligature de l'artère crurale*, guérison (Soc. de chir., séance du 5 mars 1862).

Et dans ces dernières années :

Smith (T.). Anévrysme poplité guéri par la *ligature de l'artère fémorale* après insuccès de la compresssion (*The Lancet*, 23 novembre, t. II, p. 741, 1872).

Jayakar (G.). Anévrysme poplité traité d'abord par la compression digitale, puis par la *ligature de l'artère fémorale* (*Med. Times and Gaz.*, 2 novembre, t. II, p. 488, 1872).

Walshe (Denys). Anévrysme poplité guéri par la *ligature de l'artère fémorale* après échec de la compression (*Med. Press and Circular.*, 1er janvier, p. 2, 1873).

Turner (Gunton). Anévrysme de la poplitée, compression mécanique et digitale impuissante, *ligature*, guérison (*The Lancet*, t. I, p. 933 et 940 et II, p. 125, 1877).

Lane (J.). Anévrysme poplité : deux cas de *ligature de la fémorale* après insuccès de la compression de la bande élastique (*The Lancet*, t. I, p. 681, 1878).

Anderson. Anévrysme poplité traité mais avec insuccès par la flexion et la compression. Guérison par la *ligature de la fémorale* (*The Lancet*, t. II, p. 843, 1878).

Barwell. Anévrysme poplité : tentatives infructueuses de la bande d'Esmarche *ligature de la fémorale*, guérison (*The Lancet*, t. I, p. 123, 1878).

3° Dans les anévrysmes poplités dont le sac *menace de se rompre* ou a déjà effectué sa rupture.

Cet accident, qui s'observe assez souvent dans l'anévrysme du jarret, est si grave que le sphacèle du membre est fortement à craindre et qu'il faut intervenir promptement ; on a à choisir entre la ligature de la fémorale ou l'amputation. Lorsque la rupture date de plusieurs jours, quelquefois même simplement de plusieurs heures, c'est-à-dire lorsque l'anévrysme diffus a pris une grande extension et que le membre commence à se refroidir et à perdre la sensibilité, la ligature ne ferait que hâter le sphacèle du membre et même amoindrir les chances de succès que peut offrir l'amputation; mais si très peu de temps s'est écoulé depuis la rupture et que le sang ne s'est pas encore répandu dans une grande partie du membre, dont la vitalité et la température ne se trouvent pas très-compromises, on peut espérer obtenir chances de salut en pratiquant la ligature de la fémorale. C'est dans ces dernières conditions que Wright (*Lond.*

Med. chir. Transac., 1850) a pratiqué heureusement cette opération chez un homme de trente-sept ans portant un anévrysme poplité qui datait de vingt jours et qui avait été soumis à l'emploi de la compression : trois heures seulement s'étaient écoulées depuis l'accident, et l'anévrysme diffus n'occupait qu'une partie du membre; ce chirurgien opta pour la ligature de la crurale, qui suspendit à l'instant même les battements dans la tumeur anévrysmale et dans l'anévrysme diffus; il ne survint rien de grave, et peu à peu le malade reprit l'usage de son membre : Wright revit son opéré dix-huit mois après; la tumeur du creux poplité n'avait plus que le volume d'une noix et la circulation était parfaite dans le membre inférieur : seulement, après une marche un peu prolongée, il existait des crampes dans la jambe et un peu d'œdème autour des malléoles.

Le résultat a été moins heureux dans le cas que Bryant vient de publier dans *Med. Times and Gaz.*, t. II, p. 101, 1878 : il s'agissait d'un anévrysme poplité traité d'abord par la bande d'Esmarch, qui constitue vraiment en pareille circonstance un détestable et très-dangereux moyen de traitement; il n'y eut pas rupture complète comme dans l'exemple de Wright, mais seulement menace de rupture. La ligature de la fémorale fut pratiquée mais il en résulta la gangrène du pied. D'autre part, Creus (F.) (*La Cronica Medica Valencia*, an. 1, n° 24, 1878) a obtenu une guérison, par cette même ligature crurale, pour un anévrysme poplité dont le sac s'était rompu.

Tillaux (*Bull. de la Soc. de chir.*, séance du 7 septembre 1864) a communiqué également une observation d'*anévrysme poplité diffus consécutif* à une chute dans laquelle le malade (un homme de soixante-quatre ans) eut la jambe fortement fléchie sur la cuisse : immédiatement un gonflement considérable envahit toute la région poplitée et on craignit une perforation imminente : ce chirurgien désira employer tout d'abord la compression indirecte, non pas comme moyen de guérison, mais *comme moyen préparatoire à la ligature*, de façon à dilater les collatérales et à prévenir ainsi la gangrène (quatre heures de compression pendant trois jours) ; la tumeur augmentant de volume, on fit la *ligature de la fémorale* à l'anneau du troisième adducteur, et l'opération fut le point de départ d'un phlegmon diffus, qui emporta le malade le septième jour. Chose digne de remarque, la cavité de l'anévrysme, examinée à l'*autopsie*, renfermait une masse considérable de caillots fibrineux stratifiés occupant non point le sac primitif, mais bien la poche consécutive à la rupture de l'anévrysme.

4° Dans le cas d'*anévrysme traumatique du membre inférieur* (tibiale antérieure ou postérieure. Tronc tibio-péronier). On trouve dans *Lo Sperimentale* de Florence, avril 1873, fasc. 4, p. 345, un cas d'*anévrysme diffus du tronc péronier gauche* rapporté par P. Landi dans la *Clinique chirurgicale de Pise*, pour le traitement duquel on employa successivement, et sans succès, la compression digitale et instrumentale, les injections sous-cutanées d'ergotine et en fin de compte la *ligature de la fémorale* au sommet du triangle de Scarpa. L'anévrysme suppura et le malade succomba a des accidents gastro-intestinaux. L'*autopsie* fut faite et l'auteur en retrace les détails principaux, les faisant suivre de quelques considérations sur un bruit de souffle perçu au niveau de la fémorale au-dessous de la ligature elle-même.

Ce même chirurgien a publié plus récemment dans *Il Raccoglitore medico*, janvier 1875, un cas d'*anévrysme traumatique de la tibiale antérieure*, traité par la ligature de la fémorale au-dessus du canal des adducteurs : une hémorrhagie s'étant produite le seizième jour, à la chute du fil, par le bout supérieur de l'artère, une nouvelle ligature de la crurale fut nécessaire et pratiquée dans le triangle de Scarpa. Tout marcha selon les désirs du chirurgien ; le vingtième jour, le fil tomba et quelques temps après le jeune homme sortait de la clinique parfaitement rétabli et sans aucune lésion fonctionnelle du membre opéré.

5° Dans les *traumatismes du membre inférieur avec lésions des gros vaisseaux* (artère crurale, artère de la jambe), lorsqu'on ne peut réussir à lier les bouts du vaisseau dans la plaie. Nous ne reviendrons pas sur les lésions de la crurale s'accompagnant ou non de fractures, la question ayant été longuement étudiée au commencement de cet article. En ce qui concerne la jambe les faits de ligature de la fémorale sont assez nombreux et donnent, en général, de bons résultats.

Blandin lia la crurale, au-dessus du canal des adducteurs, pour une blessure profonde de la partie supérieure de la jambe : il faisait, en ces cas, usage de fils de soie qu'il coupait à ras du vaisseau pour pouvoir réunir par première intention, puis il se bornait à placer le membre horizontalement, sans aucune espèce de compression et ne cherchant pas à le réchauffer, pensant qu'en pareille circonstance les sachets sont plus nuisibles qu'utiles (*Dict. des pratic.*, Table analytique, 1872, 1re série de 1830 à 1849, art. 3005).

Nous avons pratiqué trois fois la ligature de la fémorale à l'anneau pour hémorrhagies secondaires provenant de lésions de la jambe, mais nous n'avons réussi que dans un cas (*Remarques sur les blessures par armes à feu observées pendant le siége de Metz* 1870 *et celui de Paris* 1871, in *Arch. gén. de méd.*, 1872-1873) : celui qui s'est déterminé heureusement a trait à un soldat de Metz qui reçut à la partie supérieure de la jambe gauche un coup de feu qui avait écorniflé le tibia en passant dans le ligament inter-osseux ; l'artère tibiale antérieure avait été intéressée, car quelques jours après l'entrée du malade à l'ambulance du jardin Faber (Metz) nous vîmes sortir de la plaie antérieure un jet de sang artériel très-volumineux que nous ne pûmes arrêter par aucun moyen hémostatique : je fis séance tenante, en l'absence de mon collègue G. Martin, dans le service duquel se trouvait le blessé, la *ligature de l'artère fémorale* à l'anneau, le membre fut ensuite entouré d'ouate et le malade guérit au bout de deux mois environ après avoir eu un phlegmon suppuré de la jambe qui nécessita plusieurs incisions.

Dans le second exemple que j'observai également à Metz je liai la fémorale à l'anneau, sur un amputé de la jambe qui avait eu par la plaie plusieurs hémorrhagies secondaires successives : l'opération se fit dans de très-mauvaises conditions, car la cuisse était très-tuméfiée et infiltrée d'une grande quantité de sérosité ; les lambeaux de la jambe amputée commençaient même à se gangréner ; le lendemain, la mortification avait envahi tout le moignon et le malade succombait au bout de trois jours.

Enfin la dernière ligature à l'anneau que je fis, fut pratiquée sur un fédéré de la Commune ayant des habitudes alcooliques, qui avait reçu dans le mollet gauche un petit éclat d'obus : cinq hémorrhagies eurent lieu venant évidemment *du tronc ou d'une des branches de la tibiale postérieure ;* je tentai de lier le vaisseau dans la plaie en débridant largement, mais je ne pus y réussir parce que le sang affluait de plusieurs sources à la fois : de guerre lasse, à la sixième hémorrhagie, je liai la fémorale ; en deux jours tout le membre inférieur était mortifié jusqu'au niveau de la ligature.

W. Harrison Crips, dans un travail fort intéressant (*Saint Bartholomew's Hospit. Rep.*, XI, p. 93, 1875) relatif au *Traitement des hémorrhagies provenant de l'artère tibiale postérieure dans les deux tiers supérieurs de son trajet*, a pu recueillir vingt et une observations de cette nature, les a discutées et est arrivé aux conclusions suivantes : Essayer d'abord la compression générale du membre à l'aide de bandes, élargir la plaie pour aller à la recherche du vaisseau blessé et, si on ne réussit pas, *lier l'artère fémorale;* dans tous les cas de fracture simple et dans quelques cas de fracture compliquée où le vaisseau n'est pas facilement accessible, on devra lier l'artère fémorale, avant de recourir à l'amputation : dans les plaies autres que les incisions nettes, les tentatives pour lier le vaisseau sont dangereuses, entourées de grandes difficultés et les chances de succès diminuent à mesure que le moment où on intervient s'éloigne de celui de la blessure; l'auteur termine par cette formule que nous ne devons accepter qu'avec une grande réserve : *la ligature de la fémorale donne moins au hasard que toute intervention du côté de la plaie;* il se montre donc presque absolu partisan de cette opération dans ces traumatismes.

Le fait rapporté récemment par Nadaud (d'Angoulême) dans le *Bordeaux médical* du 27 mars 1877 montre tout le précieux avantage que l'on peut retirer de ligature de la crurale dans certaines blessures de la jambe *principalement celles qui sont situées très-haut* et qui s'accompagnent d'hémorrhagies secondaires répétées et graves : il s'agissait d'une enfant de treize ans qui reçut un coup de couteau à la partie supéro-externe de la jambe droite dans le ligament interosseux : après la seconde hémorrhagie, on fit un débridement de 20 centimètres dans le but de rechercher le vaisseau dans la plaie, mais sans succès ; l'enfant était presque exsangue et huit jours après l'accident on liait la fémorale au niveau du troisième adducteur après avoir appliqué la bande d'Esmarch : la guérison fut longue à s'établir, mais complète; le fil à ligature était tombé le seizième jour.

6° Dans les *tumeurs vasculaires du squelette du membre inférieur* (tumeurs fongueuses sanguines, pulsatiles ou érectiles du fémur ou du tibia) dont Pearson 1790, Pott et Scarpa 1792 avaient parlé les premiers et dont Pelletan et Dupuytren ont rapporté plusieurs exemples. Mais à cet égard il y a une distinction très-importante à établir entre les tumeurs carcinomateuses pulsatiles et les tumeurs sanguines simples qui toutes, pendant longtemps, ont été confondues dans une même description ; car, si la ligature de la fémorale réussit dans ces dernières (un certain nombre de faits plaident évidemment en sa faveur), elle est tout à fait impuissante et devrait être par conséquent contre-indiquée dans les productions malignes ; malheureusement il est extrêmement difficile de poser nettement le diagnostic différentiel et c'est le résultat final obtenu par la ligature qui démontre la nature du produit morbide ; on consultera avec fruit sur ce sujet le remarquable travail de Richet : *Recherches sur les tumeurs vasculaires des os, dites tumeurs fongueuses sanguines des os ou anévrysmes des os* (*Arch. gén. de méd.*, décembre 1864, p. 641, et janvier et février 1865, p. 29 et 147). Voici du reste les principaux exemples qui ont été soumis à la ligature de la fémorale avec le résultat qu'elle a donné dans chacun d'eux.

En 1826 Lallemand (*Répert. gén. d'anat. et de physiol.*, t. II, p. 197) pratiqua la *ligature de la crurale* pour une *tumeur de la partie supérieure du tibia*, pulsatile, dont les battements d'expansion cessaient par la compression du vaisseau principal de la cuisse pour réapparaître dès qu'on la cessait en faisant éprouver au malade dans le genou une douleur qu'il comparait à un charbon ardent ; fluctuations et craquements de la surface de la tumeur. Immédiatement après la ligature, les battements cessèrent, la tumeur s'affaissa trois mois après, l'os avait repris son volume normal : l'ouverture osseuse dans laquelle on pouvait refouler la peau s'était fermée au bout de huit mois ; quand le malade sortit, rien n'avait reparu.

En 1835 Bégin a recours à la *ligature de l'artère fémorale* au niveau de la partie moyenne de la cuisse (clinique de la Faculté de Strasbourg) chez un ouvrier tailleur portant une *tumeur érectile de l'extrémité inférieure du tibia ;* la tumeur s'affaissa, devint plus solide, et l'on pouvait espérer sa complète disparition, lorsque le vingt-troisième jour après la chute des fils une hémorrhagie eut lieu, ligature une seconde fois du vaisseau au-dessous du ligament de Poupart. Au neuvième jour une hémorrhagie foudroyante emportait le malade ; à l'*autopsie*, on trouva que la profonde naissait directement au niveau de l'arcade crurale et que la ligature étreignait l'artère immédiatement au-dessous d'elle, de telle sorte que le caillot obturateur n'avait pu se former (*Nouveaux éléments de chir. et de méd. opér.*, de Bégin. Paris, t. II, p. 180, 1838).

En 1839 Velpeau appelé près d'une dame pour une *tumeur pulsatile* développée au niveau du condyle externe du fémur, *lia l'artère fémorale* dans la pensée qu'il avait affaire à un anévrysme des os : l'opération en elle-même réussit parfaitement et même la tumeur diminua momentanément de volume ; mais six mois après il fallut recourir à l'amputation de la cuisse parce que la tumeur avait repris un grand accroissement. On avait affaire à un *cancer encéphaloïde* (Richet, *Mém. cit.*, 6e série, t. IV, 1864, p. 660).

En 1844 Roux (*Quarante années de pratique chirurgicale*, t. II, p. 456. *Mém. sur les tumeurs fongueuses sanguines ou anévrysmales des os*), publie l'observation suivante : « *Tumeur fongueuse* dans la substance de l'extrémité supérieure du tibia : *Ligature de la fémorale*. Amélioration lente mais continue de la maladie organique. Réussite complète de l'opération. » En 1864 cet homme se portait à merveille.

En 1845, observation de Nélaton relative à une *tumeur pulsatile du condyle interne du fémur* chez un jeune homme de vingt-deux ans. *Ligature de la fémorale.* Cessation des battements et diminution du volume de la tumeur, puis retour des battements et augmentation de son volume. Amputation de la cuisse, guérison. On avait affaire, dans ce cas, non point à un anévrysme osseux, mais à une *tumeur encéphaloïde* ramollie et très-vasculaire.

En 1846 nouveau cas de Roux : tumeur fongueuse sanguine de l'extrémité supérieure du tibia pour laquelle ce professeur pratiqua la *ligature de la crurale* (*Gaz. des hôpit.*, 5 décembre 1846, p. 569); le résultat définitif n'est pas connu. Au bout de quatre jours le malade allait très-bien.

Enfin en 1855 Lagout, d'Aigueperse (Puy-de-Dôme), a observé aussi une *tumeur pulsatile de la tête, du tibia* pour laquelle Fleury, de Clermont, a pratiqué la *ligature de la fémorale;* les battements cessèrent aussitôt et la tumeur avait diminué dès le lendemain de 43 à 38 centimètres; amélioration lente ; cinq mois après, la jambe était encore fléchie et le genou ankylosé ; le malade est revu neuf ans après sans que sa situation soit aggravée ; la tumeur du tibia était la même, indolente, non pulsatile mais fluctuante : l'évolution en était donc entravée, mais le genou restait toujours ankylosé dans la demi-flexion et le malade était obligé de se servir de béquilles.

On voit donc par cet exposé que la ligature de la fémorale échoue quand elle s'adresse à des tumeurs parenchymateuses de mauvaise nature; cependant, dans un fait de Dupuytren, elle a contribué à arrêter, pendant plus de six ans, la marche de l'affection principale et Richet (*loc. cit.*) croit même que c'est là un moyen qu'il ne faut pas absolument rejeter pour la thérapeutique des tumeurs cancéreuses pulsatiles des os; dans les cas douteux il n'hésiterait pas à tenter soit la compression digitale de la crurale, soit même la ligature.

Quant aux tumeurs vasculaires pures, les exemples de Bégin, Lallemand, Roux et Lagout témoignent en faveur de l'emploi de la ligature de la crurale en pareille circonstance.

7° Dans les *inflammations traumatiques aiguës* du membre inférieur. Maunder (C. F.) a publié dans *the Lancet*, 3 et 10 juillet 1875, II, p. 1 et 45, un travail « *On Ligature of a Main Artery for Arrest Acute Traumatic Inflammation* », tiré d'une série de leçons sur la chirurgie des artères faites devant la Société médicale de Londres (*Lettsomian Lectures*), dans lesquelles il a exposé la question de la ligature des grosses artères, comme moyen d'arrêter le développement de l'inflammation, méthode qui avait été déjà employée en Amérique avant qu'il la proposât en Angleterre, en 1866. Il signale, entre autres, la *ligature de la fémorale superficielle* comme ayant arrêté une inflammation aiguë, consécutive à une plaie de l'articulation du genou, et comme pouvant diminuer rapidement la suppuration profonde et empêcher la mort par épuisement. Dans un cas, une escharre du talon, causée par la pression d'une attelle, s'est rapidement détachée et la plaie s'est bientôt fermée, malgré la ligature de la fémorale pratiquée peu de jours auparavant. Les faits à l'appui de cette méthode ne sont pas encore assez nombreux pour qu'il nous soit possible de la juger d'une façon définitive.

8° Dans l'*éléphantiasis des Arabes*. C'est Carnochan, de New-York, qui le premier a appliqué la ligature de la fémorale au traitement de l'éléphantiasis du membre inférieur; depuis, des exemples fort nombreux se sont produits; à l'étranger : Ogier, de Charleston, 1860; Butcher, 1861, Bryant, 1865-1874; Fayrer, de Culcutta, 1865; Alcock, 1866; Bryk, de Cracovie; Leisrink, 1873; et en France : Salneuve, 1854; A. Richard, 1863; Demarquay, etc., ont pratiqué cette opération. Le Fort (*Bull. de la Soc. anat.*, 1861, et *Gaz. hebdom.*, 1863, p. 546) a dressé un tableau des divers cas de cette nature.

Cette méthode, qui tout d'abord avait paru fournir des succès remarquables entre les mains des chirurgiens anglo-américains, a bien perdu aujourd'hui du prestige qu'elle avait eu pendant quelques années. Le fait de Bryant surtout avait excité presque de l'enthousiasme; mais nous devons, en pareil cas, nous tenir en garde contre les succès du premier moment; la plupart de ces observations mentionnent le terme de guérison, au bout d'un, deux, trois mois; or, un aussi court espace de temps est insuffisant pour légitimer une semblable croyance; ce sont des années que l'on doit laisser écouler avant de se prononcer définitivement, et nous pouvons dire que la ligature de la fémorale appliquée à l'éléphantiasis perd peu à peu de sa valeur, à mesure que les résultats en sont mieux connus.

Déjà, en 1872, Queirel (*Marseille méd.*, mai), publiait un cas dans lequel la ligature pratiquée chez un charretier, n'avait eu qu'un succès temporaire;

l'hypertrophie n'avait pas tardé à récidiver, et un an plus tard, il n'y avait d'autre alternative que l'amputation et la conservation de cette atroce infirmité. Après lui, Marduel (*Lyon Méd.*, n° 26, 22 décembre 1872, p. 584), faisait le relevé des cas d'éléphantiasis traités de la sorte, et il montrait que la récidive est très-fréquente; il demandait qu'on essayât plutôt la compression de l'artère unie à la compression méthodique du membre, avant d'en venir à la ligature. En 1875, une statistique communiquée au Congrès des chirurgiens allemands, par Hueter, montra que sur 9 cas, il n'y a eu que 3 succès, 4 récidives, et une mort; encore ces 3 succès n'ont pas été observés assez longtemps pour que nous soyons réellement autorisé à les regarder comme absolument définitifs; il existe, à vrai dire, après cette ligature une amélioration immédiate incontestable qui se traduit par la diminution du membre et la facilité de la marche, mais cette amélioration n'est que passagère et la récidive du mal, les ulcérations, les douleurs intolérables ont nécessité l'amputation dans le plus grand nombre des exemples.

En somme, nous ne devons accepter tous les succès attribués à la ligature de la fémorale comme traitement de l'éléphantiasis des arabes, qu'avec de très grandes réserves; et nous serions même tenté de dire que c'est là une opération mauvaise. Comme de plus elle porte en elle de la gravité, s'il est bien démontré, ainsi que nous en sommes persuadé, qu'elle est seulement *palliative*, mieux vaut la laisser de côté et avoir recours plutôt à la compression prolongée mécanique ou digitale qui remplit le même but que la ligature sans en avoir les inconvénients.

b. *Manuel opératoire de la ligature de la fémorale. Ses lieux d'election.* Lorsqu'il s'agit d'une blessure de la cuisse avec hémorrhagie obligeant d'avoir recours à la ligature de la crurale, le chirurgien peut pratiquer cette dernière sur les différents points de son trajet; il se conforme donc, dans son exécution, à la situation et à la hauteur de la plaie (*lieux de nécessité*) : dans ce groupe rentre la *ligature dans l'aine*, au-dessous de l'arcade crurale, qui constitue une opération des plus dangereuses à cause du voisinage de l'épigastrique et de la circonflexe iliaque d'une part, et de la fémorale profonde d'autre part, dont les anomalies sont très fréquentes, si bien que Viguerie, et après lui Broca, la proscrivent même absolument et conseillent de lui substituer la ligature de l'iliaque externe.

Les *lieux d'élection* (*de choix*) sont au nombre de trois : 1° *le bas du tiers supérieur*, c'est-à-dire la pointe du triangle de Scarpa; 2° *le tiers moyen*; 3° *le haut du tiers inférieur* (ligature dans le canal de Hunter); cette troisième position représente le lieu d'élection unique pour l'anévrysme poplité, la première est celui qu'on doit choisir pour l'anévrysme fémoral; je ne parle, bien entendu, qu'à un point de vue général, car les différences des cas particuliers peuvent influencer le chirurgien, quant au lieu où il doit apposer son fil.

Situation, direction, rapports de la fémorale ont été suffisamment exposés plus haut, et nous ne reviendrons pas ici sur ce sujet : nous renvoyons surtout à la direction et aux connexions de cette artère constituant des points de repère essentiels, qu'il faut posséder à fond pour en pratiquer la ligature avec succès, je dirais presque avec une grande facilité.

Attitude à donner au membre. Pour la ligature dans l'aire du triangle, on doit laisser le membre reposer sur sa face postérieure et dans l'extension jusqu'au moment de la recherche des vaisseaux; on fait alors succéder à cette extension une légère flexion de la cuisse sur le bassin (Marcellin Duval); pour la ligature dans les autres lieux d'élection, le membre sera placé dans la position déterminée par la contraction du muscle couturier, c'est-à-dire la demi-flexion, l'abduction et la rotation en dehors de la cuisse et la flexion de la jambe, le membre inférieur reposant donc sur sa face externe. Farabeuf (*Bull. de la Soc. de chir.*, séance du 19 juin 1878), pense que pour la ligature dans le canal de Hunter, il ne faut pas porter la cuisse dans l'abduction *dès le début de l'opération*, ainsi que les élèves le font généralement; selon lui, on ne doit au contraire fléchir la jambe et écarter la cuisse pour faire surgir la corde tendineuse, révélatrice de la situation du vaisseau, qu'après avoir incisé la peau, dénudé, reconnu et récliné le muscle couturier, le membre inférieur demeurant, pour cette première partie de l'opération, simplement allongé, la pointe du pied en dehors et maintenu convenablement par des aides dans la position voulue. Le chirurgien se place en dehors du membre et baisse un peu la tête pour regarder facilement la face interne du membre où doit porter l'instrument tranchant.

Chercher la ligne d'opération. Sur le vivant, le chirurgien reconnaît au toucher les battements du vaisseau, mais sur le cadavre il est de toute nécessité de bien déterminer cette ligne avant de commencer à inciser; pour cela, marquer l'épine et non la symphyse du pubis et l'épine iliaque antéro-supérieure, déterminer le milieu de la ligne qui les réunit et tirer de ce milieu une droite allant aboutir non pas au condyle interne mais *derrière ce condyle;* on s'assure que cette ligne coïncide avec la gouttière antérieure sensible aux doigts et souvent à l'œil, grâce aux reliefs musculaires (Farabeuf).

La ligature a la base du triangle de Scarpa sur la valeur clinique de laquelle nous nous sommes prononcé et qui n'est, en somme, qu'un simple procédé d'amphithéâtre, c'est-à-dire un exercice pour les élèves, permet avec des modifications assez simples de mettre à découvert soit la *fémorale primitive*, soit la *fémorale superficielle*, soit la *fémorale profonde*. On fait partir du milieu de l'arcade crurale une incision de 6 centimètres qui intéresse la peau et les feuillets du fascia superficialis dans lequel on trouve de nombreux ganglions lymphatiques, souvent augmentés de volume par l'état morbide et dont il faut faire l'ablation, sans règle précise à cet égard; on y trouve également les veine et artère sous-cutanées abdominales, les honteuses externes que l'on liera ou tordra à volonté. On porte alors le doigt dans la plaie sous l'arcade de Fallope, que l'on voit à nu au sommet de l'incision, et avec la pulpe du doigt on sent les pulsations du vaisseau en le comprimant sur le squelette, ou bien on en sent la résistance sur le cadavre. On coupe le fascia cribriformis sur la sonde cannelée en plusieurs temps ou à petits coups. Les lèvres de l'incision étant écartées, on tâte encore l'artère qui vous donne une sensation sur laquelle il n'y a pas à se tromper, on dénude en dehors principalement, *pour éviter d'intéresser la veine* et on passe la ligature de dedans en dehors.

Malgaigne conseille, après l'ouverture et l'incision de l'aponévrose, de porter la veine en dedans. Sédillot (*Méd. opér.*, t. I, p. 282) est d'avis qu'il vaut mieux faire la première incision plutôt trop en dedans que trop en dehors; dans le premier cas, on tombe sur la veine que l'on peut, avec une attention suffisante, ne pas blesser et laisser en dedans, et l'on trouve sans difficulté l'artère en dehors; tandis que dans ce dernier sens, on manquerait le canal crural et l'on ouvrirait la gaîne du psoas.

Voir, et surtout dénuder la veine, est, pour nous, une faute opératoire très-grave, que l'on évite facilement, en ayant soin de bien pratiquer l'incision suivant la direction que nous avons indiquée, et il n'est nul besoin de reporter le vaisseau veineux en dedans, comme le dit Malgaigne, à moins qu'elle ne recouvre en partie le vaisseau artériel, ce qui peut arriver sur le vivant.

Marcellin Duval, qui donne une précision mathématique à chacune de ses opérations, conseille une incision cutanée de 6 à 8 centimètres commençant à 1 ou 2 centimètres *au-dessus du ligament de Fallope* et non au-dessous, afin de le découvrir nettement, et à 7 centimètres en dedans de l'épine iliaque antéro-supérieure. Ce chirurgien effectue cette dernière mensuration à l'aide d'un ruban-mètre qui suit, à partir de l'épine iliaque antéro-supérieure, la direction de l'arcade crurale; il engage, en outre, à constater avant et pendant l'opération, spécialement sur les sujets musclés, le relief du grand psoas, qu'il considère comme *muscle satellite de l'artère, à ce niveau*: en effet, celle-ci cotoie la partie interne du psoas, de même que la veine fémorale cotoie la partie externe du pectiné; on doit donc chercher l'artère en dedans du relief formé par le grand psoas.

Pour lier, au lieu de la primitive, la fémorale superficielle ou profonde, même procédé; seulement l'incision ne remonte pas tout à fait jusqu'à l'arcade crurale. La fémorale profonde sera cherchée en dehors de la superficielle et un peu plus profondément.

Azzio Caselli (*Bulletino delle scienze mediche, Bologna*, novembre et décembre 1873) a pratiqué la *ligature de la fémorale profonde* chez un homme de cinquante-cinq ans, portant une énorme tumeur de la cuisse gauche, qui occupait les trois quarts supérieurs du membre, depuis la tubérosité ischiatique, jusqu'au tiers inférieur de la cuisse: les pulsations présentées par cette tumeur disparaissaient par la compression de la fémorale profonde et n'étaient nullement modifiées par la compression de la fémorale commune; on porta le diagnostic de carcinome sous-aponévrotique entre le couturier, le psoas-iliaque, la masse des adducteurs, le droit interne et le biceps. Comme on ne pouvait appliquer la bande ischémique, on la remplaça par la ligature de la fémorale profonde. Incision de 11 centimètres partant du pli inguinal et suivant la direction de l'artère fémorale, de 3 centimètres de profondeur. La saphène interne écartée et le fascia-lata incisé, on écarta le paquet vasculo-nerveux, ce qui permit de trouver l'artère qu'on cherchait; un ganglion fut enlevé: 2 centimètres d'étendue furent laissés entre le point où fut apposé la ligature et la bifurcation du tronc artériel. Le malade mourut à la suite de l'extirpation, et l'*autopsie*, à ce qu'il paraît, montra que les vues de l'auteur s'étaient parfaitement confirmées. On pourra consulter, au sujet de cette ligature, une brochure de 40 pages (Rome, 1877), de V. Montenoves, iintitulée: *Études d'anatomie chirurgicale sur la ligature de la fémorale profonde.*

Ligature au sommet du triangle de Scarpa. La base de ce triangle est le ligament de Fallope; son sommet est représenté, à 10 centimètres plus bas, par la rencontre du premier adducteur et du couturier. La ligature faite à ce niveau est une bonne opération, et celle que préfèrent bien des chirurgiens, même pour l'anévrysme poplité (opinion que nous ne saurions partager pour les raisons indiquées plus haut). Selon Hodgson, le lieu le plus favorable à cette ligature serait entre 10 et 13 centimètres au-dessous de l'arcade crurale, l'artère fémorale profonde prenant naissance, en général, à 5 centimètres au-dessous du milieu de ce ligament. Après avoir, sur le vivant, exploré les battements depuis le pli de l'aine où ils commencent jusqu'au point où ils cessent, c'est-à-dire là où le couturier recouvre le vaisseau, on fait une *incision de 8 centimètres*, sur le trajet connu, dont l'extrémité supérieure se trouvera distante du ligament de Fallope, au moins de 8 centimètres ; on coupe la peau et le tissu cellulaire, en ayant soin d'éviter soit la veine saphène, soit une des veines qui s'y jettent, soit l'un des nerfs saphènes. L'aponévrose incisée sur la sonde cannelée, on reconnaît le muscle couturier à la direction de ses fibres. Après avoir cherché et isolé son bord interne avec le bec de la sonde, on introduit un ou deux doigts dans la plaie et de leur pulpe on repousse le muscle *en dehors* ; un aide maintenant un écarteur sur chacune des lèvres de l'incision, on voit la gaîne aponévrotique qu'on incise après l'avoir soulevée, avec les mors d'une pince à dissection, ou que l'on déchire, avec le bec de la sonde. La gaîne celluleuse est ensuite ouverte en prenant soin de bien laisser en place la veine, qui est en dedans et en arrière, et les nerfs, puis on dénude méthodiquement le vaisseau par de légers mouvements du bec de la sonde dirigés dans une direction parallèle aux vaisseaux. L'artère étant soulevée et isolée sur la cannelure de cette sonde, on passe l'aiguille de Cooper, celle de Deschamps ou le stylet aiguillé muni du fil, *de dedans en dehors*, c'est-à-dire entre la veine de l'artère.

Hodgson a recommandé, dans cette opération, de n'inciser l'aponévrose que dans l'étendue de 2 centimètres et demi à 3 centimètres. C'est là un mauvais conseil, car cette manière de faire expose à une inflammation diffuse sous-aponévrotique qui peut avoir de la gravité en se propageant au loin, ou tout au moins apporter du retard dans la guérison de la plaie. Il est donc préférable, comme Scarpa l'a indiqué, de *sectionner l'aponévrose dans toute l'étendue de l'incision extérieure*; mais ce chirurgien donne aussi un conseil qu'il faut bien se garder de suivre, celui de soulever entre les doigts l'artère seule ou avec la veine, et de procéder alors à leur séparation. La ligature doit être faite, les vaisseaux restant absolument en place.

Ligature a la partie moyenne de la cuisse. Le procédé de *Hunter* consiste à faire, sur le trajet indiqué et sur le *bord interne du couturier*, une incision oblique en bas et en dedans; le muscle était renversé en avant et en dehors pour mettre la gaîne des vaisseaux à découvert.—*Lisfranc* faisait une incision de 8 centimètres s'arrêtant au niveau du point de jonction du droit interne et du couturier, arrivait sur le bord interne de ce muscle également et le rejetant en dehors dans sa gaîne, se trouvait sur l'artère (expose à léser la veine saphène et à tomber *trop en dedans*). — *Roux* voulait que l'incision fût pratiquée sur le bord externe du couturier, qui était déjeté en dedans, pour atteindre le vaisseau (expose à s'égarer et à parvenir dans le triceps, c'est-à-dire *trop en dehors*). — Le procédé de *Desault*, comme le dit Marcellin Duval, est une espèce de *mezzo-termine* ou de procédé intermédiaire à ceux de Hunter et de Roux : il consiste à faire l'incision sur le couturier lui-même, à sa partie moyenne, et à repousser ce muscle, suivant les cas, soit en dedans, soit en dehors. Desault, au besoin, coupe même le muscle en travers s'il gêne trop l'opérateur. Sauf ce dernier point, c'est ce procédé, adopté du reste par Hodgson, qui est le meilleur avec de légères modifications, car selon nous, une fois qu'on est arrivé sur le couturier, il est *préférable d'ouvrir toujours la gaîne de ce muscle* qui constitue le seul point de repère essentiel pour trouver le vaisseau.

On pratique cette ligature (partie moyenne) de la façon suivante : Toujours la même attitude indiquée pour le malade et l'opérateur. Reconnaître la place de la saphène interne (qu'il est bien plus facile de léser ici qu'au niveau du triangle de Scarpa), en comprimant la veine fémorale ou un peu plus bas la partie supérieure de la partie saphène elle-même et s'assurer s'il n'existe pas, sur la face antérieure de la cuisse une veine plus ou moins volumineuse, sorte de *saphène antérieure* (Marc. Duval). Pratiquer, suivant la ligne connue et sur le muscle couturier, une incision de 6 à 8 centimètres, et près de son bord interne, à moins qu'on ne soit gêné par la saphène : *cette incision est donc subordonnée*, autant que possible, à *la position de cette veine*. Si le muscle est extrêmement développé, il est préférable de tomber sur sa face extérieure que sur son bord interne. Section, avec lenteur et précaution, de la peau, du tissu cellulaire sous-cutané et de l'aponévrose sans se servir de la sonde cannelée. Reconnaître le muscle à la direction de ses fibres, sa gaîne étant ouverte, et le rejeter en dehors vers soi, sans intéresser le feuillet postérieur de la gaîne de ce muscle ; si on est plus rapproché du bord externe, le repousser en dedans, mais éviter en tout cas de le sectionner. Le couturier ayant été attiré en dehors ou récliné en dedans suivant les cas, on dirige ses recherches *vers le fémur*, c'est-à-dire en arrière et en dehors, et non directement en arrière en passant à côté de l'os. On s'arrête lorsque l'indicateur gauche appuie plus ou moins médiatement sur le squelette; c'est là une pratique excellente que nous recommandons avec Marcellin Duval (*Traité de l'hémostasie et des ligatures d'artères*, p. 278). On est alors sur la gaîne aponévrotique épaisse qui recouvre immédiatement les vaisseaux ; on la soulève avec des pinces et on l'incise sur la sonde cannelée ; on dénude et on passe le fil indifféremment de dehors en dedans ou de dedans en dehors, car la veine est postérieure à l'artère à ce niveau ; Marcellin Duval fait remarquer toutefois, *pour le passage du fil à ligature*, qu'il est prudent de s'assurer, si la veine, tout en occupant un plan postérieur n'incline pas en dehors ou en dedans, si elle n'est pas subdivisée en deux branches et si par hasard elle n'est pas située au devant de l'artère. Ce chirurgien conseille, d'une façon générale, de passer l'aiguille de Deschamps *de dehors en dedans*, c'est-à-dire *entre le nerf saphène interne qui est en dehors* et le vaisseau artériel.

Nous ne savons pas vraiment pourquoi cette ligature, au tiers moyen, est si rarement appliquée, car elle nous semble une excellente opération : par elle, on s'éloigne beaucoup de la fémorale profonde qui est si à craindre, au point de vue des hémorrhagies consécutives et, en outre, on s'adresse à un segment du tronc artériel qui ne fournit pas de collatérales de grande importance ; une légère difficulté de plus qu'il y a à lier ce vaisseau, à ce niveau, ne devrait pourtant pas arrêter les chirurgiens, quand elle est balancée par d'aussi grands avantages.

Ligature de la crurale à la partie inférieure. Ligature dans le canal de Hunter, improprement dite : *ligature à l'anneau du grand adducteur. Position.* Laisser reposer le membre sur sa face postérieure pour pratiquer l'incision et une fois qu'on est arrivé sur le bord externe du couturier, fléchir la jambe et porter la cuisse dans l'abduction pour sentir la corde tendineuse révélatrice ; chirurgien placé en dehors.

Pratiquer, dans la direction connue du vaisseau (ligne allant du milieu de l'arcade crurale à la partie postérieure du condyle interne du fémur), une incision ne dépassant jamais le quart inférieur de la cuisse, c'est-à-dire *aboutissant en bas à quatre travers de doigt au moins placés au-dessus du condyle interne.* Incision d'une longueur de 8 à 9 centimètres, intéressant la peau et le fascia superficialis : entrer dans la gaîne du muscle couturier par son bord antérieur ou externe pour bien le reconnaître à des fibres longitudinales et parallèles, tandis que celles du vaste interne dans l'épaisseur duquel les élèves s'égarent parfois, sont dirigées en bas et en dehors.

Le couturier *(premier repère)* mis à nu est rejeté en dedans par la pulpe des deux indicateurs introduits au centre de la plaie et s'écartant l'un de l'autre pour se rapprocher de chaque extrémité de l'incision ; il est maintenu en dedans par un crochet mousse. C'est alors, et ce n'est qu'alors (Farabeuf, *Communication orale sur la ligature de la fémorale dans le canal de Hunter.* In *Bull. de la Société de chirurgie*, séance du 19 juin 1878) que l'opérateur, saisissant le dessous du genou, fléchit la jambe et écarte la cuisse en laissant un doigt en permanence au fond de l'incision. Pendant cette manœuvre, une corde tendue surgit en soulevant le doigt explorateur, et, ajoute cet anatomiste dans le style imagé qu'il emploie si souvent pour ses descriptions, ce phénomène qui se produit tout à coup sous nos sens éveillés par l'attention, les frappe bien plus facilement que s'il s'est développé dès le début de l'opération et du fait de l'attitude primordiale.

Cette corde est le tendon du troisième ou grand adducteur; cependant Farabeuf se refuse à lui reconnaître cette qualité : il la regarde bien plutôt comme une dépendance du moyen ou second adducteur, celui du troisième étant un tendon gros, cylindroïde, creux, véritable gaîne aponévrotique remplie de fibres musculaires. Quoi qu'il en soit, cette corde (*second repère*) que l'abduction de la cuisse rend plus vibrante et rigide, limite en dedans un *méplat* aponévrotique dépressible au doigt, tranchant par sa couleur blanche moins nacrée sur les aponévroses voisines et dont les fibres disposées avec régularité sont *arciformes* à la partie moyenne. C'est au niveau de ce méplat ou sillon, qui laisse quelquefois entrevoir par transparence la coloration bleuâtre de la veine fémorale, que le doigt pressant légèrement sent battre le vaisseau artériel sur le vivant (en dehors de ce sillon se voit le vaste interne recouvert de fibres provenant également en partie des arciformes), et c'est là qu'on le trouvera sous cette *aponévrose de recouvrement*, constituant la *paroi antérieure du canal de Hunter* qui doit être incisée. Pour cela faire, on glisse de haut en bas, sous cette paroi aponévrotique, non par l'ouverture de sortie du nerf saphène que l'on ne trouve pas toujours en avant et en dehors, mais par celle d'une branche accessoire ou même par un orifice artériel, on glisse, dis-je, la sonde cannelée *immédiatement en dehors et le long* de la corde tendineuse précédente qui reste toujours tendue par la position donnée au membre inférieur et que le doigt de l'opérateur n'abandonne pas ; puis on sectionne l'aponévrose avec le bistouri ; aussitôt l'artère apparaît entourée de sa gaîne celluleuse et parfois masquée ou croisée par une ou plusieurs veinules collatérales, dont Tillaux a signalé l'existence dans son *Traité d'anatomie topographique*. Ce dernier chirurgien a même insisté particulièrement sur la présence d'une veine anastomotique qui entoure l'artère et dont il a rencontré sur le vivant un exemple qui l'a beaucoup gêné. On dénude enfin le vaisseau de sa gaîne celluleuse qui parfois offre une résistance assez marquée, et repoussant le nerf saphène en dehors, on passe l'aiguille de Cooper ou de Deschamps de dedans en dehors en ménageant bien la veine correspondante qui est derrière et assez adhérente au vaisseau artériel.

Sur le vivant, si le fil à ligature est apposé près de l'origine de la grande anastomotique, il sera indiqué de lier également cette artère.

En somme, la ligature de la crurale dans le canal de Hunter n'offre pas de difficulté sérieuse et pourrait se résumer à ces trois points essentiels :

1° Inciser les téguments à quatre travers de doigt (au moins) au-dessus du condyle interne, et repousser le couturier en dedans ;

2° Reconnaître la corde tendineuse des adducteurs ;

3° Sectionner l'aponévrose immédiatement en dehors de cette corde.

C'est parce qu'ils ne se conforment pas à ces trois préceptes qui, à eux seuls, suffisent pour exécuter cette opération, que les élèves peuvent commettre l'une des trois fautes suivantes, comme nous avons été à même de l'observer trop souvent dans les leçons que nous avons données pendant plusieurs années à l'École Pratique de la Faculté : *ou bien* l'incision première est faite trop bas et on peut dire, dès le début, que l'opération est manquée. On se livre alors à une recherche de plus en plus profonde, on produit des dégâts considérables et on n'aboutit à rien ou simplement à la ligature affreusement mal faite de la poplitée et non de la fémorale ; *ou bien* l'incision première étant bien tracée, la section de l'aponévrose de recouvrement est effectuée trop en dehors et on pénètre en plein vaste interne ; *ou bien*, en repoussant le couturier en dedans avec la pulpe des deux indicateurs, on dépasse la corde tendineuse adductrice et, continuant à se reporter en dedans d'elle, on agit avec la sonde cannelée et on fouille toujours avec acharnement, mais sans espoir de rencontrer aucun vaisseau ; il suffit de rester maître de soi-même et de bien se rendre compte des parages où l'on se trouve; si on est dans le vaste interne, on se reporte en dedans ; si on est en dedans de la corde, on se reporte immédiatement en dehors et on peut au moins achever la ligature du vaisseau tant bien que mal.

c. *Choix du fil à ligature. Ligature au catgut.* Nous avons vu plus haut dans quelles circonstances très-rares, on a employé *la ligature métallique*, nous n'en reparlerons pas. Signalons encore pour mémoire deux procédés, assez médiocres à notre avis, de *ligature métallique incomplète à fil perdu de Minkiewiez* (1875) et de *compression du vaisseau avec fil métallique, de Dix*, qui sont exposés (in *Dictionn. annuel du progr. des sc. et institut. médic.* pour 1876, 1877, p. 31 et suivantes).

Le fil dont nous nous servons le plus habituellement est le *fil de chanvre*, fil roux, ciré, dont on éprouve la résistance par des secousses en prenant chaque chef dans une main ; pour l'artère fémorale, il est bon de faire usage d'un fil double. Mais il est une variété de ligature dont on s'est servi, principalement à l'étranger, depuis cinq ou six années et qui paraît avoir donné des résultats satisfaisants, je veux parler de la *ligature de catgut antiseptique* dont je désire dire quelques mots et donner quelques indications bibliographiques. Il ne s'agit, bien entendu ici que de l'application de cette méthode à l'artère fémorale.

En 1873, Mecewen (William) pratiquait avec succès la ligature de la crurale au sommet du triangle de Scarpa, par la méthode antiseptique, en se servant de catgut pour le vaisseau (*The Glascow Med. Journ.*, p. 262). Il fut suivi dans cette voie par bien d'autres chirurgiens anglais et américains, qui ont reconnu l'efficacité de son emploi. Cette corde à boyau ne constitue pas, pour ainsi dire, un corps étranger dans la plaie puisque, en séjournant au milieu des tissus, elle se résorbe peu à peu et finit par disparaître en s'identifiant avec ces tissus et ne provoquant, par sa présence, aucune suppuration comme le fil de chanvre ordinaire. Le fil de catgut est donc favorable à la réunion immédiate des plaies et peut rendre grand service dans les ligatures d'artères. Ainsi Bryant (*The Lancet*, 10 octobre, p. 516, 1874) a publié un exemple d'anévrysme poplité où la compression avait échoué et qu'il traita par la *ligature de la fémorale, au moyen du fil animal*. Il y eut *réunion par première intention* et guérison rapide et complète. En 1876, Blanc (Henri), de Bombay, a traité un anévrysme des deux artères poplitées par la *ligature des deux fémorales avec le catgut* et l'emploi du pansement de Lister. La réunion par première intention fut obtenue dans les deux cas et la guérison fut aussi satisfaisante que possible. Dans tous ces exemples, qui méritent certainement de fixer l'attention, la corde à boyau, au lieu de provoquer un travail d'élimination comme le fil de chanvre et d'occasionner de la suppuration, n'amène aucune irritation des tissus au milieu desquels elle se trouve. Dans le *Journ. de méd. et de chir. prat.*, art. 10092, 1875, p. 487, il est dit qu'une femme opérée à l'hôpital d'Édimbourg, pour un anévrysme fémoral, par la *ligature de l'iliaque externe à l'aide du catgut* avait guéri; le quinzième jour, la réunion de la grande plaie était parfaite sans qu'il y eut aucune élimination de fil. D'autre part, le *British Med. Journal* de 1875, t. II, p. 511, a publié un article dû à Oliver Pemberton, chirurgien de l'hôpital de Birmingham, tout à fait favorable à cette méthode, et dans lequel est donnée la relation intéressante d'un cas où il appliqua une *ligature avec le catgut phéniqué, sur la fémorale* superficielle, immédiatement au-dessous de la fémorale profonde; toutefois, la plaie ne fut pas pansée par la méthode antiseptique et suppura; il n'y eut pas d'hémorrhagie, et le chirurgien attribue le succès de l'opération à la nature du fil, peut-être avec trop de complaisance. En France, ce qui fait que cette méthode ne s'est pas encore généralisée, c'est qu'on redoute un peu (avec des observations à l'appui) les hémorrhagies. Suivant Berger (Soc. de chirurgie, mars 1876), dans les ligatures faites avec le catgut, une proportion énorme d'hémorrhagies consécutives aurait lieu.

D'autres observations sont encore dues à Holmes (*Ligature de la fémorale avec le fil de boyau phéniqué pour un anévrysme poplité, Clinical Society of London*, in *The Lancet*, 20 novembre, t. II, p. 737, 1875; à Nankivell, *Cinq observations de ligature de l'artère fémorale avec le fil de boyau phéniqué*, in *The Lancet*, t. II, p. 835, 11 décembre 1875; à K. Eliaschewitsch et à D. Murinoff (*Centralblatt für chirurgie*, n° 45. 1875); à Sheen, *Anévrysme poplité, ligature de la fémorale* avec le fil de *boyau phéniqué*, guérison (*The Lancet*, 12 août, p. 222, 1876), etc.

Dans un exemple relaté in *the Brit. Med. Journal*, 1er décembre 1877, Smith (Thomas) a employé aussi le catgut phéniqué pour lier la fémorale comme traitement d'un anévrysme poplité, mais il survint en ce cas un anévrysme secondaire. Mentionnons encore une publication récente de Walshe, intitulée: « *Anévrysmes de la poplitée; deux observations de guérison très-rapide par ligature de la fémorale avec le catgut, après compression préalable pendant quelques jours*, in *the Lancet*, t. II, p. 617, 1878. » On trouvera, pour plus de détails, des développements fort instructifs dans une revue générale faite par Talamon, sur l'*Emploi du catgut dans les ligatures d'artères* (*Revue mensuelle de méd. et de chir.*, mai, p. 377, 1877).

C'est l'emploi du *catgut à l'acide chromique* dont Mecewen a fait usage pour ligature de la fémorale appliquée dans un cas d'anévrysme poplité (*Brit. Med. Journal*, 22 février 1879).

d. *Rétablissement de la circulation à la suite de la ligature de la fémorale. Circulation collatérale.* Immédiatement après la ligature de la fémorale, il se passe certains phénomènes qui s'observent loin du lieu de la plaie elle-même et qui ont pour effet de rétablir la circulation du membre, au-dessous du point où a été apposé le fil, par l'intermédiaire des artères collatérales et de leurs anastomoses multiples; ce sont ces phénomènes si importants d'anatomie et de physiologie pathologique que nous désirons examiner, en ce qui concerne seulement l'oblitération de l'artère principale de la cuisse.

Winslow, dans son Exposition anatomique (1732), a décrit avec plus d'exactitude qu'on ne l'avait fait avant lui, les vaisseaux articulaires du genou, les branches de communication de l'artère poplitée; et c'est d'après ces notions anatomiques que l'on entrevoit le succès de la ligature fémorale sans crainte de sphacèle. Haller donne ensuite une description plus étendue de ces branches artérielles très multipliées qui établissent une communication directe entre les artères crurale, poplitée et tibiale antérieure; il les fait représenter dans des planches très-bien gravées et il conclut, de l'existence de toutes ces anastomoses, la possibilité de guérir l'anévrysme du jarret par la ligature de l'artère en conservant le membre: *Quare cùm arteriæ articulares superiores super articulationem genu ortæ, ad utrumque latus patellæ, plerumque magnis ramis descendant, seque immittant in inferiores arterias in tibiâ sub-poplite natas, apparet utique arteriam popliteam fere eâdem cum spe inter duos condylos ligari posse, aut excindi, si anevrisma id requisiverit, et æque bonam spem posteam resectionem de tibiâ pedeque superesse* (*Fascic. Icon. anat. V. Tabul. IV*).

En 1742, Guattani ayant eu l'occasion de pratiquer l'*autopsie* d'un malade mort d'un anévrysme fémoral à marche rapide, en constatant l'oblitération de l'artère en un point sans qu'il se soit développé une gangrène du membre, en conclut, mais par simple intuition, que *le membre devait être alimenté par la circulation collatérale*, et il institua, à cet effet, quelques injections qui lui prouvèrent qu'il avait deviné juste.

Desault, en 1767, à l'âge de vingt-trois ans, expérimente sur les artères crurale et humérale, et fait voir clairement que la circulation, après la ligature de la crurale, s'opère avec facilité par les branches collatérales; le résultat de ces recherches n'est pas publié par lui, et ce n'est que vingt ans plus tard qu'il en est parlé dans le *Journal de méd. de Vandemonde*, t. LXX, p. 471.

Blandin (*Journal hebdom.*, 1830, p. 199 à 206) publie, à propos d'un malade opéré par Roux d'un anévrysme et mort huit ans après d'une affection du cœur, un article fort intéressant sur les *modifications apportées dans le système artériel des membres inférieurs par la ligature de l'artère fémorale au bas de l'espace inguinal, dans un cas d'anévrysme de la partie inférieure de cette artère:* de l'*autopsie* et de la dissection du membre faites par Blandin et Roux il résultait que la circulation était rétablie de la partie supérieure de la fémorale vers la poplitée, par l'artère profonde : deux de ses branches, en effet, la petite musculaire et l'artère du nerf sciatique, avaient subi une *énorme dilatation* et s'anastomosaient avec des branches *également très-élargies* de la poplitée, savoir: la première, avec l'articulaire supérieure externe; la seconde, avec un rameau de la poplitée qui se rendait dans le nerf sciatique près de sa bifurcation.

Depuis cette époque les nombreuses injections qui ont été faites sur divers sujets dont l'artère crurale avait été antérieurement oblitérée d'une façon ou d'une autre, et les dissections de pièces anatomo-pathologiques, par Sabatier, Ribes, A. Cooper, Hodgson, Dupuytren, Pelletan, Velpeau, etc., enfin, celle de Verneuil, déposée au musée Dupuytren, (déjà citée plus haut) et qui est certainement une des plus convaincantes, ont montré d'une manière saisissante le mécanisme par lequel s'effectue le rétablissement du cours du sang d'un membre inférieur dont la crurale est oblitérée ; sans entrer dans des détails circonstanciés et généraux qui seront exposés ailleurs, nous dirons que d'après les expériences de Porta, cette circulation se rétablit par des *collatérales directes* et par des *collatérales indirectes*, ces dernières étant les principales et pouvant présenter quelquefois des dilatations fort considérables. Broca dit que ce rétablissement s'effectue : 1° par des *anastomoses artérielles* ; 2° par des *communications capillaires* (dans les muscles, os, périoste, etc.); les mots sont changés, mais le mécanisme admirable de cette nouvelle circulation reste le même. Récemment Wyeth (A.) a publié encore (*American Journal*, p. 118, 1876) un exemple d'oblitération de l'artère poplitée suivie de rétablissement de la circulation par le développement des vaisseaux collatéraux, qui vient à l'appui de tout ce que nous connaissons sur ces phénomènes.

Parmi les branches collatérales qui augmentent de volume après la ligature du tronc crural, celles qui accompagnent normalement les *gros troncs nerveux* et spécialement le nerf sciatique paraissent avoir une tendance toute particulière à se dilater et à concourir pour une large part au rétablissement du cours du sang. Ainsi Boyer (*Mal. chirurg.*, 1re édit., t. II, Paris, 1814) faisant l'*autopsie* de l'opéré de Desault, onze mois après que ce dernier avait lié l'artère poplitée, injecta le membre : de larges collatérales s'étaient développées et il y avait, entre autres, *dans l'épaisseur du nerf sciatique un tronc artériel aussi gros qu'une radiale;* cette artère, qui paraissait être un rameau de l'ischiatique, descendait jusqu'à la partie postérieure du genou et s'y anastomosait avec d'autres rameaux appartenant aux artères articulaires supérieures.

Dans un mémoire publié en 1822, A. Cooper observa un fait analogue de dilatation des vaisseaux qui accompagnent le nerf sciatique ; ce sujet avait été opéré sept ans auparavant et *de nombreuses artères flexueuses et volumineuses entouraient le nerf et provenaient de la fémorale profonde.*

Blandin, dans l'*autopsie* fort curieuse, rapportée un peu plus haut, trouva *l'artère du nerf sciatique du volume d'une plume de corbeau ;* elle naissait en haut d'une grosse branche de la deuxième perforante et descendait en décrivant une foule de courbures, jusque dans le creux du jarret où elle s'anastomosait largement avec une branche également très-dilatée qui venait de la partie postérieure de la poplitée. Cette dernière se trouvait donc en communication directe avec les perforantes, grâce à la présence de cette grande anse artérielle contenue dans l'épaisseur du nerf sciatique ; de plus, un rameau peu considérable de l'artère ischiatique descendait de la partie supérieure du nerf de ce nom vers l'anse remarquable qui vient d'être décrite ; en outre, cette anse envoyait inférieurement vers la jambe deux rameaux volumineux sur le trajet et dans l'épaisseur des *nerfs sciatiques poplités externe et interne*, rameaux qui s'anastomosaient avec des branches des artères tibiales postérieure et antérieure. Le *nerf saphène interne* contenait aussi à son centre un rameau artériel dilaté et flexueux, comme celui du nerf sciatique, rameau qui naissait de la partie supérieure de l'artère fémorale et venait s'anastomoser en dedans du genou avec les artères articulaires internes: de sorte que dans cet exemple, le rétablissement de la circulation, dans le segment du membre situé au-dessous de la ligature du tronc artériel principal, s'effectuait surtout par l'entremise des collatérales propres aux divers nerfs de la cuisse, qui avaient subi une dilatation des plus considérables.

Chez un malade de Boyer, guéri d'un anévrysme poplité droit par la compression de la crurale, et mort quarante-huit ans après à Bicêtre dans le service de Desprès, ce chirurgien trouva une *énorme collatérale* développée dans l'épaisseur du *nerf sciatique* (Broca, *Traité des anévrysmes*, p. 692).

Porta, cité également par Broca, rapporte un fait presque identique aux précédents : G. Miloni avait subi la ligature de la fémorale au milieu de la cuisse pour un anévrysme poplité, et avait conservé une paralysie de plusieurs orteils avec un certain degré d'atrophie de la jambe. L'anévrysme ayant récidivé au bout de quatre ans, une nouvelle opération fut jugée nécessaire, et Gherini lia l'iliaque externe ; le malade mourut au bout de soixante-dix-huit heures. Le membre ayant été injecté et disséqué, on trouva dans l'épaisseur du *grand nerf sciatique* une grosse artère très flexueuse qui recevait, à travers le névrilème, plusieurs anastomoses volumineuses, qui se bifurquait dans le jarret pour envoyer une grosse branche très-flexueuse dans chacun des nerfs poplités, comme dans le cas de Blandin, et qui parcourait ainsi dans l'épaisseur des cordons nerveux un trajet long de plus de ving-deux centimètres.

Non-seulement le nerf sciatique et ses branches peuvent présenter des collatérales volumineuses et des varicocités artérielles, mais encore le nerf crural est susceptible d'offrir une disposition analogue comme on le voit dans l'observation de Buckminster, Brown et Henry A. Beach (*Anévrysme fémoral guéri par la compression directe sans soumettre le malade au repos : mort de péritonite six ans après* ; in *Boston Med. and Surg. Journal*, 21 oct. 1875) ; dans ce cas, l'*autopsie* démontra que toutes les branches de l'hypogastrique étaient triplées de volume : l'artère ilio-lombaire s'anastomosait à plein canal avec l'artère circonflexe iliaque ; l'artère fessière, à sa sortie du bassin, présentait un grand nombre d'anastomoses avec les artères circonflexes fémorales externe et interne, et par l'intermédiaire des branches du nerf sciatique, communiquait avec les artères perforantes, branches de la fémorale profonde. Un grand nombre de rameaux anastomotiques traversaient les muscles de la région postérieure de la cuisse : des varicosités artérielles très-nombreuses se voyaient dans le nerf sciatique et aussi, mais à un moindre degré, *dans le nerf crural* : l'obturatrice présentait un large canal de communication avec l'épigastrique, au-dessus du pubis. Les honteuses internes avaient aussi subi un certain degré de dilatation.

La présence de ces collatérales volumineuses dans l'épaisseur des nerfs de la cuisse, rendrait jusqu'à un certain point compte des troubles d'innervation et des lésions de nutrition, que l'on peut observer sur le membre inférieur et principalement au niveau des orteils, après la ligature de la fémorale ; en effet, les varicosités, développées au centre des nerfs, en comprimant les tubes et sont susceptibles d'en altérer les fonctions. La chose est possible, mais les lésions des extrémités, en pareil cas, nous paraissent devoir être attribuées plutôt à une insuffisance de nutrition dans le segment inférieur du membre, par suite de la lenteur avec laquelle se rétablit la circulation en retour.

En effet, une question bien importante, relative à cette circulation collatérale, est de savoir quel est le *temps nécessaire au rétablissement* du cours du sang dans les branches artérielles après la ligature du tronc principal. D'une façon générale, nous pouvons dire que tantôt cette circulation s'établit avec la plus grande rapidité, tantôt, au contraire, elle met un laps de temps assez long pour s'achever entièrement; mais peut-on arriver à des données plus exactes?

Broca a répété les expériences qui avaient été faites avant lui par Guattani et Desault, et de façon à déterminer le degré de rapidité avec lequel se produit le rétablissement du cours du sang après l'apposition de la ligature; voici l'une de ces expériences, relatée en note dans son *Traité des anévrysmes*, p. 507 : sur un chien de grande taille, il passa une ligature sous la fémorale à l'aine, et avant de nouer le fil, il désarticula rapidement le genou. La plaie fournit aussitôt un jet *unique*, volumineux, provenant de la poplitée et s'élançant à un mètre vingt centimètres de distance; au bout de quelques secondes, le fil placé sous la fémorale fut serré : l'hémorrhagie s'arrêta immédiatement, mais au bout d'une minute le sang commença à baver par l'ouverture de la poplitée; au bout de trois minutes c'était un jet véritable; au bout de cinq minutes, le jet avait déjà trente centimètres d'amplitude, limite qu'il ne dépassa pas pendant la fin de l'expérience; dès la cinquième minute, un second jet, plus ferme et légèrement saccadé, de vingt centimètres, s'élança à travers une petite collatérale; *cinq minutes avaient suffi pour ramener le sang dans ce petit vaisseau;* au bout de dix minutes encore, l'hémorrhagie était complétement arrêtée, le sang s'étant coagulé à l'embouchure des vaisseaux, mais la circulation continuait toujours dans la cuisse, car ayant excisé dans la plaie environ un demi-centimètre de la poplitée, on vit le jet réapparaître aussi fort qu'auparavant. Broca fait observer que ces expériences sur les animaux ne donnent qu'une idée imparfaite de ce qui se passe sur l'homme après la ligature, car, chez les premiers, les collatérales se développent avec une telle rapidité, et il s'en développe tant, qu'on ne peut jamais produire chez eux la gangrène d'un membre en pratiquant la ligature de l'artère principale.

Dans le même ordre d'idées, E. Sonnenburg (*Centralbl. für Chir.*, n° 44, 1876) a publié un travail intitulé : *Quelques observations sur le rétablissement de la circulation collatérale après la ligature des artères dans la continuité* et dont il est donné un résumé dans le t. IX, 2e fascic., 15 avril 1877, de la *Revue des sciences médicales* de G. Hayem. Cet expérimentateur s'est servi de chiens de taille moyenne, curarisés préalablement et soumis à la respiration artificielle : un fil était jeté sur l'aorte abdominale au-dessous de la naissance des artères rénales, et un *kymographion* était mis en communication soit avec le bout central de l'artère fémorale, soit avec son bout périphérique, soit avec la pédieuse.

Kymographion en connexion avec le bout central de la crurale. Si on tirait sur le fil ou si on exerçait sur l'aorte la compression digitale, on voyait la pression dans la fémorale diminuer lentement, sans disparaître tout à fait; et dès qu'on lâchait le fil ou qu'on cessait la compression, la pression redevenait immédiatement la même qu'avant l'expérience. — Après la ligature de l'aorte, la pression dans la fémorale tombait de cent dix millimètres de mercure à soixante-six millimètres; *mais au bout de trois cents secondes, elle commençait à se relever* (l'artère aurait alors donné du sang) et au bout de sept cents secondes, les pulsations reparaissaient, d'autant plus marquées que l'animal manifestait une dyspnée plus considérable.

Kymographion en communication avec le bout périphérique. Le relèvement de la pression artérielle et le retour des pulsations se firent comme dans la première série, *mais au bout d'un laps de temps un peu plus long.*

Kymographion communiquant avec la pédieuse, la ligature portant sur la crurale. Malgré les difficultés matérielles qui ne permirent pas des expériences complètes, on vit *au bout de trois minutes* la pression intra-artérielle commencer déjà à se relever.

c. *Accidents dus à la ligature de la fémorale.* Nous serons très-brefs à ce sujet car la question a été en partie traitée dans l'étude que nous avons faite de la ligature de la crurale appliquée aux anévrysmes.

Accidents opératoires. Blessure de la veine et ligature du nerf saphène sont les deux accidents que nous trouvons mentionnés dans les auteurs et qui nous semblent cependant faciles à éviter quand l'opération est conduite avec soin et en reconnaissant bien les points de repère. Richet et Robert (16 décembre 1852. *Bull. de la Société de chirurgie*) relatent deux exemples dans lesquels le saphène fut pris dans la ligature apposée sur l'artère crurale : dans le premier, toutes les parties, auxquelles ce nerf se distribue, tombèrent en gangrène ; dans le second, qui est attribué à Dupuytren lui-même, une eschare gangréneuse se déclara au niveau de la malléole interne.

Accidents consécutifs du côté de la plaie. Cauvy (*Montpellier médical*, p. 422, nov., 1874) cite un cas d'anévrysme de la poplitée dans lequel l'artère ayant été liée au niveau de l'anneau du troisième adducteur, il survint une *hématocèle consécutive* traitée par les injections de perchlorure de fer; après inflammation suppurative, la guérison eut lieu. C'est surtout l'*hémorrhagie consécutive* par l'un des deux bouts du vaisseau qui est à craindre et dont la fréquence dépend de la région de la cuisse où le vaisseau a été lié : en thèse générale, il est bien préférable de chercher à lier dans la plaie plutôt que de se reporter plus haut, car il est difficile de dire, au préalable, par quel bout se fait réellement l'écoulement sanguin et on s'expose alors, si l'hémorrhagie a lieu par le bout inférieur, à voir continuer l'issue du sang quand bien même on remonterait jusqu'à l'aorte, opération tentée du reste par James (J. T.) qui relate (in *Med.-Chir. Transact.*, t. XVI, part. I, p. 11830) un cas d'anévrysme de l'iliaque externe pour lequel on pratiqua la ligature de l'artère fémorale ! puis conséquemment celle de l'aorte ! !

Agnew (*Philadelphia méd. Times*, 10 nov. 1877) appliqua successivement, en vue de combattre des hémorrhagies répétées chez un malade portant un anévrysme poplité traité par la ligature de la fémorale, un fil sur la fémorale profonde, l'obturatrice, l'iliaque externe et l'iliaque primitive ; il ne put se rendre maître du sang et la mort survint par hémorrhagie secondaire. Évidemment en pareil cas, l'écoulement se produisait par le bout inférieur et il eût été plus sage d'avoir recours à la méthode ancienne, quelque grave qu'elle puisse être, plutôt que de pratiquer toutes ces ligatures.

Duplay cependant a obtenu un cas de guérison, dans des circonstances analogues, en recourant à la ligature de l'iliaque externe d'une façon consécutive : cette observation lue à la Société de chirurgie, 26 avril 1871, et publiée dans les *Archives génér. de méd.*, avril, mai et juin 1871, p. 289, est intitulée : « Anévrysme poplité, insuccès de la flexion et de la compression digitale, ligature de l'artère fémorale au sommet du triangle de Scarpa, hémorrhagie à la suite du fil : ligature immédiate de l'artère au-dessus, puis quelques jours après ligature de l'iliaque externe. Guérison de l'anévrysme, mort du malade quelques mois plus tard par phthisie pulmonaire. »

Crips (W. Harrison) dans une étude intéressante sur le *traitement des hémorrhagies secondaires après la ligature de l'artère fémorale dans sa continuité* (*Saint-Bartholomew's Hosp. Rep.*, vol. X, 1874, p. 91, et *Revue de G. Hayem*, p. 722, t. V, 2 fasc.) a rassemblé 53 observations détaillées : selon lui, la ligature de la crurale est suivie d'hémorrhagies secondaires huit fois sur cent : après avoir passé en revue, dans ce mémoire, les divers cas traités : 1° par la ligature de l'iliaque externe; 2° par la ligature dans la plaie; 3° par l'amputation; 4° par la compression; 5° par l'expectation, il arrive aux conclusions suivantes dont nous laissons la responsabilité absolue à l'auteur de ce travail.

« Il semblerait que parmi les méthodes de traitement des hémorrhagies secondaires de la fémorale, LA LIGATURE DE L'ILIAQUE EXTERNE *n'est justifiable en aucun cas*. Non-seulement cette opération n'arrête pas l'hémorrhagie, mais encore elle expose extraordinairement la vie du malade.

« L'AMPUTATION a le mérite d'être recommandée par les meilleures autorités de la chirurgie moderne; mais il semble que si le malade possède encore assez de vitalité pour supporter une opération aussi formidable, c'est qu'il n'est pas dans un état qui interdise toute tentative ultérieure de compression.

« Dans les cas désespérés ou lorsque la gangrène s'est déclarée, l'ablation du membre peut devenir la seule chance de salut.

« L'ouverture de la plaie est un moyen hasardeux et incertain et les chances de succès sont trop faibles pour contrebalancer les incertitudes et les dangers de l'opération. Elle n'offre des chances sérieuses de succès que *si l'hémorrhagie est survenue très-peu de temps après la ligature* ». — Ce chirurgien termine en disant qu'un *bandage solide* et une *compression très-soigneusement appliquée* sont indubitablement le traitement qu'il faut adopter dans ces cas, et cette méthode doit être suivie avec un zèle et une persévérance basés sur la ferme conviction que, dans la majorité des cas, c'est le seul traitement auquel on puisse se fier.

Accidents du côté du membre. Ce sont des troubles de la circulation (diminution des capillaires, augmentation des troncs, Liston) et de l'innervation qui se traduisent par un vice de nutrition du membre, atrophie, paralysie, fourmillements, refroidissement, gangrène. En ce qui concerne la *gangrène*, accident sur lequel nous nous sommes déjà expliqué, nous dirons qu'elle peut se limiter simplement à une portion du membre inférieur ou envahir rapidement la jambe et même la cuisse. Smith (*The Lancet*, 12 juillet, II, p. 43, 1873) à la suite de la ligature de la fémorale pour un anévrysme poplité a vu survenir une *gangrène limitée* au bout de trois semaines et la séparation des quatre orteils.

Michaux (de Louvain) a rapporté, comme nous l'avons vu plus haut, un exemple d'anévrysme poplité spontané traité d'abord sans succès par la compression indirecte partielle et totale double alternative : on en vint à la ligature de l'artère crurale qui amena la *gangrène non limitée* du pied et de la jambe; l'amputation de la cuisse fut faite et la guérison eut lieu.

En ce qui touche la cause de la gangrène succédant à la ligature des artères volumineuses du membre inférieur, W. Sawyer (*The Boston Med. and Surgic. Journ.*, 2e semestre, p. 250, 1874) a remarqué, en comparant plusieurs observations de ligature, soit de l'iliaque externe, soit de la fémorale, que la *gan-*

grène est survenue dans tous les cas où l'hémorrhagie a été profuse, tandis que le membre avait conservé son intégrité lorsque la perte de sang avait été peu considérable : ce chirurgien suppose que, dans ce dernier cas, la pléthore résultant de la suppression d'une partie de l'appareil circulatoire suscite du côté du cœur un surcroît d'activité dont l'effet est favorable au développement de la circulation collatérale. Cette heureuse influence ferait défaut après la soustraction d'une notable quantité de sang.

Enfin Porter (C. B.) a observé un cas de *tétanos* suivi de guérison chez un malade qui avait subi la ligature des deux bouts du vaisseau pour un anévrysme poplité diffus et sur lequel on fut obligé de pratiquer celle de l'artère fémorale pour hémorrhagie secondaire (*American Journal*, p. 128, juillet 1876); dans ce fait, le tétanos céda à des injections sous-cutanées de morphine et à des lavements de chloral répétés à haute dose : la jambe s'était fléchie à angle droit sur la cuisse, mais peu à peu elle se redressa d'elle-même et ne gêna en rien le malade dans son métier de commissionnaire.

C. Torsion de la fémorale. En Angleterre J. D. Hill, T. Bryant, Cooper Forster, W. Callender et dans notre pays Tillaux et un certain nombre de chirurgiens, parmi lesquels on me permettra de me ranger, ont cherché à accréditer de nouveau cette méthode, née en France, employée tout d'abord par Amussat, Thierry, Velpeau, etc., et abandonnée depuis quelques années : en modifiant ce qu'elle avait de défectueux, nous pouvons dire qu'ils sont arrivés, par leurs succès incontestables et fort nombreux, à faire *définitivement* regarder la torsion des grosses artères, et de la fémorale en particulier comme un *moyen hémostatique qui peut certainement marcher de paire avec la ligature.*

On emploie la torsion de la fémorale : 1° *comme moyen hémostatique*, dans les plaies de ce vaisseau accidentelles ou d'amputation ; 2° *comme moyen appliqué à la guérison des anévrysmes.*

Comme moyen hémostatique, la torsion de la fémorale a fait ses preuves ; les grands traumatismes accidentels font bien voir du reste combien cette torsion met à l'abri de l'hémorrhagie : ainsi il existe dans le musée de Saint-Thomas de Londres un exemple de torsion de l'artère fémorale déterminée accidentellement par le déroulement d'un câble : le matelot avait été pris dans les tours du câble, et l'ancre, en tombant, avait produit l'arrachement du membre vers le milieu de la cuisse. Le blessé n'eut aucune hémorrhagie et fut transporté à Guy's Hospital où l'amputation fut pratiquée par A. Cooper.

J. D. Hill (*The Lancet*, 5 nov. 1870) qui emploie le procédé d'Amussat (*torsion limitée*) cite, dans un tableau qu'il donne à la fin de son mémoire, cinq cas d'amputation de la cuisse avec torsion de ce vaisseau (4 tours et 7 tours) sans hémorrhagie consécutive. Cooper Forster a également appliqué cette torsion à l'hôpital de Guy's dans huit amputations, dont quatre pour des affections chroniques du genou chez des jeunes filles qui ont guéri. Dans aucun cas, il n'y eut d'hémorrhagie consécutive.

T. Bryant (*Sur la sécurité de la torsion des artères dans les amputations. The Lancet*, 21 mars 1874, t. I, p. 417) dit que la torsion a été faite à Guy's Hospital dans 110 cas d'amputations de la cuisse, et il n'y a jamais eu d'hémorrhagie secondaire.

L. Boyer (*Gaz. des hôp.*, décembre 1847) après une amputation de cuisse pour une tumeur blanche, tordit séparément le tronc de la fémorale et la fémorale profonde : les extrémités tordues de ces deux artères battaient à la surface de la plaie avec des mouvements isochrones à ceux du pouls, il n'y eut pas non plus d'hémorrhagie consécutive.

C'est Tillaux en France qui a pratiqué le plus grand nombre de fois la torsion de la fémorale et toujours avec succès, et c'est la *torsion libre* et non limitée qu'il met en pratique. Il commence par isoler la lumière de section dans une petite étendue, puis il saisit le vaisseau au-dessus un peu obliquement entre les mors plats d'une pince spéciale à écrou et munie, à l'extrémité libre, d'une petite *palette* transversale qui permet de la manier plus aisément. On tourne la pince jusqu'à ce que le tourillon artériel se détache et tombe avec l'instrument : il faut en moyenne de 25 à 40 tours quand on opère sur une grosse artère comme la fémorale.

Nous avons vu pratiquer un certain nombre de torsions de la fémorale par ce chirurgien, nous en avons fait une nous-même sur un amputé de cuisse à Lariboisière d'après son procédé, et toujours avec un résultat satisfaisant. Anger, dans deux amputations de cuisse, a opéré aussi la torsion des artères et sans hémorrhagie secondaire. Tous ces faits nous permettent donc d'affirmer que ce procédé est très-bon. Bien plus, la présence d'une collatérale, existant près du point où l'artère a été tordue, ne semble pas empêcher inévitablement la formation du caillot obturateur; en effet nous avons été témoin de l'*autopsie* d'une artère fémorale tordue par Tillaux chez un homme d'équipe qui avait succombé à Lariboisière au bout de quelques jours, à des lésions multiples par écrasement et chez lequel deux amputations avaient été pratiquées dont une de cuisse : à l'extrémité du *tourillon terminal* le vaisseau était effilé comme un tube de verre à la lampe d'émailleur et, chose assez curieuse, malgré la présence d'une petite artère collatérale venant s'ouvrir dans le godet qui se trouve au-dessus du tourillon, il s'était formé un caillot du côté opposé à l'émergence de cette artère collatérale.

Si la torsion de la crurale est un excellent moyen hémostatique primitif, il en est de même pour l'*hémostase consécutive* qu'elle semble prévenir peut-être mieux que la ligature elle-même. En effet si la torsion immédiate, sans caillot, résiste à l'afflux du sang, elle y résiste aussi lorsque le caillot se dissout par le fait de l'infection purulente; par exemple, dans une amputation de cuisse, faite en 1875 chez un jeune homme, cet opéré ayant succombé à cette complication le seizième jour, la fémorale ne contenait pas trace de caillot : avec la ligature, au contraire, l'hémorrhagie consécutive ne manquerait pas de se produire une fois le fil tombé (*Dict. annuel des progrès des sc. et instit. méd.* de P. Garnier, 12e année, 1876-1877).

Cette torsion peut-elle s'appliquer *sur la continuité du vaisseau* pour la guérison des anévrysmes? Tillaux le croit sans cependant présenter des faits à l'appui de ce procédé. P. T. Hayes (*Exposé relatif à la torsion des artères pour la cure des anévrysmes*. In *The Irish Hosp. Gaz.*, nº 3, p. 37, 1873) propose à cet égard d'opérer de la manière suivante : découvrir l'artère comme pour l'opération de la ligature, saisir quatre vaisseaux avec deux pinces plates, en deux points distants de 2 centimètres environ, sectionner l'artère entre les deux points et pratiquer la torsion successive des deux bouts. D'autre part, Farabeuf (*Précis de manuel opér. Ligat. des art.*, p. 37, 1872) a cherché sur le cadavre à tordre les artères dans la continuité sans perte de substance notable. Il s'est servi d'un disque métallique petit et épais, fendu suivant son diamètre. Les deux moitiés, articulées à charnière par un bout, peuvent s'écarter et former une véritable pince dont les mors étroits et rugueux se rapprochent au contact et y peuvent être maintenus par un arrêt. L'artère dénudée est pincée dans l'instrument qui en se refermant rompt les tuniques élastiques et tient ferme la tunique externe; le vaisseau est alors devenu l'axe d'une petite poulie fixe que l'on peut faire tourner de différentes manières. Gillette.

CRURALE ou **FÉMORALE** (**Veine**). § I. **Anatomie.** Comme l'artère du même nom, la veine fémorale a pour limites, en bas, l'anneau du grand adducteur, et en haut l'arcade de Fallope. Elle offre donc, à peu de chose près, les mêmes connexions que le vaisseau artériel avec lequel elle affecte des rapports intimes qui diffèrent toutefois, suivant les diverses parties de son étendue. D'une façon générale, elle est située sur un plan un peu plus postérieur ; de plus, *en bas*, elle se rapproche du côté externe de l'artère et du squelette ; *au milieu*, elle est placée en arrière de l'artère et, *en haut*, depuis l'embouchure de la saphène jusqu'au ligament de Poupart, elle en occupe le côté interne, mais toujours sur un plan un peu postérieur. Dans ce dernier segment de son trajet, elle peut porter le nom de *veine inguinale*, est très-volumineuse et adhère assez fortement au vaisseau artériel. Elle répond de plus, à ce niveau, à la partie postérieure du canal crural et est en rapport, en dedans, avec le gros ganglion lymphatique qui occupe le côté interne de ce canal ; la hernie crurale se produit donc en dedans de la veine qui ne se trouve séparée du sac que par un feuillet fibreux très-mince.

Tandis que toutes les veines profondes de la cuisse sont doubles, la veine fémorale est *unique ;* cependant, d'après Cruveilhier, il existerait, pour sa moitié ou ses deux tiers inférieurs, un ou deux canaux veineux collatéraux qui marchent parallèlement à sa direction (Manec). Il peut même exister (Marcellin Duval) à la partie inférieure de la fémorale trois veines satellites, l'une postérieure, les deux autres latérales et inclinant, soit en avant, soit en arrière. Dubrueil en décrit même quatre.

Branches qu'elle reçoit. Ce sont quelques branches musculaires et toutes celles qui suivent en satellites les divisions et subdivisions de l'artère fémorale. La veine fémorale profonde, qui est très-considérable, y aboutit à 2 ou 3 centimètres au-dessous de l'arcade crurale. Elle reçoit également les circonflexes et, au-dessus de celles-ci, la grande saphène ou *veine saphène interne.* Cette dernière se jette dans la fémorale, à une distance de 3 centimètres environ du ligament ilio-pubien, en plongeant au travers de la partie interne du feuillet aponévrotique qui ferme le triangle inguinal, c'est-à-dire du *fascia cribiformis.* A cet endroit, la saphène possède deux grosses valvules qui, dans les varices anciennes, ne sont plus suffisantes pour empêcher le sang de redescendre dans les veines de la jambe. Au niveau de cette embouchure, on constate aussi une dilatation ampullaire qui, en prenant des dimensions exagérées, peut en imposer pour une tumeur herniaire (J.-L. Petit, Macilwain, Maisonneuve, Verneuil, Boinet).

Aux canaux veineux qui sont parallèles au tronc veineux fémoral et sont très-valvuleux, viennent se rendre des branches de communication qui proviennent de la saphène interne et des branches musculaires ; de plus, cette même saphène communique avec la veine fémorale à la partie supérieure, par deux ou trois rameaux qui traversent les orifices vasculaires de la gaîne des vaisseaux cruraux, mais qui sont en général très-peu développés. Les veines honteuses externes et les tégumenteurs de l'abdomen n'aboutissent dans le tronc principal que par l'intermédiaire de la grande saphène.

Valvules. Au voisinage de l'arcade crurale se trouve un appareil valvulaire important dans la veine inguinale; il existe, constamment en effet, à 3 centimètres environ au-dessous du ligament de Fallope, une paire de valvules très-fortes (*voy.* article Aine, *pathol.*, p. 296). La veine fémorale profonde possède quatre valvules.

Structure. Souvent les parois de la veine crurale sont *très-épaisses*, même dans l'état physiologique, et font que ce vaisseau se rapproche de l'aspect de l'artère, ce qui rend quelquefois sur le cadavre le choix embarrassant, dans la ligature de la fémorale. Béclard a raconté à Breschet l'observation d'un homme très-avancé en âge, et dont les artères de la cuisse étaient ossifiées : une des veines fémorales était transformée de la même manière et dans l'étendue de plusieurs pouces sur le côté seulement qui touchait à l'artère (Breschet, *Note sur Hodgson, loc. cit.*).

Anomalies de la veine crurale. Elles sont bien décrites par Marcellin Duval (*Atlas gén. d'anat. Traité de l'hémostasie*, p. 267, 1855-1859). Ce chirurgien a vu plusieurs fois cette veine *antérieure* à l'artère dans une assez grande étendue, soit dans sa partie moyenne, soit en bas. Velpeau rapporte, d'après Bronson et Cromwell, une anomalie dans laquelle, au lieu de rester contiguë à l'artère, la veine s'en était au contraire écartée dès l'origine, de manière à ne la rejoindre qu'à son entrée dans l'espace poplité, après avoir formé une longue arcade, dont la convexité regardait le bord interne de la cuisse. Le même professeur dit qu'il a rencontré encore une fois cette disposition singulière. Dubrueil en cite également un exemple, et Marc. Duval relate aussi trois cas de cette anomalie (*loc. cit.*).

Dualité de la veine crurale. Elle a été signalée plusieurs fois (Quain, Bell, J. Houston, Theile, Dubrueil) ; l'artère se trouve alors entre les deux veines qui fusionnent pour constituer la poplitée.

§ II. **Physiologie.** Certains auteurs pensent que le tronc de la veine crurale semble représenter seul la communication veineuse à établir entre le membre inférieur et ce tronc (Guyon). Cependant Sappey, Richet, Verneuil ont établi qu'il existe des anastomoses entre les honteuses externes et les veines du bassin et entre les circonflexes et les ischiatiques. Verneuil est un de ceux qui, dans sa thèse de concours et à la Société de chirurgie, 17 octobre 1855, a le plus protesté contre cette erreur anatomique qui enseigne l'absence d'anastomoses entre la partie supérieure de la fémorale et les veines pelviennes. En effet, si on lie ce vaisseau veineux au niveau de l'arcade crurale et qu'on pousse une injection de bas en haut par les veines crurale, poplitée ou jambières, on voit le liquide revenir dans les iliaques par de grosses branches qui se jettent dans les veines obturatrices, ischiatiques, etc. Richet est arrivé au même résultat. On comprend quelle importance physiologique ces anastomoses possèdent dans les plaies et oblitérations de la veine principale du membre inférieur.

Les valvules, qui existent dans la portion inguinale de la veine crurale, jouent un rôle manifeste dans la circulation veineuse du membre inférieur. Elles limitent en bas le pouls veineux qui peut se propager d'une manière sensible jusqu'à elle et elles possèdent une résistance telle que, si on pousse une injection dirigée en bas au-dessus d'elles, on n'arrive pas à remplir les veines crurales ; *l'insuffisance de ces valvules*, en cas de varices considérables ou dans d'autres circonstances, a été étudiée par Gubler, Marey, Verneuil, Houzé de l'Aulnois, etc.

Friedreich considère cette dernière lésion comme fréquente. Pour la reconnaître, il suffit, selon ce professeur, de tourner la cuisse en dehors et de poser légèrement le doigt sur l'extrémité supérieure de la veine fémorale, un peu au-dessous du ligament de Poupart. Quand il existe une insuffisance valvulaire veineuse, on perçoit, pendant les brèves secousses de toux et chaque fois que les muscles abdominaux subissent des contractions brusques, un frémissement très-marqué, qui se traduit au stéthoscope par un bruit de bourdonnement grave. Cette insuffisance dérive de fréquents efforts de la masse musculaire de l'abdomen et elle a son importance en ce qu'elle favorise, dans les membres inférieurs, la production des varices et d'œdème, et qu'elle facilite les hémorrhagies veineuses profuses dans les opérations faites à l'extrémité supérieure de ce membre (47e réunion des naturalistes et médecins allemands, à Breslau. *Berlin Klin. Wochens.*, 1874, n° 48, p. 611).

§ III. **Pathologie.** Traumatismes, phlébite, thrombose. Verneuil a fait, tant à la Société de chirurgie (29 août 1860, t. I, 2e série, p. 463, et 28 décembre, p. 453, 1870) qu'à la Société anatomique, plusieurs communications ayant pour objet d'établir que la compression de l'artère fémorale au pli de l'aine, soit dans les cas d'amputation du membre inférieur, soit dans les anévrysmes, peut déterminer la contusion de cette veine et par cela même son irritation, son inflammation et celle du tissu conjonctif ambiant. En 1860, ce professeur citait trois cas de *phlébite circonscrite* de la veine ayant eu pareille origine : en 1870, il rappelait encore plusieurs autres faits de même nature ; plus récemment, Pasturaud et H. Petit, dans une note sur la *périphlébite* et la *phlébite inguinale par compression digitale* (dans l'amputation du membre inférieur) lue à la Société anatomique (1873) ont produit quatre faits venant à l'appui de cette opinion. En voici le simple énoncé :

1. Amputation de la jambe droite pour sphacèle du membre inférieur consécutif à une obstruction de l'artère crurale. Phlébite oblitérante au niveau de l'arcade de Fallope avec très-peu de périphlébite.
2. Amputation de la cuisse gauche pour un écrasement de la jambe. Phlébite et périphlébite inguinale.
3. Tumeur blanche du genou : amputation de la cuisse ; mort d'infection purulente ; périphlébite inguinale.
4. Amputation de la cuisse ; mort six semaines après de pleurésie purulente ; thrombose de la veine fémorale, du côté opéré, remontant jusque dans la veine cave inférieure.

Ces observations auraient tendance à laisser supposer que la compression inguinale est une cause fréquente de pyohémie à la suite d'amputation, ce qu'il faut bien, à notre avis, se garder de croire. Tous ces exemples ne constituent que des faits exceptionnels, car combien a-t-on exercé de fois cette compression sans avoir le moindre accident ! Broca cite pour sa part près de 300 cas de compression sans survenance de la phlébite, qui est très-rare et dont une crainte chimérique n'est pas de nature à faire rejeter cet excellent moyen hémostatique et thérapeutique qui est la compression artérielle digitale ou mécanique. Ces cas nous engagent néanmoins à pratiquer cette compression avec le plus de soin possible, de façon à éviter la contusion de la veine crurale.

Les blessures de la veine fémorale peuvent être ou *accidentelles*, ou produites *par la main du chirurgien*. Ces dernières sont celles qui résultent des *amputations*, de la *ligature de l'artère* mal faite ou de l'*ablation d'une tumeur ingui-*

nale. Dans la *Gazette médicale de Paris*, 1841, on trouve que, pendant une opération de ligature de la fémorale, pour un anévrysme poplité, la veine crurale fut déchirée ; une hémorrhagie abondante nécessita la ligature du vaisseau. Deguise, cité par Cocteau (thèse *loc. cit.*), voulant lier la même artère, blessa aussi la veine qui l'accompagne et la lia. D'autre part, dans les trois premières observations de ligature de la crurale, par Hunter, *la veine fut en même temps embrassée par le fil.*

Roux communique à la Société de chirurgie (27 juillet 1853) le fait d'une tumeur volumineuse de la région inguinale, récidivée pour la cinquième fois, dans la dissection de laquelle, pendant l'opération, il évita l'artère, mais il ouvrit la veine.

Ce vaisseau veineux est lésé par des *instruments tranchants* ou *piquants*, qui l'intéressent, soit isolément, soit conjointement avec l'artère fémorale, soit par *coups de feu* (balle (Desprès), grains de plomb). Nicaise a rapporté dans sa thèse d'agrégation, d'après Gayet (de Lyon) un cas de blessure simultanée de la veine fémorale et de l'artère fémorale profonde; il s'agissait d'un enfant qui, poursuivant un de ses camarades en tenant un couteau, rencontra un obstacle et se blessa à la fois les deux vaisseaux d'une façon mortelle.

Une plaie par arme blanche (*coup de pointe de sabre*) de la région inguinale droite, avec division de la veine saphène à sa jonction dans la crurale, a été lue par Larrey à la Société de médecine de Paris (1821). Plusieurs rameaux du plexus crural et les glandes inguinales étaient également divisés ; l'artère fémorale était presque dénudée. Au premier pansement, l'hémorrhagie veineuse qui s'était manifestée une première fois se renouvela et nécessita la ligature des deux bouts ; on rapprocha les bords de la plaie par la suture enchevillée ; la cuisse fut maintenue fléchie et la guérison fut complète en trente-cinq jours.

Une variété importante de lésions de la veine crurale est celle qui est produite par une *esquille pointue*, piquant et déchirant ce vaisseau (Poinsot, thèse 1873). Roux (*Méd. opér.*, vol. I, p. 246) rapporte qu'un homme fut apporté à la Charité, ayant une fracture à la partie moyenne du fémur ; une petite plaie à la région antérieure de la cuisse donnait issue à du sang noir, en même temps qu'elle était traversée par l'extrémité du fragment inférieur ; l'épaisseur du membre contenait un vaste foyer de sang ; la plaie ayant été agrandie convenablement et beaucoup de caillots ayant été enlevés, le fond du foyer qui répondait en dedans du fémur fournissait en abondance du sang noir ; mais on mit fin à l'hémorrhagie en tamponnant. C'était, sans aucun doute, dit Roux, *la veine fémorale qui avait été ouverte par l'extrémité de l'un des fragments.*

Sur le malade de Smith (*Revue méd.*, t. I, p. 247, 1839), la veine et l'artère crurales avaient été comprimées par un fragment osseux qui y avait interrompu toute circulation.

Cette lésion de la veine crurale par esquille peut se produire consécutivement, par suite d'effort fait par le blessé ou de mouvements qu'on lui imprime, ainsi que cela a lieu dans l'intéressante observation que Rougon a communiquée à la Société de médecine de Paris (séance du 11 janvier 1879 et *Union médic.*, n° 51, p. 719, 3 mai 1879) sous le titre de : *Coup de feu à la région fessière droite ; fracture du petit trochanter, déchirure de la veine fémorale par la pointe du fragment : mort par hémorrhagie*. Ce cas, dont l'auteur a présenté la pièce anatomo-pathologique, et dans lequel la fracture n'a été reconnue que *post mortem*, est relatif à un soldat prussien qui portait un séton (par coup de feu) de la région trochantérienne. Au moment où la suppuration s'était établie par les deux ouvertures, et où l'état général était aussi satisfaisant que possible, le blessé fit, avec l'aide d'un infirmier, un effort pour renverser le membre en dehors, il poussa un cri aigu et s'affaissa. L'infirmier s'aperçut d'un écoulement de sang par l'ouverture de la plaie : dix minutes après, le blessé expirait. L'*autopsie* démontra que la gaîne des vaisseaux fémoraux était ouverte en arrière; la veine fémorale était déchirée sur sa paroi postérieure, et près de cette déchirure, il existait une pointe très-aiguë du petit trochanter qui était détachée du fémur. La déchirure était récente, car les parois de la veine fémorale se trouvaient saines et n'étaient le siége d'aucune trace d'inflammation. Il est très-probable, dans cet exemple que, par suite du violent mouvement de rotation de la cuisse en dehors, le psoas, en se contractant fortement, a dû arracher ou achever de séparer le petit trochanter et que le fragment osseux aigu, en se portant vers les vaisseaux, a perforé la veine crurale.

Symptômes. Hémorrhagie (sang d'un rouge violet foncé). En faisant une *plaie longitudinale* de 5 millimètres à la veine fémorale d'un chien, le sang s'écoule par un petit jet continu ; la respiration n'a aucune influence sur cet écoulement; il cesse par la ligature au-dessous de la plaie qui, dans ce cas, donne lieu à une cicatrice linéaire; si on pratique toujours sur la veine fémorale d'un même animal une *incision transversale* comprenant environ le tiers de la circonférence du vaisseau, le sang sort en un jet continuel peu élevé : au bout de trois ou quatre minutes, l'écoulement se fait encore avec la même intensité; tout écoulement cesse en pratiquant la ligature au-dessus de la plaie (Nicaise). Cette hémorrhagie est d'autant plus abondante et par conséquent sérieuse, que la veine fémorale, grâce à l'épaisseur de ses parois, comme nous l'avons vu en anatomie, *reste toujours plus ou moins béante après sa section.*

Quant au mode d'hémostase spontanée il se fait par formation de *caillot;* ainsi l'amputation de la cuisse est suivie du développement d'un caillot quelquefois fort long ; plus il est considérable plus il y a de chance pour qu'il amène la phlébite et l'infection purulente et nous devons nous rappeler que la ligature de la veine augmente ces chances d'extension du caillot et celles des complications funestes qui en sont la conséquence.

La Phlébite et la Thrombose qui en est le phénomène précurseur, ne sont pas des accidents rares, même lorsque la veine crurale n'a point été intéressée ; de simples contusions de la région, une irritation de voisinage peuvent la déterminer. Ainsi dans sa thèse, Durodié (*Étude sur les thromboses et l'embolie veineuse dans les contusions et les fractures.* Paris, 1874) a vu que, dans les fractures du fémur, les deux veines fémorales et la veine iliaque externe contenaient des caillots tandis que les veines superficielles restent intactes car c'est à elles qu'incombent en grande partie les fonctions de la circulation en retour.

Si les thromboses sont fréquentes dans la veine crurale, l'embolie y est au contraire très-rare dans les cas de fracture de cuisse, et bien plus rare que pour les fractures de jambe, de sorte qu'au point de vue des accidents emboliques on pourrait regarder les fractures de jambe comme plus graves que les fractures de la cuisse (*De l'embolie veineuse dans les fractures,* th. inaugur., S. Boyer. Paris, 1875).

D'autres fois on observe cette complication, après la ligature de l'artère fémorale, que la veine ait été ou non lésée ; dans l'observation relatée plus haut (*Gaz. méd.*, 1841) de ligature pendant laquelle la veine crurale fut déchirée on trouva quatre ans plus tard (le malade ayant succombé à un phlegmon diffus) un tissu de cicatrice à la partie moyenne de la cuisse, comprenant l'artère et la veine qu'il était impossible de séparer; ce cordon, du volume du petit doigt, avait quatre ou cinq pouces de longueur : la veine était oblitérée dans l'étendue de trois pouces, mais au-dessus de la ligature elle présentait son calibre normal.

Bougard (Th. Gougeon. Paris, 1845) fit l'autopsie d'un malade qui avait subi quatre ans auparavant la ligature de l'artère fémorale et il constata une oblitération de ce vaisseau *ainsi que de la veine* au niveau de cette ligature.

Chez huit malades que Roux a perdus de la ligature de la fémorale, trois fois il a trouvé la veine enflammée et remplie de pus (phlébite suppurative).

L'étude de la *phlébite inguinale* ascendante ou descendante a déjà été faite dans ce *Dictionnaire* (*Voy.* Aine, *pathol.*, t. II, 1re partie, p. 300) et nous renvoyons également pour l'histoire de la thrombose au mémoire d'Azam (*Bull. de la Soc. de chir.*, IV, p. 154, 1878). Mentionnons enfin deux observations fort originales de Chauvel (*Soc. de chir.*, 29 mai 1878) mais un peu obscures *d'engorgement chronique des membres inférieurs avec phlébite oblurante* (*probable*) *de la fémorale profonde* dans lesquelles, repoussant l'idée d'une phlébite inguinale, dont il a cependant observé plusieurs exemples dans le triangle de Scarpa, l'auteur a songé à l'interruption du courant sanguin dans la veine fémorale profonde, la circulation restant libre dans la fémorale superficielle ainsi que dans les saphènes.

Comme *conséquences ultérieures* des traumatismes de la veine crurale nous rappellerons la survenance de l'anévrysme artério-veineux, déjà étudié, et *l'œdème* persistant du membre inférieur; cependant il ne faut pas exagérer ce dernier danger ; car dans bien des cas de ligature de ce vaisseau, cet œdème a été peu considérable, la gêne de la circulation peu marquée et les chances de gangrène bien faiblement augmentées, et cela, surtout quand la veine crurale est oblitérée dans une petite étendue, les collatérales suppléant le tronc principal beaucoup plus facilement que dans la *phlegmatia alba dolens*, par exemple, où le coagulum, s'étendant au loin, rend inutiles la plupart des voies dérivatives; toutefois il n'est pas très-rare, à la suite d'une blessure de la veine crurale, terminée par guérison, de voir une tuméfaction œdémateuse survenir, *après la marche ou la station debout*, dans la partie située au-dessous de la blessure, puis disparaître par le repos et le décubitus dorsal, pour reparaître indéfiniment toutes les fois que ces causes se reproduisent.

Dénudation et ulcération de la veine fémorale. Nous en avons cité plus haut bien des exemples relatifs à l'artère, les mêmes causes peuvent s'appliquer à la veine : Langenbeck rapporte un cas d'*ulcération* de ce dernier vaisseau à la suite de cautérisations par le chlorure de zinc, faites sur les ganglions lymphatiques inguinaux engorgés par suite de la présence d'un épithélioma du gland; une hémorrhagie nécessita la ligature de la veine, mais la mort survint par retour des hémorrhagies.

Un autre exemple d'*ulcération* de la même veine a été consigné par Aron (d'Alger) dans la *Gaz. des hôpit.* du 27 mars 1873 ; il a trait à un soldat du train portant des chancres de la couronne et une adénite droite mono-ganglionnaire très-dure : deux incisions suivies d'un badigeonnage de teinture d'iode ; dix-sept jours après, phagédénisme, plaie de 12 centimètres de hauteur et de 8 centimètres de largeur, surface anfractueuse où l'on voit les ganglions dénudés et séparés par des clapiers profonds ; diphthérite envahissante ; cautérisation au fer rouge, amélioration, chute des eschares et *ulcération siégeant au niveau de la veine crurale, immédiatement au-dessus de l'embouchure de la saphène;* quelques jours après, la veine s'ouvre, le chirurgien arrive lentement et très-difficilement à lier le vaisseau et le malade, épuisé par l'hémorrhagie, meurt une heure après, l'opération. L'ouverture de la veine mesurait 25 millimètres en long et occupai . en largeur les deux tiers de la circonférence du vaisseau ; plusieurs veines ou veinules collatérales s'ouvraient au niveau de la perte de substance, notamment la veine saphène interne ; l'artère elle-même ainsi que les branches voisines de l'ulcération veineuse étaient rouges et épaissies.

DIAGNOSTIC *des blessures de la veine crurale.* Le diagnostic de ces traumatismes paraît au premier abord ne devoir offrir aucune difficulté : en effet, quand la solution de continuité est assez large, nette et laisse couler le sang librement et en abondance, l'erreur n'est guère admissible ; mais si la plaie est étroite, longue et sinueuse, si le sang, au lieu de trouver une issue au dehors, s'épanche dans les tissus ambiants, le diagnostic peut rester incertain, laisser croire à une lésion artérielle et engager par conséquent le chirurgien à établir immédiatement la compression entre le cœur et la blessure.

Dans certains cas même, le mode d'écoulement par saccade qui est le propre de l'hémorrhagie artérielle se rencontre lorsqu'il n'existe qu'une lésion de la veine crurale, ce qui augmente encore davantage, on le comprend, la difficulté du diagnostic. Nous trouvons un exemple de cette nature dans l'observation publié par Arnal (service de Richerand et J. Cloquet à l'hôpital Saint-Louis) ; (*Journ. hebdomadaire* de 1830, p. 592). Il s'agissait d'un charretier, pris entre deux voitures, qui présentait une plaie de la région inguinale droite, du diamètre de trois lignes environ dont les bords étaient irréguliers et entourés de téguments fortement contusionnés dans une grande étendue ; il existait une vaste poche sanguine et le sang qui coulait en abondance par la plaie parut à Arnal, ainsi qu'à ceux qui étaient présents, *offrir un mouvement saccadé*, isochrone aux battements du pouls ; on craignit, au premier abord, d'avoir affaire à une lésion de l'artère fémorale, bien que le sang fût noirâtre et n'eut aucun des caractères physiques du sang artériel. Ce ne fut qu'après avoir pressé sur la poche sanguine occupant le milieu du triangle inguinal et que l'on vida entièrement, que l'on s'aperçut que le jet était continu, mais sans saccade aucune. De plus, dans ce cas, ce qui venait encore ajouter de l'obscurité et empêcher de s'assurer de la nature de la lésion par le moyen de la compression, c'était une fracture multiple du pubis qui rendait les manœuvres fort difficiles et qui avait produit une déchirure de la vessie ; la mort eu lieu *non par le fait de l'hémorrhagie* produite par la veine crurale, mais par suite de l'énorme traumatisme de la racine du membre. A *l'autopsie* on trouva l'artère intacte et sur la face antérieure de la veine une plaie de l'étendue de trois lignes, dont les bords étaient irréguliers avec son plus grand diamètre transversal.

Dupuytren signale dans ses *Leçons orales de clinique chir.*, t. VI, p. 62, un fait dans lequel on avait méconnu la nature du vaisseau lésé ; un enfant avait eu la veine crurale ouverte, on appliqua la compression entre la blessure et le cœur, l'hémorrhagie ne fut pas arrêtée ; on augmenta encore la compression et l'hémorrhagie s'accrut dans la même proportion ; on se décida alors à envoyer ce malheureux enfant à l'Hôtel-Dieu où il expira quelque instants après son entrée : à l'ouverture du corps, artère saine, veine crurale seule blessée.

Nicaise (thèse citée) qui dit qu'Ollier a rapporté dans sa thèse un cas semblable, relate aussi un exemple qui lui a été communiqué par Delore et dans lequel la même pratique fut suivie d'un résultat aussi funeste : il s'agissait d'*une plaie de la veine fémorale*, au niveau de l'anneau, chez un jeune garçon boucher qui s'était blessé avec un couteau ; le chirurgien qui fut appelé *crut à une lésion de l'artère* et pratiqua provisoirement une forte compression au-dessus de la blessure. Le jeune homme, âgé de quinze ans, mourut quelques heures après par hémorrhagie. Delore, à l'*autopsie*, constata que l'artère était intacte et que la veine seule avait été divisée.

Dans un autre fait que rapporte encore Nicaise (page 68) d'après Gayet de Lyon, on avait eu recours non-seulement à la compression mais encore à la ligature de l'iliaque externe chez un enfant qui s'était fait en courant une plaie des vaisseaux fémoraux ; à l'ouverture du corps on trouva une *lésion de la veine fémorale et de l'artère fémorale profonde*, qui certainement n'avait pas été soupçonnée pendant la vie.

Le pronostic de la lésion de la veine crurale est très-grave, mais on ne doit pas cependant considérer ces blessures comme mortelles dans tous les cas, soit *par hémorrhagie* immédiate, soit *par phlébite* consécutive, soit *par gangrène* totale du membre ; on pensait encore, il y a un certain nombre d'années, que la ligature de ce gros vaisseau était fatale d'une façon inévitable ; c'est là une fausse croyance dont les exemples de succès, peu nombreux mais incontestables, ont fait justice.

Erichsen (*The Science and Art of Surgery*, t. II, p. 128 et suiv., 1872) en parlant de la blessure de la veine fémorale dans le cours de la ligature de l'artère, dit que cet accident est excessivement grave et qu'on doit le regarder comme presque *invariablement fatal*, mais il ajoute que l'on connaît cependant quelques cas rares dans lesquels les malades ont survécu ; selon lui la véritable cause de la gravité de cette lésion a été bien indiquée par Hadwen qui a montré que lorsque la veine crurale est blessée par le passage de l'aiguille, ce vaisseau se trouve transpercé en deux points, de sorte qu'une fois la ligature achevée, un segment de la veine est nécessairement compris avec l'artère dans le même nœud ; il y a donc en quelque sorte sétou de la veine crurale, qui y occasionne une irritation constante et est la cause d'une inflammation diffuse de l'intérieur de ce vaisseau ; la gravité de la blessure résiderait donc, selon cet auteur, moins dans la plaie elle-même que dans les conditions incessantes d'irritation de la veine.

Traitement *des blessures de la veine crurale. Si la plaie est étroite*, comme dans la piqûre accidentelle de ce vaisseau, pendant une ligature vicieuse de l'artère, il suffira, pour arrêter l'écoulement sanguin, tout en faisant pendant quelque temps une compression entre les capillaires et la plaie, d'en exercer une autre sur la plaie elle-même en appliquant directement un linge ou un morceau d'amadou trempé dans une solution antiseptique légère et en recouvrant le tout soit de charpie, soit d'ouate maintenue médiocrement serrée à l'aide de tours de bande ; et s'il ne survient pas de phlébite consécutive, ce qui est toujours fortement à craindre, on peut espérer voir la plaie de la veine se cicatriser par première intention.

Si la plaie du vaisseau est plus large, l'hémorrhagie est plus abondante, et bien souvent la compression est impuissante à la combattre : aussi faut-il s'adresser à d'autres moyens plus sûrs mais qui malheureusement peuvent entraîner, par leur application, des accidents parfois très sérieux. Cependant Ollier, cité par

Nicaise (*loc. cit.*, p. 85) a réussi complétement à arrêter l'hémorrhagie par la *suture de la plaie cutanée;* il s'agissait d'une femme de vingt-huit ans ayant reçu un coup de couteau dans l'aine : la plaie était à 2 centimètres au-dessous du pli de l'aine en-dedans de l'artère; mais on ne chercha pas à se rendre compte du point précis où la veine avait été blessée; d'après la situation de la plaie, on vit que l'hémorrhagie ne pouvait provenir que de la crurale elle-même ou de la saphène, à son embouchure dans cette veine. La réunion de la peau arrêtant toute hémorrhagie, Ollier appliqua deux points de suture métallique avec des fils très-fins, *ne comprenant que la peau* et établit une douce compression à ce niveau en enveloppant la partie de coton et immobilisant le membre. Suites simples, réunion sans suppuration ; aucun trouble circulatoire dans le membre.

La Torsion appliquée, dans les sections complètes de la veine crurale, ne donne pas autant de sécurité que lorsqu'il s'agit du vaisseau artériel et n'empêche pas l'hémorrhagie de se produire; l'écoulement est bien suspendu pendant quelques instants mais il reprend bientôt parce que le vaisseau se détord, c'est donc un moyen à laisser de côté.

J'arrive au moyen hémostatique par excellence, mais dont l'utilité a été très-diversement appréciée par les praticiens de notre époque, je veux parler de la Ligature et des craintes bien exagérées de gangrène du membre qu'elle a inspirées pendant très-longtemps aux chirurgiens.

Larrey père, toutefois, ne pratiquait presque jamais une amputation de cuisse sans avoir recours à la ligature de la veine ; il suivait à cet égard l'exemple des anciens (cette question a été traitée par Lacauchie dans un travail peu répandu). Boyer agissait de la même manière. Hunter, dans trois cas de ligature de l'artère fémorale, embrassa également la veine par le fil ; son premier malade, après une hémorrhagie considérable et des abcès multiples de la cuisse, guérit de son opération; il succomba quatre mois et demi plus tard à une lésion osseuse; on trouva la veine oblitérée au niveau de la ligature. Le deuxième malade eut une hémorrhagie mortelle le dix-neuvième jour, cinq jours après la chute du fil. Le troisième guérit. D'autre part, Larrey père, rapporte dans le t. III de sa *Clinique chirurgicale*, l'observation d'*une plaie de la saphène interne à son embouchure*, traitée par la ligature de cette veine et de la fémorale sans qu'il survînt aucun accident : dans ce cas (duel, plaie à l'aine droite) on eut soin, avant d'appliquer les fils sur ces deux veines, d'exercer une compression sur toute l'extrémité.

Cependant cette crainte de gangrène qui avait germé dans l'esprit des chirurgiens s'était accentuée de plus en plus. Roux (*Nouveaux éléments de méd. op.*, t. I, p. 249) eut l'occasion d'observer un chirurgien militaire chez lequel, un coup d'épée ayant ouvert la veine fémorale, la ligature de ce vaisseau amena la gangrène du membre. Dupuytren considérait la ligature de l'artère fémorale comme moins grave que celle de la veine à sa partie supérieure et citait, pour preuve, un jeune horloger chez lequel la gangrène du membre inférieur *fut imminente* et qui courut les plus grands dangers. Chassaignac en 1855 (Soc. de chir., 17 octobre) partageait encore les mêmes craintes. Guthrie alla même jusqu'à conseiller l'amputation, quand la veine fémorale était blessée en même temps que l'artère. « *Dans tous les cas que j'ai vus*, dit-il, la *gangrène des membres en a été la conséquence* » (*On Gunshot-Wounds of the Extremites*, 1815, p. 60 à 68 et 185 à 188). Boyer, Sanson craignaient également ce terrible accident à la suite de la ligature du vaisseau veineux.

Gensoul proposa alors, en 1831, de *lier l'artère principale du membre*, non-seulement pour arrêter l'hémorrhagie veineuse, mais pour éviter les accidents auxquels, selon lui et ses prédécesseurs, expose la ligature de la veine : il publia dans la *Gazette méd.* de 1833 une observation d'*hémorrhagie de la veine fémorale, traitée par la ligature de l'artère fémorale*, chez un homme dont la partie moyenne de la cuisse avait été frappée par une balle qui avait fracturé le fémur. L'hémorrhagie fut bien suspendue, mais la fièvre empira et le malade succomba sept jours après l'opération sans qu'il y eût aucune trace de gangrène dans le membre.

Langenbeck (*Traité élément. de path. ext.*, t. II, p. 533), pratiqua également en 1837, dans un cas d'*hémorrhagie rebelle de la veine crurale, la ligature de l'artère*, et cette fois avec succès, chez une femme de quarante-neuf ans qu'il avait opérée d'une tumeur grosse comme une tête d'homme située en avant de l'artère fémorale ; pendant l'opération la veine crurale fut perforée ; on jeta sur sa paroi une ligature latérale qui se détacha et permit à l'hémorrhagie de se produire ; après avoir essayé de lier la veine fémorale, sans succès, car elle était très-friable, il appliqua sur l'artère une double ligature et coupa le vaisseau entre les deux fils : l'hémorrhagie s'arrêta, la plaie suppura, et trois mois après la cicatrisation était complète. Dans ce cas toutefois, ce ne fut que par suite de nécessité absolue que le fil fut apposé sur le vaisseau artériel.

Les faits suivants, à partir de 1841, furent de nature à rassurer sur les craintes de gangrène qu'avaient manifestées certains chirurgiens.

En 1841, observation de la *Gazette médic.*, déjà citée plus haut, dans laquelle il ne survint aucun accident après la ligature de la veine crurale pratiquée pour hémorrhagie, suite de blessure du vaisseau veineux pendant la ligature de l'artère.

Deguise liant l'artère crurale, blesse la veine qui l'accompagne, il la lie et la guérison arrive sans œdème (Soc. de chir., 17 octobre 1855).

Roux en 1853, plus heureux que dans son premier exemple cité plus haut, ayant blessé la veine fémorale au-dessus de l'embouchure de la saphène pendant l'ablation d'une tumeur volumineuse siégeant dans la région inguinale, applique sur-le-champ une ligature au-dessus et au-dessous de la plaie et guérit son malade ; immédiatement après la ligature, le membre était devenu violet et se refroidit, mais le lendemain la coloration du membre était moins marquée et la chaleur était normale. Toutefois vers le quatrième jour survint un œdème considérable envahissant la totalité du membre jusqu'à l'aine. Quelques jours après, apparaissait un érysipèle qui suivit normalement ses périodes, et enfin, un abcès se fit sur les côtés du pied. Un mois et demi après, la guérison était complète et le malade ne présentait qu'un peu d'œdème du membre.

En 1855, dans la discussion qui eut lieu à la Société de chirurgie, Michon, Larrey, Verneuil, Deguise, A. Richard se montrent plutôt favorables à la ligature de la veine.

Malgaigne, en 1856, en enlevant, comme Roux, une tumeur du pli de l'aine, eut aussi le malheur de blesser la veine sur laquelle il jeta immédiatement une double ligature ; les phénomènes furent d'abord les mêmes que chez le sujet de Roux ; mais vers le sixième jour une hémorrhagie se fit par la plaie ; le lendemain, nouvelle hémorrhagie que le sujet, averti, arrêta par une compression légère, mais les hémorrhagies revinrent, il s'effraya, oublia de comprimer et succomba avant qu'on pût lui porter secours. L'œdème du membre avait un peu diminué, mais il était encore considérable : du reste *il n'y avait pas l'ombre de gangrène* (*Traité d'anat. chir.*, t. I, p. 344).

Depuis cette époque les faits de ce genre sont rares ; mais, joints aux précédents, ils ont contribué à dissiper à peu près ces appréhensions exagérées de gangrène à la suite de ligature de la veine crurale et à faire abandonner complétement l'opération de Gensoul (ligature de l'artère en cas de blessure de la veine) que Malgaigne dans son *Traité d'anat. chirurgicale*, cependant *ne voulait pas encore rejeter d'une façon absolue* et à laquelle aucun chirurgien de nos jours n'a plus certainement recours.

Després (Société de chir., 18 oct. 1871) a communiqué encore un fait de ligature de la veine fémorale, pour hémorrhagie consécutive (cuisse traversée par une balle), dans lequel, malgré la chute prématurée du fil (le sixième jour), il ne survint aucun accident, et Tillaux plus récemment à l'hôpital Saint-Louis a pratiqué la même opération sans qu'il soit survenu de gangrène.

En effet, il est bien avéré aujourd'hui que, malgré la ligature ou l'oblitération de la veine crurale, *la circulation en retour se trouve assurée par des voies veineuses collatérales intermédiaires entre le bassin et la racine de la cuisse*. Verneuil en 1853 (th. de concours, p. 58, *Du système veineux*) avait déjà combattu l'erreur anatomique qui faisait rejeter l'existence de ces anastomoses, moins considérables il est vrai que pour le membre supérieur, mais qui sont surabondamment démontrées par les injections dont nous avons déjà parlé en anatomie. Richet (*Anat. chir.*, p. 151, 1855) se prononce également dans le même sens.

Nicaise, dans sa thèse d'agrégation, p. 43, donne des détails relatifs à ces injections veineuses ; selon lui, Sappey, dans des expériences répétées, n'aurait pu faire pénétrer le liquide solidifiable au-dessus de la veine crurale liée au pli de l'aine ; dans une autre expérience faite par lui, il a obtenu le même résultat négatif : la fémorale est liée au-dessus de l'embouchure de la saphène et une injection de *colle de peau*, poussée à la fois par la saphène et la poplitée, remplit les veines de la cuisse, mais ne franchit pas la racine du membre ; ce défaut de pénétration dans les veines du bassin tient uniquement à la nature de la substance employée ; en effet, le même observateur a fait usage d'un liquide non solidifiable, de l'essence de térébenthine colorée avec du vermillon, et alors l'injection, faite dans les mêmes conditions, passa avec la plus grande facilité et même sans pression. En examinant ensuite les voies par lesquelles le liquide était remonté jusque dans l'oreillette droite, Nicaise a constaté qu'il avait pénétré dans toutes les branches de la veine hypogastrique qui étaient remplies de vermillon, et il ajoute que Sappey, à qui il avait parlé de ce fait, lui a dit qu'il était convaincu que tout liquide non solidifiable arriverait facilement des veines du membre inférieur dans le cœur, *après la ligature de la fémorale*. Bien plus Verneuil dit que sur un chien dont la veine fémorale était oblitérée, la circulation s'était rétablie par les *veines intra-musculaires*.

Nous conclurons donc de toutes ces expériences que la ligature de la crurale n'expose pas d'une façon inévitable à la gangrène du membre, comme on l'avait cru pendant longtemps, mais elle n'en est pas moins une opération des plus graves, car elle peut être suivie d'accidents fort sérieux déterminant parfois la mort et parmi lesquels se placent en première ligne l'*hémorrhagie consécutive* et la *phlébite suppurative*.

En effet, les résultats produits par la ligature sur la veine sont différents de ce qui se passe après la striction de l'artère; pour cette dernière les deux tuniques internes se trouvent rompues et rebroussent dans la lumière du vaisseau; pour la veine il n'en est pas de même, car quelle que soit la force avec laquelle on exerce cette constriction, les trois tuniques restent uniquement plissées sans se sectionner. Travers, Ollier ont fait à cet égard des expériences probantes; Malgaigne (*Traité d'anat. chirurgic.*, t. I, p. 334, 1859) a appliqué des ligatures sur la veine crurale et sur le tronc de la saphène interne, *en les serrant autant qu'il le pouvait*, et il a constaté, une fois la ligature ôtée et la veine fendue, la parfaite intégrité des trois tuniques; il n'admet, comme Nélaton, dans ce cas qu'un simple amincissement de la paroi veineuse sous la pression de la ligature; on comprend donc que lorsque le fil tombe prématurément, le malade soit plus exposé à l'hémorrhagie, parce que l'oblitération définitive ne se produit que bien plus lentement; nous venons de voir cependant plus haut que dans l'exemple rapporté par Després, il n'y eut aucun écoulement sanguin bien que le fil se fut détaché dès le sixième jour.

L'*œdème* n'est pas un phénomène constant et bien redoutable, à la suite de la ligature de la veine; celui qui s'observe le plus souvent se produit immédiatement après l'opération, mais il n'est pas rare de ne voir persister que très peu de tuméfaction du membre, à la suite de la guérison. Ranvier (*Comptes rendus de l'Académie des sciences*, 1869), tend à attribuer la production de cet œdème plutôt à un trouble du système nerveux qu'à une gêne proprement dite de la circulation veineuse; dans ses expériences, en liant chez des chiens soit la veine fémorale au-dessous de l'arcade, soit la veine cave inférieure, il n'a pu arriver à produire de l'œdème. Sur l'un des deux animaux, qui avait subi la ligature de la veine cave, il coupa le sciatique d'un seul côté, et il vit alors survenir un œdème considérable qu'il mit sur le compte de la section des nerfs vaso-moteurs coupés en même temps que le sciatique.

Quoiqu'il en soit et jusqu'à plus ample informé, nous croyons devoir attribuer simplement la cause de cet œdème, quand il existe, bien plutôt à l'*oblitération* vasculaire; or, c'est pour chercher à éviter cette oblitération qu'on a proposé d'employer la *ligature latérale* qui mérite à peine d'être mentionnée ici, car elle constitue, pour les plaies de la veine crurale, une méthode mauvaise, éminemment dangereuse et ne remplissant même pas le but qu'on désire atteindre, car, à sa suite, ont grande tendance à se développer phlébite, thrombose et embolies.

C'est Travers qui en a fait le premier essai en 1816 : en pratiquant la ligature de l'artère fémorale pour un anévrysme poplité, il intéressa la veine satellite; aussitôt il appliqua une ligature autour de l'ouverture en pinçant les parois du vaisseau, *by nipping up its coats* : le onzième jour on retire le fil et dès le lendemain il se produit de petites hémorrhagies successives qui amènent la mort du malade le trente-troisième jour. Le membre était œdématié, spécialement la jambe et le pied; à l'*autopsie*, on trouva l'artère liée parfaitement oblitérée, mais en soufflant dans la veine fémorale par son extrémité supérieure, l'air sortait par une ouverture de ses parois, laquelle communiquait avec la plaie extérieure. Nous avons vu plus haut que Langenbeck avait tenté d'appliquer ce procédé, mais sans succès, sur une veine crurale friable, blessée pendant une opération de tumeur dans l'aine, et qu'il s'était cru obligé d'avoir recours à la ligature de l'artère fémorale. La suture latérale de cette veine semble avoir réussi entre les mains de P. Boyer, et Richet dit dans son traité d'*Anat. chirurg.*, qu'il l'a vu aussi employer, pour une piqûre de la veine crurale, avec un bon résultat. Malgré ces deux derniers succès et malgré l'emploi du *catgut* que les chirurgiens anglais substituent au fil ordinaire, avec un grand avantage selon eux, nous ne saurions recommander une semblable méthode, qui nous paraît devoir exposer les malades aux complications sus-indiquées tout autant, sinon plus que la ligature totale, et cela avec des chances de sécurité, contre l'hémorrhagie secondaire, bien moindres.

La ligature pratiquée sur la veine crurale, pour une blessure quelconque, doit-elle porter sur chacune des extrémités du vaisseau ou sur le bout inférieur seulement? En général il suffit de lier le bout périphérique : en effet, bien que Boyer, Larrey, Lister, A. Richard, Follin, Guersant aient adopté, après l'amputation de la cuisse, la pratique qui consiste à lier ensemble l'artère et la veine, un grand nombre d'autres chirurgiens ne lient jamais le vaisseau veineux sectionné, dans les mêmes circonstances, et cependant aucune hémorrhagie veineuse ne se produit. On devra donc se contenter, d'une façon générale, d'apposer le fil sur le bout inférieur de la veine, comme cela a eu lieu dans bon nombre d'observations de cette nature, mais si on voyait séance tenante le bout central fournir du sang en abondance, on n'hésiterait pas à le comprendre, comme le premier, dans une anse de fil.

Verneuil a décrit plusieurs cas de *varices* ou *dilatations ampullaires* de l'extrémité supérieure de la veine crurale (*Voy.* art. AINE, du Dict., t. II, 1re partie, p. 299). GILLETTE.

BIBLIOGRAPHIE. — Pathologie de la veine crurale. — ROUX. *Veine fémorale ouverte par un coup d'épée dans l'aine. Ligature de cette veine au-dessus de l'embouchure de la grande saphène. Gangrène du membre.* In *Nouveaux éléments de méd. opér.* t. I, p. 249. Opération faite en 1813. — COOPER (A.) and TRAVERS (B.). *Surgical Essays : on Wounds and Ligature of Veins*, 1818. *Il y a une observat. de ligature latérale de la veine crurale. Mort par hémorrhagies consécutives*, p. 243. Opérat. faite en 1816 par Travers. — LARREY. *Observation sur une plaie d'arme blanche à la région inguinale avec division de la veine saphène à sa jonction dans la crurale.* In *Clinique chir.*, t. III, et in *Journal génér. de méd., de chir. et de pharmacie franç. et étrang., ou recueil périodique des travaux de la Soc. de méd. de Paris*, t. LXXVII, t. XVIe de la 2e série, p. 222, oct. 1821. — ARNAL. *Plaie à l'aine droite avec lésion de la veine fémorale simulant une hémorrhagie de l'artère du même nom ; fracture multiple du pubis. Déchirure de la vessie par l'un des fragments*, etc *Mort.* In *Journ. hebdomadaire*, p. 592, 1830. — GENSOUL. *Hémorrhagie à la suite d'une plaie de la cuisse par balle. Ligature de l'artère fémorale. Mort. Lésion de la veine fémorale reconnue à l'autopsie.* In *Gaz. méd.*, 1833. — DUPUYTREN. *Blessure de la veine crurale chez un enfant. Compression faite entre le cœur et la plaie. Mort par hémorrhagie.* In *Leçons de clinique chirurgicale*, t. VI, p. 62, 1839. — ROUX. *Tumeur de l'aine, ablation, ouverture de la veine fémorale. Ligature des deux bouts. Œdème. Guérison* (Observation communiquée par Roux à la Société de chirurgie, séance du 27 juillet 1853. — MALGAIGNE. *Ablation d'une tumeur au pli de l'aine. Blessure de la veine crurale. Double ligature appliquée sur ce vaisseau. Hémorrhagies multiples. Pas de gangrène. Mort.* In *Traité d'anatomie chirurgic.*, t. I, p. 344, 1859. Opérat. faite en 1856. — HOFFMANN (A.). *De la ligature des veines.* Passim. Thèse inaug., t. IX, n° 97, 1856. — OLLIER. *Des plaies des veines.* Thèse agrégat. de Chir. Passim. Paris, 1857. — LANGENBECK. *Tumeur de la cuisse grosse comme une tête d'homme. Extirpation. Déchirure de la veine crurale. Ligature latérale pratiquée sans succès. Hémorrhagie. Veine friable. Double ligature de l'artère avec section au milieu. Guérison.* In *Follin traité élém. de path. ext.*, t. II, p. 533, et thèse agr. de Nicaise, p. 87, 1872. Opération pratiquée en 1857. — DU MÊME. *Ulcération de la veine fémorale à la suite de cautérisation des ganglions inguinaux consécutifs à un épithélioma du gland.* In *Arch. für Chir.*, t. I, p. 35, 1860. — VERNEUIL. *Trois cas de phlébite circonscrite de la veine crurale par compression digitale de cette veine dans les amputations.* In *Bull. de la Soc. de chir.*, 29 août 1860; t. I, 2e sér., p. 463, 1861. — DEGUISE. *Ligature de l'artère fémorale. Blessure de la veine pendant l'opération, sa ligature. Guérison sans œdème.* In *Soc. de chir.*, 1855, et thèse de Cocteau (*Recherches sur les altérations des artères à la suite de la ligature*), p. 68, 1867. — RANVIER.

Expériences. Ligature de la veine fémorale au-dessous de l'arcade. Ligature de la veine cave inférieure : pas de développement d'œdème. In *Comptes rendus de l'Acad. des sciences* 1869. — Netter. *Vaste plaie de la face interne de la cuisse au fond de laquelle les vaisseaux étaient mis à nu. Emploi du camphre en poudre avec succès.* In *Gaz. des hôpitaux*, p. 106, 1871. — Desprès (A.). *Coup de feu de la partie supérieure de la cuisse. Hémorrhagie consécutive. Ligat. de la veine fémor. Pas d'accidents. Chute prématurée du fil.* In *Bull. de la Soc. de chir.*, 18 oct. 1871. — Nicaise. *Des plaies et de la ligature des veines.* Thèse conc. agrégat., passim, Paris, 1872. — Ollier. *Plaie de la veine fémorale au pli de l'aine par un coup de couteau. Hémorrhagie abondante. Syncope, suture de la peau, compression, immobilité. Guérison rapide sans trouble circulatoire dans le membre.* Th. agrég. Nicaise, p. 85, 1872. — Roux. *Fracture de la partie moyenne du fémur. Hémorrhagie. Blessure probable de la veine fémorale. Hémorrhagie arrêtée par le tamponnement.* Th. Nicaise (*loc. cit.*), p. 56, 1872. — Gayet (de Lyon). *Coup de couteau. Blessure simultanée de la veine fémorale et de l'artère fémorale profonde. Compression puis ligature de l'artère iliaque externe. Mort.* Thèse Nicaise (*Des plaies et de la ligature des veines*), p. 68, 1872. — Delore. *Coup de couteau : blessure de la veine fémorale au niveau de l'anneau. Compression au-dessus de la blessure. Mort quelques heures après par hémorrhagie.* Th. de Nicaise (*loc. cit.*), p. 79, 1872. — Aron. *Bubon inguinal phagédénique de forme térébrante, suivi d'hémorrhagie mortelle par ulcération de la veine fémorale.* In *Gaz. des hôpitaux*, 27 mars 1873. — Pasturaud et H. Petit. *Note sur la périphlébite et la phlébite inguinale par compression digitale dans l'amputation du membre inférieur.* In *Bull. de la Soc. anat. de Paris*, 5e série, t. XIII, p. 241 et 244, 1873. — Dorodié (F.). *Etude sur les thromboses et l'embolie veineuse dans les contusions et les fractures.* Thèse de doctorat. Paris, 1874, in-4°, 88 pp. — Bouveret. *Rupture de la veine fémorale. Contusion de l'artère fémorale.* In *Bull. de la Soc. anat. de Paris*, p. 443, 1875. — Gauché. *Coxalgie droite suppurée avec luxation spontanée. Thrombose du membre inférieur gauche.* In *Bull. de la Soc. anat. de Paris*, mars 1878. — Chauvel. *Engorgement chronique des membres inférieurs. Phlébite oblitérante de la fémorale profonde.* In *Bull. de la Soc. de chir.*, t. IV, p. 352, 1878. — Azam. *De la thrombose veineuse chirurgicale.* In *Bull. de la Soc. de chir.*, t. IV, p. 154, 1878. — Rougon. *Coup de feu à la région fessière droite ; fracture du petit trochanter ; déchirure de la veine fémorale par la pointe du fragment. Mort par hémorrhagie.* Communication faite à la Société de médecine de Paris, séance du 11 janvier 1879, et in *Union médicale*, 3 mai 1879

G.

CRUSIUS (Les).

Crusius (David). Médecin allemand, naquit à Crimmitschau, petite ville peu distante d'Altenburg, en Misnie, le 29 janvier 1589, et commença ses études à Erford et à Iéna. Il prit le titre de maître ès-arts dans la première de ces universités, puis en visita plusieurs autres, et soutint finalement sa thèse inaugurale à Bâle en 1609. Il revint ensuite dans sa patrie et s'établit à Erford ; diverses villes, plusieurs princes voulurent se l'attacher, mais il préféra garder son indépendance, et refusa obstinément toutes les offres, quelque belles qu'elles fussent. Il mourut le 15 juillet 1640, laissant :

Theatrum morborum hermetico-hippocraticum, seu methodica morborum et curationis eorumdem dispositio. Erford. *Pars prior*, 1615. — *Pars posterior*, 1616, in-8°.

Crusius (Wolfgang), avec lequel il ne faut pas confondre le précédent, était probablement de sa famille ; on ne connaît aucun ouvrage de lui ; on sait seulement qu'il fut doyen de la Faculté de médecine d'Erford, qui était sa ville natale ; il y mourut le 20 février 1658.

Crusius (Johann). Né le 14 janvier 1661 à Apenrade en Danemark, fit ses études médicales à Kiel, à Copenhague et à Leyde. Ayant ensuite voyagé pendant deux ans en Hollande, en Angleterre, en Allemagne et en Italie, il séjourna pendant quelque temps à Padoue pour s'y perfectionner, et prit le bonnet de docteur à l'Université de cette ville en 1690. A son retour en Danemark, l'année suivante, il obtint la charge de médecin pensionné de la ville de Schleswig ;

mais il ne conserva pas longtemps ce poste, et passa à la cour de Gottorp en 1693. On ne connaît pas exactement l'époque de sa mort ; cependant, la plupart des auteurs la mettent vers 1712 ; il est, paraît-il, l'auteur de plusieurs livres de médecine et de quelques poésies, écrits en allemand.

Crusius (Samuel-Gotthelf). Fils d'un pasteur, naquit à Droskau, dans la Basse-Lusace, le 16 juillet 1762, fit ses études à Lauban et à Leipzig, et prit le grade de docteur à l'Université de cette dernière ville, en 1787 ; il s'établit ensuite à Lauban, où il fut nommé médecin pensionné, en 1806, et partagea son temps entre sa nombreuse clientèle et ses travaux scientifiques. Il mourut vers 1840 laissant :

I. *Diss. de mammarum fabrica et lactis secretione.* Lipsiæ, 1785, in-4°. — II. *Diss. inaug. de quibusdam gravidarum varicibus.* Lipsiæ, 1787, in-4°. — III. *Der Mensch ; ein Volks-und Schulbuch Th. I, wie der Mensch beschaffen ist.* Leipzig, 1794, gr. in-8°, 1 pl. — IV. *Von der Tollheit, Wasserscheu oder Hundswuth.* Leipzig, 1795 (1794), in-8°. — V. *Schönheits-und Gesundheits-Katechismus fürs schöne Geschlecht.* Leipzig, 1797, in-8°. — VI. *Von den Mitteln Kinder zu gesunden Menschen zu erziehen.* Leipzig, 1796, in-8°. — VII. *Wie kann man das verlorene oder verminderte männliche Vermögen wieder erhalten und stärken.* Leipzig, 1796, in-8° ; 2te Aufl. Ibid., 1798, in-8° (avec nombr. additions) ; 3te Aufl. Ibid., 1802, in-8° (nouv. édit. de la 3e part. en 1808) ; 4te Aufl. Ibid., 1812, in-8° ; 5te Aufl. Ibid., 1821, in-8° ; 6te Aufl. Ibid., 1824, in-8° ; 7te Aufl. Ibid., 1825, in-8 ; 8te Aufl. Ibid., 1829, in-8° ; 9te Aufl. Ibid., 1833, in-8°. Trad. dan. et holl. — VIII. *Erklärung und Vertheidigung der Curart und Behandlung einer hochadeligen Patientin.* In *Lausitz. Monatsschrift,* 1791, p. 283.

L. Hn.

ARTICLES

CONTENUS DANS LE VINGT-TROISIÈME VOLUME

(1re série).

FIN DU VINGT-TROISIÈME VOLUME DE LA PREMIÈRE SÉRIE.

Typographie A. Lahure, rue de Fleurus, 9, à Paris

www.ingramcontent.com/pod-product-compliance
Ingram Content Group UK Ltd.
Pitfield, Milton Keynes, MK11 3LW, UK
UKHW020259200726
13857UKWH00001B/37

9 782013 036